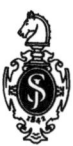

Thomas C. Baghai,
Richard Frey,
Siegfried Kasper,
Hans-Jürgen Möller (Hrsg.)

Elektrokonvulsionstherapie

Klinische und wissenschaftliche Aspekte

Springer-Verlag Wien GmbH

Dr. Thomas Baghai
Klinikum der Universität München, Klinik und Poliklinik für Psychiatrie und Psychotherapie,
München, Deutschland

Dr. Richard Frey
Klinische Abteilung für Allgemeine Psychiatrie, Medizinische Universität, Wien, Österreich

O. Univ. Prof. Dr. Dr. h.c. Siegfried Kasper
Ordinarius für Psychiatrie, Klinische Abteilung für Allgemeine Psychiatrie,
Medizinische Universität, Wien, Österreich

Prof. Dr. med. Hans-Jürgen Möller
Direktor der Klinik und Poliklinik für Psychiatrie und Psychotherapie,
Klinikum der Universität München, München, Deutschland

© 2004 Springer–Verlag Wien
Ursprünglich erschienen bei Springer–Verlag Wien New York 2004
Softcover reprint of the hardcover 1st edition 2004

Satz: Composition & Design Services, Minsk, Belarus

Gedruckt auf säurefreiem, chlorfrei gebleichtem Papier – TCF
SPIN: 10859095
Umschlaggestaltung: Michael Mysik (nach einem Entwurf von Dr. Thomas Baghai).
Photo: Andre Zelck

Mit 16 (teils farbigen) Abbildungen

Bibliografische Information der Deutschen Bibliothek
Die Deutsche Bibliothek verzeichnet diese Publikation in der Deutschen
Nationalbibliografie; detaillierte bibliografische Daten sind im Internet über
http://dnb.ddb.de abrufbar

ISBN 978-3-7091-3753-6   ISBN 978-3-7091-3752-9 (eBook)
DOI 10.1007/978-3-7091-3752-9

Vorwort

Die Elektrokonvulsionstherapie (EKT), die Auslösung eines generalisierten Krampf-anfalls unter kontrollierten Bedingungen zur Therapie schwerer psychiatrischer Erkrankungen, wurde 1938 in Italien als Behandlungsverfahren eingeführt und verbreitete sich aufgrund ihrer therapeutischen Effizienz rasch in Europa und später in den USA. Da die EKT bis in die 70er Jahre ohne Anästhesie und Muskelrelaxation durchgeführt wurde, weil anästhesiologische Behandlungsverfahren nicht so weit entwickelt waren wie heute, ist sie von Betroffenen und ihrem Umfeld zum Teil als äußerst bedrohlich erlebt worden. Aus diesem Grunde wurde sie häufig stig-matisiert und mit ideologischen Ressentiments bedacht. Unter dem Eindruck der überzeugenden Wirksamkeit der Antipsychotika und Antidepressiva kam die EKT in den 60er und 70er Jahren immer seltener zum Einsatz. Seit den 80er Jahren hat sie jedoch trotz Weiterentwicklung der Psychopharmaka beinahe eine Renais-sance erfahren. Sie stellt eine etablierte Behandlungsstrategie in der Psychiatrie dar, weil sie die Kriterien für einen antidepressiven, antimanischen und antipsy-chotischen Wirksamkeitsnachweis erfüllt und dabei unter fachgerechter psychia-trischer und anästhesiologischer Durchführung ein hohes Maß an Sicherheit mit einem relativ geringen und definierten Nebenwirkungsprofil bietet. Erwiesener-maßen wirkt sie auch bei pharmakotherapieresistenten psychischen Störungen. Deshalb wird ihr in Abhängigkeit von Akuität und Schweregrad eine besondere Bedeutung in der Therapie psychiatrischer Erkrankungen zugeschrieben.

Das vorliegende Buch bietet einen raschen und kompetenten Überblick über Indikationen, Kontraindikationen, über therapeutische Alternativen sowie auch über die praktische Durchführung der EKT. Sowohl auf die wissenschaftliche Aufarbeitung des Themas mit der Darstellung neuester Erkenntnisse als auch auf einen umfassenden Leitfaden für die klinische Praxis wurde besonderer Wert gelegt. Das Buch möge ärztlichen Kolleginnen und Kollegen als Anleitung zur Anwendung der EKT sowie zur Aufklärung ihrer Patientinnen und Patienten dienen. Interessierten Psychotherapeutinnen und Psychotherapeuten bietet es sachliche Informationen zu einem wichtigen und bislang unverzichtbaren Therapieverfahren. Ebenso steht es anderen Berufsgruppen, die mit der Behandlung, Betreuung und Pflege psychisch Kranker befasst sind, sowie nicht zuletzt auch Patienten und Angehörigen als umfassende Informationsquelle zur Verfügung.

Durch die fundierte Darstellung eines Therapieverfahrens, das nach wie vor zum Spektrum gut evaluierter und hochwirksamer psychiatrischer Behandlungs-methoden gehört, soll zur Entstigmatisierung psychischer Erkrankungen zum Wohle unserer Patienten beigetragen werden.

München, Wien, Februar 2004

Thomas C. Baghai
Richard Frey
Siegfried Kasper
Hans-Jürgen Möller

Inhaltsverzeichnis

Autorenverzeichnis

Dr. med. Mazda Adli

e-mail-Adresse: mazda.adli@charite.de
Klinik für Psychiatrie und Psychotherapie
Universitätsklinikum Medizinische Fakultät der Humboldt Universität zu Berlin
Campus Charité Mitte
Schumannstr. 20/21
D-10098 Berlin

Kapitel Nr.: 4.2. „Elektrokonvulsionstherapie bei therapieresistenten Depressionen"
Koautor/en: Herr Priv.-Doz. Dr. Dr. Bauer

Dr. med. Markus W. Agelink

e-mail-Adresse: mw.agelink.md@t-online.de
Ruhr-Universität Bochum
Munckelstraße 27
45879 Gelsenkirchen

Kapitel Nr.: 3.6. „Sicherheitsrichtlinien für die Elektrokonvulsionstherapie bei
Patienten mit speziellen internistischen und geriatrischen Risiken"
Koautor/en: Herr Dr. Dittert, Herr Prof. Wetterling

Dr. med. Thomas C. Baghai

e-mail-Adresse: Baghai@med.uni-muenchen.de
Klinik für Psychiatrie und Psychotherapie
Nußbaumstraße 7
80336 München

Herausgeber

Kapitel Nr.: 3.4. „Die Technik der Elektrokonvulsionstherapie – Durchführung im
klinischen Alltag"
Kapitel Nr.: 4.1. „Elektrokonvulsionstherapie bei depressiven Episoden und rezidivierender depressiver Störung"
Koautor/en: Herr Dr. Frey, Herr Prof. Möller, Herr Prof. Rupprecht

Priv.-Doz. Dr. Dr. Michael Bauer

e-mail-Adresse: michael.bauer@charite.de
Klinik für Psychiatrie und Psychotherapie
Universitätsklinikum Medizinische Fakultät der Humboldt Universität zu Berlin
Campus Charité Mitte
Schumannstr. 20/21
D-10098 Berlin

Kapitel Nr.: 4.2. „Elektrokonvulsionstherapie bei therapieresistenten Depressionen"
Koautor/en: Herr Dr. Adli

Dr. med. Andreas Conca

e-mail-Adresse: andreas.conca@lkhr.at
LKH-Rankweil,
Psychiatrie I
A-6830 Rankweil

Kapitel Nr.: 4.4. „Elektrokonvulsionstherapie bei der akuten Katatonie und akuten schizophrenen Erkrankungen"
Koautor/en: Herr Dr. Schäfer

Dr. med. Sebastian Dittert

e-mail-Adresse: Sebastian.Dittert@med.uni-muenchen.de
Klinik für Psychiatrie und Psychotherapie
Nußbaumstraße 7
80336 München

Kapitel Nr.: 3.6. „Sicherheitsrichtlinien für die Elektrokonvulsionstherapie bei
Patienten mit speziellen internistischen und geriatrischen Risiken"
Koautor/en: Herr Dr. Agelink, Herr Prof. Wetterling

Dr. med. Robin Ella

e-mail-Adresse: Robin.Ella@med.uni-muenchen.de
Klinik für Psychiatrie und Psychotherapie
Nußbaumstraße 7
80336 München

Kapitel Nr.: 2.5. „Repetitive transkranielle Magnetstimulation (rTMS) in der Be-
handlung psychiatrischer Erkrankungen"
Kapitel Nr.: 3.7. „Sicherheitsrichtlinien der Elektrokonvulsionstherapie bei Pati-
enten mit neurologischen Risiken"
Koautor/en: Herr Dr. Juckel, Herr Dr. Padberg, Herr Prof. Möller, Frau Dr. Sterr,
Frau Dr. Zinka, Herr Dr. Zwanzger

Priv. Doz. Dr. med. H. Folkerts

e-mail-Adresse: HereFolkerts@aol.com
Klinik für Psychiatrie und Psychotherapie, Reinhard-Nieter-Krankenhaus
Friedrich-Paffrath Str. 100
26389 Wilhelmshaven

Kapitel Nr.: 2.2. „Wissenschaftliche Untersuchungen zur Steigerung von Effizienz und Verträglichkeit der Elektrokonvulsionstherapie"

Dr. med. Richard Frey

e-mail-Adresse: Richard.Frey@meduniwien.ac.at
Klinische Abteilung für Allgemeine Psychiatrie, Medizinische Universität Wien
Währinger Gürtel 18-20
A-1090 Wien

Herausgeber

Kapitel Nr.: 2.3. „Biologische Grundlagen der Elektrokonvulsionstherapie"

Kapitel Nr.: 3.4. „Die Technik der Elektrokonvulsionstherapie – Durchführung im klinischen Alltag"

Koautor/en: Herr Dr. Baghai, Herr Prof. Kasper, Herr Prof. Möller, Herr Dr. Scharfetter

Dr. med. Thomas Frodl

e-mail-Adresse: Thomas.Frodl@med.uni-muenchen.de
Klinik für Psychiatrie und Psychotherapie
Nußbaumstraße 7
80336 München

Kapitel Nr.: 2.4. „Die Anwendung bildgebender Verfahren im Rahmen der Elektrokonvulsionstherapie"

Koautor/en: Frau Dr. Meisenzahl

Univ.-Doz. Dr. med. Christian Geretsegger

e-mail-Adresse: C.Geretsegger@lks.at
Universitäts-Klinik für Psychiatrie 1 der Paracelsus PMU Salzburg
Christian Doppler Klinik
Ignaz Harrer Strasse 79
A-5020 Salzburg

Kapitel Nr.: 1.3. „Die Anwendung der Elektrokonvulsionstherapie in deutschsprachigen Ländern"

Kapitel Nr.: 3.5. „Auswirkung einer Elektrokonvulsionstherapie auf kognitive Funktionen"

Koautor/en: Herr Prof. Kathmann, Herr Dr. Schäfer, Herr Prof. Müller

Dr. med. Heinz Grunze

e-mail-Adresse: Heinz.Grunze@med.uni-muenchen.de
Klinik für Psychiatrie und Psychotherapie
Nußbaumstraße 7
80336 München

Kapitel Nr.: 4.3. „Elektrokonvulsionstherapie der manischen Episode im Rahmen
              einer bipolaren affektiven Störung"
Koautor/en: Herr Dr. Scharfetter

Dr. med. Angela Heiden

e-mail-Adresse: angela.heiden@meduniwien.ac.at
Klinische Abteilung für Allgemeine Psychiatrie, Medizinische Universität Wien
Währinger Gürtel 18-20
A-1090 Wien

Kapitel Nr.: 3.2. „Rechtliche und ethische Aspekte bei der EKT Behandlung"
Koautor/en: Herr Prof. Nedopil, Herr Stadtland

Univ. Prof. Dr. Peter Hofmann

e-mail-Adresse: p.hofmann@kfunigraz.ac.at
Psychiatrische Universitätsklinik
Auenbruggerplatz 22
A-8036 Graz

Kapitel Nr.: 3.1. „Indikationen der Elektrokonvulsionstherapie"
Koautor/en: Herr Prof. Meyendorf

Dr. med. Georg Juckel

e-mail-Adresse: Georg.Juckel@charite.de
Klinik für Psychiatrie und Psychotherapie
Universitätsklinikum Medizinische Fakultät der Humboldt Universität zu Berlin
Campus Charité Mitte
Schumannstr. 20/21
D-10098 Berlin

Kapitel Nr.: 3.7. „Sicherheitsrichtlinien der Elektrokonvulsionstherapie bei Pati-
              enten mit neurologischen Risiken"
Koautor/en: Herr Dr. Ella, Herr Dr. Padberg, Frau Dr. Sterr, Frau Dr. Zinka, Herr
              Dr. Zwanzger

Prof. Dr. Dr. Hans-Peter Kapfhammer

e-mail-Adresse: hans-peter.kapfhammer@klinikum-graz.at
Universitätsklinik für Psychiatrie Graz
Auenbruggerplatz 31
A-8036 Graz

Kapitel Nr.: 3.8. „Elektrokonvulsionstherapie während Schwangerschaft und Wo-
              chenbett"
Koautor/en: Herr Dr. Schüle

O. Univ. Prof. Dr. Dr. h.c. Siegfried Kasper

e-mail-Adresse: sci-genpsy@meduniwien.ac.at
Klinische Abteilung für Allgemeine Psychiatrie, Medizinische Universität Wien
Währinger Gürtel 18-20
A-1090 Wien

Herausgeber

Kapitel Nr.: 2.3. „Biologische Grundlagen der Elektrokonvulsionstherapie"
Koautor/en: Herr Dr. Frey, Herr Dr. Scharfetter

Prof. Dr. Norbert Kathmann

e-mail-Adresse: kathmann@rz.hu-berlin.de
Institut für Psychologie Humboldt Universität zu Berlin
Hausvogteiplatz 5-7
10117 Berlin

Kapitel Nr.: 3.5. „Auswirkung einer Elektrokonvulsionstherapie auf kognitive
        Funktionen"
Koautor/en: Herr Dr. Schäfer, Herr Dr. Geretsegger

Dr. med. Gerhard Kuhnle

e-mail-Adresse: Gerhard.Kuhnle@ana.med.uni-muenchen.de
Abteilung für Anästhesiologie, Klinikum der LMU
Nußbaumstraße 20
80336 München

Kapitel Nr.: 3.3. „Die Elektrokonvulsionstherapie aus anästhesiologischer Sicht"
Koautor/en: Herr Prof. Peter, Herr Prof. Zwissler

Dr. med. Eva Meisenzahl

e-mail-Adresse: Eva.Meisenzahl@med.uni-muenchen.de
Klinik für Psychiatrie und Psychotherapie
Nußbaumstraße 7
80336 München

Kapitel Nr.: 2.4. „Die Anwendung bildgebender Verfahren im Rahmen der Elektro-
        konvulsionstherapie"
Koautor/en: Herr Dr. Frodl

Prof. Dr. med. Rudolf Meyendorf

e-mail-Adresse: mr.meyendorf@surfeu.de
Nervenarzt
Nußbaumstraße 30
80336 München

Kapitel Nr.: 1.1. „Die Geschichte der Elektrokonvulsionstherapie"
Kapitel Nr.: 3.1. „Indikationen der Elektrokonvulsionstherapie"
Koautor/en: Herr Prof. Hofmann, Frau Dr. Neundörfer

Prof. Dr. med. Hans-Jürgen Möller

e-mail-Adresse: hans-juergen.moeller@med.uni-muenchen.de
Klinik für Psychiatrie und Psychotherapie
Nußbaumstraße 7
80336 München

Herausgeber

Kapitel Nr.: 2.5. „Repetitive transkranielle Magnetstimulation (rTMS) in der Behandlung psychiatrischer Erkrankungen"

Kapitel Nr.: 3.4. „Die Technik der Elektrokonvulsionstherapie – Durchführung im
klinischen Alltag"

Kapitel Nr.: 4.1. „Elektrokonvulsionstherapie bei depressiven Episoden und rezidivierender depressiver Störung"

Kapitel Nr.: 4.5. „Elektrokonvulsionstherapie bei Neuroleptika-Therapie-Refraktä-
rität schizophrener Erkrankungen"

Koautor/en: Herr Dr. Baghai, Herr Dr. Ella, Herr Dr. Frey, Herr Prof. Müller, Herr
Dr. Padberg, Herr Dr. Riedel, Herr Prof. Dr. Rupprecht, Herr Dr.
Strassnig, Frau Dr. Zinka, Herr Dr. Zwanzger

Prof. Dr. med. Norbert Müller

e-mail-Adresse: Norbert.Mueller@med.uni-muenchen.de
Klinik für Psychiatrie und Psychotherapie
Nußbaumstraße 7
80336 München

Kapitel Nr.: 1.2. „Die öffentliche Meinung zur Elektrokonvulsionstherapie"

Kapitel Nr.: 1.3. „Die Anwendung der Elektrokonvulsionstherapie in deutschsprachigen Ländern"

Kapitel Nr.: 4.5. „Elektrokonvulsionstherapie bei Neuroleptika-Therapie-Refraktä-
rität schizophrener Erkrankungen"

Koautor/en: Herr Univ.-Doz Geretsegger, Herr Prof. Möller, Herr Dr. Riedel, Herr
Dr. Strassnig

Dr. med. Florian Müller-Siecheneder

e-mail-Adresse: Florian.Mueller-Siecheneder@med.uni-muenchen.de
Klinik für Psychiatrie und Psychotherapie
Nußbaumstraße 7
80336 München

Kapitel Nr.: 4.6. „Elektrokonvulsionstherapie als Erhaltungstherapie und Rezidivprophylaxe"

Koautor/en: Herr Dr. Willeit, Frau Dr. Praschak-Rieder

Prof. Dr. med. Norbert Nedopil

e-mail-Adresse: Norbert.Nedopil@med.uni-muenchen.de
Klinik für Psychiatrie und Psychotherapie
Nußbaumstraße 7
80336 München

Kapitel Nr.: 3.2. „Rechtliche und ethische Aspekte der EKT Behandlung"
Koautor/en: Frau Dr. Heiden, Herr Dr. Stadtland

Dr. med. Gabi Neundörfer

e-mail-Adresse: Gabi.Neundoerfer@med.uni-muenchen.de
Klinik für Psychiatrie und Psychotherapie
Nußbaumstraße 7
80336 München

Kapitel Nr.: 1.1. „Die Geschichte der Elektrokonvulsionstherapie"
Koautor/en: Herr Prof. Meyendorf

Dr. med. Frank Padberg

e-mail-Adresse: Frank.Padberg@med.uni-muenchen.de
Klinik für Psychiatrie und Psychotherapie
Nußbaumstraße 7
80336 München

Kapitel Nr.: 2.5. „Repetitive transkranielle Magnetstimulation (rTMS) in der Be-
handlung psychiatrischer Erkrankungen"
Kapitel Nr.: 3.7. „Sicherheitsrichtlinien der Elektrokonvulsionstherapie bei Pati-
enten mit neurologischen Risiken"
Koautor/en: Herr Dr. Ella, Herr Dr. Juckel, Herr Prof. Möller, Frau Dr. Sterr, Frau
Dr. Zinka, Herr Dr. Zwanzger

Prof. Dr. med. Klaus Peter

e-mail-Adresse: Klaus.Peter@med.uni-muenchen.de
Klinikum der Ludwig-Maximilians-Universität
Abteilung für Anästhesiologie
Nußbaumstraße 20
80336 München

Kapitel Nr.: 3.3. „Die Elektrokonvulsionstherapie aus anästhesiologischer Sicht"
Koautor/en: Herr Dr. Kuhnle, Herr Prof. Zwissler

Dr. med. Nicole Praschak-Rieder

e-mail-Adresse: nicole.praschak-rieder@meduniwien.ac.at
Klinische Abteilung für Allgemeine Psychiatrie, Medizinische Universität Wien
Währinger Gürtel 18-20
A-1090 Wien

Kapitel Nr.: 4.6. „Elektrokonvulsionstherapie als Erhaltungstherapie und Rezidivprophylaxe"
Koautor/en: Herr Dr. Müller-Siecheneder, Herr Dr. Willeit

Dr. med. Michael Riedel

e-mail-Adresse: Michael.Riedel@med.uni-muenchen.de
Klinik für Psychiatrie und Psychotherapie
Nußbaumstraße 7
80336 München

Kapitel Nr.: 4.5. „Elektrokonvulsionstherapie bei Neuroleptika-Therapie-Refraktä-
rität schizophrener Erkrankungen"
Koautor/en: Herr Prof. Möller, Herr Prof. Müller, Herr Dr. Strassnig

Prof. Dr. med. Rainer Rupprecht

e-mail-Adresse: Rainer.Rupprecht@med.uni-muenchen.de
Klinik für Psychiatrie und Psychotherapie
Nußbaumstraße 7
80336 München

Kapitel Nr.: 4.1. „Elektrokonvulsionstherapie bei depressiven Episoden und rezidivierender depressiver Störung"

Koautor/en: Herr Dr. Baghai, Herr Prof. Möller

Prof. Dr. med. Heinrich Sauer

e-mail-Adresse: heinrich.sauer@med.uni-jena.de
Psychiatrische Universitätsklinik Jena
Philosophenweg 3
7743 Jena

Kapitel Nr.: 2.1. „Der Wirksamkeitsnachweis der Elektrokonvulsionstherapie"

Koautor/en: Herr Dr. Smesny

Dr. med. Martin Schäfer

e-mail-Adresse: martin.schaefer@charite.de
Charité, Universitätsklinikum – Klinik für Psychiatrie
Schumannstraße 20/21
10117 Berlin

Kapitel Nr.: 3.5. „Auswirkung einer Elektrokonvulsionstherapie auf kognitive
Funktionen"
Kapitel Nr.: 4.4. „Elektrokonvulsionstherapie bei der akuten Katatonie und aku-
ten schizophrenen Erkrankungen"

Koautor/en: Herr Dr. Conca, Herr Univ.-Doz. Geretsegger, Herr Prof. Kathmann

Dr. med. Joachim Scharfetter

e-mail-Adresse: joachim.scharfetter@meduniwien.ac.at
Klinische Abteilung für Allgemeine Psychiatrie, Medizinische Universität Wien
Währinger Gürtel 18-20
A-1090 Wien

Kapitel Nr.:   2.3. „Biologische Grundlagen der Elektrokonvulsionstherapie"
Kapitel Nr.:   4.3. „Elektrokonvulsionstherapie der manischen Episode im Rahmen
                    einer bipolaren affektiven Störung"
Koautor/en: Herr Dr. Frey, Herr Dr. Grunze, Herr Prof. Kasper

Dr. med. Cornelius Schüle

e-mail-Adresse: Cornelius.Schuele@med.uni-muenchen.de
Klinik für Psychiatrie und Psychotherapie
Nußbaumstraße 7
80336 München

Kapitel Nr.:   3.8. „Elektrokonvulsionstherapie während Schwangerschaft und Wo-
                    chenbett"
Koautor/en: Herr Prof. Kapfhammer

Dr. med. S. Smesny

e-mail-Adresse: smesny@landgraf.med.uni-jena.de, smesny@web.de
Psychiatrische Universitätsklinik Jena
Philosophenweg 3
7743 Jena

Kapitel Nr.:   2.1. „Der Wirksamkeitsnachweis der Elektrokonvulsionstherapie"
Koautor/en: Herr Prof. Sauer

Dr. med. Cornelis Stadtland

e-mail-Adresse: Cornelis.Stadtland@med.uni-muenchen.de
Klinik für Psychiatrie und Psychotherapie
Nußbaumstraße 7
80336 München

Kapitel Nr.:   3.2. „Rechtliche und ethische Aspekte der EKT Behandlung"
Koautor/en: Frau Dr. Heiden, Herr Prof. Nedopil

Dr. med. Andrea Sterr
e-mail-Adresse: Andrea.Sterr@med.uni-muenchen.de
Klinikum der Ludwig-Maximilians-Universität
Klinik für Psychiatrie und Psychotherapie
Nußbaumstraße 7
80336 München

Kapitel Nr.: 3.7 „Sicherheitsrichtlinien der Elektrokonvulsionstherapie bei Pati-
enten mit neurologischen Risiken"
Koautor/en: Herr Dr. Ella, Herr Dr. Juckel, Herr Dr. Padberg, Frau Dr. Zinka, Herr
Dr. Zwanzger

Dr. med. Martin Strassnig
e-mail-Adresse: Martin.Strassnig@med.uni-muenchen.de
Klinikum der Ludwig-Maximilians-Universität
Klinik für Psychiatrie und Psychotherapie
Nußbaumstraße 7
80336 München

Kapitel Nr.: 4.5. „Elektrokonvulsionstherapie bei Neuroleptika-Therapie-Refraktä-
rität schizophrener Erkrankungen"
Koautor/en: Herr Prof. Möller , Herr Prof. Müller, Herr Dr. Riedel

Prof. Dr. med. Tilman Wetterling
e-mail-Adresse: wetterling@em.uni-frankfurt.de
Klinik für Psychiatrie und Psychotherapie, Klinikum der J.W.Goethe-Universität
Heinrich-Hoffmann-Str. 10
60528 Frankfurt am Main

Kapitel Nr.: 3.6. „Sicherheitsrichtlinien für die Elektrokonvulsionstherapie bei
Patienten mit speziellen internistischen und geriatrischen Risiken"
Koautor/en: Herr Dr. Agelink, Herr Dr. Dittert

Univ. Prof. Dr. med. Matthäus Willeit
e-mail-Adresse: matthaeus.willeit@meduniwien.ac.at
Klinische Abteilung für Allgemeine Psychiatrie, Medizinische Universität Wien
Währinger Gürtel 18-20
A-1090 Wien

Kapitel Nr.: 4.6. „Elektrokonvulsionstherapie als Erhaltungstherapie und Rezidivprophylaxe"
Koautor/en: Herr Dr. Müller-Siecheneder, Frau Dr. Praschak-Rieder

Dr. med. Bettina Zinka
e-mail-Adresse: Bettina.Zinka@med.uni-muenchen.de
Klinik für Psychiatrie und Psychotherapie
Nußbaumstraße 7
80336 München

Kapitel Nr.: 2.5. „Repetitive transkranielle Magnetstimulation (rTMS) in der Be-
handlung psychiatrischer Erkrankungen"
Kapitel Nr.: 3.7. „Sicherheitsrichtlinien der Elektrokonvulsionstherapie bei Pati-
enten mit neurologischen Risiken"
Koautor/en: Herr Dr. Ella, Herr Dr. Juckel, Herr Prof. Möller, Herr Dr. Padberg,
Frau Dr. Sterr, Herr Dr. Zwanzger

Dr. med. Peter Zwanzger
e-mail-Adresse: Zwanzger@med.uni-muenchen.de
Klinik für Psychiatrie und Psychotherapie
Nußbaumstraße 7
80336 München

Kapitel Nr.: 2.5. „Repetitive transkranielle Magnetstimulation (rTMS) in der Be-
handlung psychiatrischer Erkrankungen"
Kapitel Nr.: 3.7. „Sicherheitsrichtlinien der Elektrokonvulsionstherapie bei Pati-
enten mit neurologischen Risiken"
Koautor/en: Herr Dr. Ella, Herr Dr. Juckel, Herr Prof. Möller, Herr Dr. Padberg,
Frau Dr. Sterr, Frau Dr. Zinka

Prof. Dr. med. B. Zwissler
e-mail-Adresse: Bernhard.Zwissler@med.uni-muenchen.de
Abteilung für Anästhesiologie, Klinikum der LMU
Nußbaumstraße 20
80336 München

Kapitel Nr.: 3.3. „Die Elektrokonvulsionstherapie aus anästhesiologischer Sicht"
Koautor/en: Herr Dr. Kuhnle, Herr Prof. Peter

Allgemeiner Teil

1. Geschichte und aktueller Stand der Elektrokonvulsionstherapie

Meyendorf, Neundörfer (München)

1.1 Die Geschichte der Elektrokonvulsionstherapie

Die Geschichte des „L'Elettroshock" im Lichte der Arbeiten von Medunas

Die Geschichte der Elektrokonvulsionstherapie (Elektrokrampftherapie, EKT) beginnt nicht am 11. April 1938, als Ugo Cerletti (1877 – 1963) und Lucio Bini (1908 – 1964) mit wenigen Helfern heimlich und inoffiziell die erste EKT bei einem schizophrenen Patienten durchführten – so nach Binis privaten Aufzeichnungen, die im Archiv der Menninger Foundation aufbewahrt werden – [5]. Sie beginnt auch nicht mit der ersten offiziellen EKT am 15. April 1938, zu der Cerletti eine größere Anzahl von Augenzeugen geladen hatte. Nach Lothar B. Kalinowsky (1899 – 1992), der auch dazu gehörte, wurden die Assistenten der Klinik mit einem Trompetensignal dazu zusammengerufen [1]. Die Geburtsstunde der „epileptischen Behandlung der Schizophrenie", d.h. die bewusste und gezielte Provokation eines epileptischen Anfalls unter therapeutischem Aspekt, der erste sogenannte *„Heilkrampf"*, wurde von Ladislaus von Meduna (1896 – 1964) am 23. Januar 1934 durchgeführt. Von Meduna gab einem Schizophrenen im katatonen Stupor, der seit 2½ Jahren mutistisch war und künstlich ernährt werden musste, die erste Kampferinjektion in Öl i.m. zur Auslösung eines Krampfanfalles, der 45 Minuten später einsetzte und 60 Sekunden dauerte [55]. Vorausgegangen waren Tierversuche an Meerschweinchen, mit denen von Meduna die *„Kampferepilepsie"*, die sehr ähnlich abläuft wie die des Menschen, studiert hatte, und die erst am 4.6.1934 abgeschlossen wurden [54].

Die Geschichte der EKT ist die Fortsetzung der Geschichte der sogenannten *„Heilkrampftherapie"*, d.h. der therapeutischen Wirkung eines epileptischen Krampfanfalls auf schwere psychische Krankheitsbilder, deren Anfänge bis ins ausgehende Mittelalter gehen und dessen systematische wissenschaftliche Erforschung und klinischer Einsatz mit von Meduna begann.

Am Anfang standen Beobachtungen, dass es beim Einsatz von Kampfer, der nicht in erster Linie zur Provokation eines epileptischen Anfalls eingesetzt wurde, sondern der als beruhigendes Heilmittel bei Geisteskrankheiten gegeben wurde, auch zu Konvulsionen kam, aus denen die Betroffenen nicht nur ohne Schaden, sondern von ihren psychischen Symptomen wesentlich befreit, hervorgingen. Der epileptische Anfall war in diesen Fällen also eher eine unerwünschte Nebenwirkung der Therapie, so wie dies auch heute unter dem Einsatz von Antidepressiva geschehen kann. In meiner über 30jährigen Tätigkeit an der Universitäts-Nervenklinik München habe ich einige solcher, durch Antidepressiva provozierte Krampfanfälle beobachten können, die nach einem einzigen Krampfanfall die therapeutische Wende brachten, und – unter weiterer antidepressiver Therapie – eine bereits ins Auge gefasste EKT ersparten.

Kampfer war im Mittelalter bereits den Alchimisten bekannt und soll auch von Paracelsus (1490 – 1541) eingesetzt worden sein, um Geisteskrankheiten zu heilen [24].

1785 erschien im London Medical Journal eine Fallbeschreibung. W. Oliver gab einem Patienten mit einer Psychose Kampfer, ohne anzugeben, weshalb er dieses Medikament bei dem Patienten einsetzte. 15 Minuten später ging dieser zu Boden und *„had an obvious fit with paralysis from which he recovered shortly after, and was quite rational"*. Zwei Jahre später hatte er einen Rückfall und wurde wieder mit Kampfer behandelt, mit dem gleichen positiven Erfolg [41].

Auenbrugger beobachtete 1755, wie es bei vier manischen Patienten mit *„periodic raving madness"*, die mit Nieswurz (Helleborus-Arten, alkaloid-haltige Hahnenfußgewächse) behandelt wurden, zu Krampfanfällen kam. Das Erstaunlichste daran sei gewesen, dass diese Patienten sich danach erholten [41].

Als von Meduna am 23.1.1934 einem schizophrenen Patienten die erste Kampferinjektion zur Auslösung eines epileptischen Krampfanfalls injizierte, knüpfte er nicht nur an jene klinischen Beobachtungen an, wonach es beim Auftreten eines epileptischen Anfalls nach Kampferinjektion oder bei anderweitig ausgelösten Krampfanfällen bei Manikern und Schizophrenen zu Remissionen kam. Er tat dies vielmehr unter der hypothetischen Voraussetzung, dass zwischen der Epilepsie und der Schizophrenie ein Antagonismus bestünde, für den auch ein morphologisches Korrelat nachzuweisen sei. Unter dieser Voraussetzung gingen auch die experimentellen Versuche mit Meerschweinchen voraus. Das ist der entscheidende Punkt, die Tat des wissenschaftlichen Fortschritts, in der sich von Meduna von anderen Wissenschaftlern seiner Zeit unterschied, bei denen die Vorstellung eines Antagonismus zwischen Epilepsie und Schizophrenie ebenfalls bereits diskutiert wurde, bei denen es jedoch bei dieser Diskussion blieb, ohne dass es zum klinisch-therapeutischen Experiment kam. Von Meduna beschreibt in seiner Autobiographie, wie er bewusst an die tierexperimentellen Studien mit Kampfer heranging mit dem bereits gefassten Ziel, die Kampferepilepsie auch bei Schizophrenen durchzuführen. In der ersten Arbeit „Über experimentelle Kampferepilepsie" hielt er es jedoch geheim, dass er diese Versuche an Meerschweinchen in erster Linie deshalb durchführte, um später auch bei Schizophrenen mittels Kampfer Krampfanfälle zum Zwecke der Heilung zu provozieren [28,29].

Die tierexperimentellen Versuche waren auch noch nicht ganz abgeschlossen, nämlich erst am 4.6.1934, als bereits der erste *Heilkrampf* bei einem Schizophrenen am 23.1.1934 erfolgte.

Dass der Einsatz von Kampfer zur Provokation des epileptischen Anfalls eine echte Neuentdeckung von L. von Meduna war, sieht man auch daran, dass er zuvor eine Reihe anderer krampfauslösender Stoffe bei seinen Tieren zum Einsatz brachte, die sich jedoch alle als ungeeignet oder zu toxisch erwiesen (Koffein, Bruzin, Absinth, Nikethamid, Thebain, Strychnin), bis er, wahrscheinlich zufällig, auf einen Artikel der Internationalen Liga gegen Epilepsie stieß, in dem Kampfermonobromid als Konvulsionsmittel beschrieben wurde [28,29].

Zu den Wissenschaftlern, die von einem Antagonismus zwischen Schizophrenie und Epilepsie zu seiner Zeit ausgingen, auf die von Meduna jedoch erst später stieß – mit Ausnahme von G. Nyirö, der von einem umgekehrten heilsamen Antagonismus: Schizophrenie heilt Epilepsie, ausging [28] – zählt auch Max Mikorey (1899 – 1977).

Mikorey, Oberarzt der Universitäts-Nervenklinik München, hielt am 6.4.1938 in der Sitzung des Ärztlichen Vereins München einen Vortrag über „neue Heilverfahren in der Psychiatrie" [60]. Darin nimmt er Bezug auf die „Insulinkur von Sakels" und die „Krampftherapie von Medunas", die „in der ganzen Welt nachgeprüft und Zustimmung gefunden" hätten.

In diesem Zusammenhang weist er darauf hin, dass er selbst „lange vor dem Bekanntwerden der Methoden Sakels" und von Medunas schon im Wintersemester 1933/34 in der Staatsmedizinischen Akademie München „ein umfassendes Programm zur Heilung endogener Psychosen entwickelt (habe), in dessen Rahmen die Krampftherapie und wenigstens das Prinzip der Insulinkur enthalten war." Er habe damals „die künstliche Erregung von epileptischen Krämpfen durch Bromkampfer erstmalig für die Behandlung der Schizophrenie vorgeschlagen".

Von Meduna würdigte 1939 Mikoreys Ausführungen und erkannte an, dass er auf „eine völlig andere und eigenartige Weise" auf den Gedanken der Konvulsionstherapie gekommen sei. Er zitiert aus dem Vortragsmanuskript Mikoreys vom Dezember 1933, das dieser ihm zur Verfügung gestellt hatte. Darin heißt es u.a.: „Es ist also in Erwägung zu ziehen, ob nicht durch epileptische Krampfanfälle *katatonische Erregungszustände* ersetzt werden können. Es wäre denkbar, ... den epileptischen Anfall als Heilfaktor zu alarmieren, ... die katatone Erregung künstlich durch einen epileptischen Anfall zu ersetzen. Vielleicht erreicht ein epileptischer Anfall in zwei Minuten das, was ein katatoner Erregungszustand in Wochen vergeblich anstrebt" (Mikorey ging auch von der Vorstellung aus, dass die katatone Erregung eine Art Abwehrmechanismus, eine Art Heilungsprozess, sei).

Von Meduna sprach Mikorey „vollste Anerkennung" und „sein Bedauern" aus, „dass er seine rein logisch aufgebauten Theorien, offenbar aus äußeren Gründen, nicht am Krankenbett versuchte [57]. In seiner Autobiographie, die Mitte der 50er Jahre erschien, kommt er noch einmal auf die theoretischen Verdienste Mikoreys zu sprechen [28].

In einer nach dem 2. Weltkrieg verfassten Rechtfertigungsschrift Mikoreys an das Ministerium für Unterricht und Kultus vom 24.7.1948 führt er aus, dass er im Dezember 1933 einen Vortrag an der Staatsmedizinischen Akademie folgendermaßen geschlossen habe: „Ich rege hier den Gedanken an, torpide schizophrene Verläufe durch vereinzelte, künstlich erzeugte epileptische Anfälle direkt in einen Defekt hineinzustoßen, um auf diese Weise die schizophrene Katastrophe der Persönlichkeit zu vermeiden. Nur der Versuch am Kranken kann hier entscheiden." [53].

Aus der Rechtfertigungsschrift Mikoreys an das Bayerische Staatsministerium für Unterricht und Kultus lässt sich entnehmen, dass er in Opposition gegen die vom Erbgesundheitsgesetz geprägte und damit von der Unheilbarkeit der Schizophrenie ausgehenden akademischen Psychiatrie stand. Sein damaliges Vorhaben, so führt er aus, sei „für verrückt und für ein sicheres Zeichen von dilettantischem Größenwahnsinn" gehalten worden [53].

Wenn Mikorey bereits 1933 den Gedanken entwickelt hatte, durch künstlich erzeugte epileptische Anfälle schizophrene Verläufe davor zu bewahren, dass diese nicht in „die schizophrene Katastrophe der Persönlichkeit" münden, so entsprach diese Vorstellung durchaus der eines Antagonismus zwischen Epilepsie und Schizophrenie, von der auch von Meduna ausging. Mikoreys Vorstellung war insofern revolutionärer, als er hoffte, durch den epileptischen Anfall dem schizophrenen Prozess als solchem, der Persönlichkeitsveränderung, entgegen wirken zu können, während von Meduna den offensichtlich erfolgversprechenderen Antagonismus vor Augen hatte, der in der Beseitigung der akuten psychotischen Symptomatik besteht. Die allseitige klinische Erfahrung bestätigte dies. Die Indikationsgeschichte der EKT hat von Meduna recht gegeben. Prozesspsychosen profitieren wenig von der EKT.

Uebler berichtete ebenfalls schon 1939 über „Die Behandlung akuter Psychosen mit Cardiazol" und betont, dass die Cardiazolbehandlung „besonders bei frischen Erkrankungen einen wesentlichen Fortschritt in der Behandlung von Psychosen darstellt" [80].

In dem am 6.4.1938 im Ärztlichen Verein München gehaltenen Vortrag über „neue Heilverfahren in der Psychiatrie", in dem er davon spricht, dass die Insulinkur Sakels und die Krampftherapie von Medunas „geradezu sensationell" als Erfolge neuer Heilmethoden gegen die Schizophrenie zu bezeichnen seien, und „in der ganzen Welt begeisterte Zustimmung" gefunden hätten, stellt Mikorey sein Licht nicht unter den Scheffel. Er sagt: „Wenn wir in Deutschland auch mit der Nachprüfung der fremden Methoden etwas rückständig waren, in der Erfindung und Planung des Neuen waren wir auch hier die ersten an der Front! Nur in der Ausbildung der technischen Methoden haben wir später leider die Initiative an das Ausland verloren. "Das „Münchner Programm von 1933 sei deswegen nicht veraltet oder überholt" [60].

Nach dem Kriege hat sich Mikorey klinisch und wissenschaftlich jedoch nicht mehr weiter intensiv mit der Frage der Konvulsionstherapie mit Cardiazol oder mit der EKT, die bereits während des Krieges erstmals im Januar 1941 auch an der Universitäts-Nervenklinik München durchgeführt wurde, befasst. Er hat sich später vielmehr einen Namen als forensischer Psychiater gemacht.

Zur Geschichte der EKT gehört auch der Prioritätenstreit, den Manfred Sakel (1900 – 1957) mit von Meduna bezüglich der Entdeckung, richtiger der Bedeutung bzw. des Stellenwertes des epileptischen Krampfanfalls als Therapieprinzip für die Behandlung der Schizophrenie geführt hat. Dieser Streit wird eindeutig zugunsten von Medunas entschieden, der immer nur im epileptischen Anfall, im „Heilkrampf", das wesentliche Therapieprinzip sah und daran bis zuletzt festhielt, auch im Gegensatz zu Cerletti, wie unten später gezeigt werden wird.

Sakel berichtete erstmals am 3.11.1933 in der Gesellschaft der Ärzte in Wien über die Insulinkoma-Therapie bei Schizophrenen und maß dem epileptischen Anfall zu diesem Zeitpunkt auch eine therapeutische Wirkung bei, jedoch nicht die entscheidende [73]. Später rückte er immer mehr von der Bedeutung des epileptischen Anfalls innerhalb der Insulinkoma-Therapie ab und versuchte ihn dann auch nicht mehr mit Cardiazol auszulösen, wie er das anfänglich beim Ausbleiben des Anfalls noch tat.

Auf der Versammlung der Schweizerischen Gesellschaft für Psychiatrie in Münsingen im Mai 1937 gebraucht er folgendes Bild: Der epileptische Anfall sei *„gleichsam die Artillerie, während die Hypoglykämie die Infanterie im Kampfe gegen die Krankheit darstelle. Und, strategisch gesprochen, hat die Artillerie noch nie ein feindliches Land erobert und besetzt."* [72].

Ein halbes Jahr vor der ersten von Cerletti und Bini durchgeführten EKT nahm Sackel in der Klinischen Wochenschrift vom 1.9.1937 noch einmal dazu Stellung: *„Zur Bedeutung des epileptischen Anfalles als therapeutischen Faktor in der medikamentösen Schock-Therapie der Schizophrenie"* [73].

Im Für und Wider der Bedeutung des epileptischen Anfalls heißt es schließlich: „Ja, Autoren wie der ungarische Autor von Meduna gingen so weit, nur dem epileptischen Anfall allein therapeutische Wirksamkeit zuzusprechen und ihn ohne die anderen therapeutischen Faktoren der Hypoglykämie therapeutisch zu verwenden, indem er ihn durch Cardiazol intravenös herbeiführte. ... Mit der Zeit konnten wir beobachten, dass der epileptische Anfall zwar sicher in vielen Fällen einen notwendigen Wegbereiter für die Hypoglykämie darstellt, aber doch nicht die überragende therapeutische Bedeutung im Rüstzeug der Schizophrenietherapie inne hat, die wir ihm zur Zeit der ersten Publikationen noch zuzuschreiben neigten." [73].

Fünfzig Jahre später wird in der Geschichte der EKT die Bedeutung des epileptischen Anfalls für den therapeutischen Erfolg erneut in Frage gestellt bzw. relativiert. So, wie Sakel den Anfall nur als einen „notwendigen Wegbereiter" für die heilsame Wirkung des hypoglykämischen Komas sah, so sehen heute viele Autoren zusammen mit Harold Sackeim, wie unten genauer dargestellt, im Krampfanfall auch nur so etwas wie einen „notwendigen Wegbereiter" für die heilsame Wirkung des supraschwelligen Stromreizes, der den Anfall provoziert [71].

Die Entdeckung der Krampfbehandlung und die Durchsetzung vom Experiment zum therapeutischen Prinzip ist und bleibt somit allein von Medunas Verdienst. 1937 veröffentlichte er *„Die Konvulsionstherapie der Schizophrenie"* [56]. Die Ergebnisse der bis dahin an 110 Schizophrenen durchgeführten Cardiazolkrampfbehandlungen entsprechen im wesentlichen den heutigen Ergebnissen der EKT-Indikation bei Schizophrenie. Von 110 Fällen wurden 54 als remittiert und 56 als nicht remittiert angesehen.

Seine grundsätzlichen Aussagen über die Konvulsionstherapie – nicht nur im Hinblick auf ihre Indikation bei Schizophrenen – sind auch heute noch gültig. Es ist aufschlussreich, sich die Aussagen von Medunas über die Bedeutung und Ergebnisse der Cardiazolkrampftherapie vor Augen zu halten, um zu erkennen, wie modern sie im Hinblick auf die sich methodisch durchgesetzte EKT klingen:

1937 lesen wir bei von Meduna: *„..... wir müssen uns entschließen, auch nach Erreichung völliger Remission mindestens noch drei Anfälle auszulösen, um die Wahrscheinlichkeit von Rückfällen herabzusetzen."* Mit dem Einwand der Gefährlichkeit der Konvulsionstherapie, der bis heute immer wieder auch von Kritikern und Skeptikern der EKT gegenüber vorgebracht wird, diese Therapie sei mit einem besonderen Risiko behaftet, hatte sich bereits von Meduna auseinanderzusetzen, und sein Wort gilt im Wesentlichen bis heute: *„Demzufolge ist die Cardiazol-Behandlung als völlig ungefährlich anzusehen".* Auch die folgende Aussage gilt noch heute uneingeschränkt: *„Über die Zahl der zur Erreichung einer Remission nötigen Krampfanfälle lässt sich keinerlei Regel aufstellen. Ich habe Patienten, bei denen nach 2 bis 3, und andere, bei denen erst nach 25 bis 30 epileptischen Anfällen Genesung eintrat."*

Am weitreichendsten hat sich jedoch die prognostische Einschätzung der Ansprechbarkeit grundsätzlich verschiedener schizophrener Krankheitsverläufe auf die *„Epilepsiebehandlung mit Cardiazol"* bis heute, auch im Hinblick auf die EKT, bestätigt. Danach konnte von Meduna bei über vier Jahre bestehender Schizophrenie keine Remissionen erzielen. Auch diese Beobachtung wird unverändert noch im Prinzip bestätigt: chronische, langjährig bestehende Schizophrenien sprechen auch heute noch weniger überzeugend auf eine EKT an.

Die Geschichte der EKT ist also die Geschichte der *„Heilkrampftherapie"*, d.h. die Geschichte der therapeutischen Wirkung eines epileptischen Krampfanfalls auf schwere psychiatrische Krankheitsbilder. Das ist die EKT im Prinzip bis heute geblieben. Cerletti und Bini waren lediglich die Wegbereiter einer neuen Provokationsmethode zur Auslösung eines epileptischen Anfalls mit Hilfe eines elektrischen Stromimpulses. Diese hat sich bis heute als die erfolgreichste durchgesetzt, was die Effizienz der Behandlungspraxis anbetrifft. Aber nicht die Verfeinerung oder Abwandlung einer Methode, sondern die Entdeckung und Durchsetzung eines neuen Therapieprinzips ist der wesentliche Fortschritt in der medizinischen Therapie. Als Cerletti und Bini 1938 die EKT einführten, existierte bereits die von von Meduna entdeckte Konvulsionstherapie mit Kampfer, später mit Cardiazol, die sich in den therapeutischen Ergebnissen von denen der EKT später in nichts unterschied.

Die 89. Versammlung der Schweizerischen Gesellschaft für Psychiatrie in Münsingen bei Bern vom 29. bis 31. Mai 1937 stand unter dem Thema: *„Die Therapie der Schizophrenie – Insulinschock – Cardiazol – Dauerschlaf".* Dort hielten die Assistenten Accornero und Bini einen Vortrag über die Insulinschocktherapie in der Neuropsychiatrischen Klinik in Rom [4]. Bini berichtete über die Auslösung epileptischer Anfälle bei Hunden. Hier deutete er bereits an, dass *„es trotzdem nicht unwahrscheinlich erscheint, dass schockähnliche Erscheinungen mittels physikalischer Maßnahmen (auch beim Menschen) erreichbar wären"* [10]. Cerletti hatte Bini zu dem Zeitpunkt bereits beauftragt, sich mit der Frage der Auslösung epileptischer Krämpfe mittels elektrischen Stroms, auch beim Menschen, zu befassen.

Am Rande der Konferenz sprach Bini von Meduna an – so berichtet von Meduna in seiner Autobiographie – und fragte, ob man zur Auslösung des epileptischen Krampfes nicht auch Strom verwenden könne. Von Meduna habe dieser Idee sofort zugestimmt, denn das Entscheidende sei ja der epileptische Krampfanfall als therapeutisches Prinzip, unabhängig vom Provokationsmittel.

Ein Jahr später berichteten Cerletti und Bini dann in einem Vortrag vor der Medizinischen Akademie in Rom über Un nuovo metodo di shockterapia: *„L'elettroshock"* [21]. Cerletti geht gleich im ersten Satz darauf ein, worum es sich im Prinzip handle: um nichts anderes als um die bewährte *„moderne Therapie der Schizophrenie mittels eines Schocks"*, die als Konvulsionstherapie von Medunas mittels Cardiazol bereits große Verbreitung gefunden habe. Die *„Elektroschock-therapie"* (der Begriff wird hier bereits von Cerletti und Bini ungeschützt eingeführt) sei, was den therapeutisch notwendigen Krampfanfall anbetrifft, *„fundamental gleich dem, der mit Cardiazol erreicht werde"*. Die Vorteile der neuen Methode seien aber offensichtlich:

1. Das schnellere Einsetzen ohne lange Latenzperiode, die mit subjektiv unangenehmen Empfindungen bei der Cardiazolinjektion abläuft, ehe es zum Krampf kommt.
2. Die subjektiv angenehmere Aufwachphase nach dem Krampf für den Patienten.
3. Die leichtere Wiederholbarkeit der Krampfprovokation bei Nichterreichen der Krampfschwelle beim ersten und zweiten Versuch.

Der technische Fortschritt der EKT bestand demnach in der subjektiv besseren Verträglichkeit der Krampfauslösung und des Erwachens nach dem Krampf und vor allem in dem unkomplizierteren und praktischeren technischen Ablauf der Behandlungsmethode. Der Begriff der so genannten „eleganteren Methode" ist hier durchaus am Platz, ohne falsche Rücksicht auf frühe und spätere Kritiker der EKT, die das Wesen und Prinzip des „Heilkrampfes" nicht verstanden haben, wenn sie die EKT als eine „abstoßende", „primitive", ja „unmenschliche" Therapie bezeichnen.

Cerletti und Bini wussten genau, dass sie sich in ihrer Zeit mit ihrer neuen Methode des *„l'elettroshock"*, wie sie ausdrücklich von der EKT sprachen, nur eingereiht hatten in die Reihe der modernen Therapien der Schizophrenie und anderer Psychosen, die zu ihrer Zeit in der *„Cardiazol-Shock-Therapie"* von Medunas und in der *„Insulin-Shock-Therapie"* Sakels bestand.

Von Meduna sah in der Insulinkoma-Therapie keine „Konkurrentin" zur Cardiazolkrampf-Therapie, sah in ihr nur einen grundsätzlich anderen „therapeutischen Weg" und stimmte der damals herrschenden Ansicht zu, dass sich beide Methoden in Zukunft möglicherweise sehr wertvoll ergänzen würden [57].

Das war dann auch der pragmatische Weg, der in der Schizophreniebehandlung eingeschlagen und noch lange fortgeführt wurde. Es war die Vorstellung des synergistischen Prinzips der gemeinsamen therapeutischen Wirkung von *„Insulin-Schock"* und *„Cardiazol-Krampf"*, später abgelöst durch die EKT, die in Deutschland in erster Linie von Anton Edler von Braunmühl (1901 – 1957) konsequent aufgegriffen und durchgeführt wurde. Bereits 1938 erschien von ihm die Monographie „Die *„Insulin-Shock-Behandlung der Schizophrenie (unter Berücksichtigung des Cardiazol-Krampfes)"* [12], und während des Krieges erschien 1941 aus der „Insulin-Abteilung" des Nervenkrankenhauses seine Arbeit *„Fünf Jahre Shock- und Krampfbehandlung in Englfing-Haar"*, in der er die Ergebnisse der Kombinationsbehandlung von *„Insulin-shock"* und vornehmlich noch *„Cardiazol-Krampf"*, aber auch schon EKT, bei 530 Schizophrenen und 40 Rückbildungsdepressionen bei Frauen veröffentlichte [16]. Danach ließ sich bei *„undifferenziertem Krankengut"* in *„rund drei Viertel (77,7%) aller Fälle"* eine positive Beeinflussung feststellen, und in *„etwas weniger als ein Viertel (22,3%) der Fälle"* blieben die Krankheitsbilder im wesentlichen unbeeinflusst. Ähnliche Ergebnisse lassen sich noch heute bei vergleichbarem Krankengut auch unter der Kombinationstherapie von EKT und Psychopharmakotherapie erzielen.

Von Meduna sprach bereits 1939 davon, dass die *„Summationstherapie"* von Braunmühls: *„Insulinschock/Cardiazolkrampftherapie"* bei ihm *„eine gewisse Vollendung"* erreicht habe [57]. Wenn heute eine kombinierte EKT/Psychopharmakotherapie der akuten schizophrenen und affektiven Psychosen, aber auch der therapieresistenten chronischen Depressionen, durchgeführt wird, so wird auch dieses Vorgehen letztlich unter der Vorstellung eines synergistischen Prinzips oder einer Summationstherapie durchgeführt.

Neben den innerhalb der *Insulinschock-Therapie* gezielt provozierten epileptischen Anfällen wurden von von Braunmühl auch *„symptomatische Krampfbehandlungen"* ohne Insulin-Schock, als Erhaltungstherapie, durchgeführt. Auch das erinnert heute an die wieder aktuell gewordene EKT-Erhaltungstherapie (siehe Kapitel 4.6), die vor allem in den USA vertreten wird. 1947 erschien von Braunmühls Buch *„Insulin-Shock und Heilkrampf in der Psychiatrie"*, in dem jetzt die EKT als Methode der Wahl zur Provokation eines epileptischen Anfalls dargestellt wird [13].

Cerletti hat 1950, 12 Jahre nach der Einführung der EKT durch ihn und Bini, im *American Journal of Psychiatry* die wissenschaftlich-geistige Situation und die näheren Umstände beschrieben, unter denen es zur 1. EKT kam [20]. Er beschreibt offensichtlich die „inoffizielle" 1. EKT, die im kleinsten Kreise am 11.4.1938 durchgeführt wurde, und nicht die am 15.4.1938 „offizielle" 1. EKT. Ausführliche Augenzeugenberichte in der Retrospektive über die 1. EKT wurden 1970 von Ferdinando Accornero (1910 – 1985) [3] und 1987 von Lothar B. Kalinowski (1899 – 1992) in einem Interview gegeben, das Richard Abrams mit ihm geführt hatte [1]. Beide waren Assistenten Cerlettis; Accornero war von Anfang an dabei und beschreibt die gespannte Atmosphäre, die Furcht, von unerwünschten Beobachtern gestört zu werden, Kalinowski war bei der offiziell 1. EKT vier Tage später dabei, die wie beschrieben mit einem Trompetenstoß angekündigt wurde.

Führt man sich die näheren Umstände, unter denen es zur 1. EKT kam, vor Augen, wie Cerletti sie 1950 beschreibt und betrachtet man, wie sich diese Therapie im 1. Jahrzehnt in Europa und in USA verbreitet hat, so lässt sich folgendes sagen: Ohne Zweifel gebührt Cerletti und Bini nicht nur der Verdienst, die EKT erstmals beim Menschen erfolgreich angewandt zu haben, sondern auch, dass sie die EKT damit weltweit innerhalb kurzer Zeit zu einer wirksamen Therapiemethode der Schizophrenien und später vor allem der affektiven Psychosen gemacht haben. Als Verdienst muss auch anerkannt werden: Es war bei Cerletti und Bini ebenso wenig eine Zufallsentdeckung oder –beobachtung, dass der elektrische Strom zur Krampfprovokation beim Menschen ungefährlich ist, wie es bei von Meduna eine (neue) Zufallsentdeckung oder –beobachtung war, dass der Kampfer- bzw. Cardiazolkrampf für die Provokation eines therapeutisch wirksamen Krampfanfalles auf eine schizophrene Symptomatik ungefährlich ist. Ebenso wie bei von Meduna der Cardiazol-Krampftherapie beim Menschen tierexperimentelle Versuche an Meerschweinchen vorausgingen, gingen bei Cerletti und Bini 2jährige tierexperimentelle Versuche an Hunden voraus. Die Hauptaufgabe bestand dabei darin, eine Elektrodenplatzierung für die Krampfauslösung beim Hund zu finden, bei denen keine tödlichen Zwischenfälle mehr vorkamen, was zu Beginn der Tierversuche häufig geschah, weil der Stromfluss über das Herz ging [3]. Von Meduna hatte sich von

Anfang an das Ziel gesetzt, mit der Kampfer- bzw. Cardiazol-Konvulsionstherapie unter der Hypothese des Schizophrenie-/Epilepsie-Antagonismus zu einem grundsätzlichen Neuanfang in der Schizophrenietherapie zu gelangen. Dies gelang ihm. Cerletti und Bini hatten von Anfang an das Ziel vor Augen, nachzuweisen und zu beweisen, dass der gleiche epileptische Anfall, der durch die Cardiazolbehandlung, bzw. im Zusammenhang mit der Insulinkomatherapie mehr oder weniger zufällig, zum *„Heilkrampf"* führt, durch die neue Methode der Elektrokonvulsionstherapie klinisch leichter und für den Patienten ungefährlich durchgeführt werden kann.

Den wissenschaftlichen Verdienst, Erstentdecker der EKT am Menschen zu sein, wollte sich Cerletti nicht nehmen lassen. Er gebührt ihm und ebenso Bini. Cerletti hat später aber auch versucht, Bini in den Schatten zu stellen, ihn nur als technische Hilfskraft erscheinen zu lassen, obwohl Bini sowohl bei den vorbereitenden tierexperimentellen Untersuchungen zur Konvulsionstherapie, als auch bei der Entwicklung des ersten EKT-Gerätes entscheidend beteiligt war [1].

Bei allem Entdeckerstolz und Entdeckerruhm, stand Cerletti jedoch nicht so ungebrochen zu seiner neuen Therapiemethode, wie von Meduna zu der seinen. So lässt sich schon ein gewisser apologetischer Zug in der 1950 dargestellten Retrospektive, wie es zur EKT kam, nicht verkennen, wenn Cerletti z.B. versucht, den Irrtum richtig zu stellen, dass ihm die Idee zur EKT im Schlachthaus zu Rom kam, worauf Gegner der EKT häufig Bezug nehmen. Wir vermissen bei Cerletti vor allem später seiner neu eingeführten Therapiemethode gegenüber jene selbstverständliche Unbefangenheit, jene Entdeckerfreude, die man beim Lesen der Arbeiten von Meduna nachempfindet, die auch in seiner Autobiographie noch unverfälscht durchklingt. Cerletti konnte nicht so selbstverständlich und stolz, wie dies von Meduna tat, letztlich von der *„Heilkrampftherapie"* oder von der *„epileptischen Behandlung der Schizophrenie"* reden. Er konnte das Therapieprinzip nicht über die Therapiemethode stellen, und deshalb bleibt bei ihm dann auch so etwas wie der Hauch eines schlechten Gewissens über seiner Entdeckung, dass das, was er ursprünglich nur zur Erforschung epileptischer Krämpfe am Tier durchgeführt hatte, schließlich therapeutische Anwendung beim Menschen finden sollte. Von den Skrupeln, die Cerletti bei der Anwendung des elektrischen Stroms zur Auslösung des Krampfanfalles beim Menschen hatte, berichteten auch seine Mitarbeiter, vor allem weil die EKT häufig in einem Atemzug mit der in USA gebräuchlichen Exekution durch den elektrischen Stuhl genannt wurde [3].

Die Ambivalenz Cerlettis seiner eigenen Entdeckung gegenüber zeigte sich später vor allem darin, dass er versuchte, über die EKT hinauszugehen. Er injizierte Schizophrenen Hirnsuspensionen von Tieren, die mit Elektrokrampf behandelt wurden, um ihnen die EKT zu ersparen, weil er glaubte, in den mit Elektrokrampf behandelten Tieren eine Substanz entdeckt zu haben, die er „Acroagoine" nannte [20]. Die Hoffnung, die Konvulsionstherapie mit dieser Substanz zu ersetzen und überflüssig zu machen, brachte ihn so weit, dass er Aussagen machte, wonach die Konvulsionsbehandlung prinzipiell, nicht nur die EKT, grausam sei, was später von den Gegnern der EKT und der Antipsychiatriebewegung als ein Argument gegen die EKT zitiert wurde [41]. Von Meduna wäre es nie in den Sinn gekommen, solche Aussagen zu machen. Cerletti konnte wahrscheinlich auch deshalb seiner eigenen Leistung nicht froh werden, den echten methodischen Fortschritt in der Konvulsionstherapie nicht anerkennen, weil er das Gefühl hatte, nicht aus dem Schatten von Medunas heraustreten zu können.

· Die erste Elektrokrampftherapie in Deutschland wurde an der Nervenklinik Erlangen am 1.12.1939 durchgeführt. Friedrich Meggendorfer berichtet in der Deutschen Medizinischen Wochenschrift 1940, dass zwischen dem 1.12.1939 und Ende Mai 1940 52 Patienten mit insgesamt 790 Einzelanwendungen behandelt wurden [58]. *„Davon waren 199 frustran, während 591 epileptische Anfälle auslösten, und zwar mit einer Latenzzeit von 2 bis 30 Sekunden, 464 sofort, ‚schlagartig'"*. Die Ergebnisse dieser reinen EKT – ohne gleichzeitigem Insulinkoma – muten wieder sehr modern an. Das Bemerkenswerteste ist, dass sich unter den 52 behandelten Kranken 8 Manisch-Depressive, 7 Melancholische und 1 Hypomanische Patient befanden, die Indikation also von Anfang an über die Schizophrenie hinausging. Es heißt dann: *„Leider war der Erfolg in etwa der Hälfte der Fälle von nur verhältnismäßig kurzer Dauer, dann trat wieder ein Rezidiv auf. Vielleicht hatten wir die Behandlung zu früh beendet."* Unter den 52 Kranken befanden sich auch 2 mit psychogenen Störungen, die ausgezeichnet auf die Behandlung geantwortet hätten. [58]

Im Nervenarzt vom 15.2.1942 berichtet Meggendorfer noch einmal *„zur Klinik des Elektrokrampfes"* und geht auf die unter der Behandlung auftretenden Komplikationen, insbesondere Frakturen, ein. Er schließt seine Arbeit folgendermaßen: *„Meiner Meinung nach ist der Elektrokrampf noch weit entfernt davon, eine ideale Behandlung der Schizophrenie zu sein; aber er ist, namentlich in Verbindung mit der Insulinkur, zur Zeit das Verfahren, das die meisten Aussichten auf Erfolg bietet, und dabei subjektiv und objektiv für den Kranken am schonendsten ist."* [59].

Unter dem Begriff *„Schockbehandlungen"* wurden während des Krieges und nach dem Kriege in Deutschland die drei damals modernen Therapien der Schizophrenie: *„Insulinschock, Cardiazolschock und Elektroschock"* zu allgemein anerkannten Begriffen. Sie waren die drei anerkannten Somatotherapien.

1949 erscheint von Hans Jörg Weitbrecht (1909–1975) die Monographie *„Studie zur Psychopathologie krampfbehandelter Psychosen"* [82]. Er spricht von der *„Krampfbehandlungsära"*, in der man sich zur Zeit befände, und fasst das Schrifttum über die Beeinflussung schizophrener Symptomatologie durch *„Insulinschock, Cardiazol- und Elektrokrampf"* zusammen. 1951 veröffentlicht Walter Ritter von Baeyer (1904–1987) *„Die moderne psychiatrische Schockbehandlung"* [9], in der die *Insulinschockbehandlung* weiterhin noch an erster Stelle als moderne Behandlungsmethode der Schizophrenie steht, gefolgt von der *Elektrokrampfbehandlung*. An dritter Stelle steht jetzt die *Cardiazol-Krampfbehandlung*. Die Begriffe *Schockbehandlung* und *Krampfbehandlung* werden wie Synonyme gebraucht. Die EKT habe *„vor der pharmakologischen Krampfsetzung nicht nur den Vorzug der technischen Eleganz"*, sondern sie *„vermeidet die erlebte und meist auch später noch erinnerte Latenzzeit, die bei den pharmakologischen Krampfmitteln quälend und angsterzeugend sein kann"*. Darüber ist man sich einig: Die therapeutische Wirkung ist bei elektrischer und chemischer Konvulsionstherapie im großen und ganzen dieselbe. Von Baeyer vertritt auch bereits die ambulante EKT und nimmt

Bezug auf das in Amerika durchgeführte *„maintenance treatment"* – Aspekte der EKT, die heute wieder aktuell sind.

In Deutschland hat man sich – wie die Studien Weitbrechts und von Baeyers zeigen –, als die drei großen *Schock-* bzw. *Krampftherapien* die unangefochtenen modernen Therapien der endogenen Psychosen waren, in einer Weise mit der Psychopathologie des veränderten Erlebens der Patienten unter der Therapie befasst, wie es später, in der Ära der Psychopharmakotherapie, die Mitte der 50er Jahre begann, in dieser Weise nicht mehr geschah. Mit der Ära der Psychopharmakotherapie begann das Zeitalter der Symptomregistrierung, das sich mit der differenzierten Beschreibung psychopathologischen Erlebens, wie es unter dem Insulinkoma und den Krampftherapien beschrieben wurde, nicht vergleichen lässt.

Die Insulinkoma-Therapie blieb, auch unabhängig von der EKT, bis weit über die Mitte des letzten Jahrhunderts eine wichtige, wenn nicht die wichtigste, somatische Therapie der Schizophrenien, die letztlich erst endgültig durch die immer mehr die Vorherrschaft erringende neuroleptische Pharmakotherapie abgelöst wurde. 1963 wird in der *„Psychiatrie der Gegenwart"* von Max Müller, Bern [61], der Insulinbehandlung noch ein großes ausführliches Kapitel, mit Details über die Organisation einer Insulinabteilung, ihrer Durchführung und ihren medizinisch-klinischen und psychopathologischen Details für die Anwendung bei *„akuten und subakuten Schizophrenien"* gewidmet. Im *„American Handbook of Psychiatry"* [38] wird in der Auflage aus dem Jahr 1965 das, ebenfalls sehr ausführliche, Kapitel über die Insulinkoma-Therapie von W. A. Horwitz mit den Worten eingeleitet: *„Insulin Shock Therapy is considered the most accepted somatic treatment for schizophrenia."*

Die *Insulinkoma-* oder *Insulinschock-Therapie*, wie sie nach wie vor genannt wurde, war, neben der sich zu diesem Zeitpunkt bereits immer mehr durchsetzenden EKT, die damalige *„Psychopharmakotherapie"* der Schizophrenie. Was im Hinblick auf die Ende der 60er bis Anfang der 80er Jahre hereinbrechende gesellschaftliche, politische und gesundheitspolitische Ächtung der EKT in den USA, und später größtenteils auch in Europa, insbesondere aber auch in Deutschland, geschah, dass dadurch nämlich weitere Wege der Forschung auf dem Gebiet der EKT schwer behindert und abgeschnitten wurden, das lässt sich letztlich auch im Hinblick auf die Insulinkoma-Therapie der Schizophrenien sagen: auch ihre klinische und wissenschaftliche Weiterentwicklung ist abgebrochen und behindert worden, hier allerdings allein durch das Aufkommen der Ära der Psychopharmakotherapie, nicht durch Ächtung.

In der *„Psychiatrie der Gegenwart"* von 1963 wird die EKT von Hugo Solms, Genf, bereits noch umfangreicher abgehandelt, als dies von Max Müller, Bern, für die Insulinbehandlung getan wird [77]. Die EKT ist zu diesem Zeitpunkt unangefochten und steht noch gleichberechtigt und selbstverständlich neben der sich immer mehr etablierenden Psychopharmakotherapie. Der wesentliche Fortschritt in der EKT zu diesem Zeitpunkt war das inzwischen schon fast, aber noch nicht zwingend, zur Standardbehandlung gewordene EKT-Verfahren in Narkose mit Sauerstoffbeatmung und unter Muskelrelaxierung. Es wurden drei Techniken des relaxierten Heilkrampfes unterschieden:

1. Die Mitigierung der tonischen Ansprungsphase des *Elektroheilkrampfes* mit noch nicht atemlähmenden Relaxans-Dosen ohne Narkose und künstlicher Beatmung.
2. Der *vollmitigierte Elektrokrampf* mit atemlähmenden Relaxans-Dosen und Sauerstoffbeatmung in Narkose.
3. Der *teilmitigierte Elektrokrampf* mit atemlähmenden Relaxans-Dosen und Luftbeatmung in Narkose.

Es findet sich bei Solms aber auch der Satz „Wir glauben nicht, dass es nötig ist, jeden Elektrokrampf-Patienten zu narkotisieren...Eine solche EKB ohne Narkoseschutz kann nicht als Kunstfehler disqualifiziert werden."

In Japan gilt das auch heute noch. Dort wird die EKT nur ausnahmsweise unter Anästhesie ausgeführt, weil die Krankenkassen die Kosten für die Anästhesie – weil diese dort als nicht zwingend erforderlich betrachtet wird – nicht übernehmen [39]. Das Gleiche gilt heute auch noch grundsätzlich für die EKT in den Entwicklungsländern, z. B. auch für Nigeria. Dort wird seit 1952 die so genannte „unmodified" EKT, d.h. ohne Muskelrelaxierung und Narkose, durchgeführt und zwar einmal auch aus Kostengründen und zum andern deshalb, weil die „unmodified" EKT dort einfacher, schneller und wohl auch von Krankenschwestern und Pflegern ausgeführt werden kann [63].

Als Solms 1963 seinen Beitrag über die EKT schrieb, sind auch noch keine apologetischen oder beschwichtigenden Töne zu vernehmen, es handele sich hier um eine Therapie, die nur ausnahmsweise zum Einsatz komme, wie dies dann Ende der 60er Jahre angesichts der sich anbahnenden Antipsychiatrie/Anti-EKT-Bewegung zu vernehmen war. Solms verweist lediglich darauf, dass der von Cerletti geprägte Begriff „*Elektroschock*" nicht glücklich gewählt sei und dass im deutschen Sprachraum aus guten Gründen die Bezeichnung „*Elektrokrampf*" üblich geworden sei. Solms erwähnt aber bemerkenswerterweise auch die ambivalente Einstellung Cerlettis der EKT gegenüber, die ihm nicht verborgen geblieben war. Er schreibt, dass Cerletti „*übrigens dieses Verfahren nur als Versuchsbehandlung ersonnen und sich von Anfang an bemüht hatte, einen weniger eingreifenden Ersatz zu finden*". 1963 steht bei Solms aber auch bereits der Satz – und er zitiert schon eine beträchtliche Literatur –: „*Zwar ist die EKT nicht mehr die Methode der Wahl bei den Melancholien, wohl aber immer noch die am schnellsten und zuverlässigsten wirksame Depressionsbehandlung.*" [77].

Fast 25 Jahre später muss diese klinische und wissenschaftliche Erfahrung, dass die EKT in der Behandlung der affektiven Psychosen letztlich der Pharmakotherapie, vor allem was den Zeitpunkt des Wirkungseintrittes anbetrifft, weit überlegen ist, mühsam neu belegt werden. 1987, in der 3. Auflage der „*Psychiatrie der Gegenwart*" – in der die Insulinkomatherapie bereits keine Rolle mehr spielt – wird das Kapitel über die Elektrokrampftherapie von J. O. Ottosson bestritten, bei dem schon kein historischer Bezug mehr hergestellt wird, in welchem medizingeschichtlichen Zusammenhang die EKT steht [64]. Ottosson verfasst seinen Beitrag zu einem Zeitpunkt, als die Anti-Psychiatrie/Anti-EKT-Bewegung, die Ende der 60er, Anfang der 70er Jahre begonnen hatte, bereits im Abklingen war. Sein Beitrag belegt nicht nur, dass die EKT versus Psychopharmaka keineswegs der medikamentösen The-

rapie unterlegen, ja in manchen Aspekten überlegen ist, dass zahlreiche Vergleichsuntersuchungen inzwischen ergeben haben, dass reale versus simulierte EKT eindeutig bessere therapeutische Ergebnisse erzielen, und dass sich der von Cerletti
nach der ersten EKT-Behandlung, genau 50 Jahr zuvor, gefallene Satz: *„Ich kann
deshalb annehmen, dass ein elektrischer Strom beim Menschen einen Anfall ohne
Risiko auslösen kann"* bestätigt hat [3]. Ottosson schreibt: *„Moderne EKT ist so
sicher, dass sie kaum irgendwelche Kontraindikationen hat."* [58].

Ottosson fasst auch die Literatur zusammen, die sich mit den Gedächtnisstörungen und –beschwerden nach EKT befasst. Gravierender und bleibender Natur
sind diese Störungen demnach nicht; und er trägt die Forschungsergebnisse vor,
die den wesentlichsten Fortschritt in der EKT in den letzten Jahrzehnten erkennen lassen: die eindeutige Reduktion der Nebenwirkungen, in erster Linie die der
Gedächtnisstörungen und postiktalen Verwirrtheitszustände, durch Einführung der
unilateralen, nicht dominanten, Elektrodenplatzierung seit Lancaster et al. 1958,
[47] und erneut seit d'Elia 1970 [22], nachdem bereits 1952 von Impastato und
Pacella die unilateral ausgelöste EKT erstmals angewandt worden war [40]. Ottosson
entkräftet auch die immer wieder von den Kritikern und Gegnern der EKT vorge-
brachten Argumente, die Therapie hinterließe strukturelle Hirnschäden.

Im Hinblick auf die Frage, was die Erforschung der Wirkungsmechanismen
der EKT (siehe Kapitel 2.3.) in den letzten Jahrzehnten gebracht hat, konnten, bis
auf die Aussage, dass die EKT den Noradrenalin-Turnover steigert und die Beta-
Adrenorezeptoren herunterreguliert, was heute als gut fundierte Tatsache erscheint,
keine schlüssigen Erkenntnisse vorgetragen werden. Der genannte Effekt ist EKT
und antidepressiven Pharmaka gemeinsam. Eine zentrale Aussage der Arbeit
Ottossons lautet jedoch: *Für die Wirksamkeit der EKT ist in jedem Fall der epileptische Krampfanfall zuständig.* Von dieser Prämisse ging vor fast 70 Jahren bereits
von Meduna aus; darauf gründete er seine Konvulsionstherapie mit Kampfer und
Metrazol, die *„epileptische Behandlung der Schizophrenie".*

An dieser Frage scheint sich seit Ende der 80er, Anfang der 90er Jahre so etwas
wie ein erneuter Prioritätsstreit zu entwickeln, wie er zu Beginn der Konvulsionstherapie zwischen Sackel und von Meduna bezüglich der Bedeutung des epileptischen Krampfanfalls geführt wurde, der heute aber grundsätzlicherer Natur zu
sein scheint. Es geht auch hier wieder um nichts Geringeres als um die Frage ‚ob
der generalisierte Krampfanfall grundsätzlich vorrangige Bedeutung für den therapeutischen Erfolg hat – die *conditio sine qua non* ist – und um die Frage, welche
Bedeutung, bzw. welchen Anteil am Erfolg, der elektrische Stromreiz und die
Elektrodenposition daran haben. Hauptargument ist, dass die Rolle des elektrischen Stroms als Therapieprinzip – indem der elektrische Reiz über die Anfallsschwelle hinausgeht – mit als entscheidender Gesichtspunkt für den therapeutischen
Erfolg mit in die Diskussion einzubringen ist [69,70,71].

In der letzten, vierten, Auflage der *„Psychiatrie der Gegenwart"* (2000) wird
diese These – unter „Infragestellung grundlegender Prämissen" – von den Autoren Nobler und Sackeim vertreten [62]. Die Dosierung des Reizes und Platzierung
der Elektroden, bilaterale versus rechts-unilaterale Platzierung, Einfluss der Reiz-
intensität und Bedeutung der individuellen Anfallsschwelle, werden hier als therapeutisches Prinzip ins Spiel gebracht. Diese Frage wird in den Kapiteln 2.2.

und 3.4. dieses Buches genauer abgehandelt. Prinzipiell ist zur Frage, welche Rolle der elektrische Strom als solcher für den therapeutischen Erfolg der EKT spielt, folgendes zu sagen: Wichtig ist festzuhalten, dass die Erfolge oder Misserfolge der EKT grundsätzlich vergleichbar sind mit den Therapieerfolgen bzw. Misserfolgen der Konvulsionstherapie mit Kampfer und Cardiazol, die von von Meduna bereits 1934 eingeführt wurde, und wie sie auch mit anderen chemischen Krampfmitteln, die Konvulsionen auslösen, erzielt wurden und werden, bei denen der Strom, keine Rolle spielt. Die Frage der Krampfschwelle ist bei diesen Krampfmitteln ebenfalls aktuell.

Epilog. Aus dem Schatten der Geschichte der Elektrokonvulsionstherapie heraus

Die Geschichte der Elektrokonvulsionstherapie hat viele Kapitel. Sie wäre wahrscheinlich, was das Kapitel ihrer Stellung und umstrittenen Akzeptanz innerhalb der Therapiemöglichkeiten schwerer psychischer Krankheitsbilder anbetrifft, grundsätzlich positiver verlaufen, könnte man jetzt, im Rückblick auf fast ein dreiviertel Jahrhundert nach ihrer Entdeckung, die *Geschichte des Heilkrampfes in der Psychiatrie* schreiben, aus der die EKT hervorgegangen ist. Der Schatten über dieser Therapie beginnt in dem Moment zu fallen, als ihre wissenschaftlichen und ärztlichen Vertreter das Therapieprinzip der Konvulsionstherapie zugunsten des die Konvulsion auslösenden Reizes, aus den Augen verlieren und beginnen, die EKT zu rechtfertigen; dort, wo sie meinen, ihre Kritiker und Gegner beschwichtigen zu müssen, anstatt auf den großen therapeutischen Durchbruch in der Behandlung der *Endogenen Psychosen* hinzuweisen, der mit der Konvulsionstherapie begann. Der Schatten verwandelte sich zur Finsternis, als Nervenkrankenhäuser und Universitätskliniken, die einst führende Zentren der Konvulsionstherapien waren, sich rühmten, in ihren Räumen und Forschungsstätten werde die EKT nicht mehr angewandt und ihre biologischen Grundlagen und Voraussetzungen nicht mehr erforscht.

Hätte die EKT, nicht nur am Anfang ihrer Geschichte, sondern durchgehend, besonders aber mit dem Anbruch der Ära der Psychopharmakotherapie, sozusagen selbstverständlich ihren Platz behauptet, immer noch die wirkungsvollste, schnellste und nebenwirkungsärmste Therapie auf lange Sicht in der Behandlung akuter endogener Psychosen und anderer schwerer psychischer Krankheitsbilder zu sein, so wären viele umstrittene Kapitel, die sich im Laufe der Geschichte ergeben haben, ungeschrieben geblieben: die Geschichte ihrer grundsätzlichen Akzeptanz und Rejektion, die Geschichte der Vorurteile und Missverständnisse, die Geschichte ihrer Stellung in der öffentlichen Meinung und unter politischen und gesundheitspolitischen Gesichtspunkten, die Geschichte ihrer prinzipiellen Vertreter und prinzipiellen Gegner und die Geschichte ihrer euphemistischen Verkleidung unter missverständlichen, irreführenden und unkorrekten Begriffen.

Nicht nur am Anfang ihrer Geschichte, durchgehend, hätte es durchgehalten werden müssen: Die EKT ist nichts anderes als eine wesentliche methodische Verbesserung der modernen Konvulsionstherapie, die mit von Meduna begann. Sie ist für den Patienten subjektiv schonender und in der Praxis einfacher und zeitsparender durchzuführen. Nicht die Rolle der Elektrizität, bzw. des elektrischen, krampfauslösenden Reizes und der periphere Konvulsionsablauf gehörte in den Mittelpunkt des Aufklärungsgespräches über diese Therapie, sondern der zu erwartende Therapieerfolg bei schwersten psychischen Störungen.

Hätte sich der Begriff der *Konvulsionstherapie* im wissenschaftlichen Bereich, und der der *Heilkrampftherapie* im öffentlichen Bewusstsein durchgesetzt, was das Therapieprinzip der EKT bis heute seit ihrer Entdeckung ist, dann könnten es sich Lehrbücher über die EKT und wissenschaftliche Arbeiten über die Geschichte der EKT auch ersparen, Brücken zwischen der Anwendung des elektrischen Stromes zur Provokation eines epileptischen Anfalls bei der EKT und anderen Gebieten der Medizin schlagen zu wollen, wo es auch zur Anwendung von Stromstößen zu Heilzwecken kam und kommt, angefangen von elektrischen Energien, die von Stromegeln und Stromfischen ausgehen, und die schon im Altertum eingesetzt wurden, bis hin zur Anwendung der technisch erzeugten Elektrizität als Reizstrom zu Heilzwecken, die mit der EKT nichts zu tun haben. Viele Kapitel der Geschichte der EKT verdunkeln so eher das Prinzip und Wesen dieser Therapiemethode, als dass sie es erhellen.

Abgesehen von den Kapiteln, die sich mit den Missverständnissen der EKT, ihrer prinzipiellen Bekämpfung aus ideologischen Gründen etc. befassen, umfasst die Geschichte der EKT als *Heilkrampftherapie* eine Reihe von Kapiteln, die klare und unmissverständliche Fragen im Laufe ihrer Geschichte aufgeworfen haben, und die zum Teil bereits eindeutig beantwortet wurden – z.B. die Frage nach schwerwiegenden, bleibenden Gedächtnisstörungen, die eindeutig zu verneinen ist – und die auch heute weiter zu bearbeiten sind:

Das ist die Geschichte der grundsätzlichen Stellung der EKT im Therapieplan der endogenen Psychosen – 1. oder 2. Therapiewahl – und wie diese sich prognostisch auf den Verlauf von Krankheitsschüben oder –phasen in der Vergangenheit ausgewirkt hat. Ferner das Kapitel der Geschichte ihrer Stellung zur Pharmakotherapie innerhalb der biologischen Psychiatrie, darin die Geschichte ihrer Verdrängung durch die Pharmakotherapie in den 60er bis 80er Jahren des letzten Jahrhunderts und ihrer Wiederentdeckung danach, die Geschichte ihres synergistischen Einsatzes mit Psychopharmaka und Psychotherapie in der Psychiatrie, und vor allem die Geschichte des technischen Fortschritts der EKT im Hinblick auf die Erzielung besserer Wirkungen und Vermeidung unerwünschter oder schädlicher Nebenwirkungen der EKT, d.h. die Geschichte des wissenschaftlichen Fortschritts der EKT im eigentlichen Sinn seit 1938, bei Außerachtlassung aller Rahmenbedingungen, unter denen sie zum Einsatz kam. Dazu gehört auch die Geschichte der Elektrodenplatzierung, die der Form und Stärke des krampfauslösenden Stromreizes im Hinblick auf therapeutische Wirksamkeit, die z.Zt. besonders aktuell ist, und die Geschichte der Minimierung der Komplikationen und Nebenwirkungen der EKT.

Eine Reihe der hier genannten Gesichtspunkte, unter denen eine mehr oder weniger vollständige Geschichte der EKT abzuhandeln ist, sind in den entsprechenden Beiträgen dieses Buches bereits berücksichtigt worden. Viele Einzelaspekte, z.B. das Kapitel der Entwicklung der Elektrokrampf-Geräte, die zur Durchführung der EKT seit Cerletti und Bini über von von Braunmühls Gerät bis

zu den technisch hochentwickelten Geräten, die heute auf dem Markt sind, füll-
ten ein eigenes, umfangreiches Buch.

Literatur

1. Abrams R (1988) Interview with Lothar Kalinowski, October 8, 1987. Convuls Ther 4: 25–39
2. Abrams R, Swartz C, Chandragupta V (1991) Antidepressant Effects of High-Dose Right Unilateral Electroconvulsive Therapie. Arch Gen Psychiatry 48: 746–748
3. Accornero F (1970) An Eyewitness Account of the Discovery of Electroshock. Convuls Ther 4:
   41–49
4. Accornero F, Bini L (1937) La Insulinashock Terapia nella Clinica Neuropsichiatrica di Roma.
   Ergänzungsheft zum Schweiz Arch Neurol Psychiatr XXXIX: 145–149
5. An Historical Note (1995) Professor Bini's Notes on the First Electro-Shock Experiment. Convuls
   Ther 11: 260–261
6. Barry AM (1986) The Electroconvulsive Therapy Review Comittee in Ontario, Canada. Convuls
   Ther 2: 121–124
7. Baxter L, Roy-Byrne P, Liston EH, Fairbanks L (1986) The Experience of Electroconvulsive
   Therapy in the 1980s: A Prospective Study of the Knowledge, Opinions, and Experience of
   California Electroconvulsive Therapy Patients in the Berkley Years. Convuls Ther 2: 179–189
8. Berrios GE (1997) The Scientific Origins of Electroconvulsive Therapy: A Conceptual History.
   History of Psychiatry 8: 105–119
9. Beyer Ritter von W (1951) Die moderne psychiatrische Schockbehandlung. Thieme, Stuttgart
10. Bini L (1937) Ricerche Sperimentali nel'Accesso Epilettico da Corrente Elettrica. In: Bericht
    über die wissenschaftlichen Verhandlungen auf der 89. Versammlung der Schweizerischen
    Gesellschaft für Psychiatrie in Münsingen b. Bern am 29. bis 31. Mai 1937: Die Therapie der
    Schizophrenie – Insulinshock. Cardiazol. Dauerschlaf. Ergänzungsheft zum Schweiz Arch
    Neurol Psychiatr XXXIX: 121–122
11. Bini L (1938) Experimental Researches on Epileptic Attacks Induced by the Electric Currant.
    Am J Psychiatry 94: 172–174
12. Braumühl von A (1938) Die Insulinshock-Behandlung der Schizophrenie – unter Berück-
    sichtigung des Cardiazolkrampfes. Julius Springer, Berlin
13. Braumühl von A (1947) Insulinshock und Heilkrampf in der Psychiatrie. Ein Leitfaden für die
    Praxis. Wissenschaftliche Verlagsgesellschaft m.b.H., Stuttgart
14. Braunmühl von A (1938) Das „Azoman" bei der Krampfbehandlung der Schizophrenie.
    Psychiatr Neurolog Wschr 40: 515–519
15. Braunmühl von A (1941) Einige grundsätzliche Bemerkungen zur Shock- und Krampf-
    behandlung der Psychosen. Allgem Z Psychiatr u Grenzgeb 118: 67–75
16. Braunmühl von A (1941) Fünf Jahre Shock- und Krampfbehandlung in Eglfing-Haar: Ein
    Rechenschaftsbericht. Arch Psychiatr 114: 410–414
17. Braunmühl von A (1951) Ein neues Gerät für die Heilkrampfbehandlung mittels elektrischen
    Stromes. Fortschr Neurol Psychiatr 19: 325–332
18. Buchkremer G, Meermann R, Tölle R (1982) Elektrokrampftherapie – heutiger Stand. Deut-
    sches Ärzteblatt 37: 49–54
19. Campbell D (1961) The Psychological Effects of Cerebral Electroshock. In: Eysenck HJ (ed)
    Handbook of Abnormal Psychology. Basic Books, New York
20. Cerletti U (1950) Old and New Information about Electroshock. Am J Psychiatry 107: 87–94

21. Cerletti U, Bini L (1938) Un Nuovo Metodo di Shock Terapia: „L'Elettroshock" (Riassunto). Boll Acad Med Roma 64: 136–138
22. d'Elia G (1970) Unilateral electroconvulsive therapy. Acta Psychiatr Scand [Suppl] 215
23. d'Elia G, Ottoson J-O, Sand-Strömgren L (1983) Present Practice of Electroconvulsive Therapy in Scandinavia. Arch Gen Psychiatry 40(5): 577–581
24. Endler NS (1988) The History of ECT. In: Endler NS, Persad E (eds) Electroconvulsive Therapy: The Myths and the Realities. Hans Huber, Toronto, Leviston, NY, Bern, Stuttgart, 3–30
25. Endler NS (1988) The Origins of Electroconvulsive Therapy (ECT). Convuls Ther 4: 5–23
26. Fink M (1979) Convulsive Therapy: Theory and Practice. History of Convulsive Therapies. Ravenpress, New York, 5–17
27. Fink M (1985) Convulsive Therapy: 50 Years of Progress. Convuls Ther 1: 204–216
28. Fink M (1985) Historical Article: Autography of L.J. Meduna. Convuls Ther 1: 43–57; 121–138
29. Fink M (1984) Meduna and the Origins OF Convulsive Therapy. Am J Psychiatry 141: 1034–1041
30. Fink M (1995) ECT in The Netherlands. Convuls Ther 11: 224–225
31. Fink M (1996) A Second Quiet Revolution: Ambulatory ECT (Editorial). Convuls Ther 12: 1–2
32. Fink M, Abrams R, Bailine S, Jaffe R (1996) Ambulatory Electroconvulsive Therapy: Report of a Task Force of the Association for Convulsive Therapy. Convuls Ther 12: 42–55
33. First European Symposion on ECT (Graz, Austria, May 26th – 29th, 1992, organized by Peter Hofmann and Gerhard Wieselmann). 49 Abstracts: Convuls Ther (1992) 56–73
34. Freeman CPL, Basson JV, Crighton A (1978) Double-Blind Controlled Trail of Electroconvulsive Therapy (E.C.T.) and Simulated E.C.T. in Depressive Illness. Lancet 8067: 738–740
35. Gaebel W, Falkai P (1996) (eds) Entwurf von DGPPN-Leitlinien zur Indikation und Durchführung der Elektrokrampftherapie (EKT). Nervenarzt 67: 509–514
36. He D, Li Z (1985) Electroconvulsive therapy and electric acupuncture therapy in China. Convuls Ther 4: 234–241
37. Heshe J, Roeder E (1976) Electroconvulsive Therapy in Denmark. Br J Psychiatry 128: 241–245
38. Horwitz WA (1959) Insulinshock Therapy. In: Arieti S (ed) American Handbook of Psychiatry II. Basic Books, New York, 1485–1498
39. Ikawa G (1993) Electroconvulsive Therapy is Vanishing (Electroconvulsive Therapy in Japan). Convuls Ther 9: 63–65
40. Impastato DJ, Pacella BL (1952) Electrically Produced Unilateral Convulsions. Dis Nerv Syst 13: 368–369
41. Kalinowsky LB (1982) The History of Electroconvulsive Therapy. In: Abrams R, Essman WB (eds) 1–5. Electroconvulsive Therapy: Biological Foundations and Clinical Applications. MTP, International Medical Publishers Lancester, Jamaica, NY
42. Kellner H (1995) ECT at Mid-Decade: Two Steps Forward, One Step Back (Editorial). Convuls Ther 11: 1–2
43. Kendell RE (1981) The Present Status of Electroconvulsive Therapy. Br J Psychiatry 139: 265–283
44. König P, Angelberger-Spitaler H, Conca A, Hartl G (1992) ECT in Austria: Is it Still a Valid Treatment? A Praisal of Present Day Standards in a Psychiatric Hospital. Convuls Ther 8: 25–32
45. Kornhuber J, Weller M (1995) Patient Selection and Remission Rates with the Currant Practice of Electroconvulsive Therapy in Germany. Convuls Ther 11: 104–109
46. Kramer BA, Pi EHT (1990) A Survey of ECT Use in Asia. Convuls Ther 6: 26–31
47. Lancaster N, Steinert R, Frost I (1958) Unilateral electroconvulsive therapy. J Ment5 Sci 104: 221–227
48. Lambourne J, Barrington PC (1986) Electroconvulsive Therapy in a Sample British Population in 1982. Convuls Ther 2: 169–177

49. Lambourne J, Gill D (1978) A Controlled Comparison of Simulated and Real ECT. Br J Psychiatry 133: 514–519
50. Laqueur HP (1975) Insulincoma Therapy. In: Arieti S (ed) American Handbook of Psychiatry. 2nd Edit. V (Hrsg) Treatment Freedman DX, Dyrut JE Basic Books, New York
51. Lauter H, Sauer, H (1987) Electroconvulsive Therapy: A German Perspective. Convuls Ther 3: 204–209
52. Lebensohn ZM (1999) The History of Electroconvulsive Therapy in den United States and it's Place in American Psychiatry: A Personal Memoir. Compr Psychiatry 40: 173–181
53. Lieb M (2002) Die Staatsmedizinische Akademie in München 1933 bis 1939. Diss. Med. LMU, München, 57–60
54. Meduna von L (1934) Über experimentelle Campferepilepsie. Arch Psychiatr 102: 333–339
55. Meduna von L (1935) Versuche über die biologische Beeinflussung des Ablaufes der Schizophrenie. I. Kampfer- und Cardiazolkrämpfe. Z Ges Neurol Psychiatr 152: 235–262
56. Meduna von L (1937) Die Konvulsionstherapie der Schizophrenie. Carl Marhold Verlagsbuchhandlung, Halle a.S.
57. Meduna von L (1939) Die Konvulsionstherapie der Schizophrenie. Rückblick und Ausblick. Psychiatr Neurol Wochenschr 41: 165–169
58. Meggendorfer F (1940) Elektrokrampf der Psychosen. DMW 66: 1155–1157
59. Meggendorfer F (1941) Zur Klinik des Elektrokrampfes. Nervenarzt 15: 51–53
60. Mikorey M (1938) Neue Heilverfahren in der Psychiatrie. Med Klin N 34: 910–912
61. Müller M (1963) Die Insulinbehandlung. In: Gruhle HW, Jung R, Mayer-Gross W, Müller M (Hrsg) Psychiatrie der Gegenwart – Forschung und Praxis – I/2. Springer, Berlin Göttingen Heidelberg, 388–414
62. Nobler MS, Sackeim HA (2000) Elektrokrampftherapie. In: Helmchen H, Henn F, Lauter H, Sartorius N (Hrsg) Psychiatrie der Gegenwart V, 4. Aufl. – Schizophrene und affektive Störungen. Springer, Berlin Heidelberg New York, 683–700
63. Odejide AO, Ohaeri JU, Ikuesan BA (1987) Electroconvulsive Therapy in Nigeria. Convuls Ther 3: 31–39
64. Ottosson JO (1987) Elektrokrampftherapie. In: Kisker KP, Lauter H, Meyer JE, Müller C, Strömgren E (Hrsg) Psychiatrie der Gegenwart V, 3. Aufl. – Affektive Psychosen. Springer, Berlin Heidelberg New York London Paris Tokyo, 344–367
65. Pike AL, Otegui J, Savi G, Fernandez M (1995) ECT: Changing in Uruguay. Convuls Ther 11: 58–60
66. Pippard J (1986) Electroconvulsive therapy in Great Britain, 1981 (Follow-Up). Convuls Ther 2: 62–64
67. Pippard J, Ellan L (1981) Electroconvulsive Treatment in Great Britain. Br J Psychiatry 139: 563–568
68. Ramanathan A, Andrade Ch (1995) ECT in India: Historical Snippits. Convuls Ther 11: 225–227
69. Sackeim HA (1994) Central Issues Regarding the Mechanisms of Action of Electroconvulsive Therapy: Directions for Future Research. Psychopharmacol Bull 30: 281–308
70. Sackeim HA, Decina MD, Kanzler M, Kerr B, Malitz S (1987) Effects of Electrode Placement on the Efficacy of Titrated, Low-Dose ECT. Am J Psychiatry 144: 1449–1455
71. Sackeim HA, Devanand DP, Nobler MS (1997) Electroconvulsive Therapy. In: Bloom F, Kupfer D (eds) Psychopharmacology: The Fourth Generation in Progress. Raven, New York, pp 1123–1142
72. Sakel M (1937) Das Wesen und die Entstehung der Hypoglykämiebehandlung der Psychosen. Ergänzungsheft zum Schweiz Arch Neurol Psychiatr. XXXIX: 22

73. Sakel M (1937) Zur Bedeutung des epileptischen Anfalles als therapeutischen Faktor in der medikamentösen Shock-Therapie der Schizophrenie. Klin Wschr 16: 1277–1282
74. Sakel M (1938) The Nature and Origin of the Hypoglycemic Treatment of Psychoses. Am J Psychiatry 94: 24–40
75. Schott K, Bartels M, Heimann H, Buchkremer G (1992) Ergebnisse der Elektrokrampftherapie unter restriktiver Indikation. Eine retrospektive Studie über 15 Jahre. Nervenarzt 63: 422–425
76. Shukla GD (1981) Electroconvulsive Therapy in Rural Teaching General Hospital in India. Br J Psychiatry 139: 569–571
77. Solms H (1963) Die Krampfbehandlung: In: Gruhle HW, Jung R, Mayer-Gross W, Müller M (Hrsg) Psychiatrie der Gegenwart – Forschung und Praxis – I/2. Springer, Berlin Göttingen Heidelberg, 416–494
78. The Northwick Park ECT Trail (1984) Predictors of Response to Real and Simulated ECT. Br J Psychiatry 144: 227–237
79. The Royal College of Psychiatrist's Memorandum on the Use of Electroconvulsive Therapy (1977) Br J Psychiatry 131: 261–272
80. Uebler R (1938) Die Behandlung akuter Psychosen mit Cardiazol. Psychiatr Neurol Wschr 40: 519–520
81. Weiner RD (1986) Convulsive Therapy in China: What are the Implications? Convuls Ther 2: 1–2
82. Weitbrecht HJ (1949) Studie zur Psychopathologie krampfbehandelter Psychosen. In: Conrad K, Scheid W, Weitbrecht HJ (Hrsg) Sammlung psychiatrischer und neurologischer Einzeldarstellungen. Thieme, Stuttgart

Müller (München)

1.2 Die öffentliche Meinung zur Elektrokonvulsionstherapie

Vom Weltverband für Psychiatrie wurde 1998 in Kanada eine weltweite Aufklärungskampagne, in Deutschland „Anti-Stigma-Programm" genannt, ins Leben gerufen. Dies geschah aus dem Bewusstsein heraus, dass eines der Haupthindernisse für eine erfolgreiche Behandlung und Handhabung psychischer Erkrankungen das Stigma, das häufig mit der Erkrankung assoziiert wird, darstellt. Dies spiegelt sich erfahrungsgemäss auch in den Medien, die gesellschaftliches Bewusstsein und Einstellungen abbilden, aber auch transportieren, wider. Obwohl spektakuläre Publikumserfolge wie der Film „A beautiful mind" hohe Zuschauerzahlen und positiven Zuspruch für eine vorurteilsfreie und verständnisvolle Darstellung psychischer Krankheit erhielten, hat sich die Grundtendenz in der Darstellung psychisch kranker Menschen in der Öffentlichkeit nur wenig gewandelt. So zeigte sich bereits in den 1970er Jahren [8], dass vieles über Ursachen, Verlauf und Prognose psychiatrischer Erkrankungen in der Bevölkerung noch immer unbekannt ist. Daraus folgen häufig Unwissen, Misstrauen und nicht selten der Verdacht auf Gemeingefährlichkeit, allesamt Faktoren, die im Ergebnis das Stigma psychisch Erkrankter kennzeichnen.

Eine Untersuchung zeigte, dass im Film die am negativsten beurteilten Rollen, die vor allem durch Bösewichte und nicht durch positive Figuren besetzt sind, die psychisch Kranken sind. Sie stehen am Ende der schicksalsbedingten Hackordnung, stigmatisiert in der beeinträchtigendsten Weise. Eine Programmanalyse des Fernsehens zur Hauptsendezeit erbrachte, dass 42% „normaler" Individuen, aber 70% psychisch kranker Charaktere als gewalttätig porträtiert werden. Obwohl etwa sechs von zehn Rollen im großen Ganzen in positiver Weise dargestellt werden, sind es bei psychisch kranken Charakteren nur zwei von zehn, die als „Gut" beschrieben werden. In der Mehrzahl werden psychisch Kranke im Fernsehen nicht nur als gefährlich, sondern auch als von einem Hauch des Bösen belastet dargestellt, was Misstrauen, Versagen und Schikane ihnen gegenüber rechtfertigt.

Die Elektrokonvulsionstherapie in den Medien

Eine Kumulation des Negativimage von psychischer Krankheit in der Öffentlichkeit stellt die Elektrokonvulsionstherapie (Elektrokrampftherapie, EKT) im Besonderen dar. In den Augen der Bevölkerung ist die EKT bis zum heutigen Tag der Prototyp folterähnlicher Behandlungsmethoden in der Psychiatrie, obwohl auch die Psychopharmakotherapie häufig mit negativen Konnotationen, zum Beispiel der „Chemischen Keule" belegt ist.

Dies belegt auch ein Blick in die Presse. Ein medienanalytischer Vergleich verschiedener in- und ausländischer deutschsprachiger Zeitungen in Hinblick auf die EKT zeigt klar, dass selbst Zeitungen, die sich generell einer sachlichen Sprache befleißigen, bei der EKT den Sprachstil verändern. Sachliche Informationen fehlen oder werden tendenziös berichtet [13]. Interessanterweise zeichnen sich Berichte über die elektrische Defibrillation am Herzen durch nüchterne Darstellung, neutrale Sprache und optimistische Haltung aus [14]. Dieser Vergleich erbrachte, dass es möglich ist, über Behandlungsmöglichkeiten mit Hilfe elektrischer Impulse sachlich zu berichten, die Bevölkerung dafür zu interessieren und Anlässe zur Darstellung spezieller Details zu finden. Obwohl Anlass zu den untersuchten Artikeln der sich heute weiter fortsetzende Trend zu einer zunehmenden Verwendung der EKT war, stellen die Artikel überwiegend die Behandlungsform als solche in Frage, während z.B. die Behandlungsmöglichkeit der Defibrillation in keiner Weise zur Diskussion steht. Bevor Fakten zur EKT berichtet wurden, wurden die Voreingenommenheit des Autors, Negativerfahrungen und abschreckende Bilder präsentiert, während bei der Defibrillation die Verwendung, z.B. im Zusammenhang mit Notarzteinsätzen, als lebensrettend dargestellt wird. In Berichten zur EKT wird dargestellt, dass die Ursachen schwerer Psychosen unbekannt seien und die Behandlung mittels eines Stromstoßes nicht nachvollziehbar und somit zweifelhaft sei. Weiterhin sei die Methode als eine äußerst grobe zu betrachten. Hingegen kommt die Defibrillation bedeutend besser weg. Verglichen wird die EKT mit Folter, „Blitzschlag" oder der Betäubung von Schweinen im Schlachthaus, also nicht mit medizinischen Methoden oder physiologischen Abläufen, sondern mit bedrohlichen Erfahrungen aus dem Alltag. Im Gegensatz hierzu wird bei der Defibrillation auf elektrophysiologische Abläufe und medizinische Details eingegangen. Die Analyse erbrachte insgesamt, dass auch in seriösen Zeitschriften (Spiegel, Frankfurter Allgemeine Zeitung, Neue Züricher Zeitung, Tageszeitung) wesentlich unsachlicher über die EKT als über medizinisch vergleichbare Therapieverfahren berichtet wird. Dies stellt sich bereits bei der Voreingenommenheit beim Einstieg in das Thema dar, später als Anknüpfen an bedrohliche Alltagserfahrungen statt an physiologische Abläufe. Es zeigt sich aber auch in der Darstellung der Behandlung, der Wortwahl und dem Sprachstil. Dies führt beim Leser zu einem negativen Gesamteindruck der EKT, der im Gedächtnis bleibt.

Diese Analyse zeigt allerdings auch, dass die EKT nicht einfach eine schlechte, sondern fast gar keine Presse hat. Berichte über EKT kommen in 6 ½ Zeitungs- und Zeitschriftenjahrgängen gerade fünfmal vor. Die Begriffe „Elektroschock" und „Schocktherapie" werden eher selten als Synonyme für die Elektrokonvulsionstherapie benutzt. Der „Elektroschock" stand hauptsächlich für Berichte über Folter, in dem untersuchten Zeitraum [13] vor allem in der Türkei. Der Begriff „Schocktherapie" wurde ganz überwiegend für Geschehnisse in der Wirtschaft verwendet – als Metapher für die radikale Umstellung der Ostblockstaaten auf die Wirtschaftsordnungen des westlichen Systems. Obwohl also diese Begriffe relativ häufig in der Presse auftauchen, sind Artikel, die sich mit Fragen der Behandlungsmethode der EKT in der Psychiatrie beschäftigen, sehr selten. Nur 14 von 116 Beiträgen zum Stichwort „Elektroschock" und 4 von 106 Beiträgen zur „Schocktherapie" hatten einen direkten Bezug zur Psychiatrie. Andererseits werden die Begriffe Elektroschock und Schocktherapie, obwohl hauptsächlich in völlig anderen Zusammenhängen benutzt und negativ konnotiert, in den Artikel zur psychiatrischen EKT dennoch als Synonym verwendet. Die dargestellte negative Voreinstellung zeigt sich also auch bereits in den Begriffen.

Auch im Film dominiert das Negativ-Image der EKT. Den Einfluss nicht nur auf die öffentliche Meinung, sondern sogar auf medizinisch vorgebildete Fachleute belegt eine Befragung von Medizinstudenten. So wurden zum Beispiel 94 Medizinstudenten zu ihrem Wissen und zur Einstellung zu EKT befragt, bevor und nachdem sie EKT-Szenen aus Kinofilmen gesehen hatten [24]. Die Filmclips entstammten fünf unterschiedlichen Filmen, darunter „Einer flog über das Kuckucksnest". Es zeigte sich, dass die Studenten unter dem Einfluss der Filmszenen ihre Einstellung zur EKT deutlich änderten. Bei 1/3 der Studenten führte es dazu, dass sie diese Behandlungsform weniger unterstützten und die Rate derer, die Familienangehörigen oder Freunden von der EKT abraten würden, stieg von 10% auf 25%. Aus diesen Ergebnissen der Befragung von Fachleuten lässt sich leicht ableiten, wie sich solche Filmszenen auf die allgemeine Öffentlichkeit auswirken.

Die EKT im Gesundheitsministerium und in den Landtagen

Die EKT war – im Gegensatz zu den meisten anderen medizinischen Therapieverfahren – nicht nur vielfach Gegenstand kontroverser politischer Diskussionen, sondern ihre therapeutische Anwendung wurde durch politische Gremien festgelegt. So wurden in verschiedenen Gebieten der Bundesrepublik Deutschland über Jahrzehnte keinerlei EKT durch die Versorgungskliniken durchgeführt, da dies von den Krankenhausträgern, den Bezirken oder dem Landschaftsverband aus politischen Gründen nicht für opportun gehalten wurde.

Die Kontroverse in der Politik um die EKT spiegelt sich aktuell in einer Diskussion wider, die im Landtag von Schleswig-Holstein im Jahre 2000 im Rahmen einer kleinen Anfrage geführt wurde. Diese Diskussion wird – auch weil es sich nicht um eine Debatte aus den 1970er Jahren sondern um eine aktuelle Kontroverse aus diesem Jahrtausend handelt – exemplarisch für eine ganze Reihe dieser politischen Diskussionen dargestellt.

Von zwei Abgeordneten von Bündnis 90/Die Grünen wurde eine kleine Anfrage eingebracht, die den Titel hatte: *„Psychotherapeutische Behandlung durch Elektroschock".*

In der Antwort auf die Anfrage führt die Schleswig-Holsteinische Landesregierung aus, dass ‚die Elektrokonvulsionstherapie in Deutschland zu den tabuisierten Behandlungsformen gerechnet werden kann und sowohl in der Öffentlichkeit als zum Teil auch unter Fachleuten tabuisiert oder zumindest nicht gerne diskutiert wird'. Als Gründe dafür werden zu häufige oder vielleicht auch zu unkritische Anwendungen in den Jahren des Aufkommens der Elektrokonvulsionstherapie sowie Formen abschreckender Darstellungen in Filmen und anderen Medien

angeführt. Als ein weiterer Grund wird gesehen, dass über psychische Erkrankungs-
formen und Behandlungsformen insgesamt in der Bevölkerung weniger offen
gesprochen wird als über organische Erkrankungen.

Von der Landesregierung Schleswig-Holstein wird dargestellt, dass die EKT
nur in einem engen Indikationsbereich und letztlich sehr selten angewandt werde
und dass die Wirksamkeit der EKT wissenschaftlich belegt sei. Als wichtig wurde
in diesem Zusammenhang angesehen, dass sich auch Angehörigenverbände bei
entsprechenden Einzelfällen und bei Durchführung durch erfahrene Ärzte für die
EKT einsetzen. Bei den organisierten Betroffenen, dem „Landesverband Psychiatrie-
Erfahrener Schleswig-Holstein e.V." wurde EKT eher kritisch gesehen, jedoch
bestand keine einheitliche Meinung und als letzte Behandlungsmöglichkeit wurde
sie auch vielfach akzeptiert. Schließlich wurde darauf hin verwiesen, dass im
Jahre 1999 in Schleswig-Holstein insgesamt 24.693 Fälle in Psychiatrischen Krankenhäusern und Abteilungen behandelt wurden, wovon lediglich 28 Fälle mit EKT
behandelt wurden.

Die kritischen Fragen der Abgeordneten bezogen sich weiterhin auch darauf,
ob der Regierung in der Vergangenheit oder aktuell Klagen, Beschwerden von
Patienten oder Patientinnen bzw. Betreuern oder Betreuerinnen über die Durchführung der EKT, oder aus der Anwendung der EKT entstandene Schädigungen
bekannt geworden seien. Dies wurde von der Landesregierung verneint, ihr seien
keinerlei solche Schäden bzw. Beschwerden bei Patientenfürsprechern oder Besuchs-
kommissionen bekannt.

Bei der Formulierung der Antworten hat sich die Landesregierung – die Mini-
sterin für Arbeit, Gesundheit und Soziales – von den Psychiatrischen Kliniken und
Abteilungen des Landes Schleswig-Holstein beraten lassen und in den dargestellten
Antworten einen Beitrag zur Versachlichung der Diskussion geliefert, indem auf
die Relevanz der richtigen Indikationsstellung, aber auch der wissenschaftlichen
Belegbarkeit der therapeutischen Effekte und die Applikation in Narkose und
Muskelrelaxation hingewiesen wurde.

Andererseits zeigt diese Anfrage im Landtag – und dies ist nur ein Beispiel für
eine Reihe von Anfragen und Diskussionen der EKT in politischen Gremien – die
Ausnahmestellung der EKT als Therapieform, aber auch das Unwissen über die
EKT, die sich bereits im Titel der kleinen Anfrage niederschlägt, in dem EKT als
Teil einer psychotherapeutischen Behandlung angesehen wird. Dass in deutschen
Landtagen oder anderen Gremien über Behandlungsformen der Hepatitis oder
Indikationen und Nebenwirkungen der Tonsillektomie angefragt und diskutiert
würde, erscheint doch eher abwegig, es sei denn es wäre zu spektakulären Zwi-
schenfällen oder Behandlungsfehlern gekommen, welche Anlass zu politischer
Debatte gegeben hätten.

Einflussnahme der „Antipsychiatrie-Bewegung" und der Scientology Sekte auf die EKT

Die Tatsache, dass sich prominente deutsche Psychiater in der Zeit des 3. Reiches
zu Komplizen der nationalsozialistischen Politik und deren Tötungsmaschinerie

machten und halfen, die Aktion „T4 – die Tötung lebensunwerten Lebens" – in
die Praxis umzusetzen, hatte sicher nicht unerheblichen Anteil daran, dass in den
60er und 70er Jahren des 20. Jahrhunderts die weltweit geführte Antipsychiatrie-
Diskussion und die Antipsychiatrie-Bewegung in Deutschland auf besonders fruchtbaren Boden fielen. Herausragende Vertreter der Antipsychiatrie-Bewegung waren
der US-Amerikaner Thomas Szasz und der Italiener Franco Basaglia. Viele Expo-
nenten der Antipsychiatrie-Bewegung wandten sich nicht nur gegen psychiatrische
Institutionen, sondern auch gegen biologische Therapieformen in der Psychiatrie
und ganz besonders gegen die EKT. 1979 erschien in den USA das Buch von Peter
Roger Breggin „Electro-Shock: It's brain-disabling effects", die 1980 erschienene
deutsche Übersetzung hatte den Titel „Elektroschock ist keine Therapie". Dieses
in einer wissenschaftlichen Reihe erschienene Buch beschäftigt sich vor allem
mit den Nebenwirkungen der EKT. Bereits der Klappentext legt dar, dass „die
zentrale These des vorliegenden Buches darin besteht, dass die EKT eine hirn-
und persönlichkeitsschädigende Therapiemethode" sei. Breggin nimmt sich vor,
in diesem Buch hierfür „umfangreiches empirisches Beweismaterial" vorzulegen.

Dieses „umfangreiche empirische Beweismaterial" dient vor allem der Stim-
mungsmache gegen die EKT und es wird behauptet, dass die Wirksamkeit der
EKT bei psychiatrischen Erkrankungen nicht nachgewiesen werden konnte. Der
Autor, selbst Psychiater, empfiehlt „Kein Psychiater sollte mehr Behandlungen mit
EKT durchführen, und jeder dieser Psychiater sollte seinen Standpunkt in seiner
Berufsgruppe und in der Öffentlichkeit vertreten.", sowie „Die Regierung sollte
die EKT in Einrichtungen des Bundes und der Bundesstaaten total verbieten (ge-
meint sind hier die USA)."

Aus heutiger Sicht, ein Vierteljahrhundert später, sind diese intensiven Kontroversen nur historisch verstehbar, wenn sie auch die bis heute weiterwirkenden
Vorurteile gegen die EKT enorm verstärkten. In den 1960er Jahren gab es erhebliche Fortschritte in der Psychopharmakotherapie, welche die bis dahin etablierte EKT als weitgehend einzige biologische Therapiemethode verdrängte. Bis dahin
wurde die EKT auch in einem sehr viel breiteren Indikationsrahmen eingesetzt,
welcher aufgrund unscharfer Indikationsgrenzen möglicherweise auch mit geringerer Effizienz verbunden war. Darüber hinaus stellen Anästhesie und Muskelrelaxation wesentliche Meilensteine des Fortschritts in der Anwendung der EKT
dar, wobei die Anästhesieverfahren weiter optimiert wurden, was zu einer wesentlichen Vereinfachung und deutlich verbesserten Sicherheit in der Anwendung
der EKT führte. Man muss sich auch vor Augen führen, dass die EKT über Jahrzehnte bei vollem Bewusstsein durchgeführt wurde. Insofern ist die Kontroverse
um die EKT zur damaligen Zeit auch aus dem gegenüber heute völlig anderen
Anwendungssetting zu verstehen, aber auch aus einem zu breiten Indikations-
spektrum und nicht zuletzt einer zu optimistischen Einschätzung der Erfolge der
Psychopharmakotherapie.

Ein bekanntes englischsprachiges Lehrbuch „Clinical Psychiatry" von Slater
und Roth (1969) [20] warnte vor ernsten Gedächtnisstörungen als Folge der EKT
und ein international bekanntes russisches Lehrbuch der Psychiatrie forderte die
Reduktion der Behandlungen mit EKT und begründete dies mit der Verursachung
von Hämorrhagien im Gehirn und Amnesien [19]. Max Fink, in den USA über

mehrere Jahrzehnte ein Protagonist in der klinischen Anwendung, aber auch der wissenschaftlichen empirischen Untersuchung der EKT, unterstrich zum Beispiel 1972 die nicht nachlassende Kontroverse um die EKT, als er schrieb: „Die EKT wird begrenzt eingesetzt und gilt in vielen akademischen Institutionen als unelegant, bizarr, gefährlich und als Widerspruch zur herrschenden Philosophie, ja sogar als teuer" (Fink, 1972) [5]. In den 1970er Jahren wurde die Kritik an der EKT, auch die fachinterne Kritik von Psychiatern und Neurologen, aggressiver [3, 7, 9, 10, 21]. Eine Journalistin verfasste zum Beispiel einen Artikel über Anwendung der EKT in Privatkliniken der USA, der zur Schließung einer Klinik und einer erheblichen Verschärfung der Kontroverse in der Öffentlichkeit führte. Nationales Aufsehen in den USA erregte der Neurologe J. Friedberg, der seine Kritik an der EKT sehr öffentlichkeitswirksam vortrug. Es folgten eine Reihe ähnlicher Zeitungsberichte, aber auch ein parlamentarisches Anhörungsverfahren im kalifornischen Parlament, in deren Rahmen Protestaktionen gegen die EKT organisiert wurden.

Es ist nicht verwunderlich, dass in der Öffentlichkeit und der Politik eine noch plakativere, weniger differenzierte Diskussion geführt wird, wenn ein Verfahren bereits unter Fachleuten so kontrovers diskutiert wird. Aber auch in psychiatrischen Fachzeitschriften wurden solche Diskussionen immer wieder aufgegriffen und geführt, zum Teil sehr stark polemisch überspitzt. So schreibt zum Beispiel L.R. Frank in „Hospital and Community Psychiatry" noch 1986 [6], dass die Psychiatrie kein medizinisches Fachgebiet sei, sondern lediglich ein Instrument zur sozialen Kontrolle von Menschen, deren Ideen, Werte und Lebenseinstellungen den Werten und Verhältnissen der etablierten Macht von Familien, Gemeinden oder der Gesellschaft widersprächen. Die Instrumente der Psychiatrie zu dieser sozialen Kontrolle seien insbesondere die stationäre Aufnahme gegen den Willen der Patienten und deren Behandlung in Einrichtungen, in welchen die Insassen brutalisiert, gequält, vernachlässigt und erniedrigt würden. Die hauptsächlichen somatischen Behandlungsformen – Medikamente, EKT und Lobotomie – hätten eine Epidemie von neurologischen Dysfunktionen produziert, wie Neuroleptika-induzierte Spätdyskinesien sowie Gedächtnisstörungen, vor allem von der EKT herrührend.

Ein wesentlicher Motor, der die Antipsychiatrie-Bewegung bis heute am Leben zu erhalten versucht, ist die Scientology-Kirche. Organisationen der Scientology, in den USA die CCHR (Citizens Commission on Human Rights) und in Deutschland die KVPM (Kommission für Verstöße der Psychiatrie gegen Menschenrechte e.V.) haben sich den Kampf gegen die Psychiatrie auf die Fahnen geschrieben. Mit dem Slogan „Psychs are next", „Die Psychiater sind als nächste dran" wurde zum Weltkongress für Psychiatrie 1999 in Hamburg zu einer Demonstration gegen die Psychiatrie aufgerufen. Dort wurde Propaganda mit dem Slogan „Psychiatrie tötet" gemacht, wobei die EKT – pars pro toto – ein Hauptziel der Angriffe ist.

Anwendung der EKT in Abhängigkeit von politischen Meinungen

Die obigen Darstellungen zeigen, dass die Anwendung der EKT wie kein anderes medizinisch-therapeutisches Verfahren, dessen Effektivität wissenschaftlich belegt ist, von politischen Meinungen und Einflussnahmen abhängig ist. Prof. Dr.

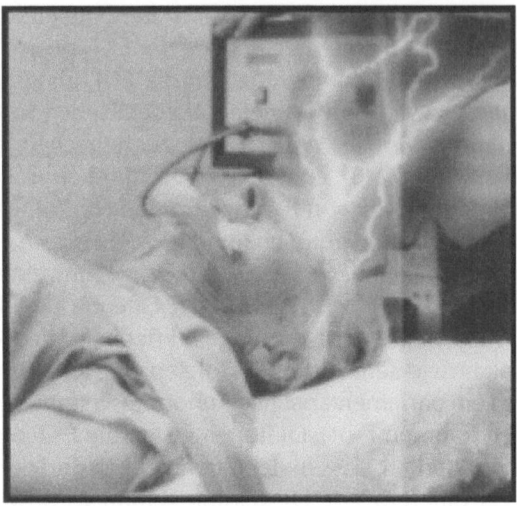

Abb. 1. Darstellung der Elektrokrampfbehandlung in der Zeitschrift „Freiheit". Das Bild steht unter der Überschrift „Instrumentarium der Zerstörung. Wie Psychiater Menschen „behandeln"."

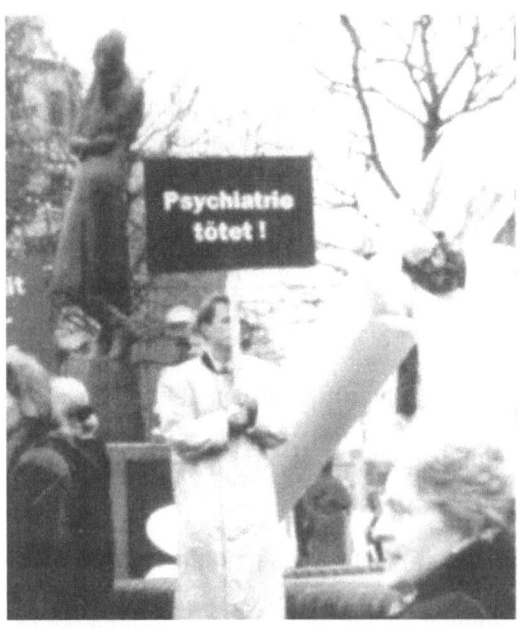

Abb. 2. Demonstration in Hamburg anläßlich des Welt-Kongresses für Psychiatrie der „World Psychiatric Association" 1999 mit dem Slogan „Psychiatrie tötet". Aus der Zeitschrift „Freiheit"

Dr. Klaus Dörner, ein erklärter Gegner der EKT schließt aus der Tatsache, dass in vielen Versorgungskliniken in Deutschland keine EKT durchgeführt wird, dass diese Kliniken folglich ohne EKT auskämen, d.h. EKT eine entbehrliche Behandlungsform sei, allerdings ohne dabei zu berücksichtigen, dass EKT in den Versorgungskliniken vieler Bundesländer aus politischen Gründen nicht durchgeführt wurden und werden und dass es vielfach Usus ist, Patienten zur Durchführung der EKT aus den Versorgungskliniken in Universitätskliniken zu verlegen.

Dörner, einer der Wortführer gegen die EKT in Deutschland wendet sich mit dem Argument gegen EKT, es widerspräche seinem praktischen und „wissenschaftlich bewährten Konzept", mittels EKT einem Patienten seines Symptomschutzes gewaltsam zu berauben, zumal eine Entlastung, wenn überhaupt, nur vorübergehend einträte und eine erstmalige Anwendung der EKT die passivierende und risikosteigernde Wiederholung der Anwendungen wahrscheinlich mache [4]. Die Ausführungen zu diesem „Konzept" belegen, dass die Indikation und Anwendungen der EKT sich nicht nach den wissenschaftlichen Erkenntnissen über das Therapieverfahren und seine Möglichkeiten richten, sondern dem Primat unterliegen, dass EKT eine gewaltsame Methode sei, welche die Symptome der Erkrankungen, die für die für den Patienten einen „Schutz" darstellten mittels der EKT dem Patienten gewaltsam wegnehmen würde. Abgesehen von der Fragwürdigkeit des Gesamtkonzeptes des „Symptomschutzes", der letztlich jegliche therapeutische Tätigkeit in Frage stellt, welches sich mit Krankheitssymptomen von Patienten beschäftigt, ist dieses Argument ein Zirkelschluss: aus der Tatsache, dass die EKT nicht angewendet wird, wird geschlossen, dass sie überflüssig sei.

Dass allerdings bis vor wenigen Jahren in etwa der Hälfte der Versorgungskliniken in der Bundesrepublik Deutschland keine EKT angewandt wurde, zeigt auch den Einfluss der Politik bzw. der öffentlichen Meinung auf die Anwendung der EKT.

Aus einer Befragung zur „Elektrokrampftherapie in psychiatrischen Kliniken der Bundesrepublik Deutschland 1995" [15] geht hervor, dass die regionale Verteilung von Kliniken mit EKT-Anwendung in der BRD sehr unterschiedlich war. Diese regionalen Unterschiede beruhen vermutlich auf politisch-gesellschaftlichen Einflüssen und nicht auf unterschiedlicher Verteilung von Erkrankungen in Deutschland. Sie kann auch nicht durch medizinisch-therapeutische Einflüsse erklärt werden, die durchaus sinnvoll sind: Wenn in kleineren Versorgungskliniken oder Abteilungen keine ausreichenden technischen Möglichkeiten inklusive einer modern ausgerüsteten Anästhesie oder aber zu wenig Praxis und Übung mit der EKT bestehen, ist es durchaus empfehlenswert, auf die Durchführung dieser Therapie zu verzichten und Patienten, bei denen eine Indikation für diese Therapie gestellt wird, in andere Einrichtungen zu verlegen. Kritikabel ist nicht der Verzicht auf die Durchführung der EKT, vielmehr auf die Indikationsstellung zur EKT, falls diese geboten ist.

In einer Umfrage unter 451 ärztlichen Direktoren/Chefärzten psychiatrischer Einrichtungen [14] zeigte sich, dass die Anwendung bzw. Nicht-Anwendung oft mehr von sozialen und politischen Parametern bestimmt wird, als durch die Indikation: So antwortet zum Beispiel ein Direktor einer Fachklinik „Ich kann die Methode im eigenen Haus wegen der psychologischen und politischen Nachteile nicht einsetzen." oder der einer Universitätsklinik: „Die Vorurteile sichern eine strenge Indikationsstellung". Aus den systematischen Umfrageergebnissen, aber auch aus einzelnen Stellungnahmen muss gefolgert werden, dass konsensuelle fachinterne Strategien des Einsatzes festgelegt werden sollten, wozu zunächst einheitliche Indikationskriterien und eine standardisierte Durchführung einschließlich Aufklärung, Anästhesie und Überwachung festgelegt werden müssen, mehr als bei anderen Therapieverfahren. Dazu gehört auch, dass Positionen der medizinischen Fachgesellschaften eindeutig markiert und offensiv vorgetragen werden sollten, es sollte auch auf sachliche Berichte in den Medien hingewirkt werden. Klare, eindeutige und möglichst einheitliche Positionen der Fachgesellschaften würden den dem Druck der öffentlichen und politischen Meinung ausgesetzten Chefärzten ihre Position erleichtern.

Dass die politische Einflussnahme sich nicht auf Deutschland beschränkt und die EKT nicht nur früher – wie am Beispiel Kaliforniens in den 1980er Jahren diskutiert – sondern auch heute noch von der Politik „verboten" wird, zeigen Beispiele aus dem modernen Europa: So ist zum Beispiel in Italien [1] und Slowenien die Durchführung von EKT prinzipiell verboten [16]. In Belgien ist die Durchführung nur in spezialisierten Zentren möglich. In einigen Kantonen der Schweiz ist EKT verboten, was Patienten nicht selten zu einem EKT-Tourismus in andere Kantone veranlasst.

Der Eindruck der Autoren, die eine europaweite Fragebogenaktion zur Anwendung der EKT in Europa durchführten, war – in Übereinstimmung mit denjenigen Psychiatern, welche die Fragebögen beantworteten – dass die Einschränkungen, denen EKT in der Anwendung unterliegt oder gar deren Verbot in erster Linie das Ergebnis von politischem Druck darstellt, nicht das Resultat fachlich-medizinischer Erkenntnisse [16].

Informationsdefizit in der Öffentlichkeit

Wie aus der Mediananalyse zum Thema EKT hervorgeht, ist die Darstellung der EKT in der Öffentlichkeit zum einen sehr selten, zum anderen auch durch erhebliche Vorurteile belastet. Daher ist es kein Wunder, dass in der Öffentlichkeit nicht nur ein Informationsdefizit herrscht, sondern die vorhandene Information über EKT durch die allgemeine Darstellung in der Öffentlichkeit negativ geprägt ist. In der bereits erwähnten Umfrage äußern auch über 80% auf die Frage: „Was könnte man Ihrer Ansicht nach tun, um den Umgang mit der EKT zu versachlichen?", dass die Aufklärung der Öffentlichkeit der wichtigste Punkt sei [14]. Hier kommt ohne Zweifel den Fachverbänden eine wichtige Rolle zu. Darüber hinaus werden auch mehr wissenschaftliche Untersuchungen zu diesem Thema angeregt. Interessanterweise wird das Informationsdefizit in der Öffentlichkeit vor allem von denjenigen, welche die EKT anwenden, beklagt und nicht so sehr von denjenigen, welche die EKT nicht anwenden. Der Anteil der Anwender, die für mehr Aufklärung plädieren, ist knapp dreimal so groß wie derjenige der Nicht-Anwender. Eine Stellungnahme der Fachverbände wünschen sich mehr als doppelt so viele Nicht-Anwender wie Anwender. Darüber hinaus steigt das Informationsbedürfnis auch mit der Zahl der angewendeten EKT-Behandlungen: Je mehr eigene

Erfahrung mit der EKT und je mehr Anwendung in der Klinik, desto mehr werden klare Positionen und Stellungnahmen der Fachverbände erwünscht. Es wird bei dieser Umfrage allerdings auch klar, dass die Anwendung der EKT und das negative Image in Zusammenhang mit der Stellung der Psychiatrie in der Gesellschaft insgesamt gesehen wird [14].

Die theoretische Akzeptanz der EKT und deren therapeutischer Nutzen führt trotzdem in der Regel nicht zur Anwendung der EKT. Politische Gründe und Vorurteile sind hier ausschlaggebend, wie die Statements von einigen Chefärzten illustrieren:

- „Ich kann die Methode im eigenen Haus wegen der psychologischen und politischen Nachteile nicht einsetzen."
- „Bei den augenblicklichen Vorurteilen gegen EKT in der Bevölkerung wäre eine Wiedereinführung in unserem Haus nicht sinnvoll, würde ein Negativ-Image und die Berührungsängste zur Psychiatrie fördern."
- „Bisher Berücksichtigung der Sensibilität der Bevölkerung bei Lage der Klinik im ländlichen Bereich mit erheblicher pietistischer Prägung. Bei Indikationsstellung wird die psychiatrische Universitätsklinik um Durchführung der EKT gebeten."
- „Gründe: Ängste, Aversionen, Vorurteile der Patients und der Bevölkerung („Haben Sie Elektroschock?" – „Nein" – „Dann komme ich zu Ihnen")."
- „Sorge, dass die ohnehin bestehenden Akzeptanzprobleme eine in Umstrukturierung befindlichen psychiatrischen Großklinik im ländlichen Bereich durch das vorurteilsbeladene negative Image der EKT zusätzlich belastet werden könnte."
- „Ich habe „Ja" angekreuzt – wende sie dennoch kaum an – leider. Denn ich vermeide alles, was der Bevölkerung Angst einjagen könnte; soviel ist mir die Methode, die ich schätze, nicht Wert, das bedeutet, dass einzelne Patienten länger leiden müssen als unumgänglich nötig wäre, aber ich bin froh, dass hier eine angstfreie Einstellung gegenüber unserer Einrichtung herrscht."

Diese Schlaglichter auf Auskünfte von Chefärzten zeigen deutlich das Dilemma, welchem die Leiter psychiatrischer Kliniken ausgesetzt sind: Viele von ihnen würden die EKT gerne häufiger anwenden, es erscheint ihnen jedoch aus politischen Gründen nicht opportun. Eine intensivere Information und Aufklärung der Öffentlichkeit wird zurecht gefordert.

Dass sich mit zunehmender Aufklärung und Kenntnis über die EKT auch die Einstellung dazu ändert, zeigten Befragungen von Medizinstudenten und Assistenzärzten. In einer psychiatrischen Universitätsklinik wurden Studenten und Assistenzärzte zu Beginn ihrer Psychiatrieausbildung zu Einstellung, Wissen und Meinungen über die EKT befragt. Nicht verwunderlich ist das Ergebnis, dass Studenten ein geringeres Wissen und eine negativere Einstellung zur EKT hatten, als Assistenzärzte. Nach einiger Zeit der psychiatrischen Ausbildung zeigte sich in beiden Gruppen eine deutliche Veränderung der Einstellung. Sowohl Studenten, als auch Assistenzärzte wussten mehr über EKT und hatten deutlich positivere Einstellungen dazu. Es zeigte sich, dass die Einstellung zur EKT mit dem Wissen darüber korrelierte [22]. Auch auf die bereits erwähnte Studie bei 94 Medizinstudenten aus England und Australien sei nochmals hingewiesen: bevor sie mit Psychiatrie in Berührung kamen war das Wissen über Indikationen, Nebenwirkungen und die Frage, wie EKT durchgeführt wird, gering und die Einstellungen waren generell negativ. Nachdem sie Filmszenen mit EKT gesehen hatten, wurde die Einstellung zur EKT noch deutlich negativer [24].

Eine vor kurzem publizierte Studie, die retrospektiv Jugendliche und deren Eltern zur EKT befragte, belegt ebenfalls, dass mit zunehmender Information und Erfahrung über EKT die Einstellung deutlich positiver wurde. Die Jugendlichen waren auf Grund einer affektiven Erkrankung mit EKT behandelt worden. Die Einstellung gegenüber der EKT und deren Erfolg war bei diesen Personengruppen überwiegend positiv und EKT wurde als hilfreiche Behandlung eingeschätzt. Im Gegensatz zur öffentlichen Meinung über die EKT hatten also diejenigen, die eine EKT bekommen hatten und auch deren Eltern überwiegend eine positive Einstellung zur EKT und vor allem auch zu deren therapeutischen Effekten [23].

Folgen unterlassener Elektrokrampftherapie

In den 1970er und 1980er Jahren waren der politische und gesellschaftliche Druck gegen die EKT verbunden mit negativen Einstellungen zur EKT besonders stark ausgeprägt. Trotzdem wurde von einigen – mutigen – Psychiatern argumentiert, dass es insgesamt zu wenige effektive Therapiemethoden in der Psychiatrie gäbe, als dass man es sich leisten könne, auf eine wichtige Therapieform zu verzichten [11]. In vielen Zentren wurde EKT auch gegen die anti-EKT Stimmung und Atmosphäre kontinuierlich durchgeführt.

Entsprechend dem Zeitgeist wurden Indikationen für EKT damals besonders selten gestellt. Die Indikation für EKT nicht zu stellen, konnte damals wie heute eine Perpetuierung eines psychotischen Zustandsbildes mit schweren Folgen bedeuten. Obwohl nur wenige sehr ungünstig verlaufende Fälle publiziert wurden, gab es immer wieder Einzelberichte über schwere, teils irreversible Folgen schwerst therapieresistenter psychotischer Zustände bei Patienten, die entweder überhaupt nicht oder erst sehr spät mit EKT behandelt wurden [18].

Sauer beschreibt den Fall eines 15jährigen Patienten mit einem schweren katatonen Zustand, bei welchem es zu schweren Komplikationen kam, weil die EKT – die innerhalb von drei Wochen zum Erfolg führte und komplikationslos vertragen wurde – erst mehrere Monate nach Krankheitsbeginn eingeleitet wurde. Er befand sich sieben Monate in einem schweren katatonen Zustand, während dessen es zu mehreren lebensbedrohlichen Komplikationen kam – einer Pneumonie, Subileuszuständen und einer Urosepsis. Schließlich musste er sich drei orthopädischen Operationen unterziehen, um die Komplikationen der mit der Katatonie verbundenen Tonuserhöhung der Muskulatur bzw. der langen Liegezeit zu beseitigen.

Leider kommt der in diesem Fall enthaltene wesentliche Gesichtspunkt – der Folgen der Nicht-Anwendung der EKT – in der kritischen Diskussion zur EKT deshalb häufig zu kurz, da Beispiele und Kasuistiken für solche Verläufe von den Gegnern der EKT nicht publiziert werden. Belegen lassen sich die Folgen unterlassener

EKT nur an Fällen, bei welchen die Indikation dazu schließlich irgendwann gestellt und die Therapie erfolgreich angewandt wurde. Darüber zu spekulieren, ob bei desaströsen Erkrankungsverläufen eine EKT das Krankheitsbild und den späteren Verlauf günstiger beeinflusst hätten, ist in der Regel müßig. Allerdings ist zu betonen, dass die Indikation für eine effektive Therapieform nicht zu stellen nicht nur dem Hippokratischen Eid widerspricht, sondern durchaus auch zu rechtlichen Konsequenzen führen kann.

Literatur

1. Bourne H (1999) Electroconvulsive therapy ending were it began. Psychiatr Bull 23: 505
2. Breggin PR (1980) Elektroschock ist keine Therapie. Urban & Schwarzenberg, München
3. Coleman L (1974) Prisons: The crime of treatment. Psychiatr Opin 6: 5
4. Dörner K, Plog U (1996) Irren ist menschlich. Psychiatrie Verlag, Rehburg-Loccum, p 547
5. Fink M (1972) The therapeutic process in ECT. Semin Psychiatry 4(1): 39–46
6. Frank LR (1986) The policies and practises of American Psychiatry are obsessive. Hosp Commun Psychiatry 37: 497–501
7. Friedberg J (1975) Electroshock therapy: Let's stop blasting the brain. Psychol Today 9: 18–23
8. Gerbner G, Gross L (1976) Living with television: The violence profile. J Commun 26: 173–199
9. Gianmartino GA (1974) Electroconvulsive therapy and the illusion of treatment. Psychol Rep 35: 1127–1131
10. Grimm RJ (1978) Convulsions as therapy: The outer shadows. Psychiatr Opin 1: 30
11. Kendell RE (1981) The present status of electroconvulsive therapy. Br J Psychiatry 139: 265–283
12. Hoffmann-Richter U, Alder B, Finzen A (1997) Elektrokrampftherapie, Elektroschock und Schocktherapie in der Zeitung. Psychiatr Prax 24: 143
13. Hoffmann-Richter U, Alder B, Finzen A (1998) Die Elektrokrampftherapie und die Defibrillation in der Zeitung. Eine Medienanalyse. Nervenarzt 69: 622–628
14. Müller U, Jänner M (1996) „Immer wieder darüber reden". Strategien zur Versachlichung der Diskussion über Elektrokrampftherapie. Nervenarzt 87: 431–432
15. Müller U, Klimke A, Jänner M, Gaebel W (1998) Die Elektrokrampftherapie in psychiatrischen Kliniken der Bundesrepublik Deutschland 1995. Nervenarzt 69: 15–26
16. Philpot M, Treloar A, Gormley N, Gustafson L (2002) Barriers to the use of electroconvulsive therapy in the elderly: a European survey. Eur Psychiatry 17: 41–45
17. Portnov A, Fedotov D (1969) Psychiatry. MIR, Moskau
18. Sauer H, Koehler KG, Fünfgeld EW (1985) Folgen unterlassener Elektrokrampftherapie. Nervenarzt 56: 150–152
19. Sauer H, Laschka E, Stillenmunkes HP, Lauter H (1987) Elektrokrampftherapie in der Bundesrepublik Deutschland. Nervenarzt 58: 519–522
20. Slater E, Roth M (1969) Clinical Psychiatry, 3rd edn. William und Wilkins, Baltimore
21. Szasz TS (1971) From the slaughterhouse to the madhouse. Psychotherapy: Theory, Research and Practise 8: 64–67
22. Szuba MP, Guze BH, Liston EH, Baxter LR, Roy-Byrne P (1992) Psychiatry Resident and medical student perspectives on ECT: Influence of exposure and education. Convuls Ther 8: 110–117

23. Taieb O, Flament MF, Corcos M, Jeammet Ph, Basquin M, Mazet Ph, Cohen D (2001) Electro-convulsive therapy in adolescent with mood disorder: patient's and parent's attitudes. Psychiatry Res 104: 183–190
24. Walter G, McDonald A, Rey JM, Rosen A (2002) Medical student knowledge and attitudes regarding ECT prior to and after viewing ECT scenes from movies. J ECT 18: 43–46

Müller (München), Geretsegger (Salzburg)

1.3 Die Anwendung der Elektrokonvulsionstherapie in deutschsprachigen Ländern

Deutschland

Bis heute ist der Einsatz der Elektrokonvulsionstherapie (Elektrokrampftherapie, EKT) in Deutschland Gegenstand sehr kontroverser Diskussionen. Dabei findet die EKT in den letzten Jahren in psychiatrisch-medizinischen Fachkreisen wieder deutlich mehr Akzeptanz. Diese Renaissance der EKT ist zum einen der deutlich verbesserten Anwendungsmöglichkeit in Kurznarkose und Muskelrelaxation zu verdanken, zum anderen aber auch den Erfahrungen mit den Grenzen der Pharmakotherapie. Diese zunehmende Akzeptanz in Fachkreisen wird allerdings durch das Bild und die Darstellung der EKT in den Medien und der Öffentlichkeit konterkariert, wo ein von Vorurteilen geprägtes und abschreckendes Bild gezeichnet wird und zu wenig sachliche Information gegeben werden [5].

Dieses in den Medien – und damit der Öffentlichkeit – gezeichnete Bild der EKT dominiert vor allem bei einem Personenkreis, welcher mit EKT nicht näher in Berührung kam und keine Informationen aus eigener Erfahrung oder Anschauung hat. Dies wird z.B. durch eine Umfrage unter Medizinstudenten belegt, welche ergab, dass ein deutlicher Zusammenhang zwischen dem Wissen über die Indikationen und die Anwendung der EKT und der Einstellung zu diesem Therapieverfahren festzustellen war [13].

Vor allem in den 1970er Jahren – verbunden mit der „Antipsychiatrie-Bewegung" nicht nur in Deutschland – wurde massiv Propaganda gegen die EKT gemacht (vergleiche Kapitel 1.2). Vor dem Hintergrund der Rolle, welche die Psychiatrie während des Dritten Reiches in Deutschland gespielt hatte, fiel die Kritik an der EKT, die als Symbol für Gewaltanwendung und Folter angesehen und teilweise damit gleichgesetzt wurde, hier auf besonders fruchtbaren Boden. Diese überkritische Einstellung gegenüber der EKT verbunden mit den enormen Fortschritten in der Psychopharmakotherapie sowohl auf dem Gebiet der Antidepressiva, als auch auf dem der Neuroleptika, welche die EKT als wichtigste (biologische) Therapieform in den 1950er und 1960er Jahren ablöste, hatte zur Folge, dass die EKT in vielen deutschen Kliniken überhaupt nicht mehr eingesetzt wurde und in manchen Bundesländern der alten Bundesrepublik der Einsatz sogar verboten wurde.

1977 wurde in psychiatrischen Krankenhäusern eine erste Umfrage zur Anwendung der EKT in der Bundesrepublik Deutschland durchgeführt [10]. Diese

Umfrage ergab folgendes Bild: Von 292 angeschriebenen psychiatrischen Krankenhäusern beteiligten sich 225, indem sie die zugesandten Fragebögen beantworteten. Auf die Frage „Führen Sie EKT durch?" antworteten von den Krankenhäusern in öffentlicher Trägerschaft folgendermaßen: 69 Ja, 61 Nein. Häuser mit frei gemeinnützigen Trägern: 23 Ja, 41 Nein. Private Krankenhäuser: 5 Ja, 26 Nein. Psychiatrische Abteilungen an Allgemeinkrankenhäusern: 14 Ja, 14 Nein. Psychiatrische Universitätskliniken: 10 Ja, 3 Nein. Kinder- und Jugendpsychiatrische Einrichtungen: 5 Ja, 17 Nein. Psychosomatische Kliniken: 1 Ja, 21 Nein.

Die Tatsache, dass sich die Zahl der Kliniken, in denen EKT angewandt bzw. nicht angewandt wurde, ungefähr die Waage hielt, ließ Kritiker an der EKT zu dem Schluss kommen, dass die Hälfte der psychiatrischen Einrichtungen ohne EKT auskäme. Folglich sei eine erfolgreiche psychiatrische Behandlung ohne EKT durchaus möglich. Dass es sich hierbei um einen Fehlschluss handelt, zeigen – in der damaligen Zeit nur vereinzelte publizierte – Darstellungen in der Literatur [11], die belegen, dass ein langer Leidensweg mancher Patienten erst durch den Einsatz von EKT beendet werden konnte. Diese Fälle belegen auch, dass der Verzicht auf die Durchführung der EKT nur dadurch möglich war, dass diese Fälle in Zentren – meist Universitätskliniken – verlegt werden konnten, in denen EKT durchgeführt wurde.

Mitte der 1980er Jahre, also zehn Jahre später, wurde eine erneute Befragung zur Häufigkeit der EKT und zur Einstellung der Ärzte zur EKT durchgeführt [12]. Hier zeigte sich ein ähnliches Bild wie Mitte der 1970er Jahre, die EKT kam eher noch etwas seltener zur Anwendung. In nur 27% der Landes- oder Bezirkskrankenhäuser (n = 66) und an 39% der Psychiatrischen Abteilungen an Allgemeinkrankenhäusern (n = 61) wurde eine EKT-Behandlung durchgeführt, im Gegensatz dazu hielten 78% der Universitätskliniken (n = 23) die EKT-Behandlung vor.

Die Autoren errechneten daraus eine Behandlungsfrequenz von etwa 0,08/ 10.000 Einwohnern, was im internationalen Vergleich sehr niedrig war. In Großbritannien wurden mit etwa 5 Anwendungen/10.000 Einwohnern [9], in Dänemark 3,8/10.000 [3] und in der Schweiz wurden mit immerhin noch etwa dreimal soviel mit 0,25/10.000 Einwohnern [2] deutlich höhere Anwendungszahlen erreicht. Sogar in Kalifornien, wo die Gesetzgebung die Durchführung der EKT erheblich erschwert hatte und Patienten vielfach weite Reisen in andere Staaten unternehmen und diese häufig sogar noch privat bezahlen mussten [6], wurde die EKT mehr als zehnmal so häufig (1,1/10.000 Einwohner) angewandt.

Auffallend bei dieser Umfrage ist, dass die Einstellung der befragten Ärzte zur EKT – bei einem Gefälle entsprechend der Anwendungshäufigkeit – durchgehend positiv war, auch wenn EKT nur wenig oder gar nicht angewandt wurde. Dies belegt, dass Gründe, die außerhalb der Therapieform und –effizienz zu suchen sind, für die geringe Anwendungshäufigkeit verantwortlich waren (siehe Kapitel 1.2).

Entsprechend der Anwendungshäufigkeit wurde der Einsatz von EKT von den Direktoren der Universitätskliniken deutlich am positivsten bewertet, allerdings wurde auch von den Direktoren der Landes- bzw. Bezirkskrankenhäuser oder psychiatrischen Abteilungen von Allgemeinkrankenhäusern die Frage nach den

Indikationen sehr viel häufiger positiv beantwortet als diejenige, ob ein umfassendes psychiatrisches Behandlungsangebot auch die EKT beinhalte. So wurden von 20% der Krankenhausdirektoren angegeben, sie fürchteten, dass der Ruf des Verfahrens dem Ansehen der Klinik schaden könne. Weitere 20% führten EKT nicht durch, weil die Ausstattung unzureichend war bzw. die Erfahrung bei der Durchführung fehlte. Die Autoren der Umfrage schlossen daraus, dass ein entscheidender Faktor für die Seltenheit der Anwendung der EKT die Polemiken und Fehlinformationen vor allem von Seiten der Medien seien. Ende der 1970er Jahre erreichten Kampagnen gegen die EKT ihren Höhepunkt. Die gravierendsten Auswirkungen hatte dies offenbar im Bereich der Landes- bzw. Bezirkskrankenhäuser, welche im antipsychiatrisch dominierten Klima der damaligen Zeit auch insgesamt einer häufig pauschalisierten, nicht immer gerechtfertigten Kritik ausgesetzt waren, zumindest nach der Einschätzung der Befragten. Die psychiatrischen Abteilungen an Allgemeinkrankenhäusern scheinen hingegen der Kritik in dieser Form nicht so stark ausgesetzt gewesen zu sein, denn bei durchschnittlich deutlich geringerer Bettenzahl boten diese häufiger die EKT an. Möglicherweise spielte hier auch die Nähe zur somatischen Medizin eine Rolle.

Die seltene Anwendung der EKT führte zwangsläufig in vielen Kliniken auch dazu, dass wenig Behandlungserfolge beobachtet wurden, dadurch weniger Indikationen zur EKT gestellt wurden und letztlich auch weniger Erfahrungen bei der Durchführung der EKT gesammelt werden konnten. Diese Abwärtsspirale hatte zur Folge, dass wiederum nicht selten die Indikationsstellung zur EKT sehr lange herausgezögert wurde.

Mitte der 1990er Jahre wurde eine erneute Umfrage zur EKT in Psychiatrischen Kliniken der Bundesrepublik Deutschland durchgeführt [8]. Dabei zeigte sich, dass die Anwendungshäufigkeit der EKT sich inzwischen wieder deutlich erhöht hatte. Andererseits wurden in der öffentlichen Diskussion unbeirrt über die Fortschritte bei der Anwendung der EKT hinweggegangen und alte Klischees tradiert.

Der Vergleich der Zahlen aus den Umfragen von 1977, 1985 und 1995 zeigt, dass die Anzahl der Einrichtungen, die EKT durchführen, zuletzt wieder deutlich zugenommen hatte, vor allem bei den Landeskliniken/Bezirkskrankenhäusern (vergleiche Tabelle 1). Während 1985 nicht mal ein Drittel der Landeskliniken/Bezirkskrankenhäuser EKT durchführten, wurde diese Therapie 1995 in Dreiviertel der Kliniken angewandt.

Tabelle 1. Vergleich der Anwendung der EKT 1977, 1985 und 1995 nach Einrichtungen (Tabelle modifiziert nach [8])

	Reimer/Lorenzen 1977 [10]	Sauer et al. 1987 [12]	Müller et al. 1995 [7]
Fachkrankenhäuser darunter:			
Universitätskliniken	77%	78%	82%
Landeskliniken	47%	27%	74%
Fachkliniken			48%
Psychiatrische Abteilungen	60%	39%	68%

Allerdings ist die geographische Verteilung der EKT-Anwendungen auffällig: Eine Rangfolge nach der mittleren Anzahl der Anwendungen zeigte Nordrhein-Westfalen, Sachsen und Bayern als Spitzenreiter der EKT-Anwendungen, während Hessen, Niedersachsen und Bremen am Ende der Skala zu finden waren. In den letzteren drei Ländern war politische Einflussnahme die Ursache für die geringe Anwendung. Insgesamt ist die Verdoppelung der Behandlungsfälle auf knapp 1.000 Patienten zwischen 1985 und 1995 allerdings zu einem großen Teil durch das Hinzukommen der fünf neuen Bundesländer zu erklären, die 1992 bis 1994 etwa ein Drittel aller mit EKT behandelten Patienten aufwiesen. Der Bruch, der in den 1970er Jahren in der Einstellung gegenüber der EKT und deren Anwendung zu finden ist, war in der früheren DDR nicht so ausgeprägt wie in der Bundesrepublik Deutschland, wenn hierzu auch exakte Zahlen fehlen.

Die grundsätzlich positive Einstellung zur EKT als einem wichtigen ergänzenden Therapieverfahren verstärkte sich zwischen 1985 und 1995 noch. Die Direktoren der Universitätskliniken zeigten auch 1995 noch die dezidierteste pro-EKT-Einstellung, die Einstellung der Direktoren der Landes- und Bezirkskrankenhäuser, sowie der Fachkliniken und Psychiatrischen Abteilungen waren weniger dezidiert, aber im Grundsatz ebenso positiv. In den neuen Bundesländern zeigte sich auch Mitte der 1990er Jahre eine pointiertere Einstellung zur EKT. Der Tenor der Meinungen war, dass zu Zeiten der DDR häufiger EKT angewendet wurde, aber durch den Wandel der politischen Verhältnisse erstmals gesellschaftlicher Einflussgrößen wie zum Beispiel Meinungen und Ängste der Bevölkerung die Anwendung der EKT beeinflussten. Insgesamt wurde in den neuen Bundesländern von einem zum Teil drastischen Rückgang der EKT-Anwendungen gesprochen, die allerdings zumindest zum Teil einer veralteten technischen Ausstattung zu verdanken war.

Der rein rechnerische statistische Durchschnitt der EKT betrug 1995 in den alten Bundesländern 0,015 Anwendungen pro 1.000 Einwohner, in den neuen Bundesländern 0,036 Anwendungen je 1.000, also mehr als das Doppelte.

Insgesamt ist die Steigerung der EKT-Anwendungen in Deutschland durch die Wiedervereinigung mitbedingt, erreicht aber bei weitem immer noch nicht das Niveau anderer europäischer Länder und der USA. Nach wie vor ist das Image der EKT in der Öffentlichkeit sehr negativ und die Anwendung wird häufig durch die Befürchtung eingeschränkt, dass das ohnehin schlechte Image der Psychiatrischen Krankenhäuser in der Öffentlichkeit durch die Anwendung von EKT noch verstärkt wird.

Die derzeit unter leitenden Psychiatern und in den Fachverbänden geführte Diskussion, durch Aufklärung und Einflussnahme auf die Öffentlichkeit – vor allem mittels der Fachverbände – gezielt und verstärkt über EKT aufzuklären und durch diese und andere Strategien zu einer Versachlichung der Diskussion über die EKT beizutragen [7], ist eine wichtige Initiative. Leider wird nach wie vor die medizinische Indikationsstellung zur EKT durch politische Meinungen und Vorurteile beeinflusst.

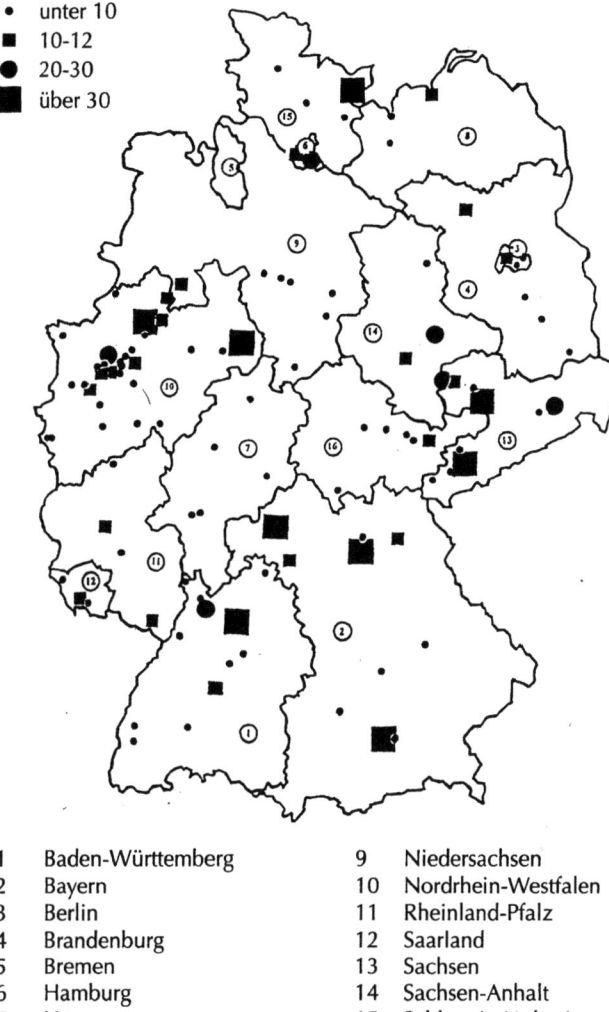

- unter 10
- 10-12
- 20-30
- über 30

1	Baden-Württemberg	9	Niedersachsen
2	Bayern	10	Nordrhein-Westfalen
3	Berlin	11	Rheinland-Pfalz
4	Brandenburg	12	Saarland
5	Bremen	13	Sachsen
6	Hamburg	14	Sachsen-Anhalt
7	Hessen	15	Schleswig-Holstein
8	Mecklenburg-Vorpommern	16	Thüringen

Abb. 1. Standorte von Kliniken mit EKT-Anwendungen in der BRD 1995 (nach [7])

Österreich

Auch in Österreich wurden Daten zur Anwendungshäufigkeit der EKT erfasst. Hofmann und Mitarbeiter [4] führten 1991 eine Umfrage bei Fachärzten für Psychiatrie und/oder Neurologie in Österreich durch, wobei insgesamt 211 Fragebögen ausgewertet werden konnten. Die Rücklaufquote war allerdings gering, denn von den 451 angeschriebenen Psychiatern antworteten nur 117 (25,9%), von den 366 Neurologen 52 (14,2%), dazu kamen noch 42 in Facharztausbildung stehende. Von denjenigen, welche die Fragebögen beantwortet hatten waren 27% niedergelassen,

Tabelle 2. Vergleich der Anwendung der EKT 2000 nach Einrichtungen und Bundesländern in Österreich (Die Berechnungen beziehen sich auf Behandlungen, nicht auf die Zahl der Patienten)

Zentrum	Bundesland	Einzel-behandlungen	Einwohner Bundesland	Behandlungen/1.000 Einwohner
Wien Universitätsklinik	Wien	30	1,562.500	0,019
Graz Uni	Steiermark	60	1,186.300	0,050
Innsbruck Uni	Tirol	140	675.100	0,207
Linz LNK	Oberösterreich	210	1.382.000	0,152
Salzburg LNK	Salzburg	236	518.600	0,456
Rankweil LNK		591	351.600	1,681
	0Vorarlberg			
Villach Privat	Kärnten	255	561.100	0,454
Österreich	Gesamt	1.522	8.065.500	0,189

die Mehrheit in Landeskrankenanstalten (45%) oder Universitätskliniken (16,6%) tätig, der Rest in Privatspitälern und sozialpsychiatrischen Einrichtungen. 73,4% hatten eine psychotherapeutische Zusatzausbildung, die meisten Ärzte behandelten ca. 1000 Pat./Jahr.

28,5% der Befragten verwendeten EKT zur Behandlung, davon 1/3 routinemäßig, die Meisten nur gelegentlich. 59,7% wandten EKT nie an. 11,8% antworteten ohne nähere Angaben. Auch nach der Methodik der EKT-Anwendung wurde gefragt. Vorwiegend oder ausschließlich unilateral behandelten 40%, 6,7% machten hierzu keine Angaben, 53,3% behandelten hingegen vorwiegend oder ausschließlich bilateral. In Beantwortung der Frage nach der therapeutischen Wirksamkeit wurde eine Effektivitätsrate von 50–90% angegeben.

Hinsichtlich der Einstellung zur EKT wurden dieselben Fragen wie in der zweiten deutschen Umfrage [12] gestellt. Interessant ist, dass auch in Österreich die Mehrheit meinte, die EKT werde seltener angewandt, als dies im Interesse der Patienten sinnvoll und notwendig wäre. Die überwiegende Mehrheit befand auch, dass die EKT durch moderne Psychopharmaka nicht überflüssig geworden sei und jedes psychiatrische Krankenhaus über die Möglichkeit der EKT verfügen sollte. Wie in Deutschland fand sich eine große Diskrepanz zwischen der sehr positiven Bewertung und der geringen Anwendungsquote.

In der Tabelle sind die Abteilungen aufgelistet, in denen eine EKT durchgeführt wird. Im Burgenland gibt es noch keine psychiatrische Abteilung (von Steiermark, Niederösterreich und Wien mitversorgt), in Niederösterreich wird keine EKT durchgeführt.

Zur aktuellen Situation der Anwendung der EKT in Österreich

In Österreich gibt es 45 psychiatrische Abteilungen (ohne spezialisierte Einrichtungen zur Suchtbehandlung, ohne forensische Abteilungen und ohne Kinder- und

Jugendpsychiatrische Einrichtungen), davon vier an Universitätskliniken, 29 in Landesnervenkliniken und 12 in Allgemeinspitälern. Nur an acht dieser psychiatrischen Abteilungen und zusätzlich an einer neurologischen Abteilung (Villach) wird eine EKT durchgeführt, also in nur ca. 18% der psychiatrischen Abteilungen. Dennoch besteht der Eindruck – ohne dass aktuellere Daten hierzu vorliegen – dass die Häufigkeit von EKT-Anwendungen derzeit stark zunimmt.

Besondere gesetzliche Vorschriften für die Durchführung der EKT gibt es in Österreich nicht. Es werden zumeist standardisierte Patienten- Aufklärungs- und Einwilligungsformulare für die EKT und die Anästhesie verwendet.

Einzig im §36 des österreichischen Unterbringungsgesetzes, dessen Gültigkeit sich allerdings auf untergebrachte Patienten in psychiatrischen Abteilungen beschränkt, ist festgehalten, dass „besondere Heilbehandlungen" einschließlich operativer Eingriffe nur mit schriftlicher Zustimmung des Patienten durchgeführt werden dürfen. Bei Patienten, die untergebracht sind und aufgrund ihrer psychischen Krankheit Grund und Bedeutung einer Behandlung nicht einsehen können oder ihren Willen nicht nach dieser Einsicht bestimmen können und keinen Sachwalter (gesetzlichen Betreuer) haben, ist die gerichtliche Genehmigung für „besondere Heilbehandlungen" und operative Eingriffe erforderlich. Es wird allerdings der Begriff „besondere Heilbehandlung" im Gesetz nicht weiter definiert, im Bericht des Justizausschusses ist dazu zu lesen: „Unter diesem Gesichtspunkt werden Behandlungen, die die körperliche Integrität des Betroffenen in besonderer Weise beeinträchtigen, wie etwa sogenannte „Elektroschocks", als „besondere Heilbehandlung" anzusehen sein." Diese laienhafte Diskriminierung einer anerkannt wirksamen und nebenwirkungsarmen Behandlungsmethode wurde mehrfach von Psychiatern heftig kritisiert, ohne dass es bisher allerdings zu Gesprächen mit dem Gesetzgeber gekommen wäre.

Von der Arbeitsgruppe für spezielle biologisch-psychiatrische Verfahren der Österreichischen Gesellschaft für Psychiatrie und Psychotherapie (ÖGPP) wurde ein österreichisches Konsensuspapier [1] zur EKT erstellt. In dem Papier wird der aktuelle Wissensstand zur EKT dargelegt und Vorschläge für die praktische Durchführung beschrieben. Mit einer solchen verbesserten Verankerung dieser Therapieform in der österreichischen Fachgesellschaft verbindet sich auch die Hoffnung auf eine bessere Akzeptanz der EKT einerseits bei den Fachleuten, andererseits aber auch der Öffentlichkeit, sodass die derzeit wohl vorhandene Lücke zwischen der Zahl der Behandlungen und der wahrscheinlich indizierten Behandlungen allmählich geschlossen wird.

Schweiz

Die psychiatrische Versorgung in der Schweiz ist eine Aufgabe der einzelnen Kantone und muss deshalb sehr differenziert betrachtet werden. Entsprechend ist der Einsatz der EKT in der Schweiz regional unterschiedlich. In einigen Kantonen wurde die Durchführung der EKT in Folge der antipsychiatrischen Bewegung politisch nicht akzeptiert, was zwar nicht zu expliziten Verboten führte, allerdings halten die Regierungen der Kantone Jura und Genf diese Therapieform bis heute für inopportun. Andererseits führten diese regionalen Unterschiede in der Anwendung der EKT zu einem EKT-Tourismus innerhalb der Schweiz.

Systematische aktuelle Daten zur Verbreitung der EKT in der Schweiz gibt es nicht, die Erhebung von Ernst (1982) [2], die auf 0,25 Anwendungen pro 10.000 Einwohnern in der Schweiz kam, ist bereits mehr als zwanzig Jahre alt. Wie aus anderen Ländern bekannt ist, gab es in diesen letzten zwanzig Jahren erhebliche Veränderungen.

Derzeit wird an fünf Zentren in der Schweiz EKT durchgeführt (Universitätsklinik Zürich, Universitätsklinik Lausanne, Privatklinik Meiringen, Kantonale Psychiatrische Klinik Königsfelden und Universitätsspital Bern). In Zürich beschränkt sich aktuell die Behandlung auf immer 2 Patienten gleichzeitig mit je 10–12 Therapien, sodass dort etwa 150 Therapien pro Jahr durchgeführt werden. Nach Schätzungen führen die anderen Institutionen zwischen 20 und 100 Therapien pro Jahr durch (Schläpfer, persönliche Mitteilung). Festzuhalten ist, dass auch in der Schweiz derzeit derselbe Trend wie in anderen Ländern zu verzeichnen ist, dass die EKT sowohl in Bezug auf Anzahl der behandelten Fälle als auch auf die Therapieorte, an denen EKT durchgeführt wird, stark zunimmt.

Literatur

1. Conca A, Pycha R, Prapotnik M, Geretsegger C (2003) Die Elektrokrampftherapie: Theorie und Praxis. Anwendungs-Empfehlungen der EKT in Österreich
2. Ernst C (1982) Die Elektrokrampfbehandlung in der Psychiatrie. Schweiz Ärztetg 63: 1396–1405
3. Hedemand E, Christensen P (1982) Elektrostimulationsbehandling i Danmark. Ugeskr Laeger 144: 2339–2341
4. Hofmann P, Wieselmann G, Herzog G, Zapotoczky HG (1993) Elektronkonvulsionstherapie (EKT) in Österreich, Eine Umfrage. Neuropsychiatrie 7: 204–206
5. Hoffmann-Richter U, Alder B, Finzen A (1998) Die Elektrokrampftherapie und die Defibrillation in der Zeitung. Eine Medienanalyse. Nervenarzt 69: 622–628
6. Kramer BA (1985) Use of ECT in California, 1977–1983. Am J Psychiatry 1190–1192
7. Müller U, Jänner M (1996) „Immer wieder darüber reden". Strategien zur Versachlichung der Diskussion über Elektrokrampftherapie. Nervenarzt 87: 431–432
8. Müller U, Klimke A, Jänner M, Gaebel W (1998) Die Elektrokrampftherapie in psychiatrischen Kliniken der Bundesrepublik Deutschland 1995. Nervenarzt 69: 15–26
9. Pippard J, Ellam L (1981) Electroconvulsive treatment in Great-Britain – a report to the Royal College of Psychiatrists. Gaskell, London
10. Reimer F, Lorenzen D (1981) Die Elektrolonvulsionsbehandlung in psychiatrischen Kliniken der Bundesrepublik Deutschland und West-Berlin. Nervenarzt 52: 554–556
11. Sauer H, Koehler KG, Fünfgeld EW (1985) Folgen unterlassener Elektrokrampftherapie. Nervenarzt 56: 150–152.
12. Sauer H, Laschka E, Stillen Munkes HP, Lauter H (1987) Elektrokrampftherapie in der Bundesrepublik Deutschland. Nervenarzt 58: 519–522
13. Szuba MP, Guze BH, Liston EH, Baxter LR, Roy-Byrne P (1992) Psychiatry Resident and medical student perspectives on ECT: Influence of exposure and education. Convuls Ther 8: 110–117

2. Wissenschaftliche Grundlagen der EKT

Smesny, Sauer (Jena)

2.1 Der Wirksamkeitsnachweis der Elektrokonvulsionstherapie

Einleitung

Wie bereits dargelegt, ist die Elektrokonvulsionstherapie (Elektrokrampftherapie, EKT) für die Behandlung schizophrener Psychosen entwickelt worden. Nach Einführung des Verfahrens in die klinische Psychiatrie wurde jedoch sehr bald deutlich, dass der größere therapeutische Gewinn auf dem Gebiet der affektiven Psychosen, insbesondere bei der Depression lag. Sehr rasch hatte sich bei dieser Indikation die EKT zur Therapie der ersten Wahl entwickelt. Als in den 50er Jahren die trizyklischen Antidepressiva eingeführt worden waren, wurde eine Vielzahl von Vergleichsuntersuchungen zwischen EKT und den Pharmaka durchgeführt, die sich teilweise durch sehr große Fallzahlen auszeichneten. Auf dem Gebiet der Schizophrenie sind nach Einführung der Neuroleptika ebenfalls etliche vergleichende Studien durchgeführt worden, allerdings in weitaus geringerer Zahl. Diese früheren Studien werden im folgenden Kapitel aufgrund der hohen Fallzahl unverändert berücksichtigt, wenngleich die methodischen Anforderungen an einen Wirksamkeitsnachweis in den vergangenen Jahrzehnten erheblich gestiegen sind, so dass die Ergebnisse nur noch unter Vorbehalt betrachtet werden können. Über die Arbeiten zur Depression und Schizophrenie hinaus sollen noch die Ergebnisse bezüglich der Manie dargestellt werden, die im deutschsprachigen Raum bisher zu wenig beachtet wurden. Ferner werden die sogenannten Doppelblindstudien dargestellt, die der Aufklärung des Wirksamkeitsmechanismus dienen, aber seinerzeit auch die wissenschaftliche Antwort auf eine ideologisch geführte öffentliche Diskussion darstellten. Schließlich sollen die derzeit aktuellen Forschungsthemen erörtert werden, die die Fragen der kombinierten elektrokonvulsiven und medikamentösen Behandlung betreffen, den Einsatz der EKT bei Therapieresistenz und die Erarbeitung von Behandlungsstrategien, die zur Stabilisierung des Therapieeffektes über die Dauer der EKT-Serie hinaus beitragen.

Depressionen

EKT versus Nicht- bzw. Scheinbehandlung

Die Frage nach der Wirksamkeit eines Therapieverfahrens ist zunächst in plazebokontrollierten Studien zu beantworten. Die diesbezüglichen EKT-Studien sind in den 60er Jahren durchgeführt worden und können heute aus ethischen Gründen nicht wiederholt werden. In einer Meta-Analyse, mit der die Einzelergebnisse aus verschiedenen Studien statistisch zusammengefasst werden, fanden Janicak und Mitarbeiter [45, 46] eine 42%ige Überlegenheit der EKT gegenüber Plazebo.

Gegenüber derartigen Studien kann kritisch eingewandt werden, dass keinesfalls geklärt ist, wodurch der Wirksamkeitsunterschied zwischen Verum und Plazebo zustande kommt. Zu diskutieren ist die verstärkte ärztliche oder pflegerische Zuwendung, aber auch die Behandlung unter Narkose und unter Muskelrelaxation. Eine der grundlegenden Arbeiten der EKT-Literatur hatte diesbezüglich bereits eine vorläufige Klärung herbeigeführt: Cronholm und Ottosson [20] hatten die Experimentalgruppe mit elektrischer Energie behandelt, die leicht über der Krampfschwelle lag und damals den üblichen Behandlungsbedingungen entsprach. In der ersten Kontrollgruppe wurden weit überschwellige Stimuli appliziert, wodurch der Therapieerfolg nicht verbessert wurde, jedoch eine höhere Rate an Gedächtnisstörungen hervorgerufen wurde. In der 3. Gruppe wurden Krampfentladungen bei leicht überschwelligen elektrischen Strömen durch Lidocain verkürzt, so dass der Anfall ohne tonisches Stadium ablief und ein spike-wave-Muster im EEG auftrat, das einer petit-mal Epilepsie entsprach. In dieser Gruppe war die therapeutische Effizienz der EKT sehr viel geringer. Damit schien gesichert, dass die generalisierte Entladung der alleinige oder zumindest dominierende Faktor für die antidepressive Wirksamkeit darstellt.

Als 1974 ein wahrscheinlich lancierter Bericht in Großbritannien die Presse erreichte, wonach in einem psychiatrischen Krankenhaus ein Elektrokrampftherapiegerät eingesetzt worden sei, das gar nicht funktionsfähig gewesen wäre, und die Mitarbeiter dies nicht realisiert hätten, aktualisierte sich die Diskussion über den Wirkmechanismus der EKT erneut. In der Laienpresse war behauptet worden, dass die EKT die Patienten nur ängstige und diese deshalb das Krankenhaus verließen. Um diese Kritik zu entkräften, wurden in verschiedenen Counties in England Doppelblindstudien durchgeführt, in denen also weder der Patient noch der beurteilende Arzt wußten, ob der einzelne Patient das Verum- oder das sogenannte simulierte Verfahren erhielt, welches aus Kurznarkose und Muskelrelaxation bestand. Die erste dieser Untersuchungen (Tabelle 1) wurde von Lambourn und Gill [55] durchgeführt, die allerdings keinen Wirksamkeitsunterschied zwischen Verum-EKT und simulierten Verfahren feststellen konnten. Vermutlich ist dieses Ergebnis darauf zurückzuführen, dass durch die rechts unilaterale Positionierung der Elektroden (in sehr geringem Abstand) und durch elektrische Stimuli von sehr kurzer Pulsdauer (0,5 ms) bzw. zu geringer Dosis (10 J) keine therapeutisch ausreichend wirksamen Krämpfe induziert wurden. Zwischen 1978 und 1985 kamen insgesamt 5 weitere Doppelblindstudien [8, 35, 40, 47, 96] zustande, die den heutigen Gütekriterien für eine wissenschaftliche Untersuchung genügen (randomisierte Aufteilung der Patienten, Anwendung reliabler Messinstrumente, verblindete Beurteilung der Wirksamkeit). In allen fünf Untersuchungen war die Verum-EKT dem Kontrollverfahren signifikant überlegen. In einer dieser Untersuchungen [47] wichen die Behandlungsergebnisse in der Experimental- und Kontrollgruppe allerdings nur geringfügig voneinander ab. Zwei weitere Studien [35, 96] erbrachten ebenfalls deutliche Unterschiede zwischen echter und simulierter EKT, stießen aber wegen der Untersuchungsmethodik auf Kritik. Die Untersuchung von Freemann

Tabelle 1. Ausgewählte Vergleichsstudien zwischen EKT und simulierter EKT, * im doppelt blinden Design

Autoren	Definition der Depression	Behandlung	Ergebnis
Fahy et al., 1963 [27]	Endogen depressiv Klinische Indikation zur EKT	I. EKT: n = 20, 2/Woche II. Kontrolle: n = 20, Barbiturat-Narkose III. IMI: n = 20, Dosis 100 mg i.m.	33% der EKT- und IMI-Gruppe respondierten bis zum Studienende ⇒ i.m. IMI nicht signifikant langsamer in der Wirkung als EKT
Lambourn und Gill, 1978 [55]	Depressive Psychose Randomisierung Alter / Geschlecht parallelisiert	I. verum-EKT: n= 16, ges. 6 EKT Unilateral (Lancaster-Position) Pulsstrom (Pulsdauer 0,5 ms) II. simulierte EKT: n= 16, ges. 6 EKT Komedikation: Benzodiazepine (Präparat/Dosierung?)	27 / 32 Pat. nach 2 Wochen gut gebessert Kein signifikanter Gruppenunterschied (HAMD, klinische Beurteilung) Keine Unterschiede im Krankheitsverlauf
Freeman et al., 1978* [36]	Depression (HAMD/BDI-Scores > 15) Randomisierung	I. verum-EKT: n = 20, bilateral, Anzahl nach klinischem Ermessen Wechselstrom II. simulierte EKT: n = 20, 2 sham-EKT, dann verum-EKT nach Ermessen AD bei ca. 40% in beiden Gruppen	Raschere Besserung in der Verum-Gruppe, p < 0,05 (HAMD, Wakefield, VAS und BDI) Bei diesen Patienten war auch eine geringere Anzahl von Einzelanwendungen für die Remission erforderlich.
Johnstone et al., 1980* [47]	Depressive Psychose, (Kriterien des Medical Research Council, Feighner, Newcastle für endogene Depressionen) Parallelisierung wahnhafter, agitierter und gehemmter Depressionen Randomisierung,	I. verum-EKT: n = 31, bilateral, 8 EKT Wechselstrom II. simulierte EKT: n = 30, 8 sham-EKT, Benzodiazepine zur Nacht bei allen Patienten; 30% erhieltem Diazepam auch am Tag	In beiden Gruppen gute Besserung nach 4 Wochen (HAMD, Leeds-Skala) Verum-EKT: 68%, simulierte EKT: 56% p < 0.01 nach 8 EKT Signifikante, aber geringe Überlegenheit in der Verum-Behandlung, besonders bei wahnhaften Depressionen Keine Unterschiede in der Katamnese (1 u. 6 Mo.), unkontrollierten Bedingungen

Tabelle 1. Ausgewählte Vergleichsstudien zwischen EKT und simulierter EKT, * im doppelt blinden Design (*Fortsetzung*)

Autoren	Definition der Depression	Behandlung	Ergebnis
West 1981* [96]	Primäre depressive Erkrankung (Feighner) Randomisierung	I. verum-EKT: n = 11, bilateral, 6 EKT Wechselstrom II. simulierte EKT: n = 11, 6 sham-EKT, AMI 50 mg zur Nacht bei allen Patn.	Signifikante Überlegenheit der Verum-Behandlung nach 3 Wochen (59%) bei nur minimaler Besserung in der Sham-Gruppe (8%), p< 0,002 (Fremdbeurteilung, BDI) Nach Studienende weitere verum-EKT bei 10 Probanden, jedoch bei keinem EKT-Patienten
Brandon et al., 1985* [9]	Depressive Psychose (Present State Examination) Randomisierung	I. verum-EKT: n = 43, bilateral, ≥ 4 EKT modifizierter Wechselstrom II. simulierte EKT: n = 34, ≥ 4 EKT, Benzodiazepine als Tages- und Nachtmedikation erlaubt	Signifikante Besserung in der Verum-Gruppe nach 2 und 4 Wochen (verum-EKT: 60%, sham-EKT 23%, p = 0,0001 nach 8 Behandlungen, HAMD), besonders bei gehemmten und wahnhaften Depressionen. In dieser Gruppe auch niedrigere Zahl von Einzelanwendungen. Nach 12 und 28 Wochen keine Differenz unter unkontrollierten Bedingungen
Gregory et al., 1985* [40]	Depressive Psychose (Medical Research Council) Randomisierung	Ia. Verum-EKT: n = 21, ≥ 6 bilateral Ib. Verum-EKT: n = 19, ≥ 6 unilateral (Lancaster-Position) wahrscheinlich mod. Wechselstrom II. Sham-EKT: n = 20, ≥ 6 Benzodiazepine bei 51 Patienten (ca. 10-15 mg Diazepam/d oder andere Präparate in ähnlicher Dosis	Hochsignifikante Überlegenheit der Verum-Behandlungen nach 2, 4, 6 Anwendungen und bei Behandlungsende (verum-EKT: 73%, sham-EKT 34%, p< 0,005, MADRS, HAMD) Abbruch bei Kontrollprobanden am häufigsten wegen unzureichenden Therapieerfolges, für diese Gruppe auch nach Behandlungsende höchste Zahl zusätzlicher EKT-Anwendungen

[35, 36] wurde kontrovers diskutiert, da sich Therapieeffekte unter bilateral applizierter Verum-EKT zwar schneller zeigten, im Langzeitverlauf aber kaum über dem Effekt der Schein-EKT lagen [22]. Andere Autoren [21] kamen zu dem Schluss, dass die Interpretation der Ergebnisse zu optimistisch sei und man anhand der Daten ebenso gut zu dem Schluss kommen könne, dass simulierte EKT genauso antidepressiv wirke wie Verum-EKT. Angesichts dieser Unklarheiten wurden noch zwei weitere Untersuchungen dieser Art durchgeführt [8, 40]. In beiden konnte wiederum eine eindeutige Überlegenheit der bilateralen Verum-EKT im Vergleich zur Schein-EKT nachgewiesen werden.

Auch bei Zusammenfassung der Doppelblindstudien kann auf eine Meta-Analyse nicht verzichtet werden, da 5 der 6 evaluierbaren Studien eine Fallzahl von unter 20 in den einzelnen Gruppen aufwiesen. Janicak et al. [45, 46] betonten zurecht, dass bei einer angenommenen Überlegenheit des Verum-EKT gegenüber dem simulierten Verfahren von 30%, die Gefahr eines Fehlers der 2. Art, dass also ein tatsächlich existenter Unterschied nicht erkannt wird, bei 60% liegt. In ihrer Analyse berechneten sie unter Verwendung der Mantel-Haenszel-Methodik eine Überlegenheit des Verum-Verfahrens von 33%. Damit sind die Ergebnisse von Cronholm und Ottosson bestätigt, dass der generalisierte Krampfanfall das wesentliche therapeutische Agens darstellt. Dass aber auch die technischen Faktoren einschließlich des Stroms einen erheblichen Einfluss auf die Ergebnisse haben können, wird in Kapitel 3.4 besprochen.

Unter Prädiktionsgesichtspunkten wurden zwei der Doppelblindstudien (Leicester und Northwick Park) zusammengefasst [12], um zu einer sichereren Beantwortung der Frage zu kommen, welche Patienten in besonderer Weise auf die Verum-EKT ansprechen. Die Analyse der einzelnen Studien hatte teilweise widersprüchliche Ergebnisse erbracht. Es zeigte sich in dieser Auswertung, dass besonders gehemmte und wahnhaft depressive Patienten auf das Verum-Verfahren ansprechen, wobei der Effekt bei gehemmt-wahnhaften Patienten besonders deutlich war. Die weitergehende Schlussfolgerung der Autoren, dass bei allen anderen Patienten das Verum – dem simulierten Verfahren nicht überlegen sei, ist aber aufgrund der geringen Fallzahlen in einzelnen Gruppen (teilweise n < 10) nicht vertretbar.

Dieses Ergebnis ist vor dem Hintergrund einer Vielzahl von Prädiktionsstudien zu sehen, nach denen psychotische Merkmale insgesamt einen Zusammenhang mit einem guten Behandlungsergebnis aufwiesen. In früheren Studien waren außerdem bestimmte melancholische Merkmale als Prädiktoren identifiziert worden. Dies war aber wahrscheinlich darauf zurückzuführen, dass seinerzeit auch sogenannte neurotische Patienten in die Studien mit einbezogen wurden. Melancholische Merkmale als Prädiktoren ließen sich nicht mehr bestätigen, nachdem die Eingangskriterien verengt und präzisiert worden waren. Es muss somit in den künftigen Studien noch genauer geklärt werden, ob die depressive Hemmung den Behandlungserfolg vorhersagt, wie es die Doppelblindstudien annehmen lassen. Dies wäre klinisch außerordentlich hilfreich. Höheres Alter ist nach früheren Studien ein positiver Prädiktor des Behandlungsverlaufes.

EKT versus Antidepressiva

Wie bereits erwähnt, liegen zu dieser Thematik zwar eine Vielzahl, aber überwiegend ältere Studien vor, in denen die EKT mit trizyklischen Antidepressiva
verglichen wurde (Tabelle 2). Da auch heute noch Trizyklika in Gebrauch sind
und die neueren Antidepressiva nebenwirkungsärmer, aber nicht eindeutig wirksamer sind, ist die Darstellung dieser älteren Befunde relevant für die derzeitige
therapeutische Praxis.

   Mitte der 60er Jahre wurden zwei multizentrische Studien an jeweils über 250
Patienten durchgeführt, in denen EKT, Imipramin (seinerzeit im angloamerikanischen Raum eines der am häufigsten verordneten Antidepressiva), Phenelzin (der
damals am weitesten verbreitete MAO-Hemmer) und Plazebo verglichen wurden. Beide Studien waren nicht doppelblind durchgeführt worden, die Zuweisun-
gen zu den verschiedenen Behandlungsgruppen erfolgte jedoch randomisiert. In
der amerikanischen Studie von Greenblatt et al. [39] lagen die Raten „ausgeprägter
Besserung" nach 8 Wochen für die EKT signifikant höher als für die anderen Gruppen: 76% verglichen mit 50% für Phenelzin und 49% für Imipramin. In der englischen Studie (Medical Research Council) [1] erwies sich die EKT ebenfalls als
wirksamer im Vergleich zu Phenelzin und auch als wirksamer gegenüber Imipramin
bei Frauen, nicht jedoch bei Männern. Darüber hinaus war ein früherer Wirkungseintritt der EKT festzustellen, so dass nach 5 Wochen der Anteil der EKT-Patienten,
der entlassen werden konnte, doppelt so hoch war wie für beide Pharmaka. Verschiedene weitere, allerdings meist kleinere Vergleichsstudien kamen zu ähnlichen
Ergebnissen. Die Meta-Analyse von Janicak [46] ergab eine Wirksamkeit der EKT
von 78% und der trizyklischen Antidepressiva von 64% (Plazebo 28%) und einen
Wirksamkeitsvorteil der EKT von 19%. Diese Befundlage begründete das über
Jahrzehnte gehaltene Diktum, dass die EKT wirksamer ist als Antidepressiva und
darüber hinaus den schnelleren Wirkungseintritt aufweist.

   Wenngleich in den beiden großen multizentrischen Studien und in den für
die Meta-Analyse zur Verfügung stehenden Untersuchungen die trizyklischen
Antidepressiva meist in einer Dosis von 150 mg und mehr verabfolgt wurden, ist
kritisch gegenüber dem genannten Diktum eingewandt worden, dass die Trizyklika
nicht ausreichend dosiert gewesen seien. Für eine derartige Annahme spricht
beispielsweise die sehr gut dokumentierte Studie von Kristiansen [52], in der die
EKT mit 300 mg Imipramin pro Tag verglichen wurde und in der sich kein
Wirksamkeitsunterschied ergab. Zur Bestätigung dieser Annahme wäre aber eine
dreiarmige Studie erforderlich, in der die EKT mit einer Standard- und einer hohen
(= 300 mg) Dosierung eines Trizyklikums verglichen wird. Derartige Studien liegen nicht vor. Ihre Durchführung wäre unter heutigen Bedingungen auch nicht
mehr sinnvoll, zumal ein erheblicher Teil der mit 300 mg eines Trizyklikums
behandelten Patienten heute Nebenwirkungen aufweisen würde, die durch neuere
Antidepressiva vermeidbar sind. Umgekehrt kann auch die Wirksamkeit der EKT
in gewissem Umfang durch eine höhere Behandlungsfrequenz pro Woche gesteigert werden [92], ebenfalls mit der Folge einer erhöhten Nebenwirkungsrate.

   Von größerer Relevanz ist die Frage, ob die etwa vor drei Jahrzehnten durchgeführten Vergleichsstudien auf die heutige Behandlungssituation übertragbar sind.

Tabelle 2. Ausgewählte prospektive Studien zur Wirksamkeit der EKT im Vergleich zu trizyklischen Antidepressiva oder MAOIs

Autoren Anzahl der Pat. (n)	Definition der Depression	Behandlung	Ergebnis
Bruce et al., 1960 [11] n = 49	Endogen depressiv Randomisierung	I. Ø 6 EKT im 1. Monat; II. IMI, bis 75 mg/d (für 4 Wochen)	Unterschiede auf Trendniveau
Bratfos et al., 1965 [10] n = 315	Bipolar depressiv Randomisierung ?	I. EKT; II. verschiedene MAOI, III. AMI, IMI, 125–250 mg/d Medikamentengabe > 3 Wo. IV. (n je Medikament ?, Ø Dosis ? Dosissteigerung ?)	EKT-Response: 61% (Responsekriterien ?) TCA-Response: 25% EKT auch bei Nichtansprechen auf TCA wirksam
Kristiansen 1961 [52] n = 136	Endogen depressiv (Diagnosekriterien?) Randomisierung	I. 2 EKT/Wo. II. IMI, max. 300 mg/d, Steigerung? Studiendauer: 5-6 Wo.	Keine Gruppenunterschiede
Medical Research Council 1965 [1] n = 250	Major Depression (ähnlich DSM III-R Kriterien)	I. Ø 4-8 EKT in 3½ Wo. II. IMI nach 3 d auf 200 mg/d bis zum 57. Tag, dann mit halbierter Dosis bis zum 85. Tag, dann erneut Halbierung der Dosis bis zum 113. Tag, dann wieder Halbierung III. PH, 20-60 mg IV. Plazebo	Beurteilung nach 4, 5, 8, 12 und 24 Wochen: Non-Response nach 4 Wochen: IMI: 5% EKT: 8% EKT bei Frauen effektiver EKT schneller wirksam als IMI Response-Raten: primäre EKT: 71% IMI non-Resp.: 55% PH non-Resp.: 50%

Tabelle 2. Ausgewählte prospektive Studien zur Wirksamkeit der EKT im Vergleich zu trizyklischen Antidepressiva oder MAOIs (*Fortsetzung*)

Autoren Anzahl der Pat. (n)	Definition der Depression	Behandlung	Ergebnis
McDonald et al., 1966 [66] n = 30	Depressiv Klinische Indikation zur EKT Randomisierung	I. 3 verum-EKT/Wo. II. 3 simulierte EKT/Wo. III. AMI, 80 mg i.m. für 3 d, dann weiter 150 mg/d oral IV. Plazebo Studiendauer 4 Wo.	Schnellere Wirkung durch EKT
Fahy et al., 1963 [27] n = 60	Endogen depressiv Klinische Indikation zur EKT	I. EKT: n = 20, 2/Wo. II. Kontrolle: n = 20, Barbiturat-Narkose III. IMI: n = 20, Dosis 100 mg i.m.	33% der EKT- und IMI-Gruppe respondierten bis zum Studienende ⇒ i.m. IMI nicht signifikant langsamer in der Wirkung als EKT

Gangadhar et al., 1982 [38]	Endogen depressiv	I. EKT: aller 2 d bis zur 6. EKT, dann wöchentlich für 2 Wo., dann 2wöchentlich weitere 4 EKT
		II. IMI: 1. Woche 75 mg/d
		   2.-11. Woche 150 mg/d
		   12. Woche 75 mg/d
		Studiendauer 12 Wo
			HAMD nach 2 Wo: EKT< IMI
			HAMD nach 4 Wo: EKT = IMI

Tabelle 2. Ausgewählte prospektive Studien zur Wirksamkeit der EKT im Vergleich zu trizyklischen Antidepressiva oder MAOIs (*Fortsetzung*)

Autoren Anzahl der Pat. (n)	Definition der Depression	Behandlung	Ergebnis
Selvan et al., 1999 [88] n = 30	DSM III-R: unipolar major depression 17-item HAMD ≥ 16 Randomisierung	I. EKT: 2/Woche, bilateral, Titration, Dosis 60 mC > Krampfschwelle II. IMI: 225 mg/d vom ersten Tag an > 50 Jahre: 150 mg/d	Remission (HAMD < 8 nach 4 Wochen): EKT: 71% IMI: 78% Kränkere Patienten in der EKT-Gruppe
Janakiramaiah et al., 2000 [44] n = 45	DSM-IV: major depressive disorder, melancholischer Subtyp 17-item HAMD ≥ 17 Randomisierung Nicht doppelblind	I. EKT: 3/Woche, bilateral, Titration bei und 7. EKT, Dosis 60 mC > Krampfschwelle II. IMI: 150 mg/d vom ersten Tag an III. Yoga: 45 min, 1/d, 6d/Woche	Remission (HAMD < 7 nach 4 Wochen) EKT: 93% IMI: 73% Yoga: 67% Keine signifikanten Unterschiede
Flint & Rifat 1998 [32] n = 25 (≥ 60 Jahre)	DSM III-R: unipolare Major Depression mit psychotischen Symptomen 17-item HAMD ≥ 16 keine Randomisierung	I. EKT: 3/Woche, unilateral, bei Nonresponse nach 5 Behandlungen bilaterale EKT II. NOR: Ø 78,1 ± 16 mg/d + Perphenazin: Ø 17,5 ± 9,8 mg/d nach 6 Wochen + Lithium: Ø 0,68 ± 0,14 mmol/l (kurze Dauer der Lithium-Gabe)	Remission: (HAMD ≤ 10, kein Wahn/ Halluzinationen) EKT: 88% (nach 6 Wochen) Antidepressiva: 25% (nach 6 Wochen), 50% (nach 8 Wochen)

Nach unserer Auffassung ist bei heute stationär aufgenommenen depressiven Patienten die Häufigkeit der ambulanten Vorbehandlung größer und ein klassisches melancholisches Bild bei Aufnahme seltener. Die Patienten zeigen jetzt häufiger therapieresistente Syndrome und – damit zusammenhängend – verschiedene Co-Morbiditäten, die generell die Wirksamkeit von Therapieverfahren reduzieren, so dass die unter heutigen Bedingungen wiederholten Studien beispielsweise des Medical Research Council möglicherweise andere Ergebnisse als seinerzeit erbringen würden. Auch sind die Auswirkungen der veränderten therapeutischen Möglichkeiten schwer abschätzbar. Die neuen Antidepressiva haben gegenüber den Trizyklika den Vorteil, dass meist eine einschleichende Dosierung nicht nötig ist und auch höhere Dosen in der Regel ohne gravierende Nebenwirkungen toleriert werden. Es liegen jedoch bisher keine Vergleichsuntersuchungen zwischen EKT und neuen Antidepressiva vor. Dass sich aber allein aufgrund der neuen Antidepressiva eine veränderte Einschätzung der Wirksamkeitsunterschiede zwischen der elektrokonvulsiven und der pharmakologischen Behandlungsform ergibt, erscheint dennoch zweifelhaft, da die Meta-Analysen zwischen Trizyklika und neuen Antidepressiva keine substanziellen Wirksamkeitsunterschiede nachgewiesen haben.

EKT bei Therapieresistenz

Bis heute ist es schwer gefallen, eine allgemein akzeptierte Definition für Therapieresistenz zu formulieren. Üblicherweise wird von Therapieresistenz gesprochen [54], wenn 2 aufeinanderfolgende Monotherapien mit Antidepressiva aus verschiedenen Substanzklassen in ausreichender Dosierung (mindestens 150 mg Imipraminäquivalente) und nach ausreichender Dauer (mindestens 4 Wochen/Antidepressivum) kombiniert mit Schlafentzugsbehandlung keine oder nur eine unwesentliche Besserung zur Folge hatten. Da ca. 70% der Patienten (in Abhängigkeit von der Stichprobe) auf das erste Antidepressivum und weitere 10 bis 15% auf ein zweites ansprechen, kann der Anteil therapieresistenter Patienten mit 15 bis 20% abgeschätzt werden. Früher gab es wenige verschiedenartige Antidepressiva, deren therapeutische Effizienz unter Angabe von Imipraminäquivalenten vergleichbar war. Eine Klassifikation der Therapieresistenz war daher unter Berücksichtigung der Dosierung relativ leicht zu treffen. Neue, nichttrizyklische Antidepressiva sind in ihrer Wirksamkeit nicht ohne weiteres mit Trizyklika vergleichbar, so dass die Annahme einer Therapieresistenz für diese Medikamente variieren kann [13, 30, 77]. Bei Depressionen mit psychotischer Begleitsymptomatik sollte erst dann von Therapieresistenz gesprochen werden, wenn in Kombination mit dem Antidepressivum auch ein hochpotentes Neuroleptikum keine ausreichende Wirkung erzielt hat [82].

Bereits im Rahmen der eingangs erwähnten englischen Multicenter-Studie [1] (Tabelle 3) konnte gezeigt werden, dass etwa ein Drittel der Patienten, die zunächst auf Imipramin eingestellt waren, anschließend noch mit EKT behandelt werden musste und dass etwa bei der Hälfte dieser Fälle unter der Zusatztherapie eine Remission eintrat. Auch nach erfolgloser Therapie mit Phenelzin erwies sich die EKT noch in 50% der Fälle als wirksam. In der Untersuchung von Bratfos und

Tabelle 3. Ausgewählte Studien zur Wirksamkeit der EKT bei pharmakoresistenter Depression

Autoren Anzahl der Pat. (n)	Definition der Depression	Behandlung	Ergebnis
DeCarolis et al., 1964 [25] n = 437	Mono-/bipolar depressiv	I. n = 190, Ø 8-10 EKT (in 25 d) II. n = 247, IMI, 200-400 mg (3 Wochen)	IMI-Response: 56,5% Response bei EKT nach IMI: 31,1% Response-Rate von EKT bei IMI non-Response: 71,6%
Bratfos et al., 1965 [10] n = 315	Bipolar depressiv Randomisierung ?	I. EKT II. verschiedene MAOI, III. AMI, IMI, 125-250 mg/d Medikamentengabe > 3 Wo. (n je Medikament ?, Ø Dosis ? Dosissteigerung ?)	EKT-Response: 61% (Response ?) TCA-Response: 25% EKT-Response auch bei Nichtansprechen auf TCA
Folkerts et al., 1997 [33]	Mono-/bipolar depressiv ICD 10: F32.1, F32.3, F33.1, F33.2, F31.3, F31.4 21-item HAMD ≥ 22 therapieresistent Randomisierung	I. EKT: n = 29, 3/Woche, Ø ges. 7.2 unilateral, nicht dominant, Titration 2,5 × Krampfschwelle II. Paroxetin: n = 18, 20-50 mg/d, Ø 44 mg/d (3 d Auswaschphase) Studiendauer 6 Wochen	Response-Rate (HAMD ≤ 50%): EKT 71,4% (2-3 Wo.), schneller wirksam Paroxetin (Par.) 27,8% (4 Wo.) 7/13 Par.-refraktären Patienten zeigten noch ein gutes Ansprechen auf nachfolgende EKT. EKT-Ansprechrate ges. 79%.

Pharmaka: AD = Antidepressiva, MAO = Monoaminoxidase-Inhibitoren, TCA = trizyklische Antidepressiva: AMI = Amitriptylin, IMI = Imipramin, NOR = Nortriptylin; PH = Phenelzin, CLO = Clomipramin, MAP = Maprotilin

Depressionsskalen: HAMD = Hamilton-Depressionsskala, BDI = Becksches Depressionsinventar, MADRS: Montgomery-Asberg Depression Rating Skala

Haug [10] sprachen pharmakoresistente Patienten ebenso auf eine EKT an wie
solche, die von vornherein dem Verfahren unterzogen wurden. Von den depressiven Patienten, über die deCarolis [25] berichtete, kam es bei 56,5% unter einer
hochdosierten Imipraminbehandlung zu einer ausreichenden Besserung. In 31,1%
der Fälle stellte sich erst durch eine zusätzliche EKT der gewünschte Therapieerfolg ein. Bei fehlendem Ansprechen auf die Pharmakotherapie ergab sich damit
für die EKT immer noch eine Remissionsquote von 71,6%. Obwohl diese Studien
auf Grund der hohen Fallzahl auch heute noch von Bedeutung sind, ist einschränkend anzumerken, dass die EKT-Behandlungen bei Therapieresistenz unter Weitergabe des Antidepressivums durchgeführt wurden, so dass nicht sicher zwischen
der EKT-Wirkung und einer möglicherweise verzögerten Wirkung des Antidepressivums unterschieden werden konnte.

Aber auch neuere Arbeiten bestätigten ein Ansprechen auf EKT bei 50 bis 100%
der pharmakoresistenten depressiven Patienten. Beispielsweise verglich Davidson
[24] in einer prospektiv-randomisierten Untersuchung die Effizienz der EKT mit
der Wirksamkeit einer Phenelzin-Amitriptylin- Kombinationsbehandlung bei 17
Patienten mit pharmakoresistenten depressiven Symptomen. Die Überlegenheit
der EKT war insbesondere bei psychotischen Depressionen derart deutlich, dass
die Studie vorzeitig abgebrochen werden musste. Allerdings waren die Antidepressiva relativ niedrig dosiert worden. In der bisher aktuellsten Studie von
Folkerts [33] wurde die Wirksamkeit eines Serotonin-Wiederaufnahmehemmers
(Paroxetin, mittlere Enddosis 44 mg/d) mit dem Ansprechen auf rechts unilaterale
EKT bei hauptsächlich monopolar depressiven, pharmakoresistenten Patienten verglichen. Im prospektiv-randomisierten Design zeigte sich sowohl bezogen auf das
zeitliche Einsetzen des Therapieeffektes als auch auf die Response-Rate eine
deutlich bessere Wirksamkeit der EKT (71%) im Vergleich zu Paroxetin (28%).

Klinischen Erfahrungen zufolge sinkt die Wahrscheinlichkeit eines Therapieerfolgs mit der Anzahl erfolgloser Behandlungsversuche. Einige Ergebnisse zeigen, dass zumindest die Effizienz der Vormedikation Einfluss auf die Wirksamkeit
einer nachfolgenden (sekundären) EKT hat. In einer offenen Studie von Prudic
[79] ergab sich zwar für 70% aller pharmakoresistenten Depressiven ein signifikanter Therapieeffekt, aber nur für 50% der adäquat vormedizierten Patienten.
Eine weiteren Studie der gleichen Arbeitsgruppe [78] zeigte zwar bei 74% der
inadäquat vorbehandelten Patienten, jedoch nur bei 48% der adäquat medizierten
Patienten eine signifikante Verbesserung durch sekundäre EKT. Auch in Publikationen von Sackeim [83] wird bei 80% der zuvor unbehandelten Patienten über
eine wesentliche Besserung durch EKT berichtet, während die Ansprechrate bei
vorher erfolglos mit Antidepressiva behandelten Patienten nur 50% betrug.

Zusammenfassung

Der Einsatz der EKT bei Depressionen ist am besten wissenschaftlich-empirisch
begründet. Die Wirksamkeit des Verfahrens wurde in plazebokontrollierten Doppelblindstudien nachgewiesen und es konnte gezeigt werden, dass die generalisierte
Entladung der dominierende therapeutische Faktor ist.

Die Wirksamkeitsvergleiche mit trizyklischen Antidepressiva, die überwiegend in den 60er und 70er Jahren durchgeführt worden sind, zeigten an der damals stationär behandelten Klientel einen Wirksamkeitsvorteil der EKT von 19% gegenüber trizyklischen Antidepressiva. Aus der höheren Wirksamkeit und insbesondere dem schnelleren Wirkungseintritt der EKT wurden die Indikationen für das Therapieverfahren abgeleitet, die mit Stupor, Suizidalität, Nahrungsverweigerung und Wahn hohe Schweregrade der Erkrankung kennzeichnen. Es existiert kein Hinweis, dass die EKT heutzutage bei den genannten Indikationen wirksamer ist als in früheren Jahrzehnten. Unklar ist hingegen, ob die Wirksamkeitsunterschiede zwischen EKT und Antidepressiva auch an heute stationär behandelten Patienten noch nachweisbar wären. Diese Patientengruppe setzt sich möglicherweise anders zusammen als in früheren Jahrzehnten und wird überwiegend mit neueren Antidepressiva behandelt, deren Wirksamkeit jedoch nicht höher als die der Trizyklika zu bewerten ist.

Es liegen neuere Studien zur EKT bei pharmokoresistenten Depressionen vor. In früheren Studien lag die Ansprechrate unter EKT bei ca. 70%. Jüngere Studien haben gezeigt, dass sich dieser Prozentsatz auf 50% reduziert, wenn die zuvor durchgeführte Antidepressivabehandlung adäquat dosiert war.

EKT bei Manie

Im Vergleich zur Depression stand die Effektivität der EKT in der Behandlung der Manie wesentlich weniger im Zentrum wissenschaftlicher Aktivitäten. Dennoch zeigten Untersuchungen zur Anwendungshäufigkeit der EKT bei Manie in verschiedenen Ländern einen unerwartet hohen Gebrauch dieses Behandlungsverfahrens [75]. Erste evaluierende Arbeiten zur EKT-Wirksamkeit bei manischen Patienten zwischen 1946 und 1949 [49, 67, 87] sprachen für eine deutliche Besserung manischer Symptome bei der Mehrzahl (65%) der untersuchten manischen Patienten, ließen aber die Frage unbeantwortet, ob die EKT für die Behandlung der Manie ebenso effektiv sei wie für die Behandlung der Depression.

Nach fast 30jähriger wissenschaftlicher Pause wurde die Wirksamkeitsdiskussion der EKT bei Manie erst zwischen 1976 und 1978 mit 6 retrospektiven Studien (2 im kontrollierten, 4 im unkontrollierten Design) wieder aufgenommen. In den beiden kontrollierten Studien wurden in ähnlicher Weise nur ersterkrankte Patienten eingeschlossen; die Untersuchungsgruppen waren für Alter und Geschlecht parallelisiert. In der ersten Studie von McCabe [64, 65] erfolgte der Wirksamkeitsvergleich zwischen EKT und Chlorpromazin. Durch den Vergleich der Behandlungsverläufe verschiedener Zeitepochen (1935–1941; 1945–1949; 1958–1964) wurde nachgewiesen, dass gegenüber dem ersten Zeitabschnitt, in dem noch keine wirksame Therapie zur Verfügung stand, die Einführung der EKT eine erhebliche Verbesserung des Behandlungserfolgs mit sich brachte. Dagegen war durch den Einsatz des Chlorpromazins während des dritten Zeitabschnitts kein weiterer Fortschritt erkennbar. Die Ansprechrate in der EKT-Gruppe betrug 100%, die der Chlorpromazin-Gruppe 64%, wobei EKT auch bei allen Chlorpromazin-Nonrespondern eine signifikante Besserung der Manie bewirkte. In der zweiten

Studie von Thomas [94] sprachen zwar alle Patienten der EKT-Gruppe auf die Behandlung an, es konnten aber keine Unterschiede in der Wirksamkeit von Chlorpromazin, Lithium und EKT gezeigt werden.

Wieder vergingen 10 Jahre, bis sich zwei amerikanische Arbeitsgruppen, die eine am Larue Carter Memorial Hospital in Indiana [89], die andere am Creedmore Psychiatric Center in New York [73, 74] in prospektiven Untersuchungen der EKT-Wirksamkeit bei Manien widmeten. In beiden Studien wurden die Patienten nach standardisierten Diagnosekriterien (DSM-III) eingeschlossen und den Behandlungsarmen per Randomisierung zugeteilt. Die Beurteilung des Therapieeffektes erfolgte verblindet unter Verwendung standardisierter Beurteilungskriterien. Sogenannte „Rapid Cycler" (Patienten mit ≥ 4 Erkrankungsphasen pro Jahr) wurden nicht berücksichtigt, etwaige Lithium-Behandlungen wurden vor Beginn der EKT unterbrochen. Trotz dieser Gemeinsamkeiten wiesen die Studien wesentliche Unterschiede auf.

Small und Mitarbeiter in Indiana [89] verglichen das Ansprechen auf EKT (n = 17) mit der Wirksamkeit von Lithium (n = 10) bei ambulant vorbehandelten, aber nicht notwendigerweise Lithium-refraktären manischen Patienten. EKT erfolgten dreimal wöchentlich mit bifrontaler Applikation. Acht Wochen nach Behandlungsbeginn wurde unter Verwendung verschiedener Beurteilungsskalen bei allen Patienten eine vollständige oder zumindest weitgehende Rückbildung der manischen Symptome durch EKT festgestellt, ein Vorteil der EKT gegenüber Lithium konnte jedoch lediglich für einzelne psychopathologische Items gezeigt werden. Einschränkend ist zu sagen, dass die Patienten der EKT- und der Lithium-Gruppe während der gesamten Studie mit vergleichbar dosierten Neuroleptika behandelt wurden. Da bereits initial 300–400 Chlorpromazin-Äquivalente verabreicht wurden, ist nicht sicher, ob und in welchem Maße Neuroleptika zur Besserung im Verlauf der EKT-Behandlung beigetragen haben.

Die Arbeitsgruppe um Mukherjee [73, 74] in New York untersuchte die EKT-Wirksamkeit im Vergleich zu einer Kombinationsbehandlung aus Lithium und Haloperidol bei (auf Lithium und Neuroleptika) therapieresistenten manischen Patienten. Da außerdem die antimanische Wirkung und das Nebenwirkungsprofil von rechts bzw. links unilateraler und bilateraler EKT vergleichend beurteilt werden sollte, ergab sich ein insbesondere für die Arbeit mit manischen Patienten überaus komplexes Design. In der Initialphase wurden sechs Patienten per Zufall einer rechts bzw. links unilateralen Behandlungsgruppe zugeteilt. In der zweiten Phase erfolgte die Randomisierung für die Pharmakotherapie-Gruppe (Lithium-Haloperidol-Kombination) bzw. eine der drei EKT-Gruppen (rechts unilateral, links unilateral, bilateral). In der ersten Studienphase wurde dreimal wöchentlich behandelt, in der zweiten Phase aller zwei Tage oder noch häufiger (wobei sich die differierenden Behandlungspläne der zweiten Phase nicht auf das therapeutische Ansprechen auswirkten). In der New Yorker Studie wurden vergleichsweise restriktive Wirksamkeitskriterien verwendet. EKT-Response wurde angenommen, wenn die diagnostischen Kriterien [91] für Manie oder Hypomanie ohne Zusatzmedikation für die Dauer von 7 Tagen nach Beendigung der EKT-Serie nicht mehr zutrafen. Bei 13 der 22 Patienten (59%) wurde eine vollständige Remission der manischen Episode erreicht. In der kleinen (n = 5) medikamentös (Lithium und

Haloperidol) behandelten Patientengruppe war keine nennenswerte Verbesserung feststellbar. Im Vergleich zur Indiana Studie von Small waren bei Mukherjee keine Neuroleptika als Begleitmedikation erlaubt, woraus sich ein möglicher Grund für die geringere Responserate ergeben könnte. Außerdem ist in der New Yorker Studie das Einschlusskriterium der Pharmakoresistenz zu diskutieren. Möglicherweise zeigen pharmakosensible Patienten, wie sie z.T. in die Indiana Studie eingeschlossen wurden, ein anderes Ansprechen auf EKT als pharmakoresistente Patienten. Dieser Gedanke erscheint naheliegend, da sich in ähnlicher Weise die EKT-Wirksamkeit bei pharmakoresistenten depressiven Patienten (ca. 50%) deutlich von der bei erfolgreich vormedizierten Patienten (70–80%) unterscheidet.

Zusammenfassend spiegelt sich bereits in den frühen Untersuchungen zwischen 1941 und 1959 die klinische Erfahrung wieder, dass die EKT antimanisch wirksam ist. Die Beurteilbarkeit der ersten Daten wird jedoch durch diagnostische Unsicherheiten bei der Zusammenstellung der Untersuchungsgruppen und durch das Fehlen einheitlicher Wirksamkeitskriterien erschwert. Summiert man alle klinischen Ergebnisse dieser Periode auf (minimale Studiengröße: n = 20), so zeigten 313 (78%) von 400 manischen Patienten eine deutliche klinische Verbesserung [75]. Eine Zusammenfassung der 6 retrospektiven Studien nach 1976 ergibt eine nennenswerte Verbesserung manischer Symptome bei 127 (85%) von 150 Patienten [75]. Geht man von aktuelleren Bewertungskriterien aus, so ergibt sich für die beiden prospektiven Untersuchungen ein nennenswerter Therapieeffekt für 30 (77%) von 39 Patienten mit manischen Symptomen [75].

Zusammenfassung

Nach den vorliegenden Studien zeigen etwa 80% aller manischen Patienten eine deutliche EKT-Ansprechbarkeit. Dass die EKT trotz vergleichbarer Wirksamkeit seltener bei Manien als bei Depressionen zum Einsatz kommt, hängt vermutlich im größeren Umfang mit der mangelnden Einsicht der Patienten und den erwarteten Schwierigkeiten bei der Einwilligungsprozedur zusammen, was empirisch zu prüfen wäre. Prospektive und kontrollierte Studien sind erforderlich, um die Wirksamkeit der EKT bei pharmakoresistenten Manien genauer abschätzen zu können.

EKT bei Schizophrenie

Die Konvulsionstherapie entwickelte sich ursprünglich als eine Behandlungsmethode der „Dementia praecox" [29]. Sie ging u.a. aus der klinischen Beobachtung hervor, dass posttraumatisch auftretende Krampfanfälle bei Patienten mit „Dementia praecox" zur Rückbildung psychotischer Symptome führen können [68]. Durch die anfangs breite Anwendung stammen bis heute wesentliche Erkenntnisse über die Anwendbarkeit der EKT bei psychotischen Erkrankungen aus der Zeit vor der Einführung neuroleptisch wirksamer Substanzen. Da ein Großteil der Arbeiten aus den USA stammt, muss darauf hingewiesen werden, dass seinerzeit ein extrem weiter Schizophreniebegriff in der amerikanischen Psychiatrie vorherrschte, so dass ein erheblicher Teil der damals beschriebenen Fälle unter Verwendung beispielsweise von DSM-IV-Kriterien wahrscheinlich als affektive Erkrankungen anzusehen wäre. Insofern kann nicht ausgeschlossen werden, dass die Remissionsraten falsch hoch sind. In den ersten Studien wurde die Dauer der unbehandelten Erkrankung als wichtige Variable für das Ansprechen psychotischer Symptome auf Konvulsionsbehandlungen identifiziert. Mehrere Studien zwischen 1943 und 1959 [31] zeigten, dass Patienten mit einer Erkrankungsdauer von weniger als einem Jahr zu 50–70% nach EKT in gebessertem Zustand entlassen werden konnten, bei einer Erkrankungsdauer von mehr als drei Jahren waren es dagegen weniger als 20%. Damit erscheint für die Besprechung der Studien die Unterscheidung zwischen akuter und chronischer Schizophrenie berechtigt. Die nachfolgenden Ausführungen über die Schizophrenie sind im übrigen etwas ausführlicher gehalten, weil die Datenlage nicht schlüssig ist und einer eingehenderen Besprechung bedarf.

Akute Schizophrenie

Wenngleich sich nach Einführung der EKT der Schwerpunkt der Anwendung mehr und mehr auf die Behandlung affektiver Psychosen verschob, so sind doch in der Anfangszeit der EKT die meisten Patienten mit einer Schizophrenie elektrokonvulsiv therapiert worden. Die klinischen Studien zwischen 1939 und 1956, also vor der Einführung antipsychotisch wirksamer Medikamente, ergaben nahezu übereinstimmend eine Rückbildung psychotischer Symptome und eine Verkürzung stationärer Behandlungsaufenthalte bei 75–80% der EKT-behandelten Patienten. Damit erwies sich die EKT in Vergleichsstudien als deutlich wirksamer gegenüber der Behandlung mit Psychotherapie, Milieutherapie, der Behandlung mit Sedativa und der Insulin-Koma-Therapie [31]. Bei aller Euphorie über die offensichtliche Wirksamkeit fehlte es diesen Wirksamkeitsuntersuchungen noch an operationalisierten Diagnose- und Responsekriterien, so dass die Charakterisierung der Patientengruppen und Therapieverläufe meist Unschärfen aufwies.

Mit der Einführung der Neuroleptika stand nun ein weniger invasives, in der Anwendung konkurrierendes Behandlungsverfahren zur Verfügung, so dass sich die Notwendigkeit für vergleichende Wirksamkeitsuntersuchungen ergab. Die ersten Untersuchungen, bei denen Phenothiazine und die EKT in der Erstbehandlung von akut schizophrenen Patienten eingesetzt wurden, zeigten eine vergleichbare antipsychotische Wirksamkeit. Beispielsweise ergab ein Vergleich von 12–20 EKT und 300–1200 mg Chlorpromazin pro Tag bei verblindeter Beurteilung keinen Unterschied in der Wirksamkeit [5]. In einer breiter angelegten (n = 228) Vergleichsstudie von May [63] zwischen Psychotherapie, Trifluperazin- oder Chlorpromazin-Medikation, Kombination aus Psychotherapie und den genannten Neuroleptika, EKT und Milieutherapie erwies sich die EKT als effektiver verglichen mit Psychotherapie oder Milieutherapie, jedoch als weniger wirksam im Vergleich zu Neuroleptika. Insgesamt hinterließen die ersten Vergleichsstudien zwischen EKT und antipsychotischen Medikamenten [4, 17, 61, 62] abgesehen von einzelnen Ausnahmen [76] den Grundtenor, dass Neuroleptika in ihrer unmittelbaren antipsychotischen Wirkung der EKT gleichwertig oder sogar überlegen sind. Dennoch fanden sich in einigen Arbeiten [26, 61, 62] Hinweise darauf, dass EKT bei schizophrenen Patienten längerfristig zu einem besseren Behandlungsergebnis führen könnte. Allerdings fielen die Untersuchungen in eine Zeit, als der Behandlung nach Abklingen der akuten psychotischen Episode noch wenig Beachtung geschenkt wurde, so dass in keiner dieser Studien auf Erhaltungsmedikation kontrolliert wurde. Möglicherweise hat der Gedanke eines günstigen Langzeiteffektes durch EKT das Interesse an dieser Behandlungsmethode soweit wachgehalten, dass einige Autoren [61] sich für weitere kontrollierte Wirksamkeitsstudien aussprachen.

Trotz deutlichem Rückgang der Anwendungszahlen in den 70er und 80er Jahren folgten in Analogie zu entsprechenden Untersuchungen bei Depressionen verschiedene Doppelblindstudien [2, 9, 43, 93], in denen die Wirksamkeit der EKT im Vergleich zu simulierter EKT und damit die antipsychotische Wirkung des Krampfanfalls überzeugend belegt werden konnte. Auf der Grundlage dieser Ergebnisse konnte die Frage aufgeworfen werden, ob die Kombination von Elektrokonvulsions- und Pharmakotherapie für bestimmte Patientengruppen einen Wirksamkeitsvorteil gegenüber der Monotherapie erbringen kann. Die klinische Bedeutung dieser Behandlungsoption erklärt sich aus der großen Anzahl von Teil- oder Nonrespondern auf typische Neuroleptika und aus der hohen Nebenwirkungsrate. Möglicherweise ergaben sich ja auf dem Gebiet der Schizophrenie andere Verhältnisse als auf dem Gebiet der Depression, wo zwar eine Überlegenheit der alleinigen EKT gegenüber der Pharmakotherapie gezeigt werden konnte, die kombinierte elektrokonvulsiv-pharmakologische Behandlung einer alleinigen Elektrokrampftherapie aber nicht überlegen war. Bereits in der Studie von Childers [17] an ausschließlich weiblichen Patienten war die EKT als Monotherapie und in Kombination mit Chlorpromazin jeweils wirksamer als Fluphenazin oder Chlorpromazin allein. Die Arbeitsgruppe um Smith [90] behandelte konsekutiv aufgenommene akut schizophrene Patienten mit Chlorpromazin-Monotherapie (Ø 655 mg/die) oder Chlorpromazin (400 mg/die) kombiniert mit bilateraler EKT (3/ Woche). Auf der Grundlage standardisierter Beurteilungen war in beiden Gruppen eine Verbesserung innerhalb von 6 Behandlungswochen nachweisbar. Psychotische Symptome wie Feindseligkeit, Derealisationserleben und Verfolgungsideen remittierten unter der kombinierten Behandlung schneller, nach 3 und 6 Wochen waren aber stärkere Gedächtnisstörungen nachweisbar. 60 Tage nach Behandlungsbeginn verblieben fast doppelt so viele Patienten der Chlorpromazin-Gruppe in stationärer Behandlung wie kombiniert behandelte Patienten. Die mittlere Behandlungsdauer der Chlorpromazin-Gruppe übertraf die der EKT-Chlorpromazin-Gruppe um 57 Tage. Im Vergleich zu 8 von 24 Patienten (33%) der Chlorpromazin-Gruppe wurden nur 2 von 20 Patienten (10%) der kombiniert behandelten Patientengruppe innerhalb von einem Jahr erneut stationär aufgenommen.

Insgesamt zeigten 9 von 10 Studien (außer [43]) eine Überlegenheit der kombinierten Behandlung aus EKT und Neuroleptika gegenüber den jeweiligen Monotherapien, die sich in einer kürzeren Wirklatenz und einer deutlicheren Remission der Psychopathologie äußerte [2, 9, 17, 23, 81, 93, 95]. Dieses Ergebnis erscheint in mehrerlei Hinsicht bedeutsam. Einerseits kann die Wirksamkeit von Neuroleptika durch Kombination mit EKT gesteigert werden, ein Ergebnis, dass mit Ausnahme des Clozapins durch eine Weiterentwicklung der Neuroleptika selbst nicht erreicht werden konnte. Andererseits sind die bisher untersuchten Neuroleptika durch Kombination mit EKT bereits in geringerer Dosierung wirksam gewesen, so dass die Nebenwirkungsrate möglicherweise gesenkt werden könnte. Bei Betrachtung unter dem Gesichtspunkt der neuroleptischen Therapie kann festgestellt werden, dass es wahrscheinlich keine wirksamere Augmentationsstrategie als eine zusätzliche EKT gibt. Diese klinische Beobachtung muss jedoch noch empirisch belegt werden. Aus den Ergebnissen zum Krankheitsverlauf deutete sich eine geringere Rückfallrate für Patienten an, die in der akuten Phase der Erkrankung eine Kombinationsbehandlung aus EKT und Neuroleptikum erhalten haben. Ausgehend von der aktuellen Diskussion um einen neurotoxischen Effekt der Psychose im Sinne eines sich selbst verstärkenden neurodegenerativen Abbauprozesses [58, 59] erscheint eine möglichst frühzeitige Unterbrechung der floriden Symptomatik von eminenter Bedeutung. Ob die kombinierte Anwendung der EKT durch ihren schnellen Wirkungseintritt jedoch tatsächlich Einfluss auf die Pathophysiologie der Psychose und damit auf den Verlauf der Erkrankung nimmt, ist in weiterführenden Untersuchungen zu klären.

Akute Katatonie: Dieses Syndrom, das nosologisch nicht eindeutig der Schizophrenie zuzuordnen ist und auch Beziehungen zu den affektiven Erkrankungen hat, soll wegen seiner sehr guten Ansprechbarkeit auf die EKT gesondert besprochen werden. Dass prospektive randomisierte Studien nicht vorliegen, ist aufgrund der Seltenheit des Syndroms und der potentiellen Lebensbedrohlichkeit verständlich. Bereits 1964 zeigten Meyer und Mitarbeiter [71] in einem retrospektiven Gruppenvergleich an schizophrenen Patienten, dass die Mortalitätsziffern nach Einführung der EKT drastisch absanken. Häfner und Kasper [42] beobachteten innerhalb eines Zeitraums von mehreren Jahren 10 Patienten mit einer akuten lebensbedrohlichen Katatonie. Von den 3 Fällen, die ausschließlich mit Neuroleptika behandelt wurden, starben 2 an den Folgen internistischer Komplikationen. Alle 7 Patienten, bei denen die medikamentöse Behandlung mit einer EKT kombiniert wurde, überlebten ihre katatone Episode, wobei es in 6 Fällen zu einer Vollremission kam. In einem Fallbericht von 1985 [86] wurde über die akute lebensbedrohliche Katatonie eines 15jährigen Jungen berichtet, der in einem psychiatrischen Landeskrankenhaus ein halbes Jahr lang erfolglos mit Neuroleptika behandelt wurde. Die EKT konnte erst nach der Verlegung in eine Universitätsklinik erfolgen und führte in Kombination mit der fortgesetzten medikamentösen Behandlung zu einer raschen und anhaltenden Remission der schizophrenen Symptomatik. Die verspätete Einleitung der Therapie hatte aber Muskelkontrakturen an beiden Beinen zur Folge und machte mehrere orthopädische Operationen erforderlich. Diese Beispiele belegen die Notwendigkeit und Wirksamkeit der EKT bei akuten lebensbedrohlichen Katatonien und weisen auf die Folgen hin, die mit der Unterlassung oder der verspäteten Einleitung dieses Behandlungsverfahrens verbunden sein können.

Chronische Schizophrenie

Die Wirksamkeitsuntersuchungen zur EKT bei chronifizierten Schizophrenien fielen wesentlich weniger günstig aus, nur 10–20% der Erkrankten konnten nach einer EKT aus der stationären Behandlung entlassen werden. Auf der Symptomebene wurde lediglich ein günstiger Kurzzeiteffekt auf psychotische Erregung und psychomotorische Unruhe beschrieben. In ersten offenen Vergleichsstudien konnte keine Überlegenheit der EKT gegenüber anderen Behandlungsverfahren (Psychotherapie, Milieutherapie, Insulin-Koma-Therapie) gezeigt werden. Auch kontrollierte Wirksamkeitsstudien zwischen 1953 und 1964 [31] erbrachten keinen nennenswerten Effekt auf das chronische Erkrankungsstadium der Schizophrenie. Wesentlich für die Beurteilung dieser Ergebnisse erscheint die Berücksichtigung der damaligen Versorgungssituation. Die meisten Untersuchungsgruppen chronisch erkrankter Schizophrener wurden in Einrichtungen zusammengestellt, in denen nur Patienten mit andauernder, therapieresistenter Symptomatik untergebracht waren. Hier können auch Artefakte aufgrund von Institutionalisierung eine Rolle gespielt haben. Der Wert der EKT bei chronischer Schizophrenie wird derzeit als sehr begrenzt angesehen, kann aber aufgrund der vorliegenden Literatur nicht endgültig abgeschätzt werden.

Neuroleptika-Resistenz

In der derzeitigen klinischen Praxis wird die EKT nur selten zur Erstbehandlung schizophrener Psychosen eingesetzt. Vielmehr fand diese Therapieoption seit den 70iger Jahren mehr und mehr in der Behandlung pharmakoresistenter Patienten Beachtung. Es hatte sich gezeigt, dass mit relativer Konstanz etwa 25% der schizophrenen Patienten nicht auf Neuroleptika ansprachen [19, 41, 53] und dass ein deutlicher Anteil dieser therapieresistenten Patienten aus verschiedenen Gründen nicht mit neueren Antipsychotika, wie z.B. Clozapin, behandelt werden konnte. Bis auf eine Ausnahme [3] liegen zwar bis heute keine prospektiven verblindeten Studien vor, in denen pharmakoresistente schizophrene Patienten für medikamentöse oder EKT-Behandlungsarme (als Monotherapie oder in Kombination) randomisiert wurden. Dafür deutet aber eine bemerkenswerte Anzahl offener Studien darauf hin, dass die EKT bei therapierefraktären psychotischen Symptomen wirksam sein kann, insbesondere in Kombination mit Neuroleptika [16, 18, 37, 41, 51, 57, 72, 80, 85]. In der ersten Studie zu dieser Fragestellung berichten Childers und Therrien [18] über 11 von 23 Patienten, die auf Chlorpromazin bzw. Trifluoperazin als Monotherapie keine Besserung zeigten, aber nach Kombination mit EKT auf die Behandlung ansprachen, ohne nähere Informationen über Grad und Dauer der Besserung zu geben. Rahman [80] beschreibt den klinischen Verlauf von 176 stationären Neuaufnahmen mit schizophrenen Psychosen, die initial mit Prochlorperazin, Chlorpromazin oder Trifluoperazin behandelt wurden. Als Eingangskriterium für den kombinierten Behandlungsarm galt ein 2–3 monatiger erfolgloser Medikationsversuch mit einem Phenothiazin. Von den 50 pharmakoresistenten Patienten zeigten (bei unverblindeter Bewertung) 48% eine nennenswerten Besserung, bei 52% der Fälle kam es zu einer Vollremission der Symptomatik, d.h. alle eingeschlossenen Patienten profitierten von der kombinierten Therapie. Es folgten mehrere kleinere (n < 30) retrospektive Studien [37, 41, 51, 57, 85], in denen zwischen 67% und 89% der kombiniert behandelten Patienten erst durch die zusätzliche EKT eine klinische Besserung zeigten. In der jüngsten offenen Studie einer Thailändischen Arbeitsgruppe [16] wurden 59 therapie-resistente schizophrene Patienten im akuten Erkrankungsstadium mit einer Kombination aus bilateraler EKT und Flupenthixol (Dosis 12–24 mg/d) behandelt. Die Beurteilung erfolgte durch 5 psychiatrische Pflegekräfte, die nicht direkt an der Behandlung beteiligt waren, mittels BPRS (Brief Psychiatric Rating Scale). Nach einsetzender Besserung (BPRS ≤ 25) wurde ein stabiler Therapieeffekt von mindestens drei Wochen unter ausschleichender EKT (1. Woche 3 EKT; 2./3. Woche jeweils 1 EKT) gefordert, bevor ein Therapieerfolg angenommen wurde. Als Therapieversagen galt, wenn nach 20 EKT-Behandlungen keine entsprechende Verbesserung nachweisbar war. Während 31 (52%) Patienten gut auf die Kombinationsbehandlung ansprachen, zeigten 19 (32%) keine Besserung. Die überwiegend männlichen, vergleichsweise jungen Patienten der Respondergruppe waren in der Mehrzahl (71%) am paranoiden Subtyp erkrankt, zeigten insgesamt eine kurze Erkrankungsdauer, eine kürzere Dauer der aktuellen Episode, ein höheres prämorbides Funktionsniveau und eine geringere familiäre Belastung für Schizophrenie. Bei ihnen war eine geringere Anzahl von EKT-Behandlungen, eine geringere elektrische Stimulationsdosis und eine signifikant niedrigere Neuroleptikadosis notwendig. Obwohl sowohl positive als auch negative Symptome rückläufig waren, zeigten, ähnlich dem Ergebnis von Sajatovic [85], Patienten mit überwiegend positiver Psychopathologie ein vergleichsweise besseres Ansprechen. Interessanterweise war durch die Kombination mit EKT auch eine deutlich geringere Neuroleptikadosis notwendig, so dass bisher von einem synergistischen Effekt beider Behandlungsverfahren ausgegangen wurde [16, 41, 51]. In einer weiterführenden Untersuchung der gleichen Arbeitsgruppe [16] wurde die rezidiv-prophylaktische Wirkung von Flupenthixol und EKT als Monotherapie sowie in Kombination über 6 Monate verglichen (n = 45). Während in beiden Monotherapiegruppen 14 von 15 (93%) der Patienten erneut erkrankten, entwickelten in der kombiniert behandelten Gruppe nur 6 von 15 Patienten (40%) ein Rezidiv (BPRS, GAF). Bei den anderen hielt die Wirkung 3–17 Monate an. Damit deutet sich auch bei pharmakoresistenten Schizophrenen in der Rezidivprophylaxe eine Überlegenheit für die kombinierte Behandlung an, zumindest wenn bereits initial mit Neuroleptika und EKT behandelt wurde. Dieses Ergebnis würde die Annahme einer neuroprotektiven Wirkkomponente der EKT stützen, die jedoch bisher nicht durch empirische Daten unterlegt ist.

Aufgrund der Wirksamkeit bei positiven und negativen Symptomen gilt Clozapin als Behandlungsoption der Wahl bei Therapieversagen auf Neuroleptika. Hieraus ergibt sich die Frage, ob bei Pharmakoresistenz einer kombinierten Therapie aus Neuroleptikum und EKT oder einem Behandlungsversuch mit Clozapin der Vorzug zu geben ist. Hierbei ist zu bedenken, dass ca. 40% der als therapieresistent eingestuften Patienten auch auf Clozapin nicht ansprechen oder Residualsymptome zurückbehalten [69, 70]. Wieder andere Patienten kommen aufgrund des Nebenwirkungsrisikos für eine Clozapin-Therapie gar nicht erst in Frage. Diese Problematik war Anlass für weiterführende Studien, in denen die Wirksamkeit der kombinierten Behandlung mit der Wirksamkeit von Clozapin verglichen wurde bzw. Kombinationsbehandlungen unter Verwendung von Clozapin geprüft wurden. Hierbei erwies sich auch die Kombination aus EKT und Clozapin als wirksam [6, 14, 28, 34, 60, 84]. Sogar bei Therapieversagen auf Clozapin konnte durch zusätzliche Behandlung mit EKT bei einer Reihe von Patienten eine Besserung erzielt werden [48, 50, 56]. Da nur in einer Arbeit [7] auf ein möglicherweise erhöhtes Risiko für verlängerte oder spontane Anfälle unter kombinierter Anwendung von EKT und Clozapin hingewiesen wurde, kann das Behandlungsrisiko insgesamt als niedrig bewertet werden. Angesichts der erheblichen therapeutischen Not bei pharmakoresistenten schizophrenen Patienten und der durchaus vielversprechenden Ergebnisse erscheint die große Zurückhaltung im Einsatz kombinierter EKT-Neuroleptika-Behandlungen kaum verständlich. Hier sind durch eine Vereinheitlichung der Response-Kriterien und durch verblindete kontrollierte Vergleichsstudien genauere Aufschlüsse zu erwarten.

Zusammenfassung

Der Einsatz der EKT auf dem Gebiet der Schizophrenien wird stärker kontrovers diskutiert als die Anwendung bei Depressionen. Die Gründe hierfür liegen u. E. darin, dass nach den dargestellten Befunden an einer antipsychotischen Wirksamkeit der EKT nicht zu zweifeln ist, dass dieser Effekt aber nicht so durchgreifend ist wie auf dem Gebiet der Depressionen. Andererseits gelang es mit Ausnahme des Clozapin nicht, wie bereits erwähnt, die Wirksamkeit der Neuroleptika nach ihrer Einführung zu steigern, so dass klinisch immer wieder Überlegungen entstanden sind, wie ein nicht oder nur teilremittierter Zustand eines Patienten mit Schizophrenie gebessert werden kann. Hier scheint tatsächlich der wesentliche Anwendungsbereich der EKT bei Schizophrenien zu liegen, nachdem in den verschiedenen dargestellten Studien die kombinierte elektrokonvulsive/pharmakologische der rein pharmakologischen Behandlung überlegen war. Zukünftige Studien an pharmakoresistenten Schizophrenien, deren Definition noch zu entwickeln ist, müssen auch unter Einbeziehung der atypischen Neuroleptika klären, welcher Nutzen welchem Risiko gegenübersteht. Es muss die Zahl der notwendigen EKT-Anwendungen bestimmt werden, die nach früheren Studien über 20 lag [5, 15], und es muss geklärt werden, ob wirklich die gesamte Breite der heterogenen schizophrenen Symptomatik bei Pharmaresistenz gegebenenfalls eine Indikation darstellt. In den kürzlich ergangenen Empfehlungen der American Psychiatric Association ist die Indikation entsprechend den genannten Ergebnissen [15, 41, 85] begrenzt worden auf akute und kürzlich aufgetretene Episoden, auf den katatonen Typ und auf schizoaffektive Störungen. Weitere Studien über die Indikation der EKT bei Schizophrenie würden aus unserer Sicht den derzeit größten Fortschritt für den Einsatz des Behandlungsverfahrens bedeuten.

Literatur

1. Clinical Psychiatry Committee Report to the Medical Research Council (1965) Clinical trial of the treatment of depressive illness. Br Med J 1: 881–886
2. Abraham K R, Kulhara P (1987) The efficacy of electroconvulsive therapy in the treatment of schizophrenia. A comparative study. Br J Psychiatry 151: 152–155
3. Agarwal A, Winny G (1985) Role of ECT-phenothiazine combination in schizophrenia. Indian J Psychiatry 27: 233–236
4. Bagadia V N, Abhyankar R R, Doshi J, Pradhan P V, Shah L P (1983) A double blind controlled study of ECT vs chlorpromazine in schizophrenia. J Assoc Physicians India 31: 637–640
5. Baker A A, Game J G, Thorpe J G (1960) Some research into the treatment of schizophrenia in the mental hospital. Journal of Mental Science 106: 203–213
6. Benatov R, Sirota P, Megged S (1996) Neuroleptic-resistant schizophrenia treated with clozapine and ECT. Convuls Ther 12: 117–121
7. Bloch Y, Pollack M, Mor I (1996) Should the administration of ECT during clozapine therapy be contraindicated? Br J Psychiatry 169: 253–254
8. Brandon S, Cowley P, McDonald C, Neville P, Palmer R, Wellstood-Eason S (1984) Electroconvulsive therapy: results in depressive illness from the Leicestershire trial. Br Med J 288: 22–25
9. Brandon S, Cowley P, McDonald C, Neville P, Palmer R, Wellstood-Eason S (1985) Leicester ECT trial: results in schizophrenia. Br J Psychiatry 146: 177–183
10. Bratfos O, Haug J O (1965) Electroconvulsive therapy and antidepressant drugs in manic depressive disease. Acta Psychiatr Scand 41: 588–596
11. Bruce E M, Crone N, Fitzpatrick G, Frewin S J, Gillis A, Lascelles C F, Levene L J, Merskey M (1960) A comparative trial of ECT and Tofranil. Am J Psychiatry 117: 76
12. Buchan H, Johnstone E, McPherson K, Palmer R L, Crow T J, Brandon S (1992) Who benefits from electroconvulsive therapy? Combined results of the Leicester and Northwick Park trials. Br J Psychiatry 160: 355–359
13. Burrows G D, Norman T R, Judd F K (1994) Definition and differential diagnosis of treatment-resistant depression. Int Clin Psychopharmacol 9: 5–10
14. Cardwell B A, Nakai B (1995) Seizure activity in combined clozapine and ECT: a retrospective view. Convuls Ther 11: 110–113
15. Chanpattana W, Chakrabhand M L, Kongsakon R, Techakasem P, Buppanharun W (1999) Short-term effect of combined ECT and neuroleptic therapy in treatment-resistant schizophrenia. J ECT 15: 129–139
16. Chanpattana W, Chakrabhand M L, Sackeim H A, Kitaroonchai W, Kongsakon R, Techakasem P, Buppanharun W, Tuntirungsee Y, Kirdcharoen N (1999) Continuation ECT in treatment-resistant schizophrenia: a controlled study. J ECT 15: 178–192
17. Childers R T (1964) Comparison of four regimens in newly admitted female schizophrenics. Am J Psychiatry 120: 1010–1011
18. Childers R T, Therrien R (1961) A comparison of trifluoperazine and chlorpromazine in schizophrenia. Am J Psychiatry 118: 552–554
19. Christison G W, Kirch D G, Wyatt R J (1991) When symptoms persist: choosing among alternative somatic treatments for schizophrenia. Schizophr Bull 17: 217–245
20. Cronholm B, Ottosson J O (1960) Experimental studies of therapeutic action of electroconvulsive therapy in endogenous depression. Acta Psychiatr Neurol Scand [Suppl] 145: 69–102
21. Crow T J, Frith C D, Johnstone E C (1978) How does ECT work? a letter to the editors. Lancet I: 1151

22. Cutter G R (1978) How does ECT work ?: a tetter to the editor. Lancet I: 1151
23. Das P S, Saxena S, Mohan D, Sundaram K R (1991) Adjunctive electroconvulsive therapy for schizophrenia. National Medical Journal of India 4: 183–184
24. Davidson J, McLeod M, Law-Yone B, Linnoila M (1978) Comparison of electroconvulsive therapy and combined phenelzine-amitriptyline in refractory depression. Arch Gen Psychiatry 35: 639–642
25. DeCarolis V, Giberti F, Roccatagliati G, Rossi R, Venutti G (1964) Imipramin and electroshock in the treatment of depression. Sist Nerv 16: 29–42
26. Exner J E, Jr, Murillo L G (1977) A long term follow-up of schizophrenics treated with regressive ECT. Dis Nerv Syst 38: 162–168
27. Fahy P, Imlah N, Harrington J (1963) A controlled comparison of electroconvulsive therapy, imipramin and thiopentone sleep in depression. J Neuropsychiatry 3: 310–314
28. Farah A, Beale M D, Kellner C H (1995) Risperidone and ECT combination therapy: a case series. Convuls Ther 11: 280–282
29. Fink M (1979) Efficacy of ECT. Lancet 2: 1303–4
30. Fink M (1989) The efficacy of electroconvulsive therapy in therapy-resistant psychotic patients. J Clin Psychopharmacol 9: 231–232
31. Fink M, Sackeim H A (1996) Convulsive therapy in schizophrenia? Schizophr Bull 22: 27–39
32. Flint A J, Rifat S L (1998) The treatment of psychotic depression in later life: A comparison of pharmacotherapy and ECT. Int J Geriatr Psychiatry 13: 23–28
33. Folkerts H W, Michael N, Tolle R, Schonauer K, Mucke S, Schulze-Monking H (1997) Electroconvulsive therapy vs. paroxetine in treatment-resistant depression – a randomized study. Acta Psychiatr Scand 96: 334–342
34. Frankenburg F R, Suppes T, McLean P E (1993) Combined Clozapine and Electroconvulsive Therapy. Convuls Ther 9: 176–180
35. Freeman C P (1978) The therapeutic efficacy of electroconvulsive therapy (ECT). A double blind controlled trial of ECT and simulated ECT. Scott Med J 23: 71–75
36. Freeman C P, Basson J V, Crighton A (1978) Double-blind controlled trail of electroconvulsive therapy (E.C.T.) and simulated E.C.T. in depressive illness. Lancet 1: 738–740
37. Friedel R O (1986) The combined use of neuroleptics and ECT in drug resistant schizophrenic patients. Psychopharmacol Bull 22: 928–930
38. Gangadhar B N, Kapur R L, Kalyanassundaram S (1982) Comparison of electroconvulsive therapy with imipramine in endogenous depression: A double blind study. Br J Psychiatry 141: 367–371
39. Greenblatt M, Grosser G H, Wechsler H (1964) Differential response of hospitalised depressed patients to somatic therapy. Am J Psychiatry 120: 935–943
40. Gregory S, Shawcross C R, Gill D (1985) The Nottingham ECT Study. A double-blind comparison of bilateral, unilateral and simulated ECT in depressive illness. Br J Psychiatry 146: 520–524
41. Gujavarty K, Greenberg L B, Fink M (1987) Electroconvulsive therapy and neuroleptic medication in therapy-resistant positive-symptom psychosis. Convuls Ther 3: 185–195
42. Häfner H, Kasper S (1982) Akute lebensbedrohliche Katatonien. Nervenarzt 53: 385–394
43. Janakiramaiah N, Channabasavanna S M, Murthy N S (1982) ECT/chlorpromazine combination versus chlorpromazine alone in acutely schizophrenic patients. Acta Psychiatr Scand 66: 464–470
44. Janakiramaiah N, Gangadhar B N, Naga Venkatesha Murthy P J, Harish M G, Subbakrishna D K, Vedamurthachar A (2000) Antidepressant efficacy of Sudarshan Kriya Yoga (SKY) in melancholia: a randomized comparison with electroconvulsive therapy (ECT) and imipramine. J Affect Disord 57: 255–259

45. Janicak P G (1993) The relevance of clinical pharmacokinetics and therapeutic drug monitoring: anticonvulsant mood stabilizers and antipsychotics. J Clin Psychiatry 54 [Suppl]: 35–41

46. Janicak P G, Davis J M, Gibbons R D, Ericksen S, Chang S, Gallagher P (1985) Efficacy of ECT: a meta-analysis. Am J Psychiatry 142: 297–302

47. Johnstone E C, Deakin J F W, Lawler P, Frith C D, Stevens M, McPherson K, Crow T J (1980) The Northwick Park electroconvulsive therapy trial. Lancet 1317–1320

48. Kales H C, Dequardo J R, Tandon R (1999) Combined electroconvulsive therapy and clozapine in treatment-resistant schizophrenia. Prog Neuropsychopharmacol Biol Psychiatry 23: 547–556

49. Kino F F, Thorpe F T (1946) Electrical convulsion therapy in 500 selected psychotics. J Ment Sci 92: 138–144

50. Klapheke M M (1991) Clozapine, ECT, and schizoaffective disorder, bipolar type. Convuls Ther 7: 36–39

51. Konig P, Glatter-Gotz U (1990) Combined electroconvulsive and neuroleptic therapy in schizophrenia refractory to neuroleptics. Schizophr Res 3: 351–354

52. Kristiansen E (1961) A comparison of treatment of endogenous depression with electroshock and with imipramine (Tofranil). Acta Psychiat Scand 162: 179–187

53. Krueger R B, Sackeim H A (1995) Electroconvulsive therapy and schizophrenia. In: Hirsch, S. and Weinberger, D. Schizophrenia. Blackwell, Oxford, England, 503–545

54. Kuhs H (1995) Stufen der Behandlungsresistenz bei depressiven Störungen definiert nach somatotherapeutischen Verfahren. Nervenarzt 66: 561–567

55. Lambourn J, Gill D (1978) A controlled comparison of simulated and real ECT. Br J Psychiatr 133: 514–519

56. Landy D A (1991) Combined use of clozapine and electroconvulsive therapy. Convuls Ther 7: 218–221

57. Lewis A B (1982) ECT in drug-refractory schizophrenics. Hillside Journal of Clinical Psychiatry 4: 141–154

58. Lieberman J A (1999) Is schizophrenia a neurodegenerative disorder? A clinical and neuro-biological perspective. Biol Psychiatry 46: 729–739

59. Lieberman J A, Sheitman B B, Kinon B J (1997) Neurochemical sensitization in the pathophysiology of schizophrenia: deficits and dysfunction in neuronal regulation and plasticity. Neuropsychopharmacology 17: 205–229

60. Masiar S J, Johns C A (1991) ECT following clozapine. Br J Psychiatry 158: 135–136

61. May P R, Tuma A H, Dixon W J, Yale C, Thiele D A, Kraude W H (1981) Schizophrenia. A follow-up study of the results of five forms of treatment. Arch Gen Psychiatry 38: 776–784

62. May P R, Tuma A H, Yale C, Potepan P, Dixon W J (1976) Schizophrenia-a follow-up study of results of treatment. Arch Gen Psychiatry 33: 481–486

63. May P R A (1968) Treatment of schizophrenia: a comparative study of 5 treatment methods. Science House, New York

64. McCabe M S (1976) ECT in the treatment of mania: a controlled study. Am J Psychiatry 133: 688–690

65. McCabe M S, Norris B (1977) ECT versus chlorpromazine in mania. Biol Psychiatry 12: 245–254

66. McDonald I, Perkins M, Merjerrison G, Podilsky M (1966) A controlled comparison of amitriptyline and electroconvulsive therapy in the treatment of depression. Am J Psychiatry 122: 1427–1431

67. Medlicott R W (1948) Convulsion therapy: results and complications in four hundred cases. NZ Med J 47: 338–348

68. Meduna L (1939) Die Konvulsionstherapie der Schizophrenie: Rückblick und Ausblick. Psychoatrisch Neurologische Wochenschrift 41: 165–169
69. Meltzer H Y (1992) Dimensions of outcome with clozapine. Br J Psychiatry 160: 46–53
70. Meltzer H Y, Bastani B, Kwon K Y (1989) A prospective study of clozapine in treatment-resistant schizophrenic patients. Psychopharmacology 99: 568–572
71. Meyer J E, Simon G, Stille D (1964) Die Therapie der Schizophrenie und der endogenen Depression zwischen 1930 und 1960. Arch Psychiatr Nervenkr 206: 165–179
72. Milstein V, Small J G, Miller M J, Sharpley P H, Small I F (1990) Mechanisms of action of ECT: schizophrenia and schizoaffective disorder. Biol Psychiatry 27: 1282–1292
73. Mukherjee S (1989) Mechanisms of the antimanic effect of electroconvulsive therapy. Convuls Ther 5: 227–243
74. Mukherjee S, Sackeim H A, Lee C (1988) Unilateral ECT in the treatment of manic episodes. Convuls Ther 4: 74–80
75. Mukherjee S, Sackeim H A, Schnur D B (1994) Electroconvulsive therapy of acute manic episodes: a review of 50 years' experience. Am J Psychiatry 151: 169–176
76. Murillo L G, Exner J E, Jr (1973) The effect of regressive ECT with process schizophrenics. Am J Psychiatry 130: 269–273
77. Nierenberg A A, Amsterdam J D (1990) Treatment-resistant depression: definition and treatment approaches. J Clin Psychiatry 51: 39–47
78. Prudic J, Haskett R F, Mulsant B, Malone K M, Pettinati H M, Stephens S, Greenberg R, Rifas S L, Sackeim H A (1996) Resistance to antidepressant medications and short-term clinical response to ECT. Am J Psychiatry 153: 985–992
79. Prudic J, Sackeim H A, Devanand D P (1990) Medication resistance and clinical response to electroconvulsive therapy. Psychiatry Res 31: 287–296
80. Rahman R (1968) A review of treatment of 176 schizophrenic patients in the mental hospital Pabna. Br J Psychiatry 114: 775-777
81. Ray S D (1962) Relative efficacy of ECT and CPZ in schizophrenia. Journal of the Indian Medical Association 38: 332–333
82. Sackeim H A, Prudic J, Devanand D P, Decina P, Kerr B, Malitz S (1990) The impact of medication resistance and continuation pharmacotherapy on relapse following response to electroconvulsive therapy in major depression. J Clin Psychopharmacol 10: 96–104
83. Sackeim H A, Prudic J, Devanand D P, Nobler M S, Lisanby S H, Peyser S, Fitzsimons L, Moody B J, Clark J (2000) A prospective, randomized, double-blind comparison of bilateral and right unilateral electroconvulsive therapy at different stimulus intensities. Arch Gen Psychiatry 57: 425–434
84. Safferman A Z, Munne R (1992) Combining Clozapine with ECT. Convuls Ther 8: 141–143
85. Sajatovic M, Meltzer H Y (1993) The Effect of Short-Term Electroconvulsive Treatment Plus Neuroleptics in Treatment-Resistant Schizophrenia and Schizoaffective Disorder. Convuls Ther 9: 167–175
86. Sauer H, Koehler K G, Fünfgeld E W (1985) Folgen unterlassener Elektrokrampftherapie. Nervenarzt 56: 150–152
87. Schiele B C, Schneider R A (1949) The selective use of electroconvulsive therapy in manic patients. Dis Nerv Syst 10: 291–297
88. Selvan C P, Mayur P M, Gangadhar B N, Janakiramaiah N, Subbakrishna D K, Murali N (1999) Comparison of the therapeutic efficacy of ECT and imipramin: a randomized controlled trial. Indian J Psychiatry 41: 228–235

89. Small J G, Klapper M H, Kellams J J, Miller M J, Milstein V, Sharpley P H, Small I F (1988) Electroconvulsive therapy compared with lithium in the management of manic states. Arch Gen Psychiatry 45: 727–732
90. Smith K, Surphlis W R P, Gynther M D, Shimkunas A (1967) ECT-chlorpromazine and chlorpromazine compared in the treatment of schizophrenia. Journal of Nervous and Mental Disease 144: 284–290
91. Spitzer R L, Endicott J, Robins E (1978) Research Diagnostic Criteria: Rationale and Reliability. Arch Gen Psychiatry 35: 773–782
92. Stromgren L S (1990) Frequency of ECT Treatments. Convuls Ther 6: 317–318
93. Taylor P, Fleminger J J (1980) ECT for schizophrenia. Lancet 1: 1380–1382
94. Thomas J, Reddy B (1982) The treatment of mania: a retrospective evaluation of the effects of ECT, chlorpromazine and lithium. J Affect Disord 4: 85–92
95. Ungvari G, Bitter I, Czobor P, Vitrai J, Petho B (1981) [The role of high-dosage neuroleptic therapy and electroshock in the treatment of the acute phase of schizophrenia]. Psychiatr Neurol Med Psychol (Leipz) 33: 458–463
96. West E D (1981) Electric convulsion therapy in depression: a double-blind controlled trial. Br Med J (Clin Res Ed) 282: 355–357

Folkerts (Wilhelmshaven)

2.2 Wissenschaftliche Untersuchungen zur Steigerung von Effizienz und Verträglichkeit der Elektrokonvulsionstherapie

Von Ladislaus von Meduna [21] wurde postuliert, dass das Auftreten eines Krampfanfalls die notwendige und ausreichende Voraussetzung für die Wirksamkeit darstelle. Falls es nicht zu einem Krampfanfall komme, sei deshalb die Dosis zu erhöhen, um so die klinische Besserung herbeizuführen. Dieses zunächst recht einfache Kriterium „Auftreten eines Krampfanfalles" kennzeichnet bis heute das Bemühen, den therapeutischen Effekt der Behandlung sicherzustellen. Auf der anderen Seite bedarf es auch der Abgrenzung, unter welchen Bedingungen die therapeutische Wirkung nicht mehr zunimmt und verstärkt mit kognitiven Nebenwirkungen zu rechnen ist.

Einen wichtigen weiteren Schritt nach diesen ersten Überlegungen Medunas stellte die Untersuchung von Ulett et al. [40] dar, in der die therapeutische Überlegenheit von suprakonvulsiven Stimuli im Vergleich zu subkonvulsiven Stimuli und simulierter Elektrokonvulsionstherapie (EKT) nachgewiesen wurde. Die sowohl von Cerletti und Bini [7] als auch von Meduna beschriebene Bedeutung des Krampfanfalles für die therapeutische Wirkung der EKT konnte somit bestätigt werden. Es wurde viele Jahre lang vermutet, dass jeder Krampfanfall therapeutisch wirksam sei („Alles oder nichts -Prinzip"); aus diesem Grund bestand das Monitoring ausschließlich darin, das Vorkommen eines Krampfanfalles zu registrieren.

Einer der nächsten Schritte war, dass zwischen generalisierten und inkompletten oder sogenannten abortiven Krampfanfällen differenziert wurde. Verschiedene Beobachtungen ließen vermuten, dass die Heterogenität von Krampfanfällen (u.a. Krampfdauer, Dauer der tonischen und klonischen Phase, Dauer der postiktalen Desorientierung...) von der Stimulusintensität abhänge. Nachdem Ottosson bzw. Kirstein und Ottosson [14, 25] feststellten, dass die durch Lidocain abgekürzten Krampfanfälle therapeutisch weniger wirksam waren, konnte sich – ohne dass Ottosson dies ausdrücklich so postuliert hatte – die Anfallsdauer als zusätzliches Kriterium für eine adäquate EKT durchsetzen. Vorübergehend wurde sogar die Meinung vertreten, dass es ein „therapeutisches Fenster" für die kumulativen Krampfzeiten (200–1000 Sekunden) gäbe [18]. In den letzten Jahren hat wurde die Bedeutung der Anfallsdauer eher kritisch diskutiert (s.u.). Welche Faktoren bzw. Parameter erscheinen heute für die Effizienz und Verträglichkeit gesichert? Hierzu werden die verschiedenen Parameter im einzelnen bzw. auch im Kontext diskutiert. Hierzu gehören die Anfallsdauer, uni- oder bilaterale Stimulation, die Reizparameter (Sinuswelle, Rechteckimpuls), die Impedanz, die Länge der Stimulation, die Frage der Krampfschwelle und nicht zuletzt die Frage der Steuerung der Dosierung und die Überprüfung und das Monitoring durch das EEG.

Anfallsauslösung

Ein Krampfanfall wird dann ausgelöst, wenn eine ausreichende Menge von Elektronen mit entsprechender Ladung die Energie erreicht, die zur Depolarisation der Nervenzellmembranen notwendig ist. Die Krampfschwelle wird überschritten, wenn ausreichend Neuronen depolarisiert wurden. Schließlich kommt es zur Ausbreitung der Kampfaktivität. Es bedarf einer komplexen Interaktion zwischen Kortex und Hirnstamm (Pacemaker-Funktion), um die Krampfaktivität eine Zeitlang aufrecht zu erhalten. Bei der elektrischen Anfallsauslösung während der EKT wird dieser Prozess durch wiederholte Stimuli (vorzugsweise Rechteckimpulse, Kurzpuls-Technik) initiiert, bis der kritische Punkt erreicht wurde und ein generalisierter Krampfanfall ausgelöst wird.

Zur Physiologie der Entstehung, Ausbreitung, Erhaltung und Beendigung von elektrisch induzierten Krampfanfällen sei kurz zusammengefasst, dass es bei der EKT während der spike-wave Phase (klonische Phase), soweit mit ausreichender Energie stimuliert wird, zu regelmäßigen hochamplitudigen Entladungen, die wie von einem Schrittmacher oder Generator organisiert erscheinen, kommt. Häufig setzt dieser spike-wave Rhythmus recht plötzlich ein. Damit es zu diesen regelmäßigen Entladungen kommt und dieser Rhythmus aufrechterhalten werden kann, bedarf es vielschichtiger Interaktionen zwischen Kortex und subkortikalen Strukturen; im wesentlichen ist für die Generalisierung der epileptischen Aktivität der Thalamus (mit-) verantwortlich. Erst durch die Interaktion zwischen Kortex und Thalamus mit exzitatorischen und inhibitorischen Impulsen kommt es zum Aufbau eines regelmäßigen spike-wave Rhythmus.

Die Entwicklung eines stabilen spike-wave Rhythmus setzt voraus, dass es zu wiederkehrenden synchronisierten verlängerten Perioden von intensiven inhibitorischen Zuflüssen komme (Hyperpolarisationen), die mit wiederkehrenden spike – Entladungen („bursts") assoziiert seien. Diese Abläufe seien durch inhibitorische Schaltkreise bzw. den inhibitorischen Neurotransmitter GABA, der die Höhe und Dauer der Hyperpolarisationen steuert, und durch intrinsische, elektrophysiologische Eigenschaften von thalamischen Neuronenverbänden gesteuert („driving") oder zumindest moduliert. Dabei ist zu vermuten, dass die (primär kortikalen?) Entladungen mit exzitatorischen cortikothalamischen Aktivierungen während der Polyspike – (tonischen) Phase die Entwicklung von verstärkten Hyperpolarisationen und sich anschließenden bursts in thalamischen Neuronenverbänden begünstigen. Die Vielzahl der thalamischen Verbindungsbahnen erlaubt die rasche Ausbreitung synchroner Entladungen. Der Anstieg der Amplituden (Delta-Energie) während des Anfangsteils der spike-wave Phase ist Folge der zunehmenden Nach-Hyperpolarisationen mit nachfolgendem Recruitment und Synchronisation von kortikalen Entladungen.

Letztlich ist zu vermuten, dass diese Entladungen (Delta-Wellen bzw. spike-bursts) während der spike-wave Phase direkt oder indirekt für die therapeutische Wirkung der EKT von entscheidender Bedeutung sind und eine Kaskade von biologischen Veränderungen (neurochemisch, humoral, Rezeptorebene, brain derived neurotrophic factor) bedingen.

Im Verlauf der spike-wave Phase kommt es neben dem Anstieg der Amplituden gelegentlich noch zu einem geringen weiteren Frequenzanstieg der Entladungen, dann einer Phase der Frequenzstabilität bzw. eines nur sehr geringen Frequenzabfalles und schließlich zu einem zunehmenden, wenn auch immer noch langsamen – Abfall der Frequenz. Wenn schließlich die Frequenz etwa 1½ Hz erreicht habe, kommt es zum Abbruch der Entladungen („fit switch"). Die Beobachtung des plötzlichen Einsetzens der spike-wave Aktivität zu Beginn der klonischen Phase und der progressiven Verlangsamung der Frequenz zum Ende der spike-wave Phase weisen darauf hin, dass diese Aktivität nicht von einem „on-off"-Mechanismus gesteuert werde; eher sind diese Befunde mit dem Modell einer zunehmenden Ermüdung („fatiguing") zu vereinbaren. Verschiedene Autoren bewerten die zunehmende Verlangsamung während der spike-wave Phase als Ausdruck zunehmender inhibitorischer Prozesse (Übersicht bei Folkerts [12]).

Ein weiterer Aspekt ist die räumliche Verteilung der Entladungen. Es wird vermutet, dass die Position der Stimulationselektroden von größerer Relevanz für die Effektivität der EKT sein könne, da die Krampfschwelle in verschiedenen Hirnarealen different sei. Mit der Erhöhung der Stimulationsenergie bei rechts-unilateraler EKT (RUL-EKT) komme es zu einem Shift der Anfallsgenerierung vom motorischen Kortex zu einem mehr lateral gelegenen Netzwerk ausgehend vom vorderen Frontallappen.

Sinuswelle, modifizierte Sinuswelle, Rechteckimpuls

Der elektrische Stimulus kann in verschiedensten Formen appliziert werden. Am bekanntesten sind die Sinuswelle und der Rechteck-Impuls. Sinuswellen sind charakterisiert durch einen kontinuierlich sich verändernden Strom von Elektronen mit einer Frequenz von 50 bis 60 Wellen pro Sekunde (Hz). Diese Stimulusform wurde über viele Jahre fast ausschließlich verwendet. Das alternierende auf und ab der Sinus-Wellen und insbesondere ihre große Phasendauer (ca. 8,3 ms) hatte zur Folge, das ein großer Teil der Stimulation unterhalb der Krampfschwelle erfolgte [1]. Diese subkonvulsiven Stimulusanteile trugen wenig zur Anfallsausbreitung (und auch zum therapeutischen Effekt?), hingegen vermehrt zu kognitiven Nebenwirkungen der EKT bei [24]. Versuche durch Modifikationen der Sinuswellen (partielle Sinuswellen) diese Nachteile auszugleichen, erwiesen sich als wenig effizient. Die Rechteckimpulse wurden schon früh als effizienter und physiologischer zu Anfallsauslösung betrachtet. Es muss weniger Energie als bei den sinusförmige Stromkurven zur Anfallsauslösung eingesetzt werden. Der spontane und steile Anstieg der Rechteck-Impulse überspringt die Krampfschwelle schneller. Letztendlich wird nur in einem Bruchteil der Stimulationszeit Energie abgegeben (nur für 0,14 Sekunden während einer 1-Sekunden Rechteckstimulation bei 140 Pulsen von jeweils 0,001 Sekunden). Mittlerweile hat sich die Stimulation mit Rechteck-Impulsen international durchgesetzt. Die Vorteile der Kurzpulstechnik mit Rechteck-Impulsen hinsichtlich der möglichen kognitiven Nebenwirkungen sind eindeutig und unbestritten, die therapeutische Überlegenheit der Kurzpulstechnik wird hingegen ggtl. auch unterschiedlich diskutiert [1].

Ultrakurz-Stimuli

Der Begriff „Ultrakurze Stimuli" wurde ursprünglich zur Beschreibung von Rechteck-Impulsen mit weniger als 1 Millisekunde Dauer eingesetzt. Mittlerweile wird dieser Begriff für Pulsweiten von weniger als 0,5 Millisekunden verwendet. Frühe Studien in den 60er Jahren ließen zunächst Zweifel an der Effizienz von Ultrakurz-Stimuli aufkommen. In einer Untersuchung von Sackeim [36] wurden die klinischen Effekte verschiedener Stimulusweiten (0,3 versus 1,5 ms) bei depressiven Patienten untersucht. Bei der Stimulation mit 0,3 ms waren die Krampfschwelle niedriger und kognitive Nebenwirkungen geringer ausgeprägt als mit 1,5 ms Stimulationsweite. Der therapeutische Effekt variiert jedoch mit der Behandlungsform (Unilateral versus bilateral). Die Responseraten bei unilateraler Stimulation von 0,3ms Dauer sowie bei unilateraler oder bilateraler Stimulation von 1,5ms Dauer betrugen zwischen 60 und 75 Prozent. Hingegen war die Responserate bei bilateraler Stimulation von 0,3ms Dauer lediglich bei unerwarteten 20%. Möglicherweise wäre die unakzeptabel geringe Responserate bei der Ultrakurz-Stimulation (0,3 ms) durch höhere Stimulusfrequenzen (150–300 pps) zu steigern gewesen.

Impedanz (elektrischer Widerstand)

Die Ladung, die durch das Gehirn passiert, ist in Beziehung zum Widerstand (Impedanz, Ohm, W) zu setzen. Bei Geräten mit konstantem Strom – wie alle neuen Geräte – besteht eine inverse Relation zwischen Krampfschwelle und dynamischer Impedanz. Das heißt auch, dass bei Patienten mit hoher Krampfschwelle oft sehr niedrige Widerstände gemessen werden (möglicherweise Folge von Ableitung elektrischer Energie durch Haut und Gewebe). Die Messung des statischen Widerstandes vor der elektrischen Stimulation ergibt wichtige Hinweise für die Qualität des Elektrodenkontaktes. Der statische Widerstand ist sehr viel höher als der dynamische Widerstand unmittelbar während der elektrischen Stimulation. Für das therapeutische Ergebnis ist der elektrische Widerstand aber abgesehen von der guten Qualität des Kontaktes der Stimuluselektrode zur Haut (ausreichende Vorbereitung der Haut) ohne weitergehende Bedeutung.

Die Krampfschwelle

Lange Zeit galt die Maxime, dass die bei der EKT verwendete Stimulusenergie so niedrig wie möglich gewählt werden solle, da mit höherer Stimulusenergie die

Effektivität der EKT nicht zu steigern sei und zudem die Inzidenz von kognitiven Nebenwirkungen steige. Von diesen Überlegungen geht auch die Empfehlung aus, eine Anfallslänge von (mindestens) 25–30 Sekunden anzustreben; längere Krampfzeiten wurden mit der möglichen Zunahme von kognitiven Störungen in Verbindung gebracht.

Mittlerweile hat sich der Erkenntnisstand dramatisch verändert. Viele Arbeitsgruppen [Übersicht bei 3, 1] haben systematisch die Krampfschwelle untersucht und Beziehungen zwischen dem Überschreiten der Krampfschwelle (inbesondere bei unilateraler EKT) und dem therapeutischen Ergebnis herzustellen versucht. Dabei werden zunehmend immer höhere Dosierungen (absolut und in Beziehung zur Krampfschwelle) angeraten.

Wie wird die Krampfschwelle ermittelt? Die Ermittlung der Krampfschwelle erfolgt bei der ersten EKT durch empirische Titration. Hierzu dient ein Stufenschema (Tabelle 1) [11, 12]. Die Stimulation erfolgt mit sukzessive gesteigerten Stimuli, bis ein Krampfanfall von mindestens 25 Sekunden (peripher) bzw. 30 Sekunden [3] im EEG erreicht wurde.

Als Krampfschwelle wird das arithmetische Mittel zwischen der vorangegangenen (insuffizienten) Stimulation und der Stimulusenergie, die einen mindestens 25 Sekunden dauernden Krampfanfall zur Folge hatte, definiert.

Ein Beispiel: wenn ein Krampfanfall ausreichender Dauer (25 Sekunden motorische Reaktion, 30 Sekunden iktale Aktivität im EEG) nicht auf der niedrigsten Stufe mit 50,4 mC (10%), sondern erst mit 75,5 mC (15%) zu erreichen war, wurde die Krampfschwelle mit 62,9 mC (als arithmetisches Mittel der zugeführten Ladung) bestimmt. Bei der in dieser Weise ermittelten Krampfschwelle handelt es sich nur um eine Annäherung an die tatsächlichen Werte, da die exakte Krampfschwelle unterhalb oder auch oberhalb dieses arithmetischen Mittels liegen kann.

Von den verschiedenen Arbeitsgruppen wurden recht unterschiedliche mittlere Krampfschwellen bei unilateraler EKT bestimmt; die Werte reichen von 13 mC

Tabelle 1. Beispiel eines Schemas zur Ermittlung der Krampfschwelle [11, 12]

Stimulus-level	Frequenz (Hz)	Dauer (sek)	Ladungsabgabe (mC[a])	Strom (Amp)	Prozent der maximalen Energie
Patienten < 19 Jahre	30	0,47	25,2	0,9	5
Patienten zwischen 19 und 65 Jahren	30	0,93	50,4	0,9	10
Patient > 65 Jahre	30	1,40	75,5	0,9	15
	30	2,33	126,0	0,9	25
	50	2,24	201,6	0,9	40
	70	2,40	302,4	0,9	60

[a] 1 Coulomb = 1 Amperesekunde (As) ; 1 mC = 1 As ×10^{-3}; Ladungsabgabe (Coulomb) = Frequenz × 2 ×Stimulationsdauer (Sekunden) x Pulsbreite (Sekunden) x Strom (A). Die Steigerung der Ladungsabgabe zwischen den einzelnen Stufen des Titrationsschemas beträgt ungefähr 50%. Beginn der Stimulation bei der ersten EKT abhängig vom Alter in den Stufen 1–3; falls nicht ausreichend, Wahl der jeweils nächsthöheren Stufe.

bis 113 mC. Es gilt zu berücksichtigen, dass die Krampfschwelle kein biologisch definierter Wert ist und bei einer größeren Anzahl von Patienten wegen des indirekt antikonvulsiven Effektes der EKT im Verlauf der Serie erheblich ansteigt. Dabei ist die Bestimmung der Krampfschwelle von zahlreichen Parametern (u.a. Alter, Geschlecht, Elektrodenposition, Stimulusparameter, Definition der Anfallsdauer als auch vom Stufenschema selbst) abhängig. Selbst bei Verwendung von identischen Parametern (EKT-Gerät, Stufenschema, Stimulusparameter) können zum Teil erheblich unterschiedliche Ergebnisse erzielt werden [6]. Nach Abrams [1] ist abgesehen von besonderen Umständen sowohl für unilaterale als auch für bilaterale EKT mit einer individuellen Variabilität von etwa 200% zu rechnen.

Die Krampfschwelle kann zum gegenwärtigen Zeitpunkt nicht als absoluter, feststehender oder fixierter Wert betrachtet werden; vielmehr handelt es sich um einen ausgesprochen unsicheren Parameter, dessen Einschränkungen zu berücksichtigen sind. Gleichwohl empfiehlt die APA [3] mittlerweile die Verwendung der Krampfschwelle als Richtschnur zur EKT-Dosierung. Abrams [1] wendet dagegen ein, dass es keine eindeutige Beziehung zwischen Anfallsdauer und Krampfschwelle einerseits und klinischer Verbesserung andererseits gibt. So gibt es keine gesicherte Datenbasis für das Kriterium, bei Bestimmung der Krampfschwelle einen 30 Sekunden (EEG) andauernden Krampfanfall auszulösen. Welche Ergebnisse wären zu erzielen, wenn die Forderung lauten würde, einen Krampfanfall von nur 10 Sekunden oder aber von 60 Sekunden (bei Bestimmung der Krampfschwelle) auszulösen? So bleibt es dabei, dass es keine Korrelation zwischen Anfallsdauer und klinischem Ergebnis gibt.

Die Arbeitsgruppe um Sackeim postuliert [35], dass höhere Dosierungen bezogen auf die Krampfschwelle auch bessere therapeutische Ergebnisse zur Folge haben. In der aktuellen Untersuchung von Sackeim et al. [35] zeigte sich allerdings keine Überlegenheit der Dosierung mit dem 2,5-fachen der Krampfschwelle gegenüber der Dosierung mit dem 1,5-fachen der Krampfschwelle; stattdessen ergaben sich für beide Dosierungsstrategien lediglich Responsequoten von 30–35%. Lediglich bei sehr viel höheren Dosierungen waren bei unilateraler EKT gute und akzeptable Remissionsquoten (und dann auch identisch mit bilateraler EKT) von dieser Arbeitsgruppe berichtet worden.

Zusammenfassend ist festzustellen, dass die Titrationsmethode zur Bestimmung der Krampfschwelle geeignet ist, die niedrigst mögliche Dosierung zur Auslösung eines (zumeist nur eingeschränkt generalisierten) Krampfanfalles zu bestimmen. Ihre letztendliche Bedeutung für die weitere Stimulusdosierung bleibt weiteren Untersuchungen vorbehalten.

Stimulusdosierung

Es ist nicht einfach, eine einfache Beziehung zwischen der Stimulusdosierung und dem therapeutischen Ergebnis zu beschreiben. Es ist zudem zu berücksichtigen, dass die Stimulusdosierung durch die Wahl der Stimulusparameter (Zeit, Frequenz, Pulsweite) erheblich beeinflusst wird. Zudem ergeben sich nach der heutigen Literaturlage Beziehungen zwischen Stimulusdosierung und Elektroden-

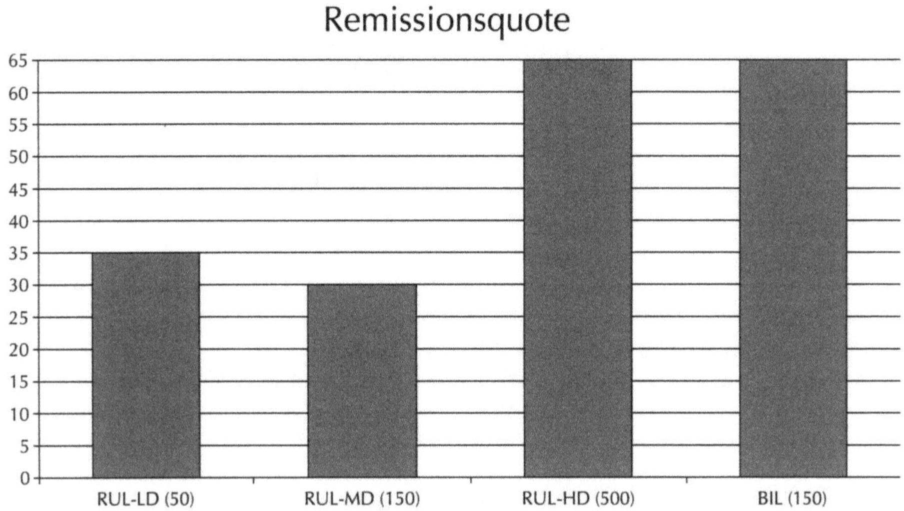

Remissionsquote

Abb. 1. Therapeutische Ergebnisse in Abhängigkeit von der Krampfschwelle; lediglich bei hochdosierter unilateraler EKT (5-fache Krampfschwelle) wurden gleichgute und akzeptable Ergebnisse wie bei bilateraler EKT (1,5-fache Krampfschwelle) erreicht (nach [35]) (Anmerkung: RUL = rechts unilaterale EKT, Bil = bilaterale EKT)

plazierung (höhere Dosierungen werden bei unilateraler EKT benötigt, um eine ähnliche therapeutische Effizienz zu erreichen). Aus diesem Grund erscheint es sinnvoll, die Effekte der Stimulusdosierung unter Berücksichtigung der Behandlungs-parameter (uni- vs. Bilateral) getrennt zu diskutieren.

Stimulusdosierung bei unilateraler EKT

Nach einer Übersicht (Tabelle 2) von Abrams [1] sind die Responseraten bei uni-lateraler EKT in hohem Maße davon abhängig, ob ausreichend hoch genug sti-muliert wurde.

Die Ergebnisse der Tabelle 2 belegen, dass es einen starken und konsistenten Zusammenhang zwischen Dosis und Effizienz gibt: bessere und schnellere Ergeb-nisse bei unilateraler EKT werden durch höhere Stimulusdosierungen erreicht. Zumindest nach dieser Zusammenstellung gibt es einen Sprung in der Effizienz zwischen einer mittleren Dosierung von 195 mC und 378 mC. Keine Studie mit einem mittleren Dosisbereich von 195 mC (oder niedriger) zeigte eine Responserate von mehr als 65%; hingegen war bei allen Studien im höheren Dosisbereich (> 378 mC) eine Responserate von mindestens 65% zu erreichen gewesen. Es ergibt sich sehr eindeutig, dass bei unilateraler Stimulation eine mittlere Dosierung im Bereich zwischen 378 und 500 mC eine hohe Responsequote bedingt. Bemerkens-wert erscheint auch die Tatsache, dass in diesem höheren Dosisbereich im Mittel weniger Einzelbehandlungen notwendig waren als im niedrigeren Dosisbereich.

Tabelle 2. Beziehung zwischen Dosis und Response bei unilateraler EKT (modifiziert nach [1])

Autor	Dosis (mC)	Response (%)	Mittlere Anzahl EKT (n)	Dosierungsmethode
Sackeim et al. (1993) [34]	86	17	9	1*
Sackeim et al. (1987) [31]	113	28	9	1*
McCall et al. (1995[a]) [19]	151	65	8	2,25*
Sackeim et al. (2000) [35]	139	35	10	1,5*
Sackeim et al. (2000) [35]	195	45	9	2,5*
Abrams et al. (1991) [2]	378	65	6	Fixed high-dose
McCall et al. (2000) [20]	403	67	6	Fixed high-dose
Sackeim et al. (2000) [35]	441	80	8	6*
Pettinati et al. (1990) [26]	476	89	6	Alter
Folkerts 1999 [12]	396	85	8	EEG

Hierfür sehen auch andere Autoren entsprechende Hinweise [19, 24, 27]. Es könnte kritisch gegen eine „Hochdosisstrategie" eingewandt werden, dass möglicherweise eine unnötig hohe Stimulusenergie das therapeutische Ergebnis eventuell doch verschlechtern könnte und dass kognitive Nebenwirkungen wieder zunehmen könnten. Abrams [1] meint dazu, dass hohe fixierte Dosierungen praktisch in jedem Fall einer Krampfschwellen-geleiteten Dosierungsstrategie vom Ergebnis ebenbürtig, wenn nicht sogar überlegen sei. Es gibt nur wenige Studien, die die klinische Effektivität von unterschiedlichen Dosierungsstrategien prospektiv untersuchen. In der Studie von McCall et al. [19] an älteren Patienten (mittleres Alter 76 Jahre) zeigten die Patienten mit einer Hochdosisstrategie (403 mC, festgelegte Dosis) eine schnellere und ausgeprägtere Besserung als die Patienten, die mit dem 2,25-fachen der Krampfschwelle behandelt wurden (mittlere Dosis 151 mC). Dabei waren die Krampfzeiten bei der Hochdosisgruppe kürzer und die EEG-Veränderungen (regularity) ausgeprägter als in der Vergleichsgruppe. Trotz der fast dreimal so hohen Dosierung (s.o.) waren keine signifikanten Unterschiede bei kognitiven Parametern festzustellen. In einer Nachfolguntersuchung [20] wurden wesentliche Ergebnisse bestätigt: nach 6 EKT`s erreichten bereits 67% der Hochdosisgruppe und nur 39% der mit dem 2,25-fachen der Krampfschwelle behandelten Patienten die Responsekriterien.

Kognitive Effekte der Hoch-Dosis EKT (unilateral)

Zahlreiche Autoren äußern ihre Befürchtung, dass hohe und ultra-hohe Dosierungen die Wahrscheinlichkeit des Auftretens von kognitiven Störungen deutlich steigern könnten [u.a. 4, 33]. Obwohl kognitive Störungen ausführlicher im Kapitel 3.5 dieses Buches näher erörtert werden, soll hier kurz festgehalten werden, dass zum Teil auch unabhängig von verschiedenen relevanten Parametern (Elektrodenplazierung, Stimulusform [Sinuswellen, Kurzpuls], Dosierung) ein großer Teil der

Patienten ihre kognitiven Funktionen als unverändert oder sogar verbessert erleben (Übersicht bei [1]). Prudic, Peyer und Sackeim [29] kamen zum Schluß, dass die EKT-bedingte Besserung der Depression vermutlich auch für die gute Bewertung der kognitiven Funktionen durch die Patienten nach Ende der EKT verantwortlich seien. Diese Einschätzung gilt sogar für Patienten, die in früheren Zeiten mit Sinuswellentechnik und mit zum Teil sehr viel höheren Dosierungen als heute mit Kurzpulstechnik üblich behandelt wurden. In der Studie von McCall et al. [20] wurden umfangreiche kognitive Tests (anterograde, retrograde Amnesie, globaler kognitiver Status; baseline und 1–2 Tage nach Ende der Serie) durchgeführt. Es handelt sich bei dieser Studie um die einzige Untersuchung, in der kognitive Funktionen im Vergleich zwischen einer fixierten Hochdosisstrategie und der Dosierung anhand der Krampfschwelle (2,25-fach) verglichen werden. Es zeigte sich, dass in der Hochdosisgruppe (403 mC) signifikant weniger autobiographische Daten erinnert wurden als in der Krampfschwellengruppe (2,25-fach; mittl. Dosis 136 mC). Zwar fiel der Mini-Mental-Score um 2,6 Punkte mehr als in der Vergleichsgruppe, blieb aber in der Hochdosisgruppe gleichwohl im Normbereich (26,7 zu 23,4 Pkt. verglichen mit 25,7 zu 25,0 Pkt.). Die Reorientierungszeiten waren in der Hochdosisgruppe nach der 1. EKT nicht länger; hingegen nach der 2. EKT gab es einen Unterschied zu Lasten der Hochdosisgruppe. Insgesamt zeigten sich nur geringfügige Unterschiede zuungunsten der Hochdosisgruppe. Zudem muss bei der Bewertung dieser Ergebnisse berücksichtigt werden, dass immer mehr Autoren die Behandlung bei der an der Krampfschwelle- orientierten EKT mittlerweile nicht mehr in dem Bereich 2,25 oder 2,5-fache Krampfschwelle, sondern im Bereich der 6-fachen Krampfschwelle empfehlen. Wäre die hier diskutierte Arbeit von McCall et al. [20] mit einer 6-fachen Krampfschwelle durchgeführt worden, wäre die mittlere Dosis auch schon 363mC gewesen. Es ist davon auszugehen, dass dann zwischen den Gruppen mit Stimulusdosierungen von 403 mC und 363 mC wohl keinerlei Unterschiede hinsichtlich kognitiver Funktionen erkennbar gewesen wäre.

Die Arbeitsgruppe von Sackeim [34, 35] hat als einzige verschiedene Dosis-Strategien bei der unilateralen EKT (unterschiedliche Multiplikatoren der Krampfschwelle) hinsichtlich kognitiver Funktionen geprüft. In der Arbeit von Sackeim et al. [34] wurde jeweils eine Gruppe mit dem 1,5-fachen und eine andere Gruppe mit dem 2,5-fachen der Krampfschwelle behandelt. In der höher dosierten Gruppe fanden sich keine signifikanten Unterschiede bezüglich des Erinnerns von autobiographischem Material. Im übrigen bleibt erneut festzuhalten, dass die Stimulation entsprechend der 2,5-fachen Krampfschwelle, die im Jahr 1993 als hohe Dosierung galt, mittlerweile eher am unteren Rand der Empfehlungen der APA [3] liegt. In der neueren Untersuchung von Sackeim et al. [35] wurden 3 verschiedene Dosierungsstufen eingesetzt (niedrig [132 mC], moderat [173 mC] und hochdosiert [441 mC]). Es zeigten sich schlechtere Ergebnisse für die Hochdosisgruppe bei 2 von 25 kognitiven Parametern; hingegen waren diese Unterschiede 2 Monate nach EKT nicht mehr erkennbar.

Zusammengefasst lässt sich formulieren, dass es anhand der vorgestellten Studien [20, 34, 35] keinerlei begründete Hinweise für unverantwortliche Risiken bezüglich kognitiver Störungen bei hochdosierter unilateraler EKT gibt.

Kognitive Effekte bei Verlängerung der Stimuluszeiten

Einige Autoren (Übersicht bei [1]) postulieren, dass sehr lange Stimuluszeiten zu besonders ausgeprägten kognitiven Störungen führen können, da die Stimulation bereits in die Zeit falle, in der der Krampfanfall bereits ausgelöst sei. Von tier-experimentellen Daten ausgehend wurde das Konzept der Filterfunktion der Krampfschwelle für kognitive Nebenwirkungen begründet. An diesem Konzept sind aber Zweifel angebracht; so werden in einer Studie von Sackeim et al. [36] bei der Verwendung von ultrakurzen Stimuli mit Stimulationszeiten bis 8 Sekunden die geringsten kognitiven Nebenwirkungen (unilaterale EKT) beschrieben.

Stimulusdosierung bei bilateraler EKT

Die Beziehung zwischen Stimulusdosierung und therapeutischem Ergebnis bei bilateraler EKT ist anders als bei unilateraler EKT (Tabelle 3). Selbst bei einer Strategie des Einsatzes sehr niedriger Dosierungen werden unter Verwendung der bilateralen EKT Responseraten von mindestens 50% erreicht. Insgesamt kann die Responsequote bei heute üblicher Dosierungsstrategie im Bereich zwischen 70 – 90% angegeben werden. Bilaterale EKT ist in Hinblick auf das therapeutische Ergebnis sehr viel weniger dosisabhängig als unilaterale EKT.

Anfallsdauer

Die Anfallsdauer verändert sich oft im Verlauf einer EKT-Behandlungsserie; dabei gibt es Berichte sowohl über Verkürzungen der Anfallsdauer [1, 34] als auch – wenn auch seltener – über Verlängerungen der Anfallszeiten [37]. Sehr oft wird eine Beziehung zwischen Steigerung der Krampfschwelle und Verkürzung der Krampfanfälle berichtet (Übersicht bei [1]); es ist vermutlich aber doch eher von einer Dissoziation auszugehen [37]. Selbst wenn man bei einer Gruppe von Patienten eine Korrelation zwischen steigender Krampfschwelle und sinkender Anfallsdauer beobachtet, so trifft diese Beziehung eben nur für einen Teil (oft nur ca. 50%) der Patienten zu [8].

Tabelle 3. Beziehung zwischen Dosis und Response bei bilateraler EKT (modifiziert nach [1])

Autor	Dosis (mC)	Response (%)	Verbesserung (%)	Mittlere Anzahl EKT (n)	Dosierungs-methode
Letemendia et al. (1993) [16]	148		56	11,5	1*
Sackeim et al.1987 [31]	192	70	71	9,4	1*
Lerer et al. (1995) [17]	212		70	9,9	1,5*
Sackeim et al.1993 [34]	321	70	66	10,6	1*
Bailine et al. (2000) [5]	235		82	5,4	1,5*
Abrams et al.1991 [2]	378	78		79	Fixed high-dose
Sackeim et al. (2000) [35]	441	80		8,3	2,5*

Gibt es eine positive Beziehung zwischen Anfallsdauer und therapeutischem Ergebnis? Die meisten Studien kommen nicht zu einem solchen Ergebnis [19, 22, 38]; auch in eigenen Untersuchungen [12] ergaben sich keine Hinweise dafür. Es gibt aus der jüngeren Vergangenheit lediglich eine Studie [9], die einen positiven Zusammenhang zwischen steigender Anfallsdauer und therapeutischem Ergebnis beschreibt. Die Autoren fanden bei den Respondern um ein Drittel längere Anfallszeiten als bei den Non-Respondern. (Rechts-unilaterale EKT, Kurzpulstechnik). Auch bei genauer Analyse der Studie ist nicht ohne weiteres ersichtlich, wodurch dieses Ergebnis zustande gekommen ist, das im Gegensatz zu einer Vielzahl anderer Studien steht. Nach heutigem Kenntnisstand ist davon auszugehen, dass – abgesehen von einer schwer definierbaren unteren Zeitgrenze [Konvention bzw. Empfehlung: Krampfaktivität 25 Sekunden am abgestauten Arm, 30 Sekunden im EEG] – eher ein Zusammenhang zwischen kürzeren Krampfanfällen und einem besseren therapeutischem Ergebnis besteht.

Dies wird durch die Beobachtung unterstützt, dass es eine inverse Beziehung zwischen Stimulusdosierung und Anfallsdauer gibt [1, 13, 38]: je höher die Stimulationsdosis, desto kürzer ist der Krampfanfall.

Das EEG als Marker für die Qualität der EKT

Es gibt mittlerweile einen weitgehenden Konsens dahingehend, dass eine klinisch wirksame „adäquate" Stimulusdosierung sich im EEG mit hoch-organisierter, symmetrischer hoch-gespannter iktaler EEG-Aktivität abbildet (Abb. 2).

Von den verschiedenen iktalen EEG-Parametern haben die postikale Suppression, die iktalen Amplituden und die interhemisphärische Kohärenz eine besondere Bedeutung. Diese Faktoren werden nun im einzelnen erörtert.

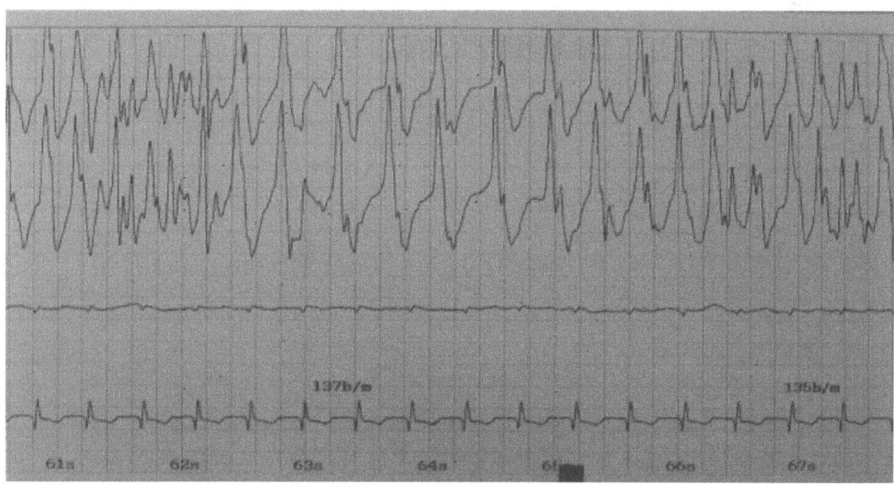

Abb. 2. Hochorganisierte bilateral symmetrische hoch-amplitudige iktale Krampfaktivität (spike-wave Phase) hier Ausschnitt von der 61-67 Sekunde, unilaterale EKT

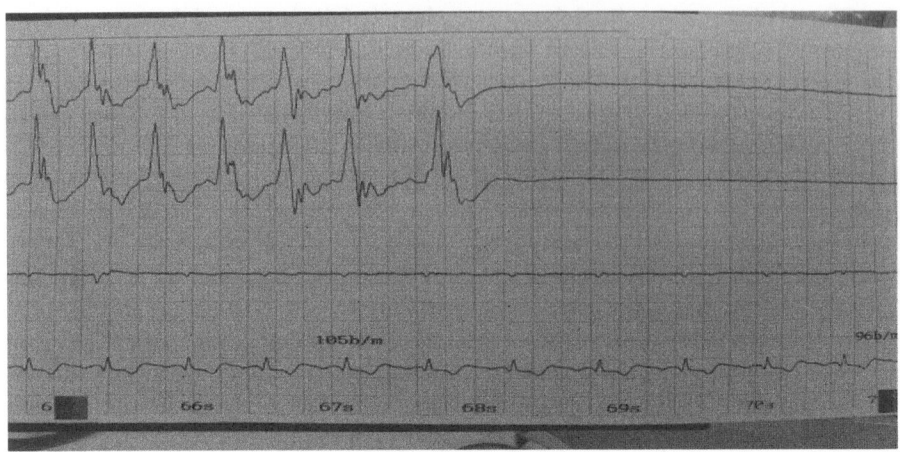

Abb. 3. Abbruch der iktalen Aktivität in der 68. Sekunde und ausgeprägte postiktale Stille
bzw. Suppression (hier 98,5%)

Postiktale Suppression

Zum Ende des Krampfanfalls kommt es zu einem mehr oder weniger ausgeprägtem Abbruch der Krampfaktivität mit anschließender postiktaler Stille (Abb. 3).
Schon zahlreiche Untersuchungen aus den 70er Jahren (Übersicht bei [1]) zeigten eine ausgeprägtere postiktale Stille bei bitemporaler EKT im Vergleich zur
unilateralen EKT; diese Ergebnisse konnten durch EEG-Spektralanalysen durch
Krystal et al. [15] bestätigt werden. Nobler et al. [22] konnten als erste aufzeigen, dass es eine Verbindung zwischen dem Ausmaß der postiktalen Suppression
und dem therapeutischen Ergebnis gibt. Die Arbeitsgruppe konnte aufzeigen, dass
höhere Dosierungen bei unilateraler EKT zur ausgeprägterer postiktaler Suppression führten. Zudem zeigte sich eine positive Korrelation zwischen postiktaler
Suppression und dem therapeutischen Ergebnis. Eine Nachfolgeuntersuchung [23]
konnte diese Ergebnisse bestätigen. Auch eigene Untersuchungen kamen zu
gleichlautenden Ergebnissen [10, 12]. In einer neueren Untersuchung von Petrides
at al. [28] an 260 Patienten (bilaterale EKT) konnte aufgezeigt werden, dass der
mittlere postiktale Suppressionsindex in der Respondergruppe (Responsequote 85%)
bei 87% lag und signifikant höher lag als bei den 15% Non-Respondern.

EEG-Amplituden

Es ist mittlerweile von verschiedenen Arbeitsgruppen beschrieben worden, dass
die Amplituden während des iktalen EEG's ausgeprägter sind bei höherer als bei
niedriger Stimulation bzw. bei bilateraler Stimulation im Vergleich zur unilateralen Stimulation [10, 12, 15, 22, 23]. In einer eigenen Untersuchung an 40 Patienten [10] konnten Beziehungen zwischen der klinischen Besserung bis zum Ende

der Serie und den EEG-Parametern Dauer der recruitment-Phase, Symmetrie und Rating der Regelhaftigkeit des gesamten Anfalls nachgewiesen werden. Zusätzlich fanden sich signifikante Korrelationen zwischen schnell respondierenden Patienten (bis zur 4. EKT) und der Frequenz der epileptischen Entladungen bzw. deren Verlangsamung (Beginn, Ausmaß) sowie der Stereotypie der Entladungen und einem „stabilen" Muster von rhythmischen spike-wave oder sharp-wave Komplexen. Diese Befunde lassen die Annahme zu, dass „intensivere" epileptische Entladungen (in Folge von ausreichend hoch dosierten Stimulationen) zu höherer therapeutischer Effizienz führen.

Hingegen unterschieden sich die iktalen Parameter der spike-wave Phase zwischen Respondern und Nonrespondern deutlich; erneut waren die iktalen Entladungen regelmäßiger, stereotyper und durch eine ausgeprägtere Verlangsamung und höhere Amplituden gekennzeichnet (Tabelle 4).

In einer weiteren prospektiven Untersuchung [12] wurden EEG-Parameter zur Steuerung der EKT-Behandlung prospektiv eingesetzt. Die Studie sah vor, dass nach der ersten EKT mit Ermittlung der Krampfschwelle eine randomisierte Zuteilung zu den beiden miteinander zu vergleichenden Therapiemodi erfolgte (EEG-Gruppe, hier erfolgt die Stimulusdosierung nach EEG-Kriterien) oder zur Kontrollgruppe. In dieser Gruppe erfolgte die Stimulusdosierung nach einem festen Schema entsprechend der 2,5-fachen Krampfschwelle.

Tabelle 4. EEG-Monitoring (für die gesamte Serie) im Vergleich zwischen Respondern und Nonrespondern [10]

	Responder (n = 29)		Nonresponder (n = 11)		Signifikanz
	Mittel*	(SD)	Mittel*	(SD)	
Alter	46,24	(15,6)	44,22	(14,00)	ns [a]
Methohexitaldosierung (mg/kg)	1,41	(0,37)	1,33	(0,35)	ns [a]
Anfallsdauer (EEG, Sek.)	46,49	(11,15)	45,00	(12,01)	ns [a]
Recruitment-Phase (Sek.)	1,65	0,62	1,98	0,55	0,04 [a]
spike-wave Amplituden (uV)	513,18	(144,99)	490,54	(130,63)	ns [a]
spike-wave-Muster [c]	108:	121	22:	38	χ^2 1,63, p < 0,20 [b]
Konkordanz (%)	80,52	(13,56)	68,53	(38,14)	ns [a]
Symmetrie (+3 rechts – 0 – -3 links)	0,03	(0,48)	0,55	(0,57)	0,01 [a]
Beginn der Verlangsamung (Sek.)	26,02	(6,22)	28,08	(4,02)	ns [a]
Beginn der Verlangsamung bezogen auf Anfallsdauer (Prozent)	60,83	(14,61)	66,83	(13,62)	ns [a]
Ausmaß der Verlangsamung (Hz)	1,21	(0,49)	1,01	(0,60)	ns [a]
Stereotypie (0–6)	4,62	(0,40)	3,69	(0,79)	ns [a]
strength (0–6)	4,55	(0,75)	3,60	(0,72)	0,09 [a]

Mittelwerte für die 2 verglichenen Gruppen, [a] T-Test

Tabelle 5. Spike-wave Phase im Vergleich zwischen Respondern und Nonrespondern [12]

	Responder (n = 34)		Nonresponder (n = 6)		Signifikanz
	Mittel *	(SD)	Mittel *	(SD)	
spike-wave-Muster	2,26	(0,48)	2,97	(0,61)	0,011 [a]
Stereotypie (0–6)	4,65	(0,48)	3,83	(0,62)	0,0038 [a]
maximale Frequenz (sw-Phase, Hz)	3,67	(0,44)	3,29	(0,32)	0,06 [a]
minimale Frequenz (sw-Phase, Hz)	2,10	(0,26)	2,57	(0,17)	0,0001 [a]
Beginn der Verlangsamung (Sek.)	28,34	(8,63)	37,33	(9,78)	0,037 [a]
Beginn der Verlangsamung bezogen auf Anfallsdauer (Prozent)	56,16	(11,81)	77,27	(9,11)	0,0006 [a]
Ausmaß der Verlangsamung (Hz)	1,56	(0,52)	0,72	(0,32)	0,0003 [a]
maximale Amplitude (uV)	553,60	(107,12)	444,73	(112,16)	0,03 [a]
postiktale Suppression (%) (THYMATRON-DGx)	77,51	(7,50)	76,35	(7,01)	ns [a]
Rating postiktale Suppression (0–6)	4,62	(0,47)	4,32	(0,53)	ns [a]
strength (0–6)	4,50	(0,61)	3,76	(0,67)	0,013 [a]

In der EEG-Gruppe wurden als Kriterien eine iktale Aktivität 30 Sekunden im EEG, postiktale Suppression > 75%, Stereotypie in der spike-wave Phase nach visueller Analyse, Verlangsamung in der spike-wave Phase um mindestens 1,5 Hz und eine Amplitudenhöhe in der spike-wave Phase > 500 uV gefordert.

Sofern diese Kriterien nicht erreicht wurden, wurden in der gleichen Sitzung maximal 2 Restimulationen mit erhöhter Dosis vorgenommen. Insgesamt konnte eine signifikante Überlegenheit der nach EEG-Kriterien behandelten Patienten gegenüber der Kontrollgruppe beobachtet werden. Insgesamt konnte also aus dem Behandlungsverlauf die Schlußfolgerung abgeleitet werden: eine nach EEG-Kriterien geleitete EKT-Behandlung ist einer EKT-Behandlung, die sich nach einem fixen Dosierungsschema (= 2,5-fache Krampfschwelle) richtet, überlegen. Dabei war anhand des EEG-Monitorings nachzuweisen, dass die nach EEG-Kriterien orientierte EKT-Behandlung im Vergleich zur Kontrollgruppe als die „intensivere" Form der Elektrokrampfbehandlung angesehen werden kann (Tabelle 5).

Interessant erscheint dabei die Feststellung, dass mittels der EEG-gesteuerten EKT vergleichbar gute Ergebnisse wie in der Hochdosisgruppe in der Arbeit von Sackeim et al. [35] erreicht wurden.

Kohärenz, interhemisphärische Symmetrie

Diese Variable erfordert quantitative digitale EEG-Auswerteprozeduren; weiterhin sind frequenzspezifische und zeitabhängige Aspekte zu berücksichtigen. Die interhemisphärische Kohärenz bzw. iktale Symmetrie spiegelt das Ausmaß synchroner iktaler Entladungen (durch einen zentralen Schrittmacher gesteuert) wieder. Insofern könnte die interhemisphärische Kohärenz bzw. iktale Symmetrie als Maß der Anfallsgeneralisierung gewertet werden. Auch die eigenen Daten [10, 12] geben Hinweise auf diese Zusammenhänge.

Monitoring der EKT mittels computer-berechnter Parameter

Die verschiedenen EKT-Geräte bieten mittlerweile einige Berechnungen zur Anfallsüberwachung bzw. zur „Anfallsqualität" an. Hierzu gehören der Konvulsions-Energie- Index, der postiktale Suppressionsindex und der Endpunkt-Konkordanz-Index.

Am besten validiert ist der *postiktale Suppressionsindex* (s.o.). Der postiktale Suppressionsindex zeigt, wie schnell und vollständig die EEG-Amplituden abflachen unmittelbar am Ende des Krampfanfalls. Er wird errechnet aus der mittleren Amplitude in einem 3-Sekunden-Abschnitt (beginnend 0,5 Sekunden nach dem Anfallsende, geteilt durch den mittleren Amplitudenwert aus einem 3-Sekunden-Abschnitt während der spike wave Phase (ausgedrückt in %, Bereich 0–100%). Der Hersteller Somatics rät zu einer Restimulation bei einem postiktalen Suppressionsindex von weniger als 80%.

Der *Konvulsions-Energie-Index* errechnet sich aus dem Integral der EEG-Amplituden über die gesamte Zeit des Krampfanfalls (Multiplikationsprodukt aus der mittleren integrierten Amplitude und der Konvulsionsdauer. Der Hersteller Somatics rät zu einer Restimulation bei einem Konvulsionsindex von weniger als 550.

Der *Anfalls-Konkordanz-Index* wird errechnet als das Verhältnis Krampfzeiten bei der EEG bzw. EMG-Messung (ausgedrückt in %, Bereich 0–100%). Eine hohe Konkordanz zwischen der EEG-Krampfzeit und der EMG-Krampfzeit wird von verschiedenen Autoren aus Maß für die Generalisierung der Krampfaktivität gewertet [39]. Allerdings muss kritisch eingewandt werden, dass dieser Parameter sehr von der Muskelrelaxierung abhängt und insofern störanfällig ist. Der Hersteller Somatics rät zu einer Restimulation bei einem Anfalls-Konkordanz-Index von unter 51%.

Zusätzlich berechnet der Computer im EKT-Gerät die Zeit bis zur maximalen Amplitude, die maximal erreichte EEG-Amplitude, die frühe, mittlere und postiktale EEG-Amplitude als auch die Frequenzbänder als auch die maximale interhemisphäre Kohärenz während des Krampfanfalls. Die endgültige Bewertung dieser Parameter steht noch aus.

Andere Parameter zum Monitoring der EKT

Insbesondere die im EKG zu beobachtende Tachykardie als auch das Prolaktin sind weitere Möglichkeiten des Monitorings [12]. Diese Parameter haben sich aber aus verschiedensten Gründen nicht als üblicherweise zu messende Parameter durchgesetzt. Eigene Untersuchungen konnten aufzeigen, dass das Prolaktin bei den intensiveren (hochdosierten) Formen der EKT vermehrt ausgeschüttet wird. Da die Bestimmung jedoch eine gewisse Zeit in Anspruch nimmt und zudem zahlreiche Störeinflüsse vorkommen, eignet sich das Prolaktin im Gegensatz z.B. zu EEG-Parametern im Grunde nicht zum Monitoring der EKT.

Empfehlungen zur Stimulusdosierung und Zukunftsperspektiven

Unter Zusammenfassung der verschiedenen oben genannten Aspekte seien kurz die wichtigsten Aspekte bei der Stimulusdosierung genannt.

Unilaterale EKT erfordert höhere Dosierungen als bilaterale EKT um entsprechende therapeutische Ergebnisse zu erzielen. Am einfachsten anwendbar sind *altersabhängige Stimulationsstrategien* und die *fixierte Hoch-Dosisstrategie* [11]. Daneben ist m. E. aber auch die nach *EEG-Kriterien geleitete EKT* als weiteres Verfahren zu erwägen. Die Hochdosisstrategie, die insbesondere von Abrams [1] favorisiert wird, bedeutet, dass zu Beginn der Serie mit 75–100% der maximalen Stimulusenergie stimuliert wird. Bei der altersabhängigen Stimulation entspricht das Alter des Patienten dem Prozent der maximalen Stimulusenergie (d.h. ein 50-jähriger Patient wird mit 50% der Maximalenergie behandelt). Meines Erachtens sollte bei altersabhängiger Dosierung bei sehr jungen Patienten (< 20 Jahren) die Stimulusenergie aber lediglich mit 5 oder 10% gewählt werden. Bei Verwendung der *Titrationsmethode* wird heute angeraten, mindestens die 2,5-fache Krampf-schwelle (eher aber höher bis zur 6-fachen Krampfschwelle) einzusetzen. Dies dürfte aber insbesondere bei älteren Patienten und bei ansteigender Krampf-schwelle im Verlauf im Einzelfall nur schwierig durchzuführen sein wegen der Leistungsbegrenzungen der Geräte (die allerdings zur Zeit diskutiert wird).

Die Pulsweite sollte nicht höher als 0,5ms liegen, die Stimulusdauer darf bis 8 Sekunden betragen.

Die oben erwähnten EEG-Parameter sollten zumindest berücksichtigt werden bei Abwägung der Frage, ob eine Restimulation in gleicher Narkose erfolgen soll. Noch viel zu oft wird der EEG-Streifen lediglich dahingehend betrachtet, ob die minimale Krampfzeit erreicht wurde. Nach meiner festen Überzeugung wird durch ein hoch-gespanntes, gleichmäßiges, hochorganisiertes und hochamplitudiges iktales EEG mit anschließender ausgeprägter postiktaler Suppression das bestmög-liche für unsere Patienten bei Durchführung der EKT sichergestellt. Insbesondere die erste bzw. 2 EKT (bei Verwendung der Titrationsmethode) und bei ausreichend hoher Stimulusdosierung können dabei unter Berücksichtigung der genannten EEG-Parameter als „benchmark" dienen, um die weitere Behandlung zu steuern.

Die von den Herstellern angebotenen Qualitätsmarker sind bislang noch nicht endgültig validiert; allenfalls der postiktale Suppressionsindex und die iktale Amplitudenhöhe (s.o.) konnten in verschiedenen z.T. eigenen Untersuchungen ihre Bedeutung für die Qualität der Behandlung nachweisen.

Wünschenswert wäre es, wenn die EKT-Geräte bei zunehmendem Wissens-tand über Dosierungsstrategien und unter Berücksichtigung der verschiedenen iktalen EEG-Parameter bereits Vorschläge zur weiteren Behandlung machen könn-ten (Restimulation, Veränderung der Behandlungsparameter...), zumal ein größerer Teil der Behandlungen nicht unter Studienbedingungen, sondern in der alltäglichen Praxis von psychiatrischen Krankenhäusern durchgeführt werden.

Literatur

1. Abrams R (2002) Electroconvulsive therapy. 4th edition. Oxford University Press
2. Abrams R, Swartz CM, Vedak C (1991) Antidepressant effects of high dose right unilateral electroconvulsive therapy. Arch Gen Psychiatry 48: 746–748
3. American Psychiatric Association (2001) Electroconvulsive therapy. Recommendations for treatment, training and priviliging, 2nd edition. Washington DC
4. Beale MD, Kellner CH, Pritchett JT, Bernstein HJ, Burns CM, Knapp R(1994) Stimulus Dose Titration in ECT: a 2-year clinical experience. Convuls Ther 10(2): 171–176
5. Bailine SH, Rifkin A, Kayne E (2000) Comparison of bifrontal and bitemporal ECT for major depression. Am J Psychiatry 157: 121–123
6. Boylan LS, Haskett RF, Mulsant BH (2000) Determinants of seizure threshold in ECT: benzodiazepine use, anaesthetic dosage and other factors. J ECT 16: 3–18
7. Cerletti U, Bini L (1938) Un nuevo metodo di shockterapie „L 'elettroshock“. Bollettino Accademia Medica Roma 64: 136–138
8. Coffey CE, Lucke J, Weiner RD, Krystal AD, Aque M (1995) Seizure threshold in Electroconvulsive therapy: II: The anticonvulsant Effect of ECT. Biol Psychiatry 37: 777–788
9. Delva NJ, Brunet D, Hawken ER (2000) Characteristics of responders and nonresponders to brief-pulse right unilateral ECT in a controlled clinical trial. J ECT 17: 118–123
10. Folkerts H (1996) The ictal EEG as a marker for the efficacy of ECT. Eur Arch Psychiatry Clin Neurosci 246: 155–164
11. Folkerts H (1997) Elektrokrampftherapie – ein praktischer Leitfaden für die Klinik. Enke, Stuttgart
12. Folkerts H (1999) Elektrokrampftherapie – Monitoring, Effektivität und pathischer Aspekt. Monographien aus dem Gesamtgebiet der Psychiatrie. Steinkopff, Darmstadt
13. Frey R, Heiden A, Scharfetter J (2001) Inverse relation between stimulus intensity and seizure duration: implications for treatment procedures. J ECT 17: 102–108
14. Kirstein L, Ottosson JO (1960) Experimental studies of electroencephalographic changes following electroconvulsive therapy. Acta psychiatrica Scand 145: 49 – 65
15. Krystal AD, Weiner RD, Coffey CE, Smith P, Arias R, Moffet E (1992) EEG evidence of more intense seizure activity with bilateral ECT. Biol Psychiatry 31: 617–621
16. Letemendia JF, Delva NJ, Rodenberg M, Lawson JS, Inglis J, Waldron JJ, Lywood DW (1993) Therapeutic avantage of bifrontal electrode placement in ECT . Psychol Med 23: 349–360
17. Lerer B, Shapira B, Calev A, Tubi N, Drexler H, Kindler S, Lidsky D, Schwartz JE (1995) Antidepressant and Cognitive Effects of Twice- versus Three-Times-Weekly ECT. Am J Psychiatry 152: 564–570
18. Maletzky BM (1978) Seizure duration and clinical effect in electroconvulsive therapy. Compr Psychiatry 19: 541–550
19. McCall WV, Farah BA (1995) Greater ictal EEG regularity during RUL ECT is associated with greater treatment efficacy. Convuls Ther 11(1): 69–75
20. McCall WV, Reboussin DM, Weiner RD (2000) Titrated moderately suprathreshold vs. fixed high-dose right unilateral ECT. Arch Gen Psych 57: 438–444
21. von Meduna L (1937) Die Konvulsionstherapie der Schizophrenie. C. Marhold Verlagsbuchhandllung, Halle
22. Nobler MS, Sackeim HA, Solomou M, Luber B, Devanand DP, Prudic J (1993) EEG manifestations during ECT: effects of electrode placement and stimulus intensity. Biol Psychiatry 34: 321 –330
23. Nobler MS , Luber B, Moeller JR (2000) Quantitative EEG during seizures induced by electroconvulsive therapy: relations to treatment modality and clinical features. J ECT 16: 1–21

24. Ottosson JO (1960) Effect of lidocaine on the seizure discharge in electroconvulsive therapy. Acta psychiatrica Scand [Suppl] 145: 7–32

25. Ottosson JO (1962) Seizure characteristics and therapeutic efficacy in electroconvulsive therapy: an analysis of the antidepressive efficacy of grand mal and lidocaine-modified seizures. J Nerv Ment Dis 135: 239–251

26. Pettinati HM, Stephens RN, Willis KM, Robin S (1990) Evidence of less improvement in depression in patients taking benzodiazepine during unilateral ECT. Am J Psychiatry 147: 1029–1035

27. Pettinati HM, Tamburello BA, Ruetsch CR, Kaplan FN (1994) Patients attitudes towards ECT. Psychopharmacol Bull 30: 471–475

28. Petrides G, Kellner C, Knapp R (2000) Can ictal EEG indices predict response to ECT ?[poster] NCDEU meeting

29. Prudic J, Peyser S, Sackeim HA (2000) Subjective memory complaints. J ECT 16: 121–132

30. Sackeim HA, Decina P, Kanzler M, Kerr B, Malitz S (1987a) Effects of electrode placement on the efficacy of titrated, low-dose ECT. Am J Psychiatry 144/11: 1449–1455

31. Sackeim HA, Decina P, Portnoy S (1987b) Studies of dosage, seizure threshold, and seizure duration in ECT. Biol Psychiatry 22/3: 249–268

32. Sackeim HA, Decina P, Prohovnik I, Malitz S (1987c) Seizure threshold in electroconvulsive therapy: effects of sex, age, electrode placement and number of treatments. Arch Gen Psychiatry 44: 355–360

33. Sackeim HA, Devanand DP, Prudic J (1991) Stimulus intensity, seizure threshold and seizure duration: impact on the efficacy and safety of ECT. Psychiatric Clin North Am 14: 803–844

34. Sackeim HA, Prudic J, Devanand DP (1993) Effects of stimulus intensity and electrode placement on the efficacy and cognitive effects of electroconvulsive therapy . N Engl J Med 328: 839–846

35. Sackeim HA, Prudic J, Devanand DP (2000) A prospective randomized double-blind comparison of bilateral and unilateral ECT at different stimulus intensities. Arch Gen Psych 57: 425–434

36. Sackeim HA Prudic J, Nobler MS (2001) Ultra-brief pulse ECT and the affective and cognitive consequences of ECT. J ECT 17: 75

37. Scott AIF, Boddy H (2000) The effect of repeated bilateral ECT on seizure threshold. J ECT 16: 244–2251

38. Shapira B, Lidsky D, Gorfine M, Lerer B (1996) ECT and resistant depression: clinical implications of seizure threshold. J Clin Psychiatry 57: 328–336

39. Swartz CM, Larson G (1986) Generalization of the effects of unilateral and bilateral ECT. Am J Psychiatry 143/8: 1040–1041

40. Ulett GA, Smith K, Gleser G (1956) Evaluation of convulsive therapy and subconvulsive therapy shock therapies utilizing a control group. Am J Psychiatry 112: 795–802

Scharfetter, Frey, Kasper (Wien)

2.3 Biologische Grundlagen der Elektrokonvulsionstherapie

*ECT "involves massive discharge over wide areas of the brain, activation of the peripheral
autonomic nervous system, release of the secretions of many endocrine glands ... All
these activities cause so many changes in the chemical homeostasis of the body, that ...
the difficulty lies not in demonstrating such changes, but in differentiating ... which of
the changes may be related to the important antidepressive ... effects and which are
quite irrelevant to these."*

Kety 1974, zitiert nach Lerer 1998

Da die Elektrokonvulsionstherapie (Elektrokrampftherapie, EKT) bei unterschiedlichsten Krankheitszuständen wirksam ist, ist anzunehmen, dass die EKT über verschiedene Wirkmechanismen verfügt. Diese Wirkmechanismen könnten spezifisch
sein, da etwa bezüglich Depression die EKT bei Patienten wirkt, die gegenüber
medikamentöser Therapie resistent sind. Allerdings wäre auch möglich, dass die
EKT gemeinsame Wirkmechanismen besser triggert [35]. Für einen gemeinsamen
Wirkmechanismus spricht auch, dass EKT bei bis dato unbehandelten oder nicht
psychopharmakaresistenten Patienten eine höhere Ansprechrate hat, als bei therapieresistenten depressiven Patienten [57]. Natürlich muss man dabei einschränkend
in Betracht ziehen, dass für eine allumfassende Therapieresistenz oder chronifizierte
Störung neben biologischen Faktoren auch psychosoziale in Frage kommen.

Bei der Interpretation von Untersuchungen zum Wirkmechanismus der EKT
muss im Folgenden berücksichtigt werden, dass Erkenntnisse aus dem Tierversuch
nicht ohne weiteres auf den Menschen übertragen werden können (die Erhöhung
der Krampfschwelle etwa dauert bei der Ratte Stunden, beim Menschen Tage an).
Des weiteren ist einschränkend postuliert worden, dass biologische Veränderungen
nach EKT für den Wirkmechanismus nur dann relevant sind, wenn sie, parallel
zur antidepressiven Wirkung, erst nach einer Behandlungsserie und nicht schon
nach Einzelbehandlung gesehen werden.

Fragen nach den Wirkmechanismen der EKT sind eng gekoppelt mit Fragen
zur Administration der EKT, wie Krampfschwelle und Stimulusintensität, uni- versus
bilaterale Applikation, sowie prognostischen Markern für die therapeutische Wirksamkeit der EKT (z.B. postiktale Suppression im EEG, siehe Kapitel 2.2 und 3.4),
etc. Im weiteren soll daher zunächst näher auf die Frage eingegangen werden, was
an der EKT nun eigentlich wirkt, dann, in welchen biologischen Systemen sich Effekte zeigen und was deren mögliche Relevanz ist. Eine umfassende Erklärung des
Wirkmechanismus der EKT ist bei heutigem Wissenstand allerdings nicht möglich.

Was wirkt bei Elektrokrampftherapie?

Anfall

In den Richtlinien zur suffizienten Durchführung der EKT wird gefordert, dass die Stimulusintensität über der Schwellendosis (Krampfschwelle) liegen muss; man geht also davon aus, dass der therapeutische Effekt über den Grand-Mal-Anfall vermittelt wird. Die Berichte über erfolgreiche Behandlungen mit generalisierten Krampfanfällen, nicht durch Strom, sondern durch Medikamente ausgelöst (Penty-lentetrazol – Metrazol oder Flurothyl -Indoklon) [18], unterstützen die Auffassung, dass die antidepressiven oder antipsychotischen Effekte der EKT nicht durch die Applikation der elektrischen Ladung sondern durch den Krampfanfall bewirkt werden.

Wiederholte Anfälle

Fink (seit vielen Jahren einer der meinungsbildenden Autoren zur EKT) betont in seinen Arbeiten die führende Rolle des Grand-Mal. Gleichzeitig weist er daraufhin, dass nicht ein einzelner Anfall, sondern offenbar erst die wiederholte Induktion von Anfällen, während derer die Krampfschwelle in der Regel steigt, die Wirkung in der klinischen Routine ausmacht. Bezüglich der unterschiedlichen Wirksamkeit der EKT bei verschiedenen Patienten sind Hinweise auf eine genetische Grundlage der Krampfschwelle interessant [siehe: 24].

Die EKT hat also einen antikonvulsiven Effekt und es gibt einen kumulativen Effekt während einer EKT-Serie [18, 59]. Das neuronale Netzwerk hat die Fähigkeit, den durch EKT induzierten Krampfanfall selbständig zeitlich zu limitieren. Interessant ist in diesem Zusammenhang die postiktale Suppression im EEG, d.h. die Spike/Wave-Muster gehen in ein EEG mit sehr niedriger Amplitude über. Somit tritt quasi eine "elektrophysiologische Beruhigung" nach dem Anfall ein. Vermutlich sind dafür inhibitorische Mechanismen verantwortlich, die sich bei schweren "psychischen Entgleisungen" günstig auswirken. Alterationen bei GABA-ergen und Opioid- Neurotransmittersystemen werden u.a. für diesen antikonvulsiven Effekt einer EKT-Serie verantwortlich gemacht. Verschiedene Autoren [1, 68] beschreiben eine positive Korrelation zwischen dem postiktalen Abflachen im EEG und dem Ansprechen auf die EKT.

Sackeim [59] sieht den Therapieerfolg der EKT besonders bei rechter unilateraler Applikation (RUL) mit dem Ausmaß der Änderung der Krampfschwelle im Verlauf der EKT Serie assoziiert. Es lässt sich zeigen, dass der CBF (cerebral blood flow) nach dem generalisierten Anfall zunächst ansteigt, die Erhöhung der Krampfschwelle ist dann mit einer Erniedrigung des zerebralen Blutflusses assoziiert [siehe: 15, 52].

Stromfluss

Allerdings ergeben sich aus der klinischen Praxis Hinweise darauf, dass doch die elektrische Ladung selbst zum therapeutischen Effekt beiträgt [57]. Erstens, weil bei der unilateralen Behandlung die Stimulusintensität deutlich über der Schwellen-dosis liegen muss, um wirksam zu sein (siehe Kapitel 3.4), und zweitens, weil die bilaterale EKT potenter als die unilaterale EKT ist (obwohl es bei beiden Be-handlungsformen zum generalisierten Anfall kommt). Vermutlich trägt es zum therapeutischen Effekt bei, wenn der Stromfluss auch mittelständige, subkortikale Strukturen (z. B. Thalamus) trifft, die mit affektiven Störungen assoziiert sind [66, 74]. Somit könnte postuliert werden, dass der Stromfluss im Gehirn den Effekt ausmacht und der Krampfanfall womöglich nur ein Epiphänomen darstellt, welches ein Indikator für eine ausreichend hohe – therapeutisch wirksame – elektrische Ladung ist. Auch die Entwicklung der transkraniellen Magnetstimulation [26] basiert auf der Annahme, dass ein therapeutischer Effekt am Gehirn durch Stromfluss – ohne epileptischen Anfall – zu erreichen ist.

In jüngster Zeit wurde publiziert, dass der stimulusinduzierte epileptische Fokus bei RUL Elektrodenposition im Bereich des ipsilateralen primären motorischen Kortex liegt, welcher eine relativ niedrige Krampfschwelle aufweist, während sich der Anfall bei der bilateralen (BL) Position von den präfrontalen Regionen her aus-breitet [8]. Bei der UL Stimulation benötigt man demnach relativ hohe Stimulus-energien um einen Anfallsherd im präfrontalen Kortex zu induzieren. Nun gilt einerseits der präfrontale Kortex als wesentliche Region zur Regulation der Stim-mung, andererseits darf vermutet werden, dass die anfallslimitierenden (inhibi-torischen) Prozesse, die für die therapeutischen Effekte der EKT bedeutsam sein könnten (siehe oben), dort am stärksten sind, wo der epileptische Fokus liegt. Diese Hypothesen sind kompatibel mit den klinischen Befunden einer höheren Schwellen-dosis (Krampfschwelle) unter BL Stimulation, einer guten Ansprechrate unter re-lativ niedrig dosierter BL Stimulation und einer schlechten Ansprechrate unter niedrig dosierter RUL Stimulation.

Öffnung der Blut-Hirn-Schranke

Ein interessanter Befund ist die vorübergehende Öffnung der Bluthirnschranke nach EKT [6]. Dieser Vorgang ist möglicherweise für die im Magnet-Resonanz-Imaging nach akuter EKT beschriebene vorübergehende Verlängerung der T1 Relaxationszeit, einem Marker für den Flüssigkeitsgehalt, verantwortlich [62]. In weiterer Folge wurde vermutet, dass auf diesem Weg endogene Moleküle mit intrinsischer the-rapeutischer Wirkung in größerer Menge ins Gehirn gelangen könnten [17].

Wo und wodurch wirkt Elektrokrampftherapie?

Klassische Neurotransmitter

Neurotransmitter und ihre Rezeptoren spielen bei Theorien über Entstehung und Ursache von psychiatrischen Erkrankungen und auch bei Theorien über die Wirk-samkeit von therapeutischen Interventionen eine zentrale Rolle. Eine besondere Erwähnung verdient in diesem Zusammenhang eine Arbeit von Fochtmann [23],

welche alle in EKT-Tierversuchen gewonnenen Erkenntnisse über Neurotransmitter-
Rezeptoren bis 1994 umfassend zusammengestellt hat.

Serotonerges System

Die experimentellen Befunde zur Beeinflussung der präsynaptischen 5HT-1a Auto-
rezeptoren durch EKT sind uneinheitlich. Einerseits wurde bei Messungen der
Serotonin-Ausschüttung keine Beeinflussung durch EKT gesehen. Andererseits
zeigte sich in Challenge Experimenten, dass der 5HT-1a Rezeptor Agonist Ipsapiron
nach EKT Serie in vermehrtem Ausmaß in der Lage ist, Hypothermie zu induzieren, nachdem bei depressiven Patienten diese Fähigkeit des Ipsapiron zunächst
vermindert war. Dies weist auf eine erhöhte Aktivität des präsynaptischen 5HT-1a
Rezeptors nach EKT hin [siehe: 40, 49]. Neuere Untersuchungen zeigen dagegen
eine nach EKT Serie verminderte Fähigkeit des 5HT-1a Rezeptor Agonisten 8-
hydroxy-2(di-n-propylamino)tetraline (8-OH-DPAT) die Serotoninkonzentration im
Hypothalamus zu vermindern, was für eine verminderte Aktivität des präsynaptischen 5HT-1a Rezeptors nach EKT spricht [27]. Die präsynaptischen 5HT-1b
Rezeptoren scheinen durch EKT unbeeinflusst [siehe: 49].

Die Theorie der Wirksamkeit antidepressiver Therapien durch "increased
serotonergic transmission" im Hippocampus [44] findet Unterstützung durch die
Befunde einer *Erhöhung der postsynaptischen 5HT-1a Rezeptor Sensitivität* im
Hippocampus nach einer EKT Serie. Eine Erhöhung der postsynaptischen 5HT-1a
Rezeptor Sensitivität wurde allerdings nach medikamentöser antidepressiver Therapie nicht gesehen, stellt also, wenn replizierbar, einen spezifischen EKT Effekt
dar [siehe: 49]. Rezeptorbindungsstudien mit [³H]8-OH-DPAT zeigen dieses Ergebnis bei EKT allerdings nur inkonsistent. Zudem waren Ergebnisse von „second
messenger" Funktionsstudien sogar entgegengesetzt. Hierbei zeigte sich, dass nach
einer EKT Serie 5HT-1a Rezeptoragonisten nur mehr vermindert in der Lage waren,
die Forskolin-stimulierte Adenylatcyclase zu hemmen. Dieses Ergebnis würde eher
auf eine *Erniedrigung der postsynaptischen 5HT1a Rezeptor Sensitivität* hindeu-
ten. Allerdings gibt es Erklärungsmodelle die diese diskrepanten Befunde als
Epiphänomen deuten bzw. durch die *Beteiligung anderer Rezeptoren wie 5HT4,
5HT6 und 5HT7* erklären [44].

Im Weiteren zeigt sich nach EKT eine *Erhöhung der Anzahl der* postsynaptisch
lokalisierten *5HT-2a Rezeptoren* im frontalen Kortex [9]. Auch dies steht im Gegensatz zu der Situation bei medikamentöser antidepressiver Medikation, wo die
Anzahl der 5HT-2a Rezeptoren, offenbar als Folge einer Herabregulierung bei vermehrtem Neurotransmitterangebot, zumeist erniedrigt ist [siehe: 40, 49].

Interessanterweise *erhöht* die EKT die Anzahl der *Serotonin Transporter* in Blut-
plättchen, was kaum eine direkte Wirkung der EKT sein kann. Diskutiert werden
neurohumorale bzw. endokrine Faktoren, welche die Megakaryozyten-Funktion
beeinflussen. In Raphe Kernen der Ratte war die mRNA Konzentration des *Serotonin
Transporters* (5-HTT) nach EKT-Einzelbehandlung und -Serie *erniedrigt* [64].

Tryptophan-Depletion nach EKT hat, im Gegensatz zur Versuchsanordnung nach
medikamentöser antidepressiver Therapie, keinen, den Therapieerfolg aufhebenden

Effekt. Dies könnte als Hinweis gelten, dass bei der EKT ein Erhöhung des Serotoninangebotes am postsynaptischen Rezeptor nicht wirkrelevant ist [siehe: 40].

Neuere Befunde deuten auf eine *Erhöhung der 5HT-3 Rezeptor Aktivität* nach EKT-Serien [31].

Zusammenfassend lässt sich annehmen, dass Änderungen in der serotonergen Neurotransmission nach EKT sich eher postsynaptisch abspielen und *5HT-1a und 2a Rezeptoren* betreffen, im Sinne einer Erhöhung der Anzahl bzw. Empfindlichkeit. Auch der *praesynaptische 5HT-1a Rezeptor* könnte im Sinne einer verminderten Aktivität eine Rolle spielen, wobei es in unterschiedlichen Teilen des Gehirns unterschiedliche Effekte geben dürfte.

Adrenerges System

Nach EKT konnte bei verschiedenen Untersuchungen eine *Abnahme der Anzahl β-adrenerger Rezeptoren* im zerebralen Kortex und Hippocampus, nicht im Striatum, Cerebellum und Hypothalamus beobachtet werden [siehe: 49, 53, 63]. Darüber hinaus kann eine *Erniedrigung der cAMP Menge*, die als Antwort auf β-adrenerge Stimulation gebildet wird, gesehen werden [siehe: 49]. Die Herabregulierung der $β_1$-adrenergen Rezeptoren sowie deren mRNA erfolgt bei EKT Serie korrespondierend, bei medikamentöser antidepressiver Therapie steigt jedoch die mRNA zu Beginn an, um erst später abzufallen. $β_2$-adrenerge Rezeptoren werden durch antidepressive Therapie nicht beeinflusst [30].

Die Abnahme der β-adrenergen Rezeptoren könnte ein adaptiver Prozess sein, da EKT die Norepinephrin- und Tyrosinhydroxylase-Aktivität steigert. Eine *Erhöhung der mRNA für Tyrosinhydroxylase* im Locus coeruleus wurde von Nestler et al. [48] beschrieben.

Postsynaptische $α_1$-Adrenozeptoren werden durch EKT Serien im Kortex *hochreguliert* [siehe: 49]. Eine *$α_2$-Adrenozeptor Downregulierung* wurde in neueren Untersuchungen nicht nach Einzel-EKT, sondern erst nach Serie und dann für Tage, bei Erhaltungs-EKT für über 6 Wochen gesehen [3].

Dopaminerges System

Besonders deutlich nach Einzel-EKT, aber basal auch nach einer Serie finden sich *erhöhte Dopaminspiegel* im Striatum, was möglicherweise zur Wirksamkeit der EKT bei Morbus Parkinson beiträgt. Bei chemisch induzierten Anfällen wurde eine solche Erhöhung nicht gesehen [siehe: 40]. Des weiteren wurde eine *Zunahme der Dichte* der *Dopamin D1 Rezeptoren* in der Substantia nigra nach EKT beschrieben [21].

Für die Aktivität des mesolimbischen dopaminergen Systems spielen Enkephaline eine wichtige Rolle. Eine *Erhöhung von Enkephalin* und mRNA für Proenkephalin nach EKT wurde gezeigt [siehe: 40].

Die Wirkung der EKT bezüglich des dopaminergen Systems scheint daher eher auf eine aktivierende hinauszulaufen, allerdings wurde zur Erklärung der erhöhten

Prolaktinspiegel unter EKT eine verminderte Aktivität des tuberoinfundibulären dopaminergen Systems postuliert [41].

Cholinerges System

EKT-Serien führen im Tierversuch zu einer *Reduktion muskarinerger Rezeptoren* im Kortex und Hippocampus sowie zu einer funktionellen Reduktion der „second messenger" Aktivität im Hippocampus. EKT scheint eher über eine Dämpfung der Empfindlichkeit des cholinergen Systems zu wirken, was jedoch bezüglich etwa der Wirksamkeit bei Manie theoretische Probleme aufwirft [siehe: 58].

GABAerges System

Basierend auf der Antikonvulsionstheorie der EKT-Wirkung wurde angenommen, dass EKT GABAerge (Gammaaminobuttersäure) Funktionen triggert. Tatsächlich zeigte sich die Dichte der $GABA_B$-*Rezeptoren* nach EKT *erhöht* [siehe: 58]. Eine verstärkte Aufnahme von GABA ins Gehirn wurde vermutet, da dort die Spiegel nach EKT laut Tiermodell erhöht sind [siehe: 40]. Des weiteren zeigten *EKT Responder* signifikant *höhere mittlere GABA Plasmaspiegel* als Nicht-Responder [12], allerdings gibt es auch den Befund, dass *GABA Spiegel* im Plasma nach EKT *erniedrigt sind* [siehe: 58]. GABAerge Neurone vermitteln als Zwischenneurone die Hemmung der glutamatergen Neurone [siehe: 61].

Glutamaterges System

Glutamat ist der prominenteste exzitatorische Neurotransmitter im zentralen Nervensystem. Die Glutamat-Rezeptoren, welche nach den sie in biochemischen Untersuchungen spezifisch aktivierenden Agonisten benannt sind, werden in ionotrope und metabotrope Rezeptoren eingeteilt. Die Ionotropen Rezeptoren wie NMDA (N-Methyl-D-Aspartat) und AMPA (Amino-3-Hydroxy-5-Methylisoxazoleproprionat) setzen sich typischerweise aus 4–5 Untereinheiten zusammen, welche einen Ionenkanal bilden, der durch Bindung von Agonisten aktiviert wird. Auch metabotrope Glutamat-Rezeptoren kontrollieren Ionenkanäle, allerdings handelt es sich bei diesen Rezeptoren um monomere Polypeptide und sie wirken mittelbar über "second messenger".

Wiederholte Behandlungen im Rahmen der EKT führen zu einer *mRNA Erhöhung der GluR1 Untereinheit des AMPA-Rezeptors* im Hippocampus [77], nicht der NMDA Untereinheit NR1A-G [47]. Im Unterschied dazu senken Anfälle, die im Rahmen eines "kindling" ausgelöst werden, die mRNA der GluR1 Untereinheit des AMPA-Rezeptors und potenzieren die Wirkung des NMDA am Rezeptor, was folgerichtig erscheint, da "kindling" im Gegensatz zur EKT per definitionem prokonvulsiv ist [56, siehe auch: 72]. Watkins et al. [72] zeigten eine *mRNA Erhöhung* nach EKT *von NMDA Rezeptor Untereinheiten NR2A und NR2B* und *Erniedrigung der mRNA des metabotropen Glutamat Rezeptors mGlu5b*.

Adenosin

Auch für den Neurotransmitter-Neuromodulator Adenosin wurde eine Rolle beim Wirkmechanismus der EKT vermutet, da der Spiegel des Adenosin und anderer Purine während epileptischer Anfälle ansteigt und die Krampfschwelle erhöht [73].

Endogene Opioide

Auch für die Involvierung endogener Opioide finden sich Berichte [siehe 23, 58], zuletzt in Form von Hinweisen auf eine *gesteigerte Expression von Opioidvorläufer-Proteinen* wie Proopiomelanocortin (POMC, auch ein ACTH Vorläufer) und Proenkephalin (PENK) [25].

Neurotrophine

In den Hypothesen zur antidepressiven Wirksamkeit medikamentöser und anderer Therapiestrategien rücken Neurotrophine zunehmend in den Mittelpunkt des Interesses, es wurde auch eine neurotrophe Hypothese der Depression formuliert [siehe: 13]. Neurotrophine sind im Nervensystem für Überleben und Differenzierung von Neuronen verantwortlich, beeinflussen das Wachstum von Neuriten und sind in synaptische Veränderungen im Zusammenhang mit Lernen und Erinnerung involviert [siehe 20]. In diesem Zusammenhang ist interessant, dass jüngst zur Beschreibung der Depression auch das Schlagwort der "neurodegenerativen Erkrankung" herangezogen wurde. Formuliert wurde dies ausgehend von der Beobachtung, dass es in bestimmten Hirnregionen depressiver Patienten zu einem Verlust an totalem Zellvolumen kommt [5].

Es handelt sich bei den Neurotrophinen unter anderem um den "brain derived neurotrophic factor" (BDNF), das "neurotrophin-3" (NT-3), den "nerv growth factor" (NGF) und den "glial cell derived neurotrophic factor" (GDNF). Nachdem Experimente in Depressionsmodellen bei der Ratte einen antidepressiven Effekt von BDNF Infusionen ins ZNS gezeigt haben, konnte auch die Erhöhung von BDNF mRNA durch antidepressive Medikamente gezeigt werden. Stress und Glukocortikoide scheinen BDNF mRNA zu erniedrigen. Es ist vermutet worden, dass die Depression selbst von einer geringgradigen Atrophie oder verminderten Funktion BDNF-empfänglicher noradrenerger und serotonerger Neurone herrührt und dass die BDNF Erhöhung antidepressiver Therapiemaßnahmen die Regeneration durch Sprossung fördert [siehe: 2, 14]. Auch bei schizophrenen Patienten wurde eine Erniedrigung des BDNF festgestellt [70].

BDNF wird als Neurotrophin fast im ganzen Gehirn, vor allem auch im Kortex und im limbischen System exprimiert. Sein Effektor ist der Rezeptor "protein tyrosin kinase B" (TrkB). Die Bindung von BDNF an TrkB bewirkt die Bildung eines Dimers (Dimerisation) von TrkB und in weiterer Folge dann die Weitergabe des Aktivierungssignals über zwei Signaltransduktionskaskaden. Eine Kaskade läuft über Auto-Phosphorylierung von Thyrosin-Resten am Rezeptor-Molekül sowie

Phosphorylierung und Regulation von u.a. Phospholipase C-γ und Phosphatidyl-3-Kinase. Ein zweiter Signaltransduktionsmechanismus des TrkB ist der sogenannte MAP ("mitogen activated protein") -Kinase Weg über ein GTP (Guanosintriphosphat) -bindendes Protein. Beide Signaltransduktionskaskaden stellen einen alternativen "second messenger" Weg gegenüber dem üblichen G-Protein-gekoppelten, cAMP aber auch IP3 (Inositoltriphosphat), Ca^{2+} und NO involvierenden Weg der Mono-amin-Rezeptoren und Neuropeptide dar.

Einzel-EKT verursacht im Tierversuch eine deutliche und dramatische *Erhö-hung von BDNF* mRNA [37, 51, 65], vornehmlich in kortikalen und limbischen Strukturen, am ausgeprägtesten jedoch in den granulären Zelllagen des Gyrus dentatus im Hippocampus. Auch die *Expression von TrkB mRNA* wird durch EKT *hochreguliert* [37, 50].

Es existieren 2 Formen des TrkB, eine lange, funktionelle Variante, welche die katalytische Region enthält und von Neuronen exprimiert wird, sowie eine um die katalytische Region gekürzte Variante, welche von Gliazellen exprimiert wird (und ev. dazu dient, überschüssiges BDNF abzufangen). Beide werden durch EKT induziert, die kurze Variante im selben Zeitverlauf wie BDNF mRNA, die längere funktionelle Variante jedoch verzögert, sodass ein unterschiedlicher Regulationsmechanismus für beide Formen vorliegen könnte [siehe: 14].

Nach einer *EKT-Serie* kommt es im Tierversuch zu einer *ausgeprägten, anhal-tenden Induktion der BDNF mRNA*, ähnlich wie auch bei langdauernder medika-mentöser antidepressiver Therapie. Gleiches gilt für die TrkB mRNA [50, 51].

Auch auf andere Neurotrophine hat die EKT einen Einfluss. Bei "Kindling"-Modellen in Form von medikamentös oder elektrisch induzierten Anfällen wurde neben einer *erhöhten Expression* von BDNF auch eine solche *von NGF und GDNF* gesehen. In einer neueren Untersuchung wurden *erhöhte BDNF Konzentrationen in Hippocampus, Striatum und occipitalem Kortex, erhöhte NGF Konzentrationen im frontalen Kortex, aber erniedrigte GDNF Konzentrationen im Hippocampus und Striatum* bei Ratten gesehen [4]. Eine *Induktion der mRNA für NGF und FGF-2* ("fibroblast growth factor") vor allem im frontalen Kortex nach EKT-Serie wurde in einer weiteren Arbeit beschrieben [33].

Die Induktion der Expression des BDNF wird vermutlich über verschiedene Neurotransmittersysteme getriggert. Glutamatrezeptoren jeglicher Art (ionotrope NMDA-, AMPA- und Kainat-Rezeptoren sowie metabotrope Glutamat-Rezeptoren), welche teilweise selbst im Rahmen der EKT aufreguliert werden (siehe Kapitel 2.3, Glutamaterges System), scheinen eine Rolle zu spielen [43, 46, 75]. GABAerge Rezeptoren dürften BDNF herabregulieren [43]. Auch serotonerge und noradrenerge Rezeptoren sind in Diskussion [71, 79].

Wiederholte EKT Behandlungen verstärken die *Sprossung hippocampaler granulärer Zellen* [71] bzw. serotonerger Axone [39]. Dieser Effekt ist anhaltend und kann noch 6 Monate nach der Behandlungsserie beobachtet werden. Experimen-telle Befunde zeigen, dass die Anwesenheit von BDNF eine notwendige, aber nicht ausreichende Voraussetzung für dieses Sprossen ist [siehe 14]. Verstärkte Neurogenese im Hippocampus nach EKT wurde sogar unter erhöhten Glucocortikoidspiegeln beobachtet, was Neurogenese normalerweise hemmt [28]. In Zusammenhang mit BDNF könnte auch die beobachtete *anti-Apoptose Wirkung* der EKT stehen [32].

Es gibt Untersuchungen zum Einfluss von EKT-Serien auf "long term potentiation" (LTP), einer Form der synaptischen Plastizität im Sinn einer langdauernden Verstärkung der synaptischen excitatorischen Potenz. BDNF verstärkt LTP in vitro, bezüglich EKT ist die Situation allerdings uneindeutig. Es wurde beobachtet, dass im Rahmen einer EKT-Serie *BDNF die LTP* kaum induziert. Als Erklärung für diesen unerwarteten Befund wurde angeboten, dass LTP im Rahmen der EKT bereits maximal ausgeprägt ist (Sättigungseffekt) und daher von BDNF nicht weiter induziert werden kann [siehe: 14]. Interessanterweise kann die Ausbildung der LPT durch NMDA Antagonisten gehemmt werden, was dem glutamatergen Rezeptorsystem (siehe Kapitel 2.3, Glutamaterges System) für die Frage der Wirkungsweise der EKT weiteres Gewicht gibt [54, 67, 56]. Die LTP bildet sich nach EKT schrittweise über etwa 40 Tage wieder zurück, was den Zeitverlauf der therapeutischen Wirksamkeit der EKT zumindest bezüglich der Remission der Depression gut abbildet [54].

Neuropeptide

Seit einigen Jahren werden auch Neuropeptide mit dem Wirkmechanismus der EKT in Verbindung gebracht. Neuropeptide sind Peptide niederen Molekulargewichts mit 4 bis max. 40 Aminosäuren, welche Neurotransmissions- bzw. Modulations-Aktivität aufweisen. Sie sind im zentralen Nervensystem von Säugetieren reichlich vorhanden, dort in bestimmten Hirnregionen und Bahnen selektiv verteilt und werden gemeinsam mit klassischen Neurotransmittern gespeichert und ausgeschüttet. Im Unterschied zu diesen sind Neuropeptide als Transmitter weniger reagibel, da sie nicht vor Ort gebildet werden, sondern vom Zellkern, wo sie transkribiert werden, an den Wirkort transportiert werden müssen.

Mit Depression und Angst wurden die Neuropeptide "Corticotropin releasing factor" (CRF), Neuropeptid Y (NPY) und Somatostatin (STS) in Verbindung gebracht. Neurotensin (NT), "calcitonin gene-related peptide" (CGRP) und Tachykinine wie das Neurokinin A (NKA) oder die Substanz P (SP) spielen möglicherweise in der Physiologie und Pathophysiologie des dopaminergen Systems eine Rolle [siehe: 42].

Auch bei der Wirkweise psychotroper Medikation scheint die Modulation von Neuropeptiden eine Rolle zu spielen. Es konnte gezeigt werden, dass es zu einer Beeinflussung der Neuropeptide in den Bereichen Synthese, Gewebskonzentration und Freisetzung kommt, und zwar spezifisch für Peptid und Hirnregion und in einem charakteristischen Zeitablauf [siehe: 42].

Bei Liquoruntersuchungen von Patienten vor und nach EKT wurden erhöhte Spiegel von NPY, STS und Endothelin nach der Behandlung festgestellt. Im Tierversuch zeigte sich, dass *nur EKT-Serien*, nicht jedoch die Einzel-EKT *Einfluss auf die Neuropeptide* haben [siehe: 42].

Die deutlichste *Erhöhung* unter EKT im Tiermodell zeigten *NPY und NKA im Hippocampus*, erhöht waren beide auch *im occipitalen Kortex beidseits, STS* war *nur im frontalen Kortex* signifikant erhöht. SP, NT, "vasoactive intestinal polypeptide" (VIP) und Galanin zeigten keine Erhöhung [siehe: 38, 42].

Auch *bei generalisierten Krampfanfällen* konnte eine *Erhöhung von NPY und STS* gezeigt werden, NPY Erhöhung auch bei chemisch induzierten Krämpfen. Auf NKA hatten Pentylenetetrazol (PTZ) induzierte Krämpfe keinen Einfluss. Eine NT Erhöhung wurde bei chemisch induzierten Krämpfen und bei Plazebo-EKT gesehen, stellt daher ev. ein Stressartefakt dar. NPY und STS dürften folglich die Schlüssel-Neuropeptide bei generalisierten Anfällen sein, möglicherweise unabhängig von deren Ursache.

Genetisch modifizierte NPY-defiziente Mäuse erleiden durch Applikation von Kainat letale Krämpfe, was durch intraventrikuläre Gabe von NPY verhindert werden kann. Diese *antikonvulsive Wirksamkeit des NPY* könnte mit dem Wirkmechanismus der EKT in Zusammenhang stehen [siehe: 7, 42].

Die Expression von NPY Genen wird durch das "immediate early gene" Produkt c-fos über AP-1 (Aktivator Protein-1) Bindungsstellen des Promotors induziert. Eine *c-fos Erhöhung* wird *nach EKT* (siehe auch Kapitel 2.3., „Second Messenger", Mediatoren, Transkriptionsfaktoren, „Third Messenger") hauptsächlich *in NPY-Neuronen* gesehen [siehe: 7].

Entscheidend für das Interesse an Neuropeptiden in Zusammenhang mit dem Wirkmechanismus der EKT ist die Tatsache, dass nur EKT-Serien einen Einfluss auf die Neuropeptide haben, nicht die Einzelbehandlung und dass die Veränderungen etwa über eine Woche persistieren. Es scheinen nur wenige Neuropeptide wie *NPY, NKA und STS* beeinflusst zu werden. Erhöhte Gewebekonzentrationen der Neuropeptide und ihrer mRNA wurden nach EKT hauptsächlich *im Hippocampus, frontalen und occipitalen Kortex* gesehen, Lithium und Dopaminrezeptor Agonisten/ Antagonisten hingegen beeinflussen die Neuropeptide hauptsächlich im Striatum und frontalen Kortex.

Neuropeptide werden gemeinsam mit Monoaminen gespeichert und ausgeschüttet, NPY hauptsächlich mit Noradrenalin und Dopamin, NKA und STS mit Dopamin; auch Glutamat und GABA sind involviert. Diese differentiellen Zusammenhänge mit Neurotransmittersystemen sind möglicherweise für die Wirksamkeit der EKT bei unterschiedlichen psychiatrischen Krankheiten wichtig [siehe: 42].

Hormone

Hypothalamus-Hypophysen-Schilddrüsen-Achse

Die EKT führt zu Veränderungen auch in der HPT Hormonachse ("hypothalamic-pituitary-thyroid") bestehend aus TRH ("thyreotropin-releasing-hormone"), TSH ("thyroid-stimulating-hormone") und den Schilddrüsenhormonen T3, T4.

Bei depressiven Patienten dürfte diese Hormonachse dysreguliert sein [siehe: 69], und es konnte gezeigt werden, dass die intrathekale Applikation von TRH antidepressiv wirkt, mit einem Wirkeintritt von Minuten bis max. Stunden und einer Wirkdauer von 1–2 Tagen. TRH Rezeptoren sind bei Depression möglicherweise herunterreguliert, da bei depressiven Patienten im Vergleich zu Gesunden die TSH-Ausschüttung unter TRH Gabe vermindert ist. Es gibt auch experimentelle Befunde, wonach TRH bei depressiven Patienten erhöht ist [siehe: 61].

Generalisierte Anfälle verursachen im Tierversuch eine starke Erhöhung von TRH im limbischen System [60]. Eine *TRH Erhöhung unter EKT* zeigt sich im Gehirn regional unterschiedlich v.a. im Hippocampus, enthorinalen und olfaktorischen Kortex. Dieser Effekt tritt nach bereits einer Behandlung auf, ist nach einer Behandlungsserie besonders deutlich und hält 1–2 Wochen an. Ursächlich für die TRH Erhöhung scheint eine *Aktivierung des Gens für* den TRH Prekursor *Pre-Pro-TRH*. Hier scheinen AP-1 (Aktivator Protein 1) regulierende Elemente, welche Transkription regulieren, involviert. Nach EKT Serie zeigt sich eine *veränderte Zusammensetzung des AP-1 Komplexes mit Beteiligung von 2 neuen "fos-related antigens" (fras)* (siehe Kapitel 2.3, „Second Messenger", Mediatoren, Transkriptionsfaktoren, „Third Messenger"). Diese Regulationskaskade ist jedoch noch nicht ausreichend beforscht.

Aus dem Prekursor-Peptid Pre-Pro-TRH können auch andere biologisch aktive Peptide gebildet werden, etwa der "corticotropin release inhibitory factor" (CRIF), welcher die Ausschüttung von ACTH inhibiert und damit einen Antagonist des "corticotropin releasing factor" (CRF) darstellt. Ein anderes aktives Peptid aus dem Pre-Pro-TRH ist das PS4, welches die TRH vermittelte TSH Ausschüttung verstärkt. Die *EKT vermittelte Aktivierung des Pre-Pro-TRH* könnte daher über verschiedene Wege antidepressiv wirken: über das TRH selbst, über PS4 durch Potenzierung der TRH-Wirkung, sowie über CRIF durch CRF-Antagonismus. Immunhistochemische Studien zeigen eine Kopplung von TRH mit glutamatergen Neuronen. *TRH scheint den exzitatorischen Effekt von Glutamat zu hemmen.* TRH könnte damit die Übererregung (Excitotoxizität) in den glutamatergen fronto-limbischen Bahnen kontrollieren, was insofern von Interesse ist, als eine Theorie der Depression als Übererregung der glutamatergen Übertragung an NMDA Rezeptoren formuliert wurde [siehe: 61].

TRH führt auch zu Prolaktinausschüttung. Ein *erhöhtes Prolaktin* wurde nach EKT gemessen, es wurde jedoch auch eine Abschwächung der dopaminergen Repression der Prolaktinausschüttung vermutet [41].

Weitere Veränderungen an der HPT-Achse nach EKT betreffen einen *Anstieg von TSH und Abfall von T3*, eher als Folge einer Einzelbehandlung, unter fortlaufender EKT Therapie kommt es zu einer weitgehenden Normalisierung dieses Befundes [siehe: 69].

Antidepressive Medikation hat im Tiermodell übrigens im Gegensatz zur EKT keine Beeinflussung des TRH gezeigt [siehe: 61].

Hypothalamus-Hypophysen-Nebennieren-Achse

Die HPA Hormonachse ("hypothalamic-pituitary-adrenal) bestehend aus CRF ("corticotropin releasing factor"), ACTH (Adrenocorticotropes Hormon) und Cortisol scheint bei depressiven Patienten überaktiviert zu sein. Ein CRF Überschuss im Gehirn wird für die fehlende Suppression des Plasma-Cortisol nach Dexamethason Gabe bei depressiven Patienten verantwortlich gemacht (Dexamethason-Suppressions-Test).

EKT erhöht zunächst ACTH und Cortisol, im Verlauf einer Behandlungsserie kommt es dann allerdings zu einer *Downregulierung der HPA Achse*. Der initiale

Anstieg könnte ein Stresseffekt sein [69]. Die Downregulierung der HPA-Achse wird möglicherweise über CRIF vermittelt, wie unter Kapitel 2.3, Hypothalamus-Hypophysen-Schilddrüsen-Achse, ausgeführt.

"Second Messenger", Mediatoren, Transkriptionsfaktoren, "Third Messenger"

Veränderungen in den, den Neurotransmittern, Neurotrophinen und deren Rezeptoren nachgereihten Effektorsystemen sind im Rahmen der EKT vor allem im Zusammenhang mit BDNF diskutiert worden (siehe Kapitel 2.3, Neutrotrophine). Der Weg zur Aktivierung der BDNF Expression über ionotrope Glutamat Rezeptoren, aber auch alpha1- und 5HT-2a- sowie -2c-Rezeptoren, läuft über einen Ca^{2+} Einstrom und Aktivierung von Ca^{2+}/Calmodulin aktivierten Protein Kinasen (CaMK) oder, in Verbindung mit Diacylglycerol, über Ca^{2+} vermittelte Aktivierung der Protein Kinase C (PKC) [siehe: 14]. Eine *Erniedrigung der CaMK Aktivität* nach EKT ist beschrieben worden, allerdings sind diese experimentellen Ergebnisse komplex und schwer zu interpretieren [55]. In weiterer Folge kommt es über Phosphorylierung von Transkriptionsfaktoren, wie dem "cAMP responsive element binding protein" (CREB), zu einer Beeinflussung der Genexpression.

Ein alternativer, von β-adrenergen und 5-HT4, -6 und -7 Rezeptoren beschrittener Weg um über CREB den BDNF zu exprimieren, läuft über cAMP und Protein Kinase A (PKA). Eine *erhöhte Aktivität der Adenylatcyclase* ist nach EKT gesehen worden, stellt jedoch *möglicherweise* einen "post-receptor" *"in vitro" Effekt* dar [siehe: 49].

Auch die *gesteigerte Expression und Funktion von CREB* nach EKT ist beschrieben worden [50], in Verteilung und Zeitverlauf ähnlich der BDNF Expression. Es ist daher vermutet worden, dass der gesteigerten BDNF Expression nach EKT primär die gesteigerte Aktivierung von CREB zugrunde liegt.

Auch eine langsamere, Proteinsynthese-abhängige Induktion von BDNF ist beschrieben worden [siehe: 14]. Hierfür könnten durch Anfälle induzierte "third messenger", wie c-fos oder c-jun verantwortlich sein. Im Gegensatz zu Transkriptionsfaktoren wie CREB, welches ständig in der Zelle vorhanden ist und auf seine Aktivierung wartet, sind "third messenger" Transkriptionsfaktoren, deren mRNA erst nach einem Aktivierungssignal (in dem Fall über PKC) in nennenswerter Menge durch Transkription ihrer Gene ("immediate early genes" – IEG) produziert wird, bevor sie wiederum die Transkription nachgereihter Gene ("late response genes") induzieren können. Allerdings wurde nach EKT-Serien eher eine *Abschwächung der* Stress- (z.B. nach Einzel-EKT) induzierten *Induktion von mRNA für c-fos* im präfrontalen Ratten-Kortex gezeigt. Auf einen anderen "immediate early gene" kodierten Transkriptionsfaktor (c-jun) zeigte die EKT keine Wirkung [45, 76].

Die Produkte der IEG verbinden sich als reine oder gemischte Dimere zum AP-1 Komplex (Aktivator-Protein-1), welcher als eigentlicher Transkriptionsfaktor wirkt. Hope et al. [29] konnten zeigen, dass *AP-1* nach Einzel-EKT für Stunden, *nach EKT-Serie* jedoch für Tage *erhöht* bleibt und dass sich nach EKT-Serie eine *Beteiligung von 2 neuen "fos-related antigens" (fras) am AP-1 Complex* zeigt. Später konnte gezeigt werden, dass es sich bei diesen "fos-related antigens" um eine

Isoform des *ΔFosB*, einer verkürzten Splice-Variante des FosB handelt, welches aufgrund seiner Stabilität akkumuliert [10]. *AP-1* aktiviert nach EKT-Serien das *Gen für* eine *"cyclin-dependent kinase 5" (cdk5) im Hippocampus*. Das cdk5 gehört zu einer Familie von Cyclin-abhängigen Kinasen, die beim Zellwachstum eine Rolle spielen. Verschiedenste neuronale Proteine werden durch cdk5 phosphoryliert und nach EKT-Serie konnte im Hippocampus eine *gesteigerte Phosphorylierung von "tau"* nachgewiesen werden, einem Mikrotubulus-assoziierten Protein, welches ein bekanntes Substrat von cdk5 ist [11].

Eine neuere Untersuchung von Koo et al. [34] beschreibt unter EKT Veränderungen an einem ganz anderen Molekül, welches in der Signaltransduktion eine Rolle spielen dürfte. Das Amphiphysin II wirkt, wenn phosphoryliert, in einer komplexen biochemischen Kaskade bei der Endozytose und damit dem Recycling synaptischer Vesikel mit. Es gibt jedoch auch Hinweise, dass es in der Rezeptor-vermittelten Signaltransduktion in Zusammenhang mit dem NGF ("nerv growth factor") beteiligt ist. Koo et al. [34] konnten zeigen, dass EKT die *Phosphorylierung des Amphiphysin II* akut *induziert*.

Tabelle 1. Veränderungen in biologischen Systemen nach EKT-Serien im Überblick

Serotonerges System	
Präsynaptische 5HT-1a Rezeptoren	widersprüchlich: erhöht, aber auch vermindert
Postsynaptische 5HT-1a Rezeptoren im Hippocampus	widersprüchlich: erhöht, aber auch vermindert
Postsynaptische 5HT-2a Rezeptoren im frontalen Cortex	erhöht
5HT-3 Rezeptoren	erhöht
5-HTT in Raphe Kernen	vermindert
Adrenerges System	
β1 Rezeptoren im Cortex und Hippocampus	vermindert
Postsynaptische α_1 Rezeptoren im Cortex	erhöht
α_2 Rezeptoren	vermindert
Dopaminerges System	
Dopamin im Striatum	erhöht
D1 Rezeptor in der Substantia nigra	erhöht
Cholinerges System	
Muskarinerge Rezeptoren im Cortex und Hippocampus	vermindert
GABAerges System	
GABA im Plasma	vermindert, aber:
GABA im Plasma bei EKT-Respondern	erhöht
$GABA_B$-Rezeptoren	erhöht
Glutamaterges System	
AMPA-Rezeptor – GluR1 Untereinheit im Hippocampus	erhöht
NMDA-Rezeptor – NR2A Untereinheit	erhöht

Tabelle 1. Veränderungen in biologischen Systemen nach EKT-Serien im Überblick (*Fortsetzung*)

NMDA-Rezeptor - NR2B Untereinheit	erhöht
Metabotroper Glutamat Rezeptor mGlu5b	vermindert
Endogene Opioide	
Proopiomelanocortin	erhöht
Proenkephalin	erhöht
Neurotrophine	
BDNF in Hippocampus, Striatum und occipitalem Cortex	erhöht
TrkB	erhöht
NGF im frontalen Cortex	erhöht
GDNF in Hippocampus und Striatum	vermindert
FGF-2 im frontalen Cortex	erhöht
Neuropeptide	
NPY im Hippocampus und occipitalen Cortex	erhöht
NKA im Hippocampus und occipitalen Cortex	erhöht
STS im frontalen Cortex	erhöht
Hypothalamus-Hypophysen-Schilddrüsen-Achse	
TRH im Hippocampus und Cortex	erhöht
TRH Prekursor Pre-Pro-TRH	erhöht
Prolaktin	erhöht
TSH	erhöht
T3 vermindert	
Hypothalamus-Hypophysen-Nebennieren-Achse	
ACTH	erhöht
Cortisol	erhöht
"Second Messenger", Transkriptionsfaktoren, "Third Messenger"	
CaMK	vermindert
Adenylatcyclase	erhöht
CREB	erhöht
c-fos	widersprüchlich: erhöht, aber auch vermindert induzierbar
AP-1	erhöht
cdk5 im Hippocampus	erhöht
tau (Mikrotubulus-assoziiertes Protein) im Hippocampus	erhöht
Amphiphysin II – Phosphorylierung	erhöht

Abschließende Anmerkungen und Ausblick

Die Vorstellungen zu den komplexen biologischen Vorgängen bei der EKT und den vielfältigen Zusammenhängen der Systeme, die in der vorliegenden Abhandlung ausgeführt wurden, stützen sich auf eine Vielzahl experimenteller Beobachtungen, die zum Teil schlüssig, zum Teil jedoch auch widersprüchlich sind. Die Versuchung ist groß, die Veränderungen in bestimmten biologischen Systemen einer bestimmten spezifischen therapeutischen Wirksamkeit zuzuordnen (z.B. Herabregulierung der β1-adrenergen Rezeptoren und antidepressive Wirksamkeit), dies wird jedoch durch die vorliegende Literatur nicht ausreichend gestützt [siehe: 19, 36].

Als besonders bemerkenswert soll noch einmal herausgestellt werden, dass die im vorliegenden Beitrag beschriebenen biologischen Veränderungen nach EKT meist nicht global, sondern in umschriebenen neuroanatomisch definierten Hirnregionen gefunden werden und die betroffenen biologischen Systeme durchaus nicht immer in die gleiche Richtung ausgelenkt werden. Man kann sich die EKT daher nicht als generellen "Reset"-Knopf vorstellen, der das "Betriebssystem neu startet" [23].

Der Schwerpunkt dieses Beitrags liegt auf den in den letzten Jahren aufgekommenen Vorstellungen zur Wirkungsweise der EKT (meist bezüglich der antidepressiven Wirksamkeit). Vertiefende Untersuchungen sowie neue Ideen und Methoden können diese Vorstellungen jederzeit grundlegend verändern.

Einige Bedeutung wird dabei den bildgebenden Verfahren zukommen. Genetische Untersuchungen und Expressionsstudien mit "gene arrays" werden wohl eine Rolle spielen, indem sie die Möglichkeit schaffen, große Datenmengen zu generieren und auszuwerten.

Ein wichtiger Paradigmenwechsel bei molekularbiologischen Untersuchungen war in den letzten Jahren die zunehmende Hinwendung zu "downstream" Systemen wie den "second messenger" Systemen, weg von den bislang vorwiegend untersuchten Monoamin-Neurotransmittern. Die Untersuchungen zu diesen Systemen dürften einstweilen auf Tierversuche beschränkt bleiben. Interessante Befunde mit zukünftigem Potential, die in diesem Beitrag keine Erwähnung fanden, sind beispielsweise der Anstieg von bestimmten Fettsäuren und der Eicosanoid Synthese nach Krampfanfällen bei Ratten und die erhöhte Konzentration von Prostaglandin-E Metaboliten im Plasma nach EKT bei sowohl depressiven wie auch schizophrenen Patienten [siehe: 42]. Aber auch in den beschriebenen biologischen Systemen gibt es noch genügend ungeklärte Fragen, um die Forschung nach der Wirkungsweise der EKT weiterhin zu beschäftigen.

Literatur

1. Abrams R (2000) Electroconvulsive therapy requires higher dosage levels. Arch Gen Psychiatry 57: 445–446
2. Altar CA (1999) Neurotrophins and depression. TiPS 20: 59–61
3. Andrade C, Sudha S (2000) Electroconvulsive therapy and the alpha-2 noradrenergic receptor: implications of treatment schedule effects. J ECT 16: 268–78

4. Angelucci F, Aloe L, Jimenez-Vasquez P, Mathe AA (2002) Electroconvulsive stimuli alter the regional concentration of nerv growth factor, brain-derived neurotrophic factor, and glial cell derived neurotrophic factor in adult rat brain. J ECT 18: 138–143

5. Benninghoff J, Schmitt A, Mössner R, Lesch KP (2002) When cells become depressed: focus on neural stem cells in novel treatment strategies against depression. J Neural Transm 109: 947–962

6. Bolwig TG, Hertz MM, Paulson OB, Spotoft H, Rafaelsen OJ (1977) The permeability of the blood-brain-barrier during electrically induced seizures in man. Eur J Clin Invest 7: 87–93

7. Bolwig TG, Woldbye DPD, Mikkelsen JD (1999) Electroconvulsive therapy as an Anti-convulsant: a possible role of neuropeptide Y (NPY). J ECT 15: 93–101

8. Boylan LS, Devanand DP, Lisanby SH, Nobler MS, Prudic j, Sackeim HA (2001) Focal prefrontal seizures induced by bilateral ECT. J ECT 17: 175–179

9. Butler MO, Morinobu S, Duman RS (1993) Chronic electroconvulsive seizures increase the expression of serotonin2 receptor mRNA in rat frontal cortex. Neurochem 61: 1270–1276

10. Chen J, Kelz MB, Hope BT, Nakabeppu Y, Nestler EJ (1997) Chronic Fos-related antigens: stable variants of ΔFosB induced in brain by chronic treatment. J Neurosci 17: 4933–4941

11. Chen J, Zhang Y, Kelz MB, Steffen C, Ang ES, Zeng L, Nestler EJ (2000) Induction of cyclin dependent kinase 5 in the hippocampus by chronic electroconvulsive seizures: role of ΔFosB. J Neurosci 20: 8965–8971

12. Devanand DP, Shapira B, Petty F, Kramer G, Fitzsimons L, Lerer B, Sackeim HA (1995) Effects of electroconvulsive therapy on plasma GABA. Convuls Ther 11: 3–13

13. Duman RS, Heninger GR, Nestler EJ (1997) A molecular and cellular theory of depression. Arch Gen Psychiatry 54: 597–606

14. Duman RS, Vaidya VA (1998) Molecular and cellular actions of chronic electroconvulsive seizures. J ECT 14: 181–193

15. Duncan R (1992) Epilepsy, cerebral blood flow and cerebral metabolic rate. Cerebrovasc. Brain Metab Rev 4: 105–121

16. Ende G, Braus DF, Walter S, Weber-Fahr W, Henn FA (2000) The hippocampus in patients treated with electroconvulsive therapy. Arch Gen Psychiatry 57: 937–943

17. Fink M (1990) How does ECT work? Neuropsychopharmacol 3: 77–82

18. Fink M (1993) The next challenge: the mode of action of ECT. Convuls Ther 9: 192–197

19. Fink M (2001) Convulsive Therapy: a review of the first 55 years. J Affect Dis 63: 1–15

20. Finkbeiner S (2000) Calcium regulation of the brain-derived neurotrophic factor gene. Cell Mol Life Sci 57: 394–401

21. Fochtmann LJ, Cruciani R, Aiso M, Potter WZ (1989) Chronic electroconvulsive shock increases D1-receptor binding in rat substantia nigra. Eur J Pharmacol 167: 305–306

22. Fochtmann LJ (1994a) Animal studies of electroconvulsive therapy: foundations of future research. Psychopharmacol Bull 30: 321–444

23. Fochtmann LJ (1994b) What do rodents and test tubes teach us about ECT. Convuls Ther 10: 287–297

24. Fochtmann LJ (1998) Genetic approaches to the neurobiology of electroconvulsive therapy. J ECT 14: 206–219

25. Garcia-Garcia L, Llewellyn-Jones V, Fernandez-Fernandez I, Fuentes JA, Manzanares J (1998) Acute and repeated ECS treatment increases CRF, POMC and PENK gene expression in selected regions of the rat hypothalamus. Neuroreport 9: 73–77

26. George MS, Lisanby SH, Sackheim HA (1999) Transcranial magnetic stimulation, applications in Neuropsychiatry. Arch Gen Psychiatry 56: 300–311

27. Gur E, Dremencov E, Garcia F, Van de Kar LD, Lerer B, Newman ME (2002) Functional effects of chronic electroconvulsive shock on serotonergic 5-HT1A and 5-HT1B receptor activity in rat hippocampus and hypothalamus. Brain Res 952: 52–60

28. Hellsten J, Wennstrom M, Mohapel P, Ekdahl CT, Bengzon J, Tingstrom A (2002) Electroconvulsive seizures increase hippocampal neurogenesis after chronic corticosterone treatment. Eur J Neurosci 16: 283–90

29. Hope BT, Kelz MB, Duman RS, Nestler EJ (1994) Chronic electroconvulsive seizure (ECS) treatment results in expression of a long-lasting AP-1 complex in brain with altered composition and characteristics. J Neurosci 14: 4318–28

30. Hosoda K, Duman RS (1993) Regulation of β_1-adrenergic receptor mRNA and ligand binding by antidepressant treatments and norepinephrine depletion in rat frontal cortex. J Neurochem 60: 1335–1343

31. Ishihara K, Sasa M (2001) Potentiation of 5-HT(3) receptor functions in the hippocampal CA1 region of rats following repeated electroconvulsive shock treatments. Neurosci Lett 6: 37–40

32. Kondratyev A, Sahibzada N, Gale K (2001) Electroconvulsive shock exposure prevents neuronal apoptosis after kainic.acid evoked status epilepticus. Brain Res Mol Brain Res 91: 1–13

33. Kondratyev A, Ved R, Gale K (2001) The effects of repeated minimal electroconvulsive shoch exposure on levels of mRNA encoding fibroblast growth factor-2 and nerv growth factor in limbic regions. Neurosci 114: 411–416

34. Koo YJ, Kim SJ, Jeon SH, Kim SR, Kang UG, Park JB, Kim YS (2002) Electroconvulsive shoch increases the phosphorylation of amphiphysin II in the rat cerebellum. Neurosci Lett 330: 135–138

35. Lerer B (1998) Editorial: The neurobiology of ECT: The road taken. J ECT 14: 149–152

36. Lerer B (1999) Editorial: The neurobiology of ECT: The road ahead. J ECT 15: 1–4

37. Lindefors N, Brodin E, Metsis M (1995) Spatiotemporal selective effects on brain-derived neurotrophic factor and TrkB messenger RNA in rat hippocampus by electroconvulsive shock. Neurosci 65: 661–670

38. Ma XM, Mains RE, Eipper BA (2002) Plasticity in the hippocampal peptidergic systems induced by repeated electroconvulsive shock. Neuropsychopharmacol 27: 55–71

39. Madhav TR, Pei Q, Grahame-Smith DG, Zetterstrom TS (2000) Repeated electroconvulsive shock. Neurosci 97: 677–83

40. Mann JJ (1998) Neurobiological correlates of the antidepressant action of electroconvulsive therapy. J ECT 14: 172–180

41. Markianos M, Hatzimanolis J, Lykouras L (2002) Relationship between prolactin responses to ECT and dopaminergic and serotonergic responsivity in depressed patients. Eur Arch Psychiatry Clin Neurosci 252: 166–171

42. Mathe AA (1999) Neuropeptides and electroconvulsive treatment. J ECT 15: 60–75

43. Metsis M, Timmusk T, Arenas E, Perrson H (1993) Differential usage of multiple brain-derived neurotrophic factor promotors in the rat brain following neuronal activation. Proc Natl Acad Sci USA 90: 8802–8806

44. Mongeau R, Blier P, de Montigny C (1997) The serotonergic and noradrenergic systems of the hippocampus: their interactions and the effects of antidepressant treatment. Brain Res Rev 23: 145–195

45. Morinobu S, NibuyaM, Duman S (1995) Chronic antidepressant treatment downregulates the induction of c-fos mRNA in response to acute stress in rat frontal cortex. Neuropsychopharmacol 12: 221–228

46. Murray K, Wood P, Rosasco C, Isackson PJ (1996) A metabotropic glutamate receptor agonist regulates neurotrophin messenger RNA in rat forebrain. Neurosci 70: 617–630

47. Naylor P, Stewart CA, Wright SR, Pearson RCA, Reid IC (1996) Repeated ECS induces GluR1 mRNA but not NMDAR1A-G mRNA in the rat hippocampus. Mol Brain Res 35: 349–353

48. Nestler EJ, McMahon A, Sabban EL, Tallman JF, Duman RS (1990) Chronic antidepressant administration decreases the expression of tyrosine hydroxylase in the rat locus coeruleus. Proc Natl Acad Sci USA 87: 7522–7526

49. Newmann ME, Gur E, Shapira B, Lerer B (1998) Neurochemical mechanisms of action of ECS: evidence from in vivo studies. J ECT 14: 153–171

50. Nibuya M, Morinobu S, Duman RS (1995) Regulation of BDNF and TrkB mRNA in rat brain by chronic electroconvulsive seizure and antidepressant drug treatment. J Neurosci 15: 7539–7547

51. Nibuya M, Nestler EJ, Duman RS (1996) Chronic antidepressant administration increases the expression of cAMP response element binding protein (CREB) in rat hippocampus. J Neurosci 16: 2365–2372

52. Nobler MS, Sackeim HA (1998) Mechanisms of action of electroconvulsive therapy: functional brain imaging studies. Psychiatric Annals 28: 23–29

53. Paul IA, Duncan GE, Mueller RA, Hong J-S, Breese GR (1991) Neural adaption in response to chronic imipramin and electroconvulsive shock: evidence for separate mechanisms. Eur J Pharmacol 205: 135–143

54. Petrie RXA, Reid IC, Steward CA (2000) The N-methyl-D-aspartate receptor, synaptic plasticity, and depressive disorder. A critical review. Pharmacol Therapeut 87: 11–25

55. Pilc A, Branski P, Palucha A, Aronowski J (1999) The effect of prolonged imipramine and electroconvulsive shock treatment om calcium/calmodulin-dependent protein kinase II in the hippocampus of rat brain. Neuropharmacol 38: 597–603

56. Post RM, Puntman F, Contel NR, Goldman B (1984) Electroconvulsive seizures inhibit amygdala kindling: implications for mechanism of action in affective illness. Epilepsia 25: 234–239

57. Sackeim HA (1994) Central issues regarding the mechanism of action of electroconvulsive therapy: directions for future research. Psychopharmacol Bull 30: 501–521

58. Sackeim HA, Devanand DP, Nobler MS (1995) Electroconvulsive Therapy. In: Bloom FE, Kupfer DJ (eds) Psychopharmacology: the fourth generation of progress. Raven Press, NY

59. Sackeim HA (1999) The anticonvulsant hypothesis of the mechanism of action of ECT. J ECT 15: 5–26

60. Sattin A, Pekary AE, Lloyd RL (1994) TRH gene products are implicated in the antidepressant mechanisms of seizures. Ann N Y Acad Sci 739: 135–153

61. Sattin A (1999) The role of TRH and related peptides in the mechanism of action of ECT. J ECT 15: 76–92

62. Scott AI, Douglas RH, Whitfield A, Kendall RE (1990) Time course of cerebral magnetic resonance changes after electroconvulsive therapy. Br J Psychiatry 156: 551–553

63. Seo DO, Shin CY, Seung CH, Han SY, Ko KH (1999) Effects of chronic electroconvulsive shock on the expression of beta-adrenergic receptors in rat brain: immunological study. Biochem Mol Biol Int 47: 195–203

64. Shen H, Numachi Y, Yoshida S, Toda S, Awata S, Matsuoka H, Sato M (2001) Electroconvulsive shock regulates serotonin transporter mRNA expression in rat raphe nucleus. Psychiatr Clin Neurosci 55: 75–77

65. Smith MA, Zhang LX, Lyons WE, Mamounas LA (1997) Anterograde transport of endogenous brain-derived neurotrophic factor in hippocampal mossy fibers. Neuroreport 8: 1829–1834

66. Soares JC, Mann JJ (1997) The anatomy of mood disorders – review of structural neuroimmaging studies. Biol Psychiatry 41: 86–106

67. Stringer JL, Guyenet PG (1983) Elimination of lomg-term potentiation in the hippocampus by phencyclidine and ketamine. Brain Res 258: 159–164
68. Suppes T, Webb A, Carmody T, Gordon E, Gutierrez-Esteinou R, Hudson JL, Pope HG jun (1996) Is postictal electrical silence a predictor of response to electroconvulsive therapy? J Affect Disord 41: 55–58
69. Szuba MP, O'Reardon JP, Eavens DL (2000) Physiological effects of electroconvulsive therapy and transcranial magnetic stimulation in major depression. Depr Anxiety 12: 170–177
70. Toyooka K, Asama K, Watanabe Y, Muratake T, Takahashi M, Someya T, Nawa H (2002) Decreased levels of brain-derived neurotrophic factor in serum of chronic schizophrenic patients. Psychiatr Res 110: 249–257
70a. Vaidya VA, Marek GJ, Aghajanian GK, Duman RS (1997) 5-HT2A receptor-mediated regulation of brain-derived neurotrophic factor mRNA in the hippocampus and the neocortex. J Neurosci 17: 2785–2795
71. Vaidya VA, Siuciak JA, Du F, Duman RS (1999) Hippocampal mossy fiber sprouting induced by chronic electroconvulsive seizures. Neurosci 89: 157–66
72. Watkins CJ, Pei Q, Newberry NR (1998) Differential effects of electroconvulsive shock on the glutamate receptor mRNAs for NR2A, NR2B and mGluR5b. Brain Res Mol Brain Res 61: 108–113
73. Waziri R, Baruah S, Arndt S, Baumert K, Cooney J, Christensen L (1996) Psychosis and vulnerability to ECT-induced seizures. Psychiatr Res 62: 191–201
74. Weinberger DR (1993) A connectionist approach to the prefrontal cortex. J Neuropsychiatry Clin Neurosci 5: 241–253
75. Wetmore C, Olson L, Bean AJ (1994) Regulation of brain-derived neurotrophic factor (BDNF) expression and release from hippocampal neurons is mediated by non-NMDA type glutamate receptors. J Neurosci 14: 1688–1700
76. Winston SM, Hayward MD, Nestler EJ, Duman RS (1990) Chronic electroconvulsive seizure down-regulate expression of the immediate-early genes c-fos and c-jun in rat cerebral cortex. J Neurochem 54: 1920–1925
77. Wong ML, Smith MA, Licinio J, Doi SQ, Weiss SR, Post RM, Gold PW (1993) Differential effect of kindling and electrically induced seizures on a glutamate receptor (GluR1) gene expression. Epilepsy Res 14: 221–227
78. Woods BT, Chiu TM (1990) In vivo 1H spectroscopy of the human brain following electro-convulsive therapy. Ann Neurol 28: 745–749
79. Zafra F, Lindholm D, Castren E, Hartikka J, Thoenen H (1992) Regulation of brain-derived neurotrophic factor and nerve growth factor mRNA in primary cultures of hippocampal neurons and astrocytes. J Neurosci 12: 4793–4799

Meisenzahl, Frodl (München)

2.4 Die Anwendung bildgebender Verfahren im Rahmen der Elektrokonvulsionstherapie

Einleitung

Für eine gute Wirksamkeit der Elektrokonvulsionstherapie (Elektrokrampftherapie, EKT) ist die Induktion eines bilateralen, generalisierten Anfalls notwendig. Derzeit wird diskutiert, ob dieser auch Nervenzellen in tiefliegenden Hirnstrukturen wie dem Thalamus und den Basalganglien erreichen muss, damit die volle therapeutische Wirkung ausgeschöpft werden kann [16]. Allerdings ist noch ungeklärt, welche Gehirnregionen primär durch die Verabreichung des Stromes und welche sekundär durch den generalisierten Anfall beeinflusst werden.

Bekannt ist, dass es tierexperimentell unter der EKT zu einer zentralen Umsatzzunahme des Botenstoffes Noradrenalin (NA) kommt. Dies geht mit einer Minderung der NA-Wiederaufnahme einher. Außerdem wird die Zunahme der serotonergen, cholinergen und dopaminergen Botenstoffe und die Einflussnahme auf Second Messanger Systeme wie die Koppelung von G-Proteinen und die Aktivität der Adenylzyklase und der Phospholipase C diskutiert [Übersicht in 29]. In neurophysiologischen Experimenten zeigte sich, dass der präfrontale Anstieg der Slow-Wave-Aktivität im EEG Hinweise auf die Wirksamkeit der EKT geben kann [19, 23].

Unter Zuhilfenahme moderner bildgebender Verfahren wie der Positronen-Emissions-Tomographie (PET) oder der funktionellen Magnetresonanztomographie (f-MRT) lassen sich die Zusammenhänge zwischen klinischer Wirksamkeit der EKT und den zugrundeliegenden neuronalen Vorgängen in Zukunft möglicherweise besser überprüfen.

Bei der Durchführung von Untersuchungen mit bildgebenden Verfahren im Rahmen der EKT-Forschung sind jedoch einige wesentliche methodische Aspekte zu beachten. Unterschiede im Schwellenwert zur Auslösung eines Anfalls, in der Gerätetechnik, der Elektrodenplazierung am Patienten, den Stimulationsparametern und den demographischen Patientencharakteristika können zu erheblichen Variabilitäten von Untersuchungsergebnissen führen. Der individuelle Anfallsschwellenwert variiert zwischen den Patienten stark. Er ist je nach Geschlecht und Alter unterschiedlich und kann im Verlauf einer EKT-Serie zwischen 25 und 200 Prozent ansteigen. Ferner führen verschiedene Anästhetika zu unterschiedlichen Beeinflussungen des Anfallsschwellenwertes [16]. Bei psychiatrischen Erkrankungen, für die eine Indikation zur EKT Behandlung besteht, variiert die Dauer der

EKT-Serie zwischen 6 und 12 EKT-Einzelbehandlungen bei depressiven Störungen, oder zwischen 8 und 20 EKT-Behandlungen bei Manien [16]. Da außerdem bei einer größeren Anzahl an EKT-Behandlungen die Wahrscheinlichkeit von unerwünschten Wirkungen steigt, ist die Behandlungszahl eine wesentliche Kavariable, die in Studien kontrolliert werden muss.

Bildgebende Verfahren unterstützen die bisherige Therapieforschung der EKT, indem sie sich vor allem mit folgenden Fragestellungen beschäftigt haben: Entstehen im Rahmen einer EKT-Therapie strukturelle oder funktionelle ZNS-Veränderungen bei Patienten? Gefährden bestimmte strukturelle oder funktionelle Befunde den Therapieerfolg einer EKT im Einzelfall?

Abschließend soll erwähnt werden, dass die im nachfolgenden diskutierten Studien hauptsächlich unter Mitarbeit von depressiven Patienten durchgeführt wurden und Störungen aus dem schizophrenen Formenkreis nur vereinzelt in der Literatur dargestellt sind.

Strukturelle ZNS Veränderungen unter EKT?

Die strukturellen bildgebenden Verfahren sind in der Lage, nicht-invasiv die Morphologie des Gehirns abzubilden. Derzeit werden sie primär zur Abklärung von organischen Veränderungen vor Durchführung einer EKT eingesetzt.

Die Durchführung der EKT wurde aufgrund der Vorstellung, sie würde zu strukturellen Veränderungen im Gehirn führen, immer wieder kontrovers diskutiert. Im folgenden wird auf die Forschung mit der cranialen CT und mit der zerebralen MRT zur Frage, ob hirnmorphologische Veränderungen im Rahmen einer EKT-Behandlung auftreten, eingegangen.

Craniale Computertomographie (cCT)

Erste Studien mit der cCT, die sich mit dem Einfluss der EKT auf die Morphologie des Gehirns beschäftigten, untersuchten mit dem Querschnittsansatz Veränderungen bei Patienten nach einer EKT-Serie im Vergleich zu gesunden Kontrollprobanden.

Bei Patienten mit einer chronischen Schizophrenie zeigten sich Erweiterungen der Seitenventrikel im Vergleich zu gesunden Probanden in der cCT. Dabei konnte beobachtet werden, dass die Patienten, die anamnestisch eine EKT-Behandlung in der Vorgeschichte berichteten im Vergleich zu den Patienten ohne EKT-Behandlung erweiterte Ventrikel aufwiesen [38]. Weiter konnte ein signifikanter Zusammenhang zwischen EKT-Behandlungen und vermehrtem Auftreten von Frontallappenatrophien bei älteren depressiven Patienten gefunden werden [4]. Im Gegensatz dazu ergaben zwei weitere Studien keine Assoziation zwischen hirnmorphologischen Auffälligkeiten und der EKT bei Patienten mit depressiven Störungen [17, 18]. Diese Querschnittsstudien reichten nicht aus, um einen genauen Zusammenhang zwischen EKT und Gehirnmorphologie aufzuzeigen, da Unterschiede im Erkrankungsverlauf oder der Erkrankungsschwere zwischen Patienten mit und ohne EKT nicht kontrolliert werden konnten. Bei den Studien, die Patienten mit

EKT-Vorbehandlung gegen Patienten ohne EKT-Vorbehandlung verglichen, ist es zudem nicht auszuschließen, dass die Patienten mit EKT schwerere und längere Erkrankungsverläufe aufwiesen und damit vermehrt strukturelle Auffälligkeiten zeigten.

Eine erste prospektive cCT-Studie wurde bei Patienten mit einer Majoren Depression oder einer bipolaren Störung durchgeführt. Dabei wurde die Größe und Form der Seitenventrikel, des 3. und 4. Ventrikels als auch die kortikalen Sulci aller Hirnlappen 5 bis 10 Monate nach einer EKT-Serie im Vergleich zu einer Baseline cCT-Untersuchung vor EKT gemessen. Im Ergebnis zeigten sich keine signifikanten Unterschiede vor und nach EKT-Behandlung [1].

Diese erste prospektive Studie widersprach erstmalig dem vermuteten negativen Effekt der EKT auf die Hirnmorphologie. Nachfolgende Studien mit der zerebralen Magnetresonanztomographie waren jedoch notwendig um das Ergebnis von Bergsholm et al. [1] zu replizieren.

Zerebrale Magnetresonanztomographie (MRT)

Mit der Technik der Magnetresonanztomographie konnten umfangreichere Informationen über die Gehirnmorphologie erzielt werden. In der Folgezeit wurden vor allem prospektive MRT-Untersuchungen im Rahmen von EKT-Studien durchgeführt. Einschränkend muss gesagt werden, dass mit dieser Methode die Makroanatomie des ZNS, jedoch nicht die Mikroanatomie, erfasst wird.

Interessanterweise zeigte sich, dass viele depressive Patienten bereits vor der EKT strukturelle Auffälligkeiten aufwiesen, die sich darüber hinaus im Verlauf der EKT-Behandlung nicht veränderten. In prospektiven MRT-Untersuchungen bei depressiven Patienten zeigten sich keine signifikanten Volumenveränderungen der Seitenventrikel, des 3. Ventrikels, der Temporal- und Frontallappen sowie des Hippocampus-Amygdala Komplexes vor der EKT Behandlung und 2 Tage als auch 6 Monate nach der EKT-Behandlung [5, 6].

Gegen makroskopisch erfassbare, hirnstrukturelle Veränderungen unter EKT-Behandlung sprachen auch Studien, die keine signifikanten strukturellen Veränderungen nach einer einzelnen EKT-Sitzung [20, 31] oder nach einer EKT-Serie [20, 26] nachweisen konnten [Übersicht in 8].

Allerdings konnten Veränderungen der T1 und T2 Relaxationszeiten im MRT bei Patienten, die mit EKT behandelt wurden, gefunden werden. Mander et al. [20] konnten bei depressiven Patienten zeigen, dass der akute Effekt einer einmaligen EKT-Behandlung zu einem Anstieg der T1 Relaxationszeit 4–6 Stunden nach der EKT führt. Dieser Befund konnte später bei 20 depressiven Patienten repliziert werden [31]. Außerdem berichteten Diehl et al. [9] bei einer kleinen Gruppe depressiver Patienten eine Verlängerung der T2 Relaxationszeit im Thalamus zwei Stunden nach der EKT-Durchführung. Die Veränderungen der T1 und T2 Relaxationszeiten sind wahrscheinlich auf einen Anstieg des Wassergehaltes im Gehirn zurückzuführen und stimmen mit tierexperimentellen Untersuchungen überein, die unter EKT-Behandlungen Störungen der Blut-Hirn-Schranke beschrieben haben. So konnte an Ratten gezeigt werden, dass die Menge der radioaktiv markierten Glucose, die in die Blutbahn injiziert worden war, während der Anfallsinduktion im Blutkreislauf abnahm und vermehrt über die Blut-Hirn-Schranke ins Gehirn aufgenommen wurde [2].

Damit spricht zusammenfassend die derzeit bekannte wissenschaftliche Literatur gegen das Auftreten von makroskopischen, hirnstrukturellen Veränderungen aufgrund durchgeführter EKT-Therapien. Prinzipiell fallen jedoch bei depressiven Patienten pathologische Befunde wie subkortikale Hyperintensitäten unabhängig von der EKT auf. Diese Befunde sind möglicherweise unter pathogenetischen Gesichtspunkten der affektiven Störungen zu diskutieren. Einschränkend muss betont werden, dass mit dieser Methode die Makroanatomie des ZNS erfasst wird und feinere Betrachtungen der Mikroskopie nicht möglich sind.

Funktionelle Veränderungen unter EKT?

Funktionell bildgebende Verfahren wie die Single Photonen Emissions Computer Tomographie (SPECT) und Positronen Emissions Tomographie (PET) sind in der Lage die Gehirndurchblutung, den Glukosemetabolismus oder den Rezeptorstatus des Gehirns darzustellen und können somit zustandsabhängige ZNS-Prozesse mit einem Therapieverfahren in Zusammenhang setzen. Zur funktionellen Kernspintomographie liegen derzeit keine Untersuchungen im Rahmen der EKT vor.

Single Photonen Emissions Computer Tomographie (SPECT)

In der Literatur zu den Veränderungen des zerebralen Blutflusses (CBF) fallen methodische Unterschiede auf, je nachdem in welchem zeitlichen Abstand zur EKT-Behandlung die SPECT-Untersuchung durchgeführt wurde. Die Untersuchungen wurden entweder intra-iktal, Stunden oder Tage nach Beendigung der EKT-Serie durchgeführt.

In einer kürzlich veröffentlichten Pilotstudie wurde der intra-iktale CBF mit der Technetium-99m [Tc-99m] Hexamethylenpropylen Aminoxim (HMPAO)-SPECT bei Patientinnen mit einer Majoren Depression während der 3. EKT Sitzung im Vergleich zu einer Baseline-Untersuchung ein bis zwei 2 Tage vor Beginn einer bilateralen EKT-Serie gemessen. Es zeigte sich eine Erhöhung des Blutflusses in den temporalen Kortizes und in den Basalganglien, welche die Autoren aufgrund der kleinen Fallzahl, der methodischen Probleme bei intra-iktaler Messung, der Einflüsse durch die Anästhetika und der Komedikation mit Psychopharmaka sehr vorsichtig interpretierten. Sie wiesen aber auf eine mögliche Beeinflussung des dopaminergen Systems in den Basalganglien durch die EKT hin [10]).

Kurz nach einer EKT-Behandlung kann es zu einer Verminderung des zerebralen Blutflusses vor allem in frontalen Hirnarealen kommen, wie die Daten einer Reihe von Studien zeigten. Die ersten Studien bei Patienten mit Majoren Depressionen verwendeten Xenon133 zur Messung des CBF und fanden in Übereinstimmung eine Verminderung des CBF im Frontallappen [33, 27]. Diese Befunde konnten später von Scott et al. [32] bestätigt werden, die mit der

[Tc-99m]-Exametazime-SPECT bei Patienten mit einer Majoren Depression 45 Minuten nach einer bitemporalen EKT eine Abnahme des CBF in den inferioren anterioren cingulären Kortizes im Vergleich zu einer Messung 15 Minuten vor EKT-Behandlung zeigten, die darüber hinaus mit der Schwere der Depression korrelierte. Allerdings lies sich aus dieser Studie keine Aussage hinsichtlich des Zusammenhanges zwischen CBF Veränderung und Therapiewirksamkeit ableiten.

Tage nach der EKT-Serie scheint es, einhergehend mit der Verbesserung der depressiven Symptomatik, wieder zu einer Normalisierung der Hirnperfusion und des Glukosemetabolismus zu kommen. So fanden Bonne et al. [3] bei Patienten mit einer Majoren Depression 5 bis 8 Tage nach einer EKT-Behandlung eine Erhöhung der Aufnahme von [Tc-99m]-HMPAO im anterioren und posterioren cingulären Kortex im Vergleich zur Untersuchung vor EKT-Behandlung. Ebenso konnte eine signifikante Erhöhung des Blutflusses mit der [Tc-99m]-ECD SPECT im rechten temporalen Kortex und bilateral in den parietalen Kortizes bei Patienten mit einer therapieresistenten Majoren Depression nach der EKT gefunden werden [21]. In einer weiteren Studie an depressiven Patienten zeigte sich 2 bis 3 Tage vor dem Beginn der EKT-Serie in der [Tc-99m]-HMPAO-SPECT eine Reduktion des CBF im frontalen Kortex. Bei den Patienten, die eine Remission der depressiven Symptomatik unter EKT-Therapie erreichten, normalisierte sich der zerebrale Blutfluss 4 Tage nach Beendigung der EKT-Serie [22].

Außerdem wurden Patienten mit einer katatonen Schizophrenie und Patienten mit einer Depression eine Woche vor der ersten EKT und eine Woche nach der letzten EKT-Behandlung mit [Tc-99m]-HMPAO in der SPECT untersucht. Es zeigten sich wiederum eine signifikante Erhöhung des CBF im parietalen, temporalen und occipitalen Kortex bei den depressiven Patienten, aber keine signifikante Veränderung bei den Patienten mit einer katatonen Schizophrenie [11]. Bezüglich der Ergebnisse der Patienten mit katatoner Schizophrenie bestehen allerdings Unklarheiten, da in einem Fallbericht über einen Patienten eine deutliche Erhöhung des CBF in der [Tc-99m]-HMPAO-SPECT im linken parietalen Kortex und in den linken motorischen Kortizes nach Durchführung der EKT beschrieben wurde [13].

Im Rahmen einer Rezeptorbindungsstudie mittels SPECT bei Patienten mit einer therapieresistenten Depression wurde die [I-123]-Iomazenil-Bindung an die Benzodiazepinrezeptoren gemessen. Nach der EKT Serie zeigte sich eine signifikante Erhöhung der [I-123]-Iomazenil-Bindung in den meisten kortikalen Regionen, abgesehen von den Temporallappen [21]. Da die Benzodiazepinrezeptoren zusammen mit den GABA-A-Rezeptoren eine strukturelle und funktionelle Einheit bilden, wurde versucht diese Ergebnisse auf die GABAerge Neurotransmission zu übertragen. Es wurde postuliert, dass die EKT eine verstärkte GABAerge Neurotransmission erzeugen könnte [21, 28].

Zusammenfassend scheint das CBF-Muster und dessen Veränderungen heterogen. Dies ist in erster Linie auf bisherige unterschiedliche zeitliche SPECT-Aquisition nach EKT-Behandlung zurückzuführen. Es scheint jedoch, dass bei depressiven Patienten, die primär einen verminderten CBF aufweisen, der CBF direkt nach der EKT weiter abnimmt, bevor er schließlich bei wirksamer EKT besonders in den cingulären und frontalen, aber auch in den parietalen und temporalen Kortizes ansteigt und sich damit normalisiert. Inwieweit diese CBF-Normalisierung

zeitlich parallel mit der klinischen Verbesserung einhergeht, oder dieser voraus-
geht, muss in weiteren Studien geklärt werden. Studienbedarf gibt es vor allem auch
bei den Patienten mit einer schizophrenen Erkrankung, da dort die Datenlage zu
dürftig ist, um Aussagen über Veränderungen während einer EKT-Behandlung treffen zu können.

Positronen Emissions Tomographie (PET)

Auch mit FDG-PET-Untersuchungen konnten im Vergleich zu dem vorher bestehenden metabolischen Status signifikante Verminderungen des ZNS-Glucose-
metabolismus nach Durchführung einer EKT Serie festgestellt werden.

Die Datenlage ist jedoch nicht immer einheitlich. So wurde bei depressiven
Patienten 24 Stunden nach der EKT eine reduzierte Aufnahme von F18-fluoro-
deoxyglucose (FDG) in den frontalen Kortizes gefunden [36], wogegen Guze et
al. [14] keine signifikanten Unterschiede bei depressiven Patienten, ebenfalls 24
Stunden nach EKT, nachweisen konnten. Eine weitere Untersuchung wurde bei
unbehandelten Patienten mit einer Majoren Depression vor Beginn einer EKT-Serie
und im Durchschnitt fünf Tage nach Beendigung der Serie mit dem FDG-PET
durchgeführt. Es zeigte sich, dass eine Serie mit bilateraler EKT zu einer Reduktion
des regionalen Glukosemetabolismus in den frontalen, parietalen und anterioren
sowie posterioren cingulären Kortizes führte [25]. Die Autoren postulierten, dass
die therapeutische Wirksamkeit der EKT über eine Verminderung des Metabolismus,
vor allem im präfrontalen Kortex, zustande kommt. Der zugrundeliegende Patho-
mechanismus bleibt jedoch unklar, zumal der Befund auf den ersten Blick widersprüchlich zu den Ergebnissen bei Patienten mit einer Majoren Depression ohne
EKT-Behandlung zu sein scheint, da diese ebenfalls eine Minderung des Glukosemetabolismus aufweisen [25].

Mit den PET-Untersuchungen ergaben sich ähnliche regionale Ergebnisse wie
bei den Blutflussmessungen. Wiederum waren vor allem die präfrontalen, cingulären
und parietalen Kortizes beteiligt.

Hirnmorphologie als Prädiktor des Therapieerfolges nach EKT?

Strukturelle Untersuchungen

Die wichtige Frage, ob bereits eine minimale hirnmorphologische Auffälligkeit,
die pathologisch verwertbar ist, ein schlechter Prädiktor für den Therapieerfolg
darstellt, wurde in den folgenden Studien untersucht.

Interessanterweise zeigte sich, dass ausgeprägtere subkortikale Läsionen der
weißen Substanz bei Patienten mit einer Altersdepression mit einem schlechteren Therapieerfolg und mit der Notwendigkeit mehr EKT-Behandlungen durchführen zu müssen, verbunden waren [35]. Zudem beobachteten Hickie et al.
[15] einen Zusammenhang zwischen schlechtem EKT-Erfolg und ausgeprägten
subkortikalen Läsionen der grauen Substanz bei Patienten mit unipolaren und

bipolaren Depressionen. Diese Ergebnisse stimmen mit einer weiteren Studie überein, die einen schlechteren Krankheitsverlauf bei depressiven Patienten mit ausgeprägten vaskulären Gehirnveränderungen gefunden hatte [34]. Außerdem wurde nach einer cCT-Untersuchung bei Patienten mit einer unipolaren oder bipolaren Depression berichtet, dass bei den Patienten, die größere Ventrikel aufwiesen, mehr EKT-Behandlungen notwendig waren [7]. Schließlich beschrieben Sandyk und Pardeshi [30], dass pathologische Kalzifizierungen der Glandula pinealis ebenfalls mit einem schlechteren Therapieerfolg der EKT verbunden waren.

Somit scheinen die Patienten mit hirnmorphologischen Auffälligkeiten, wie subkortikalen Läsionen oder erweiterten Ventrikeln, schlechter auf EKT-Behandlungen anzusprechen, als Patienten ohne derartige Auffälligkeiten. Entscheidend ist jedoch auch der Aspekt der Verträglichkeit der EKT speziell bei zerebralen Vorschädigungen, da hier vermehrt kognitive Störungen nach der EKT-Behandlung zu erwarten sind. In einer MRT-Studie konnte beispielsweise gezeigt werden, dass 10 der insgesamt 87 älteren depressiven Patienten, die eine EKT-Behandlung erhalten hatten, ein verlängertes aber reversibles Delir durch die EKT aufwiesen. Diese 10 Patienten zeigten ausgeprägte hirnmorphologische Auffälligkeiten wie Läsionen der Basalganglien und subkortikale Läsionen der weißen Substanz [12]. Damit muss die Indikation einer EKT bei Patienten mit derartigen hirnmorphologischen Veränderungen aufgrund der schlechteren Therapiewirksamkeit und der höheren Wahrscheinlichkeit Nebenwirkungen wie ein Delir zu entwickeln besonders geprüft werden.

Funktionelle Untersuchungen

Die bisherige Datenlage über den prädiktiven Wert von funktionellen ZNS-Befunden für das therapeutische Ansprechen auf eine EKT ist erst preliminär. Eine kürzlich erschienene Studie, die mit der [Xe-133]-Inhalationstechnik an depressiven und manischen Patienten durchgeführt wurde, zeigte erstmalig, dass die Reduktion des CBF in präfrontalen Regionen 50 Minuten nach einer einzelnen EKT-Behandlung im Vergleich zu der Voruntersuchung 30 Minuten vor der EKT mit einem besseren klinischen Ansprechen verbunden war. Durch den Abfall des CBF nach einer EKT konnten 68% der Responder und 85% der Nonresponder korrekt klassifiziert werden [24]. Damit könnte die Unterdrückung des zerebralen Blutflusses direkt nach einer EKT ein Prädiktor für den Therapieerfolg mit einer EKT-Serie darstellen.

Zusammenfassung

Die Datenlage aus den bildgebenden Verfahren spricht dafür, dass es im Verlauf der EKT-Behandlung zu keinen signifikanten makroskopisch sichtbaren strukturellen Veränderungen im ZNS kommt. Die bisherigen Studien zeigen jedoch, dass hirnstrukturelle Auffälligkeiten wie subkortikale Läsionen und Ventrikelerweiterungen bei depressiven Patienten mit einem schlechteren Therapieerfolg verbunden sind.

Bei Patienten mit derartigen hirnmorphologischen Auffälligkeiten sollte die Möglichkeit eines geringeren Therapieerfolges und des gehäuften Auftretens von deliranten Zuständen und länger bestehender kognitiver Defizite besonders beachtet werden.

Funktionelle Studien zeigen eine Verminderung der Hirnperfusion und des Glukosemetabolismus direkt nach der EKT-Behandlung und in den ersten Folgetagen. Diese Unterdrückung des zerebralen Blutflusses scheint mit der Wirkung der EKT in Zusammenhang zu stehen. Die genaue Bedeutung des Suppressionseffekts muss jedoch noch geklärt werden. Tage nach der EKT-Serie scheint es schließlich mit der Verbesserung der depressiven Symptomatik wieder zu einer Normalisierung der Hirnperfusion zu kommen. Eine breite Anwendung der PET zur Einschätzung des Therapieerfolges wird wegen seiner begrenzten Verfügbarkeit, dem Kostenaufwand und der Strahlenbelastung nicht möglich sein und somit auf Forschungsfragestellungen begrenzt bleiben.

Methodische Probleme werden die Forschung zur Therapieevaluation der EKT mit bildgebenden Verfahren immer wieder herausfordern. Einflüsse von Art und Dosis der Anästhetika auf den Anfallsschwellenwert des Gehirns können zu unterschiedlichen Veränderungen des Blutflusses und des Glukosemetabolismus führen [32, 33]. Auch die Einflüsse von Psychopharmaka auf die Gehirnfunktion, die in vielen Studien zusätzlich zur EKT-Behandlung gegeben wurden, stellen Einschränkungen in der Interpretation der Daten dar.

Zukünftig wird die Darstellung der Rezeptorsysteme eine spannende Perspektive mit bildgebenden Verfahren bilden. Ebenso sind genauere und längere Verlaufsuntersuchungen vor und nach EKT nötig, um Indikatoren eines dauerhaften Therapieerfolgs abschätzen zu können.

Literatur

1. Bergsholm P, Larsen JL, Rosendahl K, Holsten F (1989) Electroconvulsive therapy and cerebral computed tomography. A prospective study. Acta Psychiatr Scand 80: 566–572
2. Bolwig TG, Hertz MM, Paulson OB, Spotoft H, Rafaelsen OJ (1977) The permeability of the blood-brain barrier during electrically induced seizures in man. Eur J Clin Invest 7: 87–93
3. Bonne O, Krausz Y, Shapira B, Bocher M, Karger H, Gorfine M, Chisin R, Lerer B (1996) Increased cerebral blood flow in depressed patients responding to electroconvulsive therapy. J Nucl Med 37: 1075–1080
4. Calloway SP, Dolan RJ, Jacoby RJ, Levy R (1981) ECT and cerebral atrophy. A computed tomographic study. Acta Psychiatr Scand 64: 442–445
5. Coffey CE, Figiel GS, Djang WT, Sullivan DC, Herfkens RJ, Weiner RD (1988) Effects of ECT on brain structure: a pilot prospective magnetic resonance imaging study. Am J Psychiatry 145: 701–706
6. Coffey CE, Weiner RD, Djang WT, Figiel GS, Soady SA, Patterson LJ, Holt PD, Spritzer CE, Wilkinson WE (1991) Brain anatomic effects of electroconvulsive therapy. A prospective magnetic resonance imaging study. Arch Gen Psychiatry 48: 1013–1021
7. Dequardo JR, Tomori O, Brunberg JA, Tandon R (1997) Does neuroanatomy predict ECT response? Prog Neuropsychopharmacol Biol Psychiatry 21: 1339–1352

8. Devanand DP, Dwork AJ, Hutchinson ER, Bolwig TG, Sackeim HA (1994) Does ECT alter brain structure? Am J Psychiatry 1994 151: 957–970

9. Diehl DJ, Keshavan MS, Kanal E, Nebes RD, Nichols TE, Gillen JS (1994) Post-ECT increases in MRI regional T2 relaxation times and their relationship to cognitive side effects: a pilot study. Psychiatry Res 54: 177–184

10. Elizagarate E, Cortes J, Gonzalez Pinto A, Gutierrez M, Alonso I, Alcorta P, Ramirez M, de Heredia JL, Figuerido JL (2001) Study of the influence of electroconvulsive therapy on the regional cerebral blood flow by HMPAO-SPECT. J Affect Disord 65: 55–59

11. Escobar R, Rios A, Montoya ID, Lopera F, Ramos D, Carvajal C, Constain G, Gutierrez JE, Vargas S, Herrera CP (2000) Clinical and cerebral blood flow changes in catatonic patients treated with ECT. J Psychosom Res 49: 423–429

12. Figiel GS, Coffey CE, Djang WT, Hoffman G Jr, Doraiswamy PM (1990) Brain magnetic resonance imaging findings in ECT-induced delirium. J Neuropsychiatry Clin Neurosci 2: 53–58

13. Galynker II, Weiss J, Ongseng F, Finestone H (1997) ECT treatment and cerebral perfusion in Catatonia. J Nucl Med 38: 251–254

14. Guze BH, Baxter LR Jr, Schwartz JM, Szuba MP, Liston EH (1991) Electroconvulsive Therapy and Brain Glucose Metabolism. Convuls Ther 7: 15–19

15. Hickie I, Scott E, Mitchell P, Wilhelm K, Austin MP, Bennett B (1995) Subcortical hyperintensities on magnetic resonance imaging: clinical correlates and prognostic significance in patients with severe depression. Biol Psychiatry 37: 151–160

16. Kaplan HI, Sadock BJ (1997) Synopsis of psychiatry. 8th edition. Lippincott Williams & Wilkins, Philadelphia Balitmore New York London Buenos Aires Hong Konk Sydney Tokyo, 1115–1122

17. Kendell B, Pratt RT (1983) Brain damage and ECT. Br J Psychiatry 143: 99–100

18. Kolbeinsson H, Arnaldsson OS, Petursson H, Skulason S (1986) Computed tomographic scans in ECT-patients. Acta Psychiatr Scand 73: 28–32

19. Krystal AD, Weiner RD, Lindahl V, Massie R (2000) The development and retrospective testing on an electroencephalographic seizure quality-based stimulus dosing paradigm with ECT. J ECT 16: 338–349

20. Mander AJ, Whitfield A, Kean DM, Smith MA, Douglas RH, Kendell RE (1987) Cerebral and brain stem changes after ECT revealed by nuclear magnetic resonance imaging. Br J Psychiatry 151: 69–71

21. Mervaala E, Kononen M, Fohr J, Husso-Saastamoinen M, Valkonen-Korhonen M, Kuikka JT, Viinamaki H, Tammi AK, Tiihonen J, Partanen J, Lehtonen J (2001) SPECT and neuropsychological performance in severe depression treated with ECT. J Affect Disord 66: 47–58

22. Milo TJ, Kaufman GE, Barnes WE, Konopka LM, Crayton JW, Ringelstein JG, Shirazi PH (2001) Changes in regional cerebral blood flow after electroconvulsive therapy for depression. J ECT 17: 15–21

23. Nobler MS, Sackheim HA, Solomou M, Luber B, Devenand DP, Prudic J (1993) EEG manifestation during ECT: Effects of electrode placement and stimulus intensity. Biol Psychiatry 34: 321–330

24. Nobler MS, Teneback CC, Nahas Z, Bohning DE, Shastri A, Kozel FA, George MS (2000) Structural and functional neuroimaging of electroconvulsive therapy and transcranial magnetic stimulation. Depress Anxiety 12: 144–126

25. Nobler MS, Oquendo MA, Kegeles LS, Malone KM, Campbell CC, Sackeim HA, Mann JJ (2001) Decreased regional brain metabolism after ect. Am J Psychiatry 158: 305–308

26. Pande AC, Grunhaus LJ, Aisen AM, Haskett RF (1990) A preliminary magnetic resonance imaging study of ECT-treated depressed patients. Biol Psychiatry 27: 102–104

27. Rosenberg R, Vorstrup S, Andersen A, Bolwig TG (1988) Effect of ECT on Cerebral Blood Flow in Melancholia Assessed with SPECT. Convuls Ther 4: 62–73

28. Sackeim HA, Decina P, Prohovnik I, Malitz S, Resor SR (1983) Anticonvulsant and antidepressant properties of electroconvulsive therapy: a proposed mechanism of action. Biol Psychiatry 18: 1301–1310

29. Sackheim HA, Devanand DP, Nobler MS (1995) Electroconvulsive therapy. In: Bloom FE, Kupfer DJ (eds) Psychopharmacology: The fourth generation of progress. Raven, New York, 1123–1141

30. Sandyk R, Pardeshi R (1990) The relationship between ECT nonresponsiveness and calcification of the pineal gland in bipolar patients. Int J Neurosci 54: 301–306

31. Scott AI, Douglas RH, Whitfield A, Kendell RE (1990) Time course of cerebra; magnetic resonance changes after electroconvulsive therapy. Br J Psychiatry 156: 551–553

32. Scott AI, Dougall N, Ross M, O'Carroll RE, Riddle W, Ebmeier KP, Goodwin GM (1994) Short-term effects of electroconvulsive treatment on the uptake of 99mTc-exametazime into brain in major depression shown with single photon emission tomography. J Affect Disord 30: 27–34

33. Silfverskiold P, Risberg J (1989) Regional cerebral blood flow in depression and mania. Arch Gen Psychiatry 46: 253–259

34. Simpson S, Baldwin RC, Jackson A, Burns AS (1998) Is subcortical disease associated with a poor response to antidepressants? Neurological, neuropsychological and neuroradiological findings in late-life depression. Psychol Med 28: 1015–1026

35. Steffens DC, Conway CR, Dombeck CB, Wagner HR, Tupler LA, Weiner RD (2001) Severity of subcortical gray matter hyperintensity predicts ECT response in geriatric depression. J ECT 17: 45–49

36. Volkow ND, Bellar S, Mullani N, Jould L, Dewey S (1988) Effects of Electroconvulsive Therapy on Brain Glucose Metabolism: A Preliminary Study. Convuls Ther 4: 199–205

37. Guze BH, Baxter LR Jr, Schwartz JM, Szuba MP, Liston EH (1991) Electroconvulsive Therapy and Brain Glucose Metabolism. Convuls Ther 7: 15

Padberg, Zinka, Ella, Möller, Zwanzger (München)

2.5 Repetitive transkranielle Magnetstimulation (rTMS) in der Behandlung psychiatrischer Erkrankungen

Einführung

Erstmals wurde die transkranielle Magnetstimulation (TMS) 1985 von Barker und Kollegen zur nicht invasiven Elektromagnetstimulation des motorischen Kortex beim Menschen angewandt [1]. Die Methode der elektromagnetischen Stimulation basiert auf dem Prinzip der elektromagnetischen Induktion, welches 1831 von Michael Faraday entdeckt wurde [28]. Während eines TMS-Einzelimpulses entlädt sich aus einem Kondensator innerhalb einer Millisekunde ein hoch intenser Strom von bis zu 8000 Ampere. Über einer elektromagnetischen Spule entsteht dabei für die Dauer von 100 bis 200 Mikrosekunden ein Magnetfeld der Stärke von bis zu zwei Tesla. Hierdurch kommt es innerhalb eines im Magnetfeld befindlichen Leiters zur Induktion eines Stromes. Das sich rasch aufbauende Magnetfeld führt zur Depolarisation kortikaler Neuronen ohne durch eventuelle Widerstände wie Haut, Muskulatur, Knochen oder Meningen abgeschwächt zu werden. Im Vergleich zur transkraniellen Elektrostimulation ist das Verfahren besser verträglich und deutlich weniger schmerzhaft. Die Form des Magnetfeldes und das Volumen des stimulierten Hirngewebes sind abhängig von der Form der elektromagnetischen Spule. Im Rahmen zahlreicher Studien kamen sowohl ringförmige Spulen als auch Spulen in Form eines Doppelrings („Figure-Eight-Shaped Coils", „Schmetterlingsspulen") zum Einsatz. Die Stärke des Magnetfeldes verringert sich exponentiell mit zunehmendem Abstand von der Spule. Die direkte Stimulation von Neuronen ist daher im wesentlichen auf kortikale Areale des Gehirns begrenzt. Eine Wirkung in tieferen Hirnstrukturen wird über die transsynaptische Aktivierung kortiko-subkortikaler Regelkreise erzielt. Als einzigartige Methode erlaubt die TMS die Übertragung von neurophysiologischen Erkenntnissen aus Stimulationsversuchen im Tiermodell auf den Menschen [117]. Es verwundert daher nicht, dass die TMS ein wichtiges Instrument der neurophysiologischen Forschung und kognitiven Neurowissenschaften wurde [40, 52].

Wurden zu diagnostischen Zwecken zunächst nur Einzelimpulse verabreicht [63], ist es heute möglich, Einzelimpulse zu verdoppeln (paired pulse), zu verdreifachen oder diese in Serien bis zu 1000 Stimuli zu verabreichen. Mittels Paaren oder Triplets von Einzelimpulsen kann auch bei psychiatrischen Erkrankungen (z.B. der Zwangsstörung oder dem Gilles de la Tourette Syndrom) die kortikale Erregbarkeit (kortikale Exzitabilität) des Motorkortex' untersucht werden. Die wiederholte

Verabreichung vieler Stimuli mit Frequenzen von 0.1–50 Hz wird repetitive transkranielle Magnetstimulation (rTMS) genannt. Im Rahmen zahlreicher Pilotstudien wurden mögliche therapeutische Effekte der rTMS bei verschiedenen neurologischen und psychiatrischen Erkrankungen untersucht [41, 77, 148]. Den Untersuchungen lag hierbei die Vorstellung einer gezielten Stimulation kortikosubkortikaler Regelkreise zugrunde, von deren Dysfunktion man in pathophysiologischen Konzepten zu einzelnen psychiatrischen Erkrankungen ausgeht. Zu ihrem ersten therapeutischen Einsatz in der Psychiatrie kam die rTMS in der Behandlung der Depression [14, 36, 43, 58]. In der Folgezeit stand die mögliche Wirksamkeit der rTMS bei depressiven Erkrankungen im Zentrum der Bemühungen zahlreicher Forschergruppen, so dass hierzu mittlerweile eine umfangreiche Datenlage mit zahlreichen offenen sowie plazebokontrollierten Studien vorliegt.

rTMS im Tiermodell

Verhaltenseffekte

Um antidepressive Eigenschaften der rTMS zu untersuchen, wurden bisher eine Reihe von –unterschiedlichen Verhaltensuntersuchungen angewandt. Im Porsoltschen Schwimmtest korreliert die Entwicklung aktiver Stressbewältigungsstrategien positiv mit der antidepressiven Wirksamkeit eines Medikamentes [87]. Mit einem Antidepressivum oder Elektrokonvulsionstherapie (Elektrokrampftherapie, EKT) behandelte Ratten versuchen aktiv dem Schwimmbottich zu entkommen, wohingegen Vehikel- oder scheinbehandelte Tiere hauptsächlich passive Verhaltensweisen zeigen. Gleichermaßen zeigten Ratten, welche mit rTMS (20 Hz) frontaler Hirnregionen behandelt wurden, im Gegensatz zu scheinbehandelten Kontrolltieren ein ausgeprägt aktives Stressbewältigungsverhalten im Schwimmtest [64, 68]. Ähnliche Effekte waren auch nach rTMS größerer Hirnareale beschrieben worden [31, 158]. In weiteren Untersuchungen konnte gezeigt werden, dass in verschiedenen Verhaltenstests wie dem „elevated plus-maze" und dem „social interaction test" die chronische rTMS (20 Hz) frontaler Hirnregionen keinen Einfluss auf das Angstverhalten der untersuchten Tiere hatte [64, 68]. Übereinstimmend damit war bei diesen Tieren nach rTMS auch keine Veränderung der Anzahl oder der Affinität des GABAA/Benzodiazepin-Rezeptorkomplexes zu beobachten [5, 64].

Darüber hinaus führt eine Behandlung mit rTMS zu einer Zunahme apomorphininduzierter Stereotypien als Indikator für eine veränderte dopaminerge Neurotransmission [31]. Diesbezüglich zeigt die rTMS im Tiermodell ähnlich antidepressive Effekte wie die EKT [3].

Wirkung der rTMS auf die Neurotransmission

Hinsichtlich der Frage möglicher rTMS-induzierter Effekte wurden eine ganze Reihe von Neurotransmitter-Systemen untersucht. Es zeigte sich, dass eine Stimulation des präfrontalen Kortex transsynaptisch zu einer Aktivierung dopaminerger Neurone im Mesencephalon sowie noradrenerger und serotonerger Neurone im Hirnstamm führen kann. Juckel et al. [62] konnten zeigen, dass eine elektrische Stimulation des präfrontalen Kortex über Mikroelektroden bei Ratten zur Freisetzung von Serotonin im Hippocampus und der Amygdala führte. Demgegenüber wurde eine Serotonin-Freisetzung nach präfrontaler rTMS nicht generell beobachtet [4, 5, 65, 69]. Für eine Modulation des serotonergen Systems durch rTMS sprechen jedoch eine Zunahme der 5-HT1A-Bindungsstellen in verschiedenen frontalen Hirnregionen [74], eine Down-Regulation des 5-HT2A-Rezeptors im frontalen Kortex und Striatum [5] sowie ein TMS-assoziierter Abfall der 5-HT1A und 5-HT1B Autorezeptorsensitivität [51]. Einige dieser Befunde wurden auch nach EKT oder anderen antidepressiven Verfahren beobachtet [50, 51, 121, 155]. Zudem konnte in tierexperimentellen Studien ein deutlicher Effekt der mit 20 Hz applizierten rTMS auf die dopaminerge Neurotransmission gezeigt werden. So fand man im Hippocampus, Striatum und im Nucleus accumbens septi von Ratten unter Anwendung von in-vivo Mikrodialyse-Verfahren eine selektive Stimulation der Dopamin-Freisetzung nach rTMS-Behandlung [65, 69, 121]. Dieser Effekt ist am wahrscheinlichsten über eine Aktivierung frontaler Projektionen zu dopaminergen Neuronenpopulationen der Area ventralis tegmentalis und der Substantia nigra, welche wiederum als mesolimbisches und mesostriatales System u.a. zum Hippocampus, Striatum und Nucleus accumbens projizieren, verursacht. Ein Anstieg von Dopamin fand sich ebenfalls nach Stimulation mit 25 und 15 Hz in Hirn-Homogenaten striataler und hippocampaler Regionen [4, 5]. Für eine Aktivierung der mesolimbischen und mesostriatalen dopaminergen Neurotransmission durch die rTMS frontaler Hirnregionen sprechen weitere tierexperimentelle Befunde: So wurde nach chronischer rTMS (20 Hz) eine erhöhte Genexpression des Neuropeptids Cholecystokinin (CCK) im Gehirn langzeitbehandelter Ratten nachgewiesen [100]. CCK wird in Neuronenpopulationen des mesolimbischen und mesostriatalen Systems mit Dopamin koexprimiert und erhöht als Neuromodulator sowohl die Dopaminfreisetzung als auch die Feuerungsrate dopaminerger Neurone [17].

Ebenso kommt es nach EKT zu einem Anstieg von Dopamin im Striatum und im frontalen Cortex [96, 151]. Allerdings führt rTMS nicht zu Veränderungen der Noradrenalin-Freisetzung im Hippokampus, wie dies nach EKT beobachtet wurde [4, 65, 144].

Neuroendokrine Effekte der rTMS

Aus neuroendokrinologischer Sicht spielt insbesondere die Dysfunktion des Hypothalamus-Hypophysen-Nebennierenrinden-Systems (HPA System), der eine erhöhte intrahypothalamische Genexpression von Corticotropin Releasing Hormon (CRH) und Vasopressin zugrunde liegt, eine wichtige Rolle in der Pathogenese depressiver Erkrankungen [101, 102]. Es wurde gezeigt, dass eine klinische Besserung der Erkrankung nach antidepressiver Behandlung mit einer Normalisierung des HPA-Systems verknüpft ist [56, 57, 67].

Zahlreiche tierexperimentelle Untersuchungen zeigten eine abgeschwächte Hormonantwort auf Streß nach Langzeitbehandlung mit verschiedenen Antidepressiva [126, 127]. Vor dem Hintergrund, dass eine Reihe antidepressiv wirksamer Substanzen eine Suppression der HPA-Achsen-Aktivität bewirkt, wurden diese Effekte auf das HPA-System zunehmend als wesentliche Eigenschaft bei Antidepressiva angesehen [56]. Keck et al. [64, 68] konnten wiederholt zeigen, dass eine rTMS über frontalen Hirnregionen zu einer Abschwächung streßinduzierter HPA-Aktivität führt. In diesem Zusammenhang ist möglicherweise die kontinuierliche Abnahme der Vasopressin-Freisetzung im Nucleus paraventrikularis des Hypothalamus nach akuter frontaler rTMS zu sehen, da das Neuropeptid Vasopressin eine wesentliche Rolle in der Enthemmung der HPA-Aktivität bei depressiven Erkrankungen spielt [65, 70]. In einer neueren Untersuchung konnte der dämpfende Effekt auf das Streßhormonsystem in einem „Social-Defeat" (d.h. chronischer psychosozialer Stress) Paradigma repliziert werden [18].

rTMS und Neurogenese

Während des gesamten Lebens teilen sich im Gyrus dentatus des Säugergehirns Vorläuferzellen und differenzieren aus zu reifen Neuronen und Gliazellen [146]. Obgleich die biologische Funktion dieser adulten Neurogenese derzeit noch weitestgehend unklar ist, wurde postuliert, dass eine Verminderung der hippokampalen Neurogenese zur Entstehung einer Depression beitragen könnte [59]. Entsprechend konnte gezeigt werden, dass EKT und antidepressiv wirksame Substanzen im adulten Rattenhippocampus die Neurogenese anregen [88, 89] und dass dieser Effekt vermutlich auf Änderungen der serotonergen Neurotransmission zurückzuführen ist [8]. Bei fehlendem direkten Einfluß der rTMS (20 Hz) frontaler Hirnregionen auf die serotonerge Neurotransmission des Hippocampus [65, 74] war daher bei adulten Ratten unter Basalbedingungen keinerlei Änderung der hippokampalen Neurogenese nachweisbar. Unter chronischem psychosozialem Stress hingegen war bei mit rTMS behandelten Ratten, trotz einer hierdurch erzielten Normalisierung der Aktivität des HPA-Systems, welches bei Überaktivität die Neurogenese hemmt, die hippokampale Neurogenese vermindert [18].

Präklinische Befunde beim Menschen

Neuropsychologische Befunde: Modulation von Stimmung und Emotion

Da man bei einzelnen Patienten und gesunden Probanden bei Single-Pulse-Untersuchungen deutliche Stimmungsveränderungen festgestellt hatte, wurde zunehmend der Einfluss der rTMS auf Stimmung und Emotion bei gesunden Probanden untersucht. Drei Pilotstudien konnten vorübergehende Effekte der rTMS über dem dorsolateralen präfrontalen Cortex auf die Stimmung von Probanden zeigen [21, 37, 114]. In allen Studien wurde das sogenannte Stimmungsvalenzmodell (Valence model of mood) zugrunde gelegt, bei dem angenommen wird, dass positive Affekte über die linke und negative Affekte über die rechte Grosshirnhemisphäre vermittelt werden [38]. Allerdings basierten die beobachteten Veränderungen lediglich auf Selbstrating-Skalen. Neuere Untersuchungen [11] konnten solch klar lateralisierte Effekte nicht nachweisen [46, 61, 98, 106, 110]. Die Hypothese lateralisierter Stimmungseffekte durch die rTMS erhärtete sich somit nicht. Die beobachteten Stimmungsveränderungen variierten bei den einzelnen Probanden zum Teil erheblich von kaum meßbaren Stimmungsveränderungen bis hin zu hypomanen Zuständen bei einzelnen Versuchspersonen [106]. Letztlich ist unklar, inwieweit diese Veränderungen auf funktionelle Effekte der rTMS-Behandlung zurückzuführen sind oder eher durch den suggestiven Charakter dieser Experimente erklärt werden können. Schließlich wurden unterschiedlichste Effekte der präfrontalen rTMS auf die Mimikanalyse, das EEG und neuroendokrine Parameter wie zum Beispiel die TSH-Serumspiegel gezeigt [12, 13, 37, 110, 133].

Funktionelle Bildgebung

Funktionelle Bildgebungsverfahren wie zum Beispiel funktionelle Magnetresonanz-Tomographie (fMRT), Positronen-Emissions-Tomographie (PET) und Single-Photon-Emissions-Computertomographie (SPECT) wurden in einer Reihe von Studien angewandt, um die Effekte der rTMS im Gehirn sichtbar zu machen. Mit diesen Verfahren kombiniert kann die rTMS auch als Methode zur Untersuchung der funktionellen Konnektivität kortikaler Areale dienen. Bereits frühe Studien zeigten, dass eine rTMS über dem visuellen oder dem motorischen Kortex dosisabhängig Effekte in den entsprechend mit dem Gehirn verbundenen Regionen besitzt. Jüngere Studien ergaben, dass eine rTMS über dem präfrontalen Kortex sowohl am Ort der Stimulation als auch in verschiedenen entfernten Regionen die Gehirnaktivität modulieren kann, zum Beispiel im anterioren Gyrus cinguli und anderen Regionen des limbischen Systems [116, 135, 142]. Diese Befunde unterstützen die Hypothese, dass eine präfrontale rTMS auch die bei Depressionen beobachteten Aktivitätsveränderungen in fronto-cingulären Regelkreisen günstig beeinflussen könnte [2]; siehe auch Review bei Drevets [23]. Strafella und Kollegen zeigten zudem, dass eine rTMS über dem präfrontalen Kortex zu einer Verminderung der [11C] Racloprid-Bindung (im dorsalen Nucleus caudatus) führt, die aus einer Zunahme der Freisetzung von endogenem Dopamin resultiert [140]. Man vermutet, dass die Dopamin-Freisetzung entweder durch direkte Stimulation von kortikofugalen Axonen oder durch eine Reduktion GABA-vermittelter intrakortikaler Inhibition verursacht ist. Dieser Befund passt gut zu den Ergebnissen tierexperimenteller Studien, in denen nach rTMS eine deutliche Zunahme der Dopamin-Freisetzung im Hippokampus, Striatum und Nucleus accumbens septi gefunden wurde [66, 69]. Das schlechte Ansprechen von Patienten mit psychotischer Depression auf eine rTMS-Behandlung [48] mag ebenso auf diesen Mechanismus zurückzuführen sein, wie das kasuistisch beobachtete Neuauftreten psychotischer Symptome während einer Behandlung [157].

Klinische Studien zur rTMS

Offene Pilotstudien bei depressiven Patienten

In den 90er Jahren begann eine Reihe von Arbeitsgruppen, vor allem die Arbeitsgruppen von Möller und Mitarbeitern in Bonn, gleichzeitig antidepressive Effekte der rTMS zu untersuchen [14, 35, 43, 58, 73,]. Die überwiegende Mehrheit dieser frühen Studien verwendete Einzelpuls-Stimulatoren mit Frequenzen von weniger als 0,3 Hertz sowie ringförmige Spulen [58, 43, 73, 14]. Die Behandlungsdauer war in der Regel kurz (5 Tage) und lediglich eine dieser Studien war plazebokontrolliert [73]. Zur Kontrolle der antidepressiven Effekte wählten Kolbinger und Kollegen eine überschwellige und eine unterschwellige Behandlungsbedingung.

Die Mehrheit der Pilotstudien konnte antidepressive Effekte der rTMS zeigen, wenngleich die Effektgrößen variierten und zum Teil nur sehr gering waren. George et al. zeigten bei sechs therapieresistent depressiven Patienten eine Reduktion des Hamilton-Scores um 26% nach einer rTMS über fünf Tage, wobei sich bei zwei Patienten eine deutliche Besserung der depressiven Symptome einstellte. In der bisher größten offenen Studie wurden 56 Patienten eingeschlossen: Figiel et al. benutzten hierbei einen neuartigen Stimulator mit einer Eisenmantelspule und zeigten Response-Raten von 42% nach fünf rTMS-Behandlungs-Sitzungen. Weitere Studien ergaben eine kontinuierliche klinische Besserung von 30 bis 41% mit Response-Raten bis zu 42% nach zweiwöchiger rTMS-Behandlung [112, 145].

Neurobiologische Effekte der rTMS bei depressiven Patienten

Einige der durchgeführten Studien hatten nicht nur die Erforschung der möglichen antidepressiven Effekte, sondern auch die Untersuchung des Wirkmechanismus der rTMS zum Ziel. Vor dem Hintergrund, dass eine Dysfunktion der HPA-Achse sowie der Hypothalamus-Hypophysen-Schilddrüsen-Achse (Hypothalamic-Pituitary-Thyroid, HPT) für die Pathophysiologie depressiver Erkrankungen eine wesentliche Rolle zu spielen scheint [67] wurde von einer Reihe von Arbeitsgruppen zunächst der Effekt auf die genannten Hormonsysteme untersucht. So zeigten Pridmore und Kollegen eine Normalisierung des Dexamethason-Suppressionstests (DST) nach rTMS-Behandlung bei depressiven Patienten [122, 125]. Allerdings erhielten diese Patienten gleichzeitig eine medikamentöse Behandlung. Dieser Befund bestätigte sich auch bei medikamentenfreien Patienten, wobei die Normalisierung des DST-Status an die Verbesserung der klinischen Symptomatik gekoppelt war. Im Gegensatz hierzu konnten keine Effekte einer rTMS-Behandlung auf die CRH-induzierte ACTH und Cortisol-Antwort im kombinierten Dexamethason-Suppressions/CRH (Dex-CRH)-Test gefunden werden [158]. Szuba und Kollegen untersuchten, ob eine einzelne rTMS-Behandlung Effekte auf die TSH-Freisetzung und Stimmung hat [141]. Im Vergleich zu einer Plazebo-Behandlung kam es unter einer verum rTMS-Behandlung zu einem Anstieg von TSH bei gleichzeitiger Stimmungsverbesserung.

Ein möglicherweise weiterer Unterschied der rTMS zu einer antidepressiven Pharmakotherapie liegt in den Effekten auf neuroaktive Steroide, die mit dem Gamma-Aminobutyrat(GABA)$_A$-Rezeptor-Komplex interagieren. Während vor allem serotonerge Antidepressiva die Plasmakonzentrationen neuroaktiver Steroide beeinflussen, die bei depressiven Patienten verändert sein können, fanden sich vergleichbar Effekte unter rTMS nicht [113].

Ein anderer Forschungsschwerpunkt lag in der Kombination von bildgebenden Verfahren und rTMS, zum einen zur Identifizierung möglicher Prädiktoren für eine klinische Response [71], zum anderen zur Visualisierung rTMS-induzierter Veränderungen des regionalen zerebralen Stoffwechsels und Blutflusses [26, 137, 142]. Es konnte gezeigt werden, dass Patienten, die einen reduzierten Metabolismus im 18-Fluor-Deoxyglucose-PET (FDG-PET) aufwiesen, besser auf eine 10–20 Hz rTMS ansprachen, während Patienten mit einem Hypermetabolismus eher auf eine niederfrequente rTMS-Behandlung mit 1 Hz ansprachen [71]. Sollten sich diese Ergebnisse bestätigen, wäre dies von hoher Relevanz für eine mögliche Prädiktion der Therapieresponse bei einzelnen Patienten.

Kontrollierte klinische Studien zur Wirksamkeit bei Major Depression

Obwohl zur Etablierung von Wirksamkeit und Effektivität antidepressiver Verfahren große kontrollierte klinische Studien notwendig sind, liegen bisher noch keine entsprechenden Untersuchungen vor. Allerdings zeigte die überwiegende Mehrheit der kleineren kontrollierten Studien für die einen der Plazebo-Behandlung überlegenen antidepressiven Effekt. Die Effektgrößen schwankten dabei von mäßigen bis ausgeprägten antidepressiven Effekten [6, 26, 33, 39, 42, 72, 109, 112, 115]. Nur wenige Untersuchungen konnten keine Plazebo-Überlegenheit des Verfahrens zeigen [91, 149]. Abbildung 1 gibt einen Überblick über die Wirksamkeit von Verum und Plazebo-Behandlungen in kontrollierten Studien.

In den meisten Studien wurde eine begleitende Antidepressiva-Pharmakotherapie zugelassen und die rTMS somit als Add-on-Behandlung untersucht [26, 34, 39, 72, 109, 112, 115, 149].

Nur wenige Autoren untersuchten eine rTMS-Monotherapie bei nicht medikamentös behandelten Patienten. Zudem variierten die Studien zum Teil erheblich hinsichtlich des ausgewählten Patientenkollektivs: Vor dem Hintergrund, dass eine rTMS-Behandlung ursprünglich auch als möglicher Ersatz für eine EKT diskutiert wurde, untersuchten die Mehrzahl der Autoren die Wirksamkeit des Behandlungsverfahrens bei pharmakotherapie-resistenten oder therapie-refraktären Patienten [6, 26, 33, 39, 42, 91, 109, 112, 115]. Nur wenige Autoren beschäftigen sich mit der Frage der Wirksamkeit bei nicht-therapieresistenten Patienten [42, 72, 83]. Verständlicherweise lagen die Response-Raten bei therapieresistenten Patienten niedriger, wie dies auch in anderen Untersuchungen gesehen wurde, in denen das Ansprechen eines therapieresistenten Patientenkollektivs auf ein neues antidepressives Verfahren, wie zum Beispiel die Vagus-Nerv-Stimulation (VNS) untersucht wurde [131].

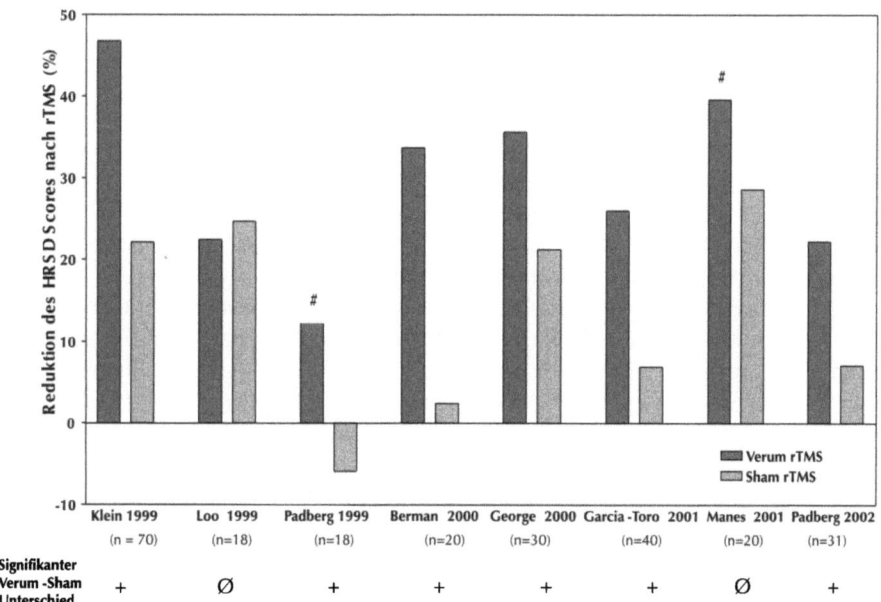

Abb. 1. Übersicht über kontrollierte klinische Studien mit parallelen Gruppen zur Wirksamkeit der rTMS bei Major Depression. Dargestellt ist die Veränderung der Depressionswerte auf der Hamilton Rating Scale for Depression (HRSD) für Verum- und Plazebo- (sog. Sham-) rTMS-Bedingungen nach rTMS-Behandlung (Behandlungsdauer zwei Wochen, bei mit # markierten Studien eine Woche). Bei Studien mit zwei Verum-Gruppen [42, 109, 112] ist die mittlere Reduktion der HRSD-Werte dargestellt

Neben den Unterschieden in den Patientenkollektiven ist sicherlich die große Variation der angewandten Stimulationsparameter eine weitere Erklärung für die unterschiedlichen Effektgrößen.

Die „Dosierung" besteht hierbei nicht nur aus der täglich verabreichten Menge, sondern setzt sich aus einer großen Anzahl von unterschiedlichen Stimulationsparametern zusammen (z.B. Frequenz, Intensität, Stimulationsort, Gesamtzahl der Stimuli, Behandlungsdauer etc.) die letztlich alle einen Einfluss auf den möglichen antidepressiven Effekt haben können. Nur wenige Studien versuchten den Einfluss unterschiedlicher Stimulationsparameter auf den antidepressiven Effekt zu untersuchen [42, 71, 109, 112, 115, 137].

Pascual-Leone et al. führten eine kontrollierte Studie in multiplem Cross-Over-Design durch und verglichen hierbei fünf unterschiedliche Stimulationsbedingungen. Jede Bedingung beinhaltete eine einwöchige Behandlungsphase und ein dreiwöchiges Follow-up [115]. 11 von 17 therapieresistenten Patienten mit psychotischer Depression zeigten eine deutliche Verbesserung der depressiven Symptomatik nach nur fünf Behandlungstagen bei jener Stimulationsbedingung, in der die rTMS über dem linken präfrontalen Kortex durchgeführt wurde. Trotz des ungewöhnlichen Designs weckten die Befunde große Erwartungen.

Mittlerweile konnte die große Mehrheit der bisher durchgeführten kontrollierten Studien antidepressive Effekte für die rTMS zeigen, die jeweils der Kontrollbedingung überlegen waren. Sensationelle Effektgrößen, wie sie in der Pilotstudie von Pascual-Leone [114] gefunden wurden, konnten in dieser Form bisher nicht repliziert werden. In einer zweiten Cross-Over-Studie untersuchten George et al. [39] die Effekte einer rTMS über dem linken präfrontalen Kortex bei 12 depressiven Patienten und fanden ebenfalls antidepressive Effekte. Eine Replikation dieser Studie mit ähnlichen Stimulationsparametern bestätigte die Ergebnisse einer mäßigen klinischen Verbesserung bei therapieresistenten Patienten [26]. Fünf von sieben Parallelgruppenstudien bestätigten die antidepressive Wirksamkeit der rTMS gegenüber Plazebo. Padberg und Kollegen [109] behandelten 18 Patienten in Parallelgruppen-Design jeweils mit 0,3 Hz, 10 Hertz oder einer Plazebo-rTMS über fünf Tage. Hierbei zeigten die Patienten in der 0,3 Hz-Gruppe eine signifikante klinische Verbesserung der depressiven Symptome verglichen mit den anderen Gruppen. Allerdings war die Behandlungsdauer insgesamt kurz und die Anzahl der täglich verabreichten Stimuli lag mit 250 Stimuli pro Tag deutlich niedriger als in den folgenden Studien. Loo und Kollegen [84] konnten in einem Kollektiv von 18 depressiven Patienten gegenüber Plazebo keine überlegenen Effekte in einer zweiwöchigen Behandlung nachweisen. Es kam in beiden Gruppen zu einer Reduktion im HRSD-Score von 26%. Die relativ starke Plazebo-Response war in dieser Studie wahrscheinlich auf das weniger therapieresistente Patientenkollektiv (durchschnittliche Zahl nicht erfolgreicher Behandlungsversuche 1,9) und eine möglicherweise doch schwach wirksame Plazebo-TMS zurückzuführen [78, 84].

Klein et al. [72] führten die bisher größte kontrollierte klinische Untersuchung durch (n = 71) und verglichen eine 1-Hz-rTMS über dem rechten dorsolateralen präfrontalen Kortex mit Plazebo. Hierbei respondierten 47% der Patienten auf eine aktive Behandlung und 17% auf die Plazebo-Behandlung. Nachdem Pascual-Leone et al. keine Effekte einer 10-Hz-rTMS des rechten dorsolateralen präfrontalen Kortex fanden [115], scheinen die Befunde von Klein et al. die Hypothese differentieller Effekte von niederfrequenter versus hochfrequenter rTMS zu stützen [118]. Weitere Untersuchungen in Parallelgruppen-Design wurden bei nicht medikamentös behandelten Patienten durchgeführt [6, 42]. Berman und Kollegen behandelten 20 Patienten mit einer vergleichsweise niedrigen Stimulationsintensität (80% der motorischen Schwelle) und fanden einen nur mäßig ausgeprägten Behandlungseffekt gegenüber Plazebo [6]. George et al. behandelten 30 Patienten in einer kontrollierten Studie und verglichen eine 5-Hz-, eine 20-Hz- und eine Plazebo-rTMS [42]. 45% der Patienten respondierten in dieser Untersuchung auf die Verum-Behandlung (die Response war hierbei definiert als eine Reduktion im HRSD-Score von mindestens 50%), in der Plazebo-Gruppe konnte kein Patient das Response-Kriterium erreichen. Obwohl nicht statistisch signifikant fanden sich interessanterweise mehr Responder in der 5-Hz-Gruppe als in der 20-Hz-rTMS-Gruppe [42]. Garcia-Toro und Kollegen untersuchten 40 therapie-resistente depressive Patienten und stellten einen leichten antidepressiven Effekt nach Verum-Behandlung fest [33]. Eine andere Studie bei 20 nicht-medizierten Patienten beschäftigte sich mit der Frage der Wirksamkeit einer rTMS bei älteren Patienten [91]. Ähnlich wie in früheren Befunden [30] erwies sich die rTMS bei älteren Patienten als weniger wirksam.

In einer neueren Studie wurde der Einfluß der Stimulationsintensität auf die antidepressive Wirkung untersucht [112]. 31 therapie-resistente, depressive Patienten wurden in drei Gruppen randomisiert und erhielten jeweils 10 rTMS-Behandlungen in einem Zeitraum von zwei Wochen. Je nach Gruppe wurde eine Behandlung mit einer Intensität in Höhe der individuellen motorischen Schwelle (100%), eine Behandlung mit einer Intensität 10% unterhalb der motorischen Schwelle (90%) und eine Plazebo-rTMS verabreicht. Bei der Plazebo-rTMS wurde die Intensität auf Höhe der motorischen Schwelle belassen, die Spule aber in einem Winkel von 90° zur Schädeldecke gehalten. Der antidepressive Effekt nahm über die Gruppen zu, wobei die besten Effekte nach einer rTMS in der 100%-Gruppe erzielt wurden. Die Patienten zeigten hierunter eine durchschnittliche Reduktion des HRSD-Scores von 30%. Die Ergebnisse legen nahe, dass die antidepressive Wirksamkeit der rTMS von der verabreichten Stimulationsintensität abhängen könnte. Dies entspricht auch den Ergebnissen einer fMRI-Studie, in der intensitätsabhängig eine unterschiedliche Hirnaktivierung nach rTMS gezeigt wurde [105]. Zudem scheint bei älteren Patienten eine überproportionale Atrophie des frontalen Kortex und die daraus resultierende relativ geringere magnetische Flussdichte und effektive Stimulationsintensität auf Kortexebene mit einer geringeren antidepressiven Wirksamkeit assoziiert zu sein [75, 99].

Aufgrund zum Teil erheblicher methodischer Unterschiede ist die Metaanalyse aller kontrollierten Studien schwierig. In der Mehrzahl der kontrollierten Studien konnten signifikante Plazebo-Verum-Unterschiede nach kurzen Behandlungsperioden gefunden werden. Lediglich zwei Studien konnten keine Plazebo-Verum-Überlegenheit zeigen und beschrieben ausgeprägte antidepressive Effekte auch nach Plazebo-rTMS [84, 91]. So beschreiben Loo et al. [86] nach der Behandlung von 18 depressiven, therapieresistenten Patienten eine signifikante Verbesserung der Stimmung sowohl in der Plazebo- als auch in der „echten" Behandlungsgruppe. Ein signifikanter Unterschied zwischen diesen beiden Gruppen bestand jedoch nicht. Zu ähnlichen Ergebnissen kamen auch Boutros et al. [7] bei der rTMS-Behandlung 21 therapieresistenter depressiver Patienten.

Zusammenfassend sind die Resultate trotz teilweise kurzer Behandlungsdauer und geringer Fallzahlen vielversprechend, wobei aber hinsichtlich publizierter Meta-Analysen moderate antidepressive Effekte für die rTMS beschrieben werden [9, 92].

Auch wenn eine Reihe von möglichen Gründen als plausible Erklärung für die unterschiedlichen Effektgrößen angeführt werden kann (Therapieresistenz, Begleitmedikation etc.), so ist eine fehlende Plazebo-Verum-Überlegenheit in Antidepressiva-Studien nicht ungewöhnlich: Auch bei nachgewiesener Wirksamkeit einer Substanz zeigen bis zu 30% der durchgeführten Studien keine Plazebo-Verum-Differenzen [143]. Zusammenfassend sind die Resultate trotz z.T. kurzer Behandlungsdauer und geringer Fallzahlen vielversprechend. Darüber hinaus sind die vergleichsweise niedrigen Response-Raten vor dem Hintergrund des oftmals therapieresistenten Patientenkollektivs zu sehen. Ähnliche Beobachtungen wurden auch in der Untersuchung zur Vagus-Nerv-Stimulation (VNS) gemacht: So zeigte sich, dass die Ansprechraten bei Patienten, die zwei bis drei vergebliche Behandlungszyklen mit Antidepressiva durchlaufen hatten, um 50% niedriger lagen bis hin zu Response-Raten von 0% bei Patienten, die bisher auf 7 oder mehr Zyklen nicht angesprochen hatten [131].

Vergleich mit EKT

In Anbetracht der Tatsache, dass es sich sowohl bei der rTMS als auch bei EKT um Hirnstimulations-Verfahren handelt, sowie vor dem Hintergrund positiver Befunde der ersten Cross-Over-Studie bei psychotischer Depression [115] dachte man zunächst, die rTMS könne in Zukunft möglicherweise die EKT in der Behandlung der Depression ablösen. Der Wirkmechanismus ist jedoch anders und die Behandlungsmodalitäten bei der rTMS sind gegenüber der EKT, die ein über Jahrzehnte etabliertes Behandlungsverfahren darstellt, vergleichsweise noch wenig entwickelt. Beiden Therapieverfahren gemeinsam ist jedoch die Depolarisation von Neuronenpopulationen mittels elektrischen Stromes. Aufgrund der hohen Impedanz des knöchernen Schädels sowie der umgebenden Weichteile wird direkt applizierter Strom jedoch stark abgeschwächt und verliert an fokaler Präzision. Bei der EKT muss daher eine relativ höhere Energie angewandt werden, um relevante Hirnregionen überhaupt erreichen zu können. Bei der rTMS hingegen wird das elektrische Feld über ein zeitlich wechselndes Magnetfeld, welches durch Skalp und Schädelknochen keinerlei Abschwächung erfährt, transkraniell induziert (Faradaysches Prinzip). Hierüber ist prinzipiell die Erzeugung eines fokal präziseren Stromflusses möglich und die TMS eröffnet somit die Möglichkeit, über die Aktivierung entsprechender Projektionen pathophysiologisch relevante Hirnregionen – ohne den „Umweg" des generalisierten Krampfanfalles – transsynaptisch zu erreichen [121]. Nach derzeitigem Kenntnisstand existieren den präklinischen Studien zufolge sowohl Überlappungen als auch Unterschiede in den neurobiologischen Befunden zu EKT und rTMS; Übersicht bei [121].

Obwohl die Effektgrößen der rTMS bei therapieresistenten Patienten gering sind und die antidepressiven Effekte der EKT bei diesen Patienten bekanntermaßen sehr ausgeprägt sind, haben zahlreiche Forschergruppen beide Verfahren auch direkt verglichen [48, 60, 123]. In einer Parallelstudie mit 32 Patienten, die entweder EKT oder rTMS erhielten, zeigten Pridmore et al. [123], dass Patienten nach TMS zwar weniger gebessert waren, was die Reduktion im Hamilton-Score anbetraf, jedoch gleiche Remissionsraten aufwiesen wie Patienten nach unilateraler EKT (69%). Ähnliche Befunde wurden von Grunhaus et al. [48] berichtet, der 40 Patienten in einem offenen Design untersuchte. Eine rTMS über vier Wochen war zwar weniger wirksam als die EKT in der Gesamtgruppe, jedoch erwiesen sich beide Verfahren als gleich wirksam in der Subgruppe der nicht-psychotischen Patienten (n = 20).

Grunhaus et al. (im Druck) konnten ihre Ergebnisse in einer späteren Vergleichsuntersuchung mit verblindeten Ratern replizieren. 40 nicht-psychotisch depressive Patienten wurden randomisiert entweder mit EKT oder rTMS behandelt. Nach der EKT-Behandlung konnten 12 Patienten als Responder und sechs als Remitter identifiziert werden, nach rTMS-Behandlung respondierten 11 Patienten und remittierten sechs Patienten. Eine andere Arbeitsgruppe untersuchte 25 depressive Patienten nach rTMS (10 bis 20 Behandlungen, 10-Hz, 110% MT) oder bitemporaler EKT (4 bis 12 Behandlungen). In dieser Studie zeigten sich keine signifikanten Unterschiede in den outcome-Variablen beider Gruppen (z.B. HRSD-Reduktion 55% nach rTMS versus 64% nach EKT) [60].

Eine Übersicht über die Studien zum Vergleich EKT versus rTMS gibt Tabelle 1.

Obwohl die Ergebnisse zum Teil vielversprechend sind, muss berücksichtigt werden, dass eine Verblindung bei diesen Untersuchungen im Vergleich zu Pharmakastudien schwierig ist. Die Ergebnisse sollten dementsprechend mit Vorsicht interpretiert werden. Weitere Studien müssen durchgeführt werden, um eine weitere Erkenntnisse zu gewinnen, inwieweit eine subkonvulsive rTMS möglicherweise eine Behandlung mit EKT ersetzen kann.

Magnetokonvulsionstherapie (Magnetic Seizure Therapy, MST)

Eine der rTMS nahestehende Behandlungsmethode ist die Magnetokonvulsionstherapie (Magnetic Seizure Therapy, MST), die in letzter Zeit als andere mögliche alternative Behandlungsform zur EKT diskutiert wird. Im Gegensatz zur subkonvulsiven rTMS wird bei der MST -in der Absicht einen generalisierten Krampfanfall zu induzieren- eine wesentlich höhere Intensität angewandt, die weit oberhalb der individuellen motorischen Schwelle liegt. Die MST bietet im Vergleich zur EKT die Möglichkeit einer besser lokalisierbaren und dosierbaren Anfallsstimulation. Zur MST wurden Untersuchungen an Primaten durchgeführt und im Rahmen erster Studien wurden bisher etwa 20 Patienten behandelt. Bei Behandlung der Patienten konnte in allen Fällen durch einen starken Einzelimpuls ein Krampfanfall ausgelöst werden. Die beschriebenen, subjektiven Nebenwirkungen waren wesentlich geringer ausgeprägt als nach der EKT und die Patienten erlangten ihre Orientierung und Aufmerksamkeit schneller wieder. Auch bezüglich der retrograden Amnesie schnitten die Patienten nach MST besser ab als nach EKT. Möglicherweise ist diese bessere Verträglichkeit auf die fokalere Anwendbarkeit und bessere Dosierbarkeit zurückzuführen [79, 80, 81, 82].

Bevor Aussagen zu Nutzen und Nebenwirkungen der Magnetokonvulsivtherapie getroffen werden können, müssen erste offene Studien abgewartet werden. Da der physiologische Wirkmechanismus der EKT noch nicht eindeutig geklärt ist, scheint die MST außerdem ein vielversprechendes Instrument zur weiteren Erforschung funktioneller zerebraler Regelkreise zu sein, die für die konvulsiven und antidepressiven Wirkungen der EKT verantwortlich sind.

Klinische Studien zu anderen psychiatrischen Erkrankungen

Die Einsetzbarkeit der rTMS in der Therapie anderer Erkrankungen als der Depression wird derzeit von verschiedenen Gruppen untersucht, wobei es sich bei den wenigen, bisher publizierten Daten meist um offene Pilotstudien an kleinen Patientenkollektiven handelt.

Tabelle 1. Klinische Studien zum Vergleich von rTMS and EKT bei depressiven Episoden (modifiziert nach [9]). Die Unterschiede in der Reduktion der HRSD Werte zwischen den rTMS- und EKT-Gruppen waren statistisch nicht signifikant

Studie	Behandlungsgruppen	Design	n	Alter in Jahren	Diagnose	Therapieresistenz	Begleitmedikation	HRSD-Reduktion
Grunhaus et al. (2000) [48]	rTMS (10 Hz, LDLPFC, 90% MT)	Parallel, randomisiert	20	58,4	MD (21 psychotisch)	5	Clonazepam (1-2 mg/d)	40,3%
	EKT (12 RUL, 8 RUL und BL)		20	63,6		10	Verschiedene	60,6%
Pridmore et al. (2000) [123]	rTMS (20 Hz, LDLPFC, 100% MT)	Parallel, randomisiert	16	44,0	26 MD 6 BP	Alle	Verschiedene	55,6%
	EKT (RUL)		16	41,5				66,4%
Janicak et al. (2002) [60]	rTMS (10 Hz, LDLPFC, 110% MT)	Parallel, randomisiert	14	42,9	10 MD 4 BP (3 psychotisch)	Alle	Minimale Bedarfsmedikation	55%
	EKT (BL)		11	42,7	7 MD 4 BP (6 psychotisch)			64%
Grunhaus et al. (2003) [49]	rTMS (10 Hz, LDLPFC, 90% MT)	Parallel, randomisiert	20	57,6	MD (nicht-psychotisch)	Alle	Lorazepam (bis 3 mg/Tag)	45,5%
	EKT (13 RUL, 7 RUL und BL)		20	61,4				48,2%

(Abkürzungen: LDLPFC = Linker dorsolateraler präfrontaler Cortex; MT = Stimulationsintensität bezogen auf die individuelle motorische Schwelle (motor threshold – MT); RUL = rechts unilateral; BL = bilateral; MD = Major Depression; BP = bipolare Störung).

Manie

Die Effektivität der rTMS in der Manie wurde unter anderem von Grisaru et al. untersucht: Bei der Behandlung von sechzehn manischen Patienten über einen Zeitraum von vierzehn Tagen mit rTMS (20 Hz, 20 Stimulationsphasen mit einer Dauer von zwei Sekunden, zehn Behandlungen) als Add-on-Therapie zeigte sich im rechts-links-Vergleich eine deutliche Überlegenheit der rechtsseitigen gegenüber der linksseitigen Stimulation bezüglich antimanischer Effekte, so dass es sich hier umgekehrt wie bei Depressionen verhalten soll [45]. Auch Erfurth et al. berichten in einer Kasuistik von erfolgreicher Behandlung einer unter Lithium manisch gewordenen Patientin: sie wandten die rTMS jedoch über einen Zeitraum von vier Wochen mit obigen Stimulationsparametern als Monotherapie an [25].

Schizophrenie

Auch in der Behandlung der Schizophrenie wurde die Effektivität der rTMS untersucht, wobei bisher nur wenige kasuistische Beobachtungen und kleine klinische Studien hierzu existieren. In drei Fällen wurde eine Reduktion akustischer Halluzinationen nach niederfrequenter rTMS über dem linken Temporallappen beschrieben [54]. In einer späteren Untersuchung an 24 Patienten mit akustischen Halluzinationen wandten Hoffmann et al. [55] eine neuntägige 1 Hz-rTMS über dem linken temporoparietalen Kortex bei 90% der motorischen Schwelle versus Plazebo an. 75% der Patienten der Verum-Gruppe, im Vergleich zu 17% der Plazebo-Gruppe, schnitten in der Halluzination Change Scale um mindestens 50% besser ab als vor der rTMS-Behandlung, wenn auch das Auftreten akustischer Halluzinationen während der Behandlung selbst bei einigen Patienten deutlich verstärkt war. Dieser positive Effekt hielt bei mehr als der Hälfte der Patienten 15 Wochen oder länger an.

Cohen et al. [10] behandelten sechs Patienten mit chronischer Schizophrenie und ausgeprägter Negativsymptomatik mittels rTMS (20 Hz, Intensität von 80% der motorischen Schwelle, 10 Behandlungen innerhalb von zwei Wochen) über der Orbital-Region bzw. den EEG-Punkten C3 und C4. Es zeigte sich bei allen Patienten eine generelle Reduktion der Negativsymptomatik sowie eine Verbesserung in allen untersuchten Skalen. Bei keinem Patienten kam es durch die Behandlung zur Exazerbation psychotischer Symptome, an Nebenwirkungen wurden milde Kopfschmerzen und Tinnitus beschrieben. Auch Nahas et al. [103] beobachteten einen leichten Rückgang der Negativsymptomatik und eine Verbesserung der Aufmerksamkeits-Scores bei acht Patienten nach einer einmaligen, 20-minütigen hochfrequenten rTMS über dem linken DLPFC.

Angsterkrankungen und Zwangsstörungen

Auch in Pilotuntersuchungen bei Angsterkrankungen, wie beispielsweise der posttraumatischen Belastungsreaktion (PTSD), der Panikstörung oder Zwangserkrankungen zeigte die rTMS teilweise positive Effekte auf die klinische Symptomatik.

Grisaru et al. [44] untersuchten erstmals den möglichen Einsatz der TMS bei zehn Patienten mit PTSD unterschiedlicher Genese. Sie wandten jeweils nur eine einzelne rTMS-Sitzung an, in der die Patienten bei einer Frequenz von 0,3 Hz jeweils 15 Stimuli über dem rechten motorischen Kortex mit einer Intensität von 100% des maximalen Outputs des Stimulators erhielten. Die Erfolgskontrolle erfolgte durch Ratings mittels Clinical Global Impression (CGI), Impact of Event Scales (IES), Symptom Check List (SCL-90) und Background Questionaire zu vier verschiedenen Zeitpunkten (Baseline, 24h nach rTMS, eine Woche und vier Wochen nach rTMS). Es zeigte sich eine signifikante Verbesserung in der CGI-Skala während der ersten 24 Stunden nach rTMS, am siebten Tag wurde wieder das Baseline-Niveau erreicht. Auch eine signifikante Reduktion in den IES Scores und in den Subskalen Angst und Somatisierung des SCL-90 wurde nachgewiesen. Die signifikante Reduktion in den Angst-Skalen hielt bis zu 28 Tagen an, die Somatisierungs-Scores waren bis zu 24h reduziert. Bezüglich depressiver Symptome und „interpersoneller Sensitivität" fand sich keine signifikante Verbesserung. Der durchaus deutliche positive Effekt der rTMS war nur von kurzer Dauer, ernste Nebenwirkungen traten während der Behandlung nicht auf.

McCann und Kollegen [94] berichten von der rTMS-Behandlung von zwei Patienten mit PTSD. In einem Fall erbrachte die frontale 1 Hz-rTMS bei 80% der motorischen Schwelle und einer Gesamtzahl von 17 Behandlungen eine vorübergehende leichte Besserung der Symptome, die jedoch vier Wochen nach Beendigung der Behandlung wieder Baseline-Niveau erreichten. Im zweiten Fall zeigte eine Patientin während 30 rTMS-Behandlungen (1 Hz, 80% der motorischen Schwelle, frontal) ebenfalls eine Besserung der PTDS-Symptomatik, die jedoch, wie im ersten Fall, vier Wochen nach Behandlungsende wieder Baseline-Niveau erreichten. Die Besserung der PTSD-Symptome war bei beiden Patientengruppen mit einer Normalisierung des vor allem rechtsbetonten Hypometabolismus im FDG-PET verbunden.

Die Einsetzbarkeit der rTMS bei Zwangserkrankungen wurde von Greenberg et al. [47] erstmals untersucht. Die Autoren fanden nach einmaliger rTMS an 12 Patienten eine acht Stunden anhaltende leichte Besserung der Zwangshandlungen, auch die Stimmung war leicht verbessert, hingegen zeigte sich keine Auswirkung auf die Angstsymptomatik. In einer plazebokontrollierten Studie von d'Alonso et al. [19] wurden 18 Patienten mit einer 1 Hz-rTMS über dem rechten präfrontalen Kortex (Intensität: 110% der motorischen Schwelle, 18 Behandlungen von je 20 Minuten Dauer) behandelt. Die Plazebogruppe erhielt eine Stimulation mit einer Intensität von 20% der motorischen Schwelle. Es zeigte sich weder eine signifikante Verbesserung der Zwangssymptomatik, noch fand sich ein signifikanter Unterschied zwischen der „echten" Behandlungsgruppe und der Plazebogruppe. Sachdev et al. konnten bei der rTMS-Behandlung von 12 Patienten mit Zwangserkrankung (10 Hz, 110% der motorischen Schwelle, rechter oder linker DLPFK) bei etwa einem Viertel eine Besserung der Symptomatik beobachten, konnten jedoch aufgrund fehlender Plazebo-Gruppe in dieser Studie nicht ausschließen, dass es sich möglicherweise um einen Plazeboeffekt handelt. Auch ein signifikanter Unterschied bezüglich der Effektivität einer rechts- und linksseitigen Stimulation fand sich nicht [129]. Zwanzger et al. [157] berichten in einer Kasuistik von einer 52jährigen Patientin mit Panikerkrankung und durchschnittlich sechs Panik-Attacken pro Woche während der letzten 13 Monate. Nach zweiwöchiger rTMS-Behandlung (1 Hz, 110% Intensität, rechter DLPFK) zeigte die Patientin eine beachtliche Verbesserung in verschiedenen Angst- und Panikskalen, die auch im Follow-up nach vier Wochen weiterbestand, so dass sie keine medikamentöse Weiterbehandlung benötigte. Besonders bemerkenswert war die vollständige Normalisierung des CRH-induzierten Cortisol-Anstiegs im Dex-CRH-Test nach rTMS.

Gilles de la Tourette Syndrom

Bei Patienten mit Gilles de la Tourette Syndrome wurde die rTMS u.a. eingesetzt, um die Pathophysiologie der typischen Tics zu untersuchen. Zur Beleuchtung der Hypothese, dass ein defizitärer Hemmmechanismus der kortikalen-striatalen-thalamischen-kortikalen Schleife ursächlich für die motorischen Tics sein könnte, untersuchten Ziemann et al. [154] bei zwanzig Patienten mit Tourette-Syndrom und 21 gesunde Kontrollen die motorische Schwelle und die intrakortikale Exzitabilität mittels rTMS. Sie fanden die Hypothese einer erhöhten Exzitabilität bestätigt, nach welcher das Tourette-Syndrom entweder auf einer primär subkortikalen Beeinträchtigung im Sinne einer mangelnden Hemmung afferenter Bahnen zum motorischen Kortex, oder auf einer fehlenden Hemmung im motorischen Kortex selbst, oder möglicherweise sogar auf beidem beruhen könnte.

Den therapeutischen Einsatz der rTMS bei Patienten mit Tourette-Syndrom untersuchten Münchau et al. [102a] (2002), indem sie 16 Patienten mit rTMS behandelten. Die Stimulation erfolgte hier in einem cross-over-Design über dem motorischen Kortex, dem prämotorischen Kortex und als Plazebobehandlung (ebenfalls über dem motorischen Kortex). Es wurden jeweils zwei Behandlungen an aufeinanderfolgenden Tagen mit einem folgenden zweiwöchigen behandlungsfreien Intervall durchgeführt. Insgesamt erhielten die Patienten sechs 1 Hz-rTMS-Behandlungen mit jeweils 1200 Impulsen bei 80% der motorischen Schwelle. Es zeigte sich nach Abschluss der Behandlung keine signifikante Verbesserung bezüglich der Symptome im MOVES (Motor tic, Obsessions and compulsions, Vocal tic Evaluation Survey).

Schmerzsyndrome

Die Anwendbarkeit der rTMS in der Behandlung chronischer Schmerzsyndrome wurde bisher ebenfalls erst in Pilotstudien untersucht, hingegen ist die dauerhafte elektrische Stimulation eines zur schmerzhaften Körperregion zugehörigen Areals des motorischen Kortex mittels chirurgisch implantierter epiduraler Elektroden bereits eine etablierte Behandlungsform medikamentenresistenter Schmerzsyndrome [76].

Reid und Pridmore beschrieben bei einer Patientin mit nicht auf Opiate ansprechenden Schmerzen und begleitender Depression eine Schmerzreduktion um 42% nach einer dreiwöchigen rTMS-Behandlung, wohingegen sich die depressive

Symptomatik nicht besserte. Hier wurde die Behandlung mit 20 Hz über dem linken präfrontalen Kortex bei 100% der motorischen Schwelle durchgeführt [125].

In einer weiteren Kasuistik von Migita et al. [97] wurde bei einem Patienten mit barbituratresistenten Schmerzen von einem Schmerzrückgang nach rTMS des motorischen Kortex berichtet, wohingegen ein anderer Patient, dessen Schmerzen mit Barbituraten erfolgreich reduziert werden konnten, keine Besserung der Symptomatik nach rTMS zeigte.

Lefaucher et al. konnten in der Therapie chronischer Schmerzen eine signifikante Wirksamkeit der rTMS nachweisen, wobei hier besonders eine 10 Hz- Behandlung des motorischen Kortex effektiv war. Die Effekte nach einer einzelnen 20-minütigen Behandlung hielten bis zu acht Tage an, die beste Wirksamkeit zeigte sich zwei bis vier Tage nach der Behandlung [76]. In einer Studie von Rollnik et al. hingegen konnte nach rTMS (20 Hz, 20 Stimulationen von jeweils 2 Sekunden Dauer, Intensität 80%) keine signifikante Schmerzreduktion gezeigt werden, wenn auch einzelne Patienten sehr von der Behandlung profitiert hatten [128].

Sicherheitsaspekte

In tierexperimentellen Studien verursacht die Anwendung der rTMS auch bei Langzeitanwendung keine kognitiven Einschränkungen oder morphologischen Veränderungen im ZNS [121]. Stattdessen konnte gezeigt werden, dass die rTMS möglicherweise neuroprotektive Wirkung hat [100, 119]. Auf der Grundlage umfangreicher klinischer Erfahrungen kann festgestellt werden, dass die rTMS ein sehr sicheres und gut verträgliches Behandlungsverfahren darstellt, wenn die Behandlung im Rahmen der entsprechend definierten Sicherheitsrichtlinien durchgeführt wird (Tabelle 2) [147]. Eine MR-Untersuchung zeigte, dass eine 10-tägige rTMS-Behandlung über dem präfrontalen Kortex zu keinerlei strukturellen Veränderungen des Gehirns führt [103]. Eine andere Studie zeigte weder eine Verschlechterung des neuropsychologischen Leistungsprofils, noch signifikante Veränderungen der Hörschwelle oder EEG-Veränderungen nach zwei bis vier Wochen rTMS-Behandlung [85]. Kognitive Störungen, wie sie nach EKT-Behandlung mitunter beobachtet werden, treten nach einer rTMS-Behandlung nicht auf [85, 109, 138]. An wesentlichen Nebenwirkungen wurden lediglich vorübergehende Kopfschmerzen

Tabelle 2. Maximale Seriendauer, bei der keine epileptischen Anfälle oder potentielle Anfallsprodromi beobachtet wurden (96). Angaben mit „>" beziehen sich auf die längsten untersuchten Serien

Frequenz	Stimulationsintensität (% der motorischen Schwelle)								
	100%	110%	120%	130%	140%	150%	160%	170%	180%
1 Hz	>1800	>1800	360	>50	>50	>50	>50	27	11
5 Hz	>10	>10	>10	>10	7.6	5.2	3.6	2.6	2.4
10 Hz	>5	<5	4.2	2.9	1.3	0.8	0.9	0.8	0.5
20 Hz	2.05	1.6	1.0	0.55	0.35	0.25	0.25	0.15	0.2
25 Hz	1.28	0.84	0.4	0.24	0.2	0.24	0.2	0.12	0.08

Tabelle 3. Nebenwirkungen und Kontraindikationen bei rTMS

Nebenwirkungen	Kontraindikationen
• Epileptische Anfälle (Einzelfälle)	• Metallische Objekte im Kopf
• Vorübergehende Kopfschmerzen	(ausgenommen Zahnprothesen)
vom Muskelspannungstyp nach der rTMS	• Implantierte Pumpensysteme
(bei weniger als 10% der Patienten)	• Herzschrittmacher
• Unangenehme Mißempfindungen oder	• Cochlea-Implantate
leichte Kopfschmerzen während der rTMS	• Erhöhter intrakranieller Druck,
(bei mehr als 50% der Patienten)	Schädel-Hirn-Trauma, Infarkte,
• Kurzzeiteffekte auf Stimmung,	neurochirurgische Eingriffe
neuropsychologische Leistungen,	• Epilepsie oder epileptische Anfälle in der
Hormonspiegel u.a.	Vorgeschichte
• Verschiebung der Hörschwelle	• Schwangerschaft (bislang kasuistische
(so weit bekannt, vorübergehend)	Berichte über Anwendung bei Schwangeren)

genannt. Auf Ausschlusskriterien wie beispielsweise Metallimplantate (Herzschrittmacher, Insulin-Pumpen etc.) oder Krampfanfälle in der Vorgeschichte muss geachtet werden (Tabelle 3). Seit 1998 wurde ein Fall eines rTMS-induzierten Krampfanfalls publiziert [15], wobei sich in diesem Fall möglicherweise die lange Dauer der Behandlungsserie sowie die Begleitmedikation ungünstig ausgewirkt haben. Jedoch wurden auch psychiatrische Nebenwirkungen beobachtet: In zwei Fällen wurde berichtet, dass insbesondere bipolare Patienten in eine Manie switchen können [22, 24]. Zudem wurde ein Fall neu auftretender psychotischer Symptome nach rTMS berichtet [158]. Zusammengefasst sollte insbesondere den möglichen psychiatrischen Nebenwirkungen Aufmerksamkeit geschenkt werden und deren Risiko mit dem Patienten besprochen werden.

Welche Patienten sprechen auf rTMS an?

Im Rahmen der Forschungsbemühungen wurden eine Reihe von Untersuchungen zur Prädiktion der antidepressiven Wirksamkeit auf rTMS auf klinischer, neurophysiologischer und Bildgebungsebene durchgeführt.

Bildgebungsstudien

Basierend auf den Befunden reversibler Aktivitätsveränderungen in verschiedenen Hirnregionen bei der Depression [2] wurde zunächst untersucht, ob bestimmte Aktivitätsmuster in bestimmten Kortexregionen möglicherweise das klinische Ansprechen auf eine rTMS-Behandlung vorhersagen können. Kimbrell et al. [71] zeigten im Rahmen einer Untersuchung mit FDG-PET, dass Patienten mit kortikalem Hypometabolismus besser auf eine 10- oder 20-Hz-rTMS ansprachen, während Patienten mit Hypermetabolismus eher von einer niederfrequenten 1-Hz-rTMS profitierten. Diese Befunde unterstützen die Hypothese differentieller Effekte von nieder- und hochfrequenter Therapie auf die kortikale Hirnaktivität [118]. Eine Replikation der Befunde in weiteren Untersuchungen ist jedoch erforderlich. Eine Technetium-99-Bicisat Single-Photon-Emissions-Computertomographie (SPECT)-Untersuchung beschäftige sich mit der Frage der Durchblutung vor und nach 10 Behandlungen einer 10-Hz-rTMS bei depressiven Patienten in einem kontrollierten Design [142]. Hierbei zeigten zu Beginn der Studie spätere Responder (6 von 13 Patienten) eine herabgesetzte Durchblutung im inferioren Teil des Frontallappens im Vergleich zu späteren Non-Respondern, die sich im Behandlungsverlauf normalisierte. Ähnliche Ergebnisse konnten unter Anwendung der Nah-Infrarot-Spektroskopie (NIRS) gezeigt werden [26].

Darüber hinaus wurde kürzlich entdeckt, dass noch ein weiterer Faktor im Hinblick auf das therapeutische Ansprechen beachtet werden sollte: So wurde eine Abschwächung der rTMS-Wirksamkeit in Verbindung mit einer Zunahme des Spule-Kortex-Abstandes gezeigt [75, 99]. Normalerweise erfolgt die Anpassung der Stimulationsintensität an die individuelle motorische Schwelle, welche wiederum vom Abstand zwischen Spule und darunterliegendem Kortex abhängig ist [95]. Jedoch kann beispielsweise eine ausgeprägte Frontalatrophie (z.B. bei lang dauernden depressiven Erkrankungen oder höherem Alter) dazu führen, dass eine vergleichsweise zu geringe Stimulationsintensität appliziert wird, da deren Festlegung über dem in diesem Falle nicht atrophierten motorischen Kortex erfolgte. Somit stellt eine präfrontale Atrophie einen negativen Prädiktor für die rTMS-Therapie-Response dar. Entsprechend könnte eventuell eine Anpassung der Stimulationsintensität sinnvoll sein [112].

Neurophysiologische und neuropsychologische Variablen

Zur Ermittlung weiterer Prädiktoren für die Therapie-Response werden derzeit eine Reihe von neuropsychologischen und neurophysiologischen Variablen untersucht. Eschweiler et al. [26] beobachteten, dass der Therapieeffekt bei Behandlung des linken präfrontalen Kortex von der Rechenleistung und von visuokonstruktiven Fähigkeiten abhängig war, welche möglicherweise mit der Funktion des dorsolateralen präfrontalen Kortex verknüpft sind. Schiffer et al. [132] untersuchten kürzlich, ob die emotionale Response auf eine laterale Stimulation des Gesichtsfeldes die klinische Response vorhersagt. Sie fanden, dass 20 Patienten, die eine deutliche Besserung bei Stimulation des rechten Gesichtsfelds bemerkten, eine Reduktion des HRSD-Scores um 42% aufwiesen. Demgegenüber nahm der HRSD-Score bei den übrigen 15 Patienten nur um 11% ab [132]. Sollten sich die Ergebnisse in Replikationsstudien bestätigen, würden sich entsprechende Untersuchungen zur Identifikation möglicher Therapie-Responder eignen.

Klinische Parameter

Im Rahmen zahlreicher Studien wurde versucht, die Prädiktion der Therapie-Response auf rTMS an klinischen Variablen festzumachen. So wurde mehrfach festgestellt, dass ältere Patienten schlechter auf rTMS ansprechen [30, 91, 99]. Die schlechtere Response wurde durch die im Alter zunehmende Frontalhirn-atrophie erklärt, welche die Atrophie anderer kortikaler Areale, zum Beispiel die des motorischen Kortex deutlich übersteigt. Demzufolge sind in diesem Fall wahrscheinlich höhere Stimulationsintensitäten notwendig, um den Abfall des Magnetfeldes aufgrund des größeren Spulen-Kortex-Abstand zu kompensieren. Studien mit höheren Stimulationsintensitäten werden derzeit bei älteren Patienten durchgeführt.

Im weiteren konnte gezeigt werden, dass Patienten mit psychotischer Depression schlechter auf rTMS ansprachen. Entsprechend zählt eine psychotische Symptomatik bei Depression zu den negativen Prädiktoren einer Response auf rTMS. Während Pascual-Leone zunächst deutliche antidepressive Effekte bei Patienten mit psychotischer Depression beschrieb, erwies sich in nachfolgenden Studien die rTMS bei dieser Subgruppe von Patienten als deutlich weniger wirksam [30, 48]. Überdies wurde auch das Neuauftreten psychotischer Symptome während rTMS-Behandlung berichtet. Zwanzger et al. beschrieben das mehrfache Auftreten psychotischer Symptome bei einem unmedizierten Patienten unter rTMS. Der Patient hatte diese Symptome noch nie zuvor berichtet [158]. Ein schlechteres Ansprechen von Patienten mit psychotischer Depression sowie das Neuauftreten psychotischer Symptome während einer rTMS-Behandlung könnten möglicherweise durch die oben beschriebene Dopamin-Freisetzung [69, 140] erklärt werden. Andere klinische Symptome scheinen weniger klar mit der Response auf rTMS assoziiert zu sein. So wurde Angst als möglicher positiver Prädiktor identifiziert [27]. Dieser Befund konnten jedoch durch andere Gruppen nicht bestätigt werden [42].

Theoretish könnte das Ansprechen auf andere antidepressive Verfahren die rTMS-Response vorhersagen, wenn der Response bei einer Subgruppe von Patienten ein gemeinsamer pathophysiologischer Mechanismus zugrunde liegt. Die Untersuchung der Response auf unterschiedliche Behandlungsverfahren könnte daher auch bei der Aufklärung des Wirkmechanismus helfen. Bisher wurden ausschließlich nicht-pharmakologische Interventionen wie EKT oder Schlafentzug mit rTMS verglichen. EKT-Non-Responder sprechen ebenfalls auf rTMS schlecht an. Ein entsprechend schlechteres Ansprechen auf EKT wird bei den Patienten beschrieben, die vorher auf eine rTMS-Behandlung nicht respondierten [20]. Allerdings sprechen rTMS-Non-Responder noch eher auf eine EKT an als umgekehrt. In einer weiteren Studie wurde kürzlich das Ansprechen auf eine Schlafentzugs-Behandlung und rTMS untersucht [111]. Hierbei wurde gefunden, dass Schlafentzugs-Responder schlechter auf rTMS ansprechen. Schlafentzugs-Responder zeigen eine veränderte präfrontale Aktivität mit Hypermetabolismus im Bereich des anterioren Cingulum, die sich nach Schlafentzug normalisiert [150]. Im Gegensatz dazu scheint eine hochfrequente rTMS zu einer Zunahme der Hirnaktivität in diesen Bereichen zu führen. Schlafentzug und rTMS können somit zum Teil gegensätzliche Effekte auf die präfrontale Aktivität besitzen. Die gezeigte inverse Korrelation

zwischen Response auf rTMS und Schlafentzug bestätigt wahrscheinlich die Beobachtung, dass Patienten mit bestimmten präfrontalen Aktivitätsmustern besser
auf eine hoch frequente rTMS-Behandlung ansprechen [137].

Zum jetzigen Zeitpunkt scheinen das Vorhandensein psychotischer Symptome
sowie eine EKT-Non-Response geeignet zu sein, um im klinischen Alltag Patienten mit geringerer Ansprechwahrscheinlichkeit auf rTMS zu identifizieren. Von
Interesse sind jedoch auch die klinischen und präklinischen Befunde zur rTMS-
induzierten Stimulation der dopaminergen Neurotransmission [66, 69, 140]. Eine
Dysregulation dieses dopaminergen Netzwerkes manifestiert sich nicht nur bei
depressiven Erkrankungen sondern auch im Rahmen der Negativsymptomatik an
Schizophrenie erkrankter Patienten [29]. Interessanterweise liegen bereits erste
Befunde vor, welche auf eine Besserung der Negativsymptomatik bei Schizophrenie nach Anwendung von rTMS hinweisen [10, 104]. Die Identifizierung und Behandlung von spezifischen Patientensubgruppen mit Hinweisen auf ein vorliegendes
dopaminerges Defizit, das sich in klinischen Symptomen wie motorischer Verlangsamung, Anhedonie oder einem begleitendem Parkinson-Syndrom zeigen
kann, könnte zu Behandlungsergebnissen führen, welche über die bislang beschriebene, eher moderate antidepressive Wirksamkeit hinausgehen.

rTMS in klinischen Studien: methodische Probleme

Neben Fragen des Studiendesigns und der Fallzahlgrößen müssen insbesondere
methodische Schwierigkeiten berücksichtigt werden, die spezifisch für die TMS
sind. Wie bereits erwähnt sind Fragen der Dosierung und Dosierungsschemata
viel schwieriger als bei der antidepressiven Pharmakotherapie zu beantworten.
Bis heute wurde noch keine systematische Evaluation der Stimulationsparameter
durchgeführt. Obwohl tierexperimentelle Modelle eine gute Möglichkeit bieten,
die effektivsten und sichersten Stimulationsparameter herauszufinden, wurden bisher nur wenige Studien zu diesem Thema publiziert. Da die in der überwiegen-
den Mehrzahl der klinischen Studien nachgewiesene antidepressive Wirksamkeit
der rTMS auf der Stimulation frontaler Kortexregionen beruht, ist die Induktion
analoger Stromdichteverhältnisse im Rattenhirn Grundvoraussetzung für die Charakterisierung der zugrundeliegenden neurobiologischen Mechanismen. Die Möglichkeit der selektiven Stimulation frontaler Hirnregionen im Rattengehirn war
lange Zeit umstritten, konnte jedoch durch Adaptierung der physikalischen Stimulationsparameter sowie speziell konstruierte Stimulationsspulen realisiert werden.
Keck et al. [64, 66, 68] verglichen die Verteilung des induzierten Stromflusses
bei der Ratte mit dem menschlichen Gehirn mittels eines kernspintomographisch
gestützten physikalischen Modells und zeigten, dass trotz erheblicher Unterschiede in der Gehirngröße eine analoge Verteilung der induzierten Stromdichte möglich ist.

Ein weiteres Problem ist die exakte Bestimmung des Stimulationsortes. Während die Lokalisation über dem primären motorischen Kortex über die Messung
motorisch evozierter Potentiale möglich ist, gibt es für den dorsolateralen präfrontalen Kortex keine vergleichbar objektive Meßmethode zur Positionsbestimmung.

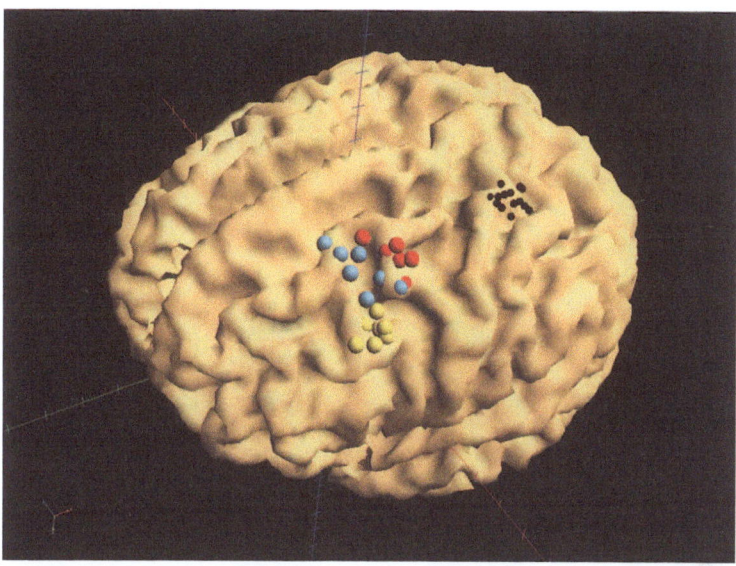

Abb. 2. Darstellung der individuellen Talairach-Koordinaten für die Spulenpositionen über dem Handknopf des linken primären motorischen Kortex (schwarze Punkte) sowie über dem linken DLPFC (Brodman-Areale [BA]: BA 6 blau, BA 6/8 und 8 rot, BA 8/9 und 9 gelb) nach Standardpositionierung mittels neuronavigierter TMS. Die einzelnen Punkte repräsentieren jeweils die Schnittpunkte der Spulenaxen mit der Kortexoberfläche in einem individuellen MRT-Bild (Segmentierung der weissen Substanz) nach Transformation in den Talairach-Raum [53]

In der Regel wird die Position des dorsolateralen präfrontalen Kortex in klinischen Studien auf den primären motorischen Kortex bezogen („Standard-Vorgehen": in der Sagittalebene 5 cm anterior). Entsprechend ergibt sich eine bemerkenswerte Variabilität bei der Bestimmung des dorso-lateralen präfrontalen Kortex (Abb. 2, Herwig et al. [53]). Inwieweit Unterschiede im individuellen Ansprechen auf eine rTMS-Behandlung mit Abweichungen vom Stimulationsort zusammenhängen, ist nicht bekannt. Die Möglichkeit der MRI-basierten Neuronavigation ermöglicht hier eine Optimierung in der Bestimmung des Stimulationsorts.

Zur Evaluation des Therapieerfolgs ist normalerweise eine Plazebo-Kontrolle erforderlich. Für manche Verfahren ist eine solche Kontrollmöglichkeit nicht verfügbar, zum Beispiel für Schlafentzug oder EKT. In der TMS-Forschung wurde die sogenannte Sham-Bedingung etabliert, um einen Plazebo-Vergleich zu ermöglichen: Hierbei wird die Stimulationsspule in der Regel gekippt, d.h. die Spule wird über der Schädeloberfläche angewinkelt, wobei eine Seite die Schädeloberfläche berührt. Allerdings zeigte sich, dass auch in dieser Bedingung eine schwache Kortex-Stimulation erfolgt, zum Beispiel wenn die Spule um 45° oder 90° gekippt wird (Abb. 3, [78, 84, 112]). Somit kann grundsätzlich nicht ausgeschlossen werden, dass auch eine solche „Plazebo"-Stimulation Einfluss auf die Kortex-Aktivität hat. Zudem ist es den Patienten zumeist möglich, zwischen rTMS und Sham-rTMS

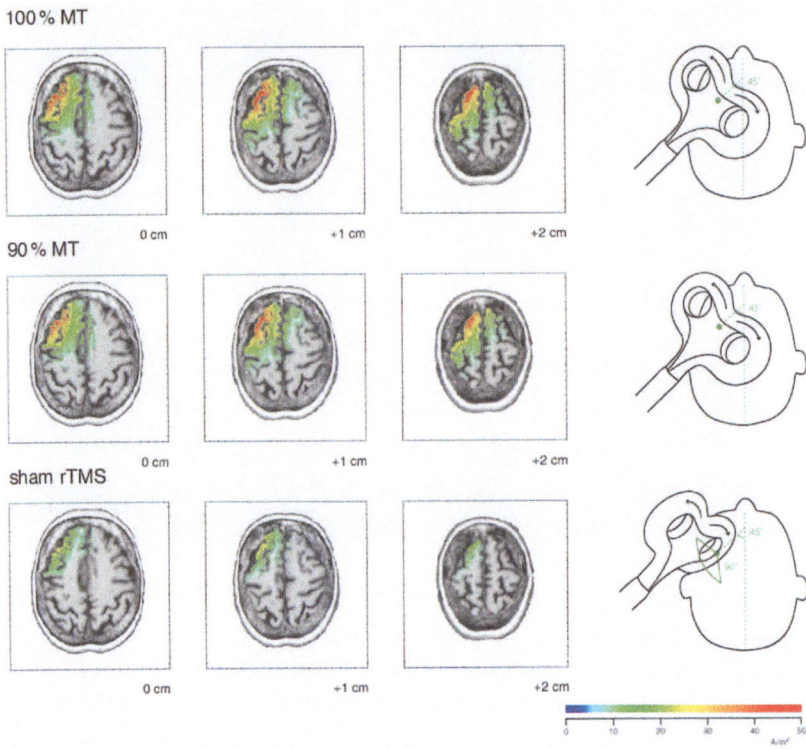

Abb. 3. Induzierter Stromfluss (A/m²) bei Stimulation des linken dorsolateralen Kortex mit einer Stimulationsintensität von 100% MT (oberste Reihe), 90% MT (mittlere Reihe) und einer sham rTMS mit gekippter Spule bei 100% MT (untere Reihe). Gezeigt sind jeweils die Schnittebenen auf Höhe des Berührungspunktes zwischen Spule und Kopf (0 cm) sowie 1 cm darüber und darunter. Die Darstellung beruht auf einem MRT-gestützten mathematischen Modell, das zur Charakterisierung der rTMS im Tiermodell etabliert wurde [68, 112]. Der maximal induzierte Stromfluss verhält sich für die drei Bedingungen wie 100% : 90% : 40%. Das Verhältnis der aktivierten Volumina von sham rTMS zu 100% MT rTMS lässt sich nur als Funktion einer virtuellen Aktivierungsschwelle darstellen und reicht in Abhängigkeit von dieser Schwelle (5 bis 100 A/m²) von 0,48 bis 0,01

zu unterscheiden, da sie je nach Bedingung sowohl Stimulationsartefakte als auch akustische Artefakte unterschiedlich erleben. Diese Unterschiede sind insbesondere in Cross-Over-Studien problematisch, können aber auch in einem Paralleldesign Schwierigkeiten bereiten, wenn die Patienten über die Methode informiert sind oder sich darüber mit anderen Studienteilnehmern austauschen. Zur Verbesserung der Bedingungen in kontrollierten Studien ist daher eine Weiterentwicklung der sogenannten Sham-Bedingung dringend erforderlich.

Schließlich ist auch die Durchführung einer Doppelblind-Studie schwierig, da der die Behandlung durchführende Arzt in der Regel über die Stimulationsbedingungen Bescheid weiß. Deshalb wird in der Regel ein „Pseudo-Doppel-Blind-

Design" durchgeführt, bei dem zwar der behandelnde Arzt, nicht jedoch der Rater über die Behandlungsbedingungen informiert ist. Einige Forschergruppen versuchten bereits die Problematik dadurch zu umgehen, dass Sham-Spulen eingesetzt wurden, die zwar inaktiv, ansonsten aber nicht von herkömmlichen Spulen zu unterscheiden sind. Zum Teil wurden auch Spulen, Stative und Sichtschutz eingesetzt. Insbesondere diese methodischen Probleme müssen in Zukunft in der TMS-Forschung berücksichtigt werden.

Mögliche Anwendungen in der klinischen Behandlungspraxis

Anwendbarkeit in der Depression

In den Anfängen der TMS-Forschung wurden insbesondere Pharmakotherapie-resistente Patienten behandelt, da gerade für diese Patienten neue Therapieverfahren entwickelt werden müssen. Auf Grundlage der bisherigen klinischen Daten scheint die rTMS sowohl als Add-on-Therapie als auch als Monotherapie in der Behandlung therapieresistenter Depressionen wirksam zu sein. In Kanada wurde das Verfahren bereits in dieser Indikation zugelassen. Jedoch sind auch andere Indikationen denkbar:

- Primärbehandlung als Monotherapie
- Primärbehandlung als Add-on-Therapie, um die Response auf Antidepressiva zu beschleunigen
- Als Ersatz für einzelne EKT-Behandlungen und zur Reduktion der Gesamtzahl der EKT-Behandlungen
- Langzeiterhaltungstherapie analog dem Konzept der Erhaltungs-EKT.

Bis jetzt existiert nur eine Untersuchung mit kleiner Patientenzahl zur Wirkung der rTMS als Add-on-Behandlung zur Antidepressiva-Medikation [34]. In dieser Untersuchung erhielten 20 Patienten entweder eine Kombination aus Sertralin und Verum-TMS oder Sertralin und Plazebo-rTMS. Im Ergebnis konnte kein signifikanter Unterschied hinsichtlich Verlauf und Response-Raten zwischen den Gruppen festgestellt werden. Leider war letztendlich die Fallzahlgröße dieser Untersuchung zu gering, um die Frage der Wirksamkeit der Add-on-Behandlung hinreichend zu beantworten, da ein Großteil der Patienten bereits rasch auf die Sertralin-Behandlung angesprochen hatte. Weitere Studien sind daher erforderlich, um diese insbesondere klinisch relevante Frage zu beantworten. Andere Indikationen wurden in offenen Studien oder Einzelfallbeobachtungen untersucht. In einer offenen Untersuchung zur Wirksamkeit der rTMS als primäre Monotherapie bei depressiven Patienten fanden sich Response-Raten (mindestens 50% HRSD-Reduktion) von über 40% nach zweiwöchiger rTMS-Behandlung [112]. Pridmore und Kollegen behandelten erfolgreich mit rTMS und ersetzten dabei einzelne EKT-Behandlungen. Sie verglichen diese Bedingung mit einer reinen EKT-Behandlung [123]. Beide Gruppen verbesserten sich gleichermaßen. Die bisherigen Ergebnisse sind zum Teil vielversprechend. Eine Bestätigung der Ergebnisse in Plazebo-kontrollierten Studien muss jedoch abgewartet werden.

Weitere denkbare Einsatzmöglichkeiten der rTMS

Wenn auch bisher fast ausschließlich Untersuchungen an kleinen Patienten-kollektiven existieren und weitere kontrollierte Studien an größeren Patienten-gruppen folgen müssen, so gibt es doch vielversprechende Hinweise auf einen möglicherweise effektiven Einsatz der rTMS bei anderen psychiatrischen Krank-heitsbildern als der Depression, wie beispielsweise bei der Manie oder bipolaren Störungen insgesamt, der Schizophrenie, Zwangserkrankungen oder der posttrau-matischen Belastungsstörung. Auch Patienten mit chronischen Schmerzsyndromen scheinen von einer rTMS-Behandlung unter bestimmten Bedingungen zu profi-tieren. Für einen therapeutischen Nutzen bei Patienten mit Tourette-Syndrom gibt es bislang noch keine Hinweise.

Zusammenfassung und Ausblick

Neben ihrer Bedeutung als Forschungsinstrument in der experimentellen Neuro-wissenschaft wird die rTMS heute als Hoffnungsträger möglicher nicht-pharma-kologischer Therapieverfahren bei depressiven Erkrankungen angesehen. Befunde bildgebender Untersuchungen und tierexperimentelle Studien stützen die Hypo-these, dass die rTMS die Aktivität neuronaler Regelkreise modulieren kann, die in der Pathophysiologie der Depression eine Rolle spielen. Die Befunde der grundlagenwissenschaftlichen Untersuchungen zeigen Ähnlichkeiten zu den bei Antidepressiva-Verabreichung bekannten Veränderungen und bieten zumindest teilweise Erklärungsmöglichkeiten für die beobachteten klinischen Ergebnisse. Präklinische Studien zeigen unter anderem neben serotoninmodulierenden Effekten ausgeprägte dopaminerge Effekte sowie eine Abschwächung der stressinduzierten Aktivität des HPA Systems. Die große Mehrzahl klinischer Studien zeigte signi-fikante antidepressive Effekte der rTMS im Vergleich zu einer Plazebo-Behand-lung. Allerdings sind derzeit die optimalen Behandlungsparameter noch nicht in ausreichendem Maße charakterisiert, die Behandlungsdauer war zum Teil ver-gleichsweise kurz, viele Patienten therapieresistent und Follow-up-Untersuchun-gen fehlen zumeist. Ein Vergleich mit EKT zeigte, dass rTMS möglicherweise bei nicht-psychotisch depressiven Patienten ähnlich wirksam ist.

Verglichen mit anderen neueren, nicht-pharmakologischen Therapieverfahren wie beispielsweise Schlafphasen-Vorverlagerung, Vagus-Nerv-Stimulation und Magnetokonvulsionstherapie ist die aktuelle Datenlage zur rTMS bei der De-pression umfangreich. Die Variation verschiedener Stimulationsparameter in den einzelnen Studien erlaubte die Identifizierung geeigneter Parameter und somit die Verbesserung der rTMS-Wirksamkeit, wie zum Beispiel die Erhöhung der Stimulationsintensität und die Verlängerung der Behandlungsdauer.

Um hinsichtlich der Wirkung der rTMS bei depressiven Erkrankungen ausrei-chend Erkenntnisse zu gewinnen, sind nun große kontrollierte Multicenter-Studien vergleichbar mit Phase III-Studien in der Entwicklung antidepressiver Pharmaka notwendig. Darüber hinaus müssen verschiedene, spezifische Indikationen un-tersucht werden, insbesondere die Anwendung als frühe Add-on-Behandlung zur

Beschleunigung der Wirkung antidepressiver Medikamente und zur Vergrößerung der Response-Raten. Da die Ergebnisse der Mikrodialysestudien bezüglich der antidepressiven Wirksamkeit der mit 20 Hz durchgeführten rTMS auf eine Stimulierung des mesolimbischen dopaminergen Systems hinweisen, könnte die Identifizierung und Behandlung von spezifischen Patientensubgruppen mit Hinweisen auf ein vorliegendes dopaminerges Defizit zu Behandlungsergebnissen führen, welche über die bislang beschriebenen deutlich hinausgehen. Gleichermaßen erscheinen im Licht dieser Befunde weiterführende Studien zur Negativsymptomatik bei Schizophrenie lohnenswert. Zudem sollten systematische Follow-up-Untersuchungen erfolgen, um geeignete Strategien zur Erhaltung des antidepressiven rTMS-Effektes zu finden.

Danksagung

Das zugrundeliegende Forschungsprojekt wird vom Bundesministerium für Bildung und Forschung (BMBF) im Rahmen des Förderschwerpunktes „Kompetenznetze in der Medizin" gefördert (Depression und Suizidalität; Subprojekte 4.5 und 6.5).

Literatur

1. Barker AT, Jalinous R, Freeston IL (1985) Noninvasive magnetic stimulation of human motor cortex. Lancet ii: 1106–1107
2. Baxter LRJr, Schwartz JM, Phelps ME, et al (1989) Reduction of prefrontal cortex glucose metabolism common to three types of depression. Arch Gen Psychiatry 46: 243–250
3. Belmaker RH, Grisaru N (1998) Magnetic stimulation of the brain in animal depression models responsive to ECS. J ECT 14: 194–205
4. Ben-Shachar D, Belmaker RH, Grisaru N, Klein E (1997) Transcranial magnetic stimulation induces alterations in brain monoamines. J Neural Transm 104: 191–197
5. Ben-Shachar D, Gazawi H, Riboyad-Levin J, Klein E (1999) Chronic repetitive transcranial magnetic stimulation alters beta-adrenergic and 5-HT2 receptor characteristics in rat brain. Brain Res 816: 78–83
6. Berman RM, Narasimhan M, Sanacora G, Miano AP, Hoffman RE, Hu XS, Charney DS, Boutros NN (2000) A randomized clinical trial of repetitive transcranial magnetic stimulation in the treatment of major depression. Biol Psychiatry 47: 332–337
7. Boutros NN, Gueorguieva R, Hoffman RE, Oren DA, Feingold A, Berman RM (2002) Lack of a therapeutic effect of a 2-week sub-threshold transcranial magnetic stimulation course for treatment-resistant depression. Psychiatry Res 113: 245–254
8. Brezun JM, Daszuta A (1999) Depletion in serotonin decreases neurogenesis in the dentate gyrus and the subventricular zone of adult rats. Neuroscience 89: 999–1002
9. Burt T, Lisanby SH, Sackheim HA (2002) Neuropsychiatric applications of transcranial magnetic stimulation: a meta analysis [In Process Citation]. Int J Neuropsychopharmacol 5: 73–103
10. Cohen E, Bernardo M, Masana J, Arrufat FJ, Navarro V, Valls-Solé J, Boget T, Barrantes N, Catarineu S, Font M, Lomena FJ (1999) Repetitive transcranial magnetic stimulation in the treatment of chronic negative schizophrenia: a pilot study. J Neurol Neurosurg Psychiatry 67: 129–130

11. Cohrs S, Tergau F, Riech S, Kastner S, Paulus W, Ziemann U, Ruther E, Hajak G (1998a) High-frequency repetitive transcranial magnetic stimulation delays rapid eye movement sleep. Neuroreport 9: 3439–3443

12. Cohrs S, Tergau F, Riech S, Kastner S, Paulus W, Ziemann U, Rüther E, Hajak G (1998b) High-frequency repetitive transcranial magnetic stimulation delays rapid eye movement sleep. Neuroreport 9: 3439–3443

13. Cohrs S, Tergau F, Korn J, Becker W, Hajak G (2001) Suprathreshold repetitive transcranial magnetic stimulation elevates thyroid-stimulating hormone in healthy male subjects. J Nerv Ment Dis 189: 393–397

14. Conca A, Koppi S, Konig P, Swoboda E, Krecke N (1996) Transcranial magnetic stimulation: a novel antidepressive strategy? Neuropsychobiol 34: 204–207

15. Conca A, Konig P, Hausmann A (2000) Transcranial magnetic stimulation induces ‚pseudoabsence seizure'. Acta Psychiatr Scand 101: 246–248

16. Counter SA (1993) Neurobiological effects of extensive transcranial electromagnetic stimulation in an animal model. Electroencephalogr Clin Neurophysiol 89: 341–348

17. Crawley JN, Corwin RL (1994) Biological actions of cholecystokinin. Peptides 5: 731–755

18. Czéh B, Welt T, Fischer AK, Erhardt A, Schmitt W, Müller MB, Toschi N, Fuchs E, Keck ME (2002) Chronic psychosocial stress and concomitant repetitive transcranial magnetic stimulation: Effects on stress hormone levels and adult hippocampal neurogenesis. Biol Psychiatry 52: 1057–1065

19. D'Alonso P, Pujol J, Cardoner N, Benlloch L, Deus J, Menchon JM, Capdevila A, Vallejo J (2001) Right prefrontal repetitive transcranial magnetic stimulation in obsessive-compulsive disorder: a double-blind, placebo-controlled study. Am J Psychiatry 158: 1143–1145

20. Dannon PN, Grunhaus L (2001) Effect of electroconvulsive therapy in repetitive transcranial magnetic stimulation non-responder MDD patients: a preliminary study. Int J Neuropsychopharmacol 4: 265–268

21. Dearing Martin J (1997) Mood effects of prefrontal repetitive high-frequency TMS in healthy volunteers. CNS Spectrums 2: 53–68

22. Dolberg OT, Schreiber S, Grunhaus L (2001) Transcranial magnetic stimulation-induced switch into mania: a report of two cases. Biol Psychiatry 49: 468–470

23. Drevets WC (2000) Functional anatomical abnormalities in limbic and prefrontal cortical structures in major depression. Prog Brain Res 126: 413–431

24. Ella R, Zwanzger P, Stampfer R, Preuss U, Müller-Siecheneder F, Möller HJ, Padberg F (2002) Switch to mania after slow rTMS of the right prefrontal cortex. J Clin Psychiatry 63: 249

25. Erfurth A, Michael N, Mostert Ch, Arolt V (2000) Euphoric Mania and Rapid Transcranial Magnetic Stimulation. Am J Psychiatry 157: 835–836

26. Eschweiler GW, Wegerer C, Schlotter W, Spandl C, Stevens A, Bartels M, Buchkremer G (2000) Left prefrontal activation predicts therapeutic effects of repetitive transcranial magnetic stimulation (rTMS) in major depression. Psychiatry Res 99: 161–172

27. Eschweiler GW, Plewnia C, Bartels M (2001) Welche depressiven Patienten profitieren von präfrontaler transkranieller Magnetstimulation (rTMS)? Fortschr Neurol Psychiatr 69: 402–409

28. Faraday M (1831) Effects on the production of electricity from magnetism. In: Faraday M, Williams LP (eds) Basic Books, New York, pp 531–540

29. Feldman RS, Meyer JS, Quenzer LF (1997) Principles of Neuropsychopharmacology. Sinauer, Mass: Sunderland

30. Figiel G, Epstein C, McDonald W, Amazon-Leece J, Figiel L, Saldivia A, Glover S (1998) The use of rapid-rate transcranial magnetic stimulation (rTMS) in refractory depressed patients. J Neuropsychiatry Clin Neurosci 10: 20–25

31. Fleischmann A, Prolov K, Abarbanel J, Belmaker RH (1995) The effect of transcranial magnetic stimulation of rat brain on behavioral models of depression. Brain Research 699: 130–132

32. Fujiki M, Steward O (1997) High frequency transcranial magnetic stimulation mimics the effects of ECS in upregulating astroglial gene expression in the murine CNS. Brain Res Mol Brain Res 44: 301–308

33. Garcia-Toro M, Mayol A, Arnillas H, Capllonch I, Ibarra O, Crespi M, Mico J, Lafau O, Lafuente L (2001a) Modest adjunctive benefit with transcranial magnetic stimulation in medication-resistant depression. J Affect Disord 64: 271–275

34. Garcia-Toro M, Pascual-Leone A, Romera M, Gonzalez A, Mico J, Ibarra O, Arnillas H, Capllonch I, Mayol A, Tormos JM (2001b) Prefrontal repetitive transcranial magnetic stimulation as add on treatment in depression. J Neurol Neurosurg Psychiatry 71: 546–548

35. George MS, Wassermann EM, Williams WA, Callahan A, Ketter TA, Basser P, Hallett M, M PR (1995a) Daily left prefrontal repetitive transcranial magnetic stimulation (rTMS) improves mood in depression. Neuroreport 6: 1–6

36. George MS, Wassermann EM, Williams WA, Callahan A, Ketter TA, Basser P, Hallett M, Post RM (1995b) Daily repetitive transcranial magnetic stimulation (rTMS) improves mood in depression. Neuroreport 6: 1853–1856

37. George MS, Wassermann EM, Williams WA, Steppel J, Pascual-Leone A, Basser P, Hallett M, Post RM (1996) Changes in mood and hormone levels after rapid-rate transcranial magnetic stimulation (rTMS) of the prefrontal cortex. J Neuropsychiatry Clin Neurosci 8: 172–180

38. George MS, Speer AM, Wassermann EM, Kimbrell TA, William WA, Kellner CH, Risch SC, Stallings L, Post RM (1997a) Repetitive TMS as a probe of mood in health and disease. CNS Spectrums 2: 39–44

39. George MS, Wassermann EM, Kimbrell TA, Little JT, Williams WE, Danielson AL, Greenberg BD, Hallett M, Post RM (1997b) Mood improvement following daily left prefrontal repetitive transcranial magnetic stimulation in patients with depression: A placebo-controlled crossover trial. Am J Psychiatry 154: 1752–1756

40. George MS, Avery D, Nahas Z, Molloy M, Oliver NC, Risch SC, Arana GW (1999a) rTMS studies of mood and emotion. Electroencephalogr Clin Neurophysiol [Suppl] 51: 304–14: 304–314

41. George MS, Lisanby SH, Sackeim HA (1999b) Transcranial magnetic stimulation. Arch Gen Psychiatry 56: 300–311

42. George MS, Nahas Z, Molloy M, Speer AM, Oliver NC, Li X-B, Arana GW, Risch SC, Ballenger JC (2000) A controlled trial of daily left prefrontal cortex TMS for treating depression. Biol Psychiatry 48: 962–970

43. Grisaru N, Yarovslavsky U, Abarbanel J, Lamberg T, Belmaker RH (1994) Transcranial magnetic stimulation in depression and schizophrenia. Neuropsychopharmacology 4: 287–288

44. Grisaru N, Amir M, Cohern H, Kaplan Z (1998a) Effect of Transcranial Magentic Stimulation in Posttraumatic Stress Disorder: A Preliminry Study. Biol Psychiatry 44: 52–55

45. Grisaru N, Chudakov B, Yaroslavsky Y, Belmaker RH (1998b) Transcranial magnetic stimulation in mania: a controlled study. Am J Psychiatry 155: 1608–1610

46. Grisaru N, Bruno R, Pridmore S (2001) Effect on the emotions of healthy individuals of slow repetitive transcranial magnetic stimulation applied to the prefrontal cortex. J ECT 17: 184–189

47. Greenberg BD, George MS, Dearing J, benjamin J, Schlaepfer T, Alternuns M, Wassermann EM, Hallet M, Murphy DL (1997) Effect of prefrontal repetitive transcranial magnetic stimulation (rTMS) in obsessive-compulsive disorder: a pleliminary study. Am J Psychiatry 154: 867–869

48. Grunhaus L, Dannon PN, Schreiber S, Dolberg OH, Amiaz R, Ziv R, Lefkifker E (2000) Repetitive transcranial magnetic stimulation is as effective as electroconvulsive therapy in the treatment of nondelusional major depressive disorder: an open study. Biol Psychiatry 47: 314–324

49. Grunhaus L, Schreiber S, Dolberg OT, Polak D, Dannon PN (2003) A randomized controlled comparison of electroconvulsive therapy and repetitive transcranial magnetic stimulation in severe and resistant nonpsychotic major depression. Biol Psychiatry 53: 324–331

50. Gur E, Lerer B, Newman ME (1997) Chronic electroconvulsive shock and 5-HT autoreceptor activity in rat brain: an in vivo microdialysis study. J Neural Transm 104: 795–804

51. Gur E, Lerer B, Dremencov E, Newman ME (2000) Chronic repetitive transcranial magnetic stimulation induces subsensitivity of presynaptic serotonergic autoreceptor activity in rat brain. Neuroreport 11: 2925–2929

52. Hallett M (1996) Transcranial magnetic stimulation: a tool for mapping the central nervous system. Electroencephalogr clin Neurophysiol [Suppl] 46: 43–51

53. Herwig U, Padberg F, Unger J, Spitzer M, Schonfeldt-Lecuona C (2001) Transcranial magnetic stimulation in therapy studies: examination of the reliability of „standard" coil positioning by neuronavigation. Biol Psychiatry 50: 58–61

54. Hoffmann RE, Boutros N, Berman R, Krystal J, Charney D (1999) Transcranial magnetic stimulation of left temporoparietal cortex in three patients reporting halluzinated "voices". Biol Psychiatry 46: 130–132

55. Hoffmann RE, Hawkins KA, Gueorguieva R, Boutros NN, Rachid F, Carroll K, Krystal JH (2003) Transcranial magnetic stimulation of left tempoparietal cortex and medication-resistant auditory halluzinations. Arch Gen Psychiatry 60: 49–56

56. Holsboer F, Barden N (1996) Antidepressants and hypothalamic-pituitary-adrenocortical regulation. Endocr Rev 17: 187–205

57. Holsboer F (2001) Stress, hypercortism and corticosteroid receptors in depression: implications for therapy. J Affect Disord 62: 77–91

58. Höflich G, Kasper S, Hufnagel A, Ruhrmann S, Möller HJ (1993) Application of transcranial magnetic stimulation in treatment of drug-resistant major depression. Human Psychopharmacology 8: 361–365

59. Jacobs BL, Praag H, Gage FH (2000) Adult brain neurogenesis and psychiatry: a novel theory of depression. Mol Psychiatry 5: 262–269

60. Janicak PG, Dowd SM, Martis B, Alam D, Beedle D, Krasuski J, Strong MJ, Sharma R, Rosen C, Viana M (2002) Repetitive transcranial magnetic stimulation versus electroconvulsive therapy for major depression: Preliminary results of a randomized trial. Biol Psychiatry 51: 659–667

61. Jenkins J, Shajahan PM, Lappin JM, Ebmeier KP (2002) Right and left prefrontal transcranial magnetic stimulation at 1 Hz does not affect mood in healthy volunteers. BMC Psychiatry 2: 1

62. Juckel G, Mendlin A, Jacobs BL (1999) Electrical stimulation of rat medial prefrontal cortex enhances forebrain serotonin output: implications for electroconvulsive therapy and transcranial magnetic stimulation in depression. Neuropsychopharmacology 21: 391–398

63. Keck ME, Pijnappels M, Schubert M, Colombo G, Curt A, Dietz V (1998) Stumbling reactions in man: influence of corticospinal input. Electroencephalogr Clin Neurophysiol 109: 215–223

64. Keck ME, Engelmann M, Müller MB, Henniger MSH, Hermann B, Rupprecht R, Neumann ID, Toschi N, Landgraf R, Post A (2000a) Repetitive transcranial magnetic stimulation induces active coping strategies and attenuates the neuroendocrine stress response in rats. J Psychiatr Res 34: 265–276

65. Keck ME, Hatzinger M, Wotjak CT, Holsboer F, Landgraf R, Neumann ID (2000b) Ageing alters intrahypothalamic release patterns of vasopressin and oxytocin in rats. Eur J Neuroscience 12: 1487–1494
66. Keck ME, Sillaber I, Ebner K, Welt T, Toschi N, Kaehler ST, Singewald N, Philippu A, Elbel GK, Wotjak CT, Holsboer F, Landgraf R, Engelmann M (2000c) Acute transcranial magnetic stimulation of frontal brain regions selectively modulates the release of vasopressin, biogenic amines and amino acids in the rat brain. Eur J Neurosci 12: 3713–3720
67. Keck ME, Holsboer F (2001a) Hyperactivity of CRH neuronal circuits as a target for therapeutic interventions in affective disorders. Peptides 22: 835–844
68. Keck ME, Welt T, Post A, Müller MB, Toschi N, Wigger A, Landgraf R, Holsboer F, Engelmann M (2001b) Neuroendocrine and behavioral effects of repetitive transcranial magnetic stimulation in a psychopathological animal model are suggestive of antidepressant-like effects. Neuropsychopharmacology 24: 337–349
69. Keck ME, Welt T, Erhardt A, Müller MB, Toschi N, Holsboer F, Sillaber I (2002a) Repetitive transcranial magnetic stimulation increases the release of dopamine in the mesolimbic and mesostriatal system. Neuropharmacology 43: 101–109
70. Keck ME, Wigger A, Welt T, Müller MB, Gesing A, Reul JMHM, Holsboer F, Landgraf R, Neumann ID (2002b) Vasopressin mediates the response of the combined dexamethasone/CRH test in hyper-anxious rats: implications for pathogenesis of affective disorders. Neuropsychopharmacology 26: 94–105
71. Kimbrell TA, Little JT, Dunn RT, Frye MA, Greenberg BD, Wassermann EM, Repella JD, Danielson AL, Willis MW, Benson BE, Speer AM, Osuch E, George MS, Post RM (1999) Frequency dependence of antidepressant response to left prefrontal repetitive transcranial magnetic stimulation (rTMS) as a function of baseline cerebral glucose metabolism. Biol Psychiatry 46: 1603–1613
72. Klein E, Kreinin I, Chistyakov A, Koren D, Mecz L, Marmur S, Ben-Shachar D, Feinsod M (1999) Therapeutic efficacy of right prefrontal slow repetitive transcranial magnetic stimulation in major depression. Arch Gen Psychiatry 56: 315–320
73. Kolbinger HM, Höflich G, Hufnagel A, Möller HJ, Kasper S (1995) Transcranial magnetic stimulation (TMS) in the treatment of major depression – a pilot study. Human Psychopharmacology 10: 305–310
74. Kole MH, Fuchs E, Ziemann U, Paulus W, Ebert U (1999) Changes in 5-HT1A and NMDA binding sites by a single rapid transcranial magnetic stimulation procedure in rats. Brain Res 826: 309–312
75. Kozel FA, Nahas Z, DeBrux C, Molloy M, Lorberbaum JP, Bohning D, Risch SC, George MS (2000) How coil-cortex distance relates to age, motor threshold, and antidepressant response to repetitive transcranial magnetic stimulation. J Neuropsychiatry Clin Neurosci 12: 376–384
76. Lefaucher JP, Drouot X, Nguyen JP (2001) Interventional neurophysiology for pain control: duration of pain relief following repetitive transcranial magnetic stimulation of the motor cortex. Clin Neurophysiol 31: 247–252
77. Lisanby SH, Luber B, Perera T, Sackeim HA (2000) Transcranial magnetic stimulation: Applications in basic neuroscience and neuropsychopharmacology. Int J Neuropsychopharm 3: 259–273
78. Lisanby SH, Gutman D, Luber B, Schroeder C, Sackeim HA (2001a) Sham TMS: intracerebral measurement of the induced electrical field and the induction of motor-evoked potentials. Biol Psychiatry 49: 460–463
79. Lisanby SH, Luber B, Sackeim HA, Finck AD, Schroeder C (2001b) Deliberate seizure induction with repetitive transcranial magnetic stimulation in nonhuman primates. Arch Gen Psychiatry 58: 199–200

80. Lisanby SH, Schlaepfer TE, Fisch HU, Sackeim HA (2001c) Magnetic seizure therapy of major depression. Arch Gen Psychiatry 58: 303–305
81. Lisanby SH (2002) Update on Magentic Seizure Therpie: A Novel Form of Convulsive Therapie. J ECT 18(4): 182–188
82. Lisanby SH (2003) Focal brain stimulation with repetitive transcranial magnetic stimulation (rTMS): implications for the neural circuitry of depression. Psychol Med 33: 7–13
83. Loo C, Mitchell P, Sachdev P, McDarmont B, Parker G, Gandevia S (1999) Double-blind controlled investigation of transcranial magnetic stimulation for the treatment of resistant major depression. Am J Psychiatry 156: 946–948
84. Loo CK, Taylor JL, Gandevia SC, McDarmont BN, Mitchell PB, Sachdev PS (2000) Transcranial magnetic stimulation (TMS) in controlled treatment studies: are some "sham" forms active? Biol Psychiatry 47: 325–331
85. Loo CK, Sachdev PS, Elsayed H, McDarmont BN, Mitchell PB, Wilkinson M, Parker G, Gandevia SC (2001) Effects of a 2- to 4-week course of repetitive transcranial magnetic stimulation (rTMS) on neuropsychological functioning, electroencephalogram and auditory threshold in depressed patients. Biol Psychiatry 49: 615–623
86. Loo CK, Mitchell PB, Croker VM, Malhi GS, Wen W, Gandevia SC, Sachdev PS (2003) Double-blind controlled investigation of bilateral prefrontal transcranial magnetic stimulation for the treatment of resistant major depression. Psychol Med 33: 33–40
87. Lucki I (1997) The forced swimming test as a model for core and component behavioural effects of antidepressant drugs. Behav Pharmacol 8: 523–532
88. Madsen TM, Treschow A, Bengzon J, Bolwig TG, Lindvall O, Tingstrom A (2000) Increased neurogenesis in a model of electroconvulsive therapy. Biol Psychiatry 47: 1043–1049
89. Malberg JE, Eisch AJ, Nestler EJ, Duman RS (2000) Chronic antidepressant treatment increases neurogenesis in adult rat hippocampus. J Neurosci 20: 9104–9110
90. Mally J, Stone TW (1999) Therapeutic and dose-dependent effect of repetitive microelectroshock induced by transcranial magnetic stimulation in Parkinson´s disease. J Neurosci Res 57: 935–940
91. Manes F, Jorge R, Morcuende M, Yamada T, Paradiso S, Robinson RG (2001) A controlled study of repetitive transcranial magnetic stimulation as a treatment of depression in the elderly. Int Psychogeriatr 13: 225–231
92. Martin JL, Barbanoj MJ, Schlaepfer TE, Clos S, Perez V, Kulisevsky J (2003) Transcranial magnetic timulation for the treatment of depression: systematic review and meta-analysis. Br J Psychiatry (in press)
93. Matsumiya Y, Yamamoto T, Yarita M, Miyauchi S, Kling JW (1992) Physical and physiological specification of magnetic pulse stimuli that produce cortical damage in rats. J Clin Neurophysiol 9: 278–287
94. McCann U, Kimbrell TA, Morgan Ch, Anderson T, Geraci M, Benson B, Wassermann E, Willis MW, Post RM (1998) Repetitive Transcranial Magnetic Stimulation for Posttraumatic Stress Disorder. Arch Gen Psychiatry 55: 276–278
95. McConnell KA, Nahas Z, Shastri A, Lorberbaum JP, Kozel FA, Bohning DE, George MS (2001) The transcranial magnetic stimulation motor threshold depends on the distance from coil to underlying cortex: a replication in healthy adults comparing two methods of assessing the distance to cortex. Biol Psychiatry 49: 454–459
96. McGarvey KA, Zis AP, Brown EE, Nomikos GG, Fibiger HC (1993) ECS-induced dopamine release: effects of electrode placement, anticonvulsant treatment, and stimulus intensity. Biol Psychiatry 34: 152–157

97.   Migita K, Uozumi T, Arita K, et al (1995) Transcranial magnetic coil stimulation of Motor Cortex in Pateints with Central Pain. Neurosurgery 36: 1037

98.   Mosimann UP, Rihs TA, Engeler J, Fisch H, Schlaepfer TE (2000) Mood effects of repetitive transcranial magnetic stimulation of left prefrontal cortex in healthy volunteers. Psychiatry Res 94: 251–256

99.   Mosimann U, Marré SC, Werlen S, Schmitt W, Hess CW, Fisch HU, Schlaepfer TE (2002) Antidepressant effects of repetitive transcranial magnetic stimulation in the elderly – Correlation between effect size and coil-cortex distance. Arch Gen Psychiatry 59: 560–561

100. Müller MB, Keck ME (2002a) Genetically engineered mice for studies of stress-related clinical conditions. J Psychiatr Res 36: 53–76

101. Müller MB, Holsboer F, Keck ME (2002b) Genetic modification of corticosteroid receptor signalling: novel insights into pathophysiology and treatment strategies of human affective disorders. Neuropeptides 36: 117–131

102. Müller MB, Toschi N, Kresse AE, Post A, Keck ME (2000) Long-term repetitive transcranial magnetic stimulation increases the expression of brain-derived neurotrophic factor and cholecystokinin mRNA, but not neuropeptide by rosine mRNA in specific areas of rat brain. Neuropsychopharmacology 23: 205

102a. Münchau A, Bloem BR, Thilo KV, Trimble MR, Rothwell JC, Robertson MM (2002) Repetitive transcranial magnetic stimulation for Tourette syndrome. Neurology 59: 1789–1791

103. Nahas Z, DeBrux C, Chandler V, Lorberbaum JP, Speer AM, Molloy MA, Liberatos C, Risch SC, George MS (2000) Lack of significant changes on magnetic resonance scans before and after 2 weeks of daily left prefrontal repetitive transcranial magnetic stimulation for depression. J ECT 16: 380–390

104. Nahas Z, Molloy M, Risch SC, George MS (2000) TMS in schizophrenia. In: George MS, Belmaker RH (eds) Transcranial magnetic stimulation in neuropsychiatry. Washington DC: American Psychiatric Press, Inc 237–252

105. Nahas Z, Lomarev M, Roberts DR, Shastri A, Lorberbaum JP, Teneback C, McConnell K, Vincent DJ, Li X, George MS, Bohning DE (2001) Unilateral left prefrontal transcranial magnetic stimulation (TMS) produces intensity-dependent bilateral effects as measured by interleaved BOLD fMRI. Biol Psychiatry 50: 712–720

106. Nedjat S, Folkerts HW (1999) Induction of a reversible state of hypomania by rapid-rate transcranial magnetic stimulation over the left prefrontal cortex. J ECT 15: 166–168

107. Nemeroff CB (1988) The role of corticotropin-releasing factor in the pathogenesis of major depression. Pharmacopsychiatry 21: 76–82

108. Nibuya M, Morinobu S, Duman RS (1995) Regulation of BDNF and trkB mRNA in rat brain by chronic electroconvulsive seizure and antidepressant drug treatments. J Neurosci 15: 7539–7547

109. Padberg F, Zwanzger P, Thoma H, Kathmann N, Haag C, Greenberg BD, Hampel H, Moller HJ (1999) Repetitive transcranial magnetic stimulation (rTMS) in pharmacotherapy-refractory major depression: comparative study of fast, slow and sham rTMS. Psychiatry Res 88: 163–171

110. Padberg F, Juckel G, Präßl A, Zwanzger P, Mavrogiorgou P, Hegerl U, Hampel H, Möller H (2001) Facial expressions and mood after transcranial magnetic stimulation of the prefrontal cortex. J Neuropsychiatry Clin Neurosci 13: 206–212

111. Padberg F, Schüle C, Zwanzger P, Baghai T, Ella R, Mikhaiel P, Hampel H, Möller HJ, Rupprecht R (2002a) Relation between responses to repetitive transcranial magnetic stimulation and partial sleep deprivation in major depression. J Psychiatr Res 36: 131–135

112.   Padberg F, Zwanzger P, Keck ME, Kathmann N, Mikhaiel P, Ella R, Rupprecht P, Thoma H, Hampel H, Toschi N, Möller HJ (2002b) Repetitive transcranial magnetic stimulation (rTMS) in major depression: Relation between efficacy and stimulation intensity. Neuropsycho-pharmacology 27: 638–645

113.   Padberg F, di Michele F, Zwanzger P, Romea E, Bernardi G, Schüle C, Baghai T, Ella R, Pasini A, Rupprecht R (2002c) Plasma Concentrations of Neuroactive Steroids before and after Repetitive Transcranial Magnetic Stimulation (rTMS) in Major Depression. Neuro-psychopharmacology 27: 874–878, Corrigendum Neupsychopharmacology 28: 610–611

114.   Pascual-Leone A, Catalá MD, Pascual-Leone Pascual A (1996a) Lateralized effect of ra-pid-rate transcranial magnetic stimulation of the prefrontal cortex on mood. Neurology 46: 499–502

115.   Pascual-Leone A, Rubio B, Pallardo F, Catala MD (1996b) Rapid-rate transcranial magnetic stimulation of left dorsolateral prefrontal cortex in drug-resistant depression. Lancet 348: 233–237

116.   Paus T, Castro-Alamancos MA, Petrides M (2001) Cortico-cortical connectivity of the hu-man mid-dorsolateral frontal cortex and its modulation by repetitive transcranial magnetic stimulation. Eur J Neurosci 14: 1405–1411

117.   Penfield W, Jasper H (1954) Epilepsy and the functional anatomy of the human brain. Little, Brown & Co, Boston, Mass

118.   Post RM, Kimbrell T, Frye M, George M, McCann U, Little J, Dunn R, Li H, Weiss SRB (1997) Implications of kindling and quenching for the possible frequency dependence of rTMS. CNS Spectrums 2: 54–60

119.   Post A, Muller MB, Engelmann M, Keck ME (1999a) Repetitive transcranial magnetic stimulation in rats: evidence for a neuroprotective effect in vitro and in vivo. Eur J Neurosci 11: 3247–3254

120.   Post RM, Kimbrell TA, McCann UD, Dunn RT, Osuch EA, Speer AM, Weiss SRB (1999b) Repetitive transcranial magnetic stimulation as a neuropsychiatric tool: present status and future potential. J ECT 15: 39–59

121.   Post A, Keck ME (2001) Transcranial magnetic stimulation as a therapeutic tool in psychiatry: what do we know about the neurobiological mechanisms? J Psychiatr Res 35: 193–215

122.   Pridmore S (1999) Rapid transcranial magnetic stimulation (rTMS) and normalisation of the dexamethasone suppression test (DST). Psychiatry Clin Neurosci 53: 33–37

123.   Pridmore S (2000) Substitution of rapid transcranial magnetic stimulation treatments for electroconvulsive therapy treatments in a course of electroconvulsive therapy. Depress Anxiety 12: 118–123

124.   Reid PD, Pridmore S (1999) Dexamethasone suppression test reversal in rapid transcranial magnetic stimulation-treated depression. Aust N Z J Psychiatry 33: 274–277

125.   Reid P, Pridmore S (2001) Improvement in chronic pain with transcranila magnetic stimulation. Aust N Z J Psychiatry 35: 252

126.   Reul JM, Stec I, Soder M, Holsboer F (1993) Chronic treatment of rats with the antidepressant amitriptyline attenuates the activity of the hypothalamic-pituitary-adrenocortical system. Endocrinology 133: 312–320

127.   Reul JM, Labeur MS, Grigoriadis DE, De Souza EB, Holsboer F (1994) Hypothalamic-pituitary-adrenocortical axis changes in the rat after long-term treatment with the re-versible monoamine oxidase-A inhibitor moclobemide. Neuroendocrinology 60: 509–519

128.   Rollnik JD, Wüstefeld S, Däuper J, et al (2002) Repetitive Transcranial Magnetic Stimula-tion for the treatment of Chronic Pain – A Pilot Study. Eur Neurol 48: 6–10

129. Sachdev PS, McBride R, Loo CK, Mitchell PB, Malhi GS, Croker VM (2001) Right versus left prefrontal transcranial magnetic stimulation for obsessive-compulsive disorder: a preliminary investigation. J Clin Psychiatry 62: 981–984

130. Sachdev PS, McBride R, Loo CK, Mitchell PM, Malhi GS, Croker V (2002) Effects of Different Frequencies of Transcranial Magnetic Stimulation (TMS) on the Forced Swim Test Model of Depression in Rats. Biol Psychiatry 51: 474–479

131. Sackeim HA, Rush AJ, George MS, Marangell LB, Husain MM, Nahas Z, Johnson CR, Seidman S, Giller C, Haines S, Simpson RKJ, Goodman RR (2001) Vagus nerve stimulation (VNS) for treatment-resistant depression: efficacy, side effects, and predictors of outcome. Neuropsychopharmacology 25: 713–728

132. Schiffer F, Stinchfield Z, Pascual-Leone A (2002) Prediction of clinical response to transcranial magnetic stimulation for depression by baseline lateral visual-field stimulation. Neuropsychiatry Neuropsychol Behav Neurol 15: 18–27

133. Schutter DJ, van Honk J, d'Alfonso AA, Postma A, de Haan EH (2001) Effects of slow rTMS at the right dorsolateral prefrontal cortex on EEG asymmetry and mood. Neuroreport 12: 445–447

134. Sgro JA, Ghatak NR, Stanton PC, Emerson RG, Blair R (1991) Repetitive high magnetic field stimulation: the effect upon rat brain. In: Levy WJ, Cracco RQ, Barker AT, Rothwell J (eds) Magnetic motor stimulation: basic principles and clinical experience (EEG Suppl. 43). Elsevier, Amsterdam, 180–185

135. Shajahan PM, Glabus MF, Steele JD, Doris AB, Anderson K, Jenkins JA, Gooding PA, Ebmeier KP (2002) Left dorso-lateral repetitive transcranial magnetic stimulation affects cortical excitability and functional connectivity, but does not impair cognition in major depression. Neuro-Psychopharmacology and Biological Psychiatry 26: 945–954

136. Siebner HR, Rossmeier C, Mentschel C, Peinemann A, Conrad B (2000) Short-term motor improvement after sub-threshold 5-Hz repetitive transcranial magnetic stimulation of the primary motor hand area in Parkinson's disease. J Neurol Sci 178: 91–94

137. Speer AM, Kimbrell TA, Wassermann EM, D Repella J, Willis MW, Herscovitch P, Post RM (2000) Opposite effects of high and low frequency rTMS on regional brain activity in depressed patients. Biol Psychiatry 48: 1133–1141

138. Speer AM, Repella JD, Figueras S, Deminan NK, Kimbrell TA, Wasserman EM, Post RM (2001) Lack of adverse cognitive effects on 1 Hz and 20 Hz repetitive transcranial magnetic stimulation at 100% of motor threshold over left prefrontal cortex in depression. J ECT 17: 259–263

139. Steward O, Kelley MS, Torre ER (1993) The process of reinnervation in the dentate gyrus of adult rats: temporal relationship between changes in the levels of glial fibrillary acidic protein (GFAP) and GFAP mRNA in reactive astrocytes. Exp Neurol 124: 167–183

140. Strafella AP, Paus T, Barrett J, Dagher A (2001) Repetitive transcranial magnetic stimulation of the human prefrontal cortex induces dopamine release in the caudate nucleus. J Neurosci 21: RC157

141. Szuba M, O'Reardon JP, Rai AS, Snyder-Kastenberg J, Amsterdam JD, Gettes DR, Wassermann EM, Evans DL (2001) Acute mood and TSH effects of transcranial magnetic stimulation in major depression. Biol Psychiatry 50: 22–27

142. Teneback CC, Nahas Z, Speer AM, Molloy M, Stallings LE, Spicer KM, Risch SC, George MS (1999b) Changes in prefrontal cortex and paralimbic activity in depression following two weeks of daily left prefrontal TMS. J Neuropsychiatry Clin Neurosci 11: 426–435

143. Thase ME (1999) How should efficacy be evaluated in randomized clinical trials of treatments for depression? J Clin Psychiatry 60 [Suppl 4]: 23–31

144. Thomas DN, Nutt DJ, Holman RB (1992) Effects of acute and chronic electroconvulsive shock on noradrenaline release in the rat hippocampus and frontal cortex. Br J Pharmacol 106: 430–434

145. Triggs WJ, McCoy KJ, Greer R, Rossi F, Bowers D, Kortenkamp S, Nadeau SE, Heilman KM, Goodman WK (1999) Effects of left frontal transcranial magnetic stimulation on depressed mood, cognition, and corticomotor threshold. Biol Psychiatry 45: 1440–1446

146. Van Praag H, Schinder AF, Christie BR, Toni N, Palmer TD, Gage FH (2002) Functional neurogenesis in the adult hippocampus. Nature 415: 1030–1034

147. Wassermann EM (1998) Risk and safety of repetitive transcranial magnetic stimulation: report and suggested guidelines from the International Workshop on the Safety of Repetitive Transcranial Magnetic Stimulation, June 5–7, 1996. Electroenceph Clin Neurophysiol 1998: 1–16

148. Wassermann EM, Lisanby SH (2001) Therapeutic application of repetitive transcranial magnetic stimulation: a review. Clin Neurophysiol 112: 1367–1377

149. Weiss U, Salloum JB, Schneider F (1999) Correspondence of emotional self-rating with facial expression. Psychiatry Research 86: 175–184

150. Wu J, Buchsbaum MS, Gillin JC, Tang C, Cadwell S, Wiegand M, Najafi A, Klein E, Hazen K, Bunney WEJ, Fallon JH, Keator D (1999) Prediction of antidepressant effects of sleep deprivation by metabolic rates in the ventral anterior cingulate and medial prefrontal cortex. Am J Psychiatry 156: 1149–1158

151. Yoshida K, Higuchi H, Kamata M, Yoshimoto M, Shimizu T, Hishikawa Y (1998) Single and repeated electroconvulsive shocks activate dopaminergic and 5-hydroxytryptaminergic neurotransmission in the frontal cortex of rats. Prog Neuropsychopharmacol Biol Psychiatry 22: 435–444

152. Zetterstrom TS, Pei Q, Grahame-Smith DG (1998) Repeated electroconvulsive shock extends the duration of enhanced gene expression for BDNF in rat brain compared with a single administration. Brain Res Mol Brain Res 57: 106–110

153. Zetterstrom TS, Pei Q, Madhav TR, Coppell AL, Lewis L, Grahame-Smith DG (1999) Manipulations of brain 5-HT levels affect gene expression for BDNF in rat brain. Neuropharmacology 38: 1063–1073

154. Ziemann U, Paulus W, Rothenberger A (1997) Decreased motor inhibition in Tourette's disorder: evidence from transcranial magnetic stimulation. Am J Psychiatry 154: 1277–1284

155. Zis AP, Nomikos GG, Brown EE, Damsma G, Fibiger HC (1992) Neurochemical effects of electrically and chemically induced seizures: an in vivo microdialysis study in the rat hippocampus. Neuropsychopharmacology 7: 189–195

156. Zwanzger P, Baghai TC, Padberg F, Ella R, Minov C, Mikhaiel P, Schüle C, Thoma H, Rupprecht R (2002a) The combined dexamethasone-corticotropin-releasing-hormone test (DEX/CRH test) before and after treatment with repetitive transcranial magnetic stimulation in major depression. Psychoneuroendocrinology 28: 376–385

157. Zwanzger P, Minov Ch, Ella R, Schüle C, Baghai Th, Möller HJ, Rupprecht R, Padberg F (2002b) Transcranial Magnetic Stimulation for Panic. Am J Psychiatry 159: 315–316

158. Zwanzger P, Ella R, Keck ME, Rupprecht R, Padberg F (2002c) Occurrence of delusions during repetitive transcranial magnetic stimulation (rTMS) in major depression. Biol Psychiatry 51: 602–603

3. Klinische Aspekte der EKT – Anwendungsrichtlinien und -empfehlungen

Meyendorf (München), Hofmann (Graz)

3.1 Indikationen der Elektrokonvulsionstherapie

Einleitung

Bei einem Schizophrenen hatten Cerletti und Bini die Elektrokonvulsionstherapie (EKT) erstmals 1938 erfolgreich angewandt [18]. Es war kein Zufall, dass die Behandlung gerade bei einem wahnhaften, halluzinierenden, denkzerfahrenen und apathischen Patienten so erfolgreich war; bis heute gehören schwere Wahnformen, Katatonie und jede Art von psychotischer motorischer Hemmung oder Erregung und unbeherrschbare Aggressivität mit Selbst- und Fremdgefährdung zu den psychiatrischen Krankheitsbildern, die den Einsatz der EKT geradezu verlangen. Die therapeutischen Erfolge sind in der Regel sehr gut. Bei Therapieresistenz auf entsprechende Psychopharmakotherapie kommt der Verzicht auf die Anwendung der EKT in diesen Fällen praktisch einem Kunstfehler gleich.*

Ein Blick auf die Indikationstabellen für die EKT, die in ihrer jetzt über 60jährigen Geschichte in Lehrbüchern, wissenschaftlichen Zeitschriften und Verlautbarungen psychiatrischer Fachgesellschaften erstellt wurden, zeigt, dass an oberster Stelle bis heute – unabhängig von der sich im Laufe der Zeit immer wieder ändernden diagnostischen Nomenklatur – drei Krankheitsbilder bzw. ihre Zielsymptomatik an erster Stelle stehen, nämlich 1. schwere, wahnhafte Depression, 2. Schizophrenie und 3. Manie. Bei jedem dieser Krankheitsbilder kann es während eines akuten Beginns oder im Krankheitsverlauf zu Situationen kommen, die den Einsatz der EKT unbedingt erfordern.

Das Hauptindikationsgebiet der EKT bleiben also die endogenen Psychosen. Nach der heutigen Nomenklatur und Klassifikation nach ICD-10 sind es schwerpunktmäßig die affektiven (F30 bis F33) und schizoaffektiven Störungen (F25) in ihren depressiven, manischen und bipolaren Verlaufsformen und Mischbildern und die Schizophrenien (F20) sowohl in ihren akuten als auch chronischen Verläufen. Nach DSM-IV sind es die Major Depression in ihrer monopolaren und bipolaren Verlaufsform und die entsprechenden Krankheitsbilder der Schizophrenien. Die affektiven Psychosen stehen heute zwar an erster Stelle vor den Schizophrenien, weil die therapeutische Wirksamkeit der EKT bei ihnen noch eindeutiger ist, als bei den letzteren. Die Schizophrenien stehen jedoch weiterhin mit an oberster Stelle der Indikationen.

---

* Von den Autoren wurde, bis auf wenige Ausnahmen, auf ausführliche Literaturverweise im Text verzichtet, damit die Flüssigkeit des Textes nicht beeinträchtigt wird.

EKT als Therapie 1. oder 2. Wahl

Durch die Einführung der Antidepressiva und Neuroleptika/Antipsychotika in den 50er Jahren erfuhren die Hauptindikationen der EKT in zweifacher Weise eine Einschränkung bzw. Modifizierung: Erstens wird der Einsatz der EKT heute grundsätzlich unter der Überlegung einer 1. oder 2. Therapiewahl getroffen, und zweitens wird die EKT heute in der Regel unter dem Gesichtspunkt einer Kombinationstherapie mit Psychopharmaka durchgeführt.

Beide Gesichtspunkte spielen in der Praxis eine Rolle und geben immer wieder Anlass zu fachlicher Diskussion, aber auch zur Durchführung wissenschaftlicher Untersuchungen im Hinblick auf die Effektivität der EKT in reiner und kombinierter Form. Es besteht kein Zweifel, dass der Einsatz der Psychopharmaka – die regelrechte Vorherrschaft der Psychopharmakotherapie – als erste Therapiewahl in der Behandlung schwerer psychischer Krankheiten für den wissenschaftlichen Fortschritt der EKT vor allem in den 60er und 70er Jahren des vorigen Jahrhunderts ein Hemmnis war und teilweise noch ist.

Das ist auch der Grund dafür, dass ein dritter Gesichtspunkt für die Anwendung der EKT der entscheidende ist: der des erstmaligen Einsatzes der EKT nach Therapieresistenz auf Antidepressiva/Antipsychotika. Er ist, was die Häufigkeit der Anwendung der EKT heute in Deutschland, Österreich und der Schweiz, und in den meisten europäischen Ländern, anbetrifft, der maßgebliche Gesichtspunkt für die Indikation der EKT als 2. Therapiewahl. Er hat heute alle anderen Indikationen weit in den Schatten gestellt.

Seit der Renaissance der EKT sowohl auf therapeutischem als auch auf wissenschaftlichem Gebiete in den 70er Jahren in den USA, Mitte der 80er/Anfang der 90er Jahre auch in Deutschland, mehren sich jedoch die Stimmen, die für den Einsatz der EKT als 1. Therapiewahl, in Kombination mit Psychopharmaka, bei ihren Hauptindikationsgebieten, den endogenen Psychosen, eintreten.

In Deutschland ist die EKT als 1. Therapiewahl heute praktisch auf Notfälle – perniziöse Katatonie, malignes neuroleptisches Syndrom, hochgradige Suizidalität, Selbstverstümmelungstendenzen und unbeherrschbare Aggressivität – beschränkt. Auch hier wird sie in der Regel in Kombination mit Antidepressiva und/oder Antipsychotika durchgeführt.

In den USA wurde die EKT als 1. Therapiewahl immer schon, und heute vermehrt, unter dem Gesichtspunkt der Kostenersparnis („cost effectiveness") eingesetzt. Das ist klinisch und wissenschaftlich gut begründet: Der therapeutische Effekt bei der EKT tritt in der Regel rascher ein als unter der Psychopharmakotherapie. Dadurch wird der stationäre Klinikaufenthalt beträchtlich verkürzt. Diese auf den ersten Blick problematische Indikation ist jedoch nicht mehr länger problematisch, wenn die EKT ihre grundsätzliche Indikationsstellung als 1. Therapiewahl, gleichberechtigt neben dem Einsatz von Antidepressiva/Antipsychotika, im Behandlungsplan der endogenen Psychosen erhält bzw. zurückgewinnt. Es ist nämlich nicht nur unter gesundheitspolitischen Gesichtspunkten der Kostenersparnis nicht vertretbar, dass die EKT – abgesehen von ihrem Einsatz als Notfalltherapie –nur die Rolle der zweiten Therapiewahl bei therapieresistenten Krankheitsbildern oder als Ultima Ratio-Therapie bei Ausnahmeindikationen einnimmt. Psychotische Depressionen, schwere schizophrene paranoid-halluzinatorische Ersterkrankungen, vor allem in der Adoleszenz, und hoch erregte, tobsüchtige Manien – manisches Delir – sollten, unabhängig von der Frage, ob sie einen Notfall darstellen, als schwere psychiatrische Krankheitsbilder für die erste Therapiewahl in Frage kommen. Dass dies heute vielfach noch immer in Abhängigkeit von der gesellschaftspolitischen und ärztlich-milieubedingten Akzeptanz der EKT abhängt, kann nur bedauert werden, aber mit diesem Faktor ist weiterhin zu rechnen.

Indikationserweiterungen

Um den unbestrittenen, engen Indikationsschwerpunkt der EKT bei den endogenen Psychosen – Depression, Schizophrenie, Manie und ihren Mischformen – hat sich im Laufe der Geschichte der EKT ein einmal engerer, ein anderes Mal weiterer Indikationskreis für die EKT gelegt, in dem es so gut wie kein psychiatrisches Krankheitsbild gibt, vom breiten Spektrum der neurotischen Symptombilder über Persönlichkeitsstörungen und Schwachsinn, bis hin zum Pol der unterschiedlichsten hirnorganischen Erkrankungen, bei denen die EKT nicht zum Einsatz kam, und immer wieder kommt, und bei denen im Einzelfall auch sehr gute Therapieerfolge erzielt werden.

Zu diesem weit angelegten Einsatz der EKT ist folgendes zu sagen:

Man muss sich darüber im klaren sein, dass der Behandlungserfolg unter EKT im Spektrum psychiatrischer Krankheitsbilder und einzelner Zielsymptome in dem Maß abnimmt, als die Kriterien für das Vorliegen von Endogenität, bzw. genetische Schwerpunktätiologie, abnehmen oder sogar fehlen. Nicht umsonst wird die

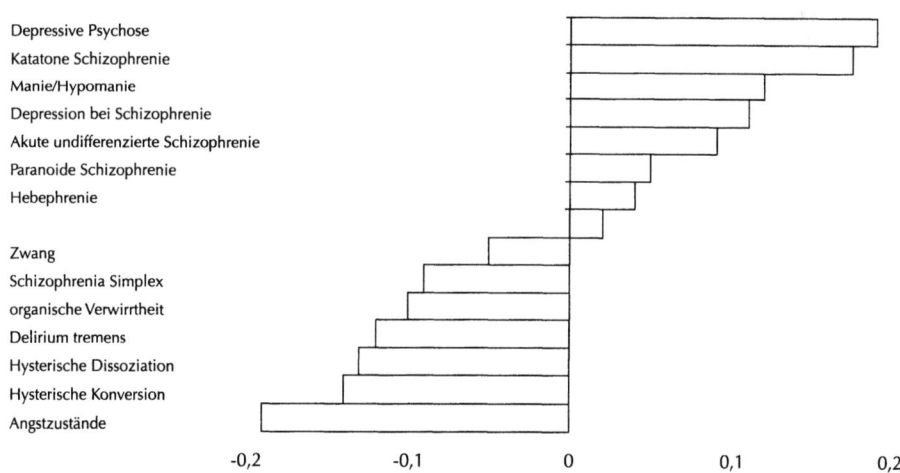

Indikationen der EKT in England 1981 [48]: Einschätzung der Sinnhaftigkeit der Anwendung der EKT nach Diagnose; +0,2 für sehr hilfreich, -0,2 für kontraindiziert bzw. ohne Wirksmakeit

Abb. 1. Indikationen der EKT nach Diagnose in England 1981 [48]

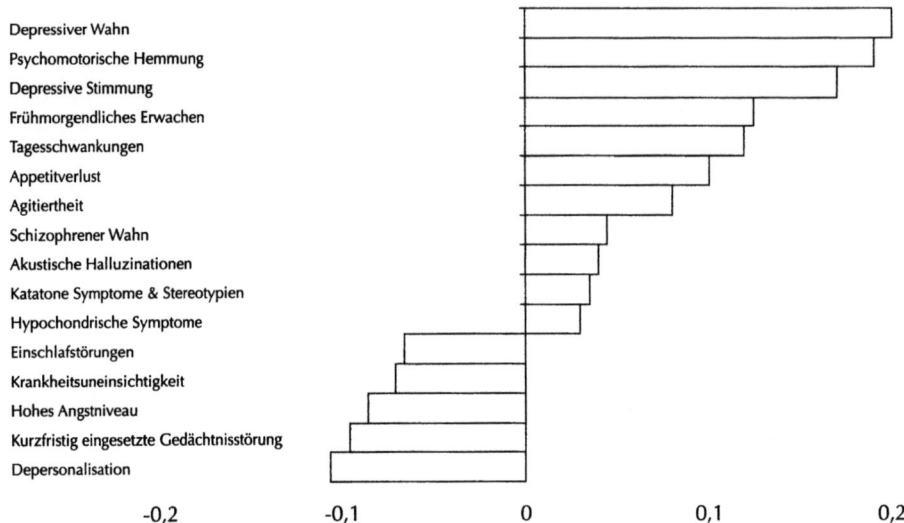

Indikationen der EKT in England 1981 [48]:
Einschätzung der Sinnhaftigkeit der Anwendung der EKT nach Zielsymptomatik;
+0,2 für sehr hilfreich, -0,2 für kontraindiziert bzw. ohne Wirksamkeit

Abb. 2. Indikationen nach Zielsymptomatik [48]

Effektivität der EKT noch im Task Force Report der American Psychiatric Association
(APA) von 1978 [5] mit dem Vorhandensein einer endogenen Symptomatik bzw.
mit endogen-affektiven Elementen in Zusammenhang gebracht. Zur Endogenizität
gehören: Erbliche Belastung, phasenhafter oder periodischer Verlauf, Tagesschwankungen und eine ausgeprägte somatische vitale Symptomatik. Dazu zählen schwere
Schlafstörungen und Appetitverlust und Gewichtsverlust, die mit der Psychopathologie einhergehen, und für die keine organischen oder relevante psychische
Ursachen in Frage kommen. Für Endogenizität spricht auch eine qualitativ neue,
d.h. psychotische Psychopathologie, z.B. Wahn und Halluzination, aber auch eine
noch viel weitere psychopathologische Zielsymptomatik, z.B. ein starkes Entfrem-
dungsgefühl oder das Gefühl der Gefühllosigkeit.

Die sehr weite Indikationsstellung für die EKT hat diese Therapie auch auf dem
Gebiet ihres unbestrittenen Einsatzes, auf dem sie unentbehrlich ist, in Misskredit
gebracht, einmal, weil ihr Einsatz bei diesen Krankheitsbildern oft schwer begründbar und vermittelbar ist, und zum anderen, weil die Therapieergebnisse,
allgemein gesehen, weniger überzeugen.

Der Einsatz der EKT bei fraglicher Indikation, oder bei angeblicher Kontraindikation, kann im Einzelfall, als Ultima Ratio, gute oder sehr gute Ergebnisse
erzielen, die denen bei der Schwerpunktindikation bei endogenen Psychosen
gleichkommt. Es sind immer wieder positive kasuistische Beiträge, die den Einsatz der EKT als Ultima Ratio bei diesen Indikationen rechtfertigen.

Eine Indikationstabelle zur EKT in England 1981 aus einem Lehrbuch zur EKT [48], die auf einer Umfrage bei Psychiatern beruht, und die im Jahre 1999 von der Fédération Française de Psychiatrie herausgegebenen Empfehlungen zu Indikationen und Modalitäten der EKT, die mit denen der American Psychiatric Association (APA) aus dem Jahre 1990 und 2001 im wesentlichen übereinstimmen [6, 7], verdeutlichen die bisherigen Ausführungen und machen sie verständlich. Sie zeigen, dass sich letztlich an den hauptdiagnostischen und zielsymptomatischen Kriterien im Laufe der Jahrzehnte nichts Entscheidendes geändert hat. Die Indikationstabellen spiegeln außerdem wider, dass der Kreis der Kernindikationen von den Nervenärzten übereinstimmend eingegrenzt wird. Was die peripheren Indikationen anbetrifft, so wird deutlich, dass sie, was die Einschätzung bezüglich ihrer Ansprechbarkeit auf die EKT anbetrifft, umstritten sind.

Weitere psychiatrische Indikationen (unsystematisch)

Eine unsystematische Auflistung von Zustandsbildern könnte nach Gill und Lambourne [48] wie folgt lauten: Therapieresistente Schizophrenien, Wochenbettpsychose, Korsakoff-Psychose, Psychose bei Myx-Ödem, akute Psychose bei progressiver Paralyse, schwere Zwangssymptomatik und Phobien in Kombination mit Drogenabhängigkeit, Phobien, paranoide Epilepsie, Pseudodemenz, Zwangserkrankung im Alter, Depression bei seniler Demenz, milde Demenz mit deutlicher Depression, Depression bei organischem Psychosyndrom, hysterische Symptomatik bei Altersdepression, Depression bei organischer Erkrankung, z.B. bei nicht therapierbarem Neoplasma, hohes Suizidrisiko, Suizidalität im Alter, Gewichtsverlust, exzessive Schuldgefühle, Provokation eines epileptischen Anfalls im Vorfeld psychiatrischer Symptome bei Epilepsie, nicht mehr kontrollierbares Verhalten, unabhängig von der Diagnose, bizarre motorische Bewegungen nicht bekannter Diagnose, therapieresistentes eingefahrenes Wahnsystem, gegen Medikamente therapieresistente Aggression. Für diese Indikationen wurde zwar teilweise zumindest in Fallberichten eine gute Wirksamkeit belegt, größtenteils stellen sie jedoch sehr fragwürdige EKT-Indikationen dar.

Man beachte, dass depressive Psychose, katatone Schizophrenie und Manie die Hauptindikationsgebiete der EKT sind, und der depressive Wahn, die psychomotorische Hemmung (Stupor) und die depressive Affektstörung die psychopathologischen Zielsymptome, die vornehmlich auf die EKT ansprechen, gefolgt von der zur endogenen Depression gehörenden vegetativen Zielsymptomatik des frühmorgendlichen Erwachens, der Tagesschwankungen und des Appetitverlustes. Unter den weiteren Indikationsvorschlägen finden sich neben dem hohen Suizidrisiko sowohl die Phobie als psychogenes Symptom, als auch die Depression im Zusammenhang mit psychoorganischen Veränderungen, sowie das organische/ toxische Delir und Gewichtsverlust als Beispiele ausgesprochener Ausnahme- oder Ultima Ratio-Indikationen.

Die Indikation der EKT in Frankreich 1999 entspricht wie oben bereits beschrieben im wesentlichen der APA, wie sie bereits 1990 und erneut 2001 empfohlen

Tabelle 1. Indikationen und Modalitäten der Elektrokonvulsionstherapie 1999 [3]

Indikation (allg.)	Schwere, psychotische Depression und Manie
Exazerbation bei schizophreniformen Störungen	1. Wahl bei Gefahr für das Leben (Suizid, Unterernährung, schwere Dehydrierung) oder Pharmaka-Unverträglichkeit, 2. Wahl bei Pharmakaresistenz oder –Intoleranz oder Zustands- verschlechterung
Depression	Kurzzeiterfolge bei 85–90%; Senkung der Mortalitätsrate bei diesen Störungen, Pharmaka oder Erhaltungstherapie zwingend notwendig, da 35–80% Rückfälle im 1. Jahr Modalitäten der Erhaltungstherapie noch kontrovers
Akute Manie	1. Wahl nach Neuroleptika und Lithium; bei Patienten, die zunächst mit Neuroleptika behandelt werden, mit EKT gleiche Effektivität wie Lithium; Schnelle Besserung von Agitation und Exaltation; Gut, wenn Pharmaka die Agitation nur schlecht kontrollieren oder Besserung sich nicht bald zeigt; Kann bei deliranter, konfuser oder agitierter Manie indiziert sein; Erforderliche Anzahl der EKTs oft geringer als bei Depression.
Schizophrenie	2. Wahl nach Neuroleptika Schnelle Kurzzeiteffekte bei systematischen schizophrenen Exazerbationen, besonders: bei schizoaffektiven Störungen, akuten paranoiden Syndromen, wenn Angstniveau oder Delir ein Risiko darstellen, wenn affektive Symptomatologie dominant ist, bei Katatonie, wenn frühere Episoden erfolgreich behandelt wurden.
Andere Indikationen	schwere affektive Störungen im Zusammenhang mit somati- schen Erkrankungen (Demenz, AIDS, Parkinsonismus), Morbus Parkinson noch kontrovers, Kurzzeiteffekte auf motori- sche Symptome, MNS kann Indikation sein, Epilepsie: bei Pharmakaresistenz
Besondere Umstände	psychiatrische Störungen während der Schwangerschaft
Kinder- und Jugendliche	Indikation wie bei Erwachsenen. Therapie zweiter Wahl, da Sekundäreffekte auf das in Reifung befindliche Gehirn noch unbekannt.
Alte und sehr Alte	EKT wird oft besser toleriert als einige Antidepressiva

wird [6, 7]. Schwere psychotische Depression und Manie sowie hohe Suizidalität sind Indikationen der ersten Wahl.

In den USA (APA) [7] kommt heute der Einsatz der EKT als Therapie der 1. Wahl (nach DSM-IV bzw. ICD-10) bei der **Major Depression** (depressive Episode, en- dogene Depression) sowohl bei der unipolaren als auch bei der bipolaren Verlaufs- form in Frage, wenn aus psychiatrischen oder organmedizinischen Gründen die Notwendigkeit eines raschen oder sicheren Therapieerfolges besteht, die Risiken

Tabelle 2. Indikationen zur EKT in der BRD [88]

Indikation	N	Überhaupt nicht %	Eher nicht %	Möglich %	Eher doch %	In jedem Fall %	Eher doch u. in jedem Fall %
Unverträglichkeit von Psychopharmaka bei:							
Depression	159	2,5	4,4	40,9	37,1	15,1	52,2
Schizophrenie	153	7,2	19,0	44,4	25,2	3,9	29,4
Manie	139	46,1	26,6	21,6	5,0	0,7	5,7
Zwangserkrankung	142	61,3	27,5	9,9	1,3	0	1,3
Schwere, nicht beherrschbare Suizidalität bei:							
Depression	151	9,3	8,0	27,7	29,8	25,2	55,0
Schizophrenie	144	13,8	18,1	27,1	25,0	16,0	41,0
Depressiver Stupor	157	4,5	11,5	26,1	42,6	15,3	57,9
Malignes neuro-leptisches Syndrom	151	27,8	19,8	28,5	16,6	7,3	23,9
Neurol. Erkrankungen (z.B. M. Parkinson)	147	83,0	10,2	4,8	1,4	0,6	2,0
Katatoner Stupor, febrile Katatonie	163	1,8	4,3	15,4	33,7	44,8	78,5

anderer Behandlungsmethoden größer sind als die der EKT, aus der Anamnese hervorgeht, dass aus früheren Erkrankungen ein schlechter medikamentöser Therapieerfolg oder ein guter Therapieerfolg auf EKT bereits bekannt ist, und der Patient die EKT vorzieht.

Unter den gleichen Kriterien kommt die EKT als Therapie der ersten Wahl auch bei der **Manie** in Frage, einschließlich ihres bipolaren Verlaufes und bei Mischzuständen.

Bei der **Schizophrenie** kommt die EKT als erste Therapiewahl in folgenden Situationen in Frage: wenn die gegenwärtige psychotische Symptomatik plötzlich oder kurzfristig auftritt, wenn es sich um eine schizophrene Katatonie handelt, wenn aus der Anamnese hervorgeht, dass der Patient früher gut auf EKT angesprochen hat.

Wie die Situation im deutschsprachigen Europa aussieht, wo es – ausgenommen sind lebensbedrohliche Notfallsituationen – heute noch keine Indikation zur EKT als 1. Wahl bei schweren (psychotischen) Depressionen, den Schizophrenien und den Manien gibt, geht auch aus den Ergebnissen einer Umfrage bezüglich der Anwendungspraxis der EKT in der BRD hervor, die Müller et al. [88] über die tatsächliche Häufigkeit der Anwendung der EKT bei einzelnen Zustandsbildern durchführten. Die Aufstellung basiert auf den Angaben von 168 Kliniken, die Fragen zur Indikationsstellung beantwortet haben. Es wurden jedoch nicht von allen Befragten Stellungnahmen zu allen Krankheitsbildern abgegeben. Diese fehlenden Angaben sind bei den in Tabelle 4 angegebenen Prozentzahlen nicht berücksichtigt.

Aus Tabelle 4 geht auch hervor, dass die Indikation zur EKT in Deutschland, das Gleiche gilt wahrscheinlich auch für Österreich, die Schweiz und für die meisten europäischen Länder, mit Ausnahme von Großbritannien, auf die schweren Krankheitsbilder der endogenen Psychosen – endogene Depression, Schizophrenie und Manie – beschränkt ist, und dass man beim Einsatz der EKT, auch als Ultima Ratio-Therapie, bei den nichtpsychotischen Krankheitsbildern sehr zurückhaltend ist.

Zum Einsatz der EKT bei Jugendlichen und Kindern

Grundsätzlich zurückhaltend praktiziert, weil umstritten, war lange Zeit – und ist z.T. noch – der Einsatz der EKT bei Jugendlichen und Kindern. Große Unsicherheit bestand grundsätzlich lange im Hinblick auf die Anwendung der EKT bei Jugendlichen unter 18 Jahren. Sie wurde häufig auch nicht bei Notfällen, z.B. nach schweren Suizidversuchen, als Indikation anerkannt. Es gibt jedoch keine Hinweise, dass die EKT strukturelle Hirnveränderungen oder adversive Effekte auf die Hirnreifung bei jugendlichen Patienten induziert [25]. Max Fink [36] geht davon aus, dass das in den USA einst bestehende Vorurteil gegen die EKT bei Jugendlichen und Kindern heute nicht mehr haltbar und nunmehr allgemein akzeptiert ist. So behandelten Zaw et al. [126] z.B. einen 14-jährigen Jungen, der die Kriterien für Autismus und katatonen Stupor nach DSM-IV erfüllte. Nach einer Zustandsverschlechterung trotz Therapie mit Imipramin wurde er mit 13 bilateralen EKT (zweimal wöchentlich) behandelt, was eine dramatische und 12 Monate später noch anhaltende Besserung bewirkte. Bereits nach der 3. Behandlung zeigte sich ein signifikanter Erfolg, und mit fortschreitender Behandlung eine weitere Besserung mit beeindruckender Wiederkehr von Sprache, Fähigkeit zur selbständigen Körperpflege und Aktivitäten.

Zwei weitere Fallberichte von Hill et al. [59] belegen die Wirksamkeit von EKT bei zwei Kindern mit einer Familienanamnese für bipolare Störungen. Beim ersten Fall handelte es sich um das Bild einer starken Aggression mit zahlreichen Tics, im zweiten Fall ging einem manischen Zustandsbild eine Vorgeschichte von Hyperaktivität von 9 Monaten voraus. Im ersten Fall wurde ein sehr guter Erfolg nach 7 rechts unilateral verabreichten EKT-Behandlungen erzielt, beim 2. Fall wurden 12 rechts unilateral und 5 bilaterale Behandlungen verabreicht. Bei beiden Kindern ergaben Nachuntersuchungen, dass die Schulleistungen sich seit Ende der EKT-Serie konstant gebessert hatten.

Zum Einsatz der EKT bei allgemeinmedizinischen Erkrankungen

Was den Einsatz der EKT bei allgemeinmedizinischen Erkrankungen mit schwerer psychischer Begleitsymptomatik anbetrifft – das Gleiche gilt auch für neurologische Krankheitsbilder mit schweren psychischen Störungen – so gilt: nicht die EKT, sondern die Anästhesie, unter der heute in der Regel die EKT durchgeführt wird, stellt das Risiko der Behandlung dar. Wird dieses abgewogen und die EKT durchgeführt, so sind die Erfolge der EKT in diesen Fällen in der Regel ebenso gut wie die der Behandlung der reinen psychopathologischen Syndrome ohne entsprechende Begleiterkrankung.

Bei den psychischen Störungen im Rahmen von medizinischen Erkrankungen handelt es sich in erster Linie wieder um schwere depressive Zustandsbilder, z.T. auch hier mit Wahnvorstellungen und halluzinatorischer Symptomatik und um schwere psychomotorisch gehemmte oder erregte Krankheitsbilder, die auf die EKT gut ansprechen. Eine Notfallindikation war die EKT schon immer in Fällen absoluter Nahrungsverweigerung und Auszehrung.

EKT bei motorischen Störungen

Dass die EKT bei der Katatonie und der schweren gehemmten Depression (Melancholia atonica) unter Umständen als Indikation der ersten Wahl in Frage kommt, ist allgemein anerkannt. Nicht selbstverständlich ist jedoch der Einsatz der EKT bei neurologischen Krankheitsbildern mit motorischen Störungen. Dennoch belegen kasuistische Krankenberichte über die ebenfalls oder zusätzlich positive Wirkung der EKT auf eine zentrale oder cerebellare motorische Symptomatik in jenen Fällen, wo es primär zum Einsatz der EKT wegen schwerer psychischer Störungen bei neurologischen Krankheitsbildern kam. Eine direkte therapeutische Wirkung der EKT bei Parkinson-Syndromen unterschiedlicher Genese ist ebenfalls nachgewiesen. Erfolgreich wurde die EKT auch als Ultima Ratio-Therapie im Symptomspektrum extrapyramidaler Störungen nach Neuroleptikatherapie sowie bei TIC-Störungen eingesetzt.

EKT bei Schwachsinn, Demenz und Pseudodemenz

Schwere depressive, erregte und gehemmte Krankheitsbilder unterschiedlichster Genese – letztlich alle psychiatrischen Störungen – treten unabhängig vom ursprünglichen Intelligenzniveau und auch bei dementiven Prozessen, unabhängig von der Ursache, auf. Der erfolgreiche Einsatz der EKT bei diesen Patienten ist heute unumstritten. Aziz et al. [11] geben einen Überblick über 13 Studien zu diesem Thema und berichten selbst über einen Fall eines 22-jährigen Patienten mit einer bipolaren Erkrankung und „moderate mental retardation" und einer 39jährigen Patientin mit „mental retardation" bei schizoaffektiver Erkrankung, die beide erfolgreich mit 11 bilateralen EKT-Sitzungen behandelt wurden.

Selbstverständlich spricht nicht die spezielle Symptomatik des Schwachsinns und der Demenz, wohl aber die mit diesen Krankheitsbildern einhergehende schwere depressive oder psychomotorisch erregte oder gehemmte Symptomatik positiv auf die EKT an. In vielen Fällen kommt es durch die erfolgreiche Behandlung der affektiven Störungen oder anderer schwerer psychopathologischer Auffälligkeiten überraschenderweise auch zu einer deutlichen Besserung der vorhandenen oder noch vorhandenen intellektuellen Fähigkeiten, die vor allem zu einer besseren sozialen Anpassung und Wiedereingliederung führen.

Ein anderes Kapitel ist die sehr erfolgreiche Behandlung der Pseudodemenz mit EKT. Diese Fälle sprechen vor allem für einen frühen Einsatz der EKT, auch als 1. Therapiewahl, in jenen Fällen von Altersdepressionen, die mit schweren subjektiven intellektuellen Leistungseinbußen einhergehen, die fälschlicherweise für eine Demenzsymptomatik gehalten werden. Diese Symptomatik kann mit EKT sehr erfolgreich behandelt werden. Im Zweifelsfalle sollte unbedingt eine „ex juvantibus"Behandlung durchgeführt werden. Länger anhaltende Verwirrtheitszustände, bzw. kontinuierliche kognitive Verschlechterung nach der Behandlung sprechen für ein Überwiegen organisch dementer Krankheitsanteile.

Dass hohes und sehr hohes Alter keine Kontraindikation für die EKT darstellen, steht auf einem anderen Blatt, sei hier jedoch erwähnt, auch im Hinblick auf die im Alter häufig notwendige Polypharmakotherapie, die einer effektiven Psychopharmakotherapie mit Antidepressiva – hoch genug dosiert – im Wege steht.

Indikation der EKT als Kombinationstherapie mit Psychopharmaka

Dieser Gesichtspunkt bedarf der besonderen Berücksichtigung, weil er in der Praxis eine große Rolle spielt. Es ist daher unumgänglich, auf ihn besonders einzugehen. Die EKT in Kombination mit Antidepressiva/Antipsychotika kommt in dreifacher Hinsicht in Frage:

Initiale komplette Kombinationstherapie von EKT mit Psychopharmaka

Diese Art der Kombinationstherapie wird unter zwei Aspekten bzw. in zwei verschiedenen Situationen durchgeführt: Einmal unter dem Gesichtspunkt der additiven Wirkung von EKT und Psychopharmaka, und zum anderen unter dem der Vorbereitung oder Bahnung der Wirksamkeit von Psychopharmaka durch die EKT.

Zum ersten. Es gab bereits Verfechter einer Kombinationstherapie von EKT und Psychopharmaka, als diese in den 50-er Jahren aufkamen, und die damals schon auf den additiven Effekt von EKT und Antidepressiva/Antipsychotika setzten. Sie knüpften damit lediglich an die Zeit der Anfänge der EKT an, als diese – letztlich bis zum Aufkommen der Psychopharmaka – vielfach mit der Insulintherapie kombiniert wurde. Es handelt sich also auch heute in jenen Fällen, in denen EKT mit trizyklischen Antidepressiva, SSRI-Hemmern und anderen neuen Antidepressiva und alten und neuen Antipsychotika von vorne herein kombiniert wird, um eine alte und neue Indikation der EKT der 1. Wahl in Kombination mit Psychopharmaka. Eine solche Kombinationstherapie kommt in erster Linie bei psychotischen Erst-erkrankungen, vor allem bei jugendlichen Schizophrenen, in Frage. Der Grund-gedanke dieser Methode ist der des frühen Eingriffs in den pathologischen Prozess der Grunderkrankung.

Zum anderen wird heute eine initiale komplette Kombinationstherapie von EKT mit Psychopharmaka auch in jenen Fällen vertreten, bei denen die EKT als Indikation der 2. Wahl nach Therapieresistenz auf Psychopharmaka zum Einsatz kommt. Hier spielt die Überlegung eine Rolle, dass nach anfänglicher Therapie-resistenz auf Antidepressiva/Antipsychotika diese nunmehr wirksam werden kön-nen, nachdem die EKT dafür sozusagen „den Boden bereitet" hat. Der Gedanke der additiven Wirkung spielt auch hier mit hinein, jedoch unter dem Gesichts-punkt, dass die EKT zunächst der Schrittmacher für die Wirksamkeit der Psycho-pharmaka ist. Unter den Antipsychotika, die sehr erfolgreich mit EKT kombiniert werden, spielt das *Clozapin* eine vorrangige Rolle, und andererseits gilt die Kom-bination von EKT und *Lithium* nicht länger mehr als kontraindiziert, solange me-dizinische bzw. anästhesiologische Vorsichtsmaßregeln beachtet werden.

Weitgehendes oder völliges Absetzen der Antidepressiva/Antipsychotika während der EKT

Diese Fragestellung ergibt sich in erster Linie dort, wo die EKT als Indikation der 2. Wahl zum Einsatz kommt, und zwar nach Therapieresistenz auf Psychophar-maka. Als Begründung wird in der Regel in erster Linie weniger eine mögliche additive Wirkung von EKT und Psychopharmaka – mangels vergleichbarer Kontrollstudien – in Frage oder Abrede gestellt, als auf die Unverträglichkeit und negativen Wechselwirkungen von EKT und Psychopharmaka verwiesen.

Außerhalb der Notfallindikation der EKT beim malignen neuroleptischen Syn-drom, bei dem zwangsläufig während der EKT keine weitere neuroleptische Thera-pie in Frage kommt, gibt es – vorausgesetzt ist eine anästhesiologische Überwachung auch nach der EKT – keine grundsätzliche Kontraindikation für den Einsatz der EKT mit Psychopharmaka; es sei denn, dass bei dem allgemeinen somatischen Befund, z.B. bei Kachexie oder schweren Herz-Kreislauf-Störungen, der Einsatz von Psychopharmaka einzuschränken oder kontraindiziert ist.

Es gibt aber auch Ansätze, die davon ausgehen, dass eine bis dahin unwirksame Pharmakotherapie einfach aus pragmatischen Gründen abzusetzen ist, um monotherapeutisch mit EKT fortzusetzen.

Der Verzicht auf den Einsatz von Psychopharmaka zugunsten der EKT als 1. Therapiewahl kommt auch in Fällen von schweren sog. „Emotionspsychosen" und anderen schweren psychogenen Störungen in Betracht, bei denen begründbar anzunehmen ist, dass das Krankheitsbild nach einigen EKT-Applikationen abklingt und eine Therapie mit potenten Psychopharmaka kontraindiziert ist.

Kombinationstherapie von EKT mit Psychopharmaka als Erhaltungstherapie

Die Erhaltungstherapie von EKT in Kombination mit Psychopharmaka wird heute, neben dem Versuch einer reinen Erhaltungstherapie mit EKT, in den USA durchgeführt. Es hängt in erster Linie von der Diagnose bzw. vom bisherigen Krankheitsverlauf des betreffenden Patienten ab, ob nach Beendigung der stationären EKT eine Weiterbehandlung in erster Linie allein mit Antidepressiva/Antipsychotika oder in Kombination mit EKT durchzuführen ist.

Kalinowski [67] vertrat noch bis zuletzt die Meinung, dass die EKT allein, sowohl während der akuten Behandlung, als auch später als Erhaltungs-EKT, die therapeutische Empfehlung beim Einsatz der EKT bei den endogenen Psychosen sei. Diese Meinung ist heute sicher nicht mehr vertretbar und haltbar. Der Einsatz der EKT bedeutet keineswegs den grundsätzlichen Verzicht auf Psychopharmaka, in erster Linie Antidepressiva/Neuroleptika. Ihr Einsatz erfordert jedoch grundsätzliches differentialdiagnostisches Denken, ja, fordert dieses regelrecht heraus, nicht nur wenn es um die Frage der EKT als 1. oder 2. Therapiewahl geht, sondern auch im Hinblick darauf, wie die Therapie fortzusetzen sei. Eine auf Neuroleptika therapieresistente chronische Schizophrenie mit akuter Exazerbation erfordert beim Einsatz der EKT andere längerfristige therapeutische Überlegungen als ihr Einsatz bei einer schizoaffektiven Psychose oder einer periodischen Depression mit grundsätzlich günstiger Prognose. Andere Fragen, wie z.B. die, ob die EKT in einem Fall von Rapid Cycling grundsätzlich als Therapie 1. Wahl oder als Ultima Ratio nach langer erfolgloser Pharmakotherapie in Frage kommt, müssen noch lange offen bleiben, solange Vergleichsstudien mit hohen Fallzahlen fehlen.

Wir sehen: die Sinnhaftigkeit der Anwendung von EKT in bestimmten Kerngebieten der Psychiatrie ist heute wieder unbestritten. Es ist aber auch klar, dass der Einsatz der Psychopharmakotherapie in der Behandlung schwerer psychiatrischer Krankheitsbilder an erster Stelle steht. Unser zunehmendes Wissen über die Therapieresistenzquote bei Psychopharmakotherapie, bzw. die hohen Quoten von ungenügendem Ansprechen auf Psychopharmaka, vor allem bei schweren endogenen Psychosen, sollte es möglich machen, dass wir *sine ira et studio* in eine offene Diskussion über die Frage des Einsatzes der EKT als Therapie der 1. Wahl auch in unseren Breiten eintreten und sie anhaltend führen. Neben der klinischen Diskussion zur Durchsetzung der EKT als Therapie der 1.Wahl zum Wohle der Patienten, ist auch die Forschung auf diesem Gebiet aufzuwerten, um vor allem Fragen nachzugehen wie:

1. Was vermag die heute technisch sich immer weiter fortentwickelnde EKT wirklich bewirken/erreichen, allein auf dem Gebiet der Behandlung der endogenen Psychosen?
2. Wo ist die EKT der Pharmakotherapie ohne Frage überlegen, sodass ihr Einsatz als Therapie der 1. Wahl ein nicht mehr zu diskutierendes Muss wird? und
3. Wo sind ihre Grenzen?

Literatur

1. Aarsland D, et al (1997) Maintenance Electroconvulsive Therapy for Parkinson's Disease. Convuls Ther 13: 274–277
2. Agelink M, et al (1998) Nutzen und Risiken der Elektrokrampfbehandlung (EKT) bei älteren Patienten mit kardiovaskulären Risikofaktoren. Nervenarzt 69: 70–75
3. Agence Nationale d'Accréditation et d'Evaluation en Santé (1999) Indications et Modalités de l'Electroconvulsivothérapie; Fédération Francaise de Psychiatrie. Presse Medical 28: 236–242
4. Amann B, et al (1999) Schwere therapieresistente Depression als Erstmanifestation eines Morbus Parkinson. Psychiat Pr 26: 45–47
5. American Psychiatric Association: Task Force Report 14 (1978) Electroconvulsive Therapy. Washington D.C., USA
6. American Psychiatric Association: The Practice of Electroconvulsive Therapy (1990) Recommendations for Treatment, Training, and Privileging. Washington D.C., USA
7. American Psychiatric Association (2001) The Practice of Electroconvulsive Therapy: Recommendations for Treatment, Training, and Privileging (Second Edition). Washington D.C., USA
8. American Psychiatric Association (1999) Practice Guideline for the Treatment of Patients With Delirium. Am J Psychiatry 156 [Suppl]: 1–3
9. Andrade Ch, Kurinji S (2002) Continuation and Maintenance ECT: A Review of Recent Research. J ECT 18: 149–158
10. Andrade Ch (1999) Is Dysthymia an Indication for ECT? J ECT 15: 280–290
11. Aziz M, et al (2001) ECT and Mental Retardation: A Review and Case Reports. J ECT 17: 149–152
12. Beale M D, et al (1997) ECT for the Treatment of Huntington's Disease: A Case Study. Convuls Ther 13: 108–112
13. Bernardo M, et al (1996) Delusion of Pregnancy in Psychotic Depression and ECT Response. Convuls Ther 12: 39–40
14. Black D W, et al (1986) ECT in Unipolar and Bipolar Disorders: A Naturalistic Evaluation of 460 Patients. Convuls Ther 2: 231–237
15. Blewett A E, Kareem O (2000) ECT in a Patient with Psychotic Retarded Depression, Metastatic Hepatic Cancer, and Esophageal Varices. J ECT 16: 291–294
16. Boyarsky B K, et al (1999) Malignant Catatonia-Induced Respiratory Failure with Response to ECT. J ECT 15: 232–236
17. Bradvik L, Berglund M (2000) Treatment in Suicide in Severe Depression: A Case-Control Study of Antidepressant Therapy at Last Contact Before Suicide. J ECT 16: 399–408
18. Cerletti U, Bini L (1938) Un nuovo metodo di shockterapia: "L'elettroshock". (Riassunto). Boll Acad Med Roma 64: 136–138
19. Casey D A (1987) Electroconvulsive Therapy in the Neuroleptic Malignant Syndrome. Convuls Ther 3: 278–283

20. Chanpattana W, et al (1999) Continuation ECT in Treatment-Resistant Schizophrenia: A Controlled Study. J ECT 15: 178–192
21. Chanpattana W, Chakrabhand M L S (2001) Factors Influencing Treatment Frequency of Continuation in Schizophrenia. J ECT 17: 190–194
22. Chanpattana W (2000) Combined ECT and Clozapine in Treatment-Resistant Mania. J ECT 16: 204–207
23. Chanpattana W (1999) Maintenance ECT in Mentally Retarded, Treatment-Resistant Schizophrenic Patients. J ECT 15: 150–153
24. Clarke T B (1989) Continuation Therapy for Depression Using Outpatient Electroconvulsive Therapy. Convuls Ther 5: 330–373
25. Cohen D, Taieb O, Flament M, Benoit N, Chevret S, Corcos M, Fossati P, Jeammet P, Allilaire JF, Basquin M (2000) Absence of cognitive impairment at long-term follow-up in adolescents treated with ECT for severe mood disorder. Am J Psychiatry 3: 460–462
26. Cohen D, et al (1997) Use of Electroconvulsive Therapy in Adolescents. Convuls Ther 13: 25–31
27. Coryell W, et al (1985) Outcome Following Electroconvulsive Therapy: A Comparison of Primary and Secondary Depression. Convuls Ther 1: 10–14
28. Cunningham S J, Anderson D N (1995) Delusional Depression, Hyperparathyroidism, and ECT. Convuls Ther 11: 129–133
29. Davis J M (1991) Electroconvulsive Therapy in the Treatment of the Neuroleptic Maligmnant Syndrome. Convuls Ther 7: 111–120
30. Dean C E (2000) Severe Self-Injurious Behaviour Associated with Treatment-Resistant Schziophrenia: Treatment with Maintenance Electroconvulsive Therapy. J ECT 16: 302–308
31. DeBattista Ch, Mueller K (2001) Is Electroconvulsive Therapy Effective for the Depressed Patient with Comorbid Borderline Personality Disorder? J ECT 17: 91–98
32. Devanand D P, et al (2000) The Efficacy of ECT in Mixed Affective States. J ECT 16: 32–37
33. Dubin W R, et al (1989) Maintenance ECT in Coexisting Affective and Neurological Disorders. Convuls Ther 5: 162–167
34. Evans D L, et al (1987) ECT in the Treatment of Organic Psychosis in Huntington's Disease. Convuls Ther 3: 145–150
35. Fink M (1993) Eletroconvulsive Therapy in Children and Adolescents. Convuls Ther 9: 155–157
36. Fink M (2002) Elektroshok 2003 – Guidelines prepared for the Indian Psychiatric Society, December 11th, (in press)
37. Fink M (1996) Ambulatory Electroconvulsive Therapy: Report of a Task Force of the Association for Convulsive Therapy. Convuls Ther 12: 42–55
38. Fink M (1999) Electroshock – Healing Mental Illness. Oxford University Press, Oxford.
39. Fink M (2001) The Broad Clinical Activity of ECT Should Not Be Ignored. J ECT 17: 233–235
40. Fink M: Delirious Mania. In: Soares J C, Gershon S (eds) Bipolar Disorders. Munsgaard, Copenhagen (in press)
41. Folkerts H (2000) Elektrokrampftherapie bei depressiven Erkrankungen. Therapeut Umschau 57: 90–94
42. Frey R, Schreinzer D (1999) Klinischer Stellenwert der Elektrokrampftherapie in der Depressionsbehandlung. Wiener Med Wschr 18: 525–531
43. Frey R, Schreinzer D, Heiden A, Kasper S (2001) [Use of electroconvulsive therapy in psychiatry]. Nervenarzt 9: 661–676
44. Friedlander R I, Solomons K (2002) ECT: Use in Individuals with Mental Retardation. J ECT 18: 38–42

45. Friedman J, Gordon N (1992) Electroconvulsive Therapy in Parkinson's Disease: A Report of Five Cases. Convuls Ther 8: 204–210

46. Geretsegger Ch, Rochowanski E (1987) Electroconvulsive Therapy in Acute Life-Threatening Catatonia with Associated Cardiac and Respiratory Decompensation. Convuls Ther 3: 291–295

47. Ghaziuddin N, et al (2002) ECT Treatment of Malignant Catatonia/NMS in an Adolscent: A Useful Lesson in Delayed Diagnosis Treatment. J ECT 18: 95–98

48. Gill D, Lambourne J (1981) The Indications for ECT: A Profile of it's Use. In: Palmer R L (ed) Electroconvulsive Therapy: An appraisal. Oxford University Press, Oxford

49. Giovanoli E J (1988) ECT in a Patient with Conversion Disorder. Convuls Ther 4: 236–242

50. Gorenc K D, Bruner C A (1986) ECT and Suicide. Convuls Ther 2: 59–64

51. Grant J E, Mohan S N (2001) Treatment of Agitation and Aggression in Four Demented Patients Using ECT. J ECT 17: 205–209

52. Gruber N P, et al (2000) ECT in Mixed Affective States: A Case Series. J ECT 16: 183–188

53. Grunze H, et al (1999) Elektrokonvulsionstherapie in der Behandlung der schweren Manie – Kasuistik und Wissensstand. Nervenarzt 70: 662–667

54. Gujavarty K, et al (1987) Electroconvulsive Therapy and Neuroleptic Medication in Therapy-Resistant Positive-Symptom Psychosis. Convuls Ther 3: 185–195

55. Gupta S, et al (1998) Lithium and Maintenance Electroconvulsiva Therapy. J ECT 14: 241–244

56. Guze B H, et al (1987) Use of ECT to Treat Bipolar Depression in a Mental Retardate with Cerebral Palsy. Convuls Ther 3: 60–64

57. Hanin B, et al (1995) An Unusual Effect of ECT on Drug-Induced Parkinsonism and Tradive Dystonia. Convuls Ther 11: 271–274

58. Hanin B, Lerner Y (1993) Neuroleptic Malignant Syndrome: Neuroleptic Rechallenge After Electroconvulsive Tehrapy. Convuls Ther 9: 198–204

59. Hill M A, et al (1997) ECT for the Treatment of Intractable Mania in Two Prepubertal Male Children. Convuls Ther 13: 74–82

60. Hirose S, Horie T (2000) Effectiveness od ECT Against Delirium During an Episode of Bipolar Disorder: A Case Report. J ECT 3: 316–317

61. Hooten W M, et al (1998) Response of the Parkinsonian Symptoms of Multiple System Atrophy to ECT. Am J Psychiatry 155: 1628

62. Hsiao J K, et al (1987) ECT and Neurological Disorders. Convuls Ther 8: 121–136

63. Isometsä E T, et al (1996) Completed Suicide and Recent Electroconvulsive Therapy in Finland. Convuls Ther 12: 152–155

64. Jaffe R, et al (1996) Ambulatory Electroconvulsive Therapy: Report of a Task Force of the Association for Convulsive Therapy. Convuls Ther 12: 41

65. James D V, Gray N S (1999) Elective combined Electroconvulsive and Clozapine Therapy. Int Clinical Psychopharm 14: 69–72

66. Janicak Ph G, et al (1989) Efficacy of ECT in Psychotic and Nonpsychotic Depression. Convuls Ther 5: 314–320

67. Kalinowski L: persönliche Mitteilung

68. Kaplan Z, et al (1991) Remission of Tardive Dystonia with ECT. Convuls Ther 7: 280–283

69. Kellner Ch H (1999) ECT and Manic Switching Bipolar IV Disorder. J ECT 15: 243–244

70. Kellner Ch H (1995) Is ECT the Treatment of Choice for First-Break Psychosis? Convuls Ther 11: 155–157

71. Khan A, et al (1987) Treatment Options in Severe Psychotic Depression. Convuls Ther 3: 93–99

72. Khanna S, et al (1988) Electroconvulsive Therapy in Obsessive-Compulsive Disorder. Convuls Ther 4: 314–320

73. Kho K H (2002) Treatment of Rapid Cycling Bipolar Disorder in the Acute and Maintenance Phase with ECT. J ECT 18: 159–161
74. Kramer B A (1999) ECT in Elderly Patients with Schizophrenia. Am J Geriatric Psychiat 7: 171–175
75. Lisanby S H, et al (2001) ECT in the Treatment of Status Epilepticus. J ECT 17: 210–215
76. Little J D, et al (2000) Successful ECT in a Case of Leonhard's Cycloid Psychosis. J ECT 16: 62–67
77. Malur C, et al (2001) ECT for Prolonged Catatonia. J ECT 17: 55–59
78. Mann St C, et al (1990) Electroconvulsive Therapy of the Lethal Catatonia Syndrome. Convuls Ther 6: 239–247
79. Maybaum L, Crockford D (1999) Electroconvulsive Therapy, Personality Structure, and Suicide. Can J Psychiatry 44: 922–923
80. McKinney P, Kellner Ch (1997) Multiple ECT Late in the Course of Neuroleptic Malignant Syndrome. Convuls Ther 13: 269–273
81. Meyendorf R (1980) Elektrokrampftherapie. In: Peters U H (ed) Psychologie des 20. Jahrhunders. Kindler, München-Zürich 10: 936–949
82. Meyendorf R, et al (1980) Vergleichende Untersuchung zur unilateralen und bilateralen Elektrokrampf-Therapie – klinische Wirksamkeit und Nebenwirkungen. Arch Psychiat Nervenkr 229: 89–112
83. Meyendorf R (1981) Elektrokrampf im Therapieplan endogener Psychosen. Münch Med Wschr 123: 800–802
84. Milstein V, et al (1986) Does Electroconvulsive Therapy Prevent Suicide? Convuls Ther 2: 3–6
85. Moellentine Ch, et al (1998) Effectiveness of ECT in Patients with Parkinsonism. J Neuropsychiatry Clin Neurosci 10: 187–193
86. Mukherjee S, Debsikdar V (1994) Absence of Neuroleptic-Induced Parkinsonism in Psychotic Patients Receiving Adjunctive Electroconvulsive Therapy. Convuls Ther 10: 53–58
87. Mukherjee S (1989) Mechanisms of the Antimanic Effect of Electroconvulsive Therapy. Mechanisms of the Antimanic Effect of Electroconvulsive Therapy. Convuls Ther 5(3): 227–243
88. Müller U, et al (1998) Die Elektrokrampftherapie in psychiatrischen Kliniken der BRD 1995. Nervenarzt 69: 15–26
89. Nelson J P, Benjamin L (1989) Efficacy and Safety of Combined ECT and Tricyclic Antidepressant Drugs in the Treatment of Depressed Geriatric Patients. Convuls Ther 5: 321–329
90. Nisijima K, Ishiguro T (1999) Electroconvulsive Therapy for the Treatment of Neuroleptic Malignant Syndrome with Psychotic Symptoms: A Report of Five Cases. J ECT 15: 158–163
91. Pande A C, Grunhaus L J (1990) ECT for Depression in the Presence of Myasthenia Gravis. Convuls Ther 6: 172–175
92. Petrides G, et al (2001) ECT Remission Rates in Psychotic Versus Nonpsychotic Depressed Patients: A Report from CORE. J ECT 17: 244–253
93. Postolache T T, et al (1995) Electroconvulsive Therapy in Tardive Dystonia. Convuls Ther 11: 275–279
94. Price T R P, McAllister W (1989) Safety and Efficacy of ECT in Depressed Patients with Dementia: A Review of Clinical Experiance. Convuls Ther 5: 61–74
95. Pridmore S, et al (1997) ECT in Parkinson's Disease: Neuropsychological Response. Convuls Ther 12: 257–265
96. Prudic J, Sackheim H A (1999) Electroconvulsive Therapy and Suicide Risk. J Clin Psychiatry 60 [Suppl 2]: 104–110
97. Rapoport M, et al (1998) Response of Major Depression and Tourette's Syndrome to ECT: A Case Report. Psychosom Med 60: 528–529

98. Reed P, et al (1999) A Comparism of Clinical Response to Electroconvulsive Therapy in Puerperal and Non-Puerperal Psychoses. J Affect Disord 54: 255–260

99. Rudorfer M V, et al (1987) Combined Lithium and Electroconvulsive Therapy: Pharmaco-kinetic and Pharmacodynamic Interactions. Convuls Ther 3: 40–45

100. Sareen J, et al (2000) The Impact of Clinically Diagnosed Personality Disorders on Acute and One-Year Outcomes of Electroconvulsive Therapy. J ECT 16: 43–51

101. Sauer H, Lauter H (1987) Elektrokrampftherapie: II. Indikationen, Kontratindikationen und therapeutische Technik der Elektrokrampftherapie. Nervenarzt 58: 210–218

102. Schneekloth T D, et al (1993) Electroconvulsive Therapy in Adolescents. Convuls Ther 9: 158–166

103. Schnur D B, et al (1989) Electroconvulsive Therapy in the Treatment of Episodic Aggressive Dyscontrol in Psychotic Patients. Convuls Ther 5: 353–361

104. Schwarz T, et al (1995) Indications and Outcome. Convuls Ther 11: 14–23

105. Scott A I F, Glen T (2000) The Rate of ECT Use in Young People. J ECT 16: 311–312

106. Shapira B, et al (1998) Cost and Benefit in the Choice of ECT Schedule: Twice versus three times weekly ECT. Br J Psychiatry 172: 44–48

107. Spiker D G, et al (1985) Delusional Depression and Electroconvulsive Therapy: One Year Later. Convuls Ther 1: 167–172

108. Stewart J T (2000) Lithium an Maintenance ECT. J ECT 16: 300–301

109. Strömgren L S (1997) ECT in Acute Delirium and Related Clinical States. Convuls Ther 13: 10–17

110. Strömgren L S (1988) Electroconvulsive Therapy in Aarhus, Denmark, in 1984: Its Application in Nondepressive Disorders. Convuls Ther 4: 306–313

111. Sutor B, et al (1996) Steroid-Induced Depressive psychosis Responsive to Electroconvulsive Therapy. Convuls Ther 12: 104–107

112. Swartz C M, Morrow V, Surles L, James J F (2001) Long-term outcome after ECT for catatonic depression. J ECT 17(3): 180–3

113. Swarz C M, Mehta R K (1986) Double Electroconvulsive Therapy for Resistant Depression. Convuls Ther 2: 55–57

114. Tew J D, et al (1999) Acute Efficacy of ECT in the Treatment of Major Depression in the Old-Old. Am J Psychiatry 156: 1865–1871

115. Thuppal M, Fink M (1999) Electroconvulsive Therapy and Mental Retardation. J ECT 15: 140–149

116. Trollor J N, Sachdev P S (1999) Electroconvulsive Treatment of Neuroleptic Malignant Syndrome: A Review and Report of Cases. Austral. New Z J Psychiat 33: 650–659

117. Ücok A, Ücok G (1996) Maintenance ECT in a Patient with Catatonic Schizophrenia and Tardive Dyskinesia. Convuls Ther 12: 108–112

118. Van Waarde J A, et al (2001) ECT in Mental Retardation: A Review. J ECT 17: 236–243

119. Vanelle J-M, et al (1994) Maintenance ECT in Intractable Manic-Depressive Disorders. Convuls Ther 10: 195–205

120. Walter G, et al (1999) Electroconvulsive Therapy in Adolscents: Experience, Knowledge, and Attitudes of Recipients. J Am Acad Child Asolesc Psychiat 38: 594–599

121. Weintraub D, Lippmann St B (2000) Electroconvulsive Therapy in the Acute Poststroke Period. J ECT 16: 415–418

122. Wetterling T, et al (1998) Elektrokrampftherapie bei therapieresistenter Altersdepression. Nervenarzt 69: 617–621

123. Wijeratne Ch, et al (1999) The present Status of Electroconvulsive Therapy: A Systematic Review. Med J Austral 171: 250–254

124. Yassa R, et al (1990) The Effect of Electroconvulsive Therapy on Tardive Dyskinesia: A Prospective Study. Convuls Ther 6: 194–198
125. Yeung P P, et al (1996) ECT for Lorazepam-Refractory Catatonia. Convuls Ther 12: 31–35
126. Zaw F, et al (1999) Catatonia, Autism, and ECT. Developm. Med. Child Neurol 41: 843–845
127. Zwil A S, et al (1992) Safety and Efficacy of ECT in Depressed Patient with Organic Brain Disease: Review of a Clinical Experience. Convuls Ther 8: 103–109

Stadtland (München), Heiden (Wien), Nedopil (München)

3.2 Rechtliche und ethische Aspekte bei der EKT Behandlung

Einstellung von Laien, Patienten und Ärzten zur EKT

Nach wie vor stehen breite Bevölkerungsschichten der EKT überaus kritisch gegenüber. Dies ist durchaus verständlich, ängstigt doch die Vorstellung dass Strom durch das Gehirn geleitet wird, viele Menschen erheblich [22]. Das medizinische Gesundheitssystem kann aber nicht losgelöst von und entgegen der öffentlichen Meinung arbeiten [27]. Die Laieninformationen beruhen auch heute noch im Wesentlichen auf spektakulären filmischen Darstellungen der Behandlung. Der in diesen Szenen dargestellte Behandlungsablauf entspricht jedoch bei weitem meist nicht mehr der Realität einer modernen EKT Behandlung am Anfang des 21. Jahrhunderts, welche nach international gültigen Standards erfolgt [2]. Die wohl bekannteste Darstellung einer EKT Behandlung in dem Film „Einer flog übers Kuckucksnest" erfolgte ohne die auch damals seit vielen Jahren übliche Relaxation der Muskulatur und zeigte einen stark von Krämpfen geschüttelten Patienten. Nichts prägt das Bild in der Öffentlichkeit mehr als derartige Darstellungen. Wie stark der Einfluss dieser filmischen Darstellungen sogar auf das Wissen und die Einstellung angehender Ärzte ist, konnte in einigen internationalen Studien nachgewiesen werden. In der aktuellsten Untersuchung wurden 94 Medizinstudenten Clips aus 5 bekannten amerikanischen Filmen mit EKT Behandlungsszenen gezeigt. In diesen Clips zeigte man unbegründete Ängste der Betroffenen (z.B. Verwandlung in einen Zombie), aber auch ärztliche Diskussionen über die EKT. Die auch zuvor bestehende negative Einstellung der angehenden Ärzte nahm bei fast der Hälfte der Gruppe noch weiter zu; der Anteil jener, welche von einer EKT Behandlung abraten würden stieg von zuvor 10% auf fast ein Viertel an [34].

Die früher tatsächlich bei der EKT ausgelösten „peripheren" motorischen Krämpfe waren nicht nur für den Laien erschreckend, sondern waren auch für den Betroffenen aufgrund der bestehenden Möglichkeit von Frakturen durchaus gefährlich. Eine EKT Behandlung erfolgt heutzutage ausschließlich nach vorangehender Muskelrelaxation durch einen Anästhesisten. Die Wahl des Anästhetikums beeinflusst das Behandlungsergebnis, insbesondere die Anfallslänge, erheblich [4, 12, 31].

Die durch die z.T. karikierenden Darstellungen ausgelöste negative Einstellung zur EKT in Teilen der Bevölkerung führt bei den betroffenen Patienten zu einer Furcht vor sozialer Stigmatisierung. Dieser soziale Aspekt ist vermutlich um so größer, je seltener eine EKT Behandlung in der betreffenden Region durchgeführt

wird. Im Umkreis von Zentren, in denen die EKT häufig und routinemäßig eingesetzt und eine adäquate Öffentlichkeitsarbeit betrieben wird, ist das Risiko der
Stigmatisierung weitaus geringer als in ländlichen Regionen, in denen der behandelte Patient mit dem Stigma „der muss ja richtig verrückt sein" in seine soziale
Umgebung zurückkehrt. Eine sorgfältige Aufklärung des Patienten und seiner Angehörigen über Einzelheiten der EKT könnte diese Problematik entschärfen.

Auch die Meinung psychiatrisch tätiger Ärzte bezüglich der EKT ist uneinheitlich, ethische Fragestellungen werden seit vielen Jahren kontrovers diskutiert
[8, 28, 32]. In einer an 400 Psychiatern in Frankreich durchgeführten Befragung
konnte eine Gruppe wissenschaftlich pragmatisch denkender Ärzte von einer
Gruppe von Ärzten mit moralischen Bedenken gegen die EKT abgegrenzt werden.
22% der Befragten bezeichneten sich als „EKT Anwender", 16% gaben an, dass
sie ihre Patienten niemals einer EKT zuführen würden, die größte Gruppe mit 58%
hatte gar keinen Zugang zu einer für eine Behandlung notwendigen Ausrüstung [3].
In einer schwedischen Untersuchung konnte festgestellt werden, dass zwar 90%
der befragten Psychiater die EKT bei einem Patienten mit dessen Einverständnis
unter ethischen Gesichtspunkten anwenden würden, nur 38% aber ohne Zustimmung der betroffenen Patienten [19].

Ethische Aspekte

Die sehr subjektiven Anschauungen von Laien und Fachleuten prägen ethische Wert-
entscheidungen möglicherweise mehr als technische und medizinische Fakten.
Diese Werteinschätzungen tragen auch zu den weltweit uneinheitlichen rechtlichen Voraussetzungen in verschiedenen Ländern bei, wobei diese wiederum in
Wechselwirkung zu den ethischen Problemlösungen in Konfliktfällen stehen.

In Deutschland hat die Arbeitsgemeinschaft Wissenschaftlicher Medizinischer
Fachgesellschaften (AWMF) [33] aufgrund ethisch rechtlicher Diskussionen und
fachlicher Konsensbildung psychiatrische Praxisleitlinien erarbeitet. Sie ordnen die
EKT unter „andere symptomatische Behandlungsverfahren" ein. Als Indikationen
für die Elektrokrampftherapie nennen diese Leitlinien die perniziöse, lebensbedrohliche Form der katatonen Schizophrenie und die Schizophrenie bei Therapieresistenz vor allem mit affektiver Begleitsymptomatik. Als weitere Indikationen
werden in den Leitlinien der AWMF erwähnt: die schwere Depression insbesondere mit psychotischen Symptomen oder die manische Episode bei Nichtansprechen oder auch bei Kontraindikationen gegen eine Pharmakotherapie. Bei
Behandlungsversagen unipolar depressiver Störungen wird in den Behandlungs-
leitlinien unter anderem nach 4–6 Wochen erfolgloser antidepressiver Behandlung
an letzter Stelle die EKT vorgeschlagen.

Die Leitlinien der AWMF [29] ordnen die EKT Behandlung bei Kindern als entbehrlich ein. Für Kinder kommt in Deutschland eine EKT Behandlung trotz positiven Behandlungsberichten aus anderen Ländern nicht routinemäßig zur Anwendung.
Nach Darstellung der Leitlinien gibt es fast keine beschriebenen Indikationen im
Kindes- und Jugendalter. Die Autoren der Leitlinien lehnen eine unkritische Anwendung der Therapiemethode vor Ausschöpfung aller anderen Therapiemethoden

ab. Forschungsergebnisse zur Sicherheit und Effezienz liegen kaum vor. In einer Studie [11] zeigten zehn Patienten, die im jugendlichen Alter wegen affektiver Störungen EKT erhalten hatten, nach einem 3 bis 5 jährigen Beobachtungszeitraum keine messbaren kognitiven Defizite im Vergleich zu einer nicht EKT – behandelten Patienten-Kontrollgruppe mit der gleichen Diagnose. Die Anwendung der EKT bei Kindern und Jugendlichen wird aber auch in jenen Ländern, welche dieses Verfahren einsetzen, ausgesprochen kontrovers diskutiert. Kritik kommt hier insbesondere vonseiten des Pflegepersonals [10, 26].

Kinder, Jugendliche und geistig Behinderte gelten in der ärztlich ethischen Diskussion als vulnerable Populationen, sie sind in der Regel in eine EKT nicht einwilligungsfähig. Zum Schutz dieser Personengruppe gilt, dass eine derartige Behandlung nur zu deren unmittelbarem Nutzen vorgenommen werden darf. Mit zunehmendem Alter ist der Ansicht der Minderjährigen ein stärkerer Einfluss auf die Entscheidung einzuräumen. In der Literatur finden sich Angaben über ein gutes Ansprechen der Symptome einer Gruppe von 10 Patienten mit überwiegend leichter geistiger Behinderung und unterschiedlichen psychiatrischen Diagnosen auf die EKT [14].

Nach dem Art. 7 der Konvention über Menschenrechte und Biomedizin des Europarates (EMRÜ – Biomedizin) – in der öffentlichen Diskussion besser bekannt als „Bioethik-Konvention" – darf eine Person, die an einer schweren Geisteskrankheit leidet, nur dann ohne Einwilligung einem Eingriff unterzogen werden, der auf die Behandlung der Geisteskrankheit ausgerichtet ist, wenn davon auszugehen ist, dass ihr Gesundheitszustand ohne eine solche Behandlung Schaden nimmt. Im Art. 8 werden die Voraussetzungen für die Behandlung ohne Einwilligung nur in Notfallsituationen bejaht. Nur hier kann unverzüglich im Interesse der Gesundheit des Betroffenen eine Behandlung vorgenommen werden [20].

Die kontroverse Diskussion führt immer noch dazu, dass Patienten gelegentlich dieses Behandlungsverfahren vorenthalten wird und die EKT in ein und demselben Land mit unterschiedlicher Indikationsstellung und Häufigkeit angewendet wird [15]. Rechtliche Einschränkungen in einzelnen Ländern, ungleich verteilte Zugangsmöglichkeiten zu einer qualifizierten Behandlung und eine immer noch weit verbreitete negative Einstellung der Öffentlichkeit und der Medien könnten dazu führen, dass trotz entsprechender Indikationsstellung eine EKT nicht erwogen wird und einem Patienten somit eine effektive, sichere und unter Umständen lebensrettende Behandlung vorenthalten wird. Eine fehlende Einwilligungsfähigkeit darf dem Betroffenen aber auch nicht das Recht auf die effektivste Behandlung nehmen [25]. Die Konvention über Menschenrechte und Biomedizin des Europarates beschäftigte sich in mehreren Artikeln mit dem Schutz einwilligungsunfähiger Personen. Es wird ausdrücklich festgehalten, dass sowohl für Minderjährige als auch für geistig behinderte Erwachsene die Einwilligung eines vorab über den Zweck und die Natur des Eingriffs informierten gesetzlichen Vertreters, einer gesetzlich vorgesehenen Behörde oder eines gesetzlich vorgesehenen Gremiums erforderlich ist.

Die oben dargestellten Prinzipien gelten auch für alle so genannten vulnerablen Patientengruppen. Unter diese spezielle schutzbedürftige Gruppe fallen auch Maßregelvollzugspatienten und inhaftierte Patienten. Diese sind zwar meist in eine EKT Behandlung einwilligungsfähig, werden aber aus Angst vor öffentlicher

Entrüstung und fehlender Zugangsmöglichkeit nicht einer EKT zugeführt. Zum Schutz dieser Personengruppe gilt, dass eine derartige Behandlung nur zu deren eigenem unmittelbarem Nutzen vorgenommen werden darf, nicht aber etwa um ihre Fremdaggression zu dämpfen.

Nutzen – Risiken – Abwägung

Zu einer ethisch wertenden Beurteilung gehört auch eine Nutzen – Risiko Abwägung wobei der individuelle, der soziale und der ökonomische Nutzen sowie die Folgen der Behandlung berücksichtigt werden müssen. Eine frühzeitige EKT Behandlung kann die Krankheitsdauer unterschiedlicher psychiatrischer Krankheitsbilder verkürzen. Neben geringeren Behandlungskosten könnten die Patienten unter Umständen wieder früher arbeitsfähig werden. Ihre subjektive Belastung durch die Krankheit, ihr Ausgeschlossensein aus dem gewohnten sozialen Umfeld und die Dauer des Verlustes der Arbeitskraft werden verkürzt.

Das Kosten-Nutzen Verhältnis der EKT ist im Vergleich zu anderen psychiatrischen Behandlungen deutlich günstiger und es gibt nur wenige psychiatrische Therapieverfahren, welche eine ähnlich rasche Befundverbesserung bewirken können. Stationäre psychotherapeutische Behandlungen erfordern z.B. eine hohe Personalkonstanz, eine Unterbrechung der Konstanz kann zu Befundverschlechterungen und somit einer verlängerten Behandlungsdauer führen; der Therapieerfolg ist somit oft von äußeren Faktoren abhängig und störungsanfällig, z.B. durch einen Urlaub des Therapeuten. Diese personelle Konstanz spielt bei der Anwendung der EKT nur eine untergeordnete Rolle, wodurch der Krankheitsverlauf verkürzt und die Behandlung weniger störanfällig ist.

Zusammenfassung der Nutzen und Risiken einer EKT Behandlung als Grundlage einer ethischen und rechtlichen Entscheidung

1. Es bestehen Krankheitsbilder, bei denen die Durchführung einer EKT Behandlung die Methode der ersten Wahl ist. In Einzelfällen ist diese Therapie unumgänglich, für den Patienten lebensrettend und ohne gleichwertige Alternative.
2. Eine frühzeitige EKT Behandlung verkürzt oft die Krankheitsdauer unterschiedlicher psychischer Erkrankungen und die damit einhergehende Leidensphase (u.a. Verminderung des Suizidrisikos).
3. EKT Behandlungen führen, insbesondere bei raschem Beginn, oft zu kürzeren stationären Verweildauern und sind somit meist kosteneffizient. Das Kosten-Nutzen Verhältnis ist unter den für psychiatrische Erkrankungen zur Verfügung stehenden Verfahren günstig. Eine besonders kostenintensive längerfristige personelle Konstanz, welche oft schwer zu gewährleisten ist, spielt für die EKT nur eine untergeordnete Rolle.
4. Während und nach EKT Behandlungen kommt es insbesondere bei bilateraler Behandlung in bis zu 2/3 der Fälle zu bis zu 6 Monaten anhaltenden Gedächtnisstörungen [1]. Die Neuaufnahme von Informationen ist aber nicht dauerhaft

vermindert [30]. Die sorgfältige Information der Betroffenen über diese Nebenwirkung ist unumgänglich.

5. Die Symptomverminderungen nach einer EKT Behandlung sind oft nicht dauerhaft, mit einer adäquaten medikamentösen Nachbehandlung kann ein Rückfall oft herausgezögert oder verhindert werden.

6. Es besteht, abhängig von der jeweiligen Studie, ein geringes Risiko (1:28 000 bis 1:50 000) [1, 5, 7, 18] an Komplikationen einer EKT zu versterben. Eine Publikation [18] berichtet über 2 Todesfälle bei etwa 100 000 Einzelbehandlungen (bei etwa 18 500 Patienten bzw. EKT Serien) woraus sich für eine einzelne EKT eine Mortalitätsrate von 1:50 000 ergibt. Die Sterblichkeit ist unter einer Behandlung mit „klassischen" Antidepressiva der ersten Generation (trizyklische Antidepressiva) höher. Aber auch die zunehmend eingesetzten Antidepressiva der zweiten Generation bedingen unter Umständen das Risiko von lebensbedrohlichen Komplikationen. Über die Risiken einer reinen EKT Behandlung im Vergleich zu denen einer Pharmakotherapie oder die möglicherweise größeren Risiken einer Kombination der beiden Verfahren müssen die Patienten aufgeklärt werden.

7. Die Entscheidung des Psychiaters zur Durchführung einer EKT Behandlung bei einem Patienten beruht auf einer wissenschaftlich fundierten Abwägung der daraus resultierenden Risiken und des zu erwartenden Nutzens. Diese Abwägung wird auch durch subjektive Werteurteile des Betroffenen und sozioökonomische Faktoren beeinflusst.

Rechtliche Aspekte der EKT in der BRD

Mündliche und schriftliche Aufklärung

Die rechtliche Voraussetzung zur Behandlung ist die Einwilligung des Patienten nach sorgfältiger Aufklärung über die Behandlung sowie über alternative Behandlungsmöglichkeiten, Risiken und Nebenwirkungen, den Ablauf der Behandlung und die Erfolgsaussichten (Übersicht: [9, 13, 24]. Wie bei allen eingreifenden ärztlichen Behandlungen müssen der Inhalt und der Verlauf des ärztlichen Aufklärungsgesprächs zwingend sorgfältig dokumentiert werden. Über den genauen Ablauf des Aufklärungsgesprächs bestehen keine rechtlich verbindlichen Regeln. Die Aufklärung muss jedoch der mitunter krankheitsbedingt reduzierten Aufnahmefähigkeit des Patienten Rechnung tragen. So muss z.B. ein schwer depressiver Patient unter Umständen mehrfach aufgeklärt werden, wobei sorgfältig zu überprüfen ist, ob der Inhalt des Gespräches wirklich verstanden wurde. Insbesondere bei schwer kranken Patienten kann es häufig sinnvoll sein, Angehörige in das Aufklärungsgespräch miteinzubeziehen. Der Patient muss über entscheidende Änderungen im Verlauf der EKT Behandlungsserie genau informiert werden. Dieser Punkt wird in der Praxis gelegentlich vernachlässigt. Sollte ein Patient z.B. nur sein Einverständnis zu einer unilateralen Stimulation gegeben haben, muss vor dem Wechsel zu einer bilateralen Stimulation im Verlauf der Behandlungsserie eine erneute Aufklärung und Zustimmung des Patienten erfolgen. Auch ohne

Veränderungen des Behandlungsmodus ist der Patient immer wieder zu befragen, ob das Einverständnis für eine Fortsetzung der Behandlungsserie weiterhin vorliegt. Um juristische Konsequenzen im Streitfall zu vermeiden, ist es von entscheidender Bedeutung, dass der behandelnde Arzt, welcher im Idealfall auch der aufklärende Arzt ist, aber nicht zwingend sein muss, jeden Schritt der Aufklärung schriftlich sorgfältig dokumentiert und darstellt, ob der Patient das Aufklärungsgespräch verstanden hat und der Behandlung unter Kenntnis der Risiken und Nebenwirkungen zugestimmt hat. Auch Fragen und Einwände von Angehörigen müssen dokumentiert werden. Bei allen Änderungen, wie z.B. dem Wechsel zu einem bilateralem Behandlungsmodus oder einer Verlängerung der Behandlungsserie entgegen der ursprüngliche Absprache muss eine erneute Dokumentation der Aufklärung des Patienten erfolgen.

Spezielle rechtliche Aspekte der EKT in Deutschland

Einwilligungsfähige Patienten

Die rechtlichen Voraussetzungen für eine EKT Behandlung unterscheiden sich im Prinzip nicht von jenen für andere ärztliche Eingriffe. Derartige Eingriffe sind im Prinzip Körperverletzungen und/oder Verletzungen der Persönlichkeitsrechte des Patienten und somit strafbare Handlungen. Ihre Strafbarkeit wird jedoch dadurch aufgehoben, dass der Patient in die Behandlung einwilligt. Die EKT einwilligungsfähiger, volljähriger Patienten bedarf somit keiner speziellen rechtlichen Genehmigung. Dies gilt sowohl für unilaterale als auch bilaterale Behandlungen.

Nicht einwilligungsfähige Patienten

Wenn bei einwilligungsunfähigen Patienten die Indikation für eine EKT besteht und eine solche Behandlung durchgeführt werden soll, ist zwangsläufig die Genehmigung eines gesetzlichen Betreuers erforderlich. Ob in einem solchen Fall zusätzlich eine vormundschaftsgerichtliche Genehmigung im Sinne des § 1904 BGB erforderlich ist, ist sowohl medizinisch als auch juristisch umstritten, wurde aber vom LG Hamburg 1994 (AZ 301 T 36/93) unter dem Verweis auf das Risiko persistierender retrograder Amnesien, die als dauerhafte schwere Schädigung i. S. des Gesetzes gesehen wurde, bejaht. Sie wird nach Meinung medizinischer Autoren aber verneint, da ihrer Anschauung nach die Voraussetzungen des § 1904 BGB bei der EKT nicht erfüllt sind [6]. Der § 1904 des BGB regelt die vormundschaftsrichterliche Genehmigung: „Die Einwilligung des Betreuers in eine Untersuchung des Gesundheitszustandes, eine Heilbehandlung oder einen ärztlichen Eingriff bedarf der Genehmigung des Vormundschaftsgerichtes, wenn die begründete Gefahr besteht, dass der Betreute aufgrund der Maßnahme stirbt oder einen schweren und länger dauernden gesundheitlichen Schaden erleidet. Ohne die Genehmigung darf die Maßnahme nur durchgeführt werden, wenn mit dem Aufschub Gefahr verbunden ist". Diese Voraussetzungen liegen bei einer nach heutigen Standards durchgeführten EKT unserer

Meinung nach nicht vor, da sich die objektiven Risiken der Behandlung kaum von den Risiken medikamentöser Behandlungsformen unterscheiden und bei diesen eine vormundschaftsgerichtliche Genehmigung nicht erforderlich ist [23].

Die Frage wurde aber juristisch noch nicht abschließend entschieden. Deshalb erscheint es empfehlenswert insbesondere um das Risiko haftungsrechtlicher Konsequenzen für den behandelnden Arzt zu minimieren, bei der EKT einwilligungsunfähiger Patienten neben der Zustimmung des Betreuers eine vormundschaftsgerichtliche Genehmigung auch dann einzuholen, wenn kein Notfall vorliegt. Die dargestellten Überlegungen gelten ausschließlich für die unilaterale EKT. Vor einer bilateralen EKT Behandlung nicht einwilligungsfähiger Patienten ist aufgrund der größeren Wahrscheinlichkeit des Auftretens von relevanten Gedächtnisstörungen eine vormundschaftsrichterliche Genehmigung erforderlich.

Haftungsrechtliche Konsequenzen

Wenn ein Patient geltend macht, durch eine EKT Behandlung Schaden genommen zu haben, wird geprüft werden, ob eine rechtserhebliche Einwilligung vorlag und ob es zu einem ärztlichen Kunstfehler gekommen sein könnte. Fehler können in allen Teilbereichen der Durchführung auftreten [21]. Neben dem Übersehen von möglichen Risikofaktoren und Kontraindikationen, der Verordnung von Medikamentenkombinationen, die bei der EKT problematisch sind oder einer unzureichenden Überwachung des Patienten nach der EKT ist aus forensisch psychiatrischer Sicht besonders auf die Wichtigkeit einer vollständigen Dokumentation hinzuweisen, welche die oben dargestellten Aspekte beinhalten muss.

Vorgehen bei lebensbedrohlichen Notsituationen

Ist der Patient einwilligungsunfähig, ist die Genehmigung eines gesetzlichen Betreuers erforderlich. Eine Ausnahme stellen hier absolute Notfälle dar, bei denen unter Verweis auf den juristischen Begriff des rechtfertigenden Notstandes von einer Genehmigung zunächst abgesehen werden kann. Solche absoluten psychiatrischen Notfälle sind aber mit Ausnahme der akuten perniziösen Katatonie sehr selten. Ist ein psychiatrischer Notfall weniger dringend, muss eine gesetzliche Betreuung bestellt werden. Dies ist in begründeten Fällen meist in einem Eilverfahren innerhalb von einem Tag möglich.

Spezielle rechtliche Aspekte bei der EKT Behandlung in Österreich

Einwilligung

Das vieldiskutierte Spannungsverhältnis zwischen dem Selbstbestimmungsrecht des Patienten und dem Heilauftrag des Arztes ist bei der Behandlung Minderjähriger und psychisch Kranker besonders ausgeprägt. Während bei voll geschäftsfähigen

Erwachsenen aufgrund von zivil- und strafrechtlicher Regelungen ein Konsens darüber besteht, dass jede ärztliche Behandlung nur nach vorheriger Einwilligung des (aufgeklärten) Patienten zulässig ist (§ 110 StGB), tauchen bei Minderjährigen oder psychisch kranken Patienten zusätzliche und klar geregelte Fragen auf: Welche Anforderungen sind an die Einwilligungsfähigkeit zu stellen? Wer stellt diese fest und auf welche Weise? Wem kommt die Kompetenz zur Einwilligung anstelle des nicht einwilligungsfähigen Patienten zu? Nach welchen Kriterien hat die Erteilung dieser Einwilligung zu erfolgen? Es ist daher nicht verwunderlich, dass gerade über die Zulässigkeit der Behandlung, insbesondere der zwangsweisen Behandlung, angehaltener Patienten in der Vergangenheit ein breites Spektrum an Meinungen anzutreffen war.

Die §§ 36–37 Unterbringungsgesetz (UbG) schaffen ein differenziertes System von Regelungen, inwieweit die Zulässigkeit der ärztlichen Behandlung eines untergebrachten Patienten, d.h. eines Patienten der ohne eigenes Verlangen auf einer psychiatrischen Abteilung stationär aufgenommen ist, von Willenserklärungen (des Patienten oder Dritter) abhängt [16, 17]. Diese knüpfen an die Einwilligungsfähigkeit (Einsichts- und Urteilsfähigkeit) des Patienten an, andererseits an die Art der Behandlung („einfache" oder „besondere" Heilbehandlung; bei der EKT handelt es sich um eine besondere Heilbehandlung). Für den Fall, dass der Patient nicht einwilligungsfähig ist, muss weiter unterschieden werden, ob er minderjährig ist, unter Sachwalterschaft steht, oder ob keines von beiden zutrifft. Schließlich trifft § 37 noch eine Ausnahmeregelung bei Gefahr in Verzug.

§ 36 Abs 1 UbG hält an dem Grundsatz fest, dass einsichts- und urteilsfähigen psychisch Kranken selbst die Entscheidungsbefugnis über die Zulassung der Behandlung zukommt: „Kann der Kranke den Grund und die Bedeutung einer Behandlung einsehen und seinen Willen nach dieser Einsicht bestimmen, so darf er nicht gegen seinen Willen behandelt werden". Besondere Heilbehandlungen – wie die EKT – bedürfen beim einsichts- und urteilsfähigen Patienten immer einer höchstpersönlichen schriftlichen Zustimmung. Da § 36 Abs 1 UbG keine eigenhändige schriftliche Erklärung fordert, kann die Zustimmung auch durch Unterfertigung eines Vordruckes erfolgen.

Bei einsichts- und urteilsfähigen Minderjährigen übernimmt § 146c Abs 2 Allgemeines bürgerliches Gesetzbuch (ABGB) den von der Rechtsprechung seit jeher vertretenen Grundsatz, dass ab einer bestimmten Erheblichkeitsschwelle zusätzlich zur Einwilligung des einsichts- und urteilsfähigen Minderjährigen noch die Zustimmung der Sorgeberechtigten erforderlich ist.

Bei nicht einsichts– und urteilsfähigen Patienten ist gemäß § 36 Abs 2 UbG zu unterscheiden: Ist der Patient minderjährig oder ist ihm ein Sachwalter bestellt, dessen Wirkkreis Willenserklärungen zur Behandlung erfasst, so darf er nicht gegen den Willen des Erziehungsberechtigten oder gesetzlichen Vertreters behandelt werden. Die EKT darf in diesem Fall nur mit schriftlicher Zustimmung des Erziehungsberechtigten oder des gesetzlichen Vertreters durchgeführt werden. Die Zustimmung des Sachwalters bedarf – als wichtige Angelegenheit iSd § 216 Abs 2, § 282 ABGB – der Genehmigung des Pflegschaftsgerichtes. Hat der Kranke hingegen weder einen Erziehungsberechtigten noch einen gesetzlichen Vertreter, was im klinischen Alltag bei erwachsenen Patienten, die wegen einer schweren

Tabelle 1. Übersicht Zustimmungs – und Genehmigungsbefugnisse bei der EKT im Sinne einer besonderen Heilbehandlung (§ 36)

Einwilligungsfähigkeit	EKT
Einsichts – und Urteilsfähige (inkl. Minderjährige und Personen mit Sachwalter)	Schriftliche Zustimmung des Patienten; bei Minderjährigen zusätzlich Zustimmung des Sorgeberechtigten
Nicht einsichts– und urteilsfähige Minderjährige	Schriftliche Zustimmung des gesetzlichen Vertreters od. Erziehungsberechtigten
Nicht Einsichts– und Urteilsfähige mit Sachwalter	Schriftliche Zustimmung des Sachwalters; vorherige Genehmigung durch Pflegschaftsgericht
Nicht Einsichts– und Urteilsfähige ohne gesetzlichen Vertreter oder Erziehungsberechtigten	Vorherige gerichtliche Genehmigung durch Unterbringungsgericht

Krankheitsepisode EKT erhalten, der übliche Fall ist, so hat das Unterbringungsgericht auf Antrag über die Genehmigung der besonderen Heilbehandlung zu entscheiden. Tabelle 1 zeigt, dass den Kriterien der Einsichts- und Urteilsfähigkeit eine Weichen stellende Funktion zukommt.

Einwilligungsfähigkeit

Mit der Fähigkeit, „Grund und Bedeutung einer Behandlung einzusehen und seinen Willen nach dieser Einsicht zu bestimmen" regelt § 36 Abs 1 UbG die Kriterien für die Einwilligungsfähigkeit. Mit dieser Umschreibung knüpfte der Gesetzgeber nicht an die zivilrechtliche Geschäftsfähigkeit, sondern an das von der Straf- und Zivilrechtslehre entwickelte Kriterium der „Einsichts- und Urteilsfähigkeit" an. Daraus wird zunächst deutlich, dass weder die psychische Krankheit noch die freiheitsentziehende Unterbringung für sich genommen die Einwilligungsfähigkeit in eine Behandlung beeinträchtigen. Verfügt der Patient über die nötige Einsichts- und Urteilsfähigkeit, dann soll ausschließlich er selbst über die Durchführung der Behandlung entscheiden können. Das gilt auch für Minderjährige und Personen mit Sachwalterschaft, die nicht einsichts- und urteilsfähig sind, da § 36 Abs.1 UbG insofern nicht differenziert.

Die durch § 36 UbG eröffnete Möglichkeit, einen Patienten unter Umgehung seines Willens zu behandeln ist als restriktiv zu interpretierende Ausnahmeregelung zu verstehen. Auch psychisch Kranken fehlt die Einwilligungsfähigkeit nur ausnahmsweise. Solange das Gegenteil – also das Fehlen der Einsichts- und Urteilsfähigkeit – nicht bewiesen ist, muss jede Person grundsätzlich als handlungsfähig angesehen werden. Lediglich bei unmündigen Minderjährigen (unter 14 Jahren) wird die Einsichtsfähigkeit typischerweise verneint werden dürfen. Wie in anderen rechtlichen Zusammenhängen geht es bei der Frage der Einwilligungsfähigkeit darum, ob der Patient hinsichtlich der Diagnose, der therapeutischen

Möglichkeiten, der möglichen Alternativen und Risiken den Wert der von der Entscheidung betroffenen Güter und Interessen erfassen kann und sein Verhalten nach dieser Einsicht ausrichten kann. In diesem Sinne unterscheidet § 36 UbG zwischen einem kognitiven Element (Fähigkeit, den Grund und die Bedeutung einer Behandlung einzusehen = Einsichtsfähigkeit) und einem voluntativen Element (Fähigkeit, den Willen nach dieser Einsicht zu bestimmen = Urteilsfähigkeit). Die maßgebliche Frage muss daher lauten, ob der Patient in seinem Alter oder mit seiner psychischen Krankheit in der Lage ist, Grund und Bedeutung der EKT einzusehen. Die Entscheidung muss auf einer zutreffenden Einschätzung der realen Situation beruhen. Fehlt dem Patienten die Krankheitseinsicht, ist er sich also gar nicht bewusst an einer psychischen Krankheit zu leiden, dann mangelt es ihm auch an der Fähigkeit „Grund und Bedeutung" der EKT einzusehen.

Zwischen der kognitiven Einsicht und voluntativen Willensbestimmung ist noch eine weitere Ebene zu berücksichtigen: nämlich der eigentliche wertende Entscheidungsakt selbst. Es kann jedoch nur auf einen krankheits- oder altersbedingten Ausschluss der freien Willensbestimmung ankommen, nicht hingegen darauf, ob der Patient vielleicht durch andere (religiöse oder weltanschauliche) Determinanten beeinflusst ist. Es kommt nicht auf die Übereinstimmung mit einem „objektiv vernünftigen" Wertsystem an, sondern mit dem subjektiven Wertsystem des Betroffenen. Nicht das Ergebnis der Entscheidung, sondern die Art und Weise, in welcher sie erzielt wird, ist entscheidend. Daher rechtfertigt die Weigerung, sich einer medizinisch erforderlichen EKT zu unterziehen, für sich genommen nicht den Schluss auf die fehlende Einwilligungsfähigkeit [16].

Vorgehen bei Gefahr im Verzug

Nach § 37 sind die Zustimmung der zuständigen Person – des Kranken, seines gesetzlichen Vertreters oder Erziehungsberechtigten – bzw. die gerichtliche Genehmigung einer besonderen Heilbehandlung nicht erforderlich, wenn die Behandlung so dringend notwendig ist, dass der mit der Einholung der Zustimmung oder der Genehmigung verbundene Aufschub das Leben des Kranken gefährden würde oder mit der Gefahr einer schweren Schädigung seiner Gesundheit verbunden wäre. Die Wahrscheinlichkeit, mit der diese Schädigung drohen muss, ist in Relation zu jenem Zeitraum zu sehen, der für die Einholung der Zustimmung bzw. Genehmigung nötig gewesen wäre. Behandlungen zur Abwehr eines lebensbedrohlichen Zustandes sind nach § 37 UbG jedenfalls zulässig (z.B. EKT bei perniziöser Katatonie). Eine mehrtägige Behandlungsserie kann hingegen nicht auf § 37 UbG gestützt werden, wenn die Behandlungen absehbar waren und eine frühere Antragsstellung möglich gewesen wäre. Über die Notwendigkeit und Dringlichkeit einer Behandlung entscheidet der Abteilungsleiter. Dieser hat den gesetzlichen Vertreter oder Erziehungsberechtigten oder, wenn der Kranke keinen solchen hat, den Patientenanwalt von der Behandlung zu verständigen.

Literatur

1. American Psychiatric Association (1978) Electroconvulsive therapy. Task Force Report No. 14, Washington DC
2. American Psychiatric Association (2001) Task Force on ECT. The pactice of eletroconvulsive therapy. Recomendations for treatment, training and privileging
3. Auquier P, Hodgkinson M, Thirion X, Tramoni A V (1994) Attitude of psychiatrists to electro-therapy. Encephale 20: 713–717
4. Avramov M N, Husain M M, White P F (1995) The comparative effects of methohexital, propofol and etomidate for electroconvulsive therapy. Anesth Analg 818: 596–602
5. Barker J C, Baker A A (1959) Deaths associated with electroplexy. J Mental Science 105: 339–348
6. Batra A, Bartels M, Foerster K (1999) Zur Frage der Genehmigungspflicht von Elektrokrampf-therapie im Rahmen einer Betreuung. Nervenarzt 70: 657–661
7. Beresford H R (1971) Legal issues relating to electroconvulsive therapy. Arch General Psychiatry 25: 100–102
8. Boronow J, Stoline A, Sharfstein S S (1997) Refusal of ECT by a patient with recurrent depression, psychosis and catatonia. Am J Psychiatry 154: 1285–1291
9. Bundesärztekammer, Dezernat VI. (2003) Stellungnahme zur Elektrokrampftherapie (EKT) als psychiatrische Behandlungsmaßnahme. Deutsches Ärzteblatt 8: 432–433
10. Clarke L (1995) Psychiatric nursing and ectroconvulsive therapy. Nursing Ethics 2: 321–331
11. Cohen D, Taieb O, Flament M, Benoit N, Chevret S, Corcos M, Fossati P, Jeammet P, Allilaire JF, Basquin M (2000) Absence of cognitive impairment at long-term follow-up in adolescents treated with ECT for severe mood disorder. Am J Psychiatry 157: 460–462
12. Folk J W, Kellner C H, Beale M D, Conroy J M, Duc T A (2000) Anesthesia for electroconvulsive therapy: A review. J ECT 16: 157–170
13. Frey R, Schreinzer D, Heiden A, Kasper S (2001) Einsatz der Elektrokrampftherapie in der Psychiatrie. Nervenarzt 72: 661–676
14. Friedlander R I, Solomons K (2002) ECT: Use in individuals with mental retardation. J ECT 18: 38–42
15. Hermann R C, Dorwart R A, Hoover C W, Brody J (1995) Variation in ECT use in the United States. Am J Psychiatry 152: 869–875
16. Kopetzki C (1997) Grundriß des Unterbringungsrechts. Springer, Wien New York 162–172
17. Kopetzki C (2002) Einwilligung und Einwilligungsfähigkeit. Manzsche Verlags- und Universitäts-buchhandlung, Wien: 1–23
18. Kramer BA (1985) Use of ECT in California, 1977–1983. Am J Psychiatry 142: 1190–1192
19. Kullgren G, Jacobsen L, Lynöe N, Kohn R, Levav I (1996) Practices and attitudes among Swedish psychiatrists regarding the ethics of compulsory treatment. Acta Psychiatrica Scandinavia 93: 389–396
20. Lammersmann B (1999) Medizinische Eingriffe an einwilligungsunfähigen Personen: Die Position der Biomedizin – Konvention des Europarates im Spannungsfeld zwischen Forschungsbedarf der Medizin und Selbstbestimmungsrecht des Patienten. Recht und Psychiatrie 4: 157–163
21. Leong G, Eth S (1991) Legal and Ethical Issues in Electroconvulsive Therapy. Psychiatric Clinics of North America 14: 157–163
22. MacDonald P (1984) Medical, ethical and legal considerations of electroconvulsive therapy. Osgoode Hall Law Journal 22: 683–710
23. Nedopil N (1992) Behandlung zivilrechtlich untergebrachter psychiatrischer Patienten. Krankenhauspsychiatrie 2: 91–92

24. Nedopil N (2000) Forensische Psychiatrie. Klinik, Begutachtung und Behandlung zwischen Psychiatrie und Recht. Thieme

25. Ottessen J O (1992) Ethics of electroconvulsive therapy. Editorial. Convuls Ther 4: 233–236

26. Oxlad M, Baldwin S (1995) Electroconvulsive Therapy, Children and Adolescents: The power to stop. Nursing Ethics 2: 333–346

27. Reiter-Theil S (1992) Autonomy and beneficence: Ethical issues in electroconvulsive therapy. Convuls Ther 8: 237–244

28. Salzman C (1977) ECT and ethical psychiatry. Am J Psychiatry 134: 1006–1009

29. Scholz M, Carus C (Hrsg) Deutsche Gesellschaft für Kinder- und Jugendpsychiatrie (2000) Leitlinien zur Diagnostik und Therapie von psychischen Störungen im Säuglings-, Kindes- und Jugendalter. Deutscher Ärzteverlag, Köln

30. Squire L M, Chace P M (1975) Memory functions six to nine month after electroconvulsive therapy. Arch General Psychiatry 32: 1557–1564

31. Stadtland C, Erfurth A, Ruta U Michael N (2002) A switch from propofol to etomidate during an ECT course increases EEG and motor seizure duration. J ECT 18: 22–25

32. Sullivan M D, Ward N G, Laxton A (1992) The woman who wanted electroconvulsive therapy and Do-Not-Resusciate Status. General Hospital Psychiatry 14: 204–209

33. Van Calker M, Berger M Deutsche Gesellschaft für Psychiatrie, Psychotherape und Nerven-heilkunde (2000) Praxisleitlinien in Psychiatrie und Psychotherapie, Band 5: Behandlungs-leitlinie Affektive Erkrankungen. Steinkopff, Darmstadt

34. Walter G, McDonald A, Rey J M, Rosen A (2002) Medical student knowledge and attitudes regarding ECT prior to and after viewing ECT scenes from movies. J ECT 18: 43–46

Kuhnle, Zwissler, Peter (München)

3.3 Die Elektrokonvulsionstherapie aus anästhesiologischer Sicht

Die Elektrokonvulsionstherapie (Elektrokrampftherapie, EKT) ist ein Eingriff mit geringem (Operations)Risiko und niedriger Letalität. Dies darf jedoch nicht darüber hinwegtäuschen, dass es während der Behandlung zu tiefgreifenden physiologischen Reaktionen kommt und vor allem Patienten mit schweren Begleiterkrankungen einem nicht unerheblichen Gefährdungspotential ausgesetzt sind. Pharmakologische Interaktionen zwischen Anästhetika, psychiatrischer Medikation anderweitigen Begleitmedikation (z.B. Kardiaka) und Konvulsionen sind im Einzelfall schwer überschaubar. Darüber hinaus werden die Patienten in der Regel mehrfach, d.h. zwei bis drei mal pro Woche über vier bis fünf Wochen behandelt, was das Gesamtrisiko für den Patienten erhöht. Nicht zuletzt wird die EKT meist außerhalb eines OP-Saals mit der entsprechenden Logistik für Notfall – Interventionen durchgeführt.

Um ein optimales anästhesiologisches Management für den Patienten während der EKT zu gewährleisten, ist eine genaue Kenntnis der physiologischen Reaktionen auf den elektrischen Stimulus wichtig. Fast alle im Rahmen der Anästhesie verabreichten Medikamente beeinflussen die physiologische Reaktion des Patienten und die therapeutischen Effekte der EKT. Die Ausstattung des Anästhesiearbeitsplatzes muss den internationalen Standards entsprechen.

Physiolgische Reaktionen auf die Elektrokonvulsionstherapie

Durch die elektrische Stimulation werden im EEG Krampfpotentiale hervorgerufen, die mit einer generalisierten motorischen Krampfantwort und einer akuten kardio – vaskulären Reaktion einhergehen. Die hyperdyname Kreislaufreaktion führt zu einer Steigerung des zerebralen Blutflusses und des intrakraniellen Drucks. Diese sind in ihrem Ausmaß unabhängig von der Dauer der motorischen oder elektroenzephalographischen Krampfantwort.

Die typische kardio – vaskuläre Reaktion auf die EKT besteht in einer generalisierten Aktivierung des autonomen Nervensystems mit einer initialen, parasympathisch vermittelten und ca. 10 bis 15 Sekunden dauernden Bradykardie bzw. Asystolie, unmittelbar gefolgt von einer ausgeprägten Sympathikusreaktion mit Tachykardie und Hypertension. Die maximalen Herzfrequenz- und Blutdruckwerte werden ca. 3–5 Minuten nach dem elektrischen Stimulus erreicht. Diese Phase dauert 5 Minuten oder länger und bewirkt einen stark erhöhten myokardialen

Sauerstoffverbrauch [61]. Die bilaterale Stimulation führt dabei zu einer stärkeren sympathiko – adrenergen Reaktion als die unilaterale EKT [39]. Blutdruck und
Frequenzanstiege sind bei älteren Patienten ausgeprägter [23]. Bei Patienten mit
eingeschränkter kardialer Belastbarkeit kann die EKT zur myokardialen Ischämie
und zum Myokardinfarkt führen [11, 36]. Das Risiko für kardiale Komplikationen
ist daher bei diesen Patienten erhöht [40, 63]. Die linksventrikuläre systolische
und diastolische Funktion bleibt auch nach Abklingen der akuten Reaktion für
20 Minuten bis zu 6 Stunden nach EKT eingeschränkt [25, 30].

Medikamente zur EKT

Die Effektivität einer EKT ist davon abhängig, dass ein zerebraler Krampfanfall
von ausreichender Generalisierung und ausreichender Dauer der Konvulsionen
induziert wird. Viele Anästhetika haben jedoch antikonvulsive Wirkungen, so dass
davon ausgegangen werden kann, dass die Dauer des Krampfanfalls durch die
Anästhetika dosisabhängig limitiert wird. Hohe Anästhetikadosierungen können
potentiell die Krampfdauer auf eine, hinsichtlich der antidepressiven Effekte,
unwirksame Zeitdauer verkürzen. Da es jedoch neben dem Dosiseffekt auch Unterschiede hinsichtlich der antikonvulsiven Potenz zwischen verschiedenen Anästhetika gibt, kommt der Auswahl des geeignetsten Anästhetikums große Bedeutung
für zu [17]. Neben den Wechselwirkungen mit der EKT spielen Eigenschaften wie
Steuerbarkeit, Erholungszeiten, kardio-vaskuläre Wirkungen und andere unerwünschte Reaktionen bei der Auswahl der Anästhetika eine wichtige Rolle.

    Die durch die EKT ausgelösten tonisch-klonischen Muskelkontraktionen füh-
ren ohne Relaxation der Skelettmuskulatur zu heftigen postinterventionellen
Myalgien [28] und bergen die Gefahr ernsthafter muskulo-skeletaler Komplikationen wie Frakturen oder Dislokationen [48, 53]. Aus diesem Grund werden regelhaft Muskelrelaxantien in Rahmen der EKT verwendet. Unterschiede ergeben sich
in erster Linie hinsichtlich der Wirkungsdauer und des Profils unerwünschter Wirkungen. Zentrale Wirkungen und Interaktionen mit der EKT sind nicht zu erwarten.

    Neben Anästhetika und Muskelrelaxantien werden vor allem bei kardiovaskulär
vorerkrankten Patienten kreislaufwirksame Medikamente zur Abschwächung der
akuten parasympathischen und sympathischen Reaktionen nach EKT verabreicht.
Interaktionen mit der EKT sind hier möglich.

    Bei „Problempatienten" mit ungenügend langer Krampfdauer kann mit Coffein
(siehe Kapitel 3.4, Praktische Durchführung der Behandlung) oder Theophyllin
(siehe Kapitel 3.4, Internistische Pharmakotherapie) die Dauer des induzierten
Krampfanfalls verlängert werden, allerdings ist die erwünschte Steigerung der
Effektivität der EKT bislang noch nicht ausreichend belegt worden.

Inhalations- und Injektionsanästhetika

Kurzwirksame Barbiturate wie **Methohexital** und **Thiopental** sind die bei EKT am
häufigsten verwendeten Anästhetika. Für Methohexital beträgt die empfohlene

Tabelle 1. Effekt von Anästhetika und Herz-kreislaufwirksamen Medikamenten auf die Dauer des EKT-Induzierten Krampfanfalls

Zunahme	Kein Effekt	Abnahme
Etomidat	Methohexital [a]	Thiopental, Sevoflurane, Propofol
Alfentanil [b]	Succinylcholin, Mivacurium,	Midazolam, Ketanest
Remifentanil [b]	Atracurium	
Theophyllin	Atropin, Clonidin, Esmolol, Labetalol,	Esmolol, Labetalol, Diltiazem,
Coffein	Nifedipin, Nicardipin, Nitrogycerin,	Lidocain
	Nitroprussid	

Angegeben im Vergleich zu Methohexital bzw Kochsalzlösung, Tabelle mod. nach Ding[17]
[a] Im Vergleich zu Kochsalz verkürzt Methohexital die Krampfdauer
[b] Verlängerte Krampfdauer aufgrund eines Anästhetika – sparenden Effekts

Dosis 0,75 – 1 mg/kg KG, für Thiopental 1,5 – 2,5 mg/kg KG. Beide Medikamente garantieren eine adäquate Anästhesie mit Bewusstseinsverlust ca. 30 Sekunden nach Injektion und ein schnelles Wiedererwachen nach der Behandlung. Spezifische Kontraindikationen für Barbiturate (z.B. akute intermittierende Porphyrie) müssen beachtet werden. Unterschiede zwischen den beiden Substanzen ergeben sich hinsichtlich deren antikonvulsiven Potenz und der Inzidenz von Bradykardien nach EKT. Die Krampfdauer nach EKT war in einer randomisierten Doppelblindstudie nach Thiopental 5 Sekunden kürzer und eine Sinusbradykardie mit 20% häufiger als nach Methohexital (8%) [43].

Im Vergleich zu Methohexital und Thiopental ist die Krampfdauer nach EKT bei einer Narkoseeinleitung mit **Etomidat** (0,15 – 0,30 mg/kg KG) signifikant verlängert. Aufgrund der geringeren kardio-vaskulären Wirkungen von Etomidat ist die sympathiko-adrenerge Reaktion nach EKT ausgeprägter als nach Thiopental, Methohexital oder Propofol. Darüber hinaus ist die Inzidenz von Übelkeit und Erbrechen nach Etomidat höher. Der Einsatz von Etomidat ist jedoch bei Patienten mit ungenügend langer Krampfdauer gerechtfertigt.

Propofol scheint im Vergleich zu den anderen intravenösen Anästhetika einen potenteren antikonvulsiven Effekt während EKT zu haben. Die Krampfdauer nach 0,75 – 1,5 mg/kg Propofol ist signifikant kürzer als nach Methohexital (0,75 – 1,5 mg/kg) oder Etomidat. Während nach Etomidat die elektroenzephalographische und myographische Krampfdauer unabhängig von der verwendeten Dosis war, führten Propofol und Methohexital mit höherer Dosis zu einer zunehmend kürzeren Krampfdauer [5]. Propofol verspricht jedoch eine bessere hämodynamischen Stabilität und eine frühere Wiederkehr der kognitiven Funktionen nach EKT. Aufgrund dieser Vorteile kann Propofol, auch in der höheren Dosierung zur Narkoseeinleitung vor EKT verwendet werden.

Ketamin wurde ebenfalls als Einleitungsanästhetikum zur EKT verwendet. Da Ketamin jedoch auch in niedriger Dosierung zu einer stärkeren Verkürzung der Krampfdauer im Vergleich zu Methohexital führt und auch die hämodynamische

Reaktion und die Zunahme des intrakraniellen Drucks ausgeprägter sind als nach Methohexital oder Propofol, ist Ketamin kein Routinemedikament zur Anästhesieeinleitung vor EKT.

Aufgrund ausgeprägter antikonvulsiver Eigenschaften mit Veränderung der Krampfschwelle und Verkürzung der Krampfdauer sollten **Benzodiazepine** sowohl als „Prämedikation" wie auch als Einleitungsanästhetika vermieden werden [5]. Gleichwohl konnten katatone, mit Lorazepam vorbehandelte Patienten erfolgreich mit EKT behandelt werden [12].

Sevoflurane kann als gasförmiges Anästhetikum in Kombination mit Lachgas auch zu Narkoseeinleitung vor EKT verwendet werden. Die hämodynamische Reaktion nach EKT ist unter 2 MAC (Mittlere Anästhetische Konzentration), d.h. 3,4 Vol% weniger ausgeprägt als nach Thiopental [40]. Krampfdauer und Aufwachverhalten entsprechen dem von Thiopental. Somit scheint eine Anästhesieeinleitung mit Sevoflurane gegenüber den intravenösen Anästhetika zur EKT – Behandlung keine Vorteile zu bringen.

Muskelrelaxantien

Succinylcholin ist das am weitaus häufigsten verwendete Muskelrelaxans zur EKT. In Dosen von 0,5–1 mg/kg führt es zu einer ausreichenden Unterdrückung der durch den Krampfanfall induzierten Muskelaktivität. Eine unzureichende neuromuskuläre Blockade führt zu hohen Lactatspiegeln, was wiederum für die Verwirrtheitszustände und die Agitation nach EKT verantwortlich gemacht wird. Durch die Verwendung höherer Dosen (1,5 mg/kg) Succinylcholin kann dies verhindert werden [4]. Succinylcholin kann jedoch auch in den geringeren Dosen zu Nebenwirkungen führen. Bradyarrythmien, Hyperkaliämie, Hyperthermie, Muskelschmerzen sowie die Auslösung einer Malignen Hyperthermie (MH) sind gefürchtet und haben dazu geführt, dass Succinylcholin, mit Ausnahme der Narkoseeinleitung beim nicht nüchternen Patienten, als Muskelrelaxans zur Einleitung einer Intubationsnarkose weitgehend durch nicht depolarisierende Muskelrelaxantien verdrängt wurde. Bei der Anästhesie zur EKT steht jedoch vor allem die schnelle und kurze Wirkdauer des Medikaments im Vordergrund. Bei Patienten mit einer MH-Disposition, mit neuromuskulären Störungen aber auch bei Patienten mit einem neuroleptisch malignen Syndrom (NMS), Katatonie oder Rückenmarksläsionen sollte auf Succinylcholin verzichtet und auf ein kurz wirksames, nicht depolarisierendes Muskelrelaxans ausgewichen werden.

Mivacurium ist das Muskelrelaxans, das am häufigsten alternativ zu Succinylcholin verwendet wird. Obwohl Mivacurium auch in niedrigeren Dosierungen (0,08 mg/kg) gegeben wurde [10], konnten Fredman et al. bei NMS-Patienten zeigen, dass nur eine „volle" Intubationsdosis von 0,2 mg/kg die Muskelkontraktionen nach EKT effektiv unterdrückt [22]. In dieser Dosis kann Mivacurium, vor allem nach schneller Injektion, zu Histaminliberation mit Ausbildung eines kutanen Flushs und seltener zu Hypotension führen. Bei einer Wirkungsdauer von 15 bis 30 Minuten ist eine Nachbeatmung nach der Behandlung oder eine Antagonisierung der Muskelrelaxation mit Cholinesteraseinhibitoren nötig.

Atracurium führt in einer Dosierung von 0,5 mg/kg zu einer besseren Unterdrük-kung der durch die EKT hervorgerufenen Muskelkontraktionen als nach 0,3 mg/kg [37]. Obwohl das Cis-Cis-Isomer des Atracurium (Cisatracurium) im Gegensatz zur Ausgangssubstanz keine Histaminfreisetzung verursacht und auch keine kardiovaskulären Nebenwirkungen hat, liegen bisher keine Berichte zum Einsatz von Cisatracurium bei der EKT vor.

Vecuronium wurde zur Behandlung von Patienten mit schweren Succinylcholin induzierten Myalgien verwendet [28]. Ebenso wie *Rocuronium* kommt es aufgrund der relativ langen pharmakologischen Wirkung bei der EKT nur als Reservesubstanz bei Kontraindikationen für Succinylcholin und allergischer Diathese oder bei Patienten mit allergischem Asthma zum Einsatz.

Herz – kreislaufwirksame Medikamente

Die EKT induziert eine ausgeprägte parasympathische und sympatho-adrenerge Reaktion. Daher wurden verschiedentlich Anticholinergica und andere Herz-Kreislaufwirksame Medikamente verwendet, um diese Reaktionen bei entsprechend vorerkrankten Patienten zu vermindern.

Anticholinergika

Atropin in einer Dosierung von 0,6 mg/kg vor Anästhesieeinleitung reduziert die Häufigkeit von Bradykardien und erhöht die Häufigkeit von Tachykardien nach EKT [43]. Aufgrund des besseren antisalivatorischen und der fehlenden zentralen Effekte wird von Ding [17] *Glycopyrrolat* als Prämedikation vor EKT empfohlen.

β-Blocker

Um die sympatho-adrenerge Reaktion zu vermindern, wurde sowohl der selektive β_1-Rezeptorenblocker *Esmolol,* als auch *Labetalol*, ein in Deutschland nicht zugelassener β-Rezeptorenblocker mit zusatzlicher α-blockierender Wirkung verabreicht. Esmolol (1–1,3 mg/kg) oder Labetalol (0,1–0,2 mg/kg), vor Narkoseeinleitung gegeben, unterdrückte die kardiovaskuläre Reaktion nach EKT, wobei der systolische Blutdruck nach Labetalol signifikant niedriger war [9]. In einer Plazebo-kontrollierten doppel-blinden Studie wurde Esmolol (1,0 mg/kg) und Labetalol (0,3 mg/kg) mit Fentanyl (1,5 µg/kg) oder Lidocain (1,0 mg/kg) verglichen [60]. Systolischer Blutdruck und Herzfrequenz waren nach Esmolol und Labetalol signifikant niedriger als nach Fentanyl, Lidocain oder Plazebo. In dieser Studie führte Labetalol, Fentanyl und Lidocain im Gegensatz zu Esmolol zu einer signifikanten Verkürzung der Krampfdauer. In anderen Studien war jedoch auch nach Esmolol die Krampfdauer während EKT signifikant reduziert [32, 41, 56]. Um diese anti-konvulsive Wirkung zu vermindern, kann Esmolol nach oder unmittelbar vor elektrischer Stimulation gegeben werden [17].

Calziumantagonisten

Eine zusätzliche antihypertensive Wirkung kann durch Calciumantagonisten erreicht werden. 10 mg **Nifedipin** sublingual ca. 20 min vor EKT vermindert den Blutdruckanstieg nach EKT [32, 41, 56]. Die Bolusapplikation von **Nicardipin** (1,25–5mg) senkt mittleren Blutdruck. Nicardipin allein hat jedoch eine Reflextachykardie zur Folge, die durch die Kombination mit Labetalol verhindert werden kann [6]. Interessanterweise verringert eine niedrige Nicardipin Dosis die Krampfdauer nicht [6]. In einer Plazebo – kontrollierten Studie reduzierte auch **Diltiazem** die Herzfrequenz und den mittlerem arteriellen Blutdruck, aber auch die Krampfdauer signifikant [59]. Insgesamt scheint die Kombination einer niedrigen Dosis Nicardipin oder Nifedipin mit Labetalol das effektivste Regime zur Kontrolle der akuten sympatho-adrenergen Reaktion nach EKT bei älteren, hypertensiven Patienten zu sein [17].

α_2 – Agonisten/Antagonisten

Der zentral wirksame α_2 Agonist/Antagonist **Clonidin** (0,05 – 0,3 mg p.o. 60–90 min vor EKT) senkt dosisabhängig den Blutdruck vor der elektrischen Stimulation, ohne dass der Anstieg der Herzfrequenz oder des Blutdrucks nach EKT verhindert werden könnte. Allerdings hatte Clonidin keine negativen Auswirkungen auf Krampfdauer oder Erholungszeit [24].

Vasodilatoren

Nitrogycerin (NTG) (3µg/kg i.v. 2 min vor EKT) senkt im Vergleich zu Esmolol (2mg/kg) den Blutdruck effektiver, führt allerdings häufiger zur Tachykardie [49]. Auch die Gabe von NTG 0,4mg sublingual bzw. 2% NTG Pflaster vor EKT vermindert die akute Hypertension nach EKT [51, 58]. Die Vorbehandlung mit NTG sollte vor allem bei Patienten mit koronarer Herzerkrankung und hohem Risiko für myokardiale Ischämien in Betracht gezogen werden. **Nitroprussid** wurde bei Patienten mit intrakraniellem Aneurysma, disseziiertem Aortenaneurysa oder hochgradiger Aortenstenose in Kombination mit β-Blockern erfolgreich zur Kontrolle von Tachykardie und Hypertension nach EKT angewendet [16, 18, 35]. Nitroprussid [55] scheint ebenso wie NTG [49] die Krampfdauer wahrend der EKT nicht zu beeinträchtigen.

Opioide

Die Kombination von Anästhetika mit kurzwirksamen Opioiden wie Alfentanil oder Remifentanil erlaubt eine deutliche Dosisreduktion der Induktionsanästhetika und verlängert so die Krampfdauer während der EKT signifikant. In einer prospektiv randomisierten cross-over Studie wurde Propofol und Methohexital mit und ohne Alfentanil (10µg/kg i.v.) verglichen [46]. In den Alfentanilgruppen waren die Anästhetikadosen, die zum Bewusstseinsverlust führten um 33% niedriger als in den Gruppen ohne Opiat. Die längste Krampfdauer nach Elektrischer Stimulation wurde in der Gruppe Alfentanil/Methohexital, die kürzeste in der Propofol Gruppe gefunden. Allerdings war die Erholungszeit in der Alfentanil/Methohexitalgruppe am längsten. Eine Verlängerung der Krampfdauer wurde auch in einer Studie mit Methohexital (0,5 mg/kg) und Remifentanil (1µg/kg) gegenüber Methohexital (0,75 µg/kg) ohne Opiat gefunden [2]. Der Anästhetika – sparende Effekt von Remifentanil führte hier zu einer Verlängerung der mittleren Krampfdauer von 27 auf 38 Sekunden. Hämodynamische Reaktionen und Erholungszeiten waren in beiden Gruppen vergleichbar. Bei Patienten mit einer grenzwertig kurzen Dauer des Krampfanfalls kann somit durch die zusätzliche Gabe eines kurzwirksamen Opiats die Anästhetikadosis reduziert und damit die Krampfdauer verlängert werden.

Anästhesiologisches Management

Personelle, räumliche und technische Anforderungen

Die Anästhesie zur Elektrokrampftherapie erfordert personelle, räumliche und technische Anforderungen entsprechend einem operativen Eingriff in Allgemeinanästhesie [15]. Sie sollte von einem oder einer Anästhesisten oder Anästhesistin nach „Facharztstandard" durchgeführt werden. Eine entsprechend ausgebildete Anästhesiepflegekraft sollte bei der Ein- und Ausleitung der Anästhesie assistieren. Der Anästhesiearbeitsplatz muss die Möglichkeit zur manuellen und maschinellen Beatmung mit 100% Sauerstoff bieten. Auf eine Einrichtung zur Narkosegasabsaugung kann verzichtet werden, wenn ausschließlich intravenöse Anästhesieverfahren angewendet werden. Neben der Maskenbeatmung sollten alle Vorraussetzungen zum Management des schwierigen Atemwegs einschließlich der intratrachealen Intubation und der Notfallmaßnahmen, z.B. Intubationslarynxmaske, Koniotomieset etc. verfügbar sein. Eine Einrichtung zur effektiven oro-pharyngealen bzw. intratrachealen Absaugung ist ebenfalls obligat. Zur adäquaten Überwachung der Patienten muss ein (mindestens) 3-Kanal EKG Monitor, ein Pulsoxymeter, eine Möglichkeit zur oszillometrischen Blutdruckmessung sowie ein Gasmonitor zur Messung der in- und exspiratorischen Sauerstoff-, CO_2- und gegebenenfalls Anästhetikakonzentration vorhanden sein. Die schnelle Verfügbarkeit von Hilfsmitteln zur Herstellung eines intravenösen Zugangs, von Infusionslösungen, den wichtigsten Anästhesie- und Notfallmedikamenten und eines Defibrillators zur kardio-pulmonalen Reanimation muss gewährleistet sein. Ebenso sollte ein Gerät zum Neuromuskulären Monitoring (Relaxometrie) verfügbar sein [15].

Nach dem Wiedererwachen aus der Allgemeinanästhesie müssen die Patienten durch einen Anästhesisten zumindest solange überwacht werden, bis alle Vitalfunktionen (Vigilanz, Atmung, Kreislauf) stabil sind und die Patienten auf eine zur weiteren Überwachung geeignete Station gebracht werden können. Da schwerwiegende Komplikationen (wie Myokardinfarkt, respiratorische Insuffizienz,

Anaphylaxie, etc.) auch nach Elektrokrampftherapie nie ausgeschlossen werden können, sollte die Möglichkeit zur intensivmedizinischen Überwachung und Therapie gegeben sein.

Prä-interventionelle Visite, Risikoabschätzung, Prämedikation

Die Patienten sollten, wie vor einem operativen Eingriff, spätestens am Vortag der ersten EKT besucht und über das Procedere und die Risiken aufgeklärt werden (siehe 3.2). Die Leitlinien zur anästhesiologischen Voruntersuchung sind durch die Deutsche Gesellschaft für Anästhesie und Intensivmedizin festgelegt [14]. Zur **prä-interventionellen Visite** gehören die Erhebung der kompletten Anamnese unter spezieller Berücksichtigung der psychiatrischen und vor allem internistischen Vorerkrankungen sowie eine körperliche Untersuchung. Laboruntersuchungen, EKG-, Röntgen oder CT- Untersuchungen, werden bei entsprechenden Hinweisen auf Vorerkrankungen durchgeführt.

Als **Vorbereitung zur EKT** sollte der Patient mindestens 6 Stunden nüchtern sein, wobei berücksichtigt werden muss, dass Erkrankungen wie Diabetes mellitus und vermutlich auch neurologische und psychiatrische Erkrankungen zu einer verzögerten Magenentleerung führen können. Klare Flüssigkeiten (Wasser, Tee) können bis zu zwei Stunden vor dem Eingriff erlaubt werden. Ebenfalls erlaubt, ist die orale Einnahme von Medikamenten mit schluckweise Wasser. Zahnprothesen, Schmuck und Nagellack sollten entfernt werden.

Ziel der prä-interventionellen Evaluation der Patienten sind die Identifizierung von **Risikofaktoren** für eine Allgemeinanästhesie und die Planung eines an die Vorerkrankungen und Risiken angepassten anästhesiologischen Managements. Als Risikofaktoren gelten, wie für die meisten operativen Eingriffe, vorbestehende kardio-vaskuläre oder pulmonale Vorerkrankungen, nicht nüchterne Patienten, bzw. Patienten mit Magenentleerungsstörungen, Schwangerschaft, Patienten mit cerebralen Aneurysmen oder Blutungen und Patienten mit neurologisch-psychiatrischen Vorerkrankungen wie das Maligne Neuroleptische Syndrom.

Auf eine **medikamentöse Prämedikation** wird in der Regel verzichtet, da anxiolytische und/oder sedierende Medikamente (Benzodiazepine, Neuroleptika, Barbiturate) meist eine Verkürzung der Krampfdauer während EKT zur Folge haben. Patienten mit kardiovaskulären Vorerkrankungen oder Patienten mit post-EKT Myalgien sollten als Prämedikation ihre ‚Herz-' bzw. ‚Blutdruckmedikamente' oder nichtsteroidale Analgetika bekommen.

Eine **antidepressive Therapie** sollte in der Regel fortgeführt werden [17]. Beachtet werden muss jedoch, dass bei trizyklischen Antidepressiva und Monoamino-Oxidase-Hemmern die Empfindlichkeit des kardio-vaskulären Systems für indirekte und direkte Sympathomimetika gesteigert ist. Eine chronische Therapie mit trizyklischen Antidepressiva kann auch zu einer ‚Downregulation' von kardialen β-Rezeptoren mit Hypotension während Allgemeinanästhesie führen [44]. Da trizyklische Antidepressiva auch anticholinerge Effekte haben, können sie die zentralen Effekten von Atropin verstärken. Patienten die mit MAO-Inhibitoren behandelt wurden, neigen auch intraoperativ zu Hypotension [27]. Opioide sollten vorsichtig eingesetzt werden, da hier ausgeprägte Nebenwirkungen beobachtet wurden [44]. In einer klinischen Untersuchung waren jedoch, während EKT, die hämodynamischen Parameter Herzfrequenz und Blutdruck bei Patienten mit chronischer MAOI Therapie nicht signifikant unterschiedlich zu Patienten ohne dieses Medikament [20]. Eine Behandlung mit Lithium kann die Wirkdauer von Muskelrelaxantien [38], trizyklische Antidepressiva und viele atypischen Antidepressiva, sowie die Wirkdauer von Anästhetika z.T. erheblich verlängern [17].

Allgemeinanästhesie

Ziele der Anästhesie zur EKT sind die schnelle Erreichung einer Bewusstlosigkeit, die Dämpfung bzw. Verhinderung der vegetativen Reaktionen auf die EKT (Bradykardie/Asystolie und hyperdyname Reaktion), die Vermeidung von ausgeprägten Muskelkontraktionen und die möglichst schnelle Wiederkehr der vitalen und kognitiven Funktionen nach der Therapie. Die Krampfdauer während der EKT sollte dabei möglichst unbeeinflusst durch die anästhesiologischen Maßnahmen und Medikamente bleiben.

Rasch und kurz wirksame Medikamente (Methohexital/Thiopental/Propofol/ Etomidate, Succinylcholin/Mivacurium, Esmolol) werden daher bevorzugt eingesetzt. Obwohl Opioide (Alfentanil, Remifentanil) einen Anästhetika sparenden Effekt haben, sind sie meist für eine Allgemeinanästhesie im Rahmen der EKT entbehrlich.

Die Patienten sollten nüchtern und in der Regel ohne medikamentöse Prämedikation zum Anästhesiearbeitsplatz gebracht werden, erhalten einen intravenösen Zugang und ein Standardmonitoring (EKG, nicht invasive Blutdruckmessung, Pulsoxymetrie). Die Anästhesie wird intravenös eingeleitet und die Patienten mit 100% Sauerstoff über eine Maske bzw. Larynxmaske beatmet. Eine leichte Hyperventilation senkt die Krampfschwelle und verlängert die Krampfdauer. Die EKT wird während einer kurzen Apnoe – Phase durchgeführt. Mit Ausnahme der „nicht nüchternen" Patienten kann, selbst bei adipösen Patienten, eine Intubation meist vermieden werden. Vor der elektrischen Stimulation sollte ein Beißschutz (Mullbinde, Gummikeil) zwischen den Zähnen platziert werden. Nach Beendigung der Muskelkontraktionen und EEG – Veränderungen muss der Patient bis zum Wiedereinsetzen der Spontanatmung weiter beatmet werden. Eine repetitive Anästhetikagabe ist bei Verwendung von Succinylcholin als Muskelrelaxans meist nicht nötig. Die Patienten sollten unter direkter Beobachtung des Anästhesisten bleiben, bis die vegetativen (sympatho-adrenergen) Reaktionen wieder rückläufig sind und die ersten kognitiven Funktionen (Augenöffnen, verbale Reaktionen) beobachtet werden. In dieser Phase sind die häufigsten Komplikationen Verwirrtheitszustände, Agitation, Amnesie und Kopfschmerzen. Geringe Dosen von Midazolam (0,5–1 mg i.v.) können bei ausgeprägter Agitation die Symptomatik mindern [33]. Seltene kardiovaskuläre oder respiratorische Komplikationen manifestieren sich oft ebenfalls in dieser Phase. Die Patienten sollten daher für mindestens 15 bis 30 Minuten unter Monitorkontrolle in einem Aufwachraum überwacht werden [42].

Tagesklinische Behandlung

„Erhaltungs-EKT's" können auch im Rahmen einer tagesklinischen Behandlung erfolgen. Es gelten hier jedoch einige Einschränkungen und Vorraussetzungen, die sinngemäß durch die anästhesiologischen Fachgesellschaften in einer Leitlinie zum ambulanten Operieren festgelegt wurden [13]. Wesentlich sind die organisatorischen Vorraussetzungen in der Klinik und im häuslichen Umfeld des Patienten. Die Patienten müssen sich zu einer tagesklinischen Behandlung bereit erklären, durch eine geeignete Person begleitet (Transport) und für mindestens 24 Stunden betreut werden. Die Einhaltung der ‚Nüchternzeiten' muss gewährleistet sein. Die Klinik sollte im Notfall in angemessener Zeit erreichbar sein. In der Klinik müssen die Patienten bis zum Erreichen der Entlassungskriterien überwacht und medizinisch betreut werden können. Bei Komplikationen sollte eine stationäre Aufnahme möglich sein. Für eine tagesklinische EKT – Behandlung kommen nur Patienten ohne relevante internistische Vorerkrankungen (ASA I und II – Patienten) in Betracht. Vor der Entlassung müssen die Patienten mindestens seit einer Stunde stabile Vitalfunktionen haben, sollten, entsprechend ihrem präoperativen Zustand, in der Lage sein sich selbst anzuziehen, umherzugehen und auf die Toilette zu gehen. Orale Flüssigkeiten sollten ohne Übelkeit und Erbrechen toleriert werden.

Spezielles anästhesiologisches Management

Patienten mit kardiovaskulären Vorerkrankungen

Diese Patienten haben ein erhöhtes Risiko durch die Elektrokrampftherapie und die entsprechenden hämodynamischen Reaktionen myokardiale Ischämien oder Myokardinfarkte zu erleiden. Auch vaskuläre Komplikationen im Rahmen einer hypertensiven Krise sind möglich. Die Verwendung von Etomidate als Induktionsanästhetikum minimiert das Risiko initialer Blutdruckabfälle, verstärkt aber das Risiko ausgeprägter hyperdynamischer Reaktionen. Die Vorbehandlung mit β-Blockern wird für Patienten mit koronarer Herzerkrankung empfohlen [3]. Bei Patienten mit vorbestehender Bradykardie, Sick Sinus Syndrom oder einer mit Cholinesterasehemmern behandelten Myasthenie sollte prophylaktisch Atropin gegeben werden und die Möglichkeit einer (externen) Schrittmacheranlage gegeben sein [50]. Bei Patienten mit implantierten Schrittmachern muss die Möglichkeit einer Umprogrammierung in einen Festfrequenzmodus gegeben sein [1]. Bei Patienten mit implantiertem Defibrillator sollte dieser vor EKT inaktiviert werden [34]. Ein nicht therapiertes Phäochromozytom als Ursache einer Malignen Hypertonie ist eine der absoluten Kontraindikationen für eine EKT [8].

Patienten mit malignem neuroleptischen Syndrom, Katatonie

Das maligne neuroleptische Syndrom (MNS) ist eine Komplikation der antipsychotischen Behandlung mit Neuroleptika. Das MNS weist einige Gemeinsamkeiten mit der malignen Hyperthermie auf. Succinylcholin und volatile Anästhetika sind Triggersubstanzen für Rhabdomyolyse und Temperaturerhöhung [47]. Auch bei der Katatonie kann es, getriggert durch die Gabe von Succinylcholin, zur Hyperkaliämie mit Kreislaufversagen kommen. Bei beiden Krankheitsbildern muss auf ein nicht depolarisierendes Muskelrelaxans, z.B. Mivacurium, ausgewichen werden [31].

Patienten mit inadäquater EKT-induzierter Krampfdauer

Etomidate ist das Einleitungsanästhetikum der Wahl bei Patienten mit inadäquat kurzer Krampfdauer nach elektrischer Stimulation [5]. Alternativ kann eine reduzierte Dosis von Methohexital (oder Etomidate) mit einem Opioid (Alfentanil oder Remifentanil) kombiniert werden [2, 46]. Auch für Theophyllin (100–200 mg, 30 min vor EKT) (siehe Kapitel 3.4, Internistische Pharmakotherapie) oder Coffein (siehe Kapitel 3.4, Praktische Durchführung der Behandlung) wurde eine Verlängerung der Krampfdauer berichtet [7, 21, 45, 54].

Schwangerschaft (siehe auch Kapitel 3.8)

Die Schwangerschafts – induzierte Depression kann mit EKT erfolgreich behandelt werden [17]. Allerdings müssen potentielle Komplikationen, wie die erhöhte Aspirationsgefahr ab der 12. Schwangerschaftswoche und die Auslösung von Wehen (Frühgeburtlichkeit und Abortgefahr) in Betracht gezogen werden [19, 26]. Nach der 16. Schwangerschaftswoche sollten die Patientinnen im Rahmen einer „Ileuseinleitung" intubiert werden. Weiterhin sollte während der Behandlung das CTG überwacht und gegebenenfalls eine medikamentöse Tocolyse durchgeführt werden. Da die Injektionsanästhetika den uteroplazentaren Blutfluss reduzieren, wird Sevoflurane als Anästhetikum empfohlen [29].

Patienten mit zerebralen Aneurysmen, Blutungen und Karotisstenosen (siehe auch Kapitel 3.6 und 3.7)

Während der EKT kommt es zu erheblichen Veränderungen der sytemischen und zerebralen Hämodynamik. Der Anstieg des zerebralen Blutflusses hat sowohl eine Zunahme der Wandscherrate in den zerebralen Arterien als auch einen Anstieg des intrakraniellen Drucks zur Folge [52]. Bei Patienten mit arteriellen Aneurysmen oder nach intrakraniellen Blutungen besteht ein erhöhtes Blutungsrisiko. Strategien zur Limitierung des Blutdruckanstieges nach EKT sind hier vital. Es liegen Berichte zum Einsatz von Esmolol in Kombination mit Nitroglycerin und Nitroprussid vor [57, 62]. Eine engmaschige neurologische Kontrolle und eine frühzeitige CCT – Diagnostik vor und nach EKT sind hier obligat.

Literatur

1. Abiuso P, Dunkelman R, Proper M (1978) Electroconvulsive therapy in patients with pacemakers. JAMA 22: 2459–2460
2. Andersen FA, Arsland D, Holst-Larsen H (2001) Effects of combined methohexitone-remifentanil anaesthesia in electroconvulsive therapy. Acta Anaesthesiol Scand 7: 830–833
3. Applegate RJ (1997) Diagnosis and management of ischemic heart disease in the patient scheduled to undergo electroconvulsive therapy. Convuls Ther 3: 128–144
4. Auriacombe M, Reneric JP, Usandizaga D, Gomez F, Combourieu I, Tignol J (2000) Post-ECT agitation and plasma lactate concentrations. J ECT 3: 263–267
5. Avramov MN, Husain MM, White PF (1995) The comparative effects of methohexital, propofol, and etomidate for electroconvulsive therapy. Anesth Analg 3: 596–602
6. Avramov MN, Stool LA, White PF, Husain MM (1998) Effects of nicardipine and labetalol on the acute hemodynamic response to electroconvulsive therapy. J Clin Anesth 5: 394–400
7. Calev A, Fink M, Petrides G, Francis A, Fochtmann L (1993) Caffeine Pretreatment Enhances Clinical Efficacy and Reduces Cognitive Effects of Electroconvulsive Therapy. Convuls Ther 2: 95–100
8. Carr ME, Jr., Woods JW (1985) Electroconvulsive therapy in a patient with unsuspected pheochromocytoma. South Med J 5: 613–615
9. Castelli I, Steiner LA, Kaufmann MA, Alfille PH, Schouten R, Welch CA, Drop LJ (1995) Comparative effects of esmolol and labetalol to attenuate hyperdynamic states after electroconvulsive therapy. Anesth Analg 3: 557–561
10. Cheam EW, Critchley LA, Chui PT, Yap JC, Ha VW (1999) Low dose mivacurium is less effective than succinylcholine in electroconvulsive therapy. Can J Anaesth 1: 49–51
11. Cockey GH, Conti CR (1995) Electroconvulsive therapy-induced transient T-wave inversions on ECG. Clin Cardiol 7: 418–420
12. Cook A, Stevenson G, Scott AI (2000) A survey of methohexitone use by anesthetists in the clinical practice of ECT in Edinburgh. J ECT 4: 350–355
13. Deutsche Gesellschaft für Anästhesiologie und Intensivmedizin, Bund deutscher Anästhesisten (1998) Leitlinie für Ambulantes Operieren bzw. Tageschirurgie. Anästhesiologie und Intensivmedizin: 201–206
14. Deutsche Gesellschaft für Anästhesiologie und Intensivmedizin, Bund deutscher Anästhesisten (1998) Leitlinie zur Anästhesiologischen Voruntersuchung. Anästhesiologie und Intensivmedizin: 204–205
15. Deutsche Gesellschaft für Anästhesiologie und Intensivmedizin BDA (1995) Ausstattung des Anästhesiologischen Arbeitsplatzes. Anästhesiologie und Intensivmedizin: 250–254
16. Devanand DP, Malitz S, Sackeim HA (1990) ECT in a patient with aortic aneurysm. J Clin Psychiatry 6: 255–256
17. Ding Z, White PF (2002) Anesthesia for Electroconvulsive Therapy. Anesth Analg 5: 1351–1364
18. Drop LJ, Bouckoms AJ, Welch CA (1988) Arterial hypertension and multiple cerebral aneurysms in a patient treated with electroconvulsive therapy. J Clin Psychiatry 7: 280–282
19. Echevarria MM, Martin MJ, Sanchez VJ, Vazquez GT (1998) Electroconvulsive therapy in the first trimester of pregnancy. J ECT 4: 251–254
20. el Ganzouri AR, Ivankovich AD, Braverman B, McCarthy R (1985) Monoamine oxidase inhibitors: should they be discontinued preoperatively? Anesth Analg 6: 592–596
21. Francis A, Fochtmann L (1994) Caffeine augmentation of electroconvulsive seizures. Psychopharmacology (Berl) 3: 320–324

22. Fredman B, Smith I, d'Etienne J, White PF (1994) Use of muscle relaxants for electroconvulsive therapy: how much is enough? Anesth Analg 1: 195–196

23. Fu W, Stool LA, White PF, Husain MM (1997) Acute hemodynamic responses to electroconvulsive therapy are not related to the duration of seizure activity. J Clin Anesth 8: 653–657

24. Fu W, Stool LA, White PF, Husain MM (1998) Is oral clonidine effective in modifying the acute hemodynamic response during electroconvulsive therapy? Anesth Analg 5: 1127–1130

25. Fuenmayor AJ, el Fakih Y, Moreno J, Fuenmayor AM (1997) Effects of electroconvulsive therapy on cardiac function in patients without heart disease. Cardiology 3: 254–257

26. Gilot B, Gonzalez D, Bournazeau JA, Barriere A, Van Lieferinghen P (1999) [Case report: electroconvulsive therapy during pregnancy]. Encephale 6: 590–594

27. Goldman LS, Alexander RC, Luchins DJ (1986) Monoamine oxidase inhibitors and tricyclic antidepressants: comparison of their cardiovascular effects. J Clin Psychiatry 5: 225–229

28. Herriot PM, Cowain T, McLeod D (1996) Use of vecuronium to prevent suxamethonium-induced myalgia after ECT. Br J Psychiatry 5: 653–654

29. Ishikawa T, Kawahara S, Saito T, Otsuka H, Kemmotsu O, Hirayama E, Ebina Y, Fujimoto S, Inoue T, Koyama T (2001) [Anesthesia for electroconvulsive therapy during pregnancy – a case report]. Masui 9: 991–997

30. Kadoi Y, Saito S, Seki S, Ide M, Morita T, Goto F (2001) Electroconvulsive therapy impairs systolic performance of the left ventricle. Can J Anaesth 4: 405–408

31. Kelly D, Brull SJ (1994) Neuroleptic malignant syndrome and mivacurium: a safe alternative to succinylcholine? Can J Anaesth 9: 845–849

32. Kovac AL, Goto H, Pardo MP, Arakawa K (1991) Comparison of two esmolol bolus doses on the haemodynamic response and seizure duration during electroconvulsive therapy. Can J Anaesth 2: 204–209

33. Labbate LA, Miller JP (1995) Midazolam for treatment of agitation after ECT. Am J Psychiatry 3: 472–473

34. Lapid MI, Rummans TA, Hofmann VE, Olney BA (2001) ECT and automatic internal cardioverter-defibrillator. J ECT 2: 146–148

35. Levin L, Wambold D, Viguera A, Welch CA, Drop LJ (2000) Hemodynamic responses to ECT in a patient with critical aortic stenosis. J ECT 1: 52–61

36. Lopez-Gomez D, Sanchez-Corral MA, Cobo JV, Jara F, Esplugas E (1999) [Myocardial infarction after electroconvulsive therapy]. Rev Esp Cardiol 7: 536–

37. Lui PW, Ma JY, Chan KK (1993) Modification of tonic-clonic convulsions by atracurium in multiple-monitored electroconvulsive therapy. J Clin Anesth 1: 16–21

38. Martin BA, Kramer PM (1982) Clinical significance of the interaction between lithium and a neuromuscular blocker. Am J Psychiatry 10: 1326–1328

39. Mayur PM, Gangadhar BN, Girish K, Prasad KM, Subbakrishna DK, Janakiramiah N (1998) Acute post-ECT cardiovascular response: a comparison of threshold right unilateral and bilateral ECT. J ECT 2: 94–98

40. McCall WV (1996) Asystole in electroconvulsive therapy: Report of four cases. J Clin Psychiatry 5: 199–203

41. McCall WV, Zvara D, Brooker R, Arias L (1997) Effect of esmolol pretreatment on EEG seizure morphology in RUL ECT. Convuls Ther 3: 175–180

42. McCormick AS, Saunders DA (1996) Oxygen saturation of patients recovering from electroconvulsive therapy. Anaesthesia 7: 702–704

43. Mokriski BK, Nagle SE, Papuchis GC, Cohen SM, Waxman GJ (1992) Electroconvulsive therapy-induced cardiac arrhythmias during anesthesia with methohexital, thiamylal, or thiopental sodium. J Clin Anesth 3: 208–212

44. Morgan GE, Jr., Mikhail MS, Murray MJ (2002) Anesthesia for Patients with Neurologic & Psychiatric Diseases. In: Morgan GE, Jr., Mikhail MS, Murray MJ (eds) Clinical Anesthesiology. Lange Medical Books/McGraw-Hill, New York, 583–596

45. Navines R, Bernardo M, Martinez-Palli G, Blanch J, Salva J (2000) [Optimization of electro-convulsive therapy. Strategies for an adequate convulsion: role of caffeine]. Actas Esp Psiquiatr. 3: 194–201

46. Nguyen TT, Chhibber AK, Lustik SJ, Kolano JW, Dillon PJ, Guttmacher LB (1997) Effect of methohexitone and propofol with or without alfentanil on seizure duration and recovery in electroconvulsive therapy. Br J Anaesth 6: 801–803

47. Nisijima K, Ishiguro T (1999) Electroconvulsive therapy for the treatment of neuroleptic malignant syndrome with psychotic symptoms: a report of five cases. J ECT 2: 158–163

48. Nott MR, Watts JS (1999) A fractured hip during electro-convulsive therapy. Eur J Anaesthesiol 4: 265–267

49. O'Flaherty D, Husain MM, Moore M, Wolff TR, Sills S, Giesecke AH (1992) Circulatory responses during electroconvulsive therapy. The comparative effects of placebo, esmolol and nitroglycerin. Anaesthesia 7: 563–567

50. Otsuka H, Shikama H, Saito T, Ishikawa T, Kemmotsu O (2000) [Asystole during electro-convulsive therapy in a patient with depression and myasthenia gravis]. Masui 8: 893–895

51. Parab AL, Chaudhari LS, Apte J (1992) Use of nitroglycerin ointment to prevent hypertensive response during electroconvulsive therapy – a study of 50 cases. J Postgrad Med 2: 55–57

52. Saito S, Kadoi Y, Nara T, Sudo M, Obata H, Morita T, Goto F (2000) The comparative effects of propofol versus thiopental on middle cerebral artery blood flow velocity during electro-convulsive therapy. Anesth Analg 6: 1531–1536

53. Sarpel Y, Togrul E, Herdem M, Tan I, Baytok G (1996) Central acetabular fracture-dislocation following electroconvulsive therapy: report of two similar cases. J Trauma 2: 342–344

54. Stern L, Dannon PN, Hirschmann S, Schriber S, Amytal D, Dolberg OT, Grunhaus L (1999) Aminophylline increases seizure length during electroconvulsive therapy. J ECT 4: 252–257

55. Sudha S, Andrade C, Anand A, Guido S, Venkataraman BV (2001) Nitroprusside and ECS-induced retrograde amnesia. J ECT 1: 41–44

56. van den Broek WW, Leentjens AF, Mulder PG, Kusuma A, Bruijn JA (1999) Low-dose esmolol bolus reduces seizure duration during electroconvulsive therapy: a double-blind, placebo-controlled study. Br J Anaesth 2: 271–274

57. Viguera A, Rordorf G, Schouten R, Welch C, Drop LJ (1998) Intracranial haemodynamics during attenuated responses to electroconvulsive therapy in the presence of an intracerebral aneurysm. J Neurol Neurosurg Psychiatry 6: 802–805

58. Villalonga A, Planella T, Castillo J, Hernandez C, Cabrer C, Manalich M, Tomas A, Nalda MA (1989) [Nitroglycerin spray in the prevention of hypertension induced by electroconvulsive therapy]. Rev Esp Anestesiol Reanim 5: 264–266

59. Wajima Z, Yoshikawa T, Ogura A, Imanaga K, Shiga T, Inoue T, Ogawa R (2001) The effects of diltiazem on hemodynamics and seizure duration during electroconvulsive therapy. Anesth Analg 5: 1327–1330

60. Weinger MB, Partridge BL, Hauger R, Mirow A (1991) Prevention of the cardiovascular and neuroendocrine response to electroconvulsive therapy: I. Effectiveness of pretreatment regimens on hemodynamics. Anesth Analg 5: 556–562

61. Wells DG, Davies GG (1987) Hemodynamic changes associated with electroconvulsive therapy. Anesth Analg 11: 1193–1195

62. Wijeratne C, Shome S (1999) Electroconvulsive therapy and subdural hemorrhage. J ECT 4: 275–279
63. Zielinski RJ, Roose SP, Devanand DP, Woodring S, Sackeim HA (1993) Cardiovascular complications of ECT in depressed patients with cardiac disease. Am J Psychiatry 6: 904–909

Baghai (München), Frey (Wien), Möller (München)

3.4 Die Technik der Elektrokonvulsionstherapie – Durchführung im klinischen Alltag

Voraussetzungen

Räumliche Voraussetzungen

Obwohl es keine gesetzlich geregelten Vorgaben und Standardbedingungen gibt, ist es für einen reibungslosen und effektiven Ablauf der Elektrokonvulsionstherapie (Elektrokrampftherapie, EKT) sinnvoll, gewisse räumliche Mindestanforderungen zu berücksichtigen. Ein EKT-Behandlungsraum sollte als funktionelle Einheit einer psychiatrischen Klinik vom Bettentrakt des Krankenhauses aus leicht erreichbar sein. Da meist schwerkranke Patienten wach zum Behandlungsraum gebracht werden und häufig noch benommen von der Narkose auf einer Behandlungsliege zur Station zurückgefahren werden, sind möglichst kurze Transportwege hilfreich. In manchen Zentren wird der Patient auch in seinem Krankenbett in den Behandlungsraum gebracht, im eigenen Krankenbett behandelt und zurückgebracht, sodass eine spezielle Behandlungsliege nicht nötig ist. Dies kann auch im Hinblick auf die Hygiene vorteilhaft sein.

Das zentrale Element der EKT-Funktionseinheit ist ein Behandlungsraum, der, ähnlich einem Operationssaal für kleinere Eingriffe, Platz für die Behandlungsliege sowie für die im Folgenden beschriebene apparative Ausstattung bieten muss. Sowohl für den Routinebetrieb, als auch für das Management möglicher Intensivmaßnahmen muss rund um die Behandlungsliege ausreichend Platz für die Arbeit von mindestens vier Personen zur Verfügung stehen. Zusätzliche Beobachtungsplätze für die Anwesenheit von ärztlichem und pflegerischem Personal in Ausbildung sind sinnvoll. Außerdem muss ausreichend Platz für die apparative Ausstattung des Behandlungsraums zur Verfügung stehen. Eine Gesamtgröße von mindestens 30 m² ist daher sinnvoll. Der Raum sollte gut belüftet und zugfrei sein, die Temperatur muss unabhängig von Jahreszeit und Außentemperatur in einem für Patienten angenehmen Bereich gehalten werden können. Die Raumbeleuchtung sollte hell und möglichst blendfrei zum leichten Ablesen der Überwachungsmonitore eingerichtet sein. Ein Arbeitsplatz für die schriftliche Behandlungsdokumentation sowie für die Planung und Organisation der Behandlungen, am besten mit Schreibtisch und Personal-Computer (PC) ausgestattet, sollte zur Verfügung stehen. Ein Telefon muss im Raum sein.

Ein Aufwachraum zur weiteren Überwachung der behandelten Patienten sollte ausreichend Platz für ein bis zwei Behandlungsliegen, für die erforderlichen Überwachungsmonitore sowie für das überwachende Pflegepersonal bieten. Die Aufwachphase dauert in der Regel etwa 15 Minuten und kann vom Behandlungsteam grundsätzlich auch im Behandlungsraum abgewartet werden; die Existenz eines Aufwachraums ist demnach nicht obligat, bringt aber bei einem Behandlungsaufkommen von mehr als 2 bis 3 Patienten pro Tag eine wesentliche Zeitersparnis. Ein Raum zur Behandlungsvorbereitung der Patienten kann ebenfalls helfen, den Ablauf der Behandlungen zeitlich zu straffen, ist aber auch nicht zwingend erforderlich, da die Patienten teilweise noch auf Station vorbereitet werden können und die abschließenden Vorbereitungsarbeiten, wie z.B. das Legen eines intravenösen Zugangs, auch im Behandlungsraum selbst stattfinden können. Vor allem der Vorbereitungsraum, eventuell auch der Aufwachraum, sollten optisch und akustisch ausreichend vom Behandlungsraum trennbar sein. So wird eine Beunruhigung der Patienten vor der Behandlung, z.B. durch die Geräuschkulisse des Behandlungsraums, die durch Überwachungsmonitore, die akustische EEG-Überwachung und Handlungsanweisungen geprägt ist, vermieden.

Ausreichende Stellplätze für bereitgehaltene Geräte, die im Routinebetrieb nicht benötigt werden (z.B. Defibrillator), müssen zur Verfügung stehen. Zudem ist für entsprechende Lagerungsmöglichkeiten für einen Grundvorrat an Medikamenten und Verbrauchsmaterial zu sorgen. Hierzu gehören auch sicher abschließbare Stahlschränke für Medikamente, die dem Betäubungsmittelgesetz unterliegen und eine Lagerungsmöglichkeit für Pharmaka, die gekühlt werden müssen.

Apparative Voraussetzungen

Anästhesie

Im Arbeitsbereich der Anästhesisten (Kapitel 3.3) sind ein Narkosegerät mit Überwachungsmonitor im Behandlungsraum sowie weitere Überwachungsmöglichkeiten im Aufwachraum erforderlich. Diese sollten neben der EKG-Ableitung (Monitor) regelmäßige Blutdruckkontrollen sowie eine transcutane Pulsoxymetrie ermöglichen. Ein Sauerstoffanschluss bzw. die Ausstattung des Beatmungsgerätes mit einer Sauerstoffflasche ist erforderlich. Ein Druckluftanschluss dient zum Betrieb von Absaugpumpen, deren Einsatz die Beatmung auch bei Hypersekretion sicherzustellen vermag. Als obligatorische Zusatzausstattung gelten ein Defibrillator sowie ein Notfallkoffer mit Intubationsbesteck und medikamentöser Ausstattung entsprechend der Notfallausrüstung zur kardiopulmonalen Reanimation.

Psychiatrie

Neben einem PC zur Planung der EKT-Behandlungen einer Klinik und gegebenenfalls zur Dokumentation der einzelnen Behandlungssitzungen möglichst mit

Hilfe einer Datenbank, ist natürlich der Anschluss an die Telefon- und Funk-
rufanlage des Krankenhauses zur Organisation des Behandlungsablaufes erforderlich. Der PC kann zudem bei Vorhandensein moderner EKT-Geräte (z.B. Thymatron
System IV™) mit entsprechenden Anschlussmöglichkeiten zur Archivierung von
Behandlungsdaten sowie zur Echtzeit-Darstellung einer EEG-Spektralanalyse genutzt werden.

Die Durchführung der EKT erfordert das EKT-Stimulationsgerät. Da die Neurotoxizität von Sinuswellen-Stimulationsgeräten (z.B. „Siemens-Convulsator®" der
Fa. Siemens oder ein Gerät der Medcraft Corp., beide nicht mehr im Handel) vermutlich aufgrund der Höhe der zugeführten Energiemenge, die zum großen Teil
nicht zum therapeutischen Effekt beiträgt, zu einer erhöhten Nebenwirkungsrate
führen kann (Kapitel 3.4, Wahl der Stimulationsparameter) sind Sinuswellenstimulatoren obsolet. Moderne EKT-Geräte nutzen Rechteckimpulse in Kurzpulstechnik zwischen 0,25 und 1 ms zur Auslösung generalisierter Krampfanfälle.
Hinsichtlich des Monitorings eines therapeutischen Krampfanfalls müssen als
Minimalvariante die optische Registrierung von Konvulsionen oder eine EMG-
Ableitung an einer Extremität zusammen mit einer 1-Kanal-EEG-Ableitung an
der kontralateralen Hemisphäre angesehen werden. Wesentlich besser kann der
zu erwartende therapeutische Effekt jedoch mit einer bilateralen 2-Kanal-EEG-
Ableitung beurteilt werden, da hier auch Informationen über die Generalisation
des Krampfanfalls gewonnen werden. Die Zeitdauer der anfallsbedingten Tachykardie kann am Überwachungsmonitor der Anästhesie registriert werden, einfacher ist jedoch die automatische Messung dieses Zeitintervalls durch moderne
EKT-Geräte, die auch eine automatische rechnergestützte Erkennung des Krampfanfalls mit relativ hoher Sicherheit gewährleisten [71].

Im angloamerikanischen Sprachraum sind MECTA-Systeme (früher z.B. Mecta
SR-1, Mecta Spektrum™, aktuell Mecta Spektrum™ 500Q der MECTA Corp.) sowie
verschiedene Thymatron-Systeme (z.B. früher Thymatron DGx™, Thymatron EDGx™,
aktuell Thymatron System II™, Thymatron System IV™, Fa. Somatics, www.thyma-
tron.com) im Einsatz. In Deutschland, Österreich und der Schweiz gibt es derzeit
einen Importeur für Thymatron-Geräte, der für die erforderlichen Anpassungen an
die entsprechenden Ländervorschriften (Vorschriften zur Zulassung durch den
Technischen Überwachungsverein, Medizinproduktegesetz) und die Zulassungen
der einzelnen Gerätetypen sorgt, sowie neuerdings auch einen MECTA-Vertrieb.

Das derzeit modernste im deutschen Sprachraum erhältliche EKT-Gerät
(Thymatron System IV™) gestattet die Stimulation durch bipolare Rechteckimpulse
von 0,25 bis 1 ms Dauer bei einer zugeführten Ladung zwischen 25,2 und 1008 mC
(Energie: 5–200 Joule). Das Anfallsmonitoring schließt die 2-Kanal-EEG-Aufzeich-
nung, EMG, EKG, die automatische Krampfanfallserkennung mit Angabe der Zeitdauer des Krampfanfalls im EMG, EEG und EKG sowie der anschließenden Berechnung
verschiedener Indizes ein. Folgende Indizes, die zur Beurteilung der Behandlungs-
qualität dienen können (Abschnitt 3.4, Wahl der Stimulationsparameter), werden
angegeben: Anfallsenergieindex, postiktaler Suppressionsindex, Anfallsgeneralisie-
rungsindex. Zusätzlich werden die statische und die dynamische Impedanz (Widerstand) zwischen den Elektroden, die Herzfrequenz (Baseline und Maximum) sowie
verschiedene EEG-Parameter gemessen, aufgezeichnet und per Thermotransferdrucker

ausgegeben. Nach der erfolgten Behandlung können alle Behandlungsdaten des Thymatron System IV™ über ein serielles Kabel an einen PC weitergegeben und dort zur späteren ausführlicheren Auswertung aufgezeichnet werden (Abschnitt 3.4, Praktische Durchführung der Behandlung). Durch Einsatz der Software Genie® (derzeit Version 6.2) kann neben dem nochmaligen Abspielen der elektrophysiologischen Daten auch die Berechnung einer EEG-Spektralanalyse in Echtzeit durchgeführt werden. Die gewonnenen Daten können über eine Exportfunktion des Programms in weitere Analyse- und Statistikprogramme ausgelesen und weiterverarbeitet werden.

Personelle Voraussetzungen

Anästhesie

Wie in Kapitel 3.3 bereits genauer dargestellt, ist die Anwesenheit eines Anästhesisten derzeit Standard bei der Durchführung von EKT-Behandlungen. Auch wenn es in einigen Kliniken (vor allem in den U.S.A.) üblich war, dass der Psychiater auch die Kurznarkose selbstständig durchgeführt und ärztlich verantwortet hat [98], ist die Anwesenheit eines Anästhesisten zur Durchführung der Narkose und zur etwaigen notfallmedizinischen Intervention mit Bedacht auf Sicherheit und Forensik eine selbstverständliche Notwendigkeit [146]. Auch wenn Todesfälle mit ca. 1 pro 50000 Behandlungen [69, 123] sehr selten sind, gibt es bedrohliche Komplikationen, meist kardiovaskulärer Art, die oft mit entsprechenden Vorerkrankungen in Zusammenhang stehen [156]. Nach Aufklärung des Patienten über die durchzuführenden anästhesiologischen Maßnahmen am Vortag der Behandlung leitet der Anästhesist bzw. Intensivmediziner die Vorbereitung und Durchführung der Narkose, supervidiert die Pflegekraft bei den Vorbereitungs- und Überwachungsmaßnahmen (auch in der Aufwachphase) und mediziert den Patienten. Im Anschluss an die Behandlung wird von ihm ein Narkoseprotokoll erstellt.

Eine anästhesiologische Fachpflegekraft sowohl zur Unterstützung der Routinearbeiten während der Narkosevorbereitung, –einleitung und –nachsorge als auch zur Organisation der Behandlung ist Teil des EKT-Teams. Wenn keine Fachpflegekraft mit anästhesiologischer Zusatzausbildung zur Verfügung steht, sollte diese zumindest über Erfahrungen in der Zusammenarbeit mit Anästhesisten während der EKT verfügen. Die Pflegekraft organisiert meist den Behandlungsablauf und sorgt für die rechtzeitige Einbestellung der Patienten zur Behandlung. Sie bereitet jeden Patienten hinsichtlich der anästhesiologischen Überwachung vor und kann EKG-Elektroden, die Blutdruckmanschette sowie den Sensor des Pulsoxymeters anbringen und beginnt mit den ersten Messungen. Sie übernimmt die Vorbereitung der individuellen Medikation für jeden Patienten und überwacht die Durchgängigkeit des Venenkatheters. Des weiteren überwacht und bewerkstelligt sie auch einen zufriedenstellenden Hygienestandard während der Behandlung. Zudem ist sie für das Bestellwesen und die Vorratshaltung, für die termingerechte Wartung der Narkose- und Überwachungsgeräte sowie für die Sauerstoff- und Druckluftversorgung verantwortlich.

Psychiatrie

Analog dem Chirurgen bei operativen Eingriffen leitet der Psychiater in Koopera-
tion mit dem Anästhesisten die Organisation und Durchführung der Behandlung.
Der für die Durchführung der Behandlung verantwortliche Arzt muss daher zu
Behandlungsbeginn und noch vor Einleitung der Narkose anwesend sein. Nach
Indikationsstellung zur EKT und Überwachung der vorbereitenden Untersuchungen steuert er nun den Zeitablauf der Behandlung, bringt am Patienten die EKT-
spezifischen Überwachungselektroden und Stimuluselektroden an und teilt dem
Anästhesisten wie unten genauer beschrieben (Abschnitt 3.4, Praktische Durchführung der Behandlung) mit, zu welchem Zeitpunkt die Narkose eingeleitet
werden kann. Nach Applikation der elektrischen Stimulation überwacht er die
Qualität und Länge des ausgelösten Krampfanfalls, stellt gegebenenfalls bei in-
suffizientem Behandlungsverlauf die Indikation zur Restimulation oder bei pro-
longiertem Krampfgeschehen die Indikation zur Einleitung einer antikonvulsiven
Therapie. Natürlich ist er auch für die psychiatrische Seite der Behandlungsdokumentation verantwortlich. Voraussetzung für die selbständige Durchführung
der Behandlungen ist der Facharzt für Psychiatrie oder eine fortgeschrittene
Weiterbildung mit der Befähigung unter oberärztlicher Supervision weitgehend
selbständig zu arbeiten. In Deutschland, Österreich und der Schweiz gibt es keine verbindliche Regelung für die Ausbildung zur Befähigung, Elektrokonvulsionstherapien selbständig durchzuführen. Als Mindestvoraussetzung wird daher sowohl
eine technische Einweisung in die zu benutzenden Geräte als auch eine theoretische Ausbildung hinsichtlich der Indikationsstellung und der Durchführung der
EKT empfohlen. Diese sollte auch die Beurteilung spezieller organischer Risiken
sowie den möglichen Einfluss einer eventuellen gleichzeitigen pharmakologischen
Therapie einschließen. Im Anschluss daran wird nach einer Hospitierung bei einer
EKT-Serie die selbständige Durchführung von mindestens einer Behandlungsserie
unter direkter Supervision empfohlen.

Für Organisationsaufgaben hinsichtlich der Erstellung und Verteilung des
Behandlungsplans einer Klinik, für die Koordination von Vorbereitungsuntersu-
chungen sowie zur Abstimmung der Zusammenarbeit von Anästhesisten und
Psychiatern im Vorfeld der eigentlichen Behandlungen ist die Mitarbeit einer
psychiatrischen Pflegekraft in enger Kooperation und Supervision durch den ver-
antwortlichen Psychiater erforderlich. Pflegepersonen der entsprechenden Stationen sorgen für die Vorbereitung der Patienten auf Station (Details im Kapitel 3.4,
Vorbereitung der Patienten vor Behandlungsbeginn), begleiten ihre Patienten zur
Therapie, helfen bei der postiktalen Überwachung im Aufwachraum, begleiten
die Patienten anschließend wieder auf Station und sorgen dort für die weitere
pflegerische Überwachung nach Maßgaben der Anästhesisten.

Für den Rücktransport der liegenden Patienten vom EKT-Raum auf die Station ist aus Sicherheitsgründen die Begleitung der Patienten durch zwei Personen
(zumeist eine Pflegekraft, eine Pflegehilfskraft) erforderlich. Hierdurch ist gewährleistet, dass der Patient im Falle einer Ateminsuffizienz oder des sehr un-
wahrscheinlichen Wiederauftretens von tardiven Konvulsionen [146] erstversorgt
werden kann, während von der Begleitperson weitere Hilfe organisiert wird.

Vorüberlegungen

Indikationsstellung

Wie im speziellen Teil dieses Buchs in den Kapiteln 4.1 bis 4.6 erläutert, ist zunächst vom behandelnden Arzt in Kooperation mit dem die EKT-Behandlungen eines Hauses supervidierenden Facharztes/Oberarztes die Indikation zur Durchführung einer Elektrokonvulsionstherapie zu stellen.

Wahl der Stimulationsparameter

Auch wenn nach mehr als 65jähriger Entwicklung der Elektrokonvulsionstherapie hinreichend bekannt ist, mit welchen Behandlungsparametern ein effektiver und gut verträglicher Therapiezyklus gestaltet werden kann, so ist der aktuelle Kenntnisstand dennoch nicht ausreichend entwickelt, um eindeutige wissenschaftliche Belege für die optimalen Stimulationsbedingungen anbieten zu können oder sogar die individuell günstigsten Behandlungsbedingungen hinsichtlich der wichtigsten Parameter Wirksamkeit und Verträglichkeit und Sicherheit für jeden einzelnen Patienten a priori festlegen zu können. Im Folgenden werden daher kurz die wichtigsten Überlegungen dargestellt, die vor Behandlungsbeginn eine wesentliche Rolle spielen müssen.

Elektrodenposition

Klinische Empfehlung

Standard für eine nebenwirkungsarme und effiziente Behandlung ist derzeit nach wie vor die Stimulation der für die Sprachproduktion nichtdominanten Hirnhemisphäre unter Verwendung der unilateralen Elektrodenposition nach d'Elia (Abb. 1) [30]. Im Allgemeinen wird dabei eine Stimulationselektrode rechts temporal, die andere rechts hochparietal platziert: Die erste Elektrode wird temporal ca. 1 cm über dem Mittelpunkt einer gedachten Linie zwischen dem äußeren Augenwinkel und dem Meatus acusticus externus angebracht. Die Zweite befindet sich in ca. 12–13 cm Abstand von der Ersten lateral des Vertex um ca. 2–3 cm gleichseitig nach lateral verschoben. Für die erste Position eignen sich sowohl die durch ein Lochgummiband gehaltenen planen Metallscheibenelektroden als auch die für Patienten weniger kalt und unangenehm empfundenen flexiblen Klebeelektroden (Abb. 3a).

Für eine gut wirksame und verträgliche unilaterale EKT ist es allerdings essentiell, eine ausreichende und deutlich überschwellige Stimulusintensität zu wählen (Kapitel 3.4, Wahl der Stimulationsparameter).

Für den Behandlungsbeginn der ersten EKT-Serie eines Patienten stellt diese unilaterale Position die Methode der Wahl dar, da im Vergleich zur bilateralen Stimulation bei – in Abhängigkeit von der Stimulusdosis (Kapitel 3.4, Wahl der

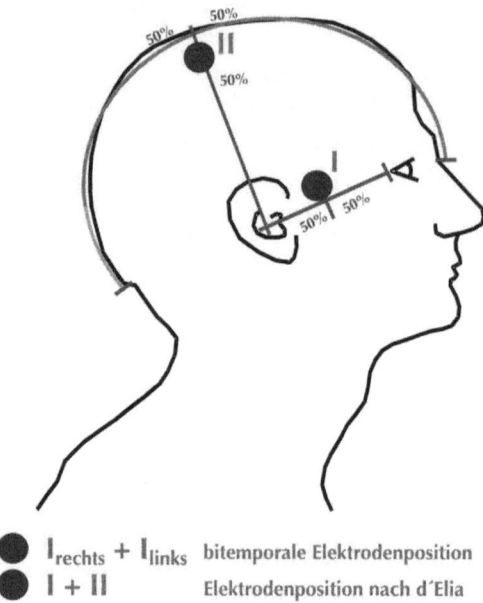

Abb. 1. Rechts unilaterale (nach d'Elia) und bitemporale Elektrodenpositionen

Stimulationsparameter) – annähernd gleich guter Wirksamkeit [114], unerwünschte Begleiterscheinungen in Form kognitiver Störungen sowohl während der postiktalen Reorientierungsphase als auch hinsichtlich der Rate an vorübergehenden Störungen des Kurzzeitgedächtnisses seltener und weniger deutlich ausgeprägt sind.

Bei rechtshändigen Patienten wird eine rechts-unilaterale Position über der nicht-dominanten Hemisphäre gewählt. Allerdings zeigten Abrams et al. [6], dass eine links-unilaterale Stimulation ebenso zu einer guten Besserung führt. Diese Stimulationsart wird für Patienten empfohlen, für die z.B. durch einen rechtsseitigen Defekt der Schädelkalotte oder einen rechtsseitigen ischämischen Herd durch einen Schlaganfall die rechtsseitige Stimulation nicht in Frage kommt. Bei Linkshändern, die wahrscheinlich nur in 20–30% der Fälle ihre dominante Hemisphäre rechts haben, müsste die dominante Hemisphäre in aufwendigeren und belastenden neuropsychologischen Testverfahren (z.B. Wada-Test, SPECT etc.) festgestellt werden. Dies wird in der klinischen Routine jedoch nicht durchgeführt. Demzufolge werden auch Linkshänder in der Regel rechts-unilateral behandelt.

Stellt sich nach ca. 6 ausreichend hoch dosierten (Kapitel 3.4, Wahl der Stimulationsparameter) unilateralen Behandlungen kein Therapieerfolg ein, sollte zu diesem Zeitpunkt oder spätestens im Falle einer zweiten Behandlungsserie der Umstieg auf die bilaterale EKT in Erwägung gezogen werden, weil diese Behandlungsform eine raschere und deutlichere Besserung erwarten lässt [4, 114]. Hierbei ist die bitemporale Stimulation die am besten untersuchte Standardbedingung. Beide Elektroden werden hier entsprechend der lateralen Elektrode nach d´Elia angebracht (Abb. 1).

Patienten, die während früherer Behandlungszyklen keine ausreichende Symptomremission durch eine unilaterale EKT erfahren hatten, können aus klinischen Erwägungen von Beginn der Behandlungsserie an bilateral (bitemporal) behandelt werden, obwohl es bislang keinen wissenschaftlichen Nachweis für einen Vorteil dieses Vorgehens gibt. Da Patienten, die mit einer bilateralen EKT behandelt werden, einen Trend zu einem schnelleren Ansprechen auf die Therapie zeigen und im Mittel mit weniger Einzelbehandlungen auskommen [7], ist die primäre bilaterale Stimulation bei Hochrisikopatienten (Kapitel 3.6 und 3.7) zu empfehlen, bei denen aus somatischen Gründen möglichst wenige Kurznarkosen durchgeführt werden sollen und unerwünschte kognitive Wirkungen eher in Kauf genommen werden können.

Die Replikation von Untersuchungen, die für die bilaterale frontale (bifrontale) Elektrodenposition eine gleich gute Verträglichkeit bei besserer Wirksamkeit im Vergleich zur unilateralen Position belegen konnten [73, 76], steht noch aus. Der Einfluss der Stimulationsenergie bei Verwendung einer bifrontalen Platzierung der Elektroden muss in diesem Zusammenhang ebenfalls noch untersucht werden, bevor eine fundierte klinische Empfehlung gegeben werden kann.

Aktueller Kenntnisstand

Trotz einer Vielzahl an Fachpublikationen, welche die Wirksamkeit und Verträglichkeit verschiedener Elektrodenpositionen verglichen haben, lassen sich wegen der Abhängigkeit von weiteren Stimulusparametern nur schwer direkte Vergleiche einzelner Untersuchungen durchführen. So wurden in früheren Studien beispielsweise EKT-Geräte eingesetzt, die mit einem Sinuswellenstrom stimulierten, die vor allem hinsichtlich der Verträglichkeit mit der heute üblichen Rechteckstrom-Kurzpulstechnik nicht vergleichbar sind. Bei der Interpretation der Studienergebnisse spielt die Höhe der Stimulationsenergie im Verhältnis zur Schwellendosis (Krampfschwelle) eine entscheidende Rolle. Daneben unterscheiden sich die Untersuchungen teilweise beträchtlich hinsichtlich der Anzahl an untersuchten Patienten, der Diagnosen und der Begleitmedikationen. Trotzdem kam die überwiegende Mehrheit an Autoren zu dem Ergebnis, dass eine unilaterale EKT der bilateralen unterlegen ist, wenn mit Stimulationsenergien knapp oberhalb der Krampfschwelle stimuliert wird. Sackeim et al. zeigten in einer doppelblinden Studie an 52 depressiven Patienten, dass bei niedrig dosierter Stimulation (bezugnehmend auf die eingangs titrierte Schwellendosis) bei gleichen Behandlungsparametern die bilaterale Stimulation der rechts-unilateralen hinsichtlich der Reduktion depressiver Symptome überlegen ist [110]. Dies wurde ebenso in der Untersuchung von Letemendia et al. an 59 depressiven Patienten hinsichtlich der erforderlichen Anzahl an Behandlungssitzungen und der Behandlungsdauer belegt [76]. In dieser Untersuchung wurde in einem kontrollierten Vergleich sowohl bitemporal als auch bifrontal stimuliert. In der antidepressiven Wirkung (Reduktion in der HAM-D-Skala) war hierbei die bifrontale Stimulation sogar der bitemporalen (und der unilateralen) Stimulation überlegen, gleichzeitig waren die kognitiven Nebenwirkungen geringer ausgeprägt. Ähnliche Ergebnisse stellten Lawson et al. vor

[73], allerdings war hier in einer Untersuchung an 40 depressiven Patienten die bessere Verträglichkeit der bifrontalen Stimulation hinsichtlich kognitiver Nebenwirkungen drei Monate nach Beendigung der Behandlungsserie nicht mehr messbar. Auch Bailine et al. [12] kamen in einem Vergleich der bifrontalen und bitemporalen Stimulation an 48 depressiven Patienten zu dem Ergebnis, dass die bifrontale Stimulation bei identischer Wirksamkeit geringere kognitive Beeinträchtigungen verursacht. Hier wurde ein im Mittel um 2 Punkte niedrigerer Gesamtscore in der „Mini-Mental-State Examination" (MMSE) bei bitemporal stimulierten Patienten beobachtet. Die Wirksamkeit war hier bei beiden Behandlungsbedingungen gleich.

Eine gleich gute Wirksamkeit der unilateralen und bilateralen (bitemporalen) Stimulation, die simulierten (Sham-) Behandlungen deutlich überlegen war, konnten Gregory et al. [49] an 69 Patienten zeigen. Hier war die bilaterale Stimulation der unilateralen allerdings hinsichtlich der Geschwindigkeit des Ansprechens auf die Therapie überlegen. Abrams et al. [7] kamen zu einem ähnlichen Ergebnis, verwendeten allerdings bereits höhere Stimulationsenergien im Bereich der 2,5fachen Schwellendosis. Eine identische Wirksamkeit der unilateralen und bitemporalen Stimulation konnten lediglich Meyendorf et al. [85] an 100 Patienten nachweisen. Auch damals schnitt die unilaterale Behandlung hinsichtlich der Wirkung auf kognitive Funktionen besser ab, diese waren sogar eine Woche nach Behandlungsende im Vergleich zum Ausgangsbefund gebessert. Zu einem ähnlichen Ergebnis hinsichtlich der kognitiven Leistungsfähigkeit kam auch Fromm-Auch in einer Literaturübersicht [45]. Hier wurde eine Verschlechterung nonverbaler kognitiver Leistungen zu Beginn einer unilateralen Behandlungsserie postuliert, während im weiteren Verlauf dann allerdings eine Verbesserung eintrat. Bei bilateraler Stimulation trat hingegen eine Verschlechterung verbaler und nonverbaler Leistungen auf.

Erst neuere kontrollierte Untersuchungen beziehen auch die Stimulationsenergie bzw. –ladung in das Untersuchungsdesign mit ein. Sackeim et al. [114] konnten an 96 Patienten zeigen, dass eine bilaterale Stimulation knapp über der Krampfschwelle oder mit 2,5facher Schwellendosis der unilateralen Stimulation gleicher Intensität hinsichtlich der Wirksamkeit überlegen und hinsichtlich der Verträglichkeit unterlegen ist. Hier konnte gezeigt werden, dass die unilaterale Stimulation knapp oberhalb der Krampfschwelle die schlechteste Wirksamkeit besitzt. Allerdings waren nach 2 Monaten keine Unterschiede zwischen uni- und bilateraler Behandlung hinsichtlich kognitiver Wirkungen nachweisbar. In einer Folgearbeit an 80 Patienten, die bei unilateraler Stimulation Ladungen bis zum 6fachen der Krampfschwelle mit einbezog [115], konnte für die unilaterale Hochdosisstimulation im Vergleich zur bilateralen Stimulation mit 2,5facher Krampfschwelle eine gleich gute Wirksamkeit gezeigt werden. Es waren die Ansprechraten (60 bis 70%) bei bilateraler und höherdosierter unilateraler Stimulation im Vergleich zur niedrig- und mittelgradig dosierten unilateralen Behandlung immerhin doppelt so hoch. Kognitive Nebenwirkungen wurden in dieser Studie bei unilateraler Stimulation sowohl während der Behandlung als auch zwei Monate nach Abschluss der Therapieserie in geringerem Ausmaß als bei der bilateralen EKT beobachtet. Auch Heikman et al. [54] kamen, allerdings bei einer Untersuchung an nur 24 Patienten in drei Behandlungsgruppen, zu dem Ergebnis, dass eine unilaterale Hochdosis-Stimulation mit 5facher Schwellendosis im Vergleich zur unilateralen Stimulation mit 2,5facher und bilateraler Stimulation knapp über der Krampfschwelle zu einer schnelleren Besserung führt und somit ein günstigeres Wirkungs-/Nebenwirkungs-Profil besitzt als andere Stimulationsbedingungen.

Stimulusart

Die Auslösung des generalisierten Krampfanfalls erfolgt durch Depolarisation zerebraler Neurone durch bidirektionale Rechteckstromimpulse einer Impulsbreite von 0,25 bis 1 Millisekunde (ms) Dauer. Die maximale Flusszeit des konstanten Stroms beträgt dabei 8 Sekunden. Die beschriebene Kurzimpulstechnik ist derzeit Methode der Wahl [3], da die früher übliche Stimulation durch einen Stromfluss in Sinuswellenform (z.B. mit den seit Ende der 80er Jahre nicht mehr erhältlichen Stimulationsgeräten der Firmen Siemens oder Medcraft Corporation) die Zufuhr einer insgesamt höheren Energie erforderte, um einen adäquaten generalisierten Krampfanfall auszulösen. Rechteck-Kurzpuls-Stimulationsgeräte benötigen nur ca. 33% [144] bis 50% [142] der Energie, die ein Sinuswellenstimulator benötigt, um einen in gleicher Weise adäquaten Krampfanfall zu initiieren. Obwohl auch die zugeführte Energie ein Parameter ist, der die Wirksamkeit der Behandlung beeinflusst (Kapitel Wahl der Stimulationsparameter), darf die positive Korrelation zwischen der Stimulusintensität und der klinischen Wirksamkeit der Behandlung nicht zu einer Stimulation mit maximaler Energiezufuhr führen, weil auch die Gedächtnisstörungen mit steigender Energie zunehmen [145]. Insgesamt wird das Nutzen/Risiko-Verhältnis bei modernen Kurzpulsstimulatoren durch eine geringere Rate an unerwünschten kognitiven Nebenwirkungen bei gleich guter Wirksamkeit daher als günstiger angesehen [148, 149].

Diese Empfehlung kann auch weiterhin aufrechterhalten werden, obwohl 1988 in einer kontrollierten prospektiven Untersuchung an 29 Patienten postuliert wurde, dass die Responderquoten bei Verwendung von Sinuswellenstimulatoren größer seien [10]. Allerdings wird diskutiert, dass in dieser Untersuchung die Sinuswellenstimulation im Vergleich zur Kurzpulsstimulation deutlicher überschwellig durchgeführt wurde [145]. Früher wurden auch Untersuchungen publiziert, die hinsichtlich der Wirksamkeit und Verträglichkeit keinen wesentlichen Unterschied zwischen beiden Stromkurvenformen nachweisen konnten [142], bzw. ebenfalls einen Trend zur besseren Wirksamkeit der Sinuswellenstimulation postulierten [122]. Auch in einem Tierversuch wurde die Hypothese der Gleichwertigkeit beider Stromformen bezüglich der Auswirkungen einer Elektrostimulation auf das Gedächtnis gestützt [128].

Sowohl retrospektive Untersuchungen [41] als auch kontrollierte doppelblinde Studien [116] konnten eine gleich gute Wirksamkeit hinsichtlich der Anzahl der bis zur Remission erforderlichen Behandlungssitzungen, der Responderquoten und des Ausmaßes der psychopathologischen Verbesserung nachweisen.

Obwohl eine kontrollierte doppelblinde Untersuchung keine Unterschiede zwischen beiden Stimulationsformen hinsichtlich kognitiver Nebenwirkungen während und nach der Therapieserie feststellen konnte [141], wurden doch in anderen

Untersuchungen nach Behandlung deutlichere Beeinträchtigungen des Gedächtnisses nach Sinuswellenstimulation registriert [129].

Nach Berücksichtigung des aktuellen Kenntnisstandes kann abschließend resümiert werden, dass die Elektrokonvulsionstherapie durch die Einführung der Kurzpulsstimulationstechnik zu einer besser verträglichen Therapieform weiterentwickelt wurde [22]. Die Sinuswellenstimulation wird seit mehr als 10 Jahren als obsolet betrachtet [143]. Aktuell verfügbare Geräte, wie z.B. das Thymatron System IV™ erlauben eine Einstellung der Impulsbreite zwischen 0,25 und 1,5 ms bei einer Frequenz zwischen 30 und 70 Hz. Da die optimale Impulsdauer zur Erreichung einer ausreichenden neuronalen Depolarisation (Chronaxie) ca. 0,1 bis 0,2 ms beträgt [113], sind Impulse zwischen 0,5 und 0,75 ms Dauer zur Induktion von Krampfanfällen günstiger als längere Impulse [146]. Die derzeit erhältlichen EKT-Geräte erlauben eine Einstellung der Impulsbreite zwischen 0,25 und 2 ms. Eine Verkürzung der Impulsbreite von 1 auf 0,5 ms führt im Allgemeinen zu einer Verlängerung der induzierten Krampfanfälle [146]. Ob mit einer weiteren Reduktion der Impulsdauer, trotz der Möglichkeit generalisierte Krampfanfälle bei reduzierter Stimulationsenergie auszulösen, auch eine Verminderung der Behandlungseffizienz verbunden ist, wird derzeit vermutet, ist aber noch nicht abschließend geklärt [146]. Die Verwendung einer weiter verkürzten Impulsbreite von 0,25 ms muss daher derzeit noch wissenschaftlich geprüft werden. Die Verwendung ultrakurzer Stimuli von unter 0,1 ms Dauer ist klinisch im Vergleich zur Standardbehandlung weniger effektiv [3].

Energie/Ladung

Klinische Empfehlung

Die individuelle Krampfschwelle (Schwellendosis), d.h. die erforderliche Energie bzw. Ladung um einen adäquaten Krampfanfall von ausreichender Dauer und Generalisierung zu erzeugen, kann von Patient zu Patient eventuell um ein Vielfaches (6 bis 50fach) variieren [21, 26]. Es ist daher erforderlich, zu Beginn einer Behandlungsserie die *Stimulusintensität* (die Begriffe *Stimulationsenergie* und zugeführte *Ladung* sind hierbei direkt proportional und werden im Folgenden gleichwertig verwendet) festzulegen, mit der die Behandlung bei größter Aussicht auf klinische Effektivität und bei optimaler Verträglichkeit begonnen werden kann. Die Definition der Krampfschwelle hängt hierbei auch wesentlich von der Position der Stimulationselektroden ab.

Bis zuletzt ist eine individuelle Dosisfindung nach der sogenannten Titrationsmethode empfohlen worden [44, 83, 114, 115]. Dabei wird bei der ersten Behandlung mit 5% oder 10% (25 oder 50 mC) der Gerätenennleistung (maximale Ladung: 504 mC) begonnen und bei fehlender Krampfaktivität im gleichen Anästhesievorgang mit 10% Schritten oder mit der jeweils doppelten Ladung (10% → 20% → 40%) neuerlich stimuliert, bis die Krampfschwelle erreicht ist. Bei der unilateralen Behandlungsform ist es dann für einen guten Therapieerfolg notwendig, die EKT-Serie mit dem 2,5- bis 5fachen der Schwellendosis fortzusetzen. Allerdings postulieren aktuelle Arbeiten [4, 5, 65], dass die Titration verzichtbar ist, weil unilateral letztlich ohnehin jeder Patient mit einer Ladung von mehr als 150 mC behandelt werden sollte. Bei der bilateralen Stimulation ist die Durchführung der EKT-Serie mit einer Ladung knapp oberhalb der Krampfschwelle für einen adäquaten Therapieeffekt ausreichend.

Als einfache Methode, a priori eine mit größter Wahrscheinlichkeit ausreichende Stimulationsenergie zur Erzielung der optimalen Wirksamkeit der Behandlung bei möglichst geringer Rate an unerwünschten Wirkungen festzulegen, hat sich die Vorgehensweise nach dem Alter des Patienten bewährt [5], da die Krampfschwelle mit höherem Alter steigt. Bei unilateraler Stimulation wählt man hierzu den Anteil der Gerätenennleistung in %, der dem Alter des Patienten entspricht, aber mindestens 30% und höchstens 60% beträgt. Ein 50jähriger Patient erhält daher am Thymatron System IV™, dessen Gerätenennleistung 504 mC beträgt, bei der ersten Stimulation 50%, d.h. eine Ladung von 252 mC. Bei bilateraler Stimulation genügt die Hälfte der nach obiger Regel bestimmten Stimulationsenergie, d.h. ein 50jähriger Patient erhält 25% der Geräteleistung, das sind 126 mC.

Als gleichwirksame Methode kann ein Vorgehen mit fester Dosierung, z.B. mit 75% der Gerätenennleistung eines Thymatron™-Stimulationsgeräts (378 mC), für viele Patienten adäquat sein [65]. Jedoch ist dieses Vorgehen mit dem Risiko einer höheren Rate an unerwünschten Wirkungen behaftet, da bei einigen Patienten die Stimulationsdosis zu hoch gewählt ist.

Reicht die auf die beschriebene Weise ermittelte Stimulationsenergie nicht aus, um einen adäquaten generalisierten Krampfanfall auszulösen, sollte in einem Zeitabstand von 60–90s restimuliert werden, üblich sind in Bezug auf die ursprüngliche Stimulationsenergie 50%ige Steigerungsraten [146].

Aktueller Kenntnisstand

Bis vor kurzem war es klinischer Standard, die Krampfschwelle als die Stimulationsenergie zu definieren, mit der sich ein generalisierter Krampfanfall [146] von mindestens 20 – 25 s Dauer, gemessen durch EEG- oder EMG-Ableitungen, auslösen lässt [26]. Falls diese Mindestdauer nach einer ersten Stimulation nicht erreicht wird, sollte nach etwa 60 s restimuliert werden, eine Restimulation mit dem 1,5fachen der Ausgangsladung ist sinnvoll. Eine kleinere Steigerung der Energieeinstellung sollte vermieden werden, um einen prolongierten Verwirrtheitszustand durch mehrfache subkonvulsive Stimulationen zu vermeiden [146]. Maximal sollte bis zu 4x stimuliert werden [146].

Bereits 1987 [110] und 1991 [7] fanden sich Hinweise dafür, wie wichtig gerade bei unilateraler Stimulation eine ausreichende Stimulationsenergie ist. Die Titration der Schwellendosis bietet den Vorteil, dass mit dem Wissen um die Krampfschwelle ein entscheidender Orientierungspunkt gegeben ist. Dieser Aspekt gewinnt an Bedeutung, wenn man bedenkt, das die Anfallsdauer, die nach dem traditionellen Richtwert mindestens 20 s sein sollte, als prognostischer Marker nicht verlässlich ist. Tatsächlich korreliert die Anfallsdauer weder positiv mit der Stimulusdosis noch positiv mit dem therapeutischen Effekt. Eine besonders hohe Stimulusladung löst sogar eher einen kurzen Anfall aus [43, 111]. Abrams et al. [7] und Sackeim et al. [114] konnten zeigen, dass eine unilaterale Stimulation der bilateralen hinsichtlich der Wirksamkeit ebenbürtig sein kann, wenn deutlich überschwellig stimuliert wurde. Allerdings war hierbei trotz der Stimulation mit 2,5facher Krampfschwelle (378 mC) ein Trend zu einer schnelleren Wirksamkeit bei bilateraler Stimulation messbar. Später konnten McCall et al. [83] in einer kontrollierten Untersuchung an 72 Patienten belegen, dass nach Dosistitration eine rechts-unilaterale Stimulation mit 2,5facher Krampfschwelle (136 mC) hinsichtlich der Wirksamkeit einer Hochdosis-Stimulation mit fester Dosis von 403 mC unterlegen war. Allerdings stiegen sowohl der therapeutische Effekt als auch die Rate an Nebenwirkungen mit höherer Dosis an [83]. Es wurde berichtet, dass die Wahrscheinlichkeit der antidepressiven Wirksamkeit und des Auftretens unerwünschter Wirkungen ab der Verwendung einer Stimulationsenergie, die der 8 bis 12fachen Krampfschwelle entsprach, deutlich anstieg. Bei einer unilateralen Hochdosis-Stimulation mit 6facher Krampfschwelle wurden Responderraten erreicht, die mit 65% den Raten bei bilateraler Stimulation ebenbürtig waren. Nach Stimulation mit 1,5 oder 2,5facher Krampfschwelle konnte hingegen mit 35% nur die Hälfte der Patienten ausreichend profitieren [115]. In einer kürzlich erschienenen Übersichtsarbeit stellte Abrams [5] nochmals klar, dass schon die Definition der Krampfschwelle anhand der Mindestdauer des induzierten Krampfanfalls von 20 bis 25 Sekunden nicht auf empirischen Daten beruht. Darüber hinaus wurde bislang auch noch keine konsistente lineare Beziehung zwischen der klinischen antidepressiven Wirksamkeit und der Stimulusintensität im Verhältnis zur titrierten Krampfschwelle gefunden. Für die unilaterale Behandlung ist allerdings ein Zusammenhang offensichtlich; sowohl in der klinischen Praxis als auch in kontrollierten Untersuchungen war eine Dosierung (nach der Titrationsmethode) knapp über der Schwellendosis nicht optimal effektiv, während mit Dosierungen über dem Dreifachen der Krampfschwelle oder vordefinierten hohen Dosierungen (etwa ab 250 mC) oder der Dosierung nach dem Alter der Patienten bessere Behandlungsergebnisse erzielt werden konnten. Für die bilaterale Behandlung dürften niedrigere Stimulusintensitäten ausreichen. Es wird postuliert, dass in Zukunft wohl die Titrationsmethode keine wesentliche klinische Rolle mehr spielen wird. Vielmehr sei es erforderlich, nach der klinischen Wirksamkeit oder nach möglichen elektrophysiologisch messbaren Korrelaten der späteren Wirksamkeit zu dosieren. Die EEG-Spektralanalyse mit Messung der maximalen iktalen Anfallsenergie, die postiktale Suppression, die interiktale δ-Aktivität, die maximale Kohärenz sowie die postiktale Reduktion der Kohärenz seien leicht mess- und berechenbare elektrophysiologische Parameter, die dafür in Frage kämen. Zusätzliche Hinweise könnte die maximale Herzfrequenz geben. Da vermutet wird, dass in Zukunft bei unilateraler Stimulation die Dosierungsempfehlungen die 15 bis 20fache Krampfschwelle erreichen könnten [5], werden auch höhere als die bis vor kurzem noch üblichen maximalen Geräteleistungen erforderlich sein [4].

Noch weiter gehen die Empfehlungen von Kellner, der ebenfalls ein Abrücken von der Titrationsmethode empfiehlt. Er postuliert, dass für die meisten Patienten vordefinierte Standardbedingungen zu einem guten, bei Bedarf jedoch auch optimierbaren Behandlungsmodus führen würden. Eine unilaterale Stimulation mit

75% Gerätenennleistung eines Thymatron™-Stimulationsgeräts (dies entspricht einer Ladung von 375 mC) bzw. eine bitemporale Stimulation mit 30–60% (alternativ dazu bifrontal mit 50%) sei klinisch sinnvoll, da sich bei Verwendung der Titrationsmethode bei fast allen Patienten eine Krampfschwelle zwischen 10 und 40% ergebe. Für die meisten Patienten sei daher die Titration unnötig und könne nur das Risiko vermehrter unerwünschter kognitiver Wirkungen am ersten Behandlungstag erhöhen [65].

Beurteilung von Qualität und Quantität eines ausgelösten Krampfanfalls

Die alleinige Berücksichtigung der *Krampfanfallsdauer in EMG und EEG* stellt kein ausreichendes Kriterium zur Entscheidung, ob ein Krampfanfall von ausreichender Quantität und Qualität für eine gute therapeutische Effektivität ist, dar [5]. Trotzdem wird meist analog zum Verfahren bei Dosistitration vor allem zu Behandlungsbeginn eine Mindestanfallsdauer von 20 (EMG) bis 25 (EEG) Sekunden gefordert [26], um einen ausreichend therapeutisch wirksamen Krampfanfall annehmen zu können. Meist kann man sich hierbei auf eine automatische EEG- und EMG-Analyse moderner EKT-Geräte verlassen [137]. Auch die mit einem Thymatron™-Gerät mögliche akustische EEG-Anfallsüberwachung, die auch bei technischen Problemen der EEG-Aufzeichnung fortgesetzt werden kann und eine sehr zuverlässige Methode zur Bestimmung der Anfallsdauer darstellt [136], kann hier hilfreich sein. Bei deutlicher Unterschreitung der nicht empirisch gesicherten Grenzwerte wird die Restimulation angeraten.

Nachdem aber seit langem klar ist, dass die Anfallsdauer keine Korrelation zur therapeutischen Wirksamkeit der EKT zeigt [2, 93], wurde versucht, weitere prospektiv messbare elektrophysiologische Parameter und Indizes zu finden, die helfen können, gegebenenfalls die Entscheidung zu einer Restimulation zu treffen.

Der *postiktale Suppressionsindex* zeigt, wie schnell und vollständig die EEG-Amplitude unmittelbar nach dem Ende der Konvulsionen abflacht. Er wird aus dem Quotienten der mittleren Amplitude in einem 3-Sekunden-Abschnitt ab 0,5 Sekunden nach Anfallsende und der mittleren Amplitude aus einem 3-Sekunden-Abschnitt während der Konvulsionen berechnet und in „% Unterdrückung" ausgedrückt. Eine Korrelation zwischen der Wahrscheinlichkeit des klinischen Ansprechens auf die Behandlung und dem berechneten Index wurde gezeigt [135]. Werte zwischen 0 und 100% sind möglich. Ideale Werte nach einer Behandlung finden sich im Bereich zwischen 80 und 100%, bei einem Wert unter 80% wird zur Nachstimulation geraten [93, 147].

Der *Konvulsions-Energie-Index* ist das Produkt aus der mittleren integrierten iktalen EEG-Amplitude und der Konvulsionsdauer als Maß für die Intensität der iktalen Antwort auf die Elektrostimulation [147]. Er wird ohne die aus der Formel folgende Maßeinheit ($\mu V^2 *$Sekunden oder μV^2/Hz) angegeben, da eine Übersteuerung des Messgeräts bei hoher Amplitude fälschlich zu niedrige absolute Messwerte verursachen kann. Bei einem Konvulsions-Energie-Index unter 550 sollte die Restimulation in Erwägung gezogen werden [18].

Der *Konvulsions-Konkordanz-Index* bezeichnet die Konkordanz zwischen Korrelaten des generalisierten Krampfanfalls in EEG und EMG als Maß für die intrazerebrale Krampfgeneralisierung [138]. Berechnet wird der Index wie folgt: 100 – (*EEG – EMG*)/(*EEG + EMG*) (EEG und EMG bezeichnen in der Formel jeweils die gemessene Dauer der Konvulsionen). Ein Bereich zwischen 0 und 100% ist möglich. Bei einem Konvulsions-Konkordanz-Index unter 51% sollte eine Restimulation in Betracht gezogen werden [18].

Begleitmedikation

Internistische Pharmakotherapie

Vor Beginn einer EKT-Serie ist es erforderlich, die bisherige Medikation der Patienten einer genauen Prüfung zu unterziehen. Medikamente, die eine medizinische Stabilisierung bewirken, werden, von wenigen Ausnahmen abgesehen, am Morgen vor der Behandlungssitzung mit möglichst wenig Wasser verabreicht. Hierzu gehört z.B. eine antihypertensive, antiarrhythmische oder eine antianginöse Medikation. Auch Antazida oder Hormonpräparate werden ohne Veränderung des Therapieregimes weiter verabreicht. Ausnahmen stellen bei den Antihypertensiva β-Blocker dar, welche das Risiko einer Asystolie oder einer klinisch bedeutsamen Hypotension unmittelbar nach dem Verabreichen des Stimulus erhöhen würden [32, 153]. Allerdings kann eine Therapie mit β-Blockern gerade bei kardial vorgeschädigten Patienten vor ungünstigen Tachykardien und Blutdruckanstieg schützen. Auch ein ungünstiger Einfluss auf den Blutdruckverlauf während der Nachbeobachtungsphase ist jedoch möglich. Gleiches gilt für reserpinhaltige Präparate, die zu lebensbedrohlichen Komplikationen führen können, wenn sie im Rahmen einer EKT verabreicht werden [3, 68]. Bei den Antiarrhythmika stellt Lidocain, welches die Krampfschwelle hebt, aufgrund einer möglicherweise verschlechterten Wirksamkeit einer EKT eine relative Kontraindikation dar [28, 58].

Einige Pharmaka stellen – vor einer EKT-Sitzung verabreicht – ein erhöhtes Risiko für die Patienten dar, können aber gefahrlos nach der Behandlung gegeben werden. Hierzu gehören beispielsweise Diuretika, welche die Wahrscheinlichkeit eines spontanen iktalen Urinabgangs erhöhen und sogar die Gefahr einer Blasenruptur erhöhen könnten [59, 96]. Antihyperglykämisch wirksame Medikamente wie Sulfonylharnstoffderivate und auch Insulin sollten aufgrund der Nahrungskarenz vor der Narkose erst nach Durchführung der Elektrokonvulsionsbehandlung verabreicht werden, um hypoglykämische Zustände und die damit verbundenen Risiken zu vermeiden. Es ist günstig, insulinpflichtige Patienten in einer Klinik vor anderen Patienten zu behandeln, um eine möglichst kurze Phase der Nahrungskarenz zu gewährleisten. Zusätzlich muss natürlich eine engmaschigere Überprüfung des Blutzuckerspiegels und gegebenenfalls eine Anpassung der Insulindosierung erfolgen [39, 92, 94, 150].

Eine Asthmatherapie mit Theophyllin kann die Dauer induzierter Krampfanfälle verlängern [139], erhöht dadurch aber gleichzeitig das Risiko, einen Status epilepticus zu erleiden [40, 101, 105]. Es muss daher generell empfohlen werden, Theophyllin vor Beginn einer EKT-Serie abzusetzen oder auf eine möglichst niedrige Dosierung zu reduzieren, da es neuere Alternativen zu Theophyllin gibt, für die derartige Risiken nicht bekannt sind.

Psychopharmakologische Begleittherapie

Antikonvulsiva

Aufgrund der bekannten Anhebung der Krampfschwelle durch Antikonvulsiva kann die Durchführung einer EKT negativ beeinflusst werden [89, 111, 146]. Einzelfälle einer Kombinierbarkeit einer antikonvulsiven Medikation beispielsweise mit Lamotrigin [1], Valproat [97] oder Carbamazepin [155] wurden publiziert. Allerdings waren die erzielten Krampfanfälle eher kurz oder die Behandlungsbedingungen mussten in Form einer Dosiserhöhung der elektrischen Stimulation modifiziert werden. Es wurde aber auch berichtet, dass in Einzelfällen erst nach Absetzen einer Valproinsäuretherapie und dem Verstreichen einer mehrtägigen Auswaschzeit eine suffiziente EKT-Behandlung möglich war [97]. Im Rahmen einer Akutbehandlung kann daher derzeit diese Kombination nicht empfohlen werden. Im Rahmen einer Erhaltungstherapie darf jedoch im Einzelfall der Vorteil einer besseren Stimmungsstabilisierung bei Fortsetzung einer antikonvulsiven Medikation trotz Planung einer EKT-Behandlungsserie genutzt werden. Es kann jedoch erforderlich sein, die antikonvulsive Medikation vor jeder Konvulsionsbehandlung für einige Tage auszusetzen, um die EKT durchführen zu können [146]. Bei einem derartigen Prozedere sollten Routine-EEG-Kontrollen vorgenommen werden, da beim Auftreten von spontanen Anfallskorrelaten (Paroxysmen) von wiederholtem Dosiswechsel Abstand genommen werden sollte.

Benzodiazepine

Da Benzodiazepine dosisabhängig einen negativen Einfluss auf die Wirksamkeit vor allem einer unilateralen EKT [48, 61, 102] ausüben können, kann ihr höherdosierter Einsatz während einer EKT Serie nicht empfohlen werden. Lediglich die Gabe von Benzodiazepinen mit kürzerer Halbwertszeit ohne aktive Metaboliten wie z.B. Oxazepam oder Lorazepam kann vor einer Behandlungssitzung bei begrenzter maximaler Tagesdosis (ca. 75mg Oxazepam oder 3mg Lorazepam) bei stark agitierten Patienten ohne negativen Einfluss auf die Behandlung empfohlen werden [146].

Auch wenn Lorazepam die Krampfschwelle nicht wesentlich beeinflusst [21], so ist jedoch ebenso wie bei einer Diazepam-Therapie [130] zumindest mit einer verminderten Dauer des induzierten Krampfanfalls zu rechnen. In früheren Untersuchungen hatten mit Diazepam [9] oder Midazolam [78] eingeleitete Narkosen eine Verkürzung der Krampfdauer und eine im Vergleich zu einer Methohexitalnarkose erhöhte Rate an unerwünschten kardialen Wirkungen zur Folge. Lediglich die Narkoseeinleitung im Rahmen einer EKT mit Flunitrazepam wurde als unproblematisch beschrieben [35]. Diese frühen Befunde zu einzelnen Benzodiazepinderivaten wurden allerdings nie repliziert.

Wenn aufgrund einer Benzodiazepinabhängigkeit bei dringlicher EKT-Indikation eine Detoxifikation vor Behandlungsbeginn aus klinischen Gründen nicht abgewartet werden kann, ist die Antagonisierung von Benzodiazepinen mit einer intravenösen Gabe von Flumazenil vor der Konvulsionstherapie, d.h. nach dem Einleiten der intravenösen Narkose durch ein Nichtbenzodiazepin-Hypnotikum und vor der elektrischen Stimulation, möglich. Direkt nach der Therapiesitzung können erneut Benzodiazepine bei entsprechender Überwachung der Atemfunktion parenteral appliziert werden, um ein Entzugssyndrom zu vermeiden [13, 70].

Neuroleptika

Eine Kombinationstherapie kann bei Patienten empfohlen werden, die unter einer pharmakotherapieresistenten Erkrankung aus dem schizophrenen Formenkreis leiden, da der Nachweis einer besseren klinischen Effizienz einer EKT ohne gleichzeitige Pharmakotherapie bislang nur in wenigen kontrollierten Untersuchungen bei schizophrenen Patienten gelungen ist [63, 146]. Vor allem im Falle einer Pharmakotherapieresistenz wurde für die Kombinationsbehandlung ein schnelleres und besseres Ansprechen beschrieben [68]. Ohne direkten Vergleich mit einer EKT-Monotherapie wurde bei komplikationsloser Kombination mit Flupenthixol eine gute Responserate von 55% angegeben [24]. Für die Kombination mit Clozapin wird in Kasuistiken [19] und Fallserien [16] ebenso eine wirksame und sichere Behandlung angegeben. Über den Wirkmechanismus eines besseren therapeutischen Ansprechens der Kombinationstherapie mit EKT und Neuroleptika kann bisher nur spekuliert werden, eine Erhöhung von Haloperidol-Plasmaspiegeln durch eine EKT ist jedoch beschrieben worden [11].

Nur wenige Daten existieren zur Effizienz der Therapie einer Manie; auch hier wurde jedoch die beste Wirksamkeit für die Kombination der EKT mit einer niedrigdosierten neuroleptischen Therapie beschrieben [126]. Vor allem, wenn ein möglichst rascher Eintritt der Wirkung wichtig ist, wurde eine Kombinationstherapie mit Haloperidol oder Fluphenazin empfohlen, falls diese gut verträglich sind. Eine antipsychotische Therapie mit Reserpin oder Chlorpromazin sollte jedoch aus Sicherheitsgründen vermieden werden [3]. Allerdings gibt es auch Berichte über eine gute Verträglichkeit der Kombination EKT/Chlorpromazin [124].

In einer eigenen retrospektiven Untersuchung in München (2002) wurden bei einer Auswertung von 1700 EKT Behandlungssitzungen in 41,8% eine neuroleptische Begleittherapie verabreicht, bei 14,5% der Behandlungen wurde dabei Haloperidol eingesetzt, bei 14,4% Clozapin.

Bei einer Haloperidol-Begleittherapie konnte hierbei eine signifikant kürzere Anfallsdauer in EEG (28 vs. 34 Sekunden, t-Test: $t_{1672} = 4,5$, $p < 0,0001$) und EMG (17 vs. 20 Sekunden, t-test: $t_{1265} = 3,6$, $p < 0,0001$) im Vergleich zur Restgruppe (nicht mit Haloperidol behandelte Patienten) gemessen werden. Bis auf einen niedrigeren Anfallsenergieindex bei gleichzeitiger Haloperidoltherapie (712 vs. 861, t-Test: $t_{1397} = 3,8$, $p < 0,0001$) waren hinsichtlich der übrigen elektrophysiologischen

Indizes (postiktaler Suppressionsindex, Konvulsions-Konkordanzindex), der Rate an unerwünschten kardialen und kognitiven Wirkungen sowie der Wirksamkeit keine signifikanten Unterschiede festzustellen.

Eine Clozapin-Begleittherapie führte hingegen zu einer signifikant längeren Krampfdauer in EEG (37 vs. 33 Sekunden, t-Test: t_{1672} = -2,6, p = 0,01) und EMG (23 vs. 20 Sekunden, t-test: t_{1265} = -3,3, p = 0,001). Die anderen elektrophysiologischen Indizes zeigten keinen Unterschied, auch der klinische Erfolg wurde als gleichwertig beurteilt. Die Rate an unerwünschten kognitiven und kardialen Wirkungen (klinisch signifikante, jedoch nicht behandlungsbedürftige kurzzeitige Rhythmusstörungen) war jedoch bei Clozapinzusatzmedikation signifikant erhöht.

Lithium

Eine Lithiumtherapie während einer EKT Serie kann derzeit generell nicht empfohlen werden, jedoch besteht lediglich eine relative Kontraindikation. In Einzelfällen kann nach sorgfältiger Nutzen-Risiko-Abwägung eine Lithiumbegleitmedikation durchaus ihre Berechtigung haben, vor allem, wenn vor der EKT auf eher niedrige Plasmaspiegel eingestellt wird und es sich um eine Erhaltungstherapie handelt.

Es ist seit langem bekannt, dass eine Lithiumtherapie das Anästhesie-Risiko erhöhen kann [60], weil es zu einer Verlängerung der neuromuskulären Blockade bei Verwendung des Musklerelaxans Suxamethonium (nicht jedoch bei Pancuronium) führt [55, 56, 106]. Die anästhesiologische Relevanz dieses Befundes ist aber gering. Zusätzlich wurden in vielen Fallberichten und Fallserien prolongierte Krampfanfälle und delirante Syndrome als Komplikationen der Kombinationstherapie beobachtet [8, 27, 37, 57, 80, 99, 125, 127, 130, 134, 151, 152]. Pharmakologische Erklärungen für die beobachtete Neurotoxizität und auch ein schlechteres therapeutisches Ansprechen konnten jedoch nicht gefunden werden [109].

Nachdem in einigen Fallberichten über eine komplikationslose Kombinationstherapie sowohl in der Akuttherapie [77] als auch während einer Erhaltungs-EKT bei monopolarer [132] und bipolarer [51] Depression berichtet wurde, ist die generelle Ablehnung der Kombination in Frage gestellt worden. Zur Erwägung des Einsatzes gerade bei Patienten mit bipolaren Störungen trägt bei, dass eine Lithiumtherapie bei guter Verträglichkeit das Switchrisiko in die Manie senkt [33]. Ebenso konnten retrospektive Studien kein erhöhtes Neurotoxizitätsrisiko [62] sowie keinen negativen Einfluss auf die therapeutische Effizienz der EKT [95] feststellen. Es wurde daher postuliert, dass es trotz der beschriebenen Komplikationsmöglichkeiten nicht genügend Daten für ein generelles Verbot der Kombinationstherapie gebe [81] und dass die von einer Kombinationstherapie ausgehenden Gefahren überschätzt wurden [88].

Vor allem, da das Absetzen einer Lithiumtherapie vor Beginn einer EKT Serie zu einer späteren Therapierefraktärität gegenüber Lithium führen kann [103], ist vor einem geplanten Absetzversuch eine genaue Nutzen/Risiko-Analyse für den Einzelfall erforderlich. Es kann daher vor allem bei einer Erhaltungs-EKT einer schweren rezidivierenden oder bipolaren Depression sinnvoller sein, eine Lithium-therapie beizubehalten. Das Risiko der Neurotoxizität und das Rückfallrisiko müssen abgewogen werden. Auch muss überlegt werden, ob gegebenenfalls der Kompromiss einer Dosisreduktion sinnvoll erscheint [146].

Aufgrund der bisherigen lückenhaften Datenlage kann man keine absolute Kontraindikation der Lithium/EKT Kombinationstherapie postulieren. Die gene-relle Empfehlung dieser Kombination ist aber angesichts der publizierten, teil-weise schwerwiegenden, unerwünschten Wirkungen nicht zu rechtfertigen, da es bislang keine experimentellen Daten gibt, die einen klinischen Nutzen be-legen [3].

Antidepressiva

Aufgrund der noch unzureichenden Datenlage kann derzeit keine generelle Emp-fehlung zu einer Kombination einer EKT mit einer antidepressiven Pharmakotherapie gegeben werden [3]. Im Einzelfall könnten sich aber gerade bei Patienten die unter einer pharmakotherapieresistenten Depression leiden, durch die Kombinations-therapie Vorteile hinsichtlich eines rascheren Ansprechens auf die Akuttherapie und einer verringerten Rückfallwahrscheinlichkeit nach Beendigung der EKT Behandlungsserie ergeben [146]. In diesem Fall wird nach klinischen Erwägun-gen (auch ohne Nachweis durch kontrollierte Studien) nach Möglichkeit die Umstellung auf ein Pharmakon empfohlen, gegenüber dessen antidepressiven Wirkprinzip bei einem individuellen Patienten noch keine Therapieresistenz be-obachtet wurde [146].

Bislang konnte die Überlegenheit einer Kombinationstherapie mit einem trizyklischen Antidepressivum in zwei kontrollierten Untersuchungen belegt wer-den. Bei Kombinationstherapie kam es zu einem besseren und schnelleren An-sprechen als bei einer EKT alleine, erhöhte Raten an unerwünschten Wirkungen wurden nicht beobachtet [91]. Während in einer anderen Untersuchung die Kom-bination mit dem selektiven Serotoninwiederaufnahmehemmer (SSRI) Paroxetin keinen therapeutischen Vorteil erbrachte, konnte auch hier gezeigt werden, dass Imipramin die Effizienz einer EKT zu steigern vermag [72].

Hinsichtlich der Dauer der im Rahmen der EKT induzierten Konvulsionen konnte eine Verlängerung der Krampfdauer bei Fluoxetinbegleittherapie beobach-tet werden [23]. Andere Autoren beobachteten jedoch sogar eine geringfügig verringerte Anfallsdauer nach Gabe höherer Fluoxetin-Dosen [52] wie sie auch bei einer Trizyklikabegleittherapie beschrieben wurden [91]. Zu keinen verlängerten Konvulsionen kam es jedoch, wenn Fluoxetin mindestens vierzehn Tage vor Be-ginn der EKT abgesetzt wurde [46]. Nach Paroxetingabe wurde ebenfalls eine verlängerte Dauer der Konvulsionen im Vergleich zu einer Trizyklikabegleittherapie beobachtet [29]. Nachdem Bupropion auch spontane Krampfanfälle auslösen kann [31], muss dieses Risiko bei einer Kombination mit einer EKT speziell beachtet werden, allerdings ist die Datenlage hinsichtlich der bislang publizierten Fälle noch nicht klar genug, um eine generelle Kontraindikation aussprechen oder Entwarnung geben zu können [38, 66, 146].

Im Allgemeinen wird die Kombination einer EKT mit selektiven Serotoninwiederaufnahmehemmern als sicher eingeschätzt [72], gleiches gilt für die Kombination mit Trizyklika, wenn die üblichen therapeutischen Dosierungen eingehalten werden [91]. Viele ältere Publikationen von Sicherheitsdaten zur Kombination einer EKT mit einer Pharmakotherapie waren jedoch meist anekdotische Berichte oder wiesen methodische Mängel auf [104].

Bei gleichzeitiger Gabe von Monoaminooxidase-(MAO)-Hemmern während einer EKT Serie traten keine Komplikationen auf [36], es wird postuliert, dass früher geäußerte Bedenken hinsichtlich dieser Kombinationstherapie wohl überschätzt wurden [42]. Trotzdem ist gerade nach einer Neueinstellung auf MAO-Hemmer aufgrund noch nicht ausreichender Adaptationsvorgänge besondere Vorsicht geboten [89]. Außerdem sollten aus Sicherheitsgründen aus anästhesiologischer Sicht alle indirekten Sympathomimetika vermieden werden [34]. Im Vergleich der Raten an unerwünschten Wirkungen war eine Kombinationstherapie mit Venlafaxin der Kombination mit trizyklischen Antidepressiva gleichwertig [17]. Allerdings traten in einer anderen Untersuchung bei Venlafaxindosierungen über 300mg pro Tag in Kombination mit einer Propofol-Narkose häufiger kurzzeitige Asystolien und kurze bradykarde Rhythmusstörungen auf. Bei Kombination mit Venlafaxin wird daher die Unterschreitung dieser kritischen Dosierung empfohlen. Patienten, die niedrigere Dosierungen erhielten, zeigten in der selben Untersuchung kein erhöhtes Risiko für kardiale Nebenwirkungen [47]. Generell ist jedoch bei Vorliegen kardiovaskulärer Erkrankungen und auch bei Kombinationstherapien mit verschiedenen Antidepressiva Vorsicht angebracht, wie immer ist ein lückenloses Monitoring der Vitalparameter erforderlich [146].

In einer eigenen retrospektiven Untersuchung konnte festgestellt werden, dass im klinischen Alltag der Psychiatrischen Universitätsklinik München lediglich 9,7% (182 von 1761) der EKT-Behandlungssitzungen ohne psychopharmakologische Begleitmedikation stattfanden. Die pharmakologischen Begleittherapien hatten vielfältige Auswirkungen sowohl auf elektrophysiologische Parameter als auch auf therapeutische Effekte und Nebenwirkungsraten der Elektrokonvulsionstherapie. Der Krampfanfall im EEG war bei nicht pharmakologisch mitbehandelten Patienten signifikant länger (univariate Varianzanalyse, ANOVA-Prozedur) als bei gleichzeitiger Gabe von Trizyklika oder SSRI (EKT alleine vs. EKT + TCA vs. EKT + SSRI = 35,9 vs. 31,4 vs. 27,5 Sekunden; $F_{2,645} = 5,5$; $p = 0,004$). Allerdings bezieht sich diese Analyse auf eine Kombinationstherapie, nicht auf eine Monotherapie mit selektiven Serotoninwiederaufnahmehemmern, bei der Einflüsse anderer Pharmaka noch nicht ausgeschlossen werden können. Bei Betrachtung einzelner Antidepressiva mit dualem Wirkmechanismus ergab sich bei Behandlungen unter zusätzlicher Mirtazapintherapie (n = 127) im Vergleich zu den übrigen Behandlungssitzungen ebenfalls eine Verkürzung der Anfallsdauer (28,4s vs. 33,8s; $t_{1553} = 4,2$, $p < 0,0001$) während sich unter Venlafaxin durchgeführte EKT-Sitzungen (n=105) hinsichtlich dieses Parameters nicht signifikant von Anderen unterschieden (30,8s vs. 33,6s; $t_{1574} = 1,3$, $p < 0,2$, n.s.). Auf die übrigen elektrophysiologischen Indizes hatte eine antidepressive Pharmakotherapie keinen signifikanten Einfluss. Die Rate an unerwünschten Wirkungen wurde jedoch durch die begleitende Pharmakotherapie beeinflusst. Kurzdauernde kardiale

Rhythmusstörungen (nicht behandlungsbedürftig) waren unter einer Begleittherapie mit SSRI signifikant häufiger als bei Begleitbehandlungen mit Venlafaxin oder Mirtazapin ($\chi^2_{2,666}$ = 16,3, p < 0,0001). Subjektiv erlebte Gedächtnisstörungen traten bei mit SSRI behandelten am häufigsten und bei nicht psychopharmakologisch behandelten Patienten am seltensten auf.

Ob sich Vorteile hinsichtlich der Effizienz der Behandlung im Rahmen einer Kombinationstherapie ergaben, kann nach dem aktuellen Stand der Auswertungen noch nicht sicher ausgeschlossen, jedoch auch nicht positiv belegt werden.

Frequenz der Behandlungssitzungen

Klinischer Standard ist es, zwei bis drei Behandlungssitzungen pro Woche an nicht aufeinanderfolgenden Tagen durchzuführen. Dieses Vorgehen sollte unabhängig von Stimulationsparametern wie z.B. der Elektrodenposition oder der Stimulus-intensität beibehalten werden.

Hinsichtlich der Wirksamkeit der Behandlungsserie am Ende der Therapie sind Behandlungsfrequenzen von 2x oder 3x pro Woche als gleichwertig anzusehen. Es gibt jedoch Hinweise für ein langsameres Ansprechen auf die Therapie bei einer verringerten Rate kognitiver Nebenwirkungen bei zwei Behandlungssitzungen pro Woche [75, 118, 120]. Falls klinische Gründe wie z.B. eine höhere Rate kognitiver Nebenwirkungen für eine Reduktion der Behandlungsfrequenz sprechen und eine eventuell auftretende Verzögerung des Behandlungserfolgs in Kauf genommen werden kann, ist die Behandlung 2x pro Woche Methode der Wahl [121], dies kann vor allem bei bilateraler Stimulation empfohlen werden. Alle anderen Patienten profitieren vom schnelleren Ansprechen auf eine Behandlung 3x pro Woche.

Eine weitere Erhöhung der Behandlungsfrequenz auf 4 bis 5 unilaterale Behandlungen pro Woche wird in Ausnahmefällen nach klinischen Erfordernissen akzeptiert. Gründe hierfür können z.B. das Vorliegen einer perniziösen Katatonie, einer schweren, nicht medikamentös beherrschbaren Manie oder eines akuten suizidalen Syndroms sein. Der empirische Nachweis des noch schnelleren und besseren therapeutischen Ansprechens durch dieses Vorgehen steht bislang jedoch noch aus. Bislang wurde lediglich in einer offenen Untersuchung belegt, dass die Rate an unerwünschten Wirkungen bei 4 Behandlungen pro Woche nicht höher sein muss. Die Ansprechrate auf die Therapie und die Ansprechgeschwindigkeit blieben jedoch gleich [133].

Der Einsatz multipler Behandlungen („multiple monitored ect", MMECT) mit der Durchführung von mindestens 2 Elektrostimulationen in einer Behandlungssitzung erbrachte zwar klinisch eine raschere Befundverbesserung als konventionell durchgeführte Behandlungen [107] bei insgesamt gleich hoher Responderquote [79], muss aber aufgrund höherer anästhesiologischer und kardiovaskulärer Risiken sowie einer höheren Rate an kognitiven Nebenwirkungen derzeit als obsolet betrachtet werden [3].

Anzahl der Behandlungssitzungen

Der Verlauf einer typischen EKT Behandlungsserie umfasst in Abhängigkeit von der Behandlungsindikation 6 bis 12 Einzelsitzungen. Bei den meisten Patienten ist spätestens nach der 10. Behandlung ein gutes Ansprechen auf die Therapie sichtbar [117]. Das initial schnellste Ansprechen auf die Therapie wird bei Behandlung einer Katatonie berichtet, trotzdem sollten aufgrund einer hohen Rezidivgefahr mindestens 6 bis 8 Behandlungen verabreicht werden. Die Behandlung manischer Syndrome kann hingegen auch mehr als 12 Behandlungen erfordern [3]. Da der individuelle Verlauf zwischen einzelnen Patienten stark differieren kann, wird empfohlen, die Behandlungsserie zu beenden, sobald die maximal erreichbare Befundverbesserung erreicht ist [146]. Diese kann angenommen werden, wenn nach deutlicher Befundverbesserung nach 2 weiteren aufeinander folgenden Behandlungssitzungen keine weitere Befundverbesserung feststellbar ist [146].

Bei Ausbleiben eines ausreichenden therapeutischen Effekts sollte die Beendigung der Therapieserie in Erwägung gezogen werden, wenn nach Teilremission der Zielsymptome eine Stagnation der Befundverbesserung über 2 bis 3 Behandlungen festzustellen ist. Eine höhere Zahl an Behandlungen kann erforderlich sein, wenn aufgrund eines unzureichenden therapeutischen Effekts eine Umstellung der Stimulationsparameter hinsichtlich der Stimulusintensität oder der Elektrodenposition stattgefunden hat. Es wird empfohlen, nach 6 bis 10 Behandlungen eine klinische Reevaluation der Behandlungstechnik, gegebenenfalls mit Umstellung der Stimulationsbedingungen durchzuführen [146].

Über einen Zeitraum von 6 Jahren beobachtet (04/1994 bis 05/2000), ergaben sich an der Universitätsklinik für Psychiatrie in Wien bei insgesamt 106 therapieresistenten, schwerstkranken PatientInnen (72 Frauen, 34 Männer) EKT-Behandlungen. 12 Personen wurden zweimal, zwei Patientinnen dreimal behandelt, wodurch die Gesamtzahl von 122 EKT-Serien in die Datenanalyse eingeflossen ist [44]. Eine EKT-Serie beinhaltete durchschnittlich 10 Einzelbehandlungen. In den Behandlungen wurde eine mittlere Ladung von 50% (=250 mC) am Thymatron DG (Impulsbreite: 1,0 ms) gewählt. In der Regel wurden die Behandlungen mit unilateraler Elektrodenplatzierung begonnen und 3mal pro Woche durchgeführt. Bei 39% der PatientInnen erfolgte wegen ungenügender therapeutischer Wirkung frühestens ab der 4. Behandlung eine Umstellung auf die bilaterale Applikationsform. 64 PatientInnen litten unter einer schwergradigen depressiven Episode bzw. einer rezidivierenden depressiven Störung (ICD-10: F32 und F33); 19 PatientInnen hatten eine depressive Episode im Rahmen einer bipolaren affektiven Störung (F31.4 und F31.5) und 2 Patienten hatte eine manische Episode mit psychotischen Symptomen (F31.2); 20 PatientInnen hatten eine katatone schizophrene Störung (F20.2); 17 Patientinnen litten unter einer schizoaffektiven Störung (F25), 10 davon depressiv und 7 manisch. Die therapeutische Wirksamkeit war laut CGI in 16% der Fälle sehr gut und umfassend (bis zur vollständigen Remission), in 57% deutlich und in 20% gering. In 6,6% der Fälle blieb das klinische Zustandsbild unverändert.

Überleitung in eine Erhaltungstherapie

Nach abrupter Beendigung einer EKT Behandlungsserie kommt es nicht selten zu einer klinischen Befundverschlechterung in den darauf folgenden zwei Wochen, bis hin zum Wiederauftreten der voll ausgeprägten Krankheitssymptomatik. Eine meist zunächst pharmakologische Rezidivprophylaxe ist daher essentiell, da ansonsten eine Relapsequote von bis zu 50% innerhalb der ersten sechs Monate nach Beendigung der EKT-Serie zu erwarten wäre [20]. Prädiktor für einen Rückfall war auf klinischer Ebene beispielsweise eine frühere Pharmakotherapieresistenz [119]. Biologische Prädiktoren wie z.B. der Nonsuppressorstatus im Dexamethason-Suppressionstest erwiesen sich bislang für einen verlässlichen klinischen Einsatz als noch nicht geeignet [20]. Andere, möglicherweise sensitivere Methoden wie z.B. der kombinierte Dexamethason-Corticotropin-Releasinghormontest werden derzeit evaluiert.

Ob der Beginn der prophylaktischen Pharmakotherapie sofort nach Beendigung der EKT Serie oder aufgrund der Wirklatenz einer antidepressiven Pharmakotherapie von 2 bis 6 Wochen, während der letzten Behandlungen im Rahmen der EKT-Serie oder bereits zu Beginn der Serie einsetzen sollte, ist durch kontrollierte Untersuchungen noch nicht zu belegen. Über die Art der empfohlenen pharmakologischen Weiterbehandlung kann man hingegen bereits Angaben machen, wobei Studien über Präparate jüngerer Generationen ausstehen. Während in einer älteren Untersuchung von Perry kein Unterschied zwischen den Rückfallraten (jeweils nur 20%) nach einer trizyklischen antidepressiven Monotherapie und einer Lithiummonotherapie nach EKT gefunden werden konnte [100], zeigte eine spätere Studie relativ hohe Relapseraten (35%) innnerhalb von 6 Monaten trotz Lithiumtherapie nach EKT (117). Kürzlich wurde belegt, dass eine antidepressive Monotherapie nach erfolgreicher EKT hinsichtlich der rezidivprophylaktischen Wirkung im ersten Jahr nach Beendigung der EKT Serie vor allem bei zuvor als pharmakotherapieresistent eingestuften Depressionen einer Kombinationstherapie mit Lithiumsalzen klar unterlegen war [112].

Bei neueren Untersuchungen muss allerdings berücksichtigt werden, dass die EKT immer seltener Therapie der ersten Wahl war und immer häufiger bei Patienten eingesetzt wurde, die aufgrund einer ausgeprägten Pharmakotherapieresistenz insgesamt zu geringeren Ansprechraten bei höheren Rückfallraten neigen [82]. Auch der eher zunehmende Schweregrad der Erkrankung bei diesen Patienten trägt zu einer erhöhten Rückfallrate bei [50].

Da eine Erhaltungs-EKT diesen Patienten bislang aufgrund des vergleichsweise hohen Aufwands noch eher selten angeboten wird, stellt die Evaluierung psychopharmakologischer Therapieschemata nach EKT ein besonders wichtiges Anliegen dar (Kapitel 4.6). Kontrollierte Studien zur Erhaltungstherapie nach der EKT mit Antidepressiva jüngerer Generation oder mit Antikonvulsiva sind noch nicht verfügbar. Zur medikamentösen Erhaltungstherapie nach EKT bei Patienten mit schizophrenen Störungen stehen ebenfalls kontrollierte Studien noch aus.

Vorbereitungen

Vor Durchführung der EKT als Akuttherapie ist eine gute medizinische und psychologische Vorbereitung der Patienten für die erfolgreiche und sichere Durchführung der Behandlung wichtig.

Aufklärung der Patienten

Vor dem informierten Einverständnis der Patienten steht die Aufklärung über die Vorgehensweise im Rahmen der Vorbereitung und Durchführung der Therapie. Aufgrund von Vorurteilen gegenüber dieser in weiten Kreisen der Bevölkerung nur wenig bekannten Therapieform, über die meist nur mangelhafte Informationen vorliegen, ist eine im Vergleich zur Durchführung einer Pharmakotherapie noch umfassendere Aufklärung erforderlich. Patienten müssen über mögliche unerwünschte Wirkungen wie z.B. kurzzeitige Gedächtnis-, Konzentrations- und Orientierungsstörungen während der Akutbehandlung sowie über das geringe Risiko ernsthafter Komplikationen im Sinne eines Narkosezwischenfalls aufgeklärt werden. Zusätzlich sind sie über wahrscheinliche individuelle Ansprechraten der Behandlung im Vergleich zu etablierten Alternativbehandlungen wie eine fortgesetzte Pharmakotherapie aufzuklären (näheres in Kapitel 3.2). Eine getrennte psychiatrische und anästhesiologische Aufklärung mit Einholung von zwei unabhängigen schriftlichen Einverständniserklärungen ist derzeit klinischer Standard.

Tabelle 1. Standards zur Durchführung der Elektrokonvulsionstherapie (EKT)

Vorbereitung	Qualifiziertes EKT-Team
	Indikationsstellung
	Basis- und Verlaufsdokumentation
	Einverständniserklärung
	Freigabe zur Narkose
	Nahrungskarenz (mind. 6h, inkl. Nikotin)
	Blasenentleerung
	Entfettung und Reinigung von Haar und Schläfen
	keine Zahnprothese
	Zahnschutz während des Krampfanfalls
Ausrüstung	Eingriffsraum
	EKT-Gerät mit kurzen Rechteckimpulsen
	Impedanzmessung
	EEG ev. EMG; EKG-Monitoring und transkutane Sauerstoffsättigung
	Sauerstoff-Maske für assistierte Beatmung
	Bereitstellung von Intubationsbesteck
	Respirator und Defibrillator für ev. Zwischenfälle

Voruntersuchungen der Patienten

Vor Indikationsstellung zur Durchführung einer EKT steht die genaue psychiatrische Diagnose. Zusätzlich ist die sorgfältige psychiatrische Krankheitsanamnese wichtig. Zu erfassen ist vor allem die Wirksamkeit und Verträglichkeit einer eventuell bereits früher durchgeführten EKT sowie pharmakotherapeutischer Interventionen. Eine genaue internistisch ausgerichtete Anamnese trägt dazu bei, somatische Risiken der Narkose und der EKT im Vorfeld zu erkennen. Nach Operationen und der Verträglichkeit bislang erhaltener Narkosen wird gefragt. Bei der sich daran anschließenden internistischen und neurologischen Untersuchung werden vor allem aktuelle kardiovaskuläre (wie zum Beispiel Hypertonie) und pulmonale Erkrankungen, laborchemische Veränderungen (u.a Elektrolyte, Gerinnungsparameter) sowie neurologische Störungen erkannt.

Für die Empfehlung technischer Untersuchungen gelten im weitesten Sinne die Regeln der obligatorischen präoperativen Diagnostik, wie sie von anästhesiologischer Seite empfohlen werden (Kapitel 3.3). Zusätzlich zu der im Folgenden beschriebenen Zusammenstellung an Untersuchungen gilt es natürlich, die Situation für jeden Patienten spezifisch zu evaluieren. Die Ableitung eines Elektrokardiogramms ist vor Beginn der EKT-Serie im Rahmen der Freigabe zur geplanten Narkose obligat, auch wenn es aus anästhesiologischer Sicht lediglich für Männer ab dem 45. Lebensjahr und für Frauen ab dem 55. Lebensjahr vorgeschrieben wird. Eine Röntgenuntersuchung des Thorax in 2 Ebenen sollte geschlechtsunabhängig bei Patienten ab dem 65. Lebensjahr durchgeführt werden. Ein Laborscreening, das zumindest ein Differentialblutbild, Elektrolyte (Vorsicht: Kalium), Kreatinin, Transaminasen sowie die Gerinnungsparameter Quick und PTT umfasst, sollte ebenfalls durchgeführt werden. Bei erhöhtem kardiopulmonalen Risiko sollten alle beschriebenen Untersuchungen veranlasst werden. Da sowohl jeder auffällige kardiopulmonale Befund, anamnestisch feststellbare Risiken als auch jede chronische Pharmakotherapie das Narkoserisiko erhöhen können, sind für die meisten psychiatrischen Patienten, die oft eine antidepressive Langzeittherapie erhalten hatten, die beschriebenen Untersuchungen obligatorisch.

Obwohl eine EKT für Mutter und Fötus keine unvertretbaren Risiken birgt (Kapitel 3.8) wird die Durchführung eines Schwangerschaftstests empfohlen. EKT-spezifische Maßnahmen sind auch die Inspektion des Mund- und Rachenraumes, die Untersuchung des Zahnstatus mit der Erfassung von Zahnproblemen, fehlenden Zähnen, lockeren Zähnen und von Zahnprothesen, weil es durch die Lage der Stimuluselektroden am Schläfenbein zu einer Depolarisation an der dortigen Muskulatur und damit zum heftigen Kieferschluss kommt.

Röntgenuntersuchungen der Wirbelsäule sind aufgrund der Durchführung der Behandlung in Muskelrelaxation im Allgemeinen nicht erforderlich, bei diesbezüglichen Vorerkrankungen jedoch trotzdem nützlich. Die Durchführung eines EEG's oder bildgebender Verfahren (Computertomographie, Magnetresonanztomographie) ist nur dann zu empfehlen, wenn strukturelle zerebrale Erkrankungen bekannt oder zu erwarten sind. Alle Voruntersuchungen sollten zeitlich in möglichst kurzem Abstand vor der ersten EKT-Behandlung erfolgen. Falls erforderlich sollten Konsiliaruntersuchungen durch erfahrene, die EKT kennende Kollegen anderer Fachgebiete veranlasst werden. Auch nach unauffälligen Voruntersuchungen sollte man im Behandlungsverlauf stets wachsam bleiben und gegebenenfalls Zusatzuntersuchungen veranlassen.

Die Ergebnisse der Voruntersuchung, Indikation und gegebenenfalls Risiken der geplanten Behandlung sowie die Patientenaufklärung sind in den Krankenakten zusammenfassend zu dokumentieren. Zusätzlich erforderliche Untersuchungen, gegebenenfalls erforderliche Modifikationen der bisherigen Pharmakotherapie sowie Besonderheiten der einzusetzenden EKT-Technik sind schriftlich zu erfassen.

Vorbereitung der Patienten vor Behandlungsbeginn

Am Vorabend der Behandlung hat das Pflegepersonal der Station bereits darauf zu achten, dass Patienten, die am folgenden Tag behandelt werden sollen, ab 23.00 Uhr nichts mehr essen und trinken und nicht rauchen. Dies gilt selbstverständlich in besonderem Maße für den Morgen der Behandlung selbst, andernfalls ist aufgrund eines erhöhten Narkoserisikos durch Vomitus mit Aspirationsgefahr (auch nach Zigarettenkonsum durch verstärkte Sekretion von Magensaft) die Behandlung für diesen Tag abzusetzen. Falls erforderlich, ist von ärztlicher Seite festzulegen, welche Medikation trotz der bevorstehenden Narkose eingenommen werden muss (z.B. blutdrucksenkende Medikation, eventuell neuroleptische Prä- und Begleitmedikation) und welche reduziert oder abgesetzt werden sollte (Abschnitt 3.4, Wahl der Stimulationsparameter).

Vor Behandlungsbeginn ist darauf zu achten, dass die Patienten keine die Behandlung störenden Kosmetika wie z.B. Haarspray, fetthaltige Gesichtscremes, Schminke, Puder oder ähnliches aufgetragen haben. Vor dem Verlassen der Station ist der Patient aufzufordern, nochmals die Blase zu entleeren. Zahnprothesen sind zu entfernen, Brille, Kontaktlinsen und Schmuck müssen abgelegt werden.

Unmittelbar vor der Behandlung hat sich der behandelnde Psychiater nochmals kurz vom Gesamtzustand des Patienten und orientierend vom aktuellen psychopathologischen Befund zu überzeugen. Dieser Moment kann dazu genutzt werden, nochmals akut aufgetretene Fragen des Patienten zu klären und zu seiner Beruhigung beizutragen. Dies sorgt nicht nur dafür, dass die Behandlung für die Patienten weniger angstbesetzt und beunruhigend erlebt wird, sondern führt auch meist zu einem verringerten Anästhetikabedarf und ist somit für die leichtere Auslösung eines adäquaten und therapeutisch wirksamen Krampfanfalls hilfreich.

Praktische Durchführung der Behandlung

Aufgrund der alleinigen Verfügbarkeit der Thymatron™-Stimulationsgeräte im deutschen Sprachraum wird die ausführliche Beschreibung der Behandlungsdurchführung auf diese Gerätegruppe beschränkt. Im Wesentlichen ist der Arbeitsablauf jedoch auch bei MECTA-Stimulationsgeräten (demnächst ebenfalls verfügbar) als identisch zu betrachten. Da das „Thymatron System IV™" derzeit dem aktuellsten Stand der Technik entspricht, orientiert sich die folgende Beschreibung an diesem Gerät.

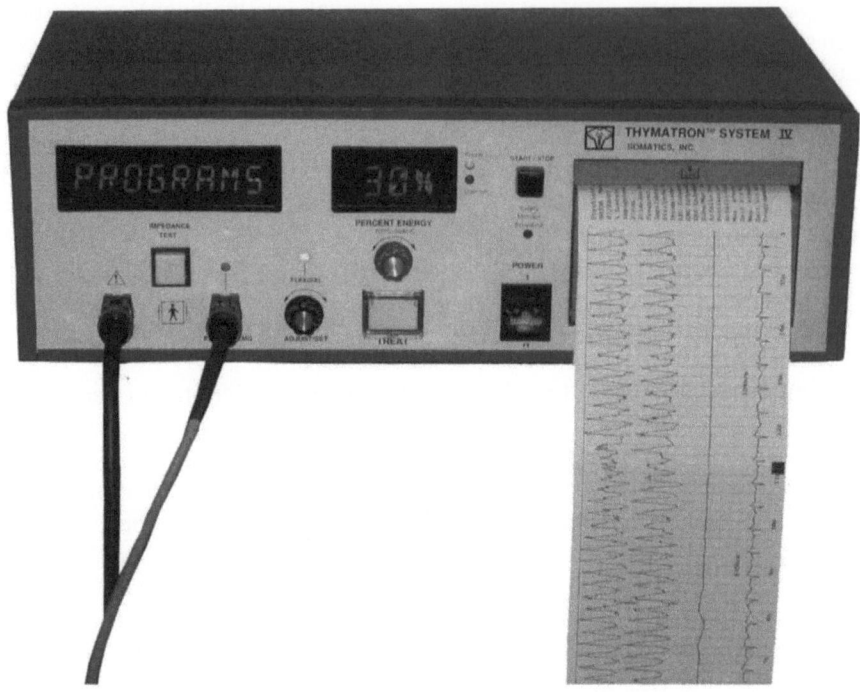

Abb. 2. Thymatron System IV™ Stimulationsgerät

Bei Verwendung älterer und in ihrem Funktionsumfang eingeschränkter Geräte wie z.B. dem Thymatron-DGx™ oder Thymatron System II™ fallen lediglich einige Arbeitsschritte, wie z.B. das Aufkleben zusätzlicher Ableitelektroden für einen zweiten EEG-Kanal und das EKG weg, ansonsten ist die Arbeitsweise identisch.

Vor der im Folgenden beschriebenen Behandlungsvorbereitung wird der Anästhesist eine Verweilkanüle legen, eine Infusion mit physiologischer Kochsalzlösung beginnen und anschließend die Prämedikation (meist Atracurium, Kapitel 3.3) verabreichen.

Zunächst ist das Stimulationsgerät einzuschalten, der automatische Selbsttest Thymatron-System-IV™ läuft wie angezeigt ab. Anschließend sollte durch Drükken des „Percent Energy Dial"-Schalters die Wahl des Stimulationsprogramms, das die Stimulusart (Impulsbreite) und die Höchstmenge der Stimulationsenergie festlegt, überprüft werden. Bei einer Displayanzeige von „L 0.5" oder „low" ist das empfohlene Standardprogramm mit einer Impulsbreite von 0,5 ms und einer maximalen Stimulationsenergie von 100 Joule (J) voreingestellt. Falls ein anderes Stimulationsprogramm gewählt werden soll, kann dieses durch Drücken des „Flex Dial"-Schalters aktiviert werden. Nach einmaligem Drücken dieses Schalters muss er gedreht werden, bis die Anzeige „Programs" erscheint, der Menüpunkt wird durch Druck auf den Schalter ausgewählt, anschließend kann durch Drehen des Schalters zwischen den voreingestellten Programmen ausgewählt werden. Aktiviert wird das jeweilige Programm durch erneutes Drücken des „Flex Dial"-Schalters. Zur Auswahl stehen in der Standardversion des Geräts Impulsbreiten von 0,25, 0,5 und 1 ms sowie die Begrenzung auf eine Stimulationsenergie von 100 J bzw. eine Ladung von 504 mC (100% der ursprünglichen Gerätemaximalleistung, Geräteanzeige „L 0,5", „low" oder„L 1") oder 200 J (Geräteanzeige „2x"). Zusätzlich können vom erfahrenen Benutzer weitere persönliche Programmkombinationen voreingestellt und abgespeichert werden (Geräteanzeige z.B. „User 1").

Nach der Programmwahl ist die Wahl der Stimulationsenergie vorzunehmen. Die gewünschte Energie kann am „Percent Energy Dial"-Schalter durch einfaches Drehen eingestellt werden. Je nach voreingestelltem Programm kann die Stimulationsenergie in 5%-Schritten auf maximal 100 J (504 mC) oder in 10%-Schritten auf maximal 200 J (1008 mC) hochgeregelt werden.

Wie zuvor beschrieben ist die Festlegung der ersten Stimulationsdosis nach dem Alter der Patienten die Methode der Wahl zu Beginn der Therapieserie, da die Krampfschwelle hauptsächlich aufgrund der Zunahme der Dicke der Schädelkalotte und damit des Widerstandes mit dem Alter (nicht regelhaft, aber doch wahrscheinlich) ansteigt. Bei bilateraler Stimulation kann bei Thymatron™-Geräten nach der Regel (*Alter*/2) = Stimulationsenergie in %, bei unilateraler Stimulation nach der Regel (*Alter*/1) = Stimulationsenergie in % der Geräteleistung eingestellt werden, sofern die Stimulationsenergie im Bereich zwischen 30% und 60% liegt. Bei Über- oder Unterschreitung dieser Grenzen wird empfohlen, die Grenzwerte selbst (30% bei Unterschreitung, 60% bei Überschreitung) zu wählen. Alternativ dazu kann auch die Fixdosismethode mit Einstellung der Stimulationsenergie auf 75% der Geräteleistung eines Thymatron™-Geräts (75 J, 378 mC) gewählt werden (Hochdosisstimulation).

Nur noch in Ausnahmefällen ist eine Krampfschwellentitration (Abschnitt Energie/Ladung) sinnvoll oder erforderlich. Man würde in diesem Falle beginnen, mit 5% der Geräteleistung zu stimulieren und kann dann bei nicht ausreichender Stimulation, d.h. bei einer Anfallsdauer im EEG unter 25 Sekunden oder im EMG unter 20 Sekunden in Abständen von je 1 Minute mit einer höheren Energie stimulieren. Die Empfehlungen für die Schrittweite differiert hierbei in der Literatur zwischen 5% der Geräteleistung und einer jeweiligen Verdoppelung der Dosis. Aus klinischen Erwägungen empfehlen wir eher Letzteres. Während der ersten Behandlungssitzung sollte maximal 4x stimuliert werden [146]. Die Krampfschwelle (Schwellendosis) entspricht der Stimulationsdosis, mit der erstmals ein suffizienter Krampfanfall von mindestens 20 Sekunden Dauer erzeugt wurde. Die Schwellendosis liegt bei der Erstbehandlung fast immer unter 20% (20 J bzw. 100 mC) [44]. Genau deshalb gilt die Titration heutzutage als verzichtbar. Bei einer anschließenden unilateralen Therapie sollte mit der 3 bis 5fachen Krampfschwelle gearbeitet werden, bei einer bilateralen EKT kann mit einer Stimulationsdosis zwischen 5 und 50% über der Krampfschwelle stimuliert werden.

Bei allen angewandten Methoden der Errechnung der initialen Stimulationsenergie gilt zu beachten, dass im Verlauf einer Behandlung die Krampfschwelle durch die Durchführung der EKT-Serie meist ansteigt [25]. Wenn dadurch ein nicht suffizienter Krampfanfall im EEG unter 20 Sekunden Dauer oder im EMG unter

15 Sekunden Dauer ausgelöst wird, sollte in Abhängigkeit von den zur Beurteilung der Anfallsqualität nutzbaren Indizes – wie im Kapitel Energie/Ladung beschrieben – eine Restimulation mit einer um etwa 50% der ursprünglichen Dosis angehobenen Energie (1,5fache Dosis) dringend in Erwägung gezogen werden. Sollte auch nach der Restimulation ein insuffizientes Stimulationsergebnis vorliegen, sollte erneut mit einer 25 – 50%igen Steigerung restimuliert werden. Bei der nächsten Behandlungssitzung sollte konsequenterweise eine um mindestens 25% gesteigerte Stimulusdosis im Vergleich zur letzten Einstiegsdosis gewählt werden. Alternativ dazu kann auch das Narkotikum gewechselt und z.B. von Methohexital auf Propofol umgestellt werden. Natürlich muss eine am Vortag der Behandlung gegebene und längerfristig wirksame antikonvulsive Medikation oder die Gabe von Schlaf- und Beruhigungsmitteln berücksichtigt werden.

Der Nachweis einer tatsächlichen Steigerung der Behandlungseffizienz durch die Gabe von Koffein, welches nachweislich die Krampfdauer verlängert [84], ist in kontrollierten Untersuchungen bislang noch nicht gelungen [108]. Andererseits kann die Wahrscheinlichkeit von kardialen Rhythmusstörungen durch eine intravenöse Gabe von Koffein erhöht werden [14], daher kann derzeit die Gabe von Koffein nicht allgemein empfohlen werden, obwohl auch Berichte über eine komplikationsfreie Anwendung vorliegen [67].

Auch wenn es kasuistische Berichte einer komplikationsfreien Verlängerung der Anfallsdauer durch die Gabe von Theophyllin [74, 146] oder Aminophyllin [131] gibt, sollte diese Begleitmedikation aufgrund eines erhöhten kardialen Risikos vor dem einstweilen ausstehenden kontrollierten Nachweis eines therapeutischen Nutzens oder eines gefahrlosen Einsatzes bei einer klinischen Routinebehandlung unterbleiben. Auch für den gezielten Einsatz von die Krampfschwelle senkenden Neuroleptika steht bislang ein kontrollierter Nachweis einer guten therapeutischen Wirksamkeit noch aus, wenn auch gerade diese Substanzgruppe aufgrund eines zusätzlichen therapeutischen Effekts bei psychotischen Patienten oder aufgrund der dämpfenden Wirkung bei agitierten und ängstlichen Patienten durchaus ihren klinischen Stellenwert in dieser Indikation auch im Rahmen der EKT hat.

Im nächsten Arbeitsschritt sollte der Zustand des EKT-Stimulationsgeräts überprüft werden. Es wird geprüft, ob die EEG-, EMG- und EKG-Monitorkabel sowie die Kabel für die Behandlungselektroden ordnungsgemäß fest mit dem Gerät verbunden sind. Gleichzeitig wird überprüft, ob sich ausreichend Druckerpapier im Vorratsschacht befindet. Falls der rot eingefärbte Anzeigestreifen für einen zur Neige gehenden Papiervorrat sichtbar ist, wird ein neuer Papierstapel (Thymatron System IV™) oder eine Papierrolle (Thymatron-DGx™) eingelegt.

Ist das Gerät behandlungsbereit, werden jetzt nach dem Entfetten der Stirn mittels eines alkoholgetränkten Tupfers die Monitoring-Elektroden für die im Folgenden beschriebenen Standardableitungen angebracht (Tabelle 2). Gut bewährt haben sich Einmalklebeelektroden (Abb. 3), die bereits mit Kontaktgel präpariert sind. Die Ableitungen können auch entsprechend individuellen Bedürfnissen umprogrammiert werden, in der klinischen Routine ist es jedoch sinnvoll, die Standardkombination zu belassen.

Kanal 1: EEG rechts. Die erste Elektrode wird an der Stirn rechts direkt unter dem Haaransatz angebracht, die zweite am rechten Mastoid, wenn möglich ebenfalls

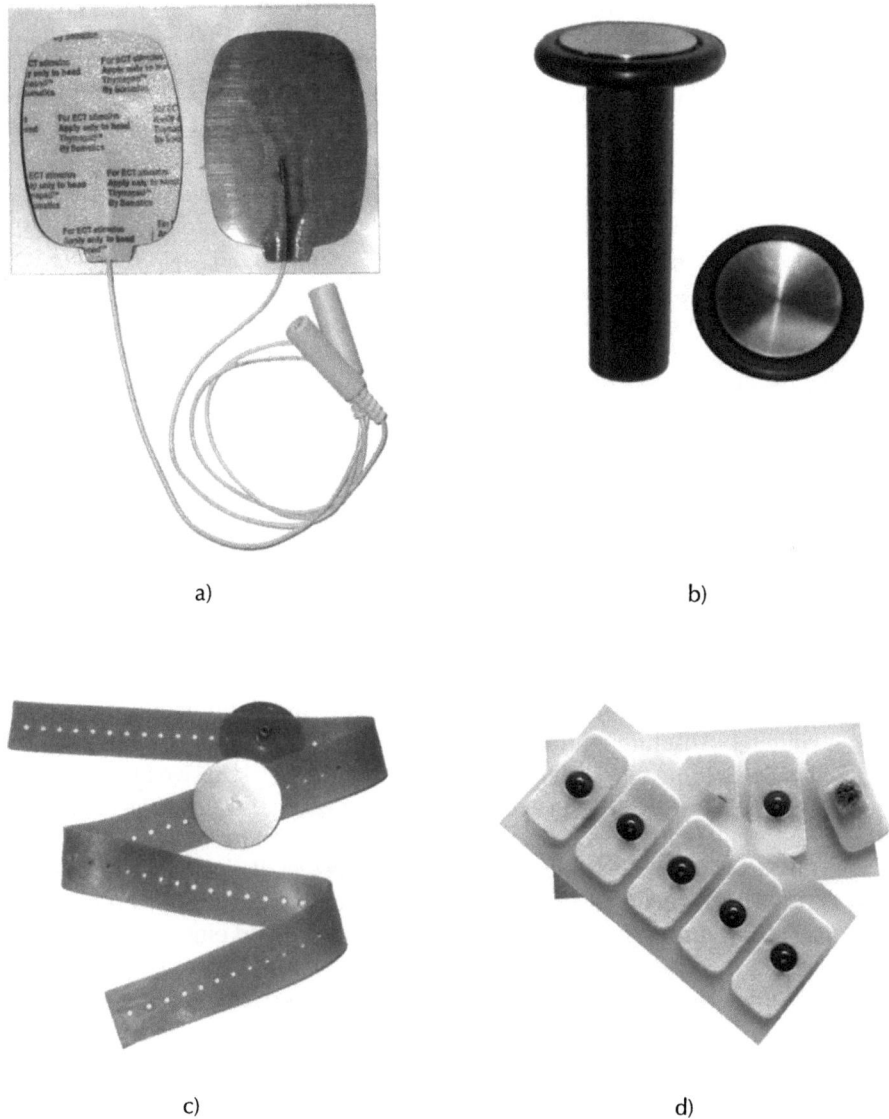

a)

b)

c)

d)

Abb. 3. Stimulations- und Ableiteelektroden: (**a**) „Thymapad" Klebeelektrode;
(**b**) Handgriffelektrode; (**c**) Stirnbandelektroden; (**d**) EEG- und EMG-Einmalklebeelektroden

kurz unterhalb des Haaransatzes. Dies entspricht nach dem 10/20-System einer bipolaren Ableitung FP_2-O_2.

Kanal 2: EEG links. Die erste Elektrode wird an der Stirn links angebracht, die zweite am linken Mastoid. Dies entspricht nach dem 10/20-System einer bipolaren Ableitung FP_1-O_1.

Kanal 3: EMG. Beide Elektroden werden in ca. 5–10 cm Abstand an einem Unterarm z.B. über dem M. flexor carpi ulnaris angebracht. Wichtig ist es, nicht den Arm mit der Verweilkanüle zu verwenden, da gleichseitig zu den EMG-Elektroden auch die Manschette des Blutdruckgeräts angebracht werden sollte. Mit dieser wird vor der Gabe des Muskelrelaxans die Blutzufuhr des Arms durch Aufblasen über 200 mmHg, d.h. über den systolischen Blutdruck geblockt (Blutsperre, „cuff-Methode"). Somit kann distal der Blutdruckmanschette die periphere Krampfaktivität gesehen und elektromyographisch aufgezeichnet werden. Ohne dieser Blutsperre ist eine Beobachtung der muskulären Krampfdauer unter der Wirkung des Muskelrelaxans nur selten möglich.

Kanal 4: EKG. Es wird empfohlen, die EKG-Ableitung entsprechend der Ableitung II durchzuführen. Hierfür werden unterhalb der rechten Clavikula und links über der Herzspitze EKG-Elektroden (meist ebenfalls vorpräparierte Einmal-Klebeelektroden) angebracht.

Zuletzt muss eine Elektrode zur Erdung am Rumpf geklebt werden, empfohlener Standardort hierfür ist die rechte Schulter.

Über eine Taste können EEG, EMG und EKG ausgedruckt werden; zur Prüfung der Güte der Ableitung (Artefakte?) soll eine Sequenz von mindestens 5 Sekunden geschrieben werden, der Ausdruck wird über die Betätigung der selben Taste gestoppt. Nach dem Anbringen der Ableitelektroden findet die Hautvorbereitung für das Anbringen der Behandlungselektroden statt. Bei unilateraler Stimulation wird die entsprechende (fast immer die rechte) Schläfe, bei bilateraler (bitemporaler) Stimulation werden beide Schläfen zunächst mit einer alkoholgetränkten Kompresse entfettet. Anschließend kann der Hautwiderstand durch Anwendung und sorgfältige Entfernung einer Peelingcreme (z.B. Nuprep™ Abrasive Skin Prepping Gel, Weaver&Co, www.doweaver.com) zusätzlich gesenkt werden. Die Stimuluselektrode – meist eine Klebeelektrode – wird nun mit Kontaktgel (z.B. Sibma Creme Electrode Cream oder Spectra 360 Electrode Gel, Parker Laboratories Inc.) oder mit Kontaktflüssigkeit (z.B. Pretac™ Conductive TENS Skin Preparation, Pharmaceutical Innovations Inc.), die man um anschließend eine bessere Haftung zu erzielen, kurz antrocknen lässt, präpariert und anschließend frontotemporal 2,5 cm über der Linie, die den Meatus acusticus externus mit dem äußeren Lidwinkel

Tabelle 2. Anbringen der EEG-, EMG- und EKG-Ableitelektroden

Ableitelektrode Nr.	Kanal	Ort der Ableitung
1	Kanal 1, +	Stirn rechts, Haaransatz
2	Kanal 1, -	Mastoid rechts
3	Kanal 2, +	Stirn links, Haaransatz
4	Kanal 2, -	Mastoid links
5	Kanal 3, +	rechter Unterarm, über M. flexor carpi ulnaris
6	Kanal 3, -	rechter Unterarm, über M. flexor carpi ulnaris
7	Kanal 4, +	unterhalb der Clavikula rechts
8	Kanal 4, -	über der Herzspitze links
9	Erdung	Schulter rechts

verbindet, aufgeklebt. Alternativ dazu kann man auch eine Metallelektrode mit einem Lochgummiband anbringen; dies wird jedoch zum einen von Patienten als weniger angenehm empfunden, zum anderen besteht auch die Gefahr einer verschobenen Elektrodenposition durch Verrutschen des Gummibandes. Bei der unilateralen Stimulation wird für die rechts-hochparietale Position eine Handgriff-elektrode verwendet (das Aufkleben der breitflächigen, etwa 4 cm² großen Elektrode ist wegen der Haare nicht möglich), die ebenfalls mit Kontaktgel präpariert wird. Mit dem Anbringen dieser Elektrode kann man meist bis nach Einleitung der Narkose warten, um für die Patienten die manchmal unangenehme Empfindung des kalten Kontaktgels zu vermeiden. Um einen reibungslosen Ablauf der Behandlung zu gewährleisten, kann es bei Patienten, bei denen es schwierig ist, eine ausreichend niedrige Impedanz zu erzielen, auch hilfreich sein, die Impedanz-messung bereits vor Einleitung der Narkose durchzuführen.

Bei Verwendung eines Thymatron System IV™ Stimulationsgeräts erfolgt nun der Start der Baseline-EEG-Messung und –Speicherung durch einen ca. 2 Sekunden dauernden Druck auf den „Impedance"-Druckschalter. Vor Beginn der Messung sollte der Patient angewiesen werden, für die Messung still zu liegen, Anästhesist und Pflegepersonal sollten über die Messung informiert werden, um Artefakte durch Berührung der EEG-Ableitelektroden und Kabel zu vermeiden. Die Geräteanzeige wechselt von „No Base" auf „Baseline", um die laufende Messung anzuzeigen. Nach Abschluss der Messung wird „Ready" angezeigt. Das Gerät ist nun für die Behandlung vorbereitet. Zu diesem Zeitpunkt muss der Anästhesist darüber informiert werden, dass die Narkose eingeleitet werden kann.

Sobald die Narkose eingeleitet wurde und der Patient bewusstlos ist, wird bei unilateraler Stimulation die zweite Stimulationselektrode (Handgriffelektrode, siehe Abb. 3) mit Kontaktgel an der d´Elia-Position meist rechtsseitig 2–3 cm lateral des Vertex angebracht. Zur Widerstandsverringerung ist das Haar des Patienten an dieser Stelle zuvor sorgfältig zu scheiteln. Vor der Widerstandsmessung muss das Kontaktgel ca. ½ bis 1 Minute lang einwirken können, um den meist durch Haare bedingten hohen Widerstand ausreichend senken zu können. Bei manchen Patienten mit höherem statischen Widerstand kann es sinnvoll sein, die Kontakt-stelle vor dem Ansetzen der Handgriffelektrode mit Alkohol oder Desinfektions-spray einzusprühen. Die erforderliche Einwirkzeit des Kontaktgels kann auf diese Weise verkürzt werden. Nun muss die statische Impedanz durch Druck auf den „Impedance"-Tastschalter gemessen werden. Der Druck auf den Tastschalter muss zum Initiieren der Impedanzmessung mindestens 1–2 s lang erfolgen. Falls zu diesem Zeitpunkt die Narkose noch nicht eingeleitet wurde, kann der Patient vorher informiert werden, dass diese Prozedur lediglich der Messung dient. Die Geräte-anzeige schaltet anschließend auf die gemessene statische Impedanz um und zeigt deren Wert in Ohm (Ω) an. Sollte der Wert trotz ausreichend langer Ein-wirkzeit des Kontaktgels noch über 3000 Ω betragen, blinkt die Anzeige, um vor der Gefahr von Verbrennungen der Haut bei Beginn der Behandlung zu warnen. Außerdem besteht bei zu hohem Widerstand die Gefahr der unzureichenden und unterschwelligen Stimulation. Es sind daher in diesem Fall Maßnahmen zu ergreifen, um die statische Impedanz zu senken. Diese beginnen mit einer leichten Erhöhung des Anpressdrucks der Handelektrode, eventuell verbunden mit

Drehbewegungen, um das Kontaktgel durch die Haare hindurch besser auf die Kopfhaut aufzubringen. Auch eine größere Menge an Kontaktgel kann hilfreich sein. Sollten diese Maßnahmen nicht ausreichen, muss eventuell die Haut unter beiden Elektroden nochmals gereinigt werden. Anschließend wird erneut wie beschrieben vorgegangen. Eine optimale statische Impedanz ist in einem Bereich zwischen 1000 und 1500 Ω erreicht, es sollte auf jeden Fall versucht werden in einen Bereich unter 2000 Ω zu kommen. Falls es nicht möglich sein sollte, die Impedanz wie beschrieben zu senken, müssen die allerdings sehr geringen Risiken einer leichteren Hautverbrennung gegenüber den möglichen therapeutischen Vorteilen der Durchführung der Behandlung abgewogen werden. Bei einem Widerstand von über 3000 Ω ist es laut Gerätehersteller nicht möglich, einen Stimulus auszulösen.

Sollte ein Widerstand von 0 Ω angezeigt werden, darf nicht stimuliert werden, da wahrscheinlich eine Kontaktgelbrücke zwischen beiden Behandlungselektroden entstanden ist. Eine Stimulation wäre in diesem Fall ebenfalls kontraindiziert, da es nicht gelingen würde, dem ZNS eine ausreichende Stimulationsenergie zuzuführen, um einen generalisierten Krampfanfall zu erzeugen. Zunächst müssten die Elektroden und die Hautpartien (und Haare) zwischen den Elektrodenpositionen wieder von Kontaktgel gereinigt werden, um anschließend erneut mit den Vorbereitungen wie beschrieben zu beginnen.

Wird eine adäquate Impedanz gemessen, muss die Information der Behandlungsbereitschaft an den Anästhesisten weitergegeben werden. Nach der Verabreichung des Narkotikums und vor der Gabe des Muskelrelaxans kann die Blutdruckmanschette für den venösen Block eines Armes wie erwähnt aufgepumpt werden. Alternativ dazu kann auch ein, wie früher bei visuellem Krampfanfallsmonitoring üblicher, arterieller Stau („cuff-Methode"), d.h. ein Aufpumpen der um eine Extremität gelegten Manschette auf einen Druck, der über dem systolischen Blutdruck liegt, verwendet werden. Anschließend beginnt die Injektion des Muskelrelaxans. Sobald muskuläre Faszikulationen die ausreichende Zirkulation des Succinylcholins anzeigen, gibt der Anästhesist die Behandlungsbereitschaft an. Er hyperventiliert den Patienten zuvor nochmals mit reinem O_2, um durch eine im Pulsoxymeter ablesbare Hyperoxygenierung mit einem Sauerstoffpartialdruck von 100% eine ausreichende Versorgung des ZNS während des generalisierten Krampfanfalls mit Sauerstoff zu gewährleisten und um durch die begleitende Hypokapnie die Krampfschwelle zu senken.

Der behandelnde Psychiater überprüft nun nochmals durch Druck auf die Impedanzmesstaste den statischen Widerstand und gibt bei entsprechenden Werten ebenfalls seine Behandlungsbereitschaft an. Die Behandlungselektroden sollten in der Zwischenzeit nicht abgenommen oder verändert worden sein. Vom anästhesiologischen Pflegepersonal wird nun der Gebissschutz in Form eines kommerziell erhältlichen Gummikeils oder in Form einer gefalteten Mullkompresse angebracht, da es während der Stimulation zu einer Kontraktion der Mm. masseter kommt, welche ohne diese Vorsichtsmaßnahme zu einer Verletzung der Zunge oder zu einer Beschädigung der Zähne führen könnte. Der behandelnde Psychiater informiert über die bevorstehende Elektrostimulation, damit sich alle beteiligten Kolleginnen und Kollegen von Elektroden und Kontaktgel fernhalten, hebt den mechanischen Auslöseschutz des Stimulationsgerätes an und drückt die Behandlungstaste. Ein akustisches Signal (rhythmischer Ton zur Anzeige der Energieabgabefrequenz) zur Anzeige der Stimulation ertönt, gleichzeitig ist auf der Geräteanzeige „Treat" zu lesen. Erst wenn das akustische Signal nicht mehr ertönt, darf die Behandlungstaste losgelassen werden. Die EEG- und EMG-Ableitungen starten automatisch. Auf dem ausgegebenen Papierstreifen kann sofort die Qualität der Stimulation anhand der Originalkurven beurteilt werden. Außerdem wird auf dem Registrierstreifen entsprechend der automatischen Krampfanfallserkennung eine Markierungslinie aufgedruckt, welche die Dauer des Anfalls nach EEG-Kriterien anzeigt.

Parallel dazu ist bei Verwendung eines Thymatron System IV™-Stimulationsgeräts die Online-Überwachung und Kurvendarstellung mit einem PC möglich. Dies ist allerdings nach Gesetzeslage und geltenden Verordnungen (maßgeblich sind Zulassungsvorschriften des Technischen Überwachungsvereins sowie §7 des Medizinproduktegesetzes; bis 13.6.1998 galt die Medizingeräteverordnung) nur möglich, wenn der PC sicher elektrisch von der Netzspannung entkoppelt ist, d.h. wenn z.B. ein Notebook im Akku-Betrieb oder ein stationärer PC mit medizinisch zertifiziertem Netzteil, das die Spezifikationen des IEC-Standards erfüllt (hier IEC 950 für Datenverarbeitungssysteme oder IEC 601-1 für andere elektromedizinische Geräte), verwendet wird. Auch eine optisch gekoppelte serielle Schnittstelle erfüllt diese Anforderung.

Nach dem Ende des Krampfanfalls, das mittels der automatischen Krampfanfallserkennung, anhand des Sistierens der Spike-Wave-Komplexe im EEG sowie durch Beobachtung der muskulären Konvulsionen (vor allem bei Einsatz der aufgepumpten Blutdruckmanschette als Blockade der Muskelrelaxation eines Armes) muss innerhalb von ca. 10 Sekunden der Start/Stop-Schalter des Papierschreibers (Druckertaste) betätigt werden, um damit die Abschlussauswertung und Berechnung der Therapieindizes zu initiieren. Anschließend können die aktuellen Behandlungsdaten über die serielle Schnittstelle an einen PC übertragen und für spätere Auswertungen gespeichert werden.

Zu diesem Zeitpunkt müssen Qualität und Quantität des ausgelösten Krampfanfalls beurteilt werden. Die Kollegen der Anästhesie müssen sofort darüber informiert werden, ob die Behandlung suffizient war und damit beendet werden kann oder ob eine Restimulation mit Protrahierung der Narkose erforderlich ist (Kapitel 3.4, Vorbereitung der Patienten vor Behandlungsbeginn).

Nach erfolgreicher Behandlung können die Behandlungs- und Ableitelektroden vom Patienten entfernt werden. Die postiktale Überwachung wird nach Anweisungen des Anästhesisten für kurze Zeit bis zum Einsetzen der Spontanatmung und dem Erwachen des Patienten im Behandlungsraum, anschließend noch bis zur Transportfähigkeit für den Rücktransport auf Station im meist zusätzlich vorhandenen Aufwachraum durchgeführt.

Im Anschluss daran können das EKT-Gerät und der Behandlungsplatz für die Behandlung des nächsten Patienten vorbereitet werden. Aus Gründen der Zeitersparnis kann es sinnvoll sein, die Patienten im eigenen Bett zu behandeln, des weiteren ist es empfehlenswert, nach der Reinigung der Stimuluselektroden (Handgriffelektrode) vom Kontaktgel die Anschlüsse aller EEG- und EKT-Elektroden bereits für die nächste Behandlung mit neuen Klebeelektroden zu versehen.

Der Rücktransport der Patienten mit seinen Unterlagen auf Station erfolgt durch mindestens eine examinierte Pflegekraft in Begleitung einer weiteren Pflegekraft oder eines Pflegeschülers bzw. Pflegehelfers. Aus Sicherheitsgründen sind hierbei eine Beatmungsmaske sowie ein Beatmungsbeutel mitzuführen.

Dokumentation

Jede Patientenakte ist ein Dokument in juristischem Sinne, in dem alle wichtigen Informationen, die in Zusammenhang mit einem stationären Aufenthalt von Bedeutung sind, dokumentiert sind. Im Falle einer geplanten EKT sind vor Therapiebeginn die Vorüberlegungen bezüglich der Indikationsstellung mit genauer diagnostischer Einschätzung des Patienten zu dokumentieren. Anschließend ist die adäquate Durchführung der Patientenaufklärung schriftlich festzuhalten. Alle im Zusammenhang mit der EKT geplanten und durchgeführten diagnostischen und therapeutischen Maßnahmen sind in der Krankenakte zu dokumentieren. Hierzu gehören neben den erforderlichen Voruntersuchungen auch etwaige Umstellungen der Medikation.

Anästhesiologische Dokumentation

Die anästhesiologische Dokumentation schließt neben der speziellen Aufklärung, die mindestens 24h vor der ersten Narkose erfolgen sollte, ein detailliertes Narkoseprotokoll nach jeder Behandlungssitzung mit ein (Kapitel 3.3).

Psychiatrische Dokumentation

Dokumentation vor und nach einer Behandlungsserie

Unmittelbar vor Beginn der Behandlungsserie sind der aktuelle psychopathologische Befund sowie der Schweregrad der Erkrankung durch geeignete krankheitsspezifische Ratingskalen zu dokumentieren. Sinnvoll ist neben der Einschätzung des klinischen Gesamteindrucks (Clinical Global Impression Scale CGI, Item 1 – Schweregrad der Erkrankung) [90] bei depressiven Patienten die genauere quantitative Erfassung der Schwere der Erkrankung z.B. durch die Hamilton-Depressionsskala (z.B. 21-Item-Version HAM-D21) [53] oder der Montgomery-Asberg-Depressionsskala (MADRS) [87]. Für Patienten, die unter einem manischen Syndrom leiden eignen sich z.B. die Young-Mania-Scale [154] oder die Bech-Rafaelsen-Mania-Scale [15], für Patienten, die unter einer Erkrankung aus dem schizophrenen Formenkreis leiden sind beispielsweise die Brief Psychiatric Rating Scale (BPRS) [86] oder die Positive-and-Negative-Syndrom-Scale (PANSS) [64] geeignete Messinstrumente. Nach Beendigung der Therapieserie wird durch erneutes Ausfüllen der gleichen Ratingskalen die Befundveränderung im Verlauf der Behandlung dokumentiert.

Dokumentation nach jeder Behandlungssitzung

Nach jeder einzelnen Behandlungssitzung muss der behandelnde Psychiater eine genaue Behandlungsdokumentation durchführen und durch Unterschrift bestätigen. Es ist wichtig, zunächst die technischen Daten der Behandlung zu erfassen. Diese schließen die genauen Stimulationsbedingungen mit ein. Hierzu gehören die Anzahl bisheriger Therapiesitzungen, Elektrodenposition, Energievorwahl am Stimulationsgerät, Impulsbreite, statischer und dynamischer Widerstand, Stimulationsdauer sowie die zugeführte Ladung. Ein Großteil dieses Dokumentationsaufwands wird durch einen automatisierten Ausdruck moderner Stimulationsgeräte bereits übernommen und muss nur noch personalisiert und den Krankenakten beigelegt werden. Zusätzlich sollte der klinische Eindruck mit der CGI-Skala erfasst werden [90, 140]. Jetzt können neben dem Schweregrad der Erkrankung (Item 1) auch die Gesamtbeurteilung der Zustandsänderung (Item 2) und der Wirksamkeits-Index, bestehend aus der therapeutischen Wirksamkeit (Item 3-1) und den unerwünschten Wirkungen (Item 3-2) erfasst werden. Hier werden z.B. Gedächtnisstörungen schriftlich festgehalten. Zusätzlich werden Besonderheiten der aktuellen Behandlungsserie, wie z.B. nicht suffiziente Stimulationsversuche dokumentiert.

Diese ausführliche Dokumentation beendet eine lege artis durchgeführte Behandlungsserie und stellt umfassende Informationen für den weiteren Behandlungsverlauf und möglicherweise auch zukünftige Behandlungen zur Verfügung.

Literatur

1. Aarre T F, Bugge P (2002) ECT for patients taking lamotrigine. Eur Psychiatry 17 [Suppl 1]: 135
2. Abrams R (1972) Recent clinical studies of ECT. Semin Psychiatry 4: 3–12
3. Abrams R (1997) Electroconvulsive Therapy. Oxford University Press, New York, Oxford
4. Abrams R (2000) Electroconvulsive therapy requires higher dosage levels: Food and Drug Administration action is required. Arch Gen Psychiatry 57: 445–446
5. Abrams R (2002) Stimulus titration and ECT dosing. J ECT 18: 3–9
6. Abrams R, Swartz C M, Vedak C (1989) Antidepressant effects of right versus left unilateral ECT and the lateralization theory of ECT action. Am J Psychiatry 146: 1190–1192
7. Abrams R, Swartz C M, Vedak C (1991) Antidepressant effects of high-dose right unilateral electroconvulsive therapy. Arch Gen Psychiatry 48: 746–748
8. Ahmed S K, Stein G S (1987) Negative interaction between lithium and ECT. Br J Psychiatry 151: 419–420
9. Allen R E, Pitts F N, Jr, Summers W K (1980) Drug modification of ECT: methohexital and diazepam. II. Biol Psychiatry 15: 257–264
10. Andrade C, Gangadhar B N, Subbakrishna D K, Channabasavanna S M, Pradhan N (1988) A Double-Blind Comparison of Sinusoidal Wave and Brief-Pulse Electroconvulsive Therapy in Endogenous Depression. Convuls Ther 4: 297–305
11. Aoba A, Kakita Y, Yamaguchi N, Shido M, Shibata M, Kitani K, Hasegawa K (1983) Electric convulsive therapy (ECT) increases plasma and red blood cell haloperidol neuroleptic activities. Life Sci 33: 1797–1803

12. Bailine S H, Rifkin A, Kayne E, Selzer J A, Vital-Herne J, Blieka M, Pollack S (2000) Comparison of bifrontal and bitemporal ECT for major depression. Am J Psychiatry 157: 121–123

13. Bailine S H, Safferman A, Vital-Herne J, Bernstein S (1994) Flumazenil reversal of benzo-diazepine-induced sedation for a patient with severe pre-ECT anxiety. Convuls Ther 10: 65–68

14. Beale M D, Pritchett J T, Kellner C H (1994) Supraventricular tachycardia in a patient receiving ECT, clozapine, and caffeine. Convuls Ther 10: 228–231

15. Bech P (2002) The Bech-Rafaelsen Mania Scale in clinical trials of therapies for bipolar disorder: a 20-year review of its use as an outcome measure. CNS Drugs 16: 47–63

16. Benatov R, Sirota P, Megged S (1996) Neuroleptic-resistant schizophrenia treated with clozapine and ECT. Convuls Ther 12: 117–121

17. Bernardo M, Navarro V, Salva J, Arrufat F J, Baeza I (2000) Seizure activity and safety in combined treatment with venlafaxine and ECT: a pilot study. J ECT 16: 38–42

18. Berninger F (2000) Thymatron – IV Beschreibung und Bedienungsanleitung. Fred Berninger Importe OHG, Taufkirchen, Lake Bluff

19. Bhatia S C, Bhatia S K, Gupta S (1998) Concurrent administration of clozapine and ECT: a successful therapeutic strategy for a patient with treatment-resistant schizophrenia. J ECT 14: 280–283

20. Bourgon L N, Kellner C H (2000) Relapse of depression after ECT: a review. J ECT 16: 19–31

21. Boylan L S, Haskett R F, Mulsant B H, Greenberg R M, Prudic J, Spicknall K, Lisanby S H, Sackeim H A (2000) Determinants of seizure threshold in ECT: benzodiazepine use, anesthetic dosage, and other factors. J ECT 16: 3–18

22. Calev A, Gaudino E A, Squires N K, Zervas I M, Fink M (1995) ECT and non-memory cognition: a review. Br J Clin Psychol 34 (Pt 4): 505–515

23. Caracci G, Decina P (1991) Fluoxetine and Prolonged Seizure. Convuls Ther 7: 145–147

24. Chanpattana W, Chakrabhand M L (2001) Combined ECT and neuroleptic therapy in treatment-refractory schizophrenia: prediction of outcome. Psychiatry Res 105: 107–115

25. Coffey C E, Lucke J, Weiner R D, Krystal A D, Aque M (1995) Seizure threshold in electro-convulsive therapy (ECT) II. The anticonvulsant effect of ECT. Biol Psychiatry 37: 777–788

26. Coffey C E, Lucke J, Weiner R D, Krystal A D, Aque M (1995) Seizure threshold in electro-convulsive therapy: I. Initial seizure threshold. Biol Psychiatry 37: 713–720

27. Conway C R, Nelson L A (2001) The combined use of bupropion, lithium, and venlafaxine during ECT: a case of prolonged seizure activity. J ECT 17: 216–218

28. Cronholm B, Ottosson J O (1996) Experimental studies of the therapeutic action of electro-convulsive therapy in endogenous depression. The role of the electrical stimulation and of the seizure studied by variation of stimulus intensity and modification by lidocaine of seizure discharge. Convuls Ther 12: 172–194

29. Curran S (1995) Effect of paroxetine on seizure length during electroconvulsive therapy. Acta Psychiatr Scand 92: 239–240

30. d'Elia G, Raotma H (1975) Is unilateral ECT less effective than bilateral ECT? Br J Psychiatry 126: 83–89

31. Davidson J (1989) Seizures and bupropion: a review. J Clin Psychiatry 50: 256–261

32. Decina P, Malitz S, Sackeim H A, Holzer J, Yudofsky S (1984) Cardiac arrest during ECT modified by beta-adrenergic blockade. Am J Psychiatry 141: 298–300

33. DeQuardo J R, Tandon R (1988) Concurrent lithium therapy prevents ECT-induced switch to mania. J Clin Psychiatry 49: 167–168

34. Ding Z, White P F (2002) Anesthesia for electroconvulsive therapy. Anesth Analg 94: 1351–1364

35. Duran E, Schilkrut R, Ercilla R, Birkner R (1980) [Medication with flunitrazepam in electro-convulsive therapy]. Acta Psiquiatr Psicol Am Lat 26: 300–307
36. el Ganzouri A R, Ivankovich A D, Braverman B, McCarthy R (1985) Monoamine oxidase inhibitors: should they be discontinued preoperatively? Anesth Analg 64: 592–596
37. el Mallakh R S (1988) Complications of concurrent lithium and electroconvulsive therapy: a review of clinical material and theoretical considerations. Biol Psychiatry 23: 595–601
38. Figiel G S, Jarvis M R (1990) Electroconvulsive therapy in a depressed patient receiving bupropion. J Clin Psychopharmacol 10: 376
39. Finestone D H, Weiner R D (1984) Effects of ECT on diabetes mellitus. An attempt to account for conflicting data. Acta Psychiatr Scand 70: 321–326
40. Fink M, Sackeim H A (1998) Theophylline and ECT. J ECT 14: 286–290
41. Fox H A, Rosen A, Campbell R J (1989) Are brief pulse and sine wave ECT equally efficient? J Clin Psychiatry 50: 432–435
42. Freese K J (1985) Can Patients Safely Undergo Electroconvulsive Therapy While Receiving Monoamine Oxidase Inhibitors? Convuls Ther 1: 190–194
43. Frey R, Heiden A, Scharfetter J, Schreinzer D, Blasbichler T, Tauscher J, Felleiter P, Kasper S (2001) Inverse relation between stimulus intensity and seizure duration: implications for ECT procedure. J ECT 17: 102–108
44. Frey R, Schreinzer D, Heiden A, Kasper S (2001) [Use of electroconvulsive therapy in psychiatry]. Nervenarzt 72: 661–676
45. Fromm-Auch D (1982) Comparison of unilateral and bilateral ECT: evidence for selective memory impairment. Br J Psychiatry 141: 608–613
46. Gamage C A, Plant L D (1995) Fluoxetine, electroconvulsive therapy, and prolonged seizures. Nursing assessment leads to patient safety. J Psychosoc Nurs Ment Health Serv 33: 24–26
47. Gonzalez-Pinto A, Gutierrez M, Gonzalez N, Elizagarate E, Perez De Heredia J L, Mico J A (2002) Efficacy and Safety of Venlafaxine-ECT Combination in Treatment-Resistant Depression. J Neuropsychiatry Clin Neurosci 14: 206–209
48. Greenberg R M, Pettinati H M (1993) Benzodiazepines and Electroconvulsive Therapy. Convuls Ther 9: 262–273
49. Gregory S, Shawcross C R, Gill D (1985) The Nottingham ECT Study. A double-blind comparison of bilateral, unilateral and simulated ECT in depressive illness. Br J Psychiatry 146: 520–524
50. Grunhaus L, Dolberg O, Lustig M (1995) Relapse and recurrence following a course of ECT: reasons for concern and strategies for further investigation. J Psychiatr Res 29: 165–172
51. Gupta S, Austin R, Devanand D P (1998) Lithium and maintenance electroconvulsive therapy. J ECT 14: 241–244
52. Gutierrez-Esteinou R, Pope H G, Jr (1989) Does Fluoxetine Prolong Electrically Induced Seizures? Convuls Ther 5: 344–348
53. Hamilton M (1986) The Hamilton rating scale for depression. In: Sartorius N, Ban T A (eds) Assessment of Depression. Springer, Berlin, 143–152
54. Heikman P, Kalska H, Katila H, Sarna S, Tuunainen A, Kuoppasalmi K (2002) Right unilateral and bifrontal electroconvulsive therapy in the treatment of depression: a preliminary study. J ECT 18: 26–30
55. Hill G E, Wong K C, Hodges M R (1976) Potentiation of succinylcholine neuromuscular blockade by lithium carbonate. Anesthesiology 44: 439–442
56. Hill G E, Wong K C, Hodges M R (1977) Lithium carbonate and neuromuscular blocking agents. Anesthesiology 46: 122–126

57. Hoenig J, Chaulk R (1977) Delirium associated with lithium therapy and electroconvulsive therapy. Can Med Assoc J 116: 837–838

58. Hood D D, Mecca R S (1983) Failure to initiate electroconvulsive seizures in a patient pretreated with lidocaine. Anesthesiology 58: 379–381

59. Irving A D, Drayson A M (1984) Bladder rupture during ECT. Br J Psychiatry 144: 670

60. Jephcott G, Kerry R J (1974) Lithium: an anaesthetic risk. Br J Anaesth 46: 389–390

61. Jha A, Stein G (1996) Decreased efficacy of combined benzodiazepines and unilateral ECT in treatment of depression. Acta Psychiatr Scand 94: 101–104

62. Jha A K, Stein G S, Fenwick P (1996) Negative interaction between lithium and electroconvulsive therapy-a case-control study. Br J Psychiatry 168: 241–243

63. Joober R, Bennegadi Z, Olie J P, Loo H (1991) [Electroconvulsive therapy and schizophrenia. Update from the data of the literature]. Encephale 17: 267–272

64. Kay S R, Fiszbein A, Opler L A (1987) The positive and negative syndrome scale (PANSS) for schizophrenia. Schizophr Bull 13: 261–276

65. Kellner C H (2001) Towards the modal ECT treatment. J ECT 17: 1–2

66. Kellner C H, Pritchett J T, Jackson C W (1994) Bupropion coadministration with electroconvulsive therapy: two case reports. J Clin Psychopharmacol 14: 215–216

67. Kelsey M C, Grossberg G T (1995) Safety and efficacy of caffeine-augmented ECT in elderly depressives: a retrospective study. J Geriatr Psychiatry Neurol 8: 168–172

68. Klapheke M M (1993) Combining ECT and Antipsychotic Agents: Benefits and Risks. Convuls Ther 9: 241–255

69. Kramer B A (1985) Use of ECT in California, 1977–1983. Am J Psychiatry 142: 1190–1192

70. Krystal A D, Watts B V, Weiner R D, Moore S, Steffens D C, Lindahl V (1998) The use of flumazenil in the anxious and benzodiazepine-dependent ECT patient. J ECT 14: 5–14

71. Krystal A D, Weiner R D (1995) ECT seizure duration: reliability of manual and computer-automated determinations. Convuls Ther 11: 158–169

72. Lauritzen L, Odgaard K, Clemmesen L, Lunde M, Ohrstrom J, Black C, Bech P (1996) Relapse prevention by means of paroxetine in ECT-treated patients with major depression: a comparison with imipramine and placebo in medium-term continuation therapy. Acta Psychiatr Scand 94: 241–251

73. Lawson J S, Inglis J, Delva N J, Rodenburg M, Waldron J J, Letemendia F J (1990) Electrode placement in ECT: cognitive effects. Psychol Med 20: 335–344

74. Leentjens A F, van den Broek W W, Kusuma A, Bruijn J A (1996) Facilitation of ECT by intravenous administration of theophylline. Convuls Ther 12: 232–237

75. Lerer B, Shapira B, Calev A, Tubi N, Drexler H, Kindler S, Lidsky D, Schwartz J E (1995) Antidepressant and cognitive effects of twice- versus three-times-weekly ECT. Am J Psychiatry 152: 564–570

76. Letemendia F J, Delva N J, Rodenburg M, Lawson J S, Inglis J, Waldron J J, Lywood D W (1993) Therapeutic advantage of bifrontal electrode placement in ECT. Psychol Med 23: 349–360

77. Lippmann S B, Tao C A (1993) Electroconvulsive Therapy and Lithium: Safe and Effective Treatment. Convuls Ther 9: 54–57

78. Loimer N, Hofmann P, Chaudhry H R (1992) Midazolam shortens seizure duration following electroconvulsive therapy. J Psychiatr Res 26: 97–101

79. Maletzky B M (1986) Conventional and multiple-monitored electroconvulsive therapy. A comparison in major depressive episodes. J Nerv Ment Dis 174: 257–264

80. Mandel M R, Madsen J, Miller A L, Baldessarini R J (1980) Intoxication associated with lithium and ECT. Am J Psychiatry 137: 1107–1109

81. Martin B A, Kramer P M (1982) Clinical significance of the interaction between lithium and a neuromuscular blocker. Am J Psychiatry 139: 1326–1328

82. McCall W V (2001) Electroconvulsive therapy in the era of modern psychopharmacology. Int J Neuropsychopharmacol 4: 315–324

83. McCall W V, Reboussin D M, Weiner R D, Sackeim H A (2000) Titrated moderately supra-threshold vs fixed high-dose right unilateral electroconvulsive therapy: acute antidepressant and cognitive effects. Arch Gen Psychiatry 57: 438–444

84. McCall W V, Reid S, Rosenquist P, Foreman A, Kiesow-Webb N (1993) A reappraisal of the role of caffeine in ECT. Am J Psychiatry 150: 1543–1545

85. Meyendorf R, Bender W, Baumann E, Athen D, Ortlieb S (1980) [Comparison of nondominant unilateral and bilateral electroconvulsive therapy-clinical efficiency and side effects (author's transl)]. Arch Psychiatr Nervenkr 229: 89–112

86. Mombour W, Kockott G, Fliege K (1975) [The use of the brief psychiatric rating scale (BPRS) by overall and gorham for the diagnosis of acute paranoid psychoses: evaluation of a german translation of the BPRS (author's transl)]. Pharmakopsychiatr Neuropsychopharmakol 8: 279–288

87. Montgomery S A, Asberg M (1979) A new depression scale designed to be sensitive to change. Br J Psychiatry 134: 382–389

88. Mukherjee S (1993) Combined ECT and Lithium Therapy. Convuls Ther 9: 274–284

89. Naguib M, Koorn R (2002) Interactions between psychotropics, anaesthetics and electro-convulsive therapy: implications for drug choice and patient management. CNS Drugs 16: 229–247

90. National Institute of Mental Health (1976) 028 CGI. Clinical Global Impressions. In: Guy W, Bonato R R (eds) Manual for the EDCEU Assessment Battery, 2.Rev.Chevy Chase, Maryland, pp.12–1 – 12–6

91. Nelson J P, Benjamin L (1989) Efficacy and Safety of Combined ECT and Tricyclic Antidepressant Drugs in the Treatment of Depressed Geriatric Patients Convuls Ther 5: 321–329

92. Netzel P J, Mueller P S, Rummans T A, Rasmussen K G, Pankratz V S, Lohse C M (2002) Safety, efficacy, and effects on glycemic control of electroconvulsive therapy in insulin-requiring type 2 diabetic patients. J ECT 18: 16–21

93. Nobler M S, Sackeim H A, Solomou M, Luber B, Devanand D P, Prudic J (1993) EEG manifestations during ECT: effects of electrode placement and stimulus intensity. Biol Psychiatry 34: 321–330

94. Normand P S, Jenike M A (1984) Lowered insulin requirements after ECT. Psychosomatics 25: 418–419

95. O'Brien P D, Berrios G E (1993) Concurrent psychotropic medication has no negative influence on the outcome of electroconvulsive therapy. Encephale 19: 347–349

96. O'Brien P D, Morgan D H (1991) Bladder Rupture During ECT. Convuls Ther 7: 56–59

97. Pearlman C, Obedian E (1995) ECT-valproic acid interaction. Gen Hosp Psychiatry 17: 456–457

98. Pearlman T, Loper M, Tillery L (1990) Should psychiatrists administer anesthesia for ECT? Am J Psychiatry 147: 1553–1556

99. Penney J F, Dinwiddie S H, Zorumski C F, Wetzel R D (1990) Concurrent and Close Temporal Administration of Lithium and ECT. Convuls Ther 6: 139–145

100. Perry P, Tsuang M T (1979) Treatment of unipolar depression following electroconvulsive therapy. Relapse rate comparisons between lithium and tricyclics therapies following ECT. J Affect Disord 1: 123–129

101. Peters S G, Wochos D N, Peterson G C (1984) Status epilepticus as a complication of concurrent electroconvulsive and theophylline therapy. Mayo Clin Proc 59: 568–570

102. Pettinati H M, Stephens S M, Willis K M, Robin S E (1990) Evidence for less improvement in depression in patients taking benzodiazepines during unilateral ECT. Am J Psychiatry 147: 1029–1035

103. Post R M, Leverich G S, Altshuler L, Mikalauskas K (1992) Lithium-discontinuation-induced refractoriness: preliminary observations. Am J Psychiatry 149: 1727–1729

104. Pritchett J T, Bernstein H J, Kellner C H (1993) Combined ECT and Antidepressant Drug Therapy. Convuls Ther 9: 256–261

105. Rasmussen K G, Zorumski C F (1993) Electroconvulsive therapy in patients taking theophylline. J Clin Psychiatry 54: 427–431

106. Reimherr F W, Hodges M R, Hill G E, Wong K C (1977) Prolongation of muscle relaxant effects by lithium carbonate. Am J Psychiatry 134: 205–206

107. Roemer R A, Dubin W R, Jaffe R, Lipschutz L, Sharon D (1990) An efficacy study of single- versus double-seizure induction with ECT in major depression. J Clin Psychiatry 51: 473–478

108. Rosenquist P B, McCall W V, Farah A, Reboussin D M (1994) Effects of caffeine pretreatment on measures of seizure impact. Convuls Ther 10: 181–185

109. Rudorfer M V, Linnoila M, Potter W Z (1987) Combined Lithium and Electroconvulsive Therapy: Pharmacokinetic and Pharmacodynamic Interactions. Convuls Ther 3: 40–45

110. Sackeim H A, Decina P, Kanzler M, Kerr B, Malitz S (1987) Effects of electrode placement on the efficacy of titrated, low-dose ECT. Am J Psychiatry 144: 1449–1455

111. Sackeim H A, Devanand D P, Prudic J (1991) Stimulus intensity, seizure threshold, and seizure duration: impact on the efficacy and safety of electroconvulsive therapy. Psychiatr Clin North Am 14: 803–843

112. Sackeim H A, Haskett R F, Mulsant B H, Thase M E, Mann J J, Pettinati H M, Greenberg R M, Crowe R R, Cooper T B, Prudic J (2001) Continuation pharmacotherapy in the prevention of relapse following electroconvulsive therapy: a randomized controlled trial. JAMA 285: 1299–1307

113. Sackeim H A, Long J, Luber B, Moeller J R, Prohovnik I, Devanand D P, Nobler M S (1994) Physical properties and quantification of the ECT stimulus: I. Basic principles. Convuls Ther 10: 93–123

114. Sackeim H A, Prudic J, Devanand D P, Kiersky J E, Fitzsimons L, Moody B J, McElhiney M C, Coleman E A, Settembrino J M (1993) Effects of stimulus intensity and electrode placement on the efficacy and cognitive effects of electroconvulsive therapy. N Engl J Med 328: 839–846

115. Sackeim H A, Prudic J, Devanand D P, Nobler M S, Lisanby S H, Peyser S, Fitzsimons L, Moody B J, Clark J (2000) A prospective, randomized, double-blind comparison of bilateral and right unilateral electroconvulsive therapy at different stimulus intensities. Arch Gen Psychiatry 57: 425–434

116. Scott A I, Rodger C R, Stocks R H, Shering A P (1992) Is old-fashioned electroconvulsive therapy more efficacious? A randomised comparative study of bilateral brief-pulse and bilateral sine-wave treatments. Br J Psychiatry 160: 360–364

117. Segman R H, Shapira B, Gorfine M, Lerer B (1995) Onset and time course of antidepressant action: psychopharmacological implications of a controlled trial of electroconvulsive therapy. Psychopharmacology (Berl) 119: 440–448

118. Shapira B, Calev A, Lerer B (1991) Optimal use of electroconvulsive therapy: choosing a treatment schedule. Psychiatr Clin North Am 14: 935–946

119. Shapira B, Gorfine M, Lerer B (1995) A prospective study of lithium continuation therapy in depressed patients who have responded to electroconvulsive therapy. Convuls Ther 11: 80–85

120. Shapira B, Tubi N, Drexler H, Lidsky D, Calev A, Lerer B (1998) Cost and benefit in the choice of ECT schedule. Twice versus three times weekly ECT. Br J Psychiatry 172: 44–48

121. Shapira B, Tubi N, Lerer B (2000) Balancing speed of response to ECT in major depression and adverse cognitive effects: role of treatment schedule. J ECT 16: 97–109

122. Shellenberger W, Miller M J, Small I F, Milstein V, Stout J R (1982) Follow-up study of memory deficits after ECT. Can J Psychiatry 27: 325–329

123. Shiwach R S, Reid W H, Carmody T J (2001) An analysis of reported deaths following electroconvulsive therapy in Texas, 1993–1998. Psychiatr Serv 52: 1095–1097

124. Sikdar S, Kulhara P, Avasthi A, Singh H (1994) Combined chlorpromazine and electroconvulsive therapy in mania. Br J Psychiatry 164: 806–810

125. Small J G, Kellams J J, Milstein V, Small I F (1980) Complications with electroconvulsive treatment combined with lithium. Biol Psychiatry 15: 103–112

126. Small J G, Klapper M H, Milstein V, Marhenke J D, Small I F (1996) Comparison of therapeutic modalities for mania. Psychopharmacol Bull 32: 623–627

127. Small J G, Milstein V (1990) Lithium interactions: lithium and electroconvulsive therapy. J Clin Psychopharmacol 10: 346–350

128. Spanis C W, Squire L R (1981) Memory and convulsive stimulation: effects of stimulus waveform. Am J Psychiatry 138: 1177–1181

129. Squire L R, Zouzounis J A (1986) ECT and memory: brief pulse versus sine wave. Am J Psychiatry 143: 596–601

130. Standish-Barry H M, Deacon V, Snaith R P (1985) The relationship of concurrent benzodiazepine administration to seizure duration in ECT. Acta Psychiatr Scand 71: 269–271

131. Stern L, Dannon P N, Hirschmann S, Schriber S, Amytal D, Dolberg O T, Grunhaus L (1999) Aminophylline increases seizure length during electroconvulsive therapy. J ECT 15: 252–257

132. Stewart J T (2000) Lithium and maintenance ECT. J ECT 16: 300–301

133. Stromgren L S (1975) Therapeutic results in brief-interval unilateral ECT. Acta Psychiatr Scand 52: 246–255

134. Stromgren L S, Dahl J, Fjeldborg N, Thomsen A (1980) Factors influencing seizure duration and number of seizures applied in unilateral electroconvulsive therapy. Anaesthetics and benzodiazepines. Acta Psychiatr Scand 62: 158–165

135. Suppes T, Webb A, Carmody T, Gordon E, Gutierrez-Esteinou R, Hudson J I, Pope H G, Jr (1996) Is postictal electrical silence a predictor of response to electroconvulsive therapy? J Affect Disord 41: 55–58

136. Swartz C M, Abrams R (1986) An Auditory Representation of ECT-Induced Seizures. Convuls Ther 2: 125–128

137. Swartz C M, Abrams R, Rasmussen K, Pavel J, Zorumski C F, Srinivasaraghavan J (1994) Computer automated versus visually determined electroencephalographic and electromyographic seizure duration. Convuls Ther 10: 165–170

138. Swartz C M, Larson G (1986) Generalization of the effects of unilateral and bilateral ECT. Am J Psychiatry 143: 1040–1041

139. Swartz C M, Lewis R K (1991) Theophylline reversal of electroconvulsive therapy (ECT) seizure inhibition. Psychosomatics 32: 47–51

140. Tauscher J, Neumeister A, Fischer P, Frey R, Kasper S (1997) [Electroconvulsive therapy in clinical practice]. Nervenarzt 68: 410–416

141. Warren E W, Groome D H (1984) Memory test performance under three different waveforms of ECT for depression. Br J Psychiatry 144: 370–375
142. Weaver L A, Jr, Ives J O, Williams R, Nies A (1977) A comparison of standard alternating current and low-energy brief-pulse electrotherapy. Biol Psychiatry 12: 525–543
143. Weaver L A, Jr, Williams R W (1982) The electroconvulsive Therapy stimulus. In: Abrams R, Essman W B (eds) Electroconvulsive Therapy: Biological Foundations and Clinical Applications. Spectrum Publications, New York, 129–156
144. Weiner R D (1980) ECT and seizure threshold: effects of stimulus wave form and electrode placement. Biol Psychiatry 15: 225–241
145. Weiner R D, Coffey C E (1989) Comparison of Brief-Pulse and Sine Wave ECT Stimuli. Convuls Ther 5: 184–185
146. Weiner R D, Coffey C E, Folk J, Fochtmann L J, Greenberg R M, Isenberg K E, Kellner C H, Sackeim H A, Moench L M (2001) The Practice of Electroconvulsive Therapy. American Psychiatric Association, Washington
147. Weiner R D, Coffey C E, Krystal A D (1991) The monitoring and management of electrically induced seizures. Psychiatr Clin North Am 14: 845–869
148. Weiner R D, Rogers H J, Davidson J R, Kahn E M (1986) Effects of electroconvulsive therapy upon brain electrical activity. Ann N Yacad Sci 462: 270–281
149. Weiner R D, Rogers H J, Davidson J R, Squire L R (1986) Effects of stimulus parameters on cognitive side effects. Ann N Y Acad Sci 462: 315–325
150. Weiner R D, Sibert T E (1996) Use of ECT in treatment of depression in patients with diabetes mellitus. J Clin Psychiatry 57: 138
151. Weiner R D, Volow M R, Gianturco D T, Cavenar J O, Jr (1980) Seizures terminable and interminable with ECT. Am J Psychiatry 137: 1416–1418
152. Weiner R D, Whanger A D, Erwin C W, Wilson W P (1980) Prolonged confusional state and EEG seizure activity following concurrent ECT and lithium use. Am J Psychiatry 137: 1452–1453
153. Wulfson H D, Askanazi J, Finck A D (1984) Propranolol prior to ECT associated with asystole. Anesthesiology 60: 255–256
154. Young R C, Biggs J T, Ziegler V E, Meyer D A (1978) A rating scale for mania: reliability, validity and sensitivity. Br J Psychiatry 133: 429–435
155. Zarate C A, Jr, Tohen M, Baraibar G (1997) Combined valproate or carbamazepine and electroconvulsive therapy. Ann Clin Psychiatry 9: 19–25
156. Zielinski R J, Roose S P, Devanand D P, Woodring S, Sackeim H A (1993) Cardiovascular complications of ECT in depressed patients with cardiac disease. Am J Psychiatry 150: 904–909

Geretsegger (Salzburg), Schäfer (Berlin), Kathmann (Berlin)

3.5 Auswirkung einer Elektrokonvulsionstherapie auf kognitive Funktionen

Die Diskussion um das Vorhandensein oder Nicht-Vorhandensein kognitiver Nebenwirkungen durch die Elektrokonvulsionstherapie (Elektrokrampftherapie, EKT) ist so alt wie diese selbst. Ursprünglich wurde vermutet, dass die Stromapplikation selbst zu zerebralen Schädigungen führt, deren Folge dann Gedächtnisstörungen seien. Frühe experimentelle Studien brachten unterschiedliche Ergebnisse [6, 8, 15], in späteren Studien wurde ein Zusammenhang zwischen systemischen Faktoren (Atmung, Herz-Kreislauf) und der Zahl der Behandlungen hergestellt [88, 89], wobei bei regulärer Anwendung keine Schäden festgestellt wurden. Im Laufe der Jahre konnten die Risiken einer EKT durch Verbesserungen in der Vorbereitung und Durchführung sowie in der Nachbetreuung der Patienten minimiert werden. Das Risiko einer schweren Komplikation wird nach neueren Erfahrungen mit 1:50000 Behandlungen angegeben und liegt damit nicht höher als das allgemeine Narkoserisiko bei kleineren operativen Eingriffen. Durch die Einführung einer modifizierten EKT (meist einseitige Stimulation der nicht-dominanten Gehirn-Hemisphäre, Narkose mit Muskelrelaxation und ausreichender Versorgung mit Sauerstoff) wurde das allgemeine Nebenwirkungsrisiko weiter deutlich reduziert. Die EKT ist damit eine der sichersten medizinischen Behandlungen unter Narkose geworden. Letztendlich führten vor allem technische Verbesserungen, insbesondere der Wechsel von Sinuswellen zu Kurzimpulsen, zu einer weiteren Verbesserung der Verträglichkeit der EKT. Kurzimpulse benötigen weniger Energie, um Anfälle mit vergleichbarer Anfallsdauer auszulösen und dürften deshalb bei gleichem Therapieeffekt seltener Gedächtnisstörungen verursachen.

Nebenwirkungen einer EKT können aber nach wie vor vorübergehende kognitive Störungen sein. In älteren Untersuchungen vor 1980 wurden bei 30–60% der behandelten Patienten akute vorübergehende Gedächtnisstörungen während und nach der EKT beschrieben. Dabei handelte es sich aber zumeist um subjektive Einschätzungen der Patienten, die nicht immer durch objektive Testungen belegt wurden. In neueren Untersuchungen wurde diese Häufigkeit von mnestischen Störungen nicht mehr bestätigt. Der Grund hierfür mag vor allem in der Ablösung der Sinuswellen- durch die Kurz-Impuls-Technik liegen [123]. In der Aufwachphase aus der Narkose direkt nach der EKT brauchen die meisten Patienten einige Minuten, bis die vollständige Orientierung wiederhergestellt ist. Bei 7% bis 50% der Patienten können während der Zeit der Durchführung der EKT-Serie Störungen des Gedächtnisses oder der Merkfähigkeit auftreten. Diese Störungen der

Gedächtnisfunktion sind jedoch meist innerhalb von 1 bis 4 Wochen rückbildungsfähig und halten nur bei etwa 0,5% der Patienten länger als vier Wochen nach
Beendigung der EKT-Serie an [16, 36, 71, 118, 131]. Insgesamt zeigten in den
letzten Jahren eine Vielzahl wissenschaftlicher Untersuchungen, dass es bei unilateraler und wahrscheinlich auch bei bifrontaler Elektrodenplatzierung zu keinen wesentlichen längerfristigen Veränderungen der kognitiven und mnestischen
Leistungsfähigkeit durch die EKT kommt [2, 26, 30, 38, 119, 120, 138].

Beurteilung kognitiver Funktionen

Bei der Betrachtung der potentiellen kognitiven Einbußen in Folge der EKT stehen
die Gedächtnisstörungen im Vordergrund. Dabei ist es wichtig, sich zu vergegenwärtigen, dass das Gedächtnis keine einfache, einheitliche Funktion darstellt,
sondern in verschiedene Facetten zerlegbar ist. Die Gedächtnispsychologie, an-
getrieben durch neuropsychologische Studien, unterscheidet nach mehreren
Funktionsaspekten [84].

So kann die Aufnahme neuer Gedächtnisinhalte gestört sein, aber auch die
Erinnerung an bereits in der Vergangenheit eingeprägte Ereignisse. Im ersten Fall
spricht man von anterograder, im zweiten von retrograder Gedächtnisstörung. Hier
ist also der Zeitpunkt der Schädigung des Gehirns relativ zur Aufnahme der
Gedächtnisinhalte das Kriterium. Patienten scheinen sich nach EKT häufig an die
unmittelbar davor erlebten Ereignisse nur mehr partiell zu erinnern. Gelegentlich wurde auch über weiter zurückreichende Störungen des sogenannten Alt-
gedächtnisses, entweder autobiographischer oder unpersönlicher Natur, berichtet.
Ein niedriger globaler kognitiver Status vor der EKT gilt als wesentlicher Prädiktor
für akute und bis zu 2 Monate anhaltende Störungen des retrograden Gedächtnisses [113]. Die anterograde Störung wird auch als Neugedächtnisstörung bezeichnet und ist Kern des amnestischen Syndroms, das typischerweise nach Läsionen
des mediobasalen Temporallappens, thalamischer Strukturen und des basalen
Vorderhirns beobachtet wird. Alt- und Neugedächtnisstörung können unabhängig
voneinander auftreten, retrograde Störungen manifestieren sich jedoch relativ
selten ohne gleichzeitige anterograde Einbußen [54].

Unabhängig von der zeitlichen Richtung lassen sich mehrere Gedächtnis-
formen unterscheiden: Das episodische Gedächtnis, das einmalige, persönlich
(direkt oder indirekt) erlebte Ereignisse enthält, das semantische Gedächtnis,
welches das allgemeine Fakten-, Bildungs- und Weltwissen umfasst und die
gegen Traumata robusteste Gedächtnisform darstellt, und das prozedurale Gedächtnis, das die meist nicht dem Bewusstsein zugänglichen Fertigkeiten und
Handlungsroutinen (z.B. die Abläufe beim Führen eines Autos) repräsentiert. Das
prozedurale Gedächtnis hängt von der Intaktheit frontostriataler neuronaler Systeme ab, während für die Konsolidierung des episodischen Gedächtnisses die
mediotemporale Region und insbesondere die hippokampale Formation von entscheidender Bedeutung ist. Letztlich, so nimmt man derzeit an, werden die episodischen sowie die semantischen Gedächtnisinhalte dann auf kortikaler Ebene
abgespeichert.

Im Bereich des Neugedächtnisses unterscheidet man zusätzlich zwischen einem Kurzzeit- und einem Langzeitgedächtnis. Die Abgrenzung ist nicht ganz eindeutig. Es wird meist davon ausgegangen, dass das Kurzzeitgedächtnis höchstens bis zu einer Minute andauert und eine begrenzte Kapazität von etwa 5 bis 9 Einheiten aufweist. Zeitlich und bezüglich der Kapazität darüber hinausgehende Gedächtnisinhalte werden dem Langzeitgedächtnis zugeordnet. Das Arbeitsgedächtnis entspricht weitgehend dem Kurzzeitgedächtnis, wird aber als ein aktiverer Prozess verstanden, der die Inhalte je nach Handlungsbedarf anpasst bzw. manipuliert.

Schließlich muss noch die Möglichkeit genannt werden, dass Gedächtnisstörungen materialspezifisch sein können. Schädigungen der linken Temporalregion führen eher zu Beeinträchtigungen des sprachlichen Gedächtnisses, während die rechte Hemisphäre mehr für schwer verbalisierbare Inhalte zuständig zu sein scheint.

Für die Objektivierung von Gedächtnisstörungen ist man auf entsprechende neuropsychologische Messverfahren angewiesen [77]. Diese müssen so konstruiert sein, dass sie möglichst spezifische Aspekte und Komponenten des Gedächtnisses erfassen und darüber hinaus die allgemeinen Testgütekriterien, v.a. Objektivität, Reliabilität und Validität, erfüllen. Am häufigsten eingesetzt werden Wortlisten, die in mehreren Durchgängen zu lernen sind und nach einer Ablenkphase erneut abgefragt werden. Solche Verfahren, die Varianten des Rey Auditory Verbal Learning Test darstellen [58], erlauben die Messung der Lernkurve, der unmittelbaren Behaltensleistung und des episodischen Langzeitgedächtnisses, bezogen auf sprachliches Material. Etwas komplexere Anforderungen stellen Kurzgeschichten (sog. logisches Gedächtnis) dar, da hier die Behaltensleistung stärker von der Fähigkeit bestimmt wird, die Struktur der Geschichte aufzunehmen. Das Altgedächtnis wird häufig über das Abfragen von Bildungswissen, das Erkennen von Abbildungen berühmter Personen oder über die Abfrage allgemein bekannter zeitgeschichtlicher Ereignisse geprüft. Eine weitere Möglichkeit ist die Prüfung autobiographischer Ereignisse mittels strukturierter Interviews [84]. Neben den mitunter etwas künstlich wirkenden Standardverfahren zur Gedächtnisprüfung gibt es in neuerer Zeit auch Tests, die eine höhere ökologische Validität anstreben. Zu nennen ist etwa der Rivermead Behavioral Memory Test [139], der aber in der EKT Forschung bisher kaum eine Rolle gespielt hat. Gedächtnis für visuelles Material wird häufig mittels der komplexen Figur nach Rey-Osterrieth geprüft. Das prozedurale Lernen wurde nur selten im Rahmen von EKT Studien untersucht. Squire [116] verwendete dazu die Aufgabe des spiegelverkehrten Lesens. Das Arbeitsgedächtnis, das sich zumeist als wenig oder gar nicht beeinträchtigt erwiesen hat, wird z.B. mit dem Nachsprechen von Zahlen, sowohl vorwärts als auch rückwärts, oder mit dem Berühren verschiedener räumlich verteilter Objekte in vorher gezeigter Reihenfolge geprüft.

Neben objektiven Gedächtnisstörungen, die sich in den Ergebnissen psychometrischer Leistungstests niederschlagen, können bei Patienten auch subjektiv in unterschiedlichem Ausmaß erlebte Defizite bestehen. Diese subjektive Beeinträchtigungsdimension ist Gegenstand einer ganzen Reihe von Untersuchungen gewesen [99]. In dieser Übersichtsarbeit wurde deutlich, dass ältere Studien gehäuft solche subjektiven Gedächtnisstörungen bei Patienten nach EKT fanden, während sich in neueren sogar subjektive Verbesserungen zeigten. Subjektiv empfundene Gedächtnisstörungen korrelieren nur schlecht mit objektiv erhobenen Parametern, so dass eine getrennte Erfassung notwendig und informativ ist.

Von erheblicher klinisch-praktischer Bedeutung kann der transiente Verwirrtheitszustand sein, in dem sich Patienten zuweilen unmittelbar nach einer EKT befinden. Die Zeit bis zur völligen Reorientierung wurde daher als ein Maß für die EKT-induzierte kognitive Beeinträchtigung benutzt. Diese erwies sich als sehr sensitives Maß für kognitive Störungen nach bilateraler im Vergleich zu unilateraler EKT [105]. Allerdings kommt es innerhalb von Minuten bis Stunden praktisch immer zu einer Reorientierung, so dass hier keine längerfristigen, sich auf den Alltag auswirkenden Folgen zu befürchten sind.

Eine häufig eingesetzte Methode zur Erfassung der kognitiven Nebenwirkungen sind Screeningtests, wie die Mini Mental State Examination [43]. Diese sind eigentlich für den Bereich hirnorganischer Beeinträchtigungen, insbesondere bei Demenzen, konstruiert. Wegen des relativ geringen Schwierigkeitsgrades und der fehlenden Differenzierung unterschiedlicher Aspekte von Gedächtnis und Kognition liefern solche Messungen bei EKT-Patienten nur selten ein aussagekräftiges Bild.

Gedächtnisstörungen sind der hauptsächliche Fokus der klinischen und auch wissenschaftlichen Beschäftigung mit kognitiven Effekten der EKT. Nur relativ wenige Untersuchungen haben mögliche Einbußen in anderen Domänen kognitiver Leistungen analysiert. Die dabei betrachteten Fähigkeiten reichen von kognitiv-motorischer Geschwindigkeit (einfache und komplexe Reaktionszeiten, Trail Making Test A), Wortflüssigkeit, visomotorischer Koordination und Aufmerksamkeit (Zahlen-Symbol-Test aus dem Hamburg-Wechsler-Intelligenztest), Inhibition (Stroop-Test), visuell-räumlicher Aufmerksamkeit, bis hin zu allgemeiner Intelligenz [23, 50, 93]. Unmittelbar nach einer EKT können diese Leistungen beeinträchtigt sein, im Verlauf einer EKT-Serie kommt es aber zu einer Verbesserung dieser Leistungen [63].

Gibt es neuronale Schädigungen durch eine EKT?

Besonders Ängste über eine mögliche direkte Schädigung des Gehirns durch Strom im Rahmen einer EKT bestimmen seit deren Einführung nicht nur das Denken von Patienten und Laien, sondern auch das von zahlreichen Psychiatern und Nervenärzten. Die technischen Sicherheitsvorkehrungen und Auflagen überstiegen daher bei weitem vergleichbare Auflagen für andere medizinischen Geräte (z.B. Defibrillatoren). Im Folgenden sollen daher einige Untersuchungen mit unterschiedlichen methodischen Ansätzen bezüglich der Frage nach möglichen Schädigungen des Gehirns durch den Einfluss der EKT dargestellt werden. Ältere Autopsiebefunde menschlicher Gehirne führten zu unterschiedlichen Aussagen. Frankel [44] analysierte zahlreiche dieser Studien und stellte fest, dass einerseits exzessive Stromapplikationen und multiple Behandlungen (bis zu 66 Behandlungen innerhalb von 11 Stunden) zu diesen Ergebnissen geführt haben, andererseits Schäden durch systemische Faktoren, wie Herzstillstand etc. verursacht wurden bzw. überhaupt kein Zusammenhang mit der Behandlung bestand. Webb und Mitarbeiter [133] untersuchten die CPK-BB (brain-type creatine phosphokinase) bei Patienten nach bilateraler EKT und fanden keine Veränderungen in diesem spezifischen Parameter, hingegen kommt es bei anderen Noxen (Schädelhirn-trauma, Boxer, Marathon-Läufer) zu einer Erhöhung der CPK-BB als Zeichen eines Unterganges von Gehirnzellen [17, 64, 97]. Zachrisson [140] und Mitarbeiter untersuchten drei etablierte Marker für neuronale/gliale Degeneration vor und nach EKT. Sie fanden bei einigen Patienten pathologische Veränderungen vor der EKT, jedoch keine verursacht durch die EKT-Serie. Agelink et al. [4] gingen mittels Bestimmung der Neuron-spezifischen Enolase (NSE) und dem Protein S-100 der Frage nach, ob es durch bilaterale EKT zu Zerstörung von Gehirngewebe kommt. Zu keinem Untersuchungszeitpunkt kam es zu einer Erhöhung von NSE oder S-100, woraus sie ebenfalls schließen, dass es unter fachgerechter Applikation durch die EKT zu keinem Untergang von zerebralem Gewebe kommt. Auch der Einsatz bildgebender Verfahren, wie Computertomographie [14, 24, 70] und Kernspintomographie [25, 81, 90, 95, 109] und die Analyse neuerer autoptischer Untersuchungen [79] erbrachten keine Hinweise für eine mögliche Schädigung des Gehirns nach EKT.

Untersuchungen der letzten 20 Jahre konnten zusammenfassend belegen, dass es durch EKT zu keiner dauerhaften Schädigung oder strukturellen Veränderung des Gehirns kommt [37, 41]. Heute ist im Gegensatz zu früheren Ansichten bekannt, dass sich zentrale Neurone im Erwachsenenalter regenerieren bzw. neu differenzieren können und es in der Depression zu einer Atrophie neuronaler Strukturen kommt [39]. Bei unbewältigtem Stress und bei der Depression ist die Neurogenese gehemmt, die Neuroplastizität reduziert [48, 69, 82, 102], die Expression von BDNF (brain-derived neurotrophic factor) reduziert [48]. Es kann der Hippokampus bei depressiven Patenten bis zu 20% seines Volumens einbüßen [18], jedoch auch andere Gehirnregionen atrophieren [100]. Eine neuere Studie [47] gibt Hinweise dafür, dass es im Laufe einer rezidivierenden Depression durch exzitotoxische Prozesse zu einer Abnahme des Volumens der Amygdala kommt. Etliche Untersuchungen zeigen, dass es durch die erfolgreiche Behandlung der Depression zu einer Regeneration neuronaler Strukturen [2, 39, 96] durch eine Aktivierung der Neurogenese und Neuroplastizität [32] sowie durch eine erhöhte BDNF-Expression im Hippokampus [35, 48, 103] kommt. Auch für die EKT gibt es sowohl im Tierversuch [57, 106, 110] als auch bei Untersuchungen am Menschen [2, 39, 91, 96] deutliche Belege dafür, dass die Neurogenese durch die EKT verbessert wird.

Einflussvariablen der EKT auf das Auftreten und die Intensität möglicher kognitiver und mnestischer Störungen:

Technik, Elektrodenplatzierung, Frequenz und Dosis

Konzentrations- und Gedächtnisstörungen, die über einen Tag hinausgehen, scheinen unter anderem von der Applikationsart (bifrontale, unilaterale und bitemporale EKT), der Impulsform (Puls/Rechteck vs. sinusförmig), der applizierten Energiemenge und der Krampfdauer abzuhängen. Eine Reihe von Untersuchungen zeigt Zusammenhänge zwischen Krampfdauer und der Dauer der postiktalen Reorientierungsphase. Nach Einführung der Kurz-Impuls-Technik scheinen Desorientiertheit und Beeinträchtigung des Gedächtnisses eher eine Funktion der Krampfdauer zu sein [1]. Einige Untersuchungen belegen einen Effekt der Impulsbreite des applizierten Stroms auf kognitive Funktionen [104]. Die modernen Geräte arbeiten deshalb mit einer Impulsbreite zwischen 0,5 und 1 ms.

Durch die Wahl einer niedrigen Dosierung und einer günstigen Elektrodenplatzierung kann möglicherweise vermieden werden, für die Gedächtnisfunktion wichtige Strukturen zu beeinträchtigen. So fanden sich bei niedrigdosierter unilateraler EKT mit Dosistitration in 7% der Patienten kurzzeitig kognitive Störungen vs. 30% bei der Gruppe, die eine höhere Energiedosis erhielt [87]. Auch das autobiographische Gedächtnis zeigte eine dosisabhängige Beeinträchtigung. Weitere Studien beschäftigen sich mit den Auswirkungen der Behandlungsfrequenz auf kognitive Störungen. Eine häufigere Behandlungsfrequenz führt danach zwar zu einem rascheren Response [127] aber auch zu einer Zunahme kognitiver Nebeneffekte [86, 115]. Diese Ergebnisse wurden durch spätere randomisierte Studien [75] belegt. Auch in einer neueren Untersuchung mit bilateraler Pulswellen-EKT [111] gab es vergleichbare Ergebnisse, wobei bei den persönlichen Erinnerungen für den aktuellen Krankenhausaufenthalt die größten Unterschiede bestanden.

Schon in frühen Untersuchungen zu Gedächtnis und EKT wurden in zahlreichen Arbeiten von Squire und Mitarbeitern besonders für die bilaterale Behandlungsmethode amnestische Störungen (anterograd und retrograd) beschrieben [114, 121, 122, 124]. Calev und Mitarbeiter [22] verglichen bilaterale EKT und Imipramin. In beiden Gruppen kam es durch die Behandlung zum Auftreten anterograder Störungen, in der EKT Gruppe zusätzlich zu retrograden Störungen. Allerdings kam es auch nur bei den EKT-behandelten Patienten zu einer signifikanten Verbesserung der depressiven Symptomatik, die durch die Imipramin-Behandlung unbeeinflusst blieb. Die Ergebnisse älterer Untersuchungen lassen sich auf die heutige Anwendung der EKT nur bedingt umsetzen. Die älteren Geräte verwendeten ausschließlich Sinuswellen, außerdem war die Stimulusdosis wesentlich höher. Jedoch zeigte sich bereits unter Verwendung von Sinuswellen ein Unterschied zwischen der bilateralen und unilateralen Methode. In einer 3-Jahres follow-up Untersuchung [119] wurden depressive Patienten mit medikamentöser Behandlung sowie bi- und unilateraler EKT verglichen. Während die medikamentös behandelten Patienten über keine Gedächtnisprobleme klagten, bestanden solche in beiden EKT-Gruppen, in der unilateralen jedoch nur in sehr geringem und subjektiv kaum störendem Ausmaß. Nach drei Jahren gab noch die Hälfte der bilateral Behandelten Gedächtnisstörungen an, die jedoch auch eine Ursache im Krankheitsverlauf hatten. Rossi et al. [101] verglichen 20 bilateral Behandelte mit gesunden Kontrollen in Hinblick auf das visuelle Gedächtnis und stellten fest, dass EKT zu keiner Affektion des visuospatialen Gedächtnisses führt. Devanand und Mitarbeiter [38] verglichen acht Patienten, die zwischen 1965 und 1990 mehr als 100 bilaterale EKTs (Sinuswellen) erhalten hatten mit acht gematchten Patienten, die nie eine EKT erhalten hatten. Die verschiedenen Testergebnisse zeigten keinen Unterschied zwischen den beiden Gruppen, es bestand nur ein Zusammenhang mit dem zum Untersuchungszeitpunkt aktuellen Ausprägungsgrad der psychischen Störung. Die Autoren schlossen daraus, dass es auch durch eine große Anzahl von EKTs zu keinen manifesten messbaren kognitiven Störungen kommt.

In zahlreichen klinischen Studien wurden die Auswirkungen bilateraler vs. unilateraler EKT auf kognitive Funktionen untersucht [3, 60, 128]. Diese kamen allesamt zu dem Ergebnis, dass es unter unilateraler EKT zu geringeren oder gar keinen kognitiven Störungen kommt. Einige dieser Untersuchungen zeigen zudem, dass sich eine allenfalls bestehende anterograde Amnesie völlig zurückbildet [117, 119, 134]. Zu ihrer eigenen Überraschung und im Gegensatz zu zahlreichen anderen Studien fanden Janicak und Mitarbeiter [61] keine Unterschiede zwischen uni- und bilateraler Behandlungsmethode. Sowohl die therapeutischen Ergebnisse als auch das Ausmaß kognitiver Störungen (retrograd und anterograd) waren in beiden Gruppen gleich, wenn auch eine positive Tendenz zugunsten der unilateralen Methode bestand, die bei einem größeren Kollektiv möglicherweise signifikant geworden wäre. Auch McCall et al. [87] fanden weder Unterschiede in der Wirksamkeit, noch bezüglich anterograder Amnesie zwischen einer rechts-unilateralen EKT und einer bitemporalen EKT. Sobin [113] verglich uni- und bilaterale hoch und niedrig dosierte EKT unter Verwendung von Kurzimpulsen. Als Hauptergebnis fand die Gruppe, dass das Ausmaß der retrograden Amnesie korreliert mit dem Ausmaß kognitiver Störungen vor Behandlungsbeginn und der Dauer des postiktalen Verwirrtheitszustandes, unabhängig von der Behandlungstechnik. Die low- und high-dose bilateral Behandelten hatten allerdings einen im Vergleich zu unilateraler Behandlung bis um das Vierfache verlängerten postiktalen Verwirrtheitszustand und nach Behandlungsende einen höheren Score für retrograde Amnesie.

Lawson und Mitarbeiter [74] verglichen kognitive Effekte der bitemporalen, rechts unilateralen und bifrontalen Elektrodenplatzierung und fanden eine Überlegenheit der bifrontalen Elektrodenplatzierung während und kurz nach der EKT-Serie, die nach drei Monaten nicht mehr feststellbar war. Weiters interpretierten sie ihre Ergebnisse dahingehend, dass das Ausmaß des therapeutischen Effekts keinen Einfluss auf diese Parameter hatte. Die Gruppe um Letemendia [76] kam bei dem Vergleich von bitemporaler, rechts unilateraler und bifrontaler Elektrodenplazierung bei insgesamt 59 Patienten zu dem Schluss, dass die bilateralen Applikationen der unilateralen therapeutisch überlegen waren, die bifrontale Applikation allerdings die geringsten kognitiven Nebeneffekte hatte. Bailine [12] verglich die bifrontale mit der bilateralen Methode an 48 Patienten und kam zu dem Schluss, dass der therapeutische Effekt beider Methoden gleich war, die kognitiven Störungen nach bitemporaler Elektrodenplatzierung ausgeprägter waren. Allerdings verwendeten die Untersucher dafür nur den Mini-Mental State.

Sackeim et al. [105] verglichen die rechts unilaterale Elektrodenplatzierung in drei verschiedenen Stimulus-Intensitäten (50%, 150% und 500% über der Krampfschwelle) mit 150% bei bitemporaler Platzierung, jeweils Pulswellen. Der therapeutische Effekt war bei der hochdosierten unilateralen und der bitemporalen Methode gleich (65%) und damit doppelt so hoch wie bei den beiden anderen. Unmittelbar nach Behandlungsende zeigte die Gruppe der bilateral Behandelten das höchste Ausmaß retro- und anterograder Störungen im Vergleich zu den übrigen drei Gruppen, auch zwei Monate nach Behandlungsende hatte diese Gruppe noch ausgeprägte retrograde Defizite. Dies ist auch deshalb bemerkenswert, da die unilaterale Hochdosis-Gruppe mit einer mehr als dreifach höheren elektrischen Dosis als die bitemporale Gruppe behandelt wurde. Die postiktalen kognitiven Messungen zeigten für die bitemporale Gruppe regelmäßig schlechtere Ergebnisse als alle anderen Gruppen, die Rate der prolongierten Desorientierung war für diese Gruppe mehr als sechs Mal größer als in allen anderen Gruppen.

Die Effekte von hoch- und niedrig-dosierter uni- und bilateraler EKT auf das Erinnerungsvermögen für autobiographische und öffentliche Ereignisse im Vergleich mit einer Kontrollgruppe wurde von Lisanby [80] untersucht. Die zusammengefassten Ergebnisse zeigen wiederum eine Überlegenheit der unilateralen Methode besonders für Ereignisse, die nichts mit der eigenen Person zu tun hatten, unabhängig von der elektrischen Dosis und dem Therapieeffekt.

Die Auswirkungen der unilateralen EKT auf kognitive Funktionen bei therapieresistenten Depressiven untersuchte eine Bonner Gruppe [55]. Sie fand eine Verbesserung des visuellen Kurzzeitgedächtnisses und der visuokonstruktiven Leistungen und eine Verschlechterung nur bei der Behaltensleistung verbaler Inhalte über 30 Minuten nach der EKT-Serie. In allen anderen untersuchten Parametern wurden keine Unterschiede festgestellt.

In einer eigenen Verlaufsuntersuchung [50] an 54 depressiven Patienten mit unilateraler Pulswellen-EKT wurden vor Behandlungsbeginn bei allen Patienten mittels einer ausführlichen psychometrischen Testbatterie ausgeprägte kognitive Defizite festgestellt. Zu einer signifikanten Besserung kam es bereits nach der dritten EKT (1 Woche), diese setzte sich über den gesamten Untersuchungszeitraum bis zwei Monate nach der letzten EKT fort. Nach Ende der EKT-Serie wurden die Patienten mit einem SSRI (Paroxetin) weiterbehandelt. Retrospektiv verglichen wurden diese Daten mit denen depressiver Patienten, die nur mit Paroxetin behandelt und mit einer ähnlichen Testbatterie untersucht wurden. Zwei dieser Tests für beide Gruppen sind in den Abb. 1 und 2 dargestellt. Der Zahlen-Verbindungs-Test misst die kognitiv-motorische Geschwindigkeit (Abb. 2), das anterograde Gedächtnis wurde u.a. mit einem Test zur Reproduktion gelernter Wörter gemessen (Abb. 1). Es zeigte sich, dass in der Gruppe der nur medikamentös Behandelten das Ausmaß der Psychopathologie und damit auch das Ausmaß der kognitiven Störungen vor Behandlungsbeginn geringer waren. Dies stimmt mit der Beobachtung vieler Autoren überein, dass eher Patienten mit klinisch ausgeprägteren kognitiven Defiziten und einer schwereren Psychopathologie der EKT zugeführt werden. Eine Besserung der kognitiven Funktionen trat in beiden Gruppen gleichlaufend mit der Besserung der klinischen Symptomatik ein, wobei jedoch auch noch zwei Monate nach Ende der EKT Defizite bestanden, die aber nicht als Folge der EKT zu interpretieren sind. Es dürfte vielmehr so sein, dass aufgrund des schlechten Niveaus vor Behandlungsbeginn eine längere Regenerationsphase erforderlich ist. Der Untersuchungszeitraum bis zwei Monate nach Ende der EKT ist allerdings zu kurz, um daraus Schlüsse über den längerfristigen Verlauf zu ziehen.

Zusammenfassend gilt also die unilaterale und wahrscheinlich auch bifrontale EKT bei fachgerechter Durchführung bezüglich längerfristiger mnestischer oder kognitiver Beeinträchtigungen als unbedenklich [80, 132]. Patienten mit unilateraler

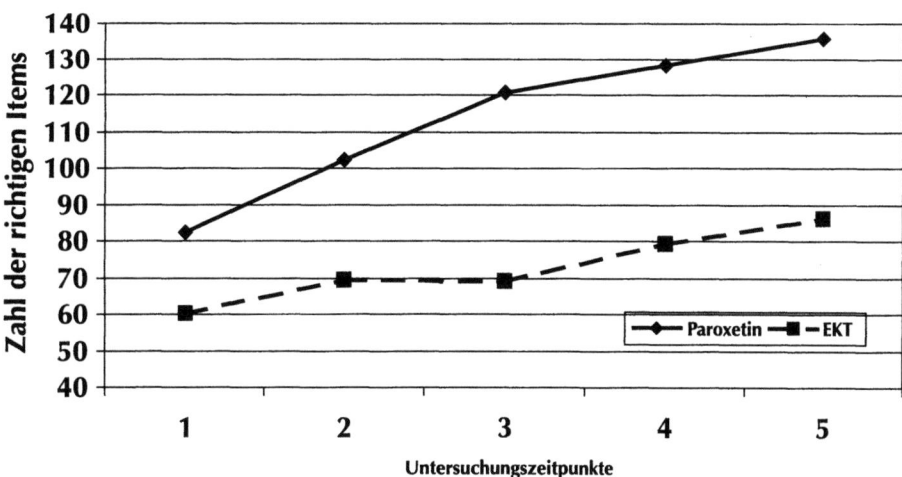

Abb. 1. Reproduktion (Serielles Lernen – Lernfähigkeit über Wiederholungen) bei Patienten mit unilateraler EKT und Paroxetin: Gemessen wird die Zahl der richtig wiedergegebenen Items. Untersuchungszeitpunkt (UZP) 1: vor EKT-Beginn, UZP 2: nach der 3. EKT, UZP 3: nach der letzten EKT, UZP 4: 2 Wochen nach der letzten EKT, UZP 5: 2 Monate nach der letzten EKT

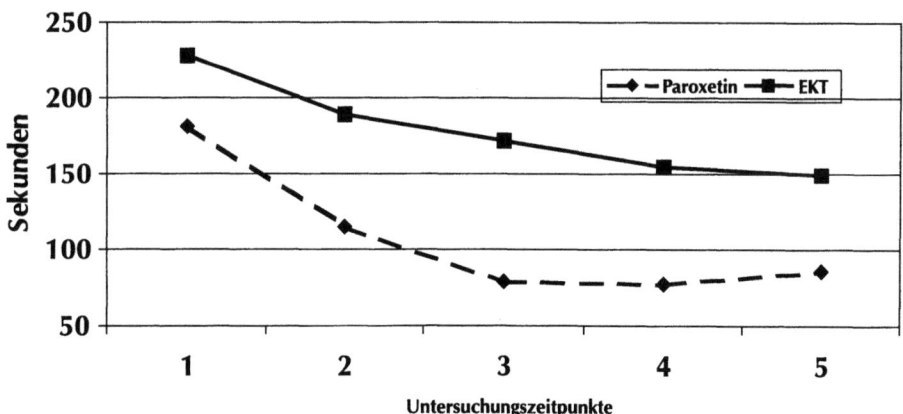

Abb. 2. Informationsverarbeitungsgeschwindigkeit (Zahlen-Verbindungs-Test) bei Patienten mit unilateraler EKT und Paroxetin: Gemessen wird die Dauer für die Durchführung des Tests in Sekunden. Untersuchungszeitpunkt (UZP) 1: vor EKT-Beginn, UZP 2: nach der 3. EKT, UZP 3: nach der letzten EKT, UZP 4: 2 Wochen nach der letzten EKT, UZP 5: 2 Monate nach der letzten EKT

hochdosierter EKT zeigten kürzere Reorientierungszeiten und entwickelten signifikant weniger Phasen mit länger andauernden Orientierungsstörungen. Auch bis
zu zwei Monate nach Therapieende ergaben Prüfungen der Gedächtnisleistung
weniger Störungen des retrograden Gedächtnisses. Bei der bilateralen Stimulation
ergaben sich für die bitemporale Elektrodenplatzierung bei besserer Effektivität
etwas häufiger vorübergehende kognitive Störungen als bei bifrontaler Stimulation, die wiederum wieder etwas weniger wirksam war. Aus der Datenlage ergaben
sich zumindest in Deutschland schon 1998 rechtliche Konsequenzen für die EKT
bei betreuten bzw. nicht einwilligungsfähigen Patienten. Die unilaterale EKT wurde
als unbedenklich bezüglich irreversibler neurokognitiver Schäden eingestuft und
bedarf nach dem Urteil des Landgericht Hamburgs (25.5.1998; 301T194/98) bei
„lege artis" durchgeführter EKT außer der Zustimmung des Betreuers nicht generell
einer zusätzlichen gerichtlichen Verfügung. Dagegen ist bei einer bilateralen EKT
nach § 1904 S.1 des BGB eine Zustimmung des Vormundschaftsrichters aufgrund
der bisher nicht sicher auszuschließenden anhaltenden kognitiven Störungen einzuholen [107].

Altersabhängigkeit kognitiver Nebenwirkungen der EKT

Prinzipiell gibt es für die EKT keine obere oder untere Altersbeschränkung. In einer
umfangreichen Langzeituntersuchung konnten bei jugendlichen Patienten unter
18 Jahren 2–4 Jahre nach der EKT keine negativen Folgen für Gedächtnis und
Konzentrationsvermögen gefunden werden. Auch bei Patienten, die während der
Therapie subjektiv über eine vorübergehende Gedächtnisstörung klagten, konnten
später keine messbaren kognitiven Langzeitdefizite ermittelt werden [27, 51, 137].
    Ältere Patienten scheinen aufgrund häufiger vorkommender leichter zerebral-
vaskulärer Beeinträchtigungen eine erhöhte Empfindlichkeit sowohl gegenüber
narkoseinduzierten deliranten Zuständen, als auch gegenüber EKT-assoziierten
Gedächtnis- und Konzentrationsstörungen zu haben. Unterschiede bezüglich kurz-
und längerfristiger Gedächtnisstörungen zwischen älteren und jüngeren Patienten
waren jedoch in einer prospektiven Studie nur in den ersten 72 Stunden deutlich,
nach einem Monat nur noch marginal und nach 6 Monaten nicht mehr nachweisbar
[141]. Wie bei allen anderen Gruppen ist auch bei den älteren Patienten die bilaterale EKT mit mehr kognitiven Dysfunktionen verbunden als die unilaterale
EKT, insbesondere wenn hohe Energiedosierungen gewählt werden [130]. Insgesamt wird die EKT bei geriatrischen Patienten aber im Gegensatz zu früheren
Ansichten gut toleriert mit einer geringen Inzidenz für länger anhaltende kognitive Nebenwirkungen. Stoudemire et al. [126] fanden in einer Vergleichsuntersuchung
EKT vs. Trizyklika an älteren Patienten, dass die meisten Patienten in beiden
Gruppen eine Verbesserung ihrer kognitiven Funktionen mit der Besserung der kli-
nischen Symptomatik erlebten, bei etlichen in beiden Gruppen jedoch kognitive
Defizite bestehen blieben. Sie führten dies entweder auf eine bereits bestehende
dementielle Entwicklung oder auf anticholinerge Effekte der Trizyklika zurück.
In einer 3-Jahres follow-up Untersuchung an gerontopsychiatrischen Patienten [19]
konnten keine nachteiligen kognitiven Effekte durch die EKT beobachtet werden.

Die EKT ist insbesondere bei älteren Patienten mit kardialen Risikofaktoren eine sichere Behandlungsmethode [5]. Bei multimorbiden geriatrischen Patienten mit einer Kombination von einer Vielzahl von gleichzeitig einzunehmenden Medikamenten kann die EKT daher bei Kontraindikationen gegenüber Psychopharmaka mit anticholinergen Nebenwirkungen sogar eine wichtige nebenwirkungsarme Behandlungsalternative darstellen. Das Risiko kognitiver Nebenwirkungen erhöht sich bei vorbestehender hirnorganischer Schädigung, so dass früher teilweise auch schon leichte Veränderungen in bildgebenden Verfahren als zumindest relative Kontraindikation für eine EKT angesehen wurden. Heute wird eine solche Einschränkung nicht mehr als notwendig angesehen und Therapieentscheidungen unter der kritischen Abwägung von Nutzen und Risiko sollten bei hirnorganischer Vorschädigung individuell getroffen werden.

Kognitive Störungen und Komedikation

Viele Patienten erhalten während der EKT eine psychiatrische Komedikation mit Sedativa, Antipsychotika, Antidepressiva oder anderen stimmungsstabilisierenden Medikamenten. Die Kenntnis über die Potenz dieser Medikamente, delirante Zustände zu erzeugen oder zu verstärken, ist für die Einschätzung der Kausalität klinisch auftretender Gedächtnisstörungen, kognitiver Störungen oder deliranter Syndrome während einer EKT sehr wichtig. Typische und atypische Antipsychotika ebenso wie Antidepresssiva können über muskarinerge, anticholinerge und antihistaminerge Einflüsse vorübergehende Konzentrations- und Gedächtnisstörungen verursachen [75]. Chlorpromazin führte zusammen mit einer EKT im Zeitraum von 3–6 Wochen zu mehr Gedächtnis- und Orientierungsproblemen als eine alleinige Neuroleptikatherapie [112]. Generell potenzieren stark anticholinerg wirksame Antipsychotika die Wahrscheinlichkeit einer postiktalen Verwirrtheit. Diese kann eventuell durch die Anwendung von Glykopyrrolat statt Atropin während der Narkose vermindert werden [62]. Auch bei Clozapin ist aufgrund der anticholinergen und muskarinergen Effekte mit gehäuften vorübergehenden kognitiven Störungen und deliranten Syndromen zu rechnen [45, 73]. Antipsychotika-assoziierte EEG-Veränderungen (Theta und z.T. Delta Wellen) wie sie v.a. unter Clozapin aber auch unter Olanzapin bekannt sind [108], gelten als Prädiktor für die erhöhte Inzidenz zwar transienter aber oft schwerwiegender postiktaler Verwirrtheits-, Erregungs- oder Dämmerzustände und retrograder Amnesien, welche im klinischen Alltag häufig mit bedeutenden apraktischen Symptomen kombiniert sind. Auch internistische Medikamente oder Begleiterkrankungen können das Risiko mnestischer Defizite nach Narkose bzw. EKT entscheidend beeinflussen.

Narkose

Die Wahl das Narkotikums hat Einflüsse auf das subjektive Wohlbefinden und auf die kurzfristig nach der EKT zu erwartenden kognitiven Störungen. Propofol, Methohexital und Etomidat sind die am häufigsten verwendeten Medikamente.

Etomidat scheint in geringerem Maße als Propofol oder Methohexital die Krampfschwelle zu erhöhen und dadurch die Krampfdauer zu senken. Die längere Krampfdauer unter Etomidat führte jedoch auch in einer Vergleichsstudie zu einer etwas
längeren Zeit, bis die Patienten aufwachten, sich kognitiv erholten und auf die
Station entlassen werden konnten [11]. Auch Ketamin findet Anwendung und hat
wie Etomidat eher einen positiven Einfluss auf die Krampfdauer, ohne dabei die
Aufwachphase zu verlängern und die Rate der kognitiven Nebenwirkungen zu
erhöhen [72].

Einfluss der Grunderkrankung auf kognitive Funktionen vor, während und nach einer EKT

Die Indikation zu einer EKT wird in deutschsprachigen Ländern überwiegend bei
Vorliegen einer therapieresistenten depressiven Störung oder bei kataton-schizo-
phreniformen Zuständen gestellt. Da kognitive und mnestische Störungen im
Rahmen schwerer Depressionen häufig und bei katatonen Patienten immer zu
finden sind, erleben viele Patienten im Verlauf und vor allem nach einer EKT-
Serie eher eine Verbesserung ihrer intellektuellen Leistungsfähigkeit [28, 135]. Diese
vor Beginn der EKT im Rahmen der psychiatrischen Grunderkrankung bestehenden kognitiven Defizite sind bei schwer depressiven oder kataton schizophrenen
Patienten aufgrund der fehlenden Möglichkeiten, aufwendige neuropsychologische
Testbatterien absolvieren zu können, nur schwer zu diagnostizieren und zu ob-
jektivieren. Für Depressionen gelten Gedächtnisdefizite sowie beeinträchtigte
exekutive Funktionen als charakteristisch. Sowohl das visuelle als auch das verbale deklarative Gedächtnis sind betroffen, und zwar unabhängig davon, ob die
Patienten melancholische Merkmale zeigen oder nicht [10]. Dies steht im Einklang mit neueren Befunden, nach denen hippokampale Strukturen bei manchen
depressiven Patienten ein vermindertes Volumen aufweisen [18]. Dagegen scheinen die impliziten Gedächtnisleistungen normal zu sein [13]. Unklar ist aber nach
wie vor, ob die Schwere der Depression mit dem Ausmaß der kognitiven Defizite
und insbesondere dem deklarativen Gedächtnis zusammenhängt. Die dazu durchgeführten Studien sind widersprüchlich [9]. Eine einflussreiche Hypothese [136]
vermutete, dass es ausschließlich die anstrengungsabhängigen („effortful") und
kontrolliert ablaufenden kognitiven Prozesse sind, die durch die Depression gestört
werden, während die eher automatischen Vorgänge nicht betroffen sind. Allerdings
wurde später mehrfach gefunden, dass auch Wiedererkennensleistungen, die als
vergleichsweise automatisch gelten, gestört sein können [20, 53]. Die beschriebenen Defizite können auch über die depressive Episode hinaus weiter bestehen,
wobei sie dann zumeist ein geringeres Ausmaß haben [83, 125]. Es gibt allerdings
noch einige unaufgeklärte Zusammenhänge, da sich in manchen Studien die
Beeinträchtigungen nach Ende der Phase vollständig zurückbildeten [13]. Die
jeweilige Stichprobenauswahl sowie die Sensitivität der benutzten Messinstrumente
dürften für solche Diskrepanzen mitverantwortlich sein. Zu diskutieren ist bei der
Betrachtung kognitiver Defizite von depressiven Patienten auch die Rolle der Motivation. Ohne Zweifel senkt geringe Motivation die Leistungen und depressive

Patienten sind durch ein Antriebsdefizit sowie eine geringere Reaktivität auf positive Erfahrungen gekennzeichnet [59]. Diese Merkmale sind als pathologische Varianten von Motivationsmangel anzusehen. Insofern könnten die kognitiven Leistungseinbußen tatsächlich ein Epiphänomen der Depression sein. Die unterschiedlich ausgeprägten Einbußen in verschiedenen Leistungsbereichen sowie oben erwähnte teilweise Persistenz von Einbußen auch nach Abklingen der Depression sprechen jedoch gegen eine solche Annahme.

Untersuchungen über depressive Symptome und subjektive Gedächtnisstörungen im Rahmen einer EKT zeigen überwiegend einen positiven Zusammenhang zwischen der Depressionsschwere und den subjektiv beklagten, aber nicht zu objektivierenden kognitiven Beeinträchtigungen [99].

Ging man früher davon aus, dass es im Rahmen depressiver Episoden zu kognitiven Störungen kommt, jedoch dazwischen zu einer völligen Remission derselben, ist es heute anerkannt, dass zumindest ein Teil der Patienten mit rezidivierenden Depressionen auch einen laufenden kognitiven Abbau erleidet. Schon 1976 stellte Sternberg [125] in einer kontrollierten Untersuchung fest, dass es bei Patienten, die unter medikamentöser Therapie (Imipramin bzw. Amitriptylin) klinisch remittierten, auch zu einer Remission der gestörten Kurzzeit-Gedächtnisfunktionen kam, nicht jedoch des Langzeitgedächtnisses. Ähnliche differenzierte Ergebnisse hatten schon früh Cronholm und Mitarbeiter [33, 34] gefunden. In diesen Untersuchungen wurde auch gezeigt, dass das Ausmaß der Besserung der kognitiven Funktionen (z.B. Lernen) mit der Besserung der depressiven Symptomatik korreliert. Für die EKT stellten sie fest, dass es durch diese zwar zu einer Verschlechterung des Behaltens von Gedächtnisinhalten kommen kann, die anterograden Funktionen jedoch entsprechend dem therapeutischen Erfolg gebessert werden. Das subjektive Empfinden von Gedächtnis/Gedächtnisstörung ist für den Depressiven mehr geprägt von der Fähigkeit/Unfähigkeit des Behaltens neuer Inhalte (Lernen) als alter Inhalte. Die klinische Erfahrung mit depressiven Patienten bestätigt, dass das Ausmaß bzw. Vorhandensein subjektiv empfundener (anterograder) Gedächtnisstörungen eng mit dem Ausmaß des therapeutischen Erfolges durch die EKT zusammenhängt.

In einer kontrollierten follow-up Studie an Patienten mit affektiven Erkrankungen fanden Bulbena und Berrios [21] eine Gruppe von depressiven Patienten, die in Zusammenhang mit ausgeprägten kognitiven Störungen milde neurologische Symptome zeigten und eine schlechtere Remission hatten. Eine EKT in der Anamnese hatte keinen Einfluss auf kognitive Funktionen. Alexopoulos und Mitarbeiter [7] verglichen in einer kontrollierten Langzeit-Untersuchung ältere depressive Patienten mit und ohne depressive „Pseudodemenz". Nach erfolgreicher Behandlung der Indexepisode waren die dementiellen Symptome bei allen Patienten völlig abgeklungen, in der follow-up Periode zeigte sich allerdings, dass die Patienten mit einer depressiven „Pseudodemenz" in der Indexepisode 4,69 mal häufiger eine irreversible Demenz (43%) bekamen als solche ohne depressive Pseudodemenz (12%). Patienten in der nicht-dementen Gruppe hatten häufiger eine EKT (38 vs. 22%), die Art der Behandlung hatte jedoch keinen Einfluss, auch konnten keine klinischen Charakteristika für das spätere Auftreten einer irreversiblen Demenz gefunden werden.

Bei schizophrenen Patienten findet man kognitive Defizite in noch größerem Ausmaß. Diese sind auch über die Zeit hinweg stabiler. Als die am deutlichsten beeinträchtigten Bereiche der Kognition erwiesen sich in vielen Studien verbales Lernen und Gedächtnis, aber auch motorische Fähigkeiten, Daueraufmerksamkeit, Wortflüssigkeit, und inhibitorische Fähigkeiten [56, 65]. Die Patienten zeigen Reste dieser Störungen auch in weitgehend symptomfreien Intervallen. Noch bedeutsamer für die Einschätzung der Grundlagen dieser kognitiven Defizite ist die Erkenntnis, dass auch biologisch Verwandte von Erkrankten die Auffälligkeiten zeigen. Hier erwiesen sich das räumliche Arbeitsgedächtnis [52], die Daueraufmerksamkeit [31], die Wortflüssigkeit [67], das verbale Gedächtnis [42] und okulomotorische Fähigkeiten [66] als die sensitivsten Bereiche. Solche Befunde sind mit der Annahme vereinbar, dass eine genetisch vermittelte Vulnerabilität sich in subtilen Leistungsdefiziten widerspiegelt. Von den an Schizophrenie Erkrankten sind die Patienten mit vorwiegender Negativsymptomatik am deutlichsten kognitiv beeinträchtigt [94].

Die kognitiven Störungen sowohl bei depressiven als auch bei schizophrenen Patienten sind mit hoher Wahrscheinlichkeit nicht durch die jeweilige psychopharmakologische Therapie bedingt. Korrelationen zur verabreichten Dosis sind zumeist nicht bedeutsam und die Störungen persistieren auch bei Veränderungen oder Absetzen der Medikation. Allerdings sind subtile Einflüsse nicht völlig auszuschließen und am ehesten bei solchen Psychopharmaka zu erwarten, die eine anticholinerge und/oder eine stark sedierende Wirkkomponente enthalten.

Insgesamt scheint es derzeit plausibel anzunehmen, dass das deklarative Gedächtnis (retrograd und anterograd) und andere kognitive Funktionen von zwei Faktoren konträr beeinflusst werden können. Die EKT verschlechtert wahrscheinlich die genannten Funktionen kurzfristig, gleichzeitig wirkt sich die schnelle und deutliche Besserung der psychopathologischen Symptome aber günstig auf die Leistungsfähigkeit aus. Im Endergebnis kann es dann, je nach Überwiegen des einen oder des anderen Faktors, zu relativen Verschlechterungen oder Verbesserungen kommen. Es bedarf sicher noch weiterer Forschung, um aufzuklären, ob diese Faktoren tatsächlich unabhängig einwirken und warum der eine oder der andere im Einzelfall überwiegt.

Fasst man die Ergebnisse verschiedener Untersuchungen zu den reversiblen kognitiven Störungen bei der Depression zusammen, lässt sich festhalten, dass es in der Depression vornehmlich zu einer Verschlechterung der Informationsaufnahme und damit Lernfähigkeit (anterograde Amnesie) kommt. Mit der Besserung der klinischen Symptomatik bessern sich auch diese mnestischen Störungen, wenn auch bei einigen Patienten bleibende Störungen feststellbar sind und es im Verlaufe der depressiven Erkrankung wohl häufig zu einer laufenden Verschlechterung kommen kann.

Therapeutische Ansätze

Gesicherte und spezifische Behandlungsansätze für EKT-assoziierte Gedächtnisbeeinträchtigungen gibt es derzeit noch nicht. In einer ersten randomisierten Studie verminderte der Opiatantagonist Naloxon akute anterograde Amnesien gegenüber Plazebo und verbesserte verschiedene Aufmerksamkeitsparameter [98]. Für Vasopressin konnte in einer randomisierten, plazebokontrollierten doppelblinden Studie keine Wirksamkeit gegen anterograde oder retrograde Amnesien gezeigt werden [85]. Eine weitere prospektive plazebokontrollierte Studie fand auch für Piracetam keine protektiven Effekte während und zwei Wochen nach Beendigung der Behandlung [129]. Für den Kalzium-Kanal-Blocker Nicardipin wurde zwar eine Wirksamkeitsverbesserung der EKT gefunden [40], jedoch kein Einfluss auf kognitive Parameter. Aufgrund dreier Falldarstellungen vermuten Linton et al. [78] positive Effekte von Thiamin auf den postiktalen Verwirrtheitszustand nach EKT bei geriatrischen Patienten. Verschiedene weitere pharmakologische Versuche mittels Koffein, Schilddrüsenhormonen, Inositol und Calciumkanalblockern erbrachten noch keine überzeugenden Erfolge, so dass ausreichend gesicherte additive Strategien zur Behandlung von EKT-assoziierten mnestischen Störungen bisher fehlen.

Aus den derzeit zur Verfügung stehenden Daten können daher folgende Punkte zur Durchführung einer EKT empfohlen werden, wenn eine Minimierung oder Vermeidung von kognitiven Störungen im Vordergrund stehen soll [29, 46, 49, 68]:

- Prämedikation, Sauerstoffventilation und Vitalparameter-Monitoring
- Pulswellen mit kurzer Pulsbreite (≤ 0,5 ms)
- Unilaterale (oder bifrontale) Elektrodenplatzierung
- Titration der Stimulusdosis, bei unilateraler Behandlung „Hochdosis-Stimulation"
- 2x wöchentliche Behandlung

Fazit

Kurzfristige Störungen von Gedächtnis und Konzentration unter der EKT konnten in verschiedenen Studien objektiviert werden und sind vor allem abhängig von der vorbestehenden kognitiven Situation und der gewählten Stimulation (Elektrodenplatzierung, Energiedosis, Krampfdauer und Wellenform). Grundsätzlich haben eine hochdosierte unilaterale EKT und normal dosierte bitemporale EKT den gleichen therapeutischen Effekt, die unilaterale Methode jedoch geringere kognitive Begleiteffekte. Einige Untersuchungen geben Hinweise auf eine Überlegenheit der bifrontalen Methode. Pulswellen mit kurzer Impulsbreite sind Sinuswellen oder Pulswellen mit größerer Impulsbreite vorzuziehen. Die Behandlungsfrequenz von 3x pro Woche bringt im Vergleich zu 2x pro Woche einen rascheren Therapieerfolg, jedoch größere kognitive Begleiteffekte.

Die kognitiven Störungen betreffen bei moderner Applikation vornehmlich den retrograden Bereich und sind reversibel. Die anterograden Störungen werden entsprechend dem klinischen Verlauf gebessert. Langfristige Gedächtnisstörungen, die über 4–6 Monate hinausgehen, sind sehr selten und bisher fehlen adäquate Studien, die einen kausalen Zusammenhang zwischen anhaltenden Gedächtnisstörungen nach EKT belegen oder ausschließen könnten. Die Angst vor langfristigen zerebralen neuronalen Schäden durch die EKT erscheint nach der derzeitigen Datenlage unbegründet.

Schon vor der EKT sind mögliche kognitive Störungen durch die Grunderkrankung zu berücksichtigen. Depressionen und Schizophrenie selbst führen zu kognitiven Einbußen, vornehmlich zu einer anterograden Amnesie, mit der Möglichkeit der Ausbildung progredienter kognitiver Störungen. Im Laufe der Therapie und in der darauf folgenden Zeit überwiegen in neueren Studien auch langfristig die durch die Therapie erreichten Verbesserungen der kognitiven Leistungsfähigkeit. Einschränkungen ergeben sich bei subklinisch vorbestehenden kognitiven Störungen aufgrund zerebraler Vorschädigung. Parallel sollte auch immer an unerwünschte Medikamenteneffekte durch die Begleitmedikation gedacht werden.

Literatur

1. Abrams R (1994) Elektrokonvulsionstherapie. Somatics Incorp., Lake Bluff
2. Abrams R (2002) Does brief-pulse ECT cause persistent or permanent memory impairment? J ECT 18: 71–73
3. Abrams R, Dornbush R L, Feldstein S, Volavka J, Roubicek J (1972) Unilateral and bilateral electroconvulsive therapy. Effects on depression, memory, and the electroencephalogram. Arch Gen Psychiatry 27: 88–91
4. Agelink MW, Andrich J, Postert T, Wurzinger U, Zeit T, Klotz P, Przuntek H (2001) Relation between electroconvulsive therapy, cognitive side effects, neuron specific enolase, and protein S-100. J Neurol Neurosurg Psychiatry 71: 394–396
5. Agelink MW, Dammers S, Malessa R, Leonhardt M, Zitzelsberger A, Ullrich H, Zeit T (1998) Nutzen und Risiken der Elektrokrampfbehandlung (EKT) bei älteren Patienten mit kardiovaskulären Risikofaktoren. Nervenarzt 69: 70–75
6. Alexander L, Löwenbach H (1944) Experimental studies on electroshock-treatment: The intracerebral vascular reaction as an indicator of the path of the current and the threshold of early changes within the brain tissue. J Neuropath Exp Neurol 2: 139–171
7. Alexopoulos GS, Meyers BS, Young RC, Mattis S, Kakuma T (1993) The course of geriatric depression with „reversible dementia": a controlled study. Am J Psychiatry 150: 1693–1699
8. Alpers B J, Hughes J (1942) Changes in the brain after electrically induced convulsions in cats. Arch Neurol Psychiat 47: 385–398
9. Austin MP, Mitchell P, Goodwin GM (2001) Cognitive deficits in depression: possible implications for functional neuropathology. Br J Psychiatry 178: 200–206
10. Austin MP, Mitchell P, Wilhelm K, Parker G, Hickie I, Brodaty H, Chan J, Eyers K, Milic M, Hadzi-Pavlovic D (1999) Cognitive function in depression: a distinct pattern of frontal impairment in melancholia? Psychol Med 29: 73–85
11. Avramov MN, Husain MM, White PF (1995) The comparative effects of methohexital, propofol, and etomidate for electro-convulsive therapy. Anesth Analg 81: 596–602
12. Bailine SH, Rifkin A, Kayne E, Selzer JA, Vital-Herne J, Blieka M, Pollack S (2000) Comparison of bifrontal and bitemporal ECT for major depression. Am J Psychiatry 157: 121–123
13. Bazin N, Perruchet P, De Bonis M, Feline A (1994) The dissociation of explicit and implicit memory in depressed patients. Psychol Med 24: 239–245
14. Bergsholm P, Larsen JL, Rosendahl K, Holsten F (1989) Electroconvulsive therapy and cerebral computed tomography. A prospective study. Acta Psychiatr Scand 80: 566–572
15. Bini L (1938) Experimental researches on epileptic attacks induced by the electric current. Am J Psychiat May Suppl: 172–174

16. Brandt B, Ugarriza DN (1996) Electroconvulsive therapy and the elderly client. J Gerontol Nurs 22: 14–20
17. Brayne CE, Dow L, Calloway SP, Thompson RJ (1982) Blood creatine kinase isoenzyme BB in boxers. Lancet 2: 1308–1309
18. Bremner JD, Narayan M, Anderson ER, Staib LH, Miller HL, Charney DS (2000) Hippocampal volume reduction in major depression. Am J Psychiatry 157: 115–118
19. Brodaty H, Berle D, Hickie I, Mason C (2001) „Side effects" of ECT are mainly depressive phenomena and are independent of age. J Affect Disord 66-3: 237–245
20. Brown RG, Scott LC, Bench CJ, Dolan RJ (1994) Cognitive function in depression: its relationship to the presence and severity of intellectual decline. Psychol Med 24: 829–847
21. Bulbena A, Berrios GE (1993) Cognitive function in the affective disorders: a prospective study. Psychopathology 26: 6–12
22. Calev A, Ben Tzvi E, Shapira B, Drexler H, Carasso R, Lerer B (1989) Distinct memory impairments following electroconvulsive therapy and imipramine. Psychol Med 19: 111–119
23. Calev A, Gaudino EA, Squires NK, Zervas IM, Fink M (1995) ECT and non-memory cognition: a review. Br J Clin Psychol 34: 505–515
24. Calloway SP, Dolan RJ, Jacoby RJ, Levy R (1981) ECT and cerebral atrophy. A computed tomographic study. Acta Psychiatr Scand 64: 442–445
25. Coffey CE, Figiel GS, Djang WT, Sullivan DC, Herfkens RJ, Weiner RD (1988) Effects of ECT on brain structure: a pilot prospective magnetic resonance imaging study. Am J Psychiatry 145: 701–706
26. Cohen D, Flament M, Taieb O, Thompson C, Basquin M (2000) Electroconvulsive therapy in adolescence. Eur Child Adolesc Psychiatry 9: 1–6
27. Cohen D, Taieb O, Flament M, Benoit N, Chevret S, Corcos M, Fossati P, Jeammet P, Allilaire JF, Basquin M (2000) Absence of cognitive impairment at long-term follow-up in adolescents treated with ECT for severe mood disorder. Am J Psychiatry 157: 460–462
28. Coleman EA, Sackeim HA, Prudic J, Devanand DP, McElhiney MC, Moody BJ (1996) Subjective memory complaints prior to and following electroconvulsive therapy. Biol Psychiatry 39: 346–356
29. Conca A, Pycha R, Prapotnik C, Geretsegger C, Frey R, Brugger M, Di Pauli J, Hausmann A, Hofmann P, Kasper S, Knoflach-Reichart C, Lahousen T, König P, Nemes C, Pramsohler B, Rittmannsberger H, Wagner W, Hinterhuber H (2003) Konsensus-Papier: Die Elektrokrampftherapie: Theorie und Praxis. Anwendungs-Empfehlungen der EKT in Österreich. Neuropsychiatrie. (im Druck)
30. Conca A, Pycha R, Prapotnik M, Nemes C, König P, Hinterhuber H, Hausmann A (2004) Kognitive Störungen und EKT: Die bedeutendste Nebenwirkung. Neuropsychiatrie. (im Druck)
31. Cornblatt BA, Keilp JG (1994) Impaired attention, genetics, and the pathophysiology of schizophrenia. Schizophr Bull 20: 31–46
32. Coyle JT, Duman RS (2003) Finding the intracellular signaling pathways affected by mood disorder treatments. Neuron 38: 157–160
33. Cronholm B, Molander L (1957) Memory disturbances after electroconvulsive therapy: Conditions six hours after electroshock treatment. Acta Psychiatr Scand 32: 280–306
34. Cronholm B, Ottoson JO (1961) Memory functions in endogenous depression: Before and after electroconvulsive therapy. Arch Gen Psychiatry 5: 193–199
35. D'Sa C, Duman RS (2002) Antidepressants and neuroplasticity. Bipolar Disord 4: 183–194
36. Daniel WF, Weiner RD, Crovitz HF (1983) Autobiographical amnesia with ECT: an analysis of the roles of stimulus wave form, electrode placement, stimulus energy, and seizure length. Biol Psychiatry 18: 121–126

37. Devanand DP, Dwork AJ, Hutchinson ER, Bolwig TG, Sackeim HA (1994) Does ECT alter brain structure? Am J Psychiatry 151: 957–970

38. Devanand DP, Verma AK, Tirumalasetti F, Sackeim HA (1991) Absence of cognitive impairment after more than 100 life-time ECT treatments. Am J Psychiatry 148: 929–932

39. Donati RJ, Rasenick MM (2003) G protein signaling and the molecular basis of antidepressant action. Life Sci 73: 1–17

40. Dubovsky SL, Buzan R, Thomas M, Kassner C, Cullum CM (2001) Nicardipine improves the antidepressant action of ECT but does not improve cognition. J ECT 17: 3–10

41. Ende G, Braus DF, Walter S, Weber-Fahr W, Henn FA (2000) The hippocampus in patients treated with electroconvulsive therapy: a proton magnetic resonance spectroscopic imaging study. Arch Gen Psychiatry 57: 937–943

42. Faraone SV, Seidman LJ, Kremen WS, Pepple JR, Lyons MJ, Tsuang MT (1995) Neuropsychological functioning among the nonpsychotic relatives of schizophrenic patients: a diagnostic efficiency analysis. J Abnorm Psychol 104: 286–304

43. Folstein MF, Robins LN, Helzer JE (1983) The Mini-Mental State Examination. Arch Gen Psychiatry 40: 812

44. Frankel FH (1977) Current perspectives on ECT: a discussion. Am J Psychiatry 134: 1014–1019

45. Frankenburg FR, Suppes T, McLean PE (1993) Combined Clozapine and Electroconvulsive Therapy. Convuls Ther 9: 176–180

46. Frey R, Schreinzer D, Heiden A, Kasper S (2001) Einsatz der Elektrokrampftherapie in der Psychiatrie. Nervenarzt 72: 661–676

47. Frodl T, Meisenzahl EM, Zetzsche T, Born C, Jager M, Groll C, Bottlender R, Leinsinger G, Moller HJ (2003) Larger amygdala volumes in first depressive episode as compared to recurrent major depression and healthy control subjects. Biol Psychiatry 53: 338–344

48. Garcia R (2002) Stress, metaplasticity, and antidepressants. Curr Mol Med 2: 629–638

49. Geretsegger C (1986) Elektrokonvulsivtherapie (ECT). Fortschr Neurol Psychiatr 54: 139–153

50. Geretsegger C, Judendorfer B, Aichhorn W, Weihs P, Sackel C (2003) Unilateral ECT and cognitive functions: An evaluation of 54 consecutive patients. Unveröffentlicht

51. Ghaziuddin N, Laughrin D, Giordani B (2000) Cognitive side effects of electroconvulsive therapy in adolescents. J Child Adolesc Psychopharmacol 10: 269–276

52. Glahn DC, Therman S, Manninen M, Huttunen M, Kaprio J, Lonnqvist J, Cannon TD (2003) Spatial working memory as an endophenotype for schizophrenia. Biol Psychiatry 53: 624–626

53. Golinkoff M, Sweeney JA (1989) Cognitive impairments in depression. J Affect Disord 17: 105–112

54. Hartje W, Sturm W (2002) Amnesie. In: Hartje W, Poeck K (Hrsg) Klinische Neuropsychologie, 5. Auflage. Thieme, Stuttgart 258–295

55. Hasse-Sander I, Müller H, Schurig W, Kasper S, Möller HJ (1998) Auswirkungen der Elektrokrampftherapie auf die kognitiven Funktionen bei therapieresistenten Depressionen. Nervenarzt 69: 609–616

56. Heinrichs RW, Zakzanis KK (1998) Neurocognitive deficit in schizophrenia: a quantitative review of the evidence. Neuropsychology 12: 426–445

57. Hellsten J, Wennstrom M, Mohapel P, Ekdahl CT, Bengzon J, Tingstrom A (2002) Electroconvulsive seizures increase hippocampal neurogenesis after chronic corticosterone treatment. Eur J Neurosci 16: 283–290

58. Helmstaedter C, Lendt M, Lux S (2001) Verbaler Lern- und Merkfähigkeitstest (VLMT). Hogrefe, Göttingen

59. Henriques JB, Glowacki JM, Davidson RJ (1994) Reward fails to alter response bias in depression. J Abnorm Psychol 103: 460–466
60. Hinterhuber H, Nowak H (1973) Erfahrungen mit unilateraler Elektrokonvulsivtherapie. Arch Psychiatr Nervenkr 217: 149–156
61. Janicak PG, Sharma RP, Israni TH, Dowd SM, Altman E, Davis JM (1991) Effects of unilateral-nondominant vs. bilateral ECT on memory and depression: a preliminary report. Psychopharmacol Bull 27: 353–357
62. Janowsky EC, Risch C, Janowsky DS (1981) Effects of anesthesia on patients taking psychotropic drugs. J Clin Psychopharmacol 1: 14–20
63. Kalb R, Ellinger K, Reulbach U (2003) Improvement in response times for simple and complex tasks after electroconvulsive therapy. Prog Neuropsychopharmacol Biol Psychiatry 27: 459–465
64. Kaste M, Sherman DG (1982) Creatine kinase isoenzyme activities in marathon runners. Lancet 2: 327–328
65. Kathmann N (2001) Neurokognitive Grundlagen schizophrener Symptome: Ein Überblick. Zeitschr f Klin Psychol u Psychother 30: 241–250
66. Kathmann N, Hochrein A, Uwer R, Bondy B (2003) Deficits in gain of smooth pursuit eye movements in schizophrenia and affective disorder patients and their unaffected relatives. Am J Psychiatry 160: 696–702
67. Keefe RS, Silverman JM, Roitman SE, Harvey PD, Duncan MA, Alroy D, Siever LJ, Davis KL, Mohs RC (1994) Performance of nonpsychotic relatives of schizophrenic patients on cognitive tests. Psychiatry Res 53: 1–12
68. Kellner CH, Pritchett JT, Beale MD, Coffey CE (1997) Handbook of ECT. American Psychiatric Press, Washington DC, London
69. Kempermann G (2002) Regulation of adult hippocampal neurogenesis – implications for novel theories of major depression. Bipolar Disord 4: 17–33
70. Kolbeinsson H, Arnaldsson OS, Petursson H, Skulason S (1986) Computed tomographic scans in ECT-patients. Acta Psychiatr Scand 73: 28–32
71. Krystal AD, Coffey CE (1997) Neuropsychiatric considerations in the use of electroconvulsive therapy. J Neuropsychiatry Clin Neurosci 9: 283–292
72. Krystal AD, Weiner RD, Dean MD, Lindahl VH, Tramontozzi LA, III, Falcone G, Coffey CE (2003) Comparison of seizure duration, ictal EEG, and cognitive effects of ketamine and methohexital anesthesia with ECT. J Neuropsychiatry Clin Neurosci 15: 27–34
73. Kupchik M, Spivak B, Mester R, Reznik I, Gonen N, Weizman A, Kotler M (2000) Combined electroconvulsive-clozapine therapy. Clin Neuropharmacol 23: 14–16
74. Lawson JS, Inglis J, Delva NJ, Rodenburg M, Waldron JJ, Letemendia FJ (1990) Electrode placement in ECT: cognitive effects. Psychol Med 20: 335–344
75. Lerer B, Shapira B, Calev A, Tubi N, Drexler H, Kindler S, Lidsky D, Schwartz JE (1995) Antidepressant and cognitive effects of twice- versus three-times-weekly ECT. Am J Psychiatry 152: 564–570
76. Letemendia FJ, Delva NJ, Rodenburg M, Lawson JS, Inglis J, Waldron JJ, Lywood DW (1993) Therapeutic advantage of bifrontal electrode placement in ECT. Psychol Med 23: 349–360
77. Lezak MD (1995) Neuropsychological Assessment. 3rd edn. Oxford University Press, London
78. Linton CR, Reynolds MT, Warner NJ (2002) Using thiamine to reduce post-ECT confusion. Int J Geriatr Psychiatry 17: 189–192
79. Lippman S, Manshadi M, Wehry M, Byrd R, Past W, Keller W, Schuster J, Elam S, Meyer D, O'Daniel R (1985) 1,250 electroconvulsive treatments without evidence of brain injury. Br J Psychiatry 147: 203–204

80. Lisanby SH, Maddox JH, Prudic J, Devanand DP, Sackeim HA (2000) The effects of electro-convulsive therapy on memory of autobiographical and public events. Arch Gen Psychiatry 57: 581–590

81. Mander AJ, Whitfield A, Kean DM, Smith MA, Douglas RH, Kendell RE (1987) Cerebral and brain stem changes after ECT revealed by nuclear magnetic resonance imaging. Br J Psychiatry 151: 69–71

82. Manji HK, Drevets WC, Charney DS (2001) The cellular neurobiology of depression. Nat Med 7: 541–547

83. Marcos T, Salamero M, Gutierrez F, Catalan R, Gasto C, Lazaro L (1994) Cognitive dysfunctions in recovered melancholic patients. J Affect Disord 32: 133–137

84. Markowitsch HJ (1998) Neuropsychologie des menschlichen Gedächtnisses. In: Güntürkin O (Hrsg) Biopsychologie. Spektrum Akademischer Verlag, Heidelberg Berlin Oxford, 104–113

85. Mattes JA, Pettinati HM, Stephens S, Robin SE, Willis KW (1990) A placebo-controlled evaluation of vasopressin for ECT-induced memory impairment. Biol Psychiatry 27: 289–303

86. McAllister DA, Perri MG, Jordan RC, Rauscher FP, Sattin A (1987) Effects of ECT given two vs. three times weekly. Psychiatry Res 21: 63–69

87. McCall WV, Reboussin DM, Weiner RD, Sackeim HA (2000) Titrated moderately supra-threshold vs fixed high-dose right unilateral electroconvulsive therapy: acute antidepressant and cognitive effects. Arch Gen Psychiatry 57: 438–444

88. Meldrum BS, Horton RW, Brierley JB (1974) Epileptic brain damage in adolescent baboons following seizures induced by allylglycine. Brain 97: 407–418

89. Meldrum BS, Vigouroux RA, Brierley JB (1973) Systemic factors and epileptic brain damage. Prolonged seizures in paralyzed, artificially ventilated baboons. Arch Neurol 2: 82–87

90. Menken M, Safer J, Goldfarb C, Varga E (1979) Multiple ECT: morphologic effects. Am J Psychiatry 36: 453

91. Michael N, Erfurth A, Ohrmann P, Arolt V, Heindel W, Pfleiderer B (2003) Neurotrophic effects of electroconvulsive therapy: a proton magnetic resonance study of the left amygdalar region in patients with treatment-resistant depression. Neuropsychopharmacology 28: 720–725

92. Mollenberg O (1997) Elektrokrampftherapie-Anästhesiologisches Vorgehen. Anasthesiol Intensivmed Notfallmed Schmerzther 32: 593–603

93. Neylan TC, Canick JD, Hall SE, Reus VI, Sapolsky RM, Wolkowitz OM (2001) Cortisol levels predict cognitive impairment induced by electroconvulsive therapy. Biol Psychiatry 50: 331–336

94. O'Leary DS, Flaum M, Kesler ML, Flashman LA, Arndt S, Andreasen NC (2000) Cognitive correlates of the negative, disorganized, and psychotic symptom dimensions of schizophrenia. J Neuropsychiatry Clin Neurosci 12: 4–15

95. Pande AC, Grunhaus LJ, Aisen AM, Haskett RF (1990) A preliminary magnetic resonance imaging study of ECT-treated depressed patients. Biol Psychiatry 27: 102–104

96. Pfleiderer B, Michael N, Erfurth A, Ohrmann P, Hohmann U, Wolgast M, Fiebich M, Arolt V, Heindel W (2003) Effective electroconvulsive therapy reverses glutamate/glutamine deficit in the left anterior cingulum of unipolar depressed patients. Psychiatry Res 122: 185–192

97. Phillips JP, Jones HM, Hitchcock R, Adama N, Thompson RJ (1980) Radioimmunoassay of serum creatine kinase BB as index of brain damage after head injury. Br Med J 281: 777–779

98. Prudic J, Fitzsimons L, Nobler MS, Sackeim HA (1999) Naloxone in the prevention of the adverse cognitive effects of ECT: a within-subject, placebo controlled study. Neuropsycho-pharmacology 21: 285–293

99. Prudic J, Peyser S, Sackeim HA (2000) Subjective memory complaints: a review of patient self-assessment of memory after electroconvulsive therapy. J ECT 16: 121–132

100. Rajkowska G, Halaris A, Selemon LD (2001) Reductions in neuronal and glial density characterize the dorsolateral prefrontal cortex in bipolar disorder. Biol Psychiatry 49: 741–752

101. Rossi A, Stratta P, Nistico R, Sabatini MD, Di M, V, Casacchia M (1990) Visuospatial impairment in depression: a controlled ECT study. Acta Psychiatr Scand 81: 245–249

102. Rüegg JC (2003) Psychosomatik, Psychotherapie und Gehirn. Neuronale Plastizität als Grundlage einer biopsychosozialen Medizin. 2. Aufl. Schattauer, Stuttgart

103. Russo-Neustadt A (2003) Brain-derived neurotrophic factor, behavior, and new directions for the treatment of mental disorders. Semin Clin Neuropsychiatry 8: 109–118

104. Sackeim HA, Long J, Luber B, Moeller JR, Prohovnik I, Devanand DP, Nobler MS (1994) Physical properties and quantification of the ECT stimulus: I. Basic principles. Convuls Ther 10: 93–123

105. Sackeim HA, Prudic J, Devanand DP, Nobler MS, Lisanby SH, Peyser S, Fitzsimons L, Moody BJ, Clark J (2000) A prospective, randomized, double-blind comparison of bilateral and right unilateral electroconvulsive therapy at different stimulus intensities. Arch Gen Psychiatry 57: 425–434

106. Sartorius A, Neumann-Haefelin C, Vollmayr B, Hoehn M, Henn FA (2003) Choline rise in the rat hippocampus induced by electroconvulsive shock treatment. Biol Psychiatry 53: 620–623

107. Schneeweiss B, Zinkler M (2000) Zur Frage der Genehmigungspflicht von Elektrokrampftherapie im Rahmen einer Betreuung. Nervenarzt 71: 222–224

108. Schuld A, Kuhn M, Haack M, Kraus T, Hinze-Selch D, Lechner C, Pollmacher T (2000) A comparison of the effects of clozapine and olanzapine on the EEG in patients with schizophrenia. Pharmacopsychiatry 33: 109–111

109. Scott AI, Turnbull LW (1990) Do repeated courses of ECT cause brain damage detectable by MRI? Am J Psychiatry 147: 371–372

110. Scott BW, Wojtowicz JM, Burnham WM (2000) Neurogenesis in the dentate gyrus of the rat following electroconvulsive shock seizures. Exp Neurol 165: 231–236

111. Shapira B, Tubi N, Drexler H, Lidsky D, Calev A, Lerer B (1998) Cost and benefit in the choice of ECT schedule. Twice versus three times weekly ECT. Br J Psychiatry 172: 44–48

112. Smith K, Surphlis WR, Gynther MD, Shimkuans AM (1967) ECT chlorpromazine and chlopromazine compared in the treatment of schizophrenia. J Nerv Ment Dis 144: 284–290

113. Sobin C, Sackeim HA, Prudic J, Devanand DP, Moody BJ, McElhiney MC (1995) Predictors of retrograde amnesia following ECT. Am J Psychiatry 152: 995–1001

114. Squire LR (1982) Memory and electroconvulsive therapy. Am J Psychiatry 139: 1221

115. Squire LR (1982) Neuropsychological effects of ECT. In: Abrams R, Essman WB (eds) Electroconvulsive therapy. Biological foundations and clinical applications. Spectrum publications, New York N.Y., pp 169–186

116. Squire LR (1986) Memory functions as affected by electroconvulsive therapy. Ann N Y Acad Sci 462: 307–314

117. Squire LR, Chace PM (1975) Memory functions six to nine months after electroconvulsive therapy. Arch Gen Psychiatry 32: 1557–1564

118. Squire LR, Cohen NJ, Zouzounis JA (1984) Preserved memory in retrograde amnesia: sparing of a recently acquired skill. Neuropsychologia 22: 145–152

119. Squire LR, Slater PC (1983) Electroconvulsive therapy and complaints of memory dysfunction: a prospective three-year follow-up study. Br J Psychiatry 142: 1–8

120. Squire LR, Slater PC, Miller PL (1981) Retrograde amnesia and bilateral electroconvulsive therapy. Long-term follow-up. Arch Gen Psychiatry 1: 89–95

121. Squire LR, Wetzel CD, Slater PC (1978) Anterograde amnesia following ECT: an analysis of the beneficial effects of partial information. Neuropsychologia 16: 339–348

122. Squire LR, Wetzel CD, Slater PC (1979) Memory complaint after electroconvulsive therapy: assessment with a new self-rating instrument. Biol Psychiatry 14: 791–801

123. Squire LR, Zouzounis JA (1986) ECT and memory: brief pulse versus sine wave. Am J Psychiatry 143: 596–601

124. Squire LR, Zouzounis JA (1988) Self-ratings of memory dysfunction: different findings in depression and amnesia. J Clin Exp Neuropsychol 10: 727–738

125. Sternberg DE, Jarvik ME (1976) Memory functions in depression. Arch Gen Psychiatry 33: 219–224

126. Stoudemire A, Hill CD, Morris R, Martino-Saltzman D, Markwalter H, Lewison B (1991) Cognitive outcome following tricyclic and electroconvulsive treatment of major depression in the elderly. Am J Psychiatry 148: 1336–1340

127. Stromgren LS (1975) Therapeutic results in brief-interval unilateral ECT. Acta Psychiatr Scand 52: 246–255

128. Stromgren LS (1984) Is bilateral ECT ever indicated? Acta Psychiatr Scand 69: 484–490

129. Tang WK, Ungvari GS, Leung HC (2002) Effect of piracetam on ECT-induced cognitive disturbances: a randomized, placebo-controlled, double-blind study. J ECT 3: 130–137

130. Tew JD, Jr., Mulsant BH, Haskett RF, Dolata D, Hixson L, Mann JJ (2002) A randomized comparison of high-charge right unilateral electroconvulsive therapy and bilateral electroconvulsive therapy in older depressed patients who failed to respond to 5 to 8 moderate-charge right unilateral treatments. J Clin Psychiatry 63: 1102–1105

131. Tremont G, Stern RA (1997) Use of thyroid hormone to diminish the cognitive side effects of psychiatric treatment. Psychopharmacol Bull 33: 273–280

132. UK ECT Review Group (2003) Efficacy and safety of electroconvulsive therapy in depressive disorders: a systematic review and meta-analysis. Lancet 361: 799–808

133. Webb MG, O'Donnell MP, Draper RJ, Horner B, Phillips JP (1984) Brain-type creatine phosphokinase serum levels before and after ECT. Br J Psychiatry 144: 525–528

134. Weeks D, Freeman CPL, Kendell RE (1981) Does ECT produce enduring cognitive effects? In: Palmer RL (ed.) Electroconvulsive therap. Oxford University Press, London

135. Weiner RD, Rogers HJ, Davidson JR, Squire LR (1986) Effects of stimulus parameters on cognitive side effects. Ann N Y Acad Sci 162: 315–325

136. Weingartner H, Cohen RM, Murphy DL, Martello J, Gerdt C (1981) Cognitive processes in depression. Arch Gen Psychiatry 38: 42–47

137. Weller EB, Weller RA (2000) Treatment options in the management of adolescent depression. J Affect Disord 60 [Suppl 1]: 23–28

138. Williams KM, Iacono WG, Remick RA, Greenwood P (1990) Dichotic perception and memory following electroconvulsive treatment for depression. Br J Psychiatry 157: 366–372

139. Wilson BA, Cockburn J, Baddeley A (1992) Der Rivermead Behavioural Memory Test. Thames Valley Test Company, Bury St Edmunds

140. Zachrisson OC, Balldin J, Ekman R, Naesh O, Rosengren L, Agren H, Blennow K (2000) No evident neuronal damage after electroconvulsive therapy. Psychiatry Res 96: 157–165

141. Zervas IM, Calev A, Jandorf L, Schwartz J, Gaudino E, Tubi N, Lerer B, Shapira B (1993) Age-Dependent Effects of Electroconvulsive Therapy on Memory. Convuls Ther 9: 39–42

Agelink (Bochum/Gelsenkirchen), Dittert (München),
Wetterling (Frankfurt)

3.6 Sicherheitsrichtlinien für die Elektrokonvulsionstherapie bei Patienten mit speziellen internistischen und geriatrischen Risiken

Einleitung

Die Elektrokonvulsionstherapie (Elektrokrampftherapie, EKT) wird, nachdem sie in der Bundesrepublik aus vorwiegend politischen Gründen kaum noch durchgeführt wurde, in letzter Zeit zunehmend wieder in Fachkreisen diskutiert, denn die EKT ist ein anerkanntes Verfahren zur Behandlung von Psychosen. Die EKT gilt allgemein als sicheres Behandlungsverfahren; die Mortalitätsrate wird mit 2–4 Todesfällen pro 100.000 Behandlungen angegeben [36]. Als häufigste Ursachen letaler Komplikationen werden kardiovaskuläre Ereignisse wie Arrhythmien, Myokardinfarkt, oder Herzversagen beschrieben [38]. In diesem Zusammenhang stellt sich die Frage nach den Nebenwirkungen bzw. Komplikationen der EKT bei verschiedenen Patientengruppen (siehe auch Kapitel 3.7 und 3.8).

Bei der Betrachtung der Nebenwirkungen und Komplikationen sind einige Punkte zu beachten:

1. Da eine EKT immer in einer kurzen Vollnarkose erfolgt, sind mögliche Nebenwirkungen und Komplikationen der Narkose und die allgemeine Sicherheitsleitlinien bei der Durchführung einer Narkose zu berücksichtigen.
2. Art der Durchführung der EKT (z.B. unipolare versus bipolare Applikation oder zeitliche Abstände etc.) (siehe Kapitel 2.2 und 3.4).
3. Patienten-bedingte Risikofaktoren (z.B. kardiale oder zerebrale Vorschädigungen, hohes Alter etc.).

Der folgende Beitrag soll die Erfahrungen mit der EKT bei geriatrischen Patienten und bei Patienten mit vorbestehenden Herz-Kreislauf-Erkrankungen zusammenfassend darstellen. Darüber hinaus werden vor dem Hintergrund der zu erwartenden Nebenwirkungen und Komplikationen der EKT Vorschläge aufgezeigt, wie durch ein adäquates Management die Sicherheit der Anwendung von EKT bei Risikopatienten weiter erhöht werden kann.

EKT bei geriatrischen Patienten

Zahlreiche Studien zeigen, dass die EKT auch bei älteren Patienten (über 65 Jahren) angewendet werden kann. Da gerade ältere Menschen unter therapieresistenten Depressionen leiden, die ein wesentliches Indikationsgebiet für die EKT darstellen [31], ergibt sich die Frage, ob und inwieweit bei älteren Menschen gehäuft Nebenwirkungen oder Komplikationen unter der EKT-Behandlung auftreten, die bei der Erarbeitung von Sicherheitsleitlinien zu berücksichtigen sind.

Bei älteren Menschen ist grundsätzlich auf Grund der verminderten Kompensationsmöglichkeiten bei körperlicher und auch zerebralen Funktionsstörungen von einem erhöhten Anästhesierisiko auszugehen. Dies gilt in besonderem Maße für multimorbide Ältere. Dem muss bei der Narkose Rechnung getragen werden (siehe Kapitel 3.3). Im Folgenden soll der Frage nachgegangen werden, ob bezüglich geriatrischer Patienten, die eine EKT erhalten haben, besondere Erfahrungen hinsichtlich der Häufigkeit und Schwere von Nebenwirkungen oder Komplikationen vorliegen.

Erfahrungen mit EKT bei geriatrischen Patienten

Es gibt einige Studien [3, 5–7, 9, 10, 12, 17, 19, 30], vorwiegend retrospektive, welche die Art und Häufigkeit von Nebenwirkungen bzw. Komplikationen speziell bei älteren Patienten (> 65 Jahre), die eine EKT erhalten haben, untersucht haben (Zusammenfassung in Tabelle 1). Allerdings gibt es bisher nur wenige Untersuchungen, die Nebenwirkungen bzw. Komplikationen bei EKT bei älteren und jüngeren Patienten vergleichen [6, 7, 12, 22].

Die Häufigkeit von Nebenwirkungen wird in den verschiedenen Studien (wahrscheinlich mitbedingt durch die Stichprobenauswahl) unterschiedlich angegeben (Tabelle 1). Die Rate der Nebenwirkungen bzw. Komplikationen einer EKT-Behandlung bei älteren Patienten wird unterschiedlich mit 10,8% [19] bis 79% [30] angegeben. Die Nebenwirkungen traten oft nur kurzzeitig auf und besserten sich ohne medizinische Maßnahmen von selbst. Die Komplikationsrate steigt in einigen Studien mit dem Alter der Patienten an [3, 9, 10, 12]. Brodaty et al. [7] fanden allerdings keinen Zusammenhang der Anzahl der Nebenwirkungen und dem Alter, aber einen Zusammenhang mit dem Ausprägungsgrad der Depression. Bei den tödlichen Zwischenfällen im Zusammenhang mit einer EKT-Behandlung lagen am häufigsten kardiovaskuläre Komplikationen, z.B. Herzinfarkte vor [9, 18, 27]. Es sind v.a. ältere Patienten betroffen [18, 27, 35].

Kardiovaskuläre Komplikationen

Die Rate kardiovaskulärer Komplikationen bei bzw. nach EKT-Behandlung steigt mit dem Alter der Patienten [12]. Es können eine ganze Reihe von kardialen Störungen auftreten [2]: Arrhythmie, Asystolie, Auftreten von Links- bzw. Rechtsschenkelblöcken, Überleitungsstörungen, Vorhofhofflimmern und Myokardinfarkt [9, 18, 35]. Mit zunehmenden Alter wurde aber eine Asystolie während der EKT-

Tabelle 1. Literaturübersicht: Häufigkeit von Komplikationen im Zusammenhang mit EKT

Autor	[3]	[9]	[10]	[11]	[12]	[17]	[20]	[23]	[30]
Untersuchte Patienten (Anzahl)	199	30	40	22	81	33	67	40	34
Mittleres Alter	73,1	72	69	79,5		73,9 (65-88)	79,4 (75-91)		88 (85-96)
Anzahl EKT	9,1		8,0	6,6		8,7 (2-29)	6,7 (1-19)		
Komplikationen									
Verwirrtheitszustand/Delir	28 (14,1%)	5 (16,6%)	6 (17,5%)	1 (4,5%)	42 (51,9%)*	2 (6,1%)	6 (6,5%)c	13 (31%)	11 (32,4%)d
EKG-Veränderungen, kardiovaskuläre Störungen	18 (9,0%)+	5 (16,6%)	(15%)		19 (23,5%)			1 (2,5%)	8 (23,5%)#
Hypertonus	5 (2,5%)								23 (67,6%)
Stürze	5 (2,5%)+	5 (16,6%)	5 (15%)		20 (24,7%)*				2 (5,9%)
Pneumonie/respiratorische Störung	5 (2,5%)+				4				3 (8,8%)
Hypomanie			1 (2,5%)				4 (4,3%)c		
Kopfschmerzen							1		
Harnverhalt				1 (4,5%)					
Gebrochener Zahn				1 (4,5%)					
Wirbelkörperfraktur								2 (5,0%)	1 (2,9%)
Gesamtrate an Komplikationen	25,6%	35%	35%	22,7%	77%		10,8%		79%

+ Bei über 65-Jährigen signifikant häufiger als bei unter 65-Jährigen, * Bei über 80-Jährigen signifikant häufiger als bei unter 80-Jährigen
# meist nur kurz andauernd
a 25% der Patienten hatten ein „organisches Psychosyndrom, b Kurzzeitige EKG-Veränderungen im Sinne eine Ischämie
c Prozentzahlen beziehen sich auf 93 Behandlungsepisoden, d 58,8% der Patienten hatten eine Demenz

Behandlung (keine Herzaktion für mindestens 5 Sekunden) seltener beobachtet [8]. Die kardialen Komplikationen treten meist nur passager auf (Übersicht [2]). Besonders gefährdet sind Patienten mit vorbestehenden kardialen Störungen [26, 35]. Es sind bei einer Reihe älterer Patienten auch Myokardinfarkte nach EKT-Behandlung beschrieben worden, die auch in Einzelfällen tödlich endeten [3]. In diesen Fällen bestand aber meist eine kardiale Vorschädigung [3].

Verwirrtheitszustand/Delir

Bei älteren Patienten kommt es gehäuft zum Auftreten von Verwirrtheitszuständen nach einer EKT [7], besonders gefährdet sind demente Patienten [19] und Patienten mit subkortikalen oder Basalganglien-Läsionen in der MRT [15]. Auch diese Komplikation einer EKT bildet sich meist innerhalb kurzer Zeit zurück (wenigen Stunden), allerdings sind bei geriatrischen Patienten auch längere Verwirrtheitszustände beschrieben worden [11, 31]. Für die Verwirrtheitszustände besteht meist eine Amnesie.

Amnesie/Gedächtnisstörung

Eine wesentliche Nebenwirkung der EKT, besonders bei älteren Patienten, sind kurzzeitige Gedächtnisstörungen. Hier sind zu differenzieren: die Erinnerungslücke für die Zeit während der Narkose, eine kurze Phase des Erwachens aus der Narkose, die mit einer Reorientierung einhergeht und eine anterograde Amnesie bei wachen Patienten, die bis zu mehreren Stunden andauern kann [31]. Die Gedächtnisstörungen nach EKT, besonders die Erinnerung an Ereignisse, zeigten in einigen Studien eine Altersabhängigkeit [5, 33].

Kognitive Störungen

Die Zusammenhänge zwischen kognitiven Störungen und dem Alter bei Patienten, die mit einer EKT behandelt wurden, sind komplex. Von älteren Patienten werden kognitive Störungen gehäuft beklagt [14] bzw. sind bei diesen häufiger nachweisbar [22]. In einer prospektiven Studie von älteren Patienten (mittleres Alter: 70 Jahre), die eine EKT bekamen, konnte keine Korrelation der Testleistungen zum Alter, Dauer der Depression oder Medikamenteneinnahme nachgewiesen werden. Die neuropsychologischen Beeinträchtigungen und die Nebenwirkungen zeigten aber eine Abhängigkeit vom Schwergrad der Depression [6]. Die kognitiven Störungen ändern sich in der Regel während der EKT-Behandlung nur geringfügig [6, 14, 29, 32]. Der Anteil der depressiven Patienten über 75 Jahre, die in einer Verlaufsuntersuchung in den 5 Jahren nach einer EKT eine Demenz entwickelten, war sehr hoch (35,7%) [6]. In einer anderen Untersuchung schnitten diejenigen Patienten, die schon einmal eine EKT erhalten hatten, schlechter in einigen neuropsychologischen Tests ab als die ohne EKT-Vorbehandlung [22].

Sturzereignisse

Stürze, zum Teil mit Oberschenkelhalsbrüchen, sind gehäuft bei älteren Patienten bei bzw. nach einer EKT-Behandlung beobachtet worden [12, 13]. Aus den vorliegenden Daten geht nicht klar hervor, ob ein Zusammenhang mit Verwirrtheitszuständen besteht. Besonders gefährdet sind naturgemäß Patienten mit einem Parkinson-Syndrom [13].

Spezielle Aspekte zur EKT bei neurologischen Krankheitsbildern, die bei älteren Patienten gehäuft vorkommen, und die mit einer Depression einhergehen können (z.B. Parkinson-Syndrom, Schlaganfall, Multiinfarkt-Demenz etc.) werden in Kapitel 3.7 dargestellt.

Sicherheitsleitlinien zur Durchführung einer EKT-Behandlung bei geriatrischen Patienten

Aus den oben dargestellten Ergebnissen von Studien über Nebenwirkungen und Komplikationen einer EKT-Behandlung bei geriatrischen Patienten ergibt sich, dass v.a.

- kardiovaskuläre Komplikationen
- kognitive Störungen und
- Stürze

zu berücksichtigen sind. Es stellt sich die Frage, ob und inwieweit diese Komplikationen durch Beachtung entsprechender Sicherheitsleitlinien vermieden werden können. Bisher gibt es zu diesem Themenkomplex kaum fundierte Daten. In den oben zitierten Studien sind auch einige Faktoren beschrieben worden, die auf ein erhöhtes Komplikationsrisiko bei der EKT-Behandlung hinweisen. Diese gilt es bei der Erarbeitung von Sicherheitsleitlinien besonders zu berücksichtigen. Neben dem generell mit dem Alter steigenden Komplikationsrisiko [1, 3, 9, 10, 12] wurden als weitere Risikofaktoren noch ermittelt:

für internistische, v.a. kardiale Komplikationen

- Einnahme von kardiovaskulären Medikamenten vor EKT-Behandlung [10]
- Hohe Anzahl an eingenommenen Medikamenten vor EKT-Behandlung [10]
- Schwerwiegende internistische Begleiterkrankungen (v.a. kardiorespiratorische [1]), erkennbar an einem hohen ASA-Index [4,9]

für kognitive Störungen

Verwirrtheitszustände treten gehäuft bei dementen Patienten [19] und bei Gabe von klassischen Neuroleptika auf [3]. Eine retrograde Amnesie tritt besonders bei Patienten mit vorbestehenden kognitiven Störungen auf [28]. Es wurde versucht, die amnestischen Störungen nach der EKT medikamentös zu beeinflussen (z.B.

mit Thiamin [21] oder Thyreotropin-Releasing-Hormon (TRH) [20, 34]), die Erfolge waren aber eher gering [34].

Aus diesen wenigen Daten lassen eine Reihe von Hinweisen für die Sicherheitsleitlinien ableiten:

Überprüfung der Medikamente

Vor der EKT sollte bei geriatrischen Patienten eine Prüfung der Medikation erfolgen, dabei sollte besonders auf kardial und anticholinerg wirksame Medikamente geachtet werden und überprüft werden, ob diese zur Behandlung des Patienten notwendig sind. Gegebenfalls ist ein rechtzeitiges Absetzen angezeigt. Auch sollten sedierende Medikamente, v.a. Benzodiazepine nach Möglichkeit abgesetzt werden, da sie das Risiko von Stürzen bei geriatrischen Patienten erhöhen [24].

Kardiale und/oder respiratorische Funktionstest

Um mögliche kardiale und/oder respiratorische Risiken zu erfassen, ist eine entsprechende Diagnostik vor EKT erforderlich (siehe Kapitel 3.6, Spezielle Aspekte zur Anwendung von EKT bei Patienten mit kardiovaskulären Vorerkrankungen).

Kognitive Testung

Um Risikopatienten, die eventuell einen längeren Verwirrtheitszustand nach der EKT entwickeln können, frühzeitig erkennen zu können, ist ein kurzer Test wie die Mini-Mental-State-Examination [16] zu empfehlen. Bei Risikopatienten ist dann eine längere Überwachung nach der EKT zu veranlassen.

Erhebung des Neurostatus

Um Patienten mit einem erhöhten Sturzrisiko rechtzeitig zu erkennen, ist eine neurologische Untersuchung mit Gangprüfung erforderlich.

Die besonderen Anforderungen, die an eine Aufklärung von älteren, insbesondere kognitiv eingeschränkten Patienten zu stellen sind, sind schon in Kapitel 3.2 dargestellt worden.

Abschließende Betrachtungen

Obwohl die EKT auch bei älteren Patienten bei ordnungsgemäßer Durchführung als sicheres Therapieverfahren angesehen wird [3, 7, 11, 12, 19, 30, 35], sind bei geriatrischen Patienten einige Vorsichtsmaßnahmen zu treffen, da die Komplikationsrate wahrscheinlich auf Grund der häufigeren internistischen Begleiterkrankungen und bestehenden kognitiven Störungen mit dem Alter ansteigt.

Spezielle Aspekte zur Anwendung von EKT bei Patienten mit kardiovaskulären Vorerkrankungen

Häufigkeit kardiovaskulärer Komplikationen bei Risikopatienten

In der Literatur gibt es bislang nur wenige Daten Komplikationsrate der EKT bei Patienten mit kardiovaskulären Begleiterkrankungen; die Angaben zur Häufigkeit der Komplikationen variieren erheblich (Übersicht in Tabelle 2). Gründe für die divergenten Ergebnisse sind zum einen Unterschiede in der Zusammensetzung der untersuchten Kollektive (Art und Schweregrad der somatischen Begleiterkrankungen), zum anderen aber auch die Definition und Gewichtung der beobachteten Komplikationen durch die Autoren. Eine von Kritikern der EKT gern zitierte Studie berichtet über 42 Patienten, die Mitte der siebziger Jahre mit EKT behandelt wurden, und fand retrospektiv postiktale EKG-Veränderungen (Ischämie, ventrikuläre und atriale Arrhythmien) bei 28% ihrer Patienten [56]. Bemerkenswerterweise waren ausschließlich Patienten mit kardialen Vorerkrankungen betroffen; in 4 Fällen traten lebensbedrohliche Komplikationen auf; eine Patientin verstarb im Anschluss an die fünfte EKT. Angesichts der hohen Komplikationsrate in dieser Studie (70% bei Patienten mit kardialen Vorerkrankungen) ist jedoch darauf hinzuweisen, dass Vorbereitung und Durchführung der EKT nicht dem heute empfohlenen Qualitätsstandard entsprachen: So wurde bei den meisten Patienten keine adäquate Überwachung und kein routinemäßiges EKG-Monitoring garantiert. Dreizehn Patienten erhielten Digitalispräparate, aber bei keinem dieser Patienten wurden vor Durchführung der EKT Elektrolytkonzentrationen (z.B. Kalium) und Digitalisplasmaspiegel bestimmt.

Zwei neuere, retrospektive Untersuchungen an nicht selektionierten Kollektiven älterer Patienten verglichen die Häufigkeit kardiovaskulärer Komplikationen zwischen Patienten mit und ohne kardiovaskuläre Risikofaktoren [77, 39]. Als Risikofaktoren wurden u.a. ein vorausgegangener Herzinfarkt, eine koronare Herzerkrankung (KHE), Angina pectoris Beschwerden, vorbestehende Arrhythmien oder Überleitungsstörungen, Herzinsuffizienz, Herzklappenfehler und eine schwere arterielle Hypertonie gewertet. Art und Schweregrad der kardiovaskulären Komplikationen wurden in beiden Studien mittels eines die klinische Relevanz der jeweiligen Komplikationen gewichtenden Score erfasst. Übereinstimmend fanden beide Studien bei Risikopatienten ein höheres Risiko (37,5–50%) für das Auftreten geringfügiger Komplikationen (zumeist passagere Arrhythmien und Blutdruckschwankungen); bleibende Schäden oder Todesfälle traten nicht auf.

In einer prospektiven Studie untersuchten Zielinski und Mitarbeiter [86] Art und Häufigkeit kardiovaskulärer Komplikationen bei 40 älteren Risikopatienten, wobei die Vorgehensweise bei Durchführung der EKT kein speziell auf den Einzelfall ausgerichtetes Risikomanagement vorsah. In 55% der Fälle wurden kardiovaskuläre Komplikationen beobachtet; in 8 Fällen (20%) wurden diese von den Autoren als schwerwiegend bewertet. Dennoch beendeten 38/40 Patienten die EKT Serie regulär; Todesfälle traten nicht auf. Unter der Vorstellung, dass kardiovaskuläre Komplikationen durch kardiovaskuläre Begleiteffekte der EKT begünstigt werden, wurden in zwei weiteren Studien Tachykardie und Blutdruckanstieg präventiv durch

Tabelle 2. Literaturübersicht: Häufigkeit kardiovakulärer Komplikationen im Zusammenhang mit EKT

Studie	Risikopatienten	Alter (Jahre)	Häufigkeit und Art der Komplikationen
Gerring and Shields 1982 [18]	n = 17	?	70% Arrhythmien oder Ischämie, ein Todesfall
Dec et al. 1985 [48]	n = 7	73,5 ± 4,0	0%
Hay 1989 [60]	n = 45	68,0	11% geringfügige Komplikationen (zumeist passagere Arrhythmien)
Zielinski et al. 1993 [86]	n = 40	68,9 ± 7,2	35% geringfügige Komplikationen (zumeist passagere Arrhythmien) 20% schwerwiegende Komplikationen (länger andauernde Arrhythmien, Ischämie, Herzinfarkt)
Figiel et al. 1993 [50]	n = 26	70,0	0%; Hinweis: mit Begleitmedikation (Labetolol und Nifedipin)
Rice et al. 1994 [77]	n = 26	73,2 ± 10,2	50% geringfügige Komplikationen (passagere Blutdruckschwankungen, Arrhythmien) 11,5% schwerwiegende Komplikationen (internistische Versorgung der Patienten wegen tachykarder Arrhythmien erfoderlich)
Figiel et al. 1994 [51]	n = 44	75,0	4% geringfügige Komplikationen (hypotone Blutdruckschwankungen) Hinweis: mit Begleitmedikation (Labetolol und Nifedipin)
Castelli et al. 1995 [47]	n = 18	53-90	0%; Hinweis: randomisiertes Cross-over Design (jeweils ohne und mit Betablockern als Begleitmedikation (Esmolol, Labetolol)
Agelink et al. 1998 [39]	n = 8	68,1 ± 11,0	37,5% geringfügige Komplikationen

die Gabe eines Betablockers (Labetalol) und eines Calciumantagonisten (Nifedipin) behandelt [51, 52]. In keinem Fall der insgesamt 70 Patienten mit kardialer Vorerkrankung traten schwerwiegende Komplikationen auf; lediglich zwei Patienten hatten eine transiente Hypotonie.

Management von mit EKT behandelten Risikopatienten

Hat der behandelnde Psychiater die Indikation zur Behandlung mit EKT gestellt, so sollte sich daran grundsätzlich eine auf den Einzelfall bezogene Abwägung des Nutzen-Risiko-Verhältnis anschließen. Dies setzt voraus, dass erstens vorhandene Komorbiditäten des Patienten frühzeitig erkannt werden, zweitens die daraus resultierenden Risiken evaluiert werden, und drittens ein auf den Einzelfall ausgerichtetes, risikoorientiertes Mangagement sichergestellt wird.

Diagnose der Komorbidität

Grundvoraussetzung ist eine ausführliche Anamnese einschließlich Fremdanamnese mit Angehörigen und vorbehandelnden Ärzten. Eine Aufstellung der dem Patienten zuvor verordneten Medikamente (diese entspricht nicht immer den Angaben des Patienten über tatsächlich eingenommene Medikamente) kann Hinweise auf Vorerkrankungen liefern. Kardiovaskuläre Risiken und Symptome sollten gezielt erfragt werden. Zusätzlich zu der Frage nach vorbestehenden Herz-Kreislauf-Erkrankungen gibt das Vorhandensein von Nikotinabusus, Äthylismus, Adipositas, peripher arterieller Verschlusskrankheit oder Diabetes mellitus Anlass, an das Vorliegen einer kardiovaskuläre Erkrankung zu denken. Pulmonale Erkrankungen können durch Hypoxämie, Hyperkapnie und Azidose sekundär die kardiale Funktion und Toleranz gegenüber EKT assoziierten Herz-Kreislauf-Wirkungen negativ beeinflussen. Chronische renale Erkrankungen sind in der Folge oft mit kardiovaskulären Erkrankungen vergesellschaftet und haben Einfluss auf die Elektrolytkonzentrationen. Eine vorbestehende Anämie mag das Risiko für myokardiale Ischämien unter Belastung erhöhen. Symptome wie Dyspnoe (unter Belastung, in Ruhe, im Liegen), Nykturie, Ödeme, oder thorakale Schmerzen können zusätzlich den Verdacht auf das Vorliegen einer dem Patienten möglicherweise bislang nicht bekannten kardiovaskulären Erkrankung lenken. Schließlich sollte immer auch nach Vorerfahrungen oder möglichen Komplikationen im Zusammenhang mit früheren EKT Behandlungen und Narkosen gefragt werden. An die Anamnese schließt sich eine sorgfältige klinische Untersuchung an. Die durch Anamnese und klinische Untersuchung erhobenen Daten bilden die wesentliche Grundlage, mögliche Risiken zu identifizieren, und bestimmen somit das weitere Management im Einzelfall.

Zur Bedeutung apparativer Zusatzdiagnostik: Es gibt keinen Beweis, dass ein umfangreiches Laborscreening die Vorhersagbarkeit von kardiovaskulären Komplikationen bei der Anwendung von EKT verbessert. In diesem Zusammenhang wurde lediglich die Bestimmung der Elektrolytkonzentration (Kalium und Natrium im Serum) als Screening Test empfohlen [63]. Grundlage der Entscheidung für weitere laborchemische Untersuchungen bilden Anamnese und klinischer Untersuchungsbefund. Bei Risikopatienten mögen aus Sicherheitsgründen weitere Untersuchungen indiziert sein; ein Beispiel betrifft die Bestimmung des Hämoglobin und der Blutgerinnungsparameter bei mit Antikoagulantien behandelten Patienten. Plasmaspiegelbestimmungen von Theophyllin (s.u.) sind nicht nur wegen des Risikos verlängerter Krampfanfälle bei hohen Theophyllinkonzentrationen zu empfehlen, sondern insbesondere um den funktionellen Status des Patienten vor Durchführung der EKT zu optimieren. Letztgenannter Aspekt gilt insbesondere auch für die Bestimmung des Digitalisspiegels, da Digitalispräparate signifikanten Einfluss auf die elektrische Herzaktion haben [39].

Die Durchführung eines Ruhe EKG vor EKT wird als Screening Test empfohlen [63] und ist bei Patienten mit kardiovaskulären Risiken obligat. Auch die Durchführung einer Röntgenaufnahme des Thorax ist bei Risikopatienten indiziert, wenngleich auch Normalbefunde bei beiden Untersuchungen das Vorliegen einer linksventrikulären Dysfunktion oder einer koronaren Herzerkrankung nicht ausschließen [45]. Bezüglich der Indikation zur Durchführung neurologischer Untersuchungen wird auf Kapitel 3.7 verwiesen.

Abschätzen des Risikoprofils kardiovaskulärer Erkrankungen

Abrams definierte kardiale Risikopatienten als Patienten mit vorausgehendem Myokardinfarkt, mit einer auf unter 50% erniedrigten linksventrikulären Ejektionsfraktion, oder mit mehr als 10 präventrikulären Kontraktionen pro Stunde [38]. Der APA Task Force Report zur Anwendung von EKT nennt weitere Erkrankungen, welche die Morbidität und Mortalität im Zusammenhang mit EKT erhöhen. Wenngleich es aber zusammenfassend bis heute keine verbindlichen Angaben über das kardiale Risiko der EKT gibt, so existieren doch zumindest allgemeine Richtlinien für die perioperative, kardiovaskuläre Evaluation und Risikoabschätzung bei nicht kardiochirurgisch versorgten Patienten [41]. Diese Richtlinien können auf die EKT übertragen werden [49, 53]. Die EKT selbst wird dabei vor dem Hintergrund ihrer insgesamt geringen Mortalität und der nur in einem engen zeitlichen Fenster zu erwartenden hämodynamischen Veränderungen als risikoarme Intervention gewertet [43]. Tabelle 3 listet Prädiktoren für das Auftreten kardiovaskulärer Komplikationen auf [41]. Bemerkenswert erscheint der Hinweis, dass bei Vorliegen von „geringen" Risikofaktoren keine zusätzlichen kardiovaskulären Untersuchungen des Patienten notwendig seien.

Allgemeine Hinweise und Sicherheitsrichtlinien beim Management von Risikopatienten

Grundsätzlich gilt: Um eine sichere Behandlung von kardiovaskulären Risikopatienten mit EKT zu gewährleisten, sollte der behandelnde Psychiater gemeinsam mit Internisten, gegebenenfalls Kardiologen, und Anästhesisten ein interdiszipli-

Tabelle 3. Klinische Prädiktoren für ein erhöhtes, perioperatives kardiovaskuläres Risiko. (zusammengestellt und übersetzt aus [41])

Prädiktoren für hohes Risiko

Instabile Koronarsyndrome, z.B. kürzlich durchgemachter Myokardinfarkt [1], instabile oder schwere Angina pectoris Anfälle (Klasse III oder IV) [2]

Dekompensierte Herzinsuffizienz

Signifikante Arrhythmien, z.B. höhergradige AV-Blockierung, klinisch symptomatische, ventrikuläre Arrhythmie bei bestehender kardialer Erkrankung, supraventrikuläre Arrhythmie mit wechselnder ventrikulärer Überleitung

Schwere Herzklappenerkrankung

Prädiktoren für ein intermediates Risiko

Moderate Angina pectoris Anfälle (Klasse I oder II) [2]

Früher durchgemachter Myokardinfarkt (Anamnese oder Q-Zacken im EKG)

Kompensierte Herzinsuffizienz oder früher durchgemachte Dekompensation

Diabetes mellitus

Prädiktoren für ein geringes Risiko

Hohes Alter

EKG Veränderungen wie linksventrikuläre Hypertrophie, Linksschenkelblock, Erregungsrückbildungsstörungen (z.B. ST-Streckenveränderungen, Veränderungen der Morphologie der T-Welle)

Fehlender Sinusrhythmus im EKG (z.B. Vorhofflimmern)

Geringe funktionelle Kapazität (Unmöglichkeit von Treppensteigen mit Gepäck)

Vorausgegangener Schlaganfall

Arterieller Hypertonus

[1] Myokardinfarkt 7 Tage bis 1 Monat vor dem operativen Eingriff
[2] aus: Campeau L. Grading of angina pectoris. Circulation 1976; 54: 522-523.

näres Management des Patienten sicherstellen. Im Rahmen dieses fächerübergreifenden Management müssen basierend auf den erhobenen Befunden und den hier dargestellten Überlegungen die Vor- und Nachteile einer Behandlung mit EKT im Einzelfall abgewogen werden; gegebenenfalls ist auch zu prüfen, ob aus kardiologischer Sicht weitere Zusatzuntersuchungen vor Durchführung der EKT indiziert sind. Insbesondere bei Risikopatienten gilt es, geeignete strukturelle Voraussetzungen für die Durchführung der EKT zu garantieren; dazu gehört selbstverständlich die Möglichkeit einer kontinuierlichen Monitorüberwachung der Patienten in entsprechend ausgestatteten Räumlichkeiten. Da die Datenlage zur Anwendung von EKT unter fortlaufender Psychopharmakatherapie bislang spärlich ist, und Patienten mit kardiovaskulären Erkrankungen wahrscheinlich ein höheres Risiko für EKT assoziierte Komplikationen haben, sollte bei Risikopatienten auf die Gabe von Psychopharmaka während einer EKT Serie verzichtet werden [52]. Der organfunktionelle Status des Patienten sollte vor der Durchführung einer elektiven EKT optimiert werden; Beispiele sind eine optimale Hydrierung, die medikamentöse Einstellung eines vorbestehenden arteriellen Hypertonus oder die

Behandlung einer Herzinsuffizienz. Einer Optimierung des funktionellen Status des Patienten vor Beginn der EKT kommt insofern besondere Bedeutung bei, als die EKT bekanntermaßen mit kardiovaskulären Begleiteffekten einhergeht (s.u.), die bereits vorbestehende kardiovaskuläre Risiken unter Umständen akut synergistisch verstärken können, woraus im Einzelfall klinisch relevante, schwerwiegende Komplikationen resultieren mögen. Deshalb ist gerade bei der Behandlung von Risikopatienten das Wissen um die kardiovaskulären Begleitwirkungen der EKT und deren präventive Behandlung von besonderem Interesse [67].

Am Ende dieses Kapitels werden Optionen für die präventive Behandlung von kardiovaskulären Begleitwirkungen der EKT zusammenfassend dargestellt und durch ausgewählte Fallbeispiele ergänzt.

Erfahrungen mit EKT bei ausgewählten internistischen Erkrankungen

Koronare Herzerkrankung (KHE)

In einem umfassenden Review betonte Applegate [43] die Wichtigkeit von Anamnese und klinischer Untersuchung für die Diagnostik einer KHE. Sein Vorschlag zum Management von Patienten mit KHE orientiert sich an der Risikoabschätzung des ACC/AHA Task Force Report [41] für nicht kardiochirurgische Eingriffe (Tabelle 3): Danach werden für Patienten mit geringen Prädiktoren für kardiovaskuläre Komplikationen neben EKG und Thorax-Röntgen keine weiteren Zusatzuntersuchungen für erforderlich gehalten. Die Vorgehensweise bei Patienten mit intermediaten Risikoprädiktoren wird abhängig gemacht vom funktionellen Status der Patienten; derweil bei Patienten in gutem Funktionszustand (moderate körperliche Belastbarkeit) keine zusätzlichen Untersuchungen indiziert seinen, werden bei Patienten in eher schlechtem Funktions- und Trainingszustand weitere nichtinvasive Untersuchungen zur Quantifizierung der Myokardischämie und der linksventrikulären Funktion empfohlen. Standard-Zusatzuntersuchung ist das EKG unter Belastung, welches zusätzlich eindeutige Informationen über den funktionellen Status des Patienten und dessen hämodynamische Reaktionen auf Stressbelastung liefert. Bei eingeschränkter Patientencompliance kann pharmakologisch eine kardiovaskuläre Belastung simuliert werden durch Verwendung von vasodilatierenden oder adrenergen Substanzen. Weitere ergänzende Untersuchungen sind die Echokardiographie und die Darstellung der Myokardperfusion unter Verwendung von Radionukliden. Kommen unter Belastung keine pathologischen EKG Auffälligkeiten zur Darstellung, seien auch bei Patienten mit intermediaten Risikoprädiktoren keine weiteren Untersuchungen vor Durchführung der EKT indiziert. Sowohl bei Patienten mit intermediaten Risikofaktoren und pathologischem Belastungs-EKG (risikogewichtete Auswertekriterien für das EKG werden im ACC/AHA Task Force Report genannt) als auch bei Patienten mit erheblichen Risikoprädiktoren, z.B. instabile Angina pectoris, kürzlich durchgemachter Myokardinfarkt, dekompensierte Herzinsuffizienz, schwere Herzklappenfehler, oder signifikante Erregungsbildungs- oder Leitungsstörungen (siehe Tabelle 3), sollte ein Kardiologe hinzugezogen werden; im Einzelfall ist zu prüfen, ob eine Koronarangiographie und/oder Revaskularisierung vor EKT indiziert sind.

Die medikamentöse Therapie der KHE sollte vor Beginn der EKT optimiert und maximiert werden [43]. Insbesondere sollten Nitrate, Betablocker und Calciumantagonisten während der EKT Serie weiter verabreicht werden. Wenngleich es bislang keine allgemein verbindlichen Richtlinien über den ergänzenden Gebrauch dieser Medikamente zur präventiven Beeinflussung von EKT assoziierten hämodynamischen Veränderungen gibt (s.u.), so mag deren Verwendung im Einzelfall aber gut geeignet sein, dem Auftreten von Komplikationen entgegenzuwirken.

Herzklappenfehler und Herzinsuffizienz

Der ACC/AHA Task Force Report [41] bewertet schwere Herzklappenfehler oder eine dekompensierte Herzinsuffizienz als hohe Risikoprädiktoren, eine kompensierte Herzinsuffizienz bzw. eine frühere Dekompensation als intermediaten Risikoprädiktor für das Auftreten von Komplikationen bei nicht kardiochirurgischen Eingriffen (Tabelle 3). Der Schweregrad der Herzinsuffizienz (ermittelt anhand der NYHA Klassifikation) ist bei der Risikogewichtung zu berücksichtigen [57]. Bei allen Patienten mit Herzinsuffizienz sollten, auch wenn diese zum Zeitpunkt der Untersuchung klinisch asymptomatisch sind, weitere Untersuchungen zur Bestimmung des Schweregrades der Dysfunktion bzw. der linksventrikulären Funktion durchgeführt werden [75]. In jedem Fall sollte vor Durchführung der EKT ein Kardiologe hinzugezogen werden. Wenn die Behandlung mit EKT bei Patienten mit eingeschränkter Herzfunktion und Herzklappenfehlern unvermeidbar ist, dann sollten grundsätzlich Blutdruck- und Pulsschwankungen während der Behandlung durch geeignete Maßnahmen minimiert werden [75]. Patienten mit stenotischen Herzklappenfehlern sind entsprechend der Pathophysiologie der Erkrankung insbesondere durch Druckbelastung, Patienten mit Klappeninsuffizienz insbesondere durch Volumenbelastung gefährdet. In der Literatur finden sich lediglich kasuistische Beschreibungen über die Anwendung von EKT bei Patienten mit Herzklappenfehlern [65, 74, 79] oder nach prothetischem Herzklappenersatz [59, 84, 80, 72].

Ein umfassendes Review von Rayburn [75] gibt praktische Hinweise für die EKT Behandlung bei Patienten mit Herzinsuffizienz. Bei kompensierter Herzinsuffizienz mit systolischer Dysfunktion wird zur Behandlung der sympatho-adrenalen Effekte der EKT die kurzzeitige Gabe eines Alpha-Blockers empfohlen. Dabei muss aber berücksichtigt werden, dass viele dieser Patienten bereits mit Vasodilatantien und Diuretika vorbehandelt sind, weswegen insbesondere in der vagalen Phase der EKT die Gefahr hypotoner Blutdruckkrisen besteht, so dass unter Umständen die Koronarperfusion sinkt mit der Gefahr ischämischer Ereignisse. Patienten mit kompensierter Herzinsuffizienz und diastolischer Dysfunktion haben häufig eine Hypertonie. Zur Stabilisierung während der EKT wird die Verwendung von Alpha- und Betablockern sowie eines Anticholinergikums empfohlen.

Vorhofflimmern

Es liegen lediglich kasuistische Beschreibungen für die Anwendung von EKT bei
Patienten mit Vorhofflimmern vor [55, 58, 76, 79]. Diese wurden kürzlich von
Petrides und Fink [72] zusammengefasst, kommentiert, und durch 6 weitere Fälle
ergänzt. Die Autoren folgern, dass die Anwendung von EKT bei Patienten mit
Vorhofflimmern relativ sicher ist, allerdings machen sie darauf aufmerksam, dass
quasi nebenbefundlich eine Kardioversion in einen Sinusrhythmus auftreten kann.
Um dem Risiko thrombembolischer Komplikationen entgegenzuwirken, schlagen
sie die prophylaktische Antikoagulation mit Heparin oder Warfarin bei EKT behandelten Patienten mit Vorhofflimmern vor. Blutungskomplikationen im Zusammenhang mit EKT und den genannten Antikoagulantien wurden nicht berichtet;
vielmehr existieren zahlreiche kasuistische Beschreibungen über die erfolgreiche Durchführung von EKT bei mit Heparin oder Warfarin behandelten Patienten
[39, 40, 58, 59, 66, 79].

Hypertonie

Ein arterieller Hypertonus birgt kein hohes Risiko für perioperative Komplikationen (Tabelle 3). Andererseits muss berücksichtigt werden, dass es in der sympatho-
adrenalen Phase der EKT zu einem deutlichen Blutdruckanstieg kommt, der bei
vorbestehender Hypertonie noch stärker ausgeprägt sein mag [73]. Deshalb sollte
der Blutdruck möglichst vor EKT gut eingestellt sein; die antihypertensive Medikation sollte während der EKT Serie fortgesetzt werden. Darüber hinaus kann dem
EKT induzierten Blutdruckanstieg durch die zusätzliche Gabe von Betablockern,
Calciumantagonisten, Clonidin oder Nitroprussid in unmittelbar zeitlichem Zusammenhang mit der EKT präventiv entgegengewirkt werden (s.u.).

Exkurs: Hämodynamische Wirkungen der EKT und Behandlungsoptionen

Kapitel 3.3 dieses Buches beschäftigt sich ausführlich mit anästhesiologischen
Aspekten der EKT. An dieser Stelle sollen die wesentlichen kardiovaskulären
Begleiteffekte der EKT kurz dargestellt und Behandlungsoptionen tabellarisch
zusammengefasst werden.
    Unmittelbar nach Beginn der Stromapplikation tritt ein starker vagaler Reiz
auf, in dessen Folge es zu einer Abnahme der Herzfrequenz in Verbindung mit
einem Blutdruckabfall kommt. Kurzfristig können AV-Blockierungen oder eine
Asystolie auftreten, wobei letztgenannter Effekt insbesondere bei geriatrischen
Patienten häufig sein soll [46]. Im Anschluss an den Vagusreiz überwiegen
sympathiko-adrenale Effekte mit einem massiven Anstieg der Konzentration der
Plasmakatecholamine [42]; es kommt zu einem kräftigen Blutdruckanstieg (systo-
lisch oft über 200 mmHg) und einem Anstieg der Herzfrequenz verbunden mit
der Gefahr tachykarder Rhythmusstörungen [37]. Es können ventrikuläre Arrhythmien auftreten [61, 64, 77, 86], die häufig selbstlimitiert sind und keine weitere

Therapie erfordern [85]. Das Produkt aus Herzfrequenz und Blutdruck (rate pressure product; RPR) kann als Maß für den myokardialen Sauerstoffverbrauch dienen. Webb et al. [83] fanden einen transienten Anstieg des RPR von 96% gegenüber dem Ausgangswert vor EKT; Abrams berichtete über einen anfallsinduzierten Anstieg des Sauerstoffverbrauchs von 30–140%, wodurch die Gefahr ischämischer Komplikationen steigt [37]. Im Vergleich zu unilateraler Stimulation wurde nach bilateraler Stimulation ein größerer Anstieg des RPR nachgewiesen [68]. Die Veränderungen sind reversibel und in der Regel innerhalb von 3–5 Minuten nach dem Anfallsereignis rückläufig.

Tabelle 4 gibt einen Überblick über einige zur präventiven Behandlung kardiovaskulärer Begleitwirkungen der EKT verwendete Medikamente. Die Effektivität zur Behandlung EKT assoziierter hämodynamischer Veränderungen wurde für Esmolol [81, 87], Labetalol [44, 78], Clonidin [54], Uradipil [44] und Diltiazem [82] in neueren, kontrollierten, randomisierten Studien nachgewiesen. Figiel et al. [50, 51] berichteten positive Erfahrungen mit der Kombination von Labetalol und Nifedipin bei Anwendung von EKT bei Patienten mit kardiovaskulären Vorerkrankungen. Labetalol ist in Deutschland allerdings nicht zugelassen. Esmolol soll im Gegensatz zu Labetalol die Krampfdauer verkürzen [71]. Anticholinergika, z.B. Atropin, sollen zum einen der Bradykardie und der Gefahr einer Asystolie in der vagalen Phase der EKT entgegenwirken, zum anderen eine Hypersekretion verhindern. Dabei ist zu bedenken, dass Atropin gleichzeitig die Herzfrequenz und damit den myokardialen Sauerstoffverbrauch erhöhen kann [69], weswegen eine routinemäßige Applikation von Atropin vor EKT nur fraglich sinnvoll ist. McCall [70] publizierte eine Fallserie von Patienten mit einer mindestens 10 Sekunden dauernden Asystolie und fand zusammenfassend, dass eine Asystolie prinzipiell sowohl bei Herzgesunden als auch bei herzkranken Patienten bei jeder EKT auftreten kann unabhängig von vorausgegangenen, komplikationslosen EKT Sitzungen; als prädisponierende Faktoren diskutierte er eine unzureichende anticholinerge Prämedikation bei gleichzeitiger Verwendung von Betablockern, und die bei initialer Titration der Krampfschwelle oft unvermeidbare Applikation von subkonvulsiven Stimuli. Entscheidet man sich im Einzelfall für die Gabe von Atropin, dann bevorzugen wir trotz ähnlicher hämodynamischer Effekte einer intramuskulären oder intravenösen Applikation [62] bei Risikopatienten immer die intravenöse Applikation, um im Falle ischämischer Komplikationen (z.B. Myokardinfarkt) eine Lysetherapie nicht zu gefährden.

Fallbeispiel (Dittert, München)

Kasuistik über die EKT einer Risikopatientin mit schwerer therapieresistenter Depression

Eine 61jährige Patientin kommt mit einem depressiven Syndrom zur stationären Aufnahme. Von der Patientin wird im Aufnahmegespräch sofort Hoffnungslosigkeit zum Ausdruck gebracht, auch die Klinik könne ihr nicht mehr helfen, sie komme nur auf Druck ihres Lebensgefährten und ihrer Familie. Sie habe das Gefühl, „nicht

Tabelle 4. Medikamente zur Behandlung EKT assoziierter, hämodynamischer Veränderungen (alle Dosisangaben sind lediglich Richtwerte; Auswahl und Dosierung der Medikamente müssen jeweils im Einzelfall festgelegt werden)

Medikament	Vorwiegender Wirkmechanismus	Dosierung	Halbwertzeit	Peripher Widerstand	Herzfrequenz	Anfallsdauer
Atropin	Anticholinergikum	0,4–1,0 mg i.v.	5–15 Minuten	kein Effekt	(↑)	kein Effekt
Esmolol	Betablocker (vorwiegende Beta-1)	0,5–1,0 mg/kg i.v.	ca. 8 Minuten	(↓)	↓↓	verkürzt
Labetalol	Kombinierte Alpha-1 und Betablockade	0,2–2,0 mg/kg i.v.	ca. 4–6 Stunden	↓	↓↓	wahrscheinlich kein Effekt
Uradipil	Alpha-1 Antagonist	25 mg i.v.	ca. 3 Stunden	↓↓	↑	wahrscheinlich kein Effekt
Clonidin	Alpha-2 Agonist (zentral)	0,1–0,3 mg p.o.	12–16 Stunden	↓↓	(↓)	kein Effekt
Nifedipin	Calciumantagonist	10 mg s.l.	2–5 Stunden	↓↓↓	↑	kein Effekt
Nitroglycerin	Vasodilatation; dosisabhängig v.a. venös (Vorlastsenker)	0,4 mg s.l.	2–4 Minuten	↓↓	↑	kein Effekt
Nitroprussid	Vasodilatation venös und arteriell	25–200 µg/min i.v. als Dauerinfusion	5 Minuten	↓↓↓	↑↑	kein Effekt

Applikation: p.o. = per os; i.v. = intravenös; s.l. = sublingual mehr richtig da zu sein, immer weiter weg zu sinken", „als ob etwas im Kopf kaputt gegangen sei". Seit Monaten liege sie fast nur noch im Bett, fühle sich dabei „wie tot". Sie traue sich nirgends mehr hin, habe ihre sozialen Aktivitäten vollständig aufgegeben. Besonders unangenehm und quälend sei eine ständige innere Unruhe, gleich dem Gefühl, „wie auf einem Pulverfass zu sitzen". Verbunden sei dies mit körperlichen Beschwerden wie Herzrasen und Schwindel. Aufgrund ihres Zustandes könne ihr nichts mehr richtig Freude bereiten, mittlerweile habe sie auch Probleme, ihre gewohnte Körperhygiene aufrecht zu erhalten. Alle Medikamente, die sie bisher eingenommen habe, würden bei ihr „paradox" wirken, hätten bei ihr eher noch mehr „kaputt gemacht". Dies merke sie u.a. auch an einer zunehmenden Vergesslichkeit. Insgesamt würden ihre Beschwerden täglich schlimmer werden.

Die Patientin berichtet, sie sei bereits mehrfach in psychiatrischen und psychosomatischen Kliniken stationär behandelt worden. Mit ihren Beschwerden sei es vor 2 Jahren losgegangen. Nach einer Carotis-Stenosen-Operation habe sie eine Bronchitis entwickelt, welche mit verschiedenen Antibiotika behandelt worden sei. Zunächst sei es hierunter zu starken Blutdruckschwankungen gekommen. Dann habe sich zunehmend ein Gefühl eingestellt, innerlich zu zerreißen, verbunden mit Beschwerden im Magen-Darm Bereich, Herzrasen, starken Zittern und Gewichtsabnahme. Ab diesem Zeitpunkt sei es mit ihr „stetig bergab gegangen", weitere Symptome seien hinzu gekommen.

Im Verlauf, so ergab die weitere Anamnese, waren mehrfache Abklärungen durch verschiedene Fachrichtungen einschließlich Aufenthalte in einer neurologischen, einer internistischen, zwei psychiatrischen und einer psychosomatischen Klinik erfolgt. Auch nach den Ergebnissen der apparativen Diagnostik war die Diagnose einer *Major Depression* gestellt worden, jedoch teilweise mit Betonung auf eine akzentuierte Persönlichkeit (hysterisch, hypochondrisch). Psychopharmakologisch war die Patientin bereits umfangreich mit Antidepressiva verschiedener Substanzklassen (SSRI's, NaSSA, Tri- und Tetrazyklika, MAO-Hemmer) und Neuroleptika („Klassische" und Atypika) sowie Lithium und Antidementiva behandelt worden. Da sich jedoch auf einige Präparate (keine bestimmte Substanzklasse) relativ rasch und subjektiv sehr einschränkende Nebenwirkungen (u.a. vegetative Symptome) entwickelt hatten, waren diese vor Erreichen einer wirksamen Zeitdauer und Dosierung wieder abgesetzt worden. Zu einer durchgreifenden Symptomremission war es bislang unter keiner Medikation bzw. Kombinationsbehandlung gekommen, das beste Ansprechen der Symptomatik war unter Benzodiazepinen zu verzeichnen gewesen.

Die Familienanamnese ergab, dass bei zwei Schwestern ebenfalls Depressionen bekannt sind.

Im psychopathologischen Befund bei Aufnahme zeigte sich eine wache, bewusstseinsklare und zu allen Qualitäten orientierte Patientin. Affektiv erschien die jünger wirkende Patientin depressiv verstimmt, verzweifelt, hoffnungslos, ratlos und innerlich unruhig. Geschildert wurden eine Verminderung der Vitalgefühle und Anhedonie. Formalgedanklich war die Patientin geordnet, es bestand eine massive Einengung auf die Beschwerden, die stereotyp vorgebracht wurden. Inhaltlich imponierten Insuffizienzgefühle und nihilistische Gedanken wahnhaften Charakters.

Ich-Störungen bestanden in Form von Depersonalisations- und Derealisationserleben. Psychomotorisch war die Patientin agitiert, psychovegetativ wurden Palpitationen, Appetitverlust sowie Ein- und Durchschlafstörungen angegeben. Subjektiv erlebte die Patientin ihre kognitiven Funktionen als stark beeinträchtigt, bei der klinischen Prüfung fielen Konzentrationsstörungen auf.

Die somatische Anamnese der Patientin ergab folgendes: Z.n. Radiatio eines M. Hodgkin 1979 mit stabiler Remission. Z.n. Thrombendarteriektomie der A. carotis interna rechts 1998. A. carotis interna Stenose links mit hochgradiger Stenose der linken A. subclavia und Subclavian-Steal-Syndrom. Eingefäß-KHE (Koronare Herzerkrankung – R. diagonalis I 50%). Kompletter Linksschenkelblock. Hypercholesterinämie. Z.n. Ovarial-Zystenentfernung 1970.

Zu den ersten Behandlungsmonaten

Nach Aufnahme erfolgte neben den Routineuntersuchungen (EKG, EEG, Labor mit großem Blutbild, klinische Chemie, Schilddrüsen- und Gerinnungsparameter, Lues-Serologie) eine umfangreiche Diagnostik einschließlich Bildgebung (NMR), Doppler-/Duplex-Sonographie der hirnversorgenden Arterien, FDG-PET (zum Ausschluss einer neurodegenerativen Systemerkrankung), wobei die vordiagnostizierten Stenosen bestätigt wurden. Von internistischer Seite wurde eine 24h-Blutdruckmessung und eine Echokardiographie empfohlen.

Die medikamentöse Behandlung stützte sich zunächst auf Psychopharmaka, die bislang nicht (oder nur kurzfristig) in der Vorgeschichte eingesetzt worden waren und miteinander kombiniert wurden. Zu nennen sind hier Fluvoxamin bis 150 mg, Clomipramin-Infusionen nach dem Kielholz-Schema und oral bis 150 mg, Nortriptylin bis 50 mg, Amisulprid bis 400 mg, Haloperidol bis 4 mg, Fluspirilen 1 ml/Woche, Clozapin bis 62,5 mg, wobei die Gabe sich jeweils über einen Zeitraum von mindestens 4 Wochen erstreckte. Begleitend erhielt die Patientin regelmäßige Einzelgespräche, die stützenden Charakter hatten, darüber hinaus gehenden verhaltenstherapeutischen Ansätzen war die Patientin aufgrund ihres Zustandes kaum zugänglich. Zur Teilnahme an den ergotherapeutischen Angeboten konnte die Patientin nur sporadisch motiviert werden, häufig fühlte die Patientin sich nicht in der Lage, einer Beschäftigung nachzugehen. Dies war teilweise auch durch Nebenwirkungen bedingt, wie schon vorbeschrieben, führte der hypotensive Effekt einiger Medikamente im Verbund mit den Stenosen zu ausgeprägten Schwindelgefühlen und Sturzneigung. Insgesamt blieben die therapeutischen Bemühungen erfolglos, auch die Durchführung einer repetitiven transkraniellen Magnetstimulation (rTMS) im Sinne eines eher experimentellen Ansatzes zeigte keinen Effekt auf die Symptomatik.

Da die Gefäßsituation einen limitierenden Faktor darstellte hinsichtlich einer dem Krankheitsbild angemessenen Dosierung der Medikamente (beispielsweise Nortriptylin oder Clozapin), erfolgte eine Verlegung in die Gefäßchirurgie des Klinikums. Der Versuch einer perkutanen transluminalen Angioplastie der A. subclavia schlug jedoch fehl. Zu einer Operation konnte sich die Patientin bei einer krankheitsbedingten Entscheidungsunfähigkeit nicht entschließen, so dass eine Rückverlegung in die Psychiatrische Klinik vorgenommen wurde. In Anbetracht des „therapeutischen Dilemmas" wurde nach Absetzen von Clozapin auf eine konsequente medikamentöse Behandlung mit Benzodiazepinen gesetzt (Lorazepam bis 4 mg pro die), worunter die Patientin etwas ruhiger und zugänglicher wurde und schließlich einer operativen Versorgung der Stenosen einwilligte.

Die Operation umfasste einen carotido-subclavialen Bypass links und Thrombendarteriektomie der A. carotis interna, communis und externa mit Patchplastik der A. carotis interna links. Nach postoperativ unauffälligen Verlauf wurde die Patientin zur Rehabilitation in eine internistische Fachklinik verlegt. Trotz noch bestehender depressiver Symptomatik war im Vorfeld mit der Patientin abgesprochen worden, die Lorazepam-Medikation weiterzuführen und in Anbetracht des bereits mehrmonatigen Aufenthaltes in der Psychiatrischen Klinik zunächst nach der Reha-Behandlung nach Hause entlassen zu werden.

Wiederaufnahme der Patientin und Durchführung der EKT

Nach rund 3 Monaten musste die Patientin bei nachlassender Lorazepamwirkung erneut stationär aufgenommen werden, wobei die Symptomatik bei Aufnahme dem bereits bekannten Bild entsprach. Allerdings beschäftigte sich die Patientin vermehrt mit Todeswünschen und Suizidgedanken. Als „ultima ratio" stand schließlich die Entscheidung für eine EKT an, welche bereits mehrmals andiskutiert, aufgrund der Risikofaktoren jedoch immer wieder zurückgestellt worden war.

Ein erhöhtes Risiko bestand insbesondere durch 2 Faktoren:

Einmal durch die, auch nach der Operation, nachweisbaren beidseitigen Carotisstenosen mit der Gefahr einer cerebralen Minderperfusion bei plötzlichen Blutdruckabfällen unter EKT und der Gefahr einer Embolisation. Zum anderen durch die kardialen Auffälligkeiten. Im EKG hatten sich im Verlauf neben dem bekannten Linksschenkelblock VES in RSB-Form (DD: SVES mit frequenzbedingten RSB) gezeigt, so dass die Gefahr eines kompletten Herzblocks bei höheren Frequenzen bestand.

Fächerübergreifend wurde neben Durchführung noch empfohlener Diagnostik (u.a. Belastungs-EKG) mit Internisten, Anästhesisten und Gefäßchirurgen das sicherste Vorgehen diskutiert und abgesprochen. Die Patientin und ihr Lebensgefährte wurden umfangreich über die mit der EKT verbundenen Risiken aufgeklärt, wobei die Patientin ihr schriftliches Einverständnis gab.

Es wurde festgelegt, die EKT im Notfall-Behandlungsraum der Chirurgischen Klinik des Klinikums durchzuführen (und nicht wie üblich in der Psychiatrischen Klinik selbst), da hier die sichersten Bedingungen hinsichtlich Monitoring und Durchführung adäquater Notfallmaßnahmen einschließlich Reanimation vorzufinden waren. Nach der EKT sollte eine mehrstündige Überwachung im Aufwachraum erfolgen.

Vor Beginn der EKT-Serie erfolgte ein Absetzen aller Psychopharmaka bis auf kurzwirksame Benzodiazepine und eine psychologische Testung, um das Auftreten kognitiver Störungen im Verlauf verifizieren zu können. Die internistische Medikation wurde entsprechend den Empfehlungen weitergegeben (Beta-Blocker und Aspirin), wobei jeweils vor EKT nur die Gabe einer halben Tablette Metoprolol erfolgen sollte. Bei übermäßigen Frequenzanstiegen (>130) war die Gabe von Esmolol empfohlen worden. Um größtmögliche Effektivität zu erzielen und die Anzahl der EKT-Sitzungen möglichst gering zu halten, wurde von Anfang an einer bitemporalen Stimulation der Vorzug gegeben. Die Stimulationsenergie betrug 40% der Geräteleistung eines Thymatron™ – Stimulationsgerätes. Die erste EKT erfolgte im Beisein zweier Anästhesisten, wobei neben den üblichen Narkose-vorbereitungen zusätzlich ein arterieller Zugang und Schrittmacher gelegt wurde.

Im Überblick gestaltete sich die EKT problem- und komplikationslos. Es wurde jeweils ein generalisierter Krampfanfall von durchschnittlich 33 s Dauer (zwischen 15 s und 44 s) ausgelöst, der durchschnittliche postiktale Suppressionsindex betrug 92 (zwischen 86 und 96). Die gemessenen Frequenzanstiege und Blutdruck-schwankungen hielten sich im üblichen Rahmen ohne Gefährdung der Patientin. Die EKT-Serie umfasste 9 Sitzungen, wobei sich bereits nach der 3. EKT eine deutliche und im weiteren Verlauf durchgreifende Zustandsbesserung und Symptom-remission im psychopathologischen Befund einstellte. Die Patientin wurde leben-dig, aktiv, lachte, konnte neue Themen-Gebiete anschneiden bei gleichzeitiger vollständiger Remission der inhaltlichen Denkstörungen und des Depersonali-sationserlebens. Psychovegetativ stellte sich eine Normalisierung des Schlaf-verhaltens und des Appetits ein, die beklagten Palpitationen und auch die innere Unruhe ließen nahezu vollständig nach. Die Familie signalisierte, dass die Patien-tin wieder „die Alte" geworden sei. Vorübergehende subjektive Gedächtnisstörun-gen fanden keine Entsprechung in der nochmals unter und nach EKT durchgeführten psychologischen Testung, es zeigte sich vielmehr eine leichte bis deutliche Lei-stungsverbesserung in den Bereichen Lern- und Erinnerungsfähigkeit, visomotorische Schnelligkeit, Wortflüssigkeit und im Verbal-IQ. Nach der EKT wurde die Patientin auf Venlafaxin retard 150 mg eingestellt, welches gut toleriert wurde und die Entlassungsmedikation darstellte. Auf die zusätzliche Gabe von Lithium im Sinne einer Phasenprophylaxe wurde angesichts der vorbeschriebenen Nebenwirkungen (u.a. starker Tremor) abgesehen. Noch nach der Entlassung, die Patientin wohnt in Baden-Württemberg, blieb über einen längeren Zeitraum Kontakt bestehen, wobei u.a. Urlaubskarten von der neu gewonnenen Lebensqualität und -freude zeugten.

Abschließende Betrachtung

Besteht bei der Durchführung einer EKT ein erhöhtes Risiko für den Patienten, hat eine sorgfältige Vorbereitung mit fächerübergreifendem Management und sowohl räumlich als auch apparativ möglichst ideale Bedingungen höchste Priorität. Das Augenmerk sollte darauf gelegt werden, wie das Risiko weitestgehend minimiert werden kann, wobei eine ausführliche und offene Aufklärung des Patienten dabei den gleichen Stellenwert genießen sollte. Der in Anbetracht von langwierigen und bislang frustranen Behandlungsversuchen (möglicherweise) aufkommende therapeutische Nihilismus sollte nicht die Oberhand gewinnen und gerade bei Risikopatienten zu einer Verwerfung wirksamer Behandlungsmöglichkeiten führen.

Immer wieder sollten Nutzen und Risiken einander sorgfältig abgewogen und überdacht werden, nach Entscheidungsfindung aber auch die konsequente Umsetzung der Behandlung erfolgen.

Steht am Ende, wie bei diesem Kasus, dann ein solch zufriedenstellendes Ergebnis, ist dies auch für den behandelnden Arzt ein sehr befriedigendes Gefühl, zumal in den vielen Monaten der Behandlung natürlich immer wieder eine gewisse Mutlosigkeit aber auch Besorgnis in Anbetracht der Risiken aufkam. Schön zu beobachten war auch bei unserer Patientin, wie die Grundpersönlichkeit nach Rückgang der depressiven Symptome zum Vorschein kam und die vorbeschriebenen bzw. in der Depression bestehenden hysterischen und hypochondrischen Persönlichkeitszüge plötzlich wie zu einer anderen Person gehörend erschienen.

Fazit und Ausblick

Wenngleich bislang zu wenige kontrollierte Studien zur Anwendung von EKT bei Patienten mit vorbestehenden kardiovaskulären Erkrankungen vorliegen, und es deshalb bislang auch keine allgemein verbindlichen Richtlinien zur Durchführung der EKT bei Risikopatienten geben kann, so erlauben die vorliegenden Daten aber eine kritische und sachliche Auseinandersetzung mit wichtigen Aspekten der Anwendung von EKT bei Risikopatienten, und deuten zusammenfassend darauf hin, dass unter Beachtung der jeweiligen, fallspezifischen Besonderheiten die Anwendung von EKT auch bei Patienten mit vorbestehenden Herz-Kreislauf-Erkrankungen relativ sicher ist.

Literatur
(EKT bei geriatrischen Patienten)

1. Abramczuk JA, Rose NM (1979) Pre-anaesthetic assessment and the prevention of post-ECT morbidity. Br J Psychiatry134: 582–587
2. Agelink MW, Dammers S, Malessa R, Leonhardt M, Zitzelsberger A, Ullrich H, Zeit T (1998) [Benefits and risks of electroconvulsive therapy (ECG) in elderly patients with cardiovascular risk factors]. Nervenarzt 69: 70–75
3. Alexopoulos GS, Shamoian CJ, Lucas J, Weiser N, Berger H (1984) Medical problems of geriatric psychiatric patients and younger controls during electroconvulsive therapy. J Am Geriatr Soc 32: 651–654
4. American society of Anesthesiologists (1963) New classification of physical status. Anesthesiology 21: 111
5. Benbow SM (1989) The role of electroconvulsive therapy in the treatment of depressive illness in old age. Br J Psychiatry 155: 147–152
6. Brodaty H, Hickie I, Mason C, Prenter L (2000) A prospective follow-up study of ECT outcome in older depressed patients. J Affect Disord 60: 101–111
7. Brodaty H, Berle D, Hickie I, Mason C (2001) „Side effects" of ECT are mainly depressive phenomena and are independent of age. J Affect Disord 66: 237–245
8. Burd J, Kettl P (1998) Incidence of asystole in electroconvulsive therapy in elderly patients. Am J Geriatr Psychiatry 6: 203–211

9. Burke WJ, Rutherford JL, Zurumski CF, Reich T (1985) Electroconvulsive therapy and the elderly. Compreh Psychiatry 26: 480–486

10. Burke WJ, Rubin EH, Zorumski CF, Wetzel RD (1987) The safety of ECT in geriatric psychiatry. J Am Geriatr Soc 35: 516–521

11. Casey DA, Davis MH (1996) Electroconvulsive therapy in the very old. Gen Hosp Psychiatry 18: 436–439

12. Cattan RA, Barry PP, Mead G, Reefe WE, Gay A, Silverman M (1990) Electroconvulsive therapy in octogenarians. J Am Geriatr Soc 38: 753–758

13. de Carle AJ, Kohn R (2000) Electroconvulsive therapy and falls in the elderly. J ECT 16: 252–257

14. Devanand DP, Fitzsimons L, Prudic J, Sackeim HA (1995) Subjective side effects during electroconvulsive therapy. Convuls Ther 11: 232–240

15. Figiel GS, Coffey CE, Djang WT, Hoffman G Jr, Doraiswamy PM (1990) Brain magnetic resonance imaging findings in ECT-induced delirium. J Neuropsychiatry Clin Neurosci 2: 53–58

16. Folstein M, Folstein S, McHugh PR (1975) Mini-Mental state: A practical for grading the cognitive state of patients for the clinican. J Psychiatric Res 12: 189–192

18. Gerring JP, Shields HM (1982) The identification and management of patients with a high risk for cardiac arrhythmias during modified ECT. J Clin Psychiatry 43: 140–143

19. Gormley N, Cullen C, Walters L, Philpot M, Lawlor B (1998) The safety and efficacy of electroconvulsive therapy in patients over age 75. Int J Geriatr Psychiatry 13: 871–874

20. Khan A, Mirolo MH, Claypoole K, Bhang J, Cox G, Horita A, Tucker G (1994) Effects of low-dose TRH on cognitive deficits in the ECT postictal state. Am J Psychiatry 151: 1694–1696

21. Linton CR, Reynolds MT, Warner NJ (2002) Using thiamine to reduce post-ECT confusion. Int J Geriatr Psychiatry 17: 189–192

22. Lipman RS, Brown EA, Silbert GA, Rains DG, Grady DA (1993) Cognitive performance as modified by age and ECT history. Prog Neuropsychopharmacol Biol Psychiatry 17: 581–594

23. Mulsant BH, Rosen J, Thornton JE, Zubenko GS (1991) A prospective naturalistic study of electroconvulsive therapy in late-life depression. J Geriatr Psychiatry Neurol 4: 3–13

24. Neutel CI, Perry S, Maxwell C (2002) Medication use and risk of falls. Pharmacoepidemiol Drug Saf 11: 97–104

25. Philibert RA, Richards L, Lynch CF, Winokur G (1995) Effect of ECT on mortality and clinical outcome in geriatric unipolar depression. J Clin Psychiatry 56: 390–394

26. Rice EH, Sombrotto LB, Markowitz JC, Leon AC (1995) Cardiovascular morbidity in high-risk patients during ECT. Am J Psychiatry 152: 1697–1698

27. Shiwach RS, Reid WH, Carmody TJ (2001) An analysis of reported deaths following electro-convulsive therapy in Texas, 1993–1998. Psychiatr Serv 52: 1095–1097

28. Sobin C, Sackeim HA, Prudic J, Devanand DP, Moody BJ, McElhiney MC (1995) Predictors of retrograde amnesia following ECT. Am J Psychiatry 152: 995–1001

29. Tew JD Jr, Mulsant BH, Haskett RF, Prudic J, Thase ME, Crowe RR, Dolata D, Begley AE, Reynolds CF 3rd, Sackeim HA (1999) Acute efficacy of ECT in the treatment of major depression in the old-old. Am J Psychiatry 156: 1865–1870

30. Tomac TA, Rummans TA, Pileggi TS, Li H (1997) Safety and efficacy of electroconvulsive therapy in patients over age 85. Am J Geriatr Psychiatry 5: 126–130

31. Wetterling T, Michels R, Dilling H (1998) Elektrokrampftherapie bei therapierestienter Alters-depression. Nervenarzt 69: 617–621

32. Wilkinson AM, Anderson DN, Peters S (1993) Age and the effects of ECT. Int J Geriatr Psychiatry 8: 401–406

33. Zervas IM, Calev A, Jandorf L, Schwartz J, Gaudino E, Tubi N, Lerer B, Shapira B (1993) Age-dependent effects of elctroconvulvise therapy on memory. Convuls Ther 9: 39–42

34. Zervas IM, Pehlivanidis AA, Papakostas YG, Markianos M, Papadimitriou GN,Stefanis CN (1998) Effects of TRH administration on orientation time and recall after ECT. J ECT 14: 236–240

35. Zielinski RJ, Roose SP, Devanand DP, Woodring S, Sackeim HA (1993) Cardiovascular complications of ECT in depressed patients with cardiac disease. Am J Psychiatry 150: 904–909

Literatur
(Spezielle Aspekte zur Anwendung von EKT bei Patienten mit kardiovaskulären Vorerkrankungen)

36. Abrams R (1988) Medical considerations. The high-risk patient. In: Electroconvulsive therapy. Oxford University Press, New York, 53–78

37. Abrams R (1992) Electroconvulsive therapy, 2. Auflage. Oxford University Press, New York

38. Abrams R (1997) The mortality rate with ECT. Convuls Ther 13: 125–127

39. Agelink MW, Dammers S, Malessa R, Leonhardt M, Zitzelsberger A, Ullrich H, Zeit T (1998) Nutzen und Risiken der Elektrokrampftherapie bei älteren Patienten mit kardiovaskulären Risikofaktoren. Nervenarzt 69: 70–75

40. Alexopoulos GS, Nasr H, Young RC, Winkstrom TR, Holzman SR (1982) Electroconvulsive therapy in patients on anticoagulants. Can J Psychiatry 27: 46–47

41. American College of Cardiology/American Heart Association. Task Force Report (1996) Guidelines for perioperative cardiovascular evalution for non-cardiac surgery. Circulation 93: 1278–1317

42. Anton AH, Uy DS, Redderson CL (1977) Autonomic blockade and the cardiovascular and catecolamine response to electroshock. Anesth Analg 56: 46–54

43. Applegate RJ (1997) Diagnosis and mangement of ischemic heart disease in the patient scheduled to undergo electroconvulsive therapy. Convuls Ther 13: 128–144

44. Blanch J, Martinez-Palli G, Navines R, Arcega JM, Imaz ML, Santos P, Fauli A, Bernardo M, Gomar C (2001) Comparative hemodynamic effects of urapidil and labetalol after electroconvulsive therapy. J ECT 17: 275–279

45. Brush JE, Brand DA, Acampora D, et al (1988) Relation of peak creatine kinase levels during acute myocardial infarction to presence or absence of previous manifestations of myocardial ischemia (angina pectoris or healed myocardial infarction). Am J Cardiol 62: 534–537

46. Burd J, Kettl P (1998) Incidence of asystole in electroconvulsive therapy in elderly patients. Am J Geriatr Psychiatry 6: 203–211

47. Castelli I, Steiner A, Kaufmann MA, Alfille PH, Schouten R, Welch CA, Drop LJ (1995) Comparative effects of esmolol and labetalol to attenuate hyperdynamic states after electroconvulsive therapy. Anesth Analg 80: 557–561

48. Dec GW, Stern TA, Welch C (1985) The effects of electroconvulsive therapy on serial electrocardiograms and serum cardiac enzyme values: a prospective study of depressed hospitalized patients. JAMA 253: 2525–2529

49. Dolinski SY, Zvara DA (1997) Anesthetic considerations of cardiovascular risk during electroconvulsive therapy. Convuls Ther 13: 157–164

50. Figiel GS, DeLeo B, Zorumski CF, et al (1993) Combined use of labetalol and nifedipine in controlling the cardiovascular response from ECT. J Geriatr Psychiatr Neurol 6: 20–24

51. Figiel GS, McDonald L, LaPlante R, et al (1994) Cardiac modified ECT in the elderly. Am J Psychiatry 151: 790–791

52. Figiel GS, McDonald WM, McCall WV, Zorumski C (1998) Electroconvulsive therapy. In: Schatzberg AF, Nemeroff CB (eds) Textbook of Psychopharmacology (2nd ed). American Psychiatric Press, Inc., Washington.

53. Folk JW, Kellner CH, Beale MD, Conroy JM, Duc TA (2000) Anesthesia for electroconvulsive therapy: a review. J ECT 16: 157–170

54. Fu W, Stool LA, White PF, Husain MM (1998) Is oral clonidine effective in modifying the acute hemodynamic response during electroconvulsive therapy? Anesth Analg 86: 1127–1130

55. Geretsegger C, Rochowanski E (1987) Electroconvulsive therapy in acute life-threatening catatonia with associated cardiac and respiratory decompensation. Convuls Ther 3: 291–295

56. Gerring JP, Shields HM (1982) The identification and management of patients with a high risk for cardiac arrhythmias during modified ECT. J Clin Psychiatry 43: 140–143

57. Goldman L (1983) Cardiac risks and complications of non-cardiac surgery. Ann Intern Med 98: 504–513

58. Harsch HH (1991) Atrial fibrillation, cardioversion and electroconvulsive therapy. Convuls Ther 7: 139–142

59. Hay DP (1987) Anticoagulants and ECT. Convuls Ther 3: 236–237

60. Hay DP (1989) Electroconvulsive therapy in the medically ill elderly. Convuls Ther 5: 8–16

61. Jaffe R, Brubaker G, Dubin WR, Roemer R (1990) Caffeine-associated cardiac dysrhythmia during ECT: report of three cases. Convuls Ther 6: 308–313

62. Kramer BA, Afrasiabi A, Pollock VE (1992) Intravenous versus intramuscular atropine in ECT. Am J Psychiatry 149: 1258–1260

63. Lafferty JE, North CS, Spitznagel E, Isenberg K (2001) Laboratory screening prior to ECT. J ECT 17: 158–165

64. Larsen JR, Hein L, Strömgren LS (1998) Ventricular tachycardia with ECT. J ECT 14: 109–114

65. Levin L, Wambold D, Viguera A, Welch C, Drop L (2000) Haemodynamic responses to ECT in a patient with critical aortic stenosis. J ECT 16: 52–61

66. Loo H, Cuche H, Benkelfat C (1985) ECT during anticoagulant therapy. Convuls Ther 1: 258–262

67. Maneksha FR (1991) Hypertension and tachycardia during electroconvulsive therapy: to treat or not to treat? Convuls Ther 70: 28–35

68. Mayur PM, Gangadhar BN, Girish K, Prasad KM, Subbakrishna DK, Janakiramiah N (1998) Acute post-ECT cardiovascular response: a comparison of threshold right unilateral and bi-lateral ECT. J ECT 14: 94–98

69. Mayur PM, Shree RS, Gangadhar BN, Subbakrishna DK, Janakiramaiah N, Rao GS (1998) Atropine premedication and the cardiovascular response to electroconvulsive therapy. Br J Anaesth 81: 466–467

70. McCall WV (1996) Asystole in electroconvulsive therapy: report of four cases. J Clin Psychiatry 57: 199–203

71. McCall WV, Zvara D, Brooker R, Arias L (1997) Effect of esmolol pretreatment on EEG seizure morphology in RUL ECT. Convuls Ther 13: 175–180

72. Petrides G, Fink M (1996) Atrial fibrillation, anticoagulation, and electroconvulsive therapy. Convuls Ther 12: 91–98

73. Prudic J, Sackeim HA, Decina N, Hopkins N, Ross FR, Malitz S (1987) Acute effects of ECT on cardiovascular functioning: relations to treatment and patient variables. Acta Psychiatr Scand 75: 344–351

74. Rasmussen KG (1997) Electroconvulsive therapy in patients aortic stenosis. Convuls Ther 13: 196–199

75. Rayburn BK (1997) Electroconvulsive therapy in patients with heart failure or valvular heart disease. Convuls Ther 13: 145–156
76. Regestein QR, Reich P (1985) ECT in patients at high risk for physical complications. Convuls Ther 1: 101–114
77. Rice EH, Sombrotto LB, MarkowitzJC, Leon AC (1994) Cardiovascular morbidity in high risk patients during ECT. Am J Psychiatry 151: 137–1641.
78. Stoudemire A, Knos G, Gladson M, Sung YF, Morris R, Cooper R (1990) Labetalol in the control of cardiovascular responses to ECT in high risk depressed medical patients. J Clin Psychiatry 51: 508–512
79. Tancer ME, Evans DL (1989) ECT in geriatric patients undergoing anticoagulation therapy. Convuls Ther 5: 102–109
80. Tancer ME, Pedersen CA, Evans DL (1987) ECT and anticoagulation. Convuls Ther 3: 222–227
81. van den Broek WW, Leentjens AF, Mulder PG, Kusuma A, Bruijn JA (1999) Low-dose esmolol bolus reduces seizure duration during electroconvulsive therapy: a double-blind, placebo-controlled study. Br J Anaesth 83: 271–274
82. Wajima Z, Yoshikawa T, Ogura A, Imanaga K, Shiga T, Inoue T, Ogawa R (2001) The effects of diltiazem on hemodynamics and seizure duration during electroconvulsive therapy. Anesth Analg 92: 1327–1330
83. Webb MC, Coffey CE, Saunders WR, Cress MM, Weiner RD, Sibert TR (1990) Cardiovascular response to unilateral electroconvulsive therapy. Biol Psychiatry 28: 758–766
84. Weinstein M, Fischer A (1967) Electroconvulsive treatment of a patient with artificial mitral and aortic valves. Am J Psychiatry 123: 882–884
85. Welch CA, Drop LJ (1989) Cardiovascular effects of ECT. Convuls Ther 5: 35–43
86. Zielinski RJ, Roose SP, Devanand DP, Woodring S, Sackeim HA (1993) Cardiovascular complications of ECT in depressed patients with cardiac disease. Am J Psychiatry 150: 904–909
87. Zvara DA, Brooker RF, McCall WV, Foreman AS, Hewitt C, Murphy BA, Royster RL (1997) The effect of esmolol on ST-segment depression and arrhythmias after electroconvulsive therapy. Convuls Ther 13: 165–174

Padberg, Zinka, Ella, Sterr, Zwanzger (München), Juckel (Berlin)

3.7 Sicherheitsrichtlinien der Elektrokonvulsionstherapie bei Patienten mit neurologischen Risiken

Einleitung

Die Elektrokonvulsionstherapie (EKT) bei Patienten mit schweren neurologischen Begleiterkrankungen ist naturgemäß mit einem höheren Risiko für Komplikationen verbunden als die Durchführung der EKT bei Patienten ohne eine solche Komorbidität. Dementsprechend wurde in Konsensus-Übersichten zur EKT von der APA-Task Force für EKT eine Reihe von Situationen im Rahmen neurologischer Erkrankungen definiert, die mit einem substantiellen Risiko bei Durchführung einer EKT verbunden sind (Tabelle 1) [25]. Hierbei wurde nicht explizit zwischen relativen und absoluten Kontraindikationen unterschieden. Ein kürzlich vorgelegter Bericht des wissenschaftlichen Beirats der Bundesärztekammer (2003) [125] nimmt eine solche Unterscheidung hingegen vor und führt drei neurologische Situationen als absolute Kontraindikationen an: Erhöhter Hirndruck, frischer Hirninfarkt (3 Monate) und eine mit einem Begleitödem versehene intrazerebrale Raumforderung (Tabelle 1). Darüber hinaus werden zerebrale Aneurysmen und Angiome als relative Kontraindikationen genannt.

Bei neurologischen Riskopatienten sollte die Abwägung zwischen den erhöhten EKT-assoziierten Risiken und dem möglichen Behandlungsgewinn besonders sorgfältig erfolgen. Trotz der grundsätzlichen Problematik kann bei akut lebensbedrohlichen psychiatrischen Erkrankungen wie einer perniziösen Katatonie

Tabelle 1. Neurologische Erkrankungen mit einem substanziell erhöhten Risiko bei EKT-Behandlung – American Psychiatric Association Task Force on ECT [25]

1. Aneurysmen oder vaskuläre Malformationen, die mit einem erhöhten Blutungsrisiko bei Blutdruckanstieg verbunden sind [a]
2. Erhöhter intrakranieller Druck, u.a. bei Tumoren und anderen raumfordernden Läsionen [b]
3. Kurz zurückliegender ischämischer Hirninfarkt [b]

[a] relative Kontraindikationen (Wissenschaftlicher Beirat der Bundesärztekammer 2003)

[b] absolute Kontraindikationen (Wissenschaftlicher Beirat der Bundesärztekammer 2003):

Als weitere absolute Kontraindikation wird eine mit Begleitödem versehene intrazerebrale Raumforderung angesehen. Zudem wird für den frischen Hirninfarkt ein Zeitkriterium von drei Monaten genannt.

Tabelle 2. Schrittweises Vorgehen zur Vorbereitung der EKT bei neurologischen Risikopatienten

1. Überprüfung der psychiatrischen Indikation zur Durchführung einer EKT
2. Diagnostische Einordnung der vorhandenen neurologischen Begleiterkrankungen
3. Nutzen-Risiko-Analyse in einem interdisziplinären Team von Psychiatern, Neurologen und Anästhesisten. Folgende Punkte sollten diskutiert werden:
   a) Schweregrad und Dauer der psychiatrischen Erkrankung sowie das Vorliegen einer vitalen Gefährdung
   b) Wahrscheinlichkeit eines Ansprechens auf EKT
   c) Medizinische Risiken der EKT und mögliche Maßnahmen diese zu reduzieren
   d) Nutzen und Risiken alternativer Behandlungsmöglichkeiten.
4. Ausführliche Aufklärung des Patienten und der ihn betreuenden Personen einschließlich der Aufklärung über erhöhte Risiken aufgrund von Begleiterkrankungen
5. Planung weiterer Schritte zur Minimierung der Risiken (Umstellung der Medikation, Behandlung von Begleiterkrankungen etc.)

oder akuter Suizidalität eine EKT-Behandlung indiziert sein. Dem EKT-Risiko muss dabei auch das u. U. erhöhte Risiko einer medikamentösen Behandlung gegenübergestellt werden, was u.a. bei schweren internistischen Begleiterkrankungen relevant ist.

Insgesamt besitzt die EKT ein Mortalitätsrisiko von einem Todesfall bei ca. 50000 Behandlungen [64, 65]. Dieses Risiko ist konstant über die letzten 20 Jahre und liegt eher im unteren Bereich des Risikospektrums, das für die Anästhesieeinleitung alleine beschrieben ist [30]. Bei Anwendung moderner EKT-Methoden ist das EKT-Risiko dementsprechend weitgehend durch das Risiko der Narkose definiert. Eine individuelle Nutzen-Risiko-Analyse für den einzelnen Patienten sollte immer in einem interdisziplinären Team von Psychiatern, Neurologen und Anästhesisten vorgenommen werden, und die Patienten beziehungsweise Betreuer oder Angehörige sollten über Nutzen und Risiken ausführlich aufgeklärt werden. Darüber hinaus müssen alle denkbaren Maßnahmen zur Verminderung der Risiken im Einzelfall ergriffen werden. Tabelle 2 fasst das schrittweise Vorgehen im Rahmen der EKT-Vorbereitung bei neurologischen Risikopatienten zusammen.

Darüber hinaus bietet die umfangreiche Literatur zur EKT zahlreiche Hinweise zur Durchführung der EKT bei neurologischen Risikopatienten, die im Einzelfall sehr hilfreich sein können und im folgenden ausgeführt werden. Die zumeist kasuistischen Arbeiten beziehen sich hierbei zunächst vor allem auf Fälle, in denen eine EKT-Behandlung erfolgreich durchgeführt werden konnte. Behandlungen mit Komplikationen, insbesondere Todesfällen, wurden in der Literatur selten beschrieben. Hierbei ist allerdings von einem erheblichen Publikationsbias zugunsten positiver kasuistischer Berichte auszugehen, der bei der Einbeziehung positiver Vorerfahrung in der Literatur unbedingt kritisch berücksichtigt werden muss. Die APA Task Force on ECT [25] gibt zudem einige konkrete Empfehlungen zur weiteren Minimierung des EKT-Risikos bei Patienten mit neurologischen Erkrankungen (Tabelle 3), die aus den vielen kasuistischen Erfahrungen und retrospektiven Studien abgeleitet wurden.

Tabelle 3. Empfehlungen der American Psychiatric Association Task Force on ECT (1990, 2001) zur EKT bei neurologischen Risikopatienten

---

1. Patienten mit erhöhtem intrakraniellen Druck haben ein substantiell erhöhtes EKT-Risiko. Die Anwendung der EKT muss daher durch eine Abwägung von Risiken und Nutzen gerechtfertigt werden. Um das Gesamtrisiko für diese Patienten zu reduzieren, sollten entsprechende Behandlungsmaßnahmen in Betracht gezogen werden, z.B. die Gabe akut wirksamer Antihypertensiva, von Steroiden oder Diuretika sowie die Anwendung von Hyperventilation.

2. Antihypertensiva mit kurzer Halbwertszeit während der EKT sollten bei Patienten mit erhöhtem Risiko für intrakranielle Blutungen (z.B. Aneurysmen, arteriovenöse Malformationen) bevorzugt werden.
Besondere Vorsichtsmaßnahmen sollten ergriffen werden, um hypotensive Zustände bei Patienten mit zerebraler Ischämie zu vermeiden.

3. Obgleich bestimmte neurologische Erkrankungen mit einer stärkeren Ausprägung kognitiver Funktionsstörungen während und nach EKT assoziiert sein können (z.B. Demenz, Schädel-Hirn-Trauma, Morbus Parkinson, Multiple Sklerose), besteht bei diesen Erkrankungen keine Kontraindikation für eine EKT

4. Bei Patienten mit Epilepsie sollte die Behandlung mit Antikonvulsiva soweit optimiert werden, dass einerseits eine effektive Anfallskontrolle gegeben, andererseits die Anfallsinduktion durch EKT noch möglich ist.

5. Bei Patienten mit Morbus Parkinson sollte die Dosierung dopaminerger Substanzen soweit optimiert werden, dass die motorischen Symptome effektiv behandelt sind, wobei allerdings die Verstärkung dopaminerger Effekte unter EKT berücksichtigt werden sollte.

6. Bei Patienten mit malignem neuroleptischen Syndrom in der Vorgeschichte aber keinen oder nur leichten aktuellen Symptomen sind keine weiteren Maßnahmen als die Vermeidung von Neuroleptika erforderlich. Bei Patienten mit ausgeprägterer Symptomatik sollten nicht-depolarisierende Muskelrelaxantien während der EKT bevorzugt werden, insbesondere wenn ein deutlicher Rigor besteht. Diese Patienten sollten darüberhinaus hinsichtlich metabolischer oder kardiovaskulärer Komplikationen überwacht werden.

EKT bei intrakraniellen Raumforderungen

Raumforderungen werden von der APA Task Force on ECT [25] als Situationen mit substantiellem Risiko bei Durchführung einer EKT definiert.

Tumoren

Die kasuistisch beschriebenen neurologischen Verschlechterungen und Todesfälle unter EKT bei Tumorpatienten sind vor allem auf die Zunahme des zerebralen Blutflusses und der Durchlässigkeit der Blut-Hirn-Schranke zurückzuführen, die während einer EKT-Behandlung zu beobachten ist. Vor allem in der älteren Literatur wurden einige Kasustiken zu entsprechenden Komplikationen beschrieben. Savitsky und Karliner [110] berichteten zum Beispiel von einem Patienten mit okkultem Neuroblastom, der Stupor, Papillenödem und eine Hemiparese nach EKT-Behandlung entwickelt habe. Shapiro und Goldberg [111] berichteten von sechs Patienten mit vorher nicht diagnostizierten Hirntumoren, die sich unter EKT erheblich verschlechterten. Gassell [37] beschrieb drei Patienten mit okkulten Meningeomen, und Paulson [93] drei Patienten mit nichtdiagnostizierten Hirnmetastasen oder einem zerebellären Sarkom, die ähnliche Verläufe zeigten. Maltbie et al. [75] beschrieben in einer Übersicht 35 Fälle entsprechender Risikopatienten, bei denen sich ein doppelt so hohes Risiko für eine neurologische Verschlechterung im Vergleich zum therapeutischen Nutzen fand.

In der jüngeren Literatur wurden hingegen zahlreiche erfolgreich durchgeführte EKT-Behandlungen bei Patienten mit Hirntumoren kasuistisch beschrieben [22, 32, 39, 43, 63, 74, 81]. In diesen Kasuistiken wurden in erster Linie Patienten mit langsam wachsenden Tumoren ohne Hinweis auf erhöhten intrakraniellen Druck behandelt, z.B. Patienten mit Meningeomen. Die Tumoren waren hierbei unterschiedlich, u.a. auch frontal lokalisiert.

Bei erhöhtem intrakraniellen Druck bei Hirntumoren ist das Risiko einer EKT höher, wobei theoretisch Kortikosteroide eingesetzt werden können, um den intrakraniellen Druck zu reduzieren und möglicherweise auch das Risiko einer EKT günstig zu beeinflussen. Zwei entsprechende Fälle wurden in der Literatur beschrieben. Bei einem Patienten wurden 40 mg/d Dexamethason einige Tage vor EKT verabreicht, wobei dieser Patient jedoch kein Zeichen eines erhöhten intrakraniellen Druckes, jedoch ein erhöhtes Risiko hierfür besaß [129]. Bei einem 60-jährigen Patienten mit einem linkstemporalen anaplastischen Astrozytom und Hirnödem sowie erhöhtem intrakraniellen Druck, der auf der Basis bildgebender Befunde bei Fehlen eines Papillenödems diagnostiziert wurde, wurde eine Woche vor EKT-Beginn Dexamethason 12 mg/d mit schrittweiser Dosisreduktion bis 2 mg/d prophylaktisch gegeben. Neben der Dexamethason-Gabe erhielt der Patient zusätzlich vor jeder EKT-Behandlung Furosemid und Esmolol. Im Verlauf von acht EKT-Behandlungen rechts-unilateral konnte dann eine deutliche Besserung der depressiven Symptome bei Fehlen neurologischer Komplikationen erreicht werden [92].

Kolloidzysten

Escalona et al. [26] beschrieben kasuistisch die Behandlung eines depressiven Patienten mit einer asymptomatischen intrakraniellen Arachnoidalzyste, der erfolgreich 11 rechts-unilaterale EKT-Behandlungen ohne kognitive Beeinträchtigungen, neurologische Nebenwirkungen beziehungsweise Veränderungen in bildgebenden Befunden erhielt. Restifo und Paterson [100] berichteten eine komplikationslose EKT-Behandlung bei einem Patienten mit Psychose und einer Kolloidalzyste des linken Ventrikels.

Intrakranielle Blutungen

Zur Behandlung psychiatrischer Erkrankungen bei gleichzeitig bestehendem subduralen Hämatom liegen ebenfalls zwei kasuistische Berichte vor. Paulson [93] berichtete von einer 47jährigen Frau mit agitierter Depression, die bei nicht diagnostiziertem subduralem Hämatom nach der ersten EKT-Behandlung ein Koma über zwei Tage entwickelte. Nach Entlastungs-Operation wurde die Patientin wieder ansprechbar und wach. Von einer erfolgreichen Behandlung berichteten hingegen Malek-Ahmadi et al. [74], die bei einer älteren Patientin mit chronischem subduralem Hämatom eine bilaterale EKT ohne Auftreten neurologischer Komplikationen durchführten.

Vaskuläre Malformationen

Unter den relativen Kontraindikationen mit substantiellem Risiko für eine EKT wurden von der APA Task Force für EKT [25] auch instabile Aneurysmen und andere Gefäßmalformationen aufgeführt. Mittlerweile liegen mehrere Kasuistiken zu einer erfolgreichen Behandlung von Patienten mit intrakraniellen vaskulären Tumoren vor [1, 108]. Besonders problematisch ist bei Aneurysmen der unter EKT auftretende Blutdruckanstieg aufgrund der sympathoadrenalen Aktivierung, die jedoch medikamentös beeinflusst werden kann. Husum et al. [55] berichteten von einer erfolgreichen EKT bei einer 42-jährigen Frau mit Zustand nach Aneurysmablutung sechs Monate vor EKT unter antihypertensivem Schutz mit Hydralazin und Propanolol. Unter dieser Behandlung wurde kein signifikanter Blutdruckanstieg während der EKT beobachtet, die Behandlung verlief komplikationslos. Bader et al. [6] behandelten 2 Patienten mit zerebralen Aneurysmen sicher und effektiv (Patient 1: 1 bis 2 mm großes Aneurysma der A. communicans anterior, Patient 2: 5 x 4 x 4 mm großes Aneurysma der A. carotis interna). Die Kontrolle des Blutdrucks erfolgte während der EKT mit Esmolol i.v. 10 mg/ml. Eine andere erfolgreiche Behandlung beschrieben Viguera et al. [118] bei einer 54 Jahre alten depressiven Patientin mit einem 5 mm großen sackförmigen Aneurysma der A. basilaris. Der antihypertensive Schutz bestand in der Gabe von 50 mg Atenolol täglich und Gabe von Nitroprussid i.v. unmittelbar vor EKT mit Einstellung des systolischen Blutdrucks auf 90 bis 95 mmHg unter Kontrolle mit transkraniellem Doppler. Während der EKT erreichten die systolischen Blutdruckwerte dann 110 bis 140 mmHg und die systolischen Flussgeschwindigkeiten blieben unter 67 cm/sec. Neurologische Komplikationen traten während der Behandlung nicht auf [118]. Hunt und Kaplan [54] berichteten von einer erfolgreichen EKT bei einer 83 Jahre alten Patientin, die ein 2 cm großes Aneurysma der linken A. carotis interna hatte; die antihypertensive Vorbehandlung erfolgte hierbei mit Betablockern alleine, ohne dass Komplikationen unter EKT auftraten. Ähnlich erfolgreiche Behandlungen wurden auch von anderen Autoren beschrieben [23, 35, 86, 108]. Die prophylaktische antihypertensive Behandlung wurde entweder mit 50 bis 150 mg Nitroglyzerin sublingual, Esmolol i.v. beziehungsweise Timolol in Kombination mit Nitroprussid durchgeführt. Obgleich es trotz der Vorbehandlung zu Blutdruckanstiegen kam (sogar bis zu 340 mmHg in der Kasuistik von Drop et al. [23]) kam es zu keinen schwerwiegenderen Komplikationen unter der EKT-Behandlung.

Auf der Basis der vorliegenden kasuistischen Berichte erscheint bei Patienten mit intrakraniellen Aneurysmen ein antihypertensiver Schutz, z. B. mit Betablockern und Nitroprussid i.v. [118] empfehlenswert. Abrams [1] geht zudem von mehreren tausend Patienten mit nicht-diagnostizierten beerenförmigen Aneurysmen aus, die komplikationslos eine EKT erhalten haben müssen, da solche Aneurysmen bei 8% der Bevölkerung gefunden werden. Trotz der insgesamt günstigen Studienlage sollte jedoch bei Vorliegen eines Aneurysmas eine sorgfältige Risiko-Nutzen-Abschätzung vorgenommen werden.

Auch bei venösen Angiomen wurden erfolgreich EKT-Behandlungen durchgeführt [42, 108]. Greenberg et al. [42] berichteten von einem 24 Jahre alten Mann mit einem linksparietal lokalisierten venösen Angiom, der 12 EKT-Behandlungen ohne spezielle Vorsichtsmaßnahmen und ohne Komplikationen erhielt. Salaris et al. [108] berichteten von einer 74 Jahre alten Frau mit links-zerebellär lokalisiertem venösen Angiom, die unter Behandlung mit Betablockern i.v. und Gabe von Kortikosteroiden per os 10 rechts-unilaterale EKT-Behandlungen mit gutem klinischen Ergebnis und ohne neurologische Komplikationen erhielt.

EKT bei zerebralen Ischämien

Die Frage, inwieweit die EKT sicher bei Patienten mit ischämischen Läsionen durchgeführt werden kann, ist von besonderer Relevanz. Abhängig von der Lokalisation ischämischer Infarkte kann eine depressive Störung oft auch als unmittelbare Folge eines solchen Infarktes auftreten (sogenannte post stroke depression) und effektive antidepressive Behandlungsmaßnahmen erfordern. Die Inzidenz depressiver Störungen beträgt ca. 30 bis 60% bei Patienten, die ein zerebrovaskuläres Ereignis überleben [18]. Darüber hinaus sind auch Genesung und weitere Rehabilitation dieser Patienten erheblich durch eine gleichzeitig bestehende Depression eingeschränkt [91].

Ischämischer Hirninfarkt

Vereinzelt wurden bei Schlaganfallpatienten Komplikationen unter einer EKT-Behandlung beschrieben. Shapiro und Goldberg [111] berichteten von zwei Patienten, die während der Behandlung starben, einer 55jährigen Frau, die nach der sechsten EKT (sechs Wochen nach dem vorausgegangenen Schlaganfall) das Bewusstsein nicht wieder erlangte, und einem 48 Jahre alten Mann, der zwei Jahre nach dem vorausgegangenen Infarkt bei der ersten EKT-Behandlung an einem Herz-Kreislauf-Versagen starb. Strain und Bidder [114] beschrieben das Auftreten einer Todd´schen Lähmung bei einer 62jährigen Patientin mit 7 Jahre zurückliegendem ischämischen Insult. Die Todd'sche Lähmung entwickelte sich aus einem Status epilepticus unter einer sogenannten "Multiple Monitored ECT", d.h. einer heute nicht mehr empfohlenen Form der EKT mit mehreren dicht aufeinanderfolgenden Anfällen in einer Behandlungssitzung [25]. Ein weiterer Fall eines reversiblen ischämisch-neurologischen Defizits wurde bei einer 58 Jahre alten Frau mit Depression und Hypertension berichtet, die keinen Schlaganfall in der Vorgeschichte hatte und eine rechtsseitige Hemiparese mit Aphasie und rechtsseitigem Gesichtsfelddefekt in der Erholungsphase nach rechtsseitiger unilateraler EKT entwickelte [82].

Eine erheblich größere Zahl von Berichten liegt zur erfolgreichen und sicheren Anwendung der EKT bei Schlaganfallpatienten vor. Die umfangreichsten Studien wurden von der Arbeitsgruppe von Currier und Murray vom Massachusetts General Hospital in Boston [18, 85] durchgeführt. Von 1969 bis 1981 untersuchten die Autoren 193 Patienten mit Depressionen nach Schlaganfall und fanden, dass 14 Patienten mit EKT behandelt worden waren [85]. 12 Patienten profitierten von dieser Behandlung und nur bei einem Patienten traten Komplikationen in Form einer transienten kardialen Arrhythmie auf. In einer Nachfolgestudie untersuchten Currier et al. [18] 373 Patienten, die eine EKT zwischen 1982 und 1991 erhalten hatten. 19 von 20 Patienten mit Post-Stroke Depression aus dem Gesamtkollektiv zeigten ein mäßiges bis deutliches Ansprechen auf EKT, nur ein Patient profitierte nicht. Bei fünf Patienten traten Komplikationen auf: Eine hypertensive Krise bei einem Patienten, ein schweres interiktales Delirium bei zwei Patienten, akutes Lungenödem und vorübergehende ST-Hebung im EKG bei einem Patienten und multiple ventrikuläre Arrhythmien und Hypotension bei einem weiteren Patienten. Alle fünf Patienten hatten hierbei klinisch relevante kardiovaskuläre Erkrankungen und die EKT wurde 2 bis 38 Monate nach dem Insult durchgeführt. Bei drei Patienten traten vorübergehende Verwirrtheitszustände und Gedächtnisstörungen auf, die bis zu 10 Tagen nach EKT anhielten. Auch andere Arbeitsgruppen berichteten in Kasuistiken von einer komplikationslosen Anwendung der EKT bei Schlaganfallpatienten [4, 20, 68, 122]. In den meisten Fällen wurde die EKT nicht in der akuten Phase unmittelbar nach dem ischämischen Insult durchgeführt. Vereinzelt liegen auch kasuistische Berichte zu einer EKT-Behandlung 4 bis 7 Tage nach dem akuten Ereignis vor [2, 122].

Die Anwendung der EKT bei Patienten mit Schlaganfall in der Vorgeschichte erscheint daher grundsätzlich möglich, so dass sich hieraus eine interessante Alternative zur Behandlung therapieresistenten Post-Stroke Depressionen ergibt. In jedem Fall sollte eine EKT-Behandlung aber erst nach ausreichender neurologischer und internistischer Stabilisierung der Patienten und mit mehrwöchigem zeitlichem Abstand zum Insult erfolgen.

Leukenzephalopathie

Insbesondere bei älteren Patienten finden sich häufig Marklagerläsionen in den im Rahmen der psychiatrischen Diagnostik durchgeführten bildgebenden Untersuchungen, die bei Fehlen anderer Ursachen auch für eine zerebrale Mikroangiopathie sprechen können. In einer Studie an 67 älteren depressiven Patienten [16], die am Duke University Medical Center mit EKT behandelt wurden, fanden sich bei 44 Patienten derartige Marklagerveränderungen im Sinne einer Leukenzephalopathie. Alle außer einem Patienten sprachen auf die EKT-Behandlung an. Bei der Mehrzahl der Patienten traten keine neurologischen oder psychiatrischen Nebenwirkungen auf. Bei sechs Patienten fanden sich interiktale Verwirrtheitszustände (ein Patient mit ausgeprägtem Delir), die sich jedoch bis zur Entlassung wieder vollständig zurückbildeten. Eine EKT-Behandlung scheint daher weder mit einem ungünstigeren Behandlungsergebnis bei Patienten mit einer Leukenzephalopathie verbunden zu sein, noch diese zu verstärken [1, 90].

Entzündliche ZNS-Erkrankungen

Multiple Sklerose

Affektive Symptome, d.h. depressive oder maniforme Zustandsbilder, sind bei Patienten mit multipler Sklerose (MS) häufig und können gelegentlich ausgeprägt und therapieresistent sein. Savitsky und Karliner [109] behandelten zwei MS-Patienten mit manischer beziehungsweise depressiver Symptomatik erfolgreich, ohne dass eine signifikante Verschlechterung des neurologischen Befundes auftrat. Auch in der Mehrzahl späterer Kasuistiken wurde eine Verbesserung psychiatrischer Symptome unter EKT beschrieben, ohne dass eine Verschlechterung der neurologischen Symptomatik beobachtet wurde [17, 34, 51, 67]. Auch im MRT fanden sich nach EKT keine wesentlichen Veränderungen hinsichtlich der vorhandenen Marklagerläsionen im Vergleich zum Ausgangsbefund [17]. Die einzigen Ausnahmen bilden zwei kasuistische Berichte: Eine Kasuistik, die von Savitsky und Karliner [110] zitiert wurde und in der eine katatone Frau mit MS beschrieben wird, die nach einer einzelnen EKT-Sitzung eine spastische Paraparese sowie eine Parese des rechten Armes entwickelte, wobei sich die Symptomatik erst nach 3 Monaten zurückbildete. In einem zweiten Fall wurde bei einem 38 Jahre alten manisch depressiven Patienten mit multipler Sklerose eine neu auftretende Gangstörung und Dyskalkulie bei Beendigung der EKT nach acht Behandlungen beschrieben [99].

Zerebraler Lupus erythematodes

Auch zum Lupus erythematodes mit zerebraler Beteiligung liegen kasuistische Berichte über die erfolgreiche Anwendung einer EKT bei zusätzlich bestehender psychiatrischer Symptomatik vor [3, 21, 31, 46, 66, 72]. In allen beschriebenen Fällen besserten sich die organischen affektiven Syndrome, ohne dass eine Exazerbation der Grunderkrankung zu beobachten war.

Hydrocephalus

Insbesondere zur EKT-Behandlung von Patienten mit Normaldruckhydrocephalus (NPH) liegen einige kasuististische Berichte vor [80, 96, 117]. Darüber hinaus wurden weitere Kasuistiken bei Patienten mit Hydrocephalus anderer oder nicht näher bekannter Ätiologie publiziert [36, 47, 60, 69, 77, 79]. Hierbei wurden sowohl effektive und komplikationsfreie Behandlungsverläufe berichtet als auch ausgeprägtere EKT-assoziierte kognitive Störungen beschrieben. So berichteten Price und Tucker [96] von einem ausgeprägten Verwirrtheitszustand mit Gedächtnisstörung bei einem Patienten mit NPH. Tsuang et al. [117] und Levy und Levy [69] veröffentlichten Kasuistiken zu zwei weiteren Patienten mit ventrikulärem Shunt, die vorübergehend ausgeprägte Verwirrtheitszustände nach EKT [69, 117] sowie eine Inkontinenz [117] zeigten. Weitere neurologische Komplikationen wurden bei Patienten mit funktionierendem ventrikulärem Shunt nicht beschrieben [47].

Im Hinblick auf den Anstieg des intrakraniellen Druckes während eines EKT-induzierten Anfalls sollte vor Durchführung der EKT bei Hydrozephaluspatienten zusammen mit einem Neurochirurgen die Funktion eines vorhandenen ventrikulären Shunts unbedingt geprüft werden. Insgesamt sollte auch bei Patienten mit Hydrozephalus die neurologische Stabilisierung, ggf. auch mit erforderlichen neurochirurgischen Maßnahmen, der EKT vorausgehen. Im Hinblick auf die kasuistisch beschriebenen Verwirrtheitszustände sollte darüber hinaus die Zahl der EKT-Behandlungen möglichst gering gehalten werden.

Neurodegenerative Erkrankungen

Zur EKT bei Patienten mit neurodegenerativen Erkrankungen gibt es eine Vielzahl von Kasuistiken und kleinen Studien, wobei erst in den späten 80er und 90er Jahren die Diagnostik neurodegenerativer dementieller Erkrankungen verfeinert und spezifiziert wurde. Dementsprechend wurden in früheren Untersuchungen zur EKT bei Demenz dementielle Erkrankungen häufig nicht bezüglich ihrer Ätiologie differenziert. Dennoch ist davon auszugehen, dass grundsätzlich die Häufigkeitsverteilung im Bereich der Demenzen auch auf diese frühen Untersuchungen anzuwenden ist, so dass man davon ausgehen kann, dass 50 bis 70% der Demenzpatienten in diesen Untersuchungen eine Demenz vom Alzheimer-Typ hatten.

Dementielle Erkrankungen

Bei Patienten mit primär-degenerativen dementiellen Erkrankungen wurden kasuistisch nach EKT immer wieder prolongierte Verwirrtheitszustände beschrieben. So beobachteten Summers et al. [115] bei zwei Patienten mit leichtgradiger Demenz deutlich verlängerte Verwirrtheitszustände, die 45 beziehungsweise 65 Tage nach EKT anhielten. Diesen Berichten steht eine größere Zahl von Kasuistiken gegenüber, die eine erfolgreiche und sichere Anwendung der EKT bei dementen Patienten beschrieben [10, 19, 24, 70, 94, 113, 123, 127].

In einer umfangreichen Untersuchung von 113 Fällen einer EKT-Behandlung bei Depression und gleichzeitig bestehender Demenz beschrieben Price und McAllister [95] bei 83% der Patienten ein Ansprechen auf EKT, während bei 20% der Patienten eine zusätzliche signifikante kognitive Verschlechterung eintrat, die jedoch in den meisten Fällen reversibel war. Insgesamt zeigten Patienten mit subkortikalen dementiellen Erkrankungen (z.B. Chorea Huntington und Morbus Parkinson) eine deutlichere Verbesserung depressiver Symptome bei gleichbleibend kognitiven Leistungen im Vergleich zur Gruppe von Patienten mit kortikalen Demenzen (Alzheimer-Demenz oder M. Pick), bei der sich eine 30%ige Verbesserung in kognitiven Funktionen nach EKT fand. In einer weiteren Studie untersuchten Nelson und Rosenberg [87] retrospektiv 21 Patienten mit Demenz, die eine rechtsseitige unilaterale EKT zur Behandlung einer depressiven Störung erhalten hatten. Abgesehen von einer Zunahme von Verwirrtheitszuständen unmittelbar nach der Behandlung erwies sich die EKT in dieser Patientengruppe als sicher und effektiv, und die zusätzlich aufgetretene Verwirrtheitssymptomatik war in den meisten Fällen reversibel.

Rao und Lyketsos [98] untersuchten retrospektiv 31 Patienten mit Demenz und Depression, die mit EKT behandelt worden waren (55% vaskuläre Demenzen, 13% Alzheimer-Demenz, 32% degenerative dementielle Erkrankungen unklarer Ätiologie). Bei 68% der Patienten ergab sich nach EKT eine deutliche Besserung der depressiven Symptomatik, und bei 16% fand sich eine vollständige Symptomremission. 49% der Patienten entwickelten ein Delir im Verlauf der EKT, das ca. ein bis drei Tage anhielt und sich dann zurückbildete. Bei einem Patienten fand sich ein prolongierter Anfall über 2½ Minuten, der spontan sistierte, wobei die Ursache unklar blieb. Bei einem Patienten zeigte sich ein Anfall über 50 Sekunden während der EKT mit Hypoxie und einer transienten ischämischen Attacke (TIA) in der Erholungsphase. Rao und Lyketsos [98] fanden in ihrer Studie auch bei den sieben dementen Patienten, die 85 Jahre oder älter waren, ein gutes klinisches Ansprechen auf EKT, ohne dass wesentliche Komplikationen auftraten. In ähnlicher Weise beschrieben auch Manly et al. [76] die Anwendung der EKT bei nicht-dementen und dementen Patienten in sehr hohem Lebensalter (>75 Jahre), wobei sich auch hier die EKT als relativ sichere und im Vergleich zu einer Pharmakotherapie als effektivere antidepressive Behandlungsform erwies.

Insgesamt ist also davon auszugehen, dass Patienten mit dementiellen Erkrankungen ein höheres Risiko für eine kognitive Verschlechterung und vorübergehende Verwirrtheitszustände nach EKT besitzen, eine EKT-Behandlung aber effektiv zur Behandlung einer zusätzlich bestehenden Depression sein kann. Darüber hinaus gibt es auch positive kasuistische Erfahrungen mit EKT zur symptomatische Behandlung von Verhaltensstörungen, insbesondere agitierten Syndromen bei fortgeschrittener Demenz [14, 41, 52, 70, 123]. Diese Veröffentlichungen zur EKT bei Patienten mit fortgeschrittener Demenz sind – nicht zuletzt aus ethischen Gründen – besonders kritisch zu betrachten und lassen sich nicht in die allgemeine Behandlungspraxis übertragen.

Zur Durchführung einer EKT bei Demenzpatienten wird empfohlen, zunächst rechts-unilateral mit Kurzpulsstimuli zu beginnen, und nur, wenn nach sechs EKT-Behandlungen keine Verbesserung zu beobachten ist, zu einer bilateralen Elektrodenposition zu wechseln [1]. Darüber hinaus ist eine Behandlungsfrequenz von 2 EKT/Woche gegenüber einer Frequenz von 3 EKT/Woche vorzuziehen, um kognitive Nebenwirkungen, insbesondere delirante Symptome zu vermeiden [1, 98].

Basalganglienerkrankungen

In mehreren kleineren Untersuchungen erwies sich die EKT als effektive Behandlungsmethode bei M. Parkinson sowohl zur Behandlung depressiver als auch motorischer Symptome [28, 29, 83, 124]. In der Mehrzahl der Fälle wurde dabei eine bilaterale EKT angewandt. Auch bei anderen Basalganglienerkrankungen wie der Multisystematrophie (MSA) und der progressiven supranukleären Blickparese (Progressive Supranuclear Palsy – PSP) wurden positive kasuistische Berichte zur EKT-Behandlung veröffentlicht [7, 8, 50, 53, 102, 105]. Insbesondere bei der MSA erwies sich die EKT als eine sichere und effektive antidepressive Behandlung, wobei vorübergehende kognitive Nebenwirkungen die einzigen beobachteten unerwünschten Effekte waren. Zum Teil fand sich auch ein leichter bis mäßiger positiver Effekt auf die motorischen Symptome. Bei PSP zeigte sich bei einzelnen Patienten nach EKT ebenfalls eine Verbesserung der Motorik, aber Verwirrtheitszustände und kognitive Beeinträchtigungen waren zum Teil deutlich ausgeprägt [7]. In einer Kasuistik wurde auch eine Verschlechterung motorischer Symptome nach EKT beschrieben [49]. Zur Behandlung depressiver Symptome bei Chorea Huntington mit EKT liegt ebenfalls eine Kasuistik vor, in der von einem positiven Therapieergebnis berichtet wird [97].

Dyskinesien und andere Bewegungsstörungen

Die EKT wurde bei einzelnen Patienten auch erfolgreich zur Therapie anderer Bewegungsstörungen wie dem Meige-Syndrom [11], tardiven Dyskinesien [88] und tardiven Dystonien [8, 59] eingesetzt. Positive Berichte liegen ebenfalls zur Behandlung von schweren Tic-Störungen vor [116]. In der einzigen prospektiven Studie zur EKT bei Spätdyskinesien fanden Yassa et al. [126], dass nur einer von neun Patienten eine deutliche Verbesserung zeigte. Insgesamt halten sich aber positive und negative Fallberichte die Waage [1], wobei sich diese Gesamtbewertung lediglich auf die beobachteten Effekte der EKT auf die motorischen Symptome bezieht. Im Einzelfall ist durchaus auch eine Verschlechterung der Bewegungsstörung nicht auszuschließen, worüber die Patienten vor einer Behandlung auch ausführlich aufgeklärt werden sollten. Auch das Neuauftreten von vorübergehenden Dyskinesien wurde bei 3 depressiven Patienten, die ansonsten auf rechts-unilaterale EKT ansprachen, beschrieben [71]. Darüber hinaus fand sich in mehreren Kasuistiken ein – wie zu erwarten – günstiger Effekt auf eine zusätzlich bestehende depressive Symptomatik.

Epilepsie

Der antikonvulsive Effekt der EKT wurde bereits sehr früh ausführlich untersucht, sowohl bei Epilepsiepatienten mit als auch ohne zusätzliche psychiatrische Symptome [13, 56, 57]. Auch in später veröffentlichten Kasuistiken wurde die EKT erfolgreich zur Behandlung therapierefraktärer Epilepsien angewandt [44, 106, 119]. Eine Besserung der Epilepsie sowohl bezüglich der Anfallsfrequenz als auch hinsichtlich einer zusätzlich bestehenden depressiven Symptomatik ist daher insgesamt wahrscheinlicher als der gegenteilige Effekt [1]. Epilepsiepatienten, die bereits Antikonvulsiva erhalten, sollten die Medikation während der EKT weiter erhalten, da ein abruptes Absetzen das Risiko eines Status epilepticus erhöht [50]. Möglicherweise wird dann eine höhere Stimulationsintensität benötigt, um therapeutisch adäquate epileptische Anfälle auszulösen [12, 61, 107, 121].

Entwicklungsstörungen und mentale Retardierung

Die EKT wird aufgrund ihrer möglicher kognitiven Nebenwirkungen nur sehr zurückhaltend bei Patienten mit Intelligenzminderung angewandt, da eine weitere Verschlechterung mentaler Leistungen befürchtet wird. In der Literatur finden sich ca. 40 Fallberichte zur EKT bei Patienten mit mentaler Retardierung. Die aktuellste Übersicht geben Friedlander und Solomons [33], die 10 Patienten mit mentaler Retardierung und psychiatrischer Komorbidität (fünf Patienten mit schizoaffektiver Störung, zwei Patienten mit bipolarer Manie, zwei Patienten mit depressiver Störung und ein Patient mit affektiver Störung und Epilepsie) beschreiben. Sieben von 10 Patienten zeigten ein gutes Ansprechen auf EKT, zwei Patienten respondierten nicht. Kognitive Nebenwirkungen wurden nicht beobachtet, wobei jedoch keine testpsychologischen Untersuchungen in dieser Studie durchgeführt wurden. Zwei Patienten zeigten eine vorübergehende, über wenige Stunden anhaltende Benommenheit nach einzelnen EKT-Behandlungen.

Auch in früheren kasuistischen Berichten zu Patienten mit mentaler Retardierung wurde die EKT als effektives Behandlungsverfahren bei psychiatrischer Komorbidität angewandt, ohne dass wesentliche Nebenwirkungen beschrieben wurden [5, 9, 38, 46, 62, 120]. Interessant ist hierbei insbesondere die Kasuistik von Warren et al. (1989), die bei drei Patienten mit Trisomie 21 ein exzellentes Ansprechen auf EKT berichten. Bei allen drei Patienten kam es zu einer deutlichen Besserung der depressiven Symptomatik und des allgemeinen Funktionsniveaus (ein Patient konnte wieder in die Schule gehen, ein anderer im Familienbetrieb mitarbeiten, der dritte Patient blieb in der Nachuntersuchungszeit über zwei Jahre unter Lithium stabil.

EKT bei anderen neurologischen Erkrankungen

Kasuistische Berichte zur erfolgreichen Durchführung einer EKT bei zusätzlichen psychiatrischen Symptomen wurden für eine ganze Reihe weiterer neurologischer Erkrankungen publiziert. So wurden Patienten mit Muskeldystrophie [128], Friedreichs Ataxie [15, 112] und Myasthenia gravis [78] erfolgreich mit EKT behandelt. Spezifische Umstände, insbesondere aufgrund der neurologischen Behandlung erforderliche Therapiemassnahmen, sollten im Einzelfall jedoch im Rahmen einer Nutzen-Risiko-Analyse ausführlich diskutiert werden. So kann zum Beispiel eine Begleitmedikation mit Pyridostigmin durchaus das Risiko für Asystolien während der EKT erhöhen, was kasuistisch bei einem Patienten mit Mysthenia gravis beschrieben wurde [89].

EKT nach traumatischen Schädelverletzungen

Savitsky und Karliner [110] beschrieben die Durchführung einer EKT bei einem Patienten mit einer Schädelfraktur und anschließendem Koma. Ruedrich et al. [104] behandelten eine 21 Jahre alte Frau mit einer Depression erfolgreich drei Wochen nachdem sie sich rechts-parietal im Rahmen eines Suizidversuches in den Kopf geschossen hatte. Hierbei fand sich nicht nur keine Verschlechterung der traumabedingten Hemiparese, sondern es kam zu einer stetigen Verbesserung im Verlauf von 17 bitemporalen EKT-Behandlungen. Die größte veröffentlichte Fallserie zu dieser Thematik umfasst 11 Patienten mit geschlossenen Kopfverletzungen, die eine EKT zur Behandlung der bestehenden psychiatrischen Symptomatik erhielten [58]. Acht Patienten respondierten unter der EKT-Behandlung, zwei weitere Patienten waren partielle Responder und wurden im Rahmen der Erhaltungs-EKT zu Voll-Respondern, ein Patient sprach nicht auf die EKT an. Auch in den neuropsychologischen Zusatzuntersuchungen mit Mini Mental Status Test und Neurobehavioural Cognitive Status Examination fanden sich keine signifikanten kognitiven Nebenwirkungen. Aus diesem Ergebnis schließen die Autoren [58], dass ein EKT durchaus sicher und effektiv bei Patienten mit geschlossenen Kopfverletzungen durchgeführt werden kann.

EKT nach neurochirurgischen Eingriffen

Ähnlich wie bei traumatischen Schädelverletzungen wurden auch bei einzelnen Patienten mit Zustand nach neurochirurgischen Interventionen und zugleich bestehender psychiatrischer Symptomatik EKT-Behandlungen durchgeführt. Levy und Levy [69] berichteten von einem 72 Jahre alten Mann mit Abdeckung eines Schädeldefekts über der gesamten rechten Hemisphäre nach länger zurückliegender Meningeom-Operation und späterer Revision nach zerebralem Abszess, bei dem es im Laufe von neun links-unilateralen EKT-Behandlungen zu einer vollständigen Remission der depressiven Symptomatik ohne neurologische Komplikationen kam. Ries und Bokan [101] berichteten von einer 39 Jahre alten Frau, die eine Serie von 12 rechts-unilateralen EKT-Behandlung 30 Tage nach eine transsphenoidal-transnasalen Entfernung eines basophilen Hypophysenadenoms erhielt. Auch bei dieser Patientin kam es zu einer Remission der psychiatrischen Symptome, ohne dass neurologische Komplikationen aufgetreten wären. Eine weitere Kasuistik liegt zu einer erfolgreichen EKT-Behandlung bei einem depressiven Patienten vor, dem zwei Monate zuvor eine Kolloidzyste des 3. Ventrikels chirurgisch entfernt worden war [103]. Hartmann und Saldivia [48] behandelten einen Patienten erfolgreich mit EKT, der ein großes kraniales Defektareal nach Explosion einer Handgranate hatte. Entsprechend der Empfehlung von Gordon [40] plazierten die Autoren die EKT-Elektroden möglichst entfernt in etwa gleichem Abstand von dem 6 x 4,5 cm großen und rechts-zentroparietal lokalisierten Defekt, um eine intrazerebrale Konzentration der Stimulus-Energie durch das Defektareal zu vermeiden. In ähnlicher Weise modifizierten auch Everman et al. [27] die Elektrodenplacierung bei zwei Patienten mit Schädeldefekten nach neurochirurgischen Interventionen.

Bei Schädeldefekten ohne knöcherne Abdeckung erscheint dieses kasuistisch beschriebene Vorgehen ratsam [1]. Hingegen erfordern Kraniotomien mit Wiedereinsetzen des Schädelknochens in dieser Hinsicht keine besonderen Vorsichtsmaßnahmen [1].

Moscarillo und Annunziata [84] veröffentlichten kürzlich eine Kasuistik zur EKT-Behandlung einer 68 Jahre alten Patientin mit Tiefenstimulation zur Behandlung eines lange bestehenden essentiellen Tremors. Die Behandlung verlief erfolgreich und komplikationslos. Bezüglich des implantierten Tiefenstimulators wurden keine weiteren Vorkehrungen getroffen, außer dass der Stimulator vor Beginn der EKT-Behandlung ausgeschaltet wurde und auch während der acht EKT-Behandlungen ausgeschaltet blieb.

Trotz dieser positiven kasuistischen Erfahrung sollten in jedem Einzelfall auch mit dem vorbehandelnden Neurochirurgen die Indikation und die relative Kontraindikationen beim einzelnen Patienten ausführlich diskutiert werden. Grundsätzlich ist davon auszugehen, dass auch bei dieser Patientengruppe das Risiko für das Auftreten unerwünschter Ereignisse unter EKT relativ erhöht ist.

Zusammenfassung

Verschiedene neurologische Erkrankungen sind als Kontraindikationen für eine EKT-Behandlung anzusehen (Tabelle 1), z.T. handelt es sich hierbei auch um relative Kontraindikationen. Im Einzelfall sollte in einem interdisziplinären Team zusammen mit Psychiatern, Neurologen und Anästhesisten eine sorgfältige Nutzen-Risiko-Analyse durchgeführt werden. Wenn die Behandlungsindikation gegeben ist, muss überprüft werden, welche weiteren Maßnahmen ergriffen werden können, um die Behandlungsrisiken für den Patienten zu minimieren. Die APA Task Force on ECT [25] hat hierzu eine Reihe von Empfehlungen gegeben, die noch einmal in Tabelle 3 ausführlich genannt sind.

Literatur

1. Abrams R (2002) Electroconvulsive therapy, 4th edn. Oxford University Press, New York
2. Alexopoulos GS, Shamoian CJ, Lucas J, Weiser N, Berger H (1984) Medical problems of geriatric psychiatric patients and younger controls during electroconvulsive therapy. J Am Geriatr Soc 32: 651–654
3. Allen RE, Pitts FN, Jr (1978) ECT for depressed patients with lupus erythematosus. Am J Psychiatry 135: 367–368
4. Allman P, Hawton K (1987) ECT for Post-stroke Depression: Beta Blockade to Modify Rise in Blood Pressure. Convuls Ther 3: 218–221
5. Aziz M, Maixner DF, DeQuardo J, Aldridge A, Tandon R (2001) ECT and mental retardation: a review and case reports. J ECT 17: 149–152
6. Bader GM, Silk KR, Dequardo JR, Tandon R (1995) Electroconvulsive therapy and intracranial aneurysm. Convuls Ther 11: 139–143
7. Barclay CL, Lang AE (1994) Electroconvulsive therapy in progressive supranuclear palsy. Neurology 44 [Suppl 2]: A152–153
8. Barclay CL, Lang AE (1997) Dystonia in progressive supranuclear palsy. J Neurol Neurosurg Psychiatry 62: 352–356
9. Bates WJ, Smeltzer DJ (1982) Electroconvulsive treatment of psychotic self-injurious behavior in a patient with severe mental retardation. Am J Psychiatry 139: 1355–1356
10. Benbow SM (1988) ECT for depression in dementia. Br J Psychiatry 152: 859

11. Boshes RA, Afonso JA, Tanev K (1999) Treatment of Meige´s syndrome with ECT. J ECT 15: 154–157
12. Cantor C (1986) Carbamazepine and ECT: a paradoxical combination. J Clin Psychiatry 47: 276–277
13. Caplan G (1946) Electrical convulsion therapy in the treatment of epilepsy. J Ment Sci 92: 784
14. Carlyle W, Killick L, Ancill R (1991) ECT: an effective treatment in the screaming demented patient. J Am Geriatr Soc 39: 637
15. Casey DA (1991) Electroconvulsive Therapy and Friedreich's Ataxia. Convuls Ther 7: 45–47
16. Coffey CE, Figiel GS, Djang WT, Cress M, Saunders WB, Weiner RD (1988) Leukoencephalopathy in elderly depressed patients referred for ECT. Biol Psychiatry 24: 143–161
17. Coffey CE, Weiner RD, McCall WV, Heinz ER (1987) Electroconvulsive Therapy in Multiple Sclerosis: A Magnetic Resonance Imaging Study of the Brain. Convuls Ther 3: 137–144
18. Currier MB, Murray GB, Welch CC (1992) Electroconvulsive therapy for post-stroke depressed geriatric patients. J Neuropsychiatry Clin Neurosci 4: 140–144
19. Demuth GW, Rand BS (1980) Atypical major depression in a patient with severe primary degeneration dementia. Am J Psychiatry 137: 1609–1610
20. DeQuardo JR, Tandon R (1988) ECT in Post-Stroke Major Depression. Convuls Ther 4: 221–224
21. Douglas CJ, Schwartz HI (1982) ECT for depression caused by lupus cerebritis: a case report. Am J Psychiatry 139: 1631–1632
22. Dressler DM, Folk J (1975) The treatment of depression with ECT in the presence of brain tumor. Am J Psychiatry 132: 1320–1321
23. Drop LJ, Bouckoms AJ, Welch CA (1988) Arterial hypertension and multiple cerebral aneurysms in a patient treated with electroconvulsive therapy. J Clin Psychiatry 49: 280–282
24. Dubovsky SL, Gay M, Franks RD, Haddenhorst A (1985) ECT in the presence of increased intracranial pressure and respiratory failure: case report. J Clin Psychiatry 46: 489–491
25. ECT APTFo (1990) The practice of ECT: recommendations for treatment, training and privileging. Convuls Ther 6: 85–120
26. Escalona PR, Coffey CE, Maus-Feldman J (1991) Electroconvulsive Therapy in a Depressed Patient with an Intracranial Arachnoid Cyst: A Brain Magnetic Resonance Imaging Study. Convuls Ther 7: 133–138
27. Everman PD Jr, Kellner CH, Beale MD, Burns C (1999) Modified electrode placement in patients with neurosurgical skull defects. J ECT 15: 237–239
28. Faber R, Trimble MR (1991) Electroconvulsive therapy in Parkinson´s disease and other movement disorders. Mov Disord 6: 293–303
29. Fall PA, Ekberg S, Granerus AK, Granerus G (2000) ECT in Parkinson's disease-dopamine transporter visualised by [123I]-beta-CIT SPECT. J Neural Transm 107: 997–1008
30. Fink M (1979) Convulsive Therapy: Theory and Practice. Raven Press, New York
31. Fricchione GL, Kaufman LD, Gruber BL, Fink M (1990) Electroconvulsive therapy and cyclophosphamide in combination for severe neuropsychiatric lupus with catatonia. Am J Med 88: 442–443
32. Fried D, Mann JJ (1988) Electroconvulsive treatment of a patient with known intracranial tumor. Biol Psychiatry 23: 176–180
33. Friedlander RI, Solomons K (2002) ECT: use in individuals with mental retardation. J ECT 18: 38–42
34. Gallinek A, Kalinowsky L (1958) Psychiatric aspects of multiple sclerosis. Dis Nerv Syst 19: 77–80
35. Gardner MW, Kellner CH (1998) Safe use of ECT with an intracranial aneurysm. J ECT 14: 290–292

36. Gardno AG, Simpson CJ (1991) Electroconvulsive Therapy in Paget's Disease and Hydro-cephalus. Convuls Ther 7: 48–51

37. Gassell M (1960) Deterioration after electroconvulsive therapy in patients with intracranial meningioma. Arch Gen Psychiatry 3: 504–506

38. Goldstein MZ, Jensvold MF (1989) ECT treatment of an elderly mentally retarded man. Psychosomatics 30: 104–106

39. Goldstein MZ, Richardson C (1988) Meningioma with depression: ECT risk or benefit? Psychosomatics 29: 349–351

40. Gordon D (1982) Electro-convulsive therapy with minimum hazard. Br J Psychiatry 141: 12–18

41. Grant JE, Mohan SN (2001) Treatment of agitation and aggression in four demented patients using ECT. J ECT 17: 205–209

42. Greenberg LB, Anand A, Roque CT, Grinberg Y (1986) Electroconvulsive Therapy and Cerebral Venous Angioma. Convuls Ther 2: 197–202

43. Greenberg LB, Mofson R, Fink M (1988) Prospective electroconvulsive therapy in a delusional depressed patient with a frontal meningioma. A case report. Br J Psychiatry 153: 105–107

44. Griesemer DA, Kellner CH, Beale MD, Smith GM (1997) Electroconvulsive therapy for treatment of intractable seizures. Initial findings in two children. Neurology 49: 1389–1392

45. Guze BH, Weinman B, Diamond RP (1987) Use of ECT to Treat Bipolar Depression in a Mental Retardate with Cerebral Palsy. Convuls Ther 3: 60–64

46. Guze SB (1967) The occurrence of psychiatric illness in systemic lupus erythematosus. Am J Psychiatry 123: 1562–1570

47. Hanretta AT, Malek-Ahmadi P (2001) Successful ECT in a patient with hydrocephalus, shunt, hypopituitarism, and paraplegia. J ECT 17: 71–74

48. Hartmann SJ, Saldivia A (1990) ECT in an Elderly Patient with Skull Defects and Shrapnel. Convuls Ther 6: 165–171

49. Hauser RA (1994) Initial experience with electroconvulsive therapy for progressive supra-nuclear palsy. Mov Disord 9: 467–469

50. Hauser WA (1983) Status epilepticus: frequency, etiology, and neurological sequelae. Adv Neurol 34: 3–14

51. Hollender MH, Steckler PP (1972) Multiple sclerosis and schizophrenia: a case report. Psychiatry Med 3: 251–257

52. Holmberg S, Tariot PN, Challipalli R (1996) Efficacy of ECT for agitation in dementia: a case report. Am J Geriatr Psychiatry 4: 330–334

53. Hooten WM, Melin G, Richardson JW (1998) Response of the parkinsonian symptoms of multiple system atrophy to ECT. Am J Psychiatry 155: 1628

54. Hunt SA, Kaplan E (1998) ECT in the presence of a cerebral aneurysm. J ECT 14: 123–124

55. Husum B, Vester-Andersen T, Buchmann G, Bolwig TG (1983) Electroconvulsive therapy and intracranial aneurysm. Prevention of blood pressure elevation in a normotensive patient by hydralazine and propranolol. Anaesthesia 38: 1205–1207

56. Kalinowsky L, Hippius H, Klein H (1982) Biological Treatments in Psychiatry. Grune and Stratton, New York

57. Kalinowsky L, Kennedy F (1943) Observations in electric shock therapy applied to problems of epilepsy. J Nerv Ment Dis 98: 56–67

58. Kant R, Coffey CE, Bogyi AM (1999) Safety and efficacy of ECT in patients with head injury: a case series. J Neuropsychiatry Clin Neurosci 11: 32–37

59. Kaplan Z, Benjamin J, Zohar J (1991) Remission of tardive dystonia with ECT. Convuls Ther 7: 280–283

60. Karliner W (1978) ECT for patients with CNS disease. Psychosomatics 19: 781–783

61. Kaufman KR, Finstead BA, Kaufman ER (1986) Status epilepticus following electroconvulsive therapy. Mt Sinai J Med 53: 119–122

62. Kearns A (1987) Cotard's syndrome in a mentally handicapped man. Br J Psychiatry 150: 112–114

63. Kohler CG, Burock M (2001) ECT for psychotic depression associated with a brain tumor. Am J Psychiatry 158: 2089

64. Kramer BA (1985) Use of ECT in California, 1977–1983. Am J Psychiatry 142: 1190–1192

65. Kramer BA (1999) Use of ECT in California, revisited: 1984–1994. J Ect 15: 245–251

66. Kurokawa Y, Ueno T, Obara T, Gotohda T, Fukatsu R, Yamashita I (1989) [Hyperkinetic mutism within the scope of consciousness disorder in a case of systemic lupus erythematosus]. Jpn J Psychiatry Neurol 43: 89–96

67. Kwentus JA, Hart RP, Calabrese V, Hekmati A (1986) Mania as a symptom of multiple sclerosis. Psychosomatics 27: 729–731

68. Kwentus JA, Schulz SC, Hart RP (1984) Tardive dystonia, catatonia, and electroconvulsive therapy. J Nerv Ment Dis 172: 171–173

69. Levy SD, Levy SB (1987) Electroconvulsive Therapy in Two Former Neurosurgical Patients: Skull Prosthesis and Ventricular Shunt. Convuls Ther 3: 46–48

70. Liang RA, Lam RW, Ancill RJ (1988) ECT in the treatment of mixed depression and dementia. Br J Psychiatry 152: 281–284

71. Liberzon I, DeQuardo JR, Sidell G, Mazzara C, Tandon R (1991) Post-ECT Dyskinesia. Convuls Ther 7: 40–44

72. Mac DS, Pardo MP (1983) Systemic lupus erythematosus and catatonia: a case report. J Clin Psychiatry 44: 155–156

73. Malek-Ahmadi P, Beceiro JR, McNeil BW, Weddige RL (1990) Electroconvulsive Therapy and Chronic Subdural Hematoma. Convuls Ther 6: 38–41

74. Malek-Ahmadi P, Sedler RR (1989) Electroconvulsive Therapy and Asymptomatic Meningioma. Convuls Ther 5: 168–170

75. Maltbie AA, Wingfield MS, Volow MR, Weiner RD, Sullivan JL, Cavenar JO, Jr (1980) Electroconvulsive therapy in the presence of brain tumor. Case reports and an evaluation of risk. J Nerv Ment Dis 168: 400–405

76. Manly DT, Oakley SP Jr, Bloch RM (2000) Electroconvulsive therapy in old-old patients. Am J Geriatr Psychiatry 8: 232–236

77. Mansheim P (1983) ECT in the treatment of a depressed adolescent with meningomyelocele, hydrocephalus, and seizures. J Clin Psychiatry 44: 385–386

78. Martin RD, Flegenheimer WV (1971) Psychiatric aspects of the management of the myasthenic patient. Mt Sinai J Med 38: 594–601

79. Mashiko H, Yokoyama H, Matsumoto H, et al (1996) Trazodone for aggression in an adolescent with hydrocephalus. Psychiatry Clin Neurosci 50: 133–136

80. McAllister TW, Price TR (1982) Severe depressive pseudodementia with and without dementia. Am J Psychiatry 139: 626–629

81. McKinney PA, Beale MD, Kellner CH (1998) Electroconvulsive therapy in a patient with a cerebellar meningioma. J ECT 14: 49–52

82. Miller AR, Isenberg KE (1998) Reversible ischemic neurologic deficit after ECT. J ECT 14: 42–48

83. Moellentine C, Rummans T, Ahlskog JE, et al (1998) Effectiveness of ECT in patients with Parkinsonism. J Neuropsychiatry Clin Neurosci 10: 187–193

84. Moscarillo FM, Annunziata CM (2000) ECT in a patient with a deep brain-stimulating electrode in place. J ECT 16: 287–290

85. Murray GB, Shea V, Conn DK (1986) Electroconvulsive therapy for poststroke depression. J Clin Psychiatry 47: 258–260

86. Najjar F, Guttmacher LB (1998) ECT in the presence of intracranial aneurysm. J ECT 14: 266–271

87. Nelson JP, Rosenberg DR (1991) ECT Treatment of Demented Elderly Patients with Major Depression: A Retrospective Study of Efficacy and Safety. Convuls Ther 7: 157–165

88. O'Hara P, Brugha TS, Lesage A, et al (1993) New findings of tardive dyskinesia in a community sample. Psychol Med 23: 453–465

89. Otsuka H, Shikama H, Saito T, Ishikawa T, Kemmotsu O (2000) [Asystole during electro-convulsive therapy in a patient with depression and myasthenia gravis]. Masui 49: 893–895

90. Pande AC, Grunhaus LJ, Aisen AM, Haskett RF (1990) A preliminary magnetic resonance imaging study of ECT-treated depressed patients. Biol Psychiatry 27: 102–104

91. Parikh RM, Robinson RG, Lipsey JR (1990) The impact of post-stroke depression on recovery in activities of daily living over a 2-year follow-up. Arch Neurol 47: 786–789

92. Patkar AA, Hill KP, Weinstein SP, Schwartz SL (2000) ECT in the presence of brain tumor and increased intracranial pressure: evaluation and reduction of risk. J ECT 16: 189–197

93. Paulson GW (1967) Exacerbation of organic brain disease by electroconvulsive treatment. N C Med J 28: 328–331

94. Perry GF (1983) ECT for dementia and catatonia. J Clin Psychiatry 44: 117

95. Price TR, McAllister TW (1989) Safety and Efficacy of ECT in Depressed Patients with Dementia: A Review of Clinical Experience. Convuls Ther 5: 61–74

96. Price TR, Tucker GJ (1977) Psychiatric and behavioral manifestations of normal pressure hydrocephalus. A case report and brief review. J Nerv Ment Dis 164: 51–55

97. Ranen NG, Peyser CE, Folstein SE (1994) ECT as a treatment for depression in Huntington's disease. J Neuropsychiatry 6: 154–159

98. Rao V, Lyketsos CG (2000) The benefits and risks of ECT for patients with primary dementia who also suffer from depression. Int J Geriatr Psychiatry 15: 729–735

99. Regestein QR, Reich P (1985) Electroconvulsive Therapy in Patients at High Risk for Physical Complications. Convuls Ther 1: 101–114

100. Restifo S, Paterson R (1999) Brief case report: uneventful electroconvulsive therapy in a patient with psychosis and coincidental colloid cyst of the third ventricle. Aust N Z J Psychiatry 33: 603

101. Ries R, Bokan J (1979) Electroconvulsive therapy following pituitary surgery. J Nerv Ment Dis 167: 767–768

102. Roane DM, Rogers JD, Helew L, Zarate J (2000) Electroconvulsive therapy for elderly patients with multiple system atrophy: a case series. Am J Geriatr Psychiatry 8: 171–174

103. Roccaforte WH, Burke WJ (1989) ECT following craniotomy. Psychosomatics 30: 99–101

104. Ruedrich SL, Chu CC, Moore SL (1983) ECT for major depression in a patient with acute brain trauma. Am J Psychiatry 140: 928–929

105. Ruxin RJ, Ruedrich S (1994) ECT in combined multiple system atrophy and major depression. Convuls Ther 10: 298–300

106. Sackeim HA, Decina P, Prohovnik I, Malitz S, Resor SR (1983) Anticonvulsant and anti-depressant properties of electroconvulsive therapy: a proposed mechanism of action. Biol Psychiatry 18: 1301–1310

107. Sackeim HA, Decina P, Prohovnik I, Portnoy S, Kanzler M, Malitz S (1986) Dosage, seizure threshold, and the antidepressant efficacy of electroconvulsive therapy. Ann N Y Acad Sci 462: 398–410

108. Salaris S, Szuba MP, Traber K (2000) ECT and intracranial vascular masses. J ECT 16: 198–203

109. Savitsky N, Karliner W (1953) Electroshock in the presence of organic disease of the nervous system. Journal of Hillside Hospital 2: 3–22

110. Savitsky N, Karliner W (1951) Electroshock therapy and multiple sclerosis. N Y J Med 51: 788

111. Shapiro MF, Goldberg HH (1957) Electroconvulsive therapy in patients with structural diseases of the central nervous system. Am J Med Sci 233: 186–195

112. Singh G, Binstadt BA, Black DF, Corr AP, Rummans TA (2001) Electroconvulsive therapy and Friedreich's ataxia. J ECT 17: 53–54

113. Snow SS, Wells CE (1981) Case studies in neuropsychiatry: diagnosis and treatment of coexistent dementia and depression. J Clin Psychiatry 42: 439–441

114. Strain JJ, Bidder TG (1971) Transient cerebral complication associated with multiple monitored electroconvulsive therapy. Dis Nerv Syst 32: 95–100

115. Summers WK, Robins E, Reich T (1979) The natural history of acute organic mental syndrome after bilateral electroconvulsive therapy. Biol Psychiatry 14: 905–912

116. Swerdlow NR, Gierz M, Berkowitz, et al (1990) Electroconvulsive therapy in a patient with severe tic and major depressive episode. J Clin Psychiatry 51: 34–35

117. Tsuang MT, Tidball JS, Geller D (1979) ECT in a depressed patient with shunt in place for normal pressure hydrocephalus. Am J Psychiatry 136: 1205–1206

118. Viguera A, Rordorf G, Schouten R, Welch C, Drop LJ (1998) Intracranial haemodynamics during attenuated responses to electroconvulsive therapy in the presence of an intracerebral aneurysm. J Neurol Neurosurg Psychiatry 64: 802–805

119. Viparelli U, Viparelli G (1992) ECT and Grand Mal Epilepsy. Convuls Ther 8: 39–42

120. Warren AC, Holroyd S, Folstein MF (1989) Major depression in Down's syndrome. Br J Psychiatry 155: 202–205

121. Weiner RD (1981) ECT-induced status epilepticus and further ECT: a case report. Am J Psychiatry 138: 1237–1238

122. Weintraub D, Lippmann SB (2000) Electroconvulsive therapy in the acute poststroke period. J Ect 16: 415–418

123. Weintraub D, Lippmann SB (2001) ECT for major depression and mania with advanced dementia. J ECT 17: 65–67

124. Wengel SP, Burke WJ, Pfieffer RF, et al (1998) Maintenance electroconvulsive therapy for intractable Parkinson´s disease. Am J Geriatr Psychiatry 6: 263–269

125. Wissenschaftlicher Beirat der Bundesärztekammer (2003) Stellungnahme zur Elektrokrampf-therapie (EKT) als psychiatrische Behandlungsmassnahme. Deutsches Ärzteblatt 100: Heft 8, B432–B434

126. Yassa R, Hoffman H, Canakis M (1990) The Effect of Electroconvulsive Therapy on Tardive Dyskinesia: A Prospective Study. Convuls Ther 6: 194–198

127. Young RC, Alexopoulos GS, Shamoian CA (1985) Dissociation of motor response from mood and cognition in a parkinsonian patient treated with ECT. Biol Psychiatry 20: 566–569

128. Zeidenberg P, Smith R, Greene L, Malitz S (1976) Psychotic depression in a patient with progressive muscular dystrophy: treatment with multiple monitored electroconvulsive therapy. Dis Nerv Syst 37: 21–23

129. Zwil AS, Bowring MA, Price TR, Goetz KL, Greenbarg JB, Kane-Wanger G (1990) Prospective Electroconvulsive Therapy in the Presence of Intracranial Tumor. Convuls Ther 6: 299–307

Schüle (München), Kapfhammer (Graz)

3.8 Elektrokonvulsionstherapie während Schwangerschaft und Wochenbett

Psychiatrische Erkrankungen während Schwangerschaft und Wochenbett

Auch die Monate einer Schwangerschaft bedeuten für eine Frau ein beachtenswertes psychiatrisches Erkrankungsrisiko. Und die Wochen und Monate nach einer Entbindung bergen vermutlich das höchste Risiko überhaupt im Lebenszyklus einer Frau, an einer ernsthaften seelischen Störung zu erkranken. Es lassen sich differentielle Erkrankungsrisiken in diesen Indexzeiträumen kurz skizzieren [63]:

Depressive Störungen (Major Depression)

Bis zu 70% der werdenden Mütter berichten zu irgendeinem Zeitpunkt ihrer *Schwangerschaft* über depressive Symptome. In diese hohe Prävalenzzahl depressiver Symptome gehen sicherlich auch Beschwerden mit ein, die wie z.B. starke Müdigkeit, Vitalitätsverlust, Schlafstörungen, Libidominderung oder körperliche Missbefindlichkeit unmittelbar aus dem physiologischen Zustand der Schwangerschaft resultieren. Auch direkt mit der Schwangerschaft assoziierte, nicht selten übersehene somatische Störungen bzw. Komplikationen wie Anämie, diabetische Stoffwechsellage oder Schilddrüsendysfunktionen (besonders Autoimmunthyreoiditis) können zu diesen Beschwerden führen. Diese psychovegetativen Symptome weisen u.U. aber auch auf ernsthafte depressive Verstimmungen hin. Legt man strenge diagnostische Richtlinien an, dann leiden ca. *10%* der schwangeren Frauen an klinisch relevanten *depressiven Störungen*, die sich in Schweregrad und Verlauf in nichts von depressiven Erkrankungen zu anderen Zeiten und in anderen psychosozialen Kontexten unterscheiden. Folgende Frauen tragen ein *erhöhtes Risiko*, im Laufe ihrer *Schwangerschaft* an *einer depressiven Störung* zu erkranken: positive Eigenanamnese früherer depressiver Episoden, familiäre Belastungen hinsichtlich affektiver Störungen, gravierende aktuelle negative Lebensereignisse, anhaltende partnerschaftliche Disharmonie, ungelöste Schwangerschaftskonflikte, unerwünschte Schwangerschaft.

Auch nach einer Entbindung, in der *Wochenbettsituation* und *im weiteren Verlauf des ersten postnatalen Jahres* liegt die Rate einer Major Depression ohne psychotische Zeichen bei ca. 10 – 15%. Es ist nach wie vor nicht völlig geklärt, ob die Inzidenz von *„postnatalen depressiven Störungen"* im Vergleich zu den

Schwangerschaftsmonaten erhöht ist. Ältere Studien scheinen ein größeres Risiko anzuzeigen. In einer Metaanalyse erwiesen sich eine positive psychiatrische Anamnese, psychologische Probleme schon während der Schwangerschaft, eine konfliktreiche Partnerbeziehung, eine mangelhafte soziale Unterstützung sowie belastende Lebensereignisse als stärkste Prädiktoren für eine „postnatale Depression".

Angststörungen

Angststörungen zeigen meist eine stark rezidivierende oder chronische Verlaufstendenz. Eine *Schwangerschaft* übt hierauf einen unklaren Einfluss aus. Bei Patientinnen mit Panikstörung z.B. können deutliche symptomatische Besserungen beobachtet werden mit der Chance eines sukzessiven Absetzens zuvor notwendiger Medikamente. Ganz im Gegensatz hierzu imponieren aber auch sehr häufig eine Persistenz und sogar eine signifikante Verschlimmerung des Krankheitsverlaufs in der Schwangerschaft. Prädiktoren für die Verlaufsdynamik existieren nicht. Einigkeit besteht aber, dass die *Postpartumzeit* mit einer deutlich erhöhten Vulnerabilität einhergeht. An die prinzipielle Möglichkeit des Auftretens einer *Posttraumatischen Belastungsstörung (PTSD)* nach besonders schlimmen Entbindungserfahrungen muss gedacht werden.

Zwangsstörungen

Sowohl *Schwangerschaft* als auch *Wochenbettsituation* bedeuten für Frauen mit Zwangsstörungen in der Regel ein hohes Rezidiv- bzw. Exazerbationsrisiko mit häufig symptomatischer Verschlimmerung. Zu beachten ist zudem eine bedeutsame Assoziation zwischen Erstmanifestationen einer Zwangsstörung und Schwangerschaft.

Bipolare affektive Störungen

Der Einfluss von *Schwangerschaft* auf den Verlauf von bipolaren affektiven Störungen ist nicht eindeutig. Einerseits bleiben einige Patientinnen während dieser Monate auch ohne Medikation stimmungsausgeglichen. Andererseits sind Rezidive nicht selten. Selbst zuvor unter einer Lithiumprophylaxe stabile Patientinnen müssen nach Absetzen der Medikamente innerhalb der nächsten 6 Monate, also noch während der Schwangerschaft in ca. *50%* mit einer Wiedererkrankung rechnen. Zum Ausmaß des Rezidivrisikos trägt offenbar die Geschwindigkeit bei, mit der Lithium abgesetzt wird. In der frühen *Postpartalzeit* besteht mit das höchste Rezidivrisiko für eine z.T. schwere Wochenbettpsychose. Dieses Risiko liegt zwischen *30 und 50%*. Als wichtigste Prädiktoren gelten neben der bipolaren Vorerkrankung, ein Status als Primipara, eine Kaiserschnittentbindung sowie frühere Episoden einer Wochenbettpsychose.

Schizophrene Störungen

Der Krankheitsverlauf gerade chronisch schizophrener Frauen in Schwangerschaft und Wochenbett ist nur spärlich erforscht worden. Wenngleich einige Patientinnen während der Schwangerschaftsmonate eine gewisse Verbesserung ihres psychopathologischen Status erfahren können und zuweilen auch mit den Herausforderungen der Mutterrolle konstruktiv umzugehen lernen, stellen die vielfältigen psychobiologischen und psychosozialen Belastungen von Schwangerschaft und Mutterschaft für eine große Mehrheit vor allem der chronisch schizophrenen Frauen eine Überlastung dar und bedingen meist eine Verschlechterung des Krankheitsverlaufs.

Risiken einer Pharmakotherapie während Schwangerschaft und Wochenbett

Pro und Contra Psychopharmaka in Schwangerschaft und Wochenbett können nur sinnvoll diskutiert werden, wenn diese differentiellen Risiken einzelner psychischer Störungen betrachtet und mögliche Auswirkungen einer nicht adäquaten Behandlung für den Schwangerschaftsverlauf und die vielschichtige Entwicklung nach einer Entbindung reflektiert werden [63]:

Die *Risiken einer unbehandelten* Depression *in der Schwangerschaft* können vielfältig sein: Fehlernährung, gestörter Schlafrhythmus, Schwierigkeiten einer komplianten Inanspruchnahme empfohlener gynäkologischer Vorsorgeuntersuchungen, Verschlimmerung koexistenter somatischer Krankheiten, vermehrte schädliche Exposition gegenüber Nikotin, Alkohol, Medikamenten, Drogen, und nicht zuletzt Suizidalität.

Prolongierter emotionaler Stress, unbehandelte *depressive und Angstzustände,* die ein klinisch bedeutsames Ausmaß angenommen haben, sind im Hinblick auf eine vorzeitige Wehentätigkeit, ein niedrigeres Geburtsgewicht, ungünstigere APGAR-Scores und erhöhte Irritabilität des Neugeborenen zu diskutieren.

Die langfristig ungünstigen Konsequenzen von *diagnostisch* unerkannten *und/oder inadäquat behandelten postnatalen Depressionen* für die weitere psychosoziale Adaptation der Mutter, die emotionale und kognitive Entwicklung des Kindes, für Partnerschaft und Familie sind mittlerweile in empirischen Studien mehrfach aufgezeigt worden.

Postpartale Rezidive von Patientinnen mit bipolaren affektiven Störungen bergen erhebliche Risiken der Suizidalität, der psychotischen Desorganisation in Erleben und Verhalten mit fast unbedingter stationärer Behandlungsnotwendigkeit und oft wochenlanger Trennung vom Baby und der Familie. Störungen des Bindungsverhaltens, aggressive Ablehnung des Kindes und, wenngleich sehr selten, Risiken eine Infantizids müssen bedacht werden.

Schwangerschaften von schizophrenen Frauen sind sehr häufig ungeplant und lösen oft negative Einstellungen aus. Die bedeutsame Inzidenz eines koexistenten Substanzmissbrauchs ist zu beachten. Hiermit können die Verweigerung einer adäquaten gynäkologischen Schwangerschaftsvorsorge, eine ungünstige Ernährungsweise, Versuche einer vorzeitigen Selbstentbindung, Missbrauch des Föten oder

Neonatizid, vorzeitige Entbindungen assoziiert sein. Eine Fülle von *perinatalen Komplikationen und negativen Sekundärschädigungen* ist für schizophrene Frauen breit dokumentiert. Schizophrene Mütter sind sehr häufig durch massive Defizite im frühen Bindungsverhalten gekennzeichnet.

In eine differentielle Risiko-Nutzen-Diskussion einer Psychopharmakatherapie sind also die z.T. erheblichen negativen Konsequenzen einzubeziehen, wie sie sich aus einer nicht fachgerechten Behandlung einzelner psychischer Störungen in Schwangerschaft und Wochenbett ergeben können.

Die wichtigsten psychiatrischen Fragestellungen zu einer spezifischen Psychopharmakotherapie in Schwangerschaft und Stillzeit betreffen zusammengefasst:

- psychische Neuerkrankungen
- Exazerbation bereits vorbestehender psychischer Störungen
- unbeabsichtigte Schwangerschaft unter einer etablierten Psychopharmakotherapie
- Beratung einer Frau mit bekannter psychischer Vorerkrankung und/oder aktueller medikamentöser Behandlung hinsichtlich einer geplanten Schwangerschaft
- Überlegungen einer gezielten Prophylaxe hinsichtlich eines erwartbar erhöhten Erkrankungsrisikos in der Wochenbettzeit bei Vorliegen eines Wunsches zu stillen.

Das empirische Wissen um den Nutzen, aber auch die potentiellen Schädigungen einer medikamentösen Behandlung mit den diversen psychopharmakologischen Substanzklassen in Schwangerschaft und Stillzeit kann sich auf keine sorgfältig konzipierten, plazebo-kontrollierten Studien stützen. In Abhängigkeit vom Zeitraum des klinischen Einsatzes eines bestimmten Präparats existieren aber spezielle Erfahrungen, die *Sicherheitstrends* erlauben. Diese sind begreiflicherweise für ältere Präparate zuverlässiger, für erst jüngst eingeführte Medikamente sehr spärlich. Selbst in kritischen Übersichtsarbeiten zur Frage der Unbedenklichkeit oder Gefährlichkeit bestimmter Substanzen in Schwangerschaft und Stillzeit behindert aber eine Fülle intervenierender Variablen die Formulierung definitiver Behandlungsrichtlinien. Hierunter imponieren vor allem eine unklare Generalisierbarkeit aus tierexperimentellen Studien, zu geringe Fallzahlen, um statistisch signifikante Ursache-Wirkungs-Beziehungen herstellen zu können, manchmal nur kasuistische Berichte, oft große methodische Inkonsistenzen, selten berücksichtigter Beigebrauch von frei verkäuflichen Medikamenten, variierendes Alter der Mutter, nicht erfasster Konsum von Alkohol, Tabak, Drogen, nicht protokollierte Einwirkung von anderen Umwelttoxinen sowie von Umfang, Dauer und Zeitpunkt einer bestimmten Exposition [141].

In einer *klinischen Perspektive* ist bedeutsam, dass beispielsweise bei US-amerikanischen Neugeborenen in ca. 2–4% bedeutsame Fehlbildungen vorliegen, in bis zu 12% kleinere Behinderungen bestehen. In lediglich *4–5%* können diese Fehlbildungen aber auf schädigende Einwirkungen eines bestimmten Pharmakons zurückgeführt werden, die bei weitem überwiegende Mehrzahl der Fälle von 60–70% bleibt unerklärt [152]. Prinzipiell *mögliche pränatale Schädigungsmuster* von

Psychopharmaka sind in Abhängigkeit vom Schwangerschaftszeitpunkt der Einwirkung definierbar [71]:

- Blastogenese (1. – 2. Woche): Fruchttod
- Embryogenese (3. – 12. Woche): Missbildungen (teratogene Schäden)
- Fötalentwicklung (12. – 40. Woche): Wachstums-, Verhaltensschäden
- Perinatalperiode und Stillzeit: akute toxische Effekte, Entzugssyndrome

Für das *teratogene Risiko* ist zu beachten, dass erst ab der 3. Schwangerschaftswoche Psychopharmaka jedweder Art plazentagängig werden. Mit der 11./12. Embryonalwoche sind mit Ausnahme des Zentralnervensystems, der Zähne, Augen, Ohren und äußeren Genitalien alle Organsysteme ausgebildet. Teratogene Schäden werden also nur in diesem engen Zeitfenster gesetzt. Grundsätzlich ist festzuhalten, dass die meisten Frauen eine Schwangerschaft zwischen der 5. und 8. Gestationswoche bemerken. Mögliche teratogene Effekte einer aktuellen Pharmakotherapie sind also häufig bereits erfolgt. Diese lassen sich durch eine sorgfältige gynäkologische Vorsorge relativ früh nachweisen.

Längerfristige neurobehaviorale Risiken ergeben sich hingegen aus den vielfältigen Einwirkungsmöglichkeiten von Pharmaka auf die Nervenproliferation und –ausdifferenzierung sowie die reifenden Neurotransmittersysteme. Negative Konsequenzen können sich in einer beeinträchtigten Psychomotorik, mangelnden Anpassung, Stimmungslabilität, irritierten frühen Mutter-Kind-Interaktion, Lernschwierigkeiten, verminderten Problemlösungsfertigkeiten widerspiegeln.

Risiken der neonatalen Toxizität beschreiben eine Reihe von physiologischen und behavioralen Syndromen als Folgen einer direkten prä- und perinatalen Medikamentenexposition bzw. eines Entzugs solcher Substanzen und organismischer Gegenregulationen. Ein noch sehr unreifes Zentralnervensystem des Neugeborenen, eine eingeschränkte mikrosomale Enzymaktivität der Leber, eine verringerte glomeruläre Filtration und tubuläre Sekretion sowie eine erniedrigte Plasmaproteinbindung mit resultierenden höheren freien Konzentrationen der Wirkstoffe tragen hierzu bei.

Eine *Pharmakaexposition während des Stillens* vollzieht sich über eine passive Diffusion der nicht-ionisierten ungebundenen Fraktion eines Wirkstoffs aus dem mütterlichen Serum in das Milchsystem. pH-Gradient zwischen Serum- und Milchkompartiment, Grad der Ionisierung, Molekulargewicht und Lipophilie eines Medikaments spielen hierbei eine entscheidende Rolle. Das Verhältnis von Milch- und Serumkonzentration ist in aller Regel deutlich < 1. Die Konzentrationen in der Muttermilch können aber in Abhängigkeit von der Medikamenteneinnahme, dem Stillrhythmus, der Vor- oder Nachmilch außerordentlich schwanken. *Risiken einer Pharmaexposition infolge Stillen* beziehen sich ganz analog auf die noch starke Unreife der verschiedenen Organsysteme des Neugeborenen. Langfristige Konsequenzen auf die sich weiter ausdifferenzierenden neuronalen Strukturen und Neurotransmittersysteme sind zu reflektieren.

Die differentiellen Risiken einer Behandlung mit bestimmten Substanzklassen (Neuroleptika, Antidepressiva, Mood-Stabilizer, Benzodiazepine) in den Indexzeiträumen werden in Tabelle 1 zusammengefasst.

Tabelle 1. Psychopharmakotherapie während der Schwangerschaft und der Stillzeit [63]

Medikamentengruppe	Schwangerschaft	Kommentar	Stillzeit	Kommentar
Antidepressiva				
Trizyklika	insgesamt relativ sicher	Maprotilin: Gefahr der Krampfschwellensenkung sekundäre Amine: geringere Orthostase, anticholinerge NW	relativ gut toleriert	Monitoring des Babys empfohlen günstig Plasmaspiegelbestimmungen Doxepin: Fälle von Atemdepression
Selektive Serotonin-Wiederaufnahmehemmer	insgesamt relativ sicher	Fluoxetin: größte Erfahrungen, Kumulationsneigung Sertralin, Paroxetin: geringe Erfahrungsbasis	relativ gut toleriert	Fluoxetin: Kumulationsneigung
MAO-Hemmer	nicht empfohlen	wenige Fallberichte Diät-, Interaktionsprobleme	nicht empfohlen	Diät, Interaktionsprobleme, Unreife der hepatischen Enzymsysteme des Babys
Elektrokonvulsionstherapie	sicher zu handhaben	> 300 publizierte Fälle	sicher zu handhaben	
Phasenprophylaktika				
Lithium	nach 1. Trimenon relativ sicher	1. Trimenon: nicht empfohlen relatives Risiko für Fehlbildungen allgemein 1.5 bis 3.0, für kardiale Anomalien:1.2 bis 7.7 (Ebstein-Anomalie: 0.1% gegenüber 0.05% in Allgemeinbevölkerung)	in strengen Ausnahmen	ca. 50% der mütterlichen Serumkonzentrationen in Muttermilch; strenges Monitoring; v.a. Flüssigkeitshaushalt beim Baby Plasmaspiegelbestimmungen
Carbamazepin	nicht empfohlen	1. Trimenon: Risiko von Spina bifida (0.5 – 1%), craniofaziale Fehlbildungen, unklare Verhaltensteratogenität	relative Kontraindikation	bisher keine gravierenden negativen Effekte publiziert, jedoch Hepatotoxizität, Leukopenie prinzipiell zu bedenken
Valproat	nicht empfohlen	1. Trimenon: Risiko von Spina bifida (3 – 6%) craniofaziale, kardiovaskuläre Fehlbildungen, unklare Verhaltensteratogenität	nicht empfohlen	Hepatotoxizität, Leukopenie prinzipiell zu bedenken Carbamazepin in der relativen Sicherheitsbewertung vor Valproat

Tabelle 1. Psychopharmakotherapie während der Schwangerschaft und der Stillzeit [63] *(Fortsetzung)*

Medikamentengruppe	Schwangerschaft	Kommentar	Stillzeit	Kommentar
Antipsychotika				
Typika	hoch-potente Neuroleptika relativ sicher (z.B. Haloperidol) niedrig-potente Neuroleptika eher zu vermeiden	niedrig potente Neuroleptika nicht empfohlen (aliphatische Phenothiazine: Hinweise für erhöhte Rate unspezifischer kongenitaler Fehlbildungen)	nicht empfohlen	in der publizierten Literatur keine bedeutsamen negativen Effekte berichtet; jedoch unklare Langzeiteffekte Gesamtbeurteilung einer psychotischen Erkrankung notwendig
Atypika				
Clozapin	unzureichende Datenlage	diverse Fehlbildungen in kleinen Samples berichtet	nicht empfohlen	hohe Konzentrationen in Muttermilch
Olanzapin	unzureichende Datenlage		unzureichende Datenlage	
Antiparkinsonika	restriktiver Einsatz	Trihexyphenidyl, Benztropin: kleinere kongenitale Fehlbildungen		
Benzodiazepine	im 1. Trimenon wo möglich zu vermeiden	1. Trimenon: wahrscheinlich erhöhtes Risiko einer Spaltenmißbildung (0.7%), unklare Verhaltensteratogenität, Kumulationsneigung	Niedrigdosierung	Sedierungseffekte möglich, bei Frühgeborenen zu vermeiden, Vorteile von Lorazepam, Oxazepam, Clonazepam hinsichtlich hepatischer Belastung des Baby

Historische Aspekte zur Anwendung einer Elektrokonvulsionstherapie während Schwangerschaft und Wochenbett

Die Probleme, die bei einer psychopharmakologischen Behandlung psychiatrischer Erkrankungen schwangerer Frauen auftreten können, haben dazu geführt, dass die Elektrokonvulsionstherapie in den letzten 50 Jahren zunehmend als mögliche Therapieoption psychiatrischer Störungen während der Schwangerschaft angesehen wurde. Dabei hat der Stellenwert der Elektrokonvulsionstherapie im Laufe der Jahre eine dramatische Veränderung erfahren. Zunächst wurde eine Gravidität als absolute Kontraindikation für die Durchführung einer Elektrokonvulsionstherapie angesehen. Diese Auffassung war insbesondere durch die damals vorherrschende Meinung beeinflusst, dass epileptische Anfälle ein besonderes Risiko für die schwangere Frau und das heranwachsende Kind darstellten. So war in der Zeit von 1895 an bis in das Jahr 1982 hinein in verschiedenen amerikanischen Bundesstaaten per Gesetzgebung eine Heirat von an Epilepsie leidenden Frauen untersagt [14, 158]. Die zurückhaltende Einstellung der Ärzte gegenüber einer elektrokonvulsiven Therapie psychiatrisch erkrankter schwangerer Frauen erhielt auch durch einige Tierversuche Unterstützung, in denen eine hohe Rate von Schwangerschaftsabbrüchen und abnormen Verhaltensweisen der Muttertiere nach Elektrokonvulsionstherapie (EKT) beobachtet wurde [123].

So ist es nicht verwunderlich, dass beim ersten publizierten Fall einer schwangeren Frau, die eine (mit Metrazol induzierte) Konvulsionsbehandlung erhielt, diese Therapie nur durchgeführt wurde, weil die Schwangerschaft irrtümlich als fibroider Tumor fehldiagnostiziert worden war; die Frau machte anschließend eine unauffällige Schwangerschaft durch und brachte ein gesundes Kind zur Welt [48]. Nachdem in den folgenden Jahren weitere Kasuistiken veröffentlicht worden waren, die über günstige therapeutische Effekte und einen komplikationslosen Verlauf einer EKT bei schwangeren Frauen berichteten, wurde diese Form der Behandlung bereits Ende der 40er Jahre nicht mehr als Kontraindikation angesehen [94]. Erwähnenswert ist auch, dass in den veröffentlichten Fallberichten bis in die 60er Jahre hinein häufig neben der EKT auch über die heutzutage ohnehin obsolete Insulin-Koma-Therapie bei schwangeren Frauen berichtet wurde [19, 26, 44, 59, 74, 138]. Während die Insulin-Koma-Therapie in den aufgeführten Kasuistiken insbesondere im ersten Trimester eine ausgesprochen schädliche Wirkung auf den Feten hatte, erwies sich die EKT insgesamt als ein sicheres Verfahren sowohl für Mutter als auch Fetus. Derzeit wird die EKT als eine der Behandlungsoptionen der ersten Wahl bei schwangeren Frauen mit schweren psychiatrischen Erkrankungen angesehen [9, 10, 29, 41, 60]. Von verschiedenen Autoren wurden Richtlinien zur Durchführung einer EKT während der Schwangerschaft publiziert [10, 118, 153], auch wenn noch Kontroversen bezüglich der Finanzierbarkeit mancher empfohlener Maßnahmen und Sicherheitsvorkehrungen bestehen [60].

Was psychotische Störungen im Wochenbett anbelangt, wurde die EKT von Anfang an als besonders geeignet angesehen und von Autoritäten auf diesem Gebiet empfohlen. Beispielsweise führte Protheroe [114] die verbesserten Behandlungserfolge bei Wochenbettpsychosen nach 1950 hauptsächlich auf die Anwendung der Elektrokonvulsionsbehandlung zurück. Hamilton [53] stellte unter Berücksichtigung seiner klinischen Erfahrung in der Behandlung von Puerperalpsychosen fest: „With ECT, almost all can be cured. Without ECT the prognosis can be grave". Ähnlich berichteten Sneddon und Kerry [137] von einer besonderen Ansprechbarkeit der psychiatrischen Erkrankungen im Wochenbett auf Elektrokonvulsionstherapie, empfahlen Brockington und Mitarbeiter [20] ebenso wie die Mitglieder des „Royal College of Psychiatrists´ Special Committee on ECT" [85] insbesondere bei wahnhaften Depressionen im Wochenbett die frühzeitige Anwendung der EKT und befürwortete Cox [32] diese Therapieform bei Puerperalpsychosen auch dann, wenn die Symptomatik nicht typisch für Depressionen sei. Richtlinien zur Durchführung der EKT im Wochenbett wurden von der „American Psychiatric Association" veröffentlicht [9, 10].

Elektrokonvulsionstherapie während der Schwangerschaft

Allgemeine Grundlagen

Bei der Behandlung psychiatrischer Erkrankungen während der Schwangerschaft steht der Arzt häufig vor einem schwierigen Dilemma: Einerseits kann eine psychopharmakologische Therapie mit bedeutsamen Komplikationen für den Fetus einhergehen [89] und ist die schwangere Frau aufgrund unvorhersagbarer Veränderungen im Plasmavolumen, in der glomerulären Filtrationsrate der Niere, der gastrointestinalen Resorptionsleistung sowie der Eiweißbindung einem höheren Nebenwirkungs- und Toxizitätsrisiko bei medikamentösen Behandlungen ausgesetzt [39]. Andererseits bergen schwere unbehandelte psychiatrische Erkrankungen während der Schwangerschaft ihrerseits erhebliche Risiken in sich wie z.B. Suizidalität, Fremdaggressivität, unangemessene Ernährung, Verweigerung der notwendigen Schwangerschaftsuntersuchungen, Unfähigkeit, den ärztlichen Ratschlägen zu folgen, Abbruch der Schwangerschaft oder sogar Tötung des Neugeborenen [28, 31, 90, 139, 155]. Zwar ist die Wirksamkeit der EKT bei der Behandlung schwerer Depressionen und anderer psychiatrischer Erkrankungen mittlerweile gut etabliert [42, 111] und nehmen die Kenntnisse in den neurobiologischen Grundlagen der EKT zu [77, 78]. Dennoch wird der Nutzen und die Verträglichkeit dieser Behandlungsform auch bei nichtschwangeren Patienten weiterhin in der Öffentlichkeit und in der nichtwissenschaftlichen Presse zum Teil kontrovers diskutiert [27, 136], so dass möglicherweise psychologische Hemmungen bestehen, die Elektrokonvulsionsbehandlung gerade bei psychiatrisch erkrankten graviden Frauen einzusetzen.

Bevor Indikationen und mögliche Risiken bei der Durchführung einer EKT während der Schwangerschaft anhand der verfügbaren Daten der wissenschaftlichen Literatur näher diskutiert werden, soll an dieser Stelle auf physiologische Besonderheiten eingegangen werden, die bei schwangeren Frauen im Hinblick auf die Elektrokonvulsionsbehandlung zu beachten sind. Zunächst ist unter elektrophysiologischen Gesichtspunkten darauf hinzuweisen, dass eine Gravidität die Krampfschwelle bei der Durchführung einer EKT in unvorhersehbarer Weise verändern kann. Im Tierversuch wird die Krampfschwelle durch Östrogen gesenkt bzw. durch Progesteron erhöht [72]. Auch bei Frauen weisen klinische Phänomene wie z.B. Epilepsieformen, bei denen die Krampfanfälle an den menstruellen Zyklus gebunden sind [56], sowie schwangerschaftsassoziierte, d.h. nicht-eklamptische, nur während der Gravidität vorkommende epileptische Anfälle [72, 93] darauf hin, dass die veränderte hormonelle Situation in der Schwangerschaft die Krampfschwelle beeinflussen kann. Ferner liegt bei der schwangeren Frau in der Regel eine progesteron-induzierte Hyperventilation mit kompensierter respiratorischer Alkalose vor, wodurch ebenso wie durch Schlafentzug, Elektrolytentgleisungen, Müdigkeit oder Stress die Krampfschwelle gesenkt werden kann [72]. Das Ausmaß der beschriebenen Effekte auf die Krampfschwelle variiert von Frau zu Frau und lässt sich im Einzelfall nur schwer vorhersagen, so dass derzeit keine allgemein gültigen Richtlinien möglich sind. Da jedoch die Ansprechrate auf EKT von dem Betrag abzuhängen scheint, um den die applizierte elektrische Dosis die Krampfschwelle überschreitet [126], kommt schwangerschaftsinduzierten Variationen der Krampfschwelle möglicherweise eine klinische Bedeutung zu.

Die EKT geht mit einer Reihe von endokrinologischen Effekten einher, die sowohl bei schwangeren als auch nichtschwangeren Patientinnen nachweisbar sind. Bei nichtschwangeren Patientinnen führt eine elektrokonvulsivische Behandlung ebenso wie ein Krampfanfall im Rahmen einer Epilepsie zu einer vorübergehenden Hyperprolaktinämie [82, 112, 142]. Die Konzentrationen von Cortisol, ACTH und β-Endorphin werden auch erhöht, die Effekte hier sind aber weniger ausgeprägt und teilweise uneinheitlich [47, 92]. Die genannten Hormone sind bereits bei einer normalen Schwangerschaft ohne EKT erhöht [23, 25, 120], jedoch kann ein zusätzlicher Anstieg nach einer Elektrokonvulsionsbehandlung bei schwangeren Frauen nachgewiesen werden [50]. Ob sich durch die endokrinen Effekte einer Elektrokonvulsionsbehandlung Konsequenzen für die schwangere Frau ergeben, ist unklar; jedenfalls wurden bislang keine negativen Folgen nachgewiesen. Aus theoretischer Sicht stellt sich aber die Frage, inwieweit die während einer EKT zu beobachtende vorübergehende Aufhebung der Bluthirnschranke [81] dazu führt, dass ansonsten während der Schwangerschaft nur peripher erhöhte Hormone im Rahmen einer solchen Therapie auch in das Gehirn gelangen können.

Bei Durchführung einer EKT können systemische Veränderungen auftreten, die aber nur vorübergehender Natur sind. So kommt es innerhalb der ersten Minuten nach Auslösen des Krampfanfalls zu einer kurzen Episode mit Blutdruckabfall und Bradykardie. Anschließend können Sinustachykardie, gesteigerte sympathische Aktivität und Blutdruckanstieg einsetzen. Ferner sind transiente kardiale Arrhythmien und ein gesteigerter intrakranieller Druck möglich [9, 29, 58]. Die zu beobachtenden vorübergehenden kardiovaskulären Veränderungen gehen mit einer kurzen, aber nachhaltigen Aktivierung parasympathischer und sympathischer Nervenfasern sowie einer vermehrten Freisetzung von Acetylcholin und Katecholaminen einher. Auch wenn es bislang keine Messung der Acetylcholinkonzentrationen im Blut nach Durchführung einer EKT gibt, sind bislang keine negativen Effekte auf die Schwangerschaft nachgewiesen worden. Der Uterus ist nur spärlich mit parasympathischen Nervenfasern innerviert, außerdem wird Acetylcholin rasch abgebaut [140]. Eine katecholaminerg induzierte Vasokonstriktion kann den Blutfluss zum Uterus und zur Plazenta drosseln und potentiell eine Hypoxämie beim Fetus hervorrufen. Auch wenn eine vorübergehende, geringfügige Hypoxämie wahrscheinlich keine Auswirkungen auf den Feten hat, können doch fetale Bradykardien auftreten, sofern bei der schwangeren Frau Begleiterkrankungen wie z.B. chronischer Bluthochdruck oder Diabetes mellitus bestehen, welche die uteroplazentare Blutzirkulation zusätzlich beeinträchtigen [149]. Für die Narkoseführung bedeutet dies, dass durch Präoxygenierung mit 100%igem Sauerstoff sowie assistierte Beatmung das diesbezügliche Risiko minimiert werden muss. Außerdem sind bei Gabe von Succinylcholin während der Narkose die Katecholaminspiegel nur noch geringfügig erhöht. Insgesamt ist festzuhalten, dass die EKT trotz möglicher kurzfristiger kardiovaskulärer Veränderungen eine sehr sichere Behandlungsmethode ist, und Nebenwirkungen und unerwünschte Ereignisse aufgrund der verbesserten technischen Voraussetzungen stark reduziert werden konnten. Während die Mortalitätsrate der EKT in den Anfangsjahren bei 0,1% lag, werden derzeit bei männlichen Patienten und nichtschwangeren Patientinnen Mortalitätsraten von 0,003 bis 0,009% beschrieben [132]. Einen Überblick über physiologische Besonderheiten der Schwangerschaft und der damit verbundenen Risiken während einer EKT bietet Tabelle 2 [116].

Indikationen

Im Prinzip gelten bei schwangeren, psychiatrisch erkrankten Frauen die gleichen Indikationen zur Durchführung einer EKT wie bei Patienten und nichtschwangeren Patientinnen auch. Die primäre Indikation ist die schwere depressive Störung, insbesondere wenn gleichzeitig psychotische Symptome vorliegen [10, 106]. Günstige klinische Ergebnisse werden auch bei akuten Manien im Rahmen schizoaffektiver und bipolarer Störungen [98, 134] sowie bei schizophrenen Psychosen insbesondere mit katatonen und affektiven Begleitsymptomen erzielt [43, 133]. Die EKT ist bei der febrilen Katatonie [46] und beim malignen neuroleptischen Syndrom [24] die Therapie der ersten Wahl. Sie stellt nun eine vitale Indikation dar.

Die „American Psychiatric Association" [10], die „Canadian Psychiatric Association" [106] sowie das „Royal College of Psychiatrists" [85] sind sich in ihren Positionen zur Elektrokonvulsionsbehandlung darin einig, dass diese Therapieoption insbesondere dann indiziert ist, wenn einerseits die psychische Verfassung der Mutter eine Bedrohung für ihr Leben bzw. das Leben des Feten darstellt, andererseits bei psychopharmakologischer Behandlung eine bedeutsame Gefahr teratogener, toxischer oder anderer Schäden und Folgekomplikationen besteht. Der amerikanische EKT-Experte Fink [41] weist explizit darauf hin, dass eine längerfristige Behandlung mit Psychopharmaka wie Lithium, Antidepressiva oder Neuroleptika v.a. im ersten Trimenon der Schwangerschaft die Gefahr teratogener Schäden in sich birgt und die Vermeidung dieses teratogenen Risikos einen ausreichenden Grund für die Anwendung der EKT bei schwangeren Frauen mit manischen, psychotischen oder katatonen Symptomen darstellt. In allen Trimestern der Schwangerschaft ist eine Therapieresistenz auf psychopharmakologische oder andere Behandlungsmöglichkeiten bei gleichzeitiger Verschlechterung der psychiatrischen Symptomatik eine Indikation für die EKT. Erfolgreiche Behandlungsversuche mit EKT in der Vorgeschichte der Patientin sind unter Abwägung von Nutzen und Risiko ebenfalls

Tabelle 2. Risiken im Zusammenhang mit einer Elektrokrampftherapie während der Schwangerschaft [116]

Risiko	Empfehlungen
Gastrischer Reflux	
Verzögerte Magenentleerung	1. Betrachte schwangere Patienten wie Patienten mit einem vollen Magen und erhöhtem Aspirationsrisiko.
	2. Führe eine Intubation nach dem ersten Trimenon nur mit Vorsicht durch, da aufgrund von Hypervaskularisierung und Ödemneigung Blutungen entstehen können [34].
Gesteigertes Risiko einer Regurgiation Aspiration und Pneumonie, insbesondere nach dem ersten Trimenon	3. Erwäge eine Prämedikation mit Antazida (z.B. Natriumzitrat-Lösung oral) [2], H_2-Rezeptoren-Blockern oder prokinetischen Pharmaka zur Förderung der Magenperistaltik.
	4. Vermeide Atropin, da es das Risiko einer Aspiration erhöht; benutze Glycopyrrolat, das die Plazentaschranke so gut wie nicht überwinden kann [6].
Aortocavale Kompression	
Generell in der Spätschwangerschaft durch Kompression der Vena cava und Aorta durch einen großen, schweren Uterus	1. Bereite die Narkose mit intravenöser Flüssigkeitssubstitution vor.
	2. Vermeide glucosehaltige Lösungen, um keine Diurese zu induzieren.
Reduzierte fetale Zirkulation	3. Stelle eine angemessene Oxygenierung sicher, aber führe keine Hyperventilation durch [34].
	4. Plaziere einen Keil unter die rechte Hüfte der Patientin, um sie anzuheben und die Gebärmutter auf die linke Seite zu verschieben [38].

Tabelle 2. Risiken im Zusammenhang mit einer Elektrokrampftherapie während der Schwangerschaft [116] *(Fortsetzung)*

Risiko	Empfehlungen
Medikamente im Rahmen der Elektrokonvulsionstherapie während der Schwangerschaft	
a) Muskelrelaxantien	1. Succinylcholine passiert die Plazentaschranke in üblichen Dosierungen nicht [97].
	2. Überprüfe die Aktivität der Pseudocholinesterase, falls aus der Vorgeschichte der Mutter Hinweise auf eine Störung der Metabolisierung von Succinylcholin bestehen [150]; dies kann zu respiratorischen Problemen beim Neugeborenen führen.
b) anticholinerge Substanzen	1. Anticholinerge Substanzen können nicht als Routinemedikation empfohlen werden.
	2. Atropin passiert rasch die Plazentaschranke, verursacht eine fetale Tachykardie und senkt die Herzfrequenzvarianz beim Fetus.
	3. Glycopyrrolat passiert die Plazentaschranke nur zu einem geringen Grad [1, 2].
c) Barbiturate	1. Kurzwirksame Barbiturate haben gewöhnlich keine relevante Nebenwirkungen, die charakteristisch für ihren Einsatz bei schwangeren Frauen wären [130].

starke Argumente zur primären Anwendung dieser Behandlungsstrategie bei schwangeren Frauen. Eine notfallmäßige Indikation für die Elektrokonvulsionsbehandlung ist gegeben, wenn die psychiatrische Erkrankung der schwangeren Frau aufgrund schwerer Agitation, katatoner Zustände, Dehydrierung, Fehlernährung, suizidaler oder fremdaggressiver Impulse eine Bedrohung für das heranwachsende Leben darstellt [154].

Risiken für Mutter und Fetus

Bislang gibt es keine prospektive, kontrollierte Studie, in der die Komplikationsrate einer Elektrokonvulsionsbehandlung gravider, psychiatrisch erkrankter Patientinnen mit der anderer Behandlungsmöglichkeiten (z.B. Psychopharmaka) oder keiner Behandlung verglichen worden wäre. Gemäß einer statistischen Power-Analyse und Fallzahlschätzung müssten in eine solche prospektive Untersuchung, bei der gynäkologische Komplikationen oder Risiken für den Feten zwischen schwangeren Patientinnen mit EKT und einer Kontrollgruppe schwangerer Patientinnen ohne diese Behandlung verglichen werden, bereits 760 Patientinnen eingeschlossen werden, um beispielsweise eine signifikante Differenz zwischen einer fünfprozentigen und einer zehnprozentigen Rate vorzeitiger Wehen nachzuweisen [57, 91]. Zwar sind bislang derartige prospektive Daten auch wegen des damit verbundenen hohen Aufwandes nicht verfügbar; es existieren aber eine Reihe von Fallberichten, die in Übersichtsarbeiten von Ferrill et al. [40] und Miller [91] zusammengestellt wurden. Insbesondere die Arbeit von Miller [91] bietet einen ausgezeichneten Überblick über insgesamt 300 berichtete Fälle aus den Jahren 1942 bis 1991. Die meisten dieser Kasuistiken berichteten über eine problemlose Anwendung der EKT bei schwangeren Patientinnen [13, 17, 26, 36, 37, 50, 60, 86, 94, 104, 108, 119, 125, 127, 135, 143, 144, 153]. Es gibt zudem eine wachsende Zahl von Behandlungsberichten über eine sichere Anwendung einer EKT auch bei Hochrisikoschwangerschaften mit Vorliegen beispielsweise einer psychotisch bedingten reduzierten Nahrungsaufnahme und Gewichtsverlust [157] oder Sichelzellenanämie [73], ferner auch bei Zwillingsschwangerschaften [83, 148].

In 28 der 300 in der Miller-Arbeit [91] aufgeführten Fälle (9,3%) wurde über Komplikationen berichtet, die in Tabelle 3 aufgeführt sind. Bei einigen dieser 28 Fälle ist ein kausaler Zusammenhang zur EKT nur fraglich gegeben. Dies ist vor allem darauf zurückzuführen, dass in vielen der aufgeführten Kasuistiken detaillierte Angaben zum Einsatz psychotroper Medikamente, Diagnose, Anzahl der elektrokonvulsiven Behandlungen, Trimester der Schwangerschaft oder Art der Narkose fehlen. Auch wenn entsprechende Angaben verfügbar sind, zeichnen sie sich teilweise durch eine große Streubreite aus. So schwankte die Anzahl der durchgeführten elektrokonvulsiven Behandlungen von 1 bis 35. Ferner variierte der Beobachtungszeitraum für die Neugeborenen, die intrauterin einer Elektrokonvulsionsbehandlung der Mutter ausgesetzt waren, zwischen 2 Monaten und 19 Jahren, wobei überhaupt nur in 89 der insgesamt 300 Fälle (29,7%) ein derartiges Follow-up vorlag. Im folgenden sollen potentielle Risiken, denen schwangere Frauen und deren Kinder bei Durchführung einer Elektrokonvulsionsbehandlung ausgesetzt sind, in Anlehnung an die Übersichtsarbeit von Miller [91] näher diskutiert werden (siehe Tabelle 3).

Fetale kardiale Arrhythmien

In fünf Fällen wurde über eine vorübergehende Störung der kardialen Rhythmik beim Feten berichtet [19, 79, 80, 129, 146]. Diese Störungen traten in Form von 1–15 Minuten andauernden, postiktalen, irregulären fetalen Herzschlägen [19, 79, 80] sowie von fetaler Bradykardie während der tonischen Krampfphase [146] oder während der postiktalen Phase [129] auf. Als mögliche Ursachen werden ein gesteigerter Sympathikotonus nach Auslösen des Krampfanfalls und eine vorübergehende respiratorische Azidose seitens der Mutter angesehen [80]. Die verminderte Herzfrequenzvarianz beim Feten steht vermutlich im Zusammenhang mit der Verwendung von Barbituraten während der Narkose [129]. In allen Fällen transienter kardialer Arrhythmien beim Feten kam es zur Geburt gesunder Babies.

Vaginale Blutungen

Fünf Fälle von nachgewiesener oder vermuteter vaginaler Blutung im Zusammenhang mit einer EKT wurden beschrieben [19, 110, 129]. Während in einem Fall die Blutung von einer beginnenden Lösung der Plazenta herrührte, die nach jeder von sieben wöchentlich durchgeführten Behandlungen zu beobachten war [129], wurde in den anderen Fällen keine Blutungsursache gefunden. In einem Fallbericht zeigte die Patientin eine vergleichbare vaginale Blutung auch bei vorhergehenden Schwangerschaften ohne EKT [19]. In der Kasuistik von Sherer und Mitarbeitern [129] wurden die vaginale Blutung und die geringfügige Abruptio placentae auf den vorübergehenden Blutdruckanstieg während des induzierten Krampfanfalles zurückgeführt. In keiner der aufgeführten Kasuistiken wurden negative Folgen für das Neugeborene angegeben.

Uteruskontraktionen

Eine automatische Kontraktion der Uterusmuskulatur findet weder im Rahmen eines epileptischen Krampfanfalles noch unter einer Elektrokonvulsionsbehandlung statt [153]. Nichtsdestoweniger sind in der Übersichtsarbeit von Miller [91] zwei Kasuistiken aufgeführt, in denen uterine Kontraktionen jeweils kurz nach der Elektrokonvulsionsbehandlung beschrieben wurden [19, 129], wobei die Kontraktionen aber weder zu vorzeitiger Wehentätigkeit noch zu sonstigen Komplikationen führten. In der bereits oben aufgeführten Kasuistik von Sherer et al. [129] diskutierten die Autoren einen Zusammenhang der Uteruskontraktionen mit einer beginnenden Abruptio placentae. In einer neueren Kasuistik, die in der Miller-Arbeit noch keine Berücksichtigung fand, kam es bei einer 26-jährigen Patientin,

Tabelle 3. Komplikationen bei schwangeren Frauen mit Elektrokonvulsionstherapie und bei Feten mit intrauteriner Exposition [91]¹

Fall	Quelle	Komplikation	Elektrokonvulsionsbehandlungen		Alter des Fetus beim Follow-up	andere Risikofaktoren
			Trimenon²	Anzahl		
1	Leroux et al. [79]	fetale Arrythmie	Drittes	3	Geburt	–
2	Gralnick [49]	Totgeburt	Erstes	24	n.v.³	Insulin-Koma-Therapie
3	Boyd et al. [19]	vaginale Blutung	Zweites	26	n.v.	Blutungen in vorausgegangenen Schwangerschaften
4	Boyd et al. [19]	Uteruskontraktionen, Blutung, fetale Arrythmie, Frühgeburt	Drittes	2	Geburt	Einlauf vor Einsetzen der Wehen
5	Kent [67]	Fehlgeburt	Zweites	16	n.v.	Insulin-Koma-Therapie
6	Simon [131]	neonataler Tod	Zweites	6	2 Tage	Toxämie
7	Rondepierre et al. [122]	Fehlgeburt	Drittes	7	–	Unfall
8	Porot [110]	Hämaturie	Zweites	3	5 Monate	–
9	Porot [110]	Blutung	Erstes	1	Geburt	–
10	Yamamoto et al. [156]	Entwicklungsverzögerung	Zweites	12	32 Monate	Phenobarbital
11	Wickes [151]	Unreife, Hypertelorismus, Optikusatrophie, Entwicklungsverzögerung	Zweites	2	3 Jahre	Insulin-Koma-Therapie
12	Wickes [151]	Fehlgeburt	Erstes	n.v.	–	Insulin-Koma-Therapie
13	Laird [74]	Frühgeburt	Zweites	35	Geburt	–
14	Sobel [138]	Anenzephalus	n.v.	n.v.	n.v.	Mutter 42 Jahre alt
15	Sobel [138]	neonataler Tod, pulmonale Zysten	n.v.	n.v.	n.v.	–

Tabelle 3. Komplikationen bei schwangeren Frauen mit Elektrokonvulsionstherapie und bei Feten mit intrauteriner Exposition [91][1] *(Fortsetzung)*

Fall	Quelle	Komplikation	Elektrokonvulsionsbehandlungen		Alter des Fetus beim Follow-up	andere Risikofaktoren
			Trimenon[2]	Anzahl		
16	Sobel [138]	Bauchschmerzen	Drittes	n.v.	n.v.	–
17	Sobel [138]	Bauchschmerzen	Drittes	n.v.	n.v.	–
18	Impastato et al. [59]	Atemschwierigkeiten, Klumpfuß	Zweites	20	Geburt	–
19	Impastato et al. [59]	Fehlgeburt, pulmonale Zysten	Erstes	19	–	–
20	Impastato et al. [59]	Frühgeburt	Drittes	3	4 Monate	–
21	Impastato et al. [59]	Fehlgeburt	Erstes	n.v.	–	–
22	Impastato et al. [59]	Blindheit	Zweites	8	n.v.	Mutter 40 Jahre alt
23	Impastato et al. [59]	Bauchschmerzen	Zweites	7	Geburt	–
24	Impastato et al. [59]	geistige Retardierung	n.v.	n.v.	n.v.	Insulin-Koma-Therapie
25	Impastato et al. [59]	geistige Retardierung	n.v.	n.v.	n.v.	–
26	Levine et al. [80]	fetale Arrythmie	Drittes	9	1 Monat	–
27	Varan et al. [146]	fetale Bradykardie	Zweites	12	8 Tage	–
28	Sherer et al. [129]	Abruptio placentae	Drittes	7	Geburt	–

[1] basierend auf einer Zusammenstellung von 300 Fällen von Elektrokonvulsionsbehandlung während der Schwangerschaft, die zwischen 1942 und 1991 publiziert wurden

[2] Trimenon der Schwangerschaft zum Zeitpunkt des Beginnes der Elektrokrampftherapie

[3] keine Daten verfügbar

die wegen schwerer Depressionen in der 35. Schwangerschaftswoche elektrokonvulsiv behandelt wurde, nach der zweiten, dritten und sechsten EKT-Sitzung
zu Uteruskontraktionen, wobei nach der dritten Sitzung eine Tokolyse notwendig
wurde; eine vorzeitige Geburt konnte vermieden werden. Die Patientin brachte
in der 39. Woche ein gesundes Mädchen zur Welt [15].

Abdominelle Schmerzen

In den drei Fallberichten, in denen ernsthafte abdominelle Schmerzen unmittelbar im Anschluss an eine Elektrokrampfbehandlung angegeben wurden [59, 138],
waren die Schmerzen jeweils von kurzer Dauer und unbekannter Ätiologie. In
jedem Fall wurden gesunde Kinder zur Welt gebracht.

Vorzeitige Wehen

Es liegen vier Kasuistiken vor, in denen eine vorzeitige Wehentätigkeit nach EKT
beschrieben wurde [19, 74, 151]. Es erscheint aber unwahrscheinlich, dass die
EKT die vorzeitigen Wehen induzierte, da die Wehen nicht unmittelbar nach den
Behandlungen einsetzten. Vielmehr wurden von den Autoren andere Gründe für
die vorzeitige Wehentätigkeit angeführt (z.B. Verabreichung eines Einlaufs vor
der Behandlung, gleichzeitige Insulin-Koma-Therapie, angeborene fetale Missbildungen).

Fehlgeburten

Es existieren fünf Fallberichte über Fehlgeburten nach EKT [59, 67, 122, 151], wobei
es in einem Fall zu einer Fehlgeburt nach Unfall gekommen [122] und in einem
weiteren Fall gleichzeitig auch eine Insulin-Koma-Therapie durchgeführt worden
war [151]. Auch unter Mitberücksichtigung dieser Fälle ergibt sich in der Übersichtsarbeit von Miller [91] eine Fehlgeburtsrate von lediglich 1,6%. Zwar handelt es sich hierbei um eine retrospektive Auswertung kasuistischer Daten, und
Vergleiche sind deshalb nur bedingt aussagekräftig. Dennoch ist bemerkenswert,
dass in der Allgemeinbevölkerung, d.h. bei schwangeren Frauen ohne EKT, von
einer wesentlich höheren Fehlgeburtenrate auszugehen ist. Sie weist eine ausgeprägte Altersabhängigkeit auf und liegt insgesamt bei etwa 13–14% [101]. Die in
der Miller-Arbeit [91] verfügbaren Daten belegen also keine Erhöhung des Risikos
für Fehlgeburten durch eine Elektrokonvulsionsbehandlung. Erwähnenswert ist an
dieser Stelle allerdings ein Fallbericht jüngeren Datums, in dem eine 25-jährige
Patientin mit einer schweren wahnhaften Depression in der achten Schwangerschaftswoche elektrokonvulsiv behandelt wurde. Nach der dritten EKT-Sitzung waren
ultrasonographisch keine fetalen Herztöne mehr nachweisbar. Wenige Stunden
später kam es zu einer Fehlgeburt [95]. Die Autoren weisen in der Diskussion auf
die Notwendigkeit einer prospektiven Studie hin.

Totgeburten und neonatale Todesfälle

In der kasuistischen Literatur werden drei Fälle von Totgeburt bzw. neonatalen Todesfällen angegeben [49, 131, 138]. In allen drei Fällen gab es unabhängig von der durchgeführten EKT gewichtige andere Faktoren, die mit hoher Wahrscheinlichkeit für die Totgeburten verantwortlich gemacht werden können. So erhielt in einem Fallbericht die schwangere Patientin neben der EKT auch insgesamt acht Insulin-Koma-Therapien, die mit starkem Erbrechen und Gewichtsverlust der Frau einhergingen [49]. In einem weiteren Fall war die EKT ohne Komplikationen bereits sieben Monate vor der Entbindung beendet worden. Die Schwangerschaft nahm erst im letzten Trimenon einen komplikationsreichen Verlauf [131]. In der dritten Kasuistik [138] litt das Kind an angeborenen Pulmonalzysten und starb kurz nach der Geburt an einer Pneumonie.

Respiratorische Komplikationen

In einer Kasuistik zeigte das Neugeborene einer Mutter, die während der Gravidität mit EKT behandelt worden war, Schwierigkeiten beim Atmen [59]. Es werden aber in der Kasuistik keine näheren Angaben zu möglichen Ursachen für diese respiratorischen Probleme gemacht.

Teratogenität

Berichte über angeborene Missbildungen gibt es in fünf Fällen [59, 138, 151], wobei kongenitale Anomalien wie Hypertelorismus und Optikusatrophie [151], Anenzephalus [138], Klumpfuß [59] und pulmonale Zysten [59, 138] auftraten. In vier weiteren Fällen wurde von einer Entwicklungsverzögerung oder einer geistigen Retardierung bei Kindern mit intrauteriner Exposition gegenüber Elektrokonvulsionstherapie berichtet, wobei teilweise eine Assoziation zu körperlichen Missbildungen gegeben war [151], teilweise jedoch ein solcher Zusammenhang nicht bestand [59, 156]. Keine dieser Kasuistiken enthält aber nähere Informationen über andere, potentiell teratogene Einflüsse. In einem Fallbericht von Entwicklungsverzögerung des Kindes hatte die Mutter während der Schwangerschaft Barbiturate eingenommen [156]. In einem weiteren Fall, bei dem das Neugeborene unter Hypertelorismus, Optikusatrophie und Entwicklungsverzögerung litt, hatte die Mutter nur zwei Elektrokonvulsionstherapien, jedoch insgesamt 35 Insulin-Koma-Behandlungen während ihrer Schwangerschaft erhalten [151]. Bei dem Baby mit dem Klumpfuß erfolgte die EKT erst nach der 20. Schwangerschaftswoche, d.h. nach der Phase der Organogenese im ersten Trimenon [59].

Zusätzlich zu den unmittelbar bei Geburt zu beobachtenden potentiellen teratogenen Effekten wurden in drei Arbeiten auch längerfristige Effekte auf die Kinder untersucht. Forssman [44] untersuchte 16 Kinder, deren Mütter zwischen der 9. und 21. Schwangerschaftswoche mit EKT behandelt worden waren, über einen unterschiedlichen Zeitraum von 16 Monaten bis 6 Jahren nach der Geburt.

Er stellte bei keinem dieser Kinder körperliche bzw. geistige Auffälligkeiten oder Störungen fest. Smith [135] schloss 15 Kinder mit intrauteriner Exposition gegenüber EKT in seine Follow-up Studie ein und fand bei den Kindern im Alter zwischen 11 Monaten und 5 Jahren weder intellektuelle Defizite noch körperliche Abnormalitäten. In der bereits zitierten Untersuchung von Impastato et al. [59] wurde bei acht Kindern, deren Mütter während der Schwangerschaft eine EKT erhalten hatten, der weitere Verlauf beobachtet. Die Kinder im Alter von 2 Wochen bis 19 Jahren waren körperlich unauffällig. Zwei Kindern waren aber geistig zurückgeblieben („mentally defective"). Nähere Angaben zur geistigen Retardierung dieser beiden Kinder fehlen; es ist aber erwähnenswert, dass die Mütter beider Kinder die EKT erst nach dem ersten Trimenon erhalten hatten und eine Mutter zusätzlich mit eine Insulin-Koma-Therapie während des ersten Trimesters der Schwangerschaft behandelt worden war. Die Frage eines Zusammenhanges zwischen der Elektrokonvulsionsbehandlung und der angegebenen geistigen Retardierung muss deshalb in den zwei Fällen offen bleiben.

Die Rate angeborener Missbildungen in der Übersichtsarbeit von Miller [91] ist niedriger als die Inzidenzrate kongenitaler Missbildungen, wie sie in einer historischen Kontrollpopulation beobachtet werden kann [99]. Nach Auffassung von Miller [91] und anderer Autoren [40, 54, 116, 154] legen weder Zahl noch Art der beschriebenen kongenitalen Anomalien eine Teratogenität der Elektrokonvulsionsbehandlung nahe. Allerdings soll an dieser Stelle noch einmal betont werden, dass prospektive Daten fehlen, und die spärlichen, bislang durchgeführten Follow-up-Untersuchungen von Kindern aufgrund einer mangelhaften Systematik und fehlender Kontrollgruppen nur begrenzt aussagekräftig sind.

Richtlinien und Empfehlungen unter Berücksichtigung anästhesiologischer Gesichtspunkte

Empfehlungen in der Literatur hinsichtlich der Notwendigkeit von Sicherheitsvorkehrungen bei der EKT gravider Frauen zeigen beträchtliche Unterschiede. Sie reichen von Empfehlungen, die kaum über das bei Patienten und nichtschwangeren Patientinnen übliche Maß hinausgehen [60] bis hin zu der Forderung, dass bei jeder Elektrokonvulsionsbehandlung ein Gynäkologe und Geburtshelfer persönlich anwesend sein soll [100, 153]. Der mit EKT behandelnde Arzt muss bei dieser besonderen Indikation einschätzen, welche Vorkehrungen zur Sicherheit für Mutter und Fetus notwendig und welche eher überflüssig sind. Er muss hierbei auch Kosten- und Praktikabilitätsaspekte berücksichtigen. Die im folgenden gegebenen Empfehlungen orientieren sich weitgehend an der Auffassung der „American Psychiatric Association" [10].

Gynäkologisches Konsil

Ein Gynäkologe bzw. Geburtshelfer sollte vor Durchführung einer EKT in der Schwangerschaft um konsiliarischen Rat gefragt werden, um die Risiken für Mutter und Fetus aus geburtshilflicher Sicht zu klären und ggf. Modifikationen der Behandlung vornehmen zu können [102, 149]. Der Geburtshelfer sollte die Patientin persönlich untersuchen und einen schriftlichen Bericht abfassen [91, 118, 153]. Ein besonderes Augenmerk muss hierbei auf die Risikoabschätzung für einen Spontanabort, vorzeitige Wehen und Abbruch der Schwangerschaft sowie eine uteroplazentare Insuffizienz gelegt werden [95, 109, 129]. Nach Auffassung der meisten Autoren ist die Anwesenheit des Geburtshelfers während der Behandlungssitzung aber nicht notwendig [60, 91]. Es sollte jedoch eine gynäkologische Beurteilung möglicher uteriner Kontraktionen oder vaginaler Blutungen *nach* jeder EKT-Sitzung erfolgen [54].

Überwachung des fetalen Herzschlages

Die meisten Autoren empfehlen eine Überwachung des fetalen Herzschlages [40, 91, 118, 153]. Eine vorübergehende, geringgradige Verlangsamung des fetalen Herzschlages stellt nicht notwendigerweise eine Kontraindikation für weitere EKT-Sitzungen dar, sollte aber durch geeignete Maßnahmen beseitigt werden wie z.B. linkslaterale Positionierung der Schwangeren zur Reduktion des Druckes auf das arterielle System oder eine verbesserte Oxygenierung unter Vermeidung einer Hyperventilation [54]. Die „American Psychiatric Association" [10] empfiehlt ab der 14.-16. Schwangerschaftswoche ein Monitorieren des fetalen Herzschlags vor und nach jeder Behandlungssitzung und beruft sich dabei auf die Arbeiten von Miller [91], Remick und Maurice [118] sowie Walker und Swartz [149]. Bei Patientinnen kurz vor der Entbindung und Hochrisikoschwangerschaften können zusätzliche Überwachungsmaßnahmen erforderlich sein, um Anzeichen von fetalem Distress rechtzeitig erkennen zu können [83, 129, 149]. Ab der 24. Schwangerschaftswoche und insbesondere bei Vorliegen vorbekannter Anomalien des fetalen Herzschlags empfehlen einige Experten einen Non-Stress-Test mit einem Tocometer (eine 30- bis 60-minütige Aufzeichnungen des fetalen Herzschlags auf einen Papierstreifen) vor und nach jeder Behandlungssitzung [91, 118, 149]. Medizinische Einrichtungen, welche die EKT bei schwangeren Frauen anwenden wollen, sollten über die Möglichkeit verfügen, auf geburtshilfliche oder neonatale Notfallsituationen in angemessener Weise reagieren und auf eine entsprechende Spezialabteilung rasch zurückgreifen zu können [10].

Oxygenierung

Um eine optimale Sauerstoffabgabe an den Fetus zu erzielen, sollten die schwangeren Patientinnen bei der EKT gut oxygeniert sein [4]. Eine Hyperventilation sollte aber vermieden werden, da eine respiratorische Alkalose der Mutter den uteroplazentaren Blutfluss reduzieren, die Sauerstoffdissoziation vom Hämoglobin beeinträchtigen und somit eine verminderte fetale Oxygenierung hervorrufen kann [30, 96].

Lagerung der Patientin und Volumensubstitution

Ab der 20. Schwangerschaftswoche sollte ein Keil unter die rechte Hüfte der Patientin platziert werden, um eine Kompression der Aorta und Vena cava durch den Uterus zu verhindern [5]. Ferner wird empfohlen, vor jeder Behandlung eine Volumensubstitution mit einer nicht-glucosehaltigen Infusionslösung vorzunehmen [10].

Aspirationsprophylaxe

Wegen des erhöhten Risikos eines Magenrefluxes und der Möglichkeit einer Aspiration ist es empfehlenswert, die schwangere Frau mit einem fluiden Antacidum wie z.B. Natriumzitrat (z.B. orale Gabe von 30 ml einer 0,3 molaren Natriumzitratlösung 15 bis 20 Minuten vor Narkosebeginn) [34] zu prämedizieren oder das Aspirationsrisiko durch Gabe von Prokinetika zur Förderung der Magenmotiglität oder Histamin-H_2-Rezeptorblocker zu reduzieren [124]. Die diesbezüglich verfügbaren Medikamente wie z.B. Cimetidin, Ranitidin oder Metoclopramid haben einen breiten Einsatz auch während der Schwangerschaft erfahren, ohne dass teratogene oder toxische Effekte auf den Feten beobachtet wurden [65, 69, 70, 87]. Nach der 24. Schwangerschaftswoche und insbesondere kurz vor dem Entbindungstermin empfehlen manche Experten, eine endotracheale Intubation bei jeder EKT-Sitzung durchzuführen [83, 149, 153]. Hierbei muss aber das Risiko einer Aspiration gegenüber dem Risiko wiederholter Intubationen (gesteigerte Gefahr von Ödemen und Blutungen im Eingangsbereich der Trachea) abgewogen werden, da beide Risikofaktoren während der Schwangerschaft erhöht sind [34].

Succinylcholin

Bei der Behandlung schwangerer Patientinnen mit EKT ist das Risiko durch Anästhetika für den Feten als deutlich geringer einzustufen als die fetalen Risiken, die mit einer Psychopharmakotherapie einhergehen [10]. In dem „Collaborative Perinatal Project" [55] gab es keine Hinweise auf teratogene Effekte von Succinylcholin auf den Feten; Neugeborene von 26 Frauen, die während des ersten Trimenons der Schwangerschaft Succinylcholin erhalten hatten, zeigten keinerlei Missbildungen. Auch ansonsten scheint Succinylcholin keine klinisch relevanten Effekte auf den Feten auszuüben [51, 97, 150]. Succinylcholin passiert die Plazentaschranke so gut wie nicht, hauptsächlich weil es rasch durch die Pseudocholinesterase abgebaut wird und eine geringe Fettlöslichkeit aufweist [97].

Es ist bekannt, dass die Aktivität der Pseudocholinesterase um ca. 20% bei Schwangeren ab der 10. Schwangerschaftswoche bis zur Entbindung als Ausdruck einer verminderten hepatischen Syntheseleistung reduziert ist [33, 121]. Zwei bis vier Tage postpartal ist die Aktivität um ein weiteres Drittel reduziert, um dann innerhalb von etwa sechs Wochen das Ausgangsniveau wieder zu erreichen [16, 33]. Die Aktivität dieses Enzyms muss auf 30% oder weniger erniedrigt sein, damit eine klinisch relevante Sensitivitätssteigerung gegenüber Succinylcholin mit verlängerter Apnoe hervorgerufen wird [33, 147]. Bei einer schwangeren Patientin, die homozygot für das normale Pseudocholinesterase-Gen ist, tritt demzufolge trotz der während der Schwangerschaft reduzierten Enzymaktivität keine verlängerte Apnoe nach Gabe von Succinylcholin auf [33]. Etwa 96% der Gesamtbevölkerung besitzen eine normale Aktivität der Pseudocholinesterase und bauen Succinylcholin rasch ab. Bei 4% ist die Aktivität genetisch bedingt mäßiggradig reduziert mit einer Verlängerung der Apnoe nach Gabe von Succinylcholin um wenige Minuten [11, 61]. Sehr selten (bei ca. 3 von 10 000) liegt eine schwere Reduktion der Pseudocholinesterase-Aktivität vor, wobei die Succinylcholin-induzierte Apnoe dann bis zu einer Stunde dauern kann [61]. Da bei schwangeren Patientinnen die Aktivität der Pseudocholinesterase ohnehin schon physiologisch etwas niedriger ist und genetisch bedingt eine weitere Reduktion der Aktivität gegeben sein kann, empfehlen manche Autoren, generell bei Schwangeren vor Durchführung einer EKT und Gabe von Succinylcholin die Aktivität der Pseudocholinesterase bestimmen zu lassen [40, 154].

Barbiturate

Bei der Narkose im Rahmen einer EKT kommen kurzwirksame Barbiturate wie z.B. Methohexital oder Thiopental zum Einsatz. Methohexital und Thiopental sind plazentagängig, mögliche teratogene Effekte dieser Präparate sind bislang noch nicht ausreichend untersucht worden [40, 88]. Die verfügbaren Daten des „Collaborative Perinatal Project" sprechen aber gegen ein teratogenes Risiko durch die genannten kurzwirksamen Barbiturate [45, 55]. Gegen ein teratogenes Risiko spricht auch die theoretische Überlegung, dass die Teratogenese eines Präparates in üblichen Dosierungen zum großen Teil eine Funktion der Expositionsdauer ist [130]. Die nur äußerst kurze Exposition des Feten gegenüber kurzwirksamen Barbituraten macht teratogene Effekte eher unwahrscheinlich. Auch bei Anwendung der Barbiturate im dritten Trimenon der Schwangerschaft sind trotz der Plazentagängigkeit keine relevanten toxischen Effekte auf den Feten beobachtet worden. Die genannten Barbiturate scheinen bei Anwendung in der Schwangerschaft generell keine Komplikationen für Mutter oder Fetus hervorzurufen [40, 54, 130]. Dennoch empfiehlt die „American Psychiatric Association" [10] aus prinzipiellen Gründen, in der Einverständniserklärung auf potentielle teratogene Effekte und eine mögliche neonatale Toxizität der Barbiturate Bezug zu nehmen. Zu erwähnen ist ferner, dass bei schwangeren Patientinnen mit Porphyria acuta durch Barbiturate akute Exazerbationen induziert werden können [91] und die Neugeborenen von Müttern, die während der Schwangerschaft an einer akuten Attacke einer Porphyrie litten, signifikant kleiner sind als die Neugeborenen anderer Mütter [21].

Anticholinergika

Von einer routinemäßigen Prämedikation mit Anticholinergika wie z.B. Atropin sollte eher Abstand genommen werden. Anticholinergika senken zum einen den

Tonus des unteren Ösophagussphinkters und erhöhen dadurch die Aspirationsgefahr [130]. Zum anderen kann insbesondere Atropin rasch die Plazentaschranke passieren und beim Feten eine Tachykardie und Reduktion der Herzfrequenzvarianz hervorrufen [2, 62, 68]. Wenn dennoch die Verabreichung eines Anticholinergikums angezeigt ist, sollte nicht Atropin, sondern Glykopyrrolat gegeben werden, da diese Substanz nur in geringem Umfang die Plazentaschranke überwindet [2, 6, 113]. Hinsichtlich möglicher teratogener Effekte von anticholinergen Substanzen berichtet das „Collaborative Perinatal Project" [55] bei 401 schwangeren Frauen mit Atropingabe während des ersten Trimenons Missbildungen bei 17 (4%) der Kinder. Dies entspricht einer Inzidenzrate, die nicht höher als der Erwartungswert in der Allgemeinbevölkerung liegt. In der gleichen Studie erhielten vier schwangere Frauen Glykopyrrolat während des ersten Trimenons, ohne dass bei den Neugeborenen Missbildungen auftraten.

Symptomatische Behandlung postiktaler Beschwerden

Zur Behandlung von Kopf- und Muskelschmerzen schwangerer Frauen im Anschluss an eine EKT-Sitzung ist Acetaminophen das Mittel der Wahl [71]. Insbesondere im dritten Trimenon der Schwangerschaft sollten Aspirin und andere nichtsteroidale Antiphlogistika nicht gegeben werden, da diese Präparate die mütterliche und fetale Hämostase verändern und zu einer frühzeitigen Verengung oder sogar Verschluss des fetalen Ductus arteriosus führen können [3, 103, 107, 128]. Metoclopramid, Prochlorperazin oder Meclizin können zur symptomatischen Behandlung der Übelkeit verwendet werden [22].

Weitere Richtlinien und Empfehlungen zur Anwendung der EKT während der Schwangerschaft sind in Tabelle 4 zusammengestellt.

Elektrokonvulsionstherapie während des Wochenbetts

Allgemeine Grundlagen

Schwere psychiatrische Erkrankungen im Wochenbett kommen bei Frauen in der Allgemeinbevölkerung in etwa 0,2% vor [66, 105, 115]. Das Erkrankungsrisiko ist aber beträchtlich, wenn eine positive psychiatrische Anamnese vorliegt (vgl. Kapitel 3.8, Psychiatrische Erkrankungen während Schwangerschaft und Wochenbett). Neben depressiven Erkrankungen sind im Wochenbett auch manische bzw. zykloide Syndrome im Rahmen bipolarer Störungen und schizoaffektiver Erkrankungen häufig, während rein schizophrene Krankheitsbilder eher die Ausnahme darstellen [20, 66]. Psychopharmakologische Behandlungsansätze puerperaler psychiatrischer Erkrankungen können Probleme aufwerfen, wenn bei der Mutter ein Wunsch zu stillen besteht. Nahezu alle bekannten Psychopharmaka gelangen in die Muttermilch [7] (vgl. Tabelle 1). Wegen der noch eingeschränkten hepatischen Metabolisierungsleistung und reduzierten glomerulären Filtrationsrate des Neugeborenen können psychotrope Substanzen auch bei vergleichsweise niedrigen

Tabelle 4. Richtlinien und Empfehlungen zur Anwendung der Elektrokonvulsionstherapie während der Schwangerschaft [10]

1. Elektrokrampftherapie kann grundsätzlich in allen drei Trimestern der Schwangerschaft zur Anwendung kommen.

2. Bei schwangeren Patientinnen sollte vor Beginn der Elektrokonvulsionsbehandlung ein gynäkologisches Konsil erfolgen.

3. Anästhetika, die im Rahmen einer Elektrokrampftherapie eingesetzt werden, beeinhalten aller Wahrscheinlichkeit nach ein geringeres Risiko für den Fetus als alternative psychopharmakologische Behandlungsoptionen oder die Nichtbehandlung psychiatrischer Erkrankungen der Mutter. Nichtsdestoweniger sollte bei der Aufklärung und dem schriftlichen Einverständnis der Patientin auf potentielle teratogene Effekte bzw. neonatale toxische Wirkungen der Anästhetika Bezug genommen werden.

4. Schwangere Patientinnen sollten während einer Elektrokrampftherapie-Sitzung ausreichend gut oxygeniert werden, eine Hyperventilation sollte vermieden werden.

5. Die Gefahr einer Aspiration ist bei schwangeren Frauen erhöht und sollte individuell beurteilt werden. Modifikationen in der Durchführung der Elektrokonvulsionsbehandlung bzw. der Narkose sind in Betracht zu ziehen, um das Risiko zu minimieren. U.a. sollte auf die Gabe anticholinerger Substanzen eher verzichtet, dafür die Verabreichung von nichtkorpuskulären Antazida, prokinetischen Pharmaka zur Förderung der Motilität des Gastrointestinaltraktes oder Histamin-2-Rezeptorblockern in Erwägung gezogen, ferner ggf. eine endotracheale Intubation vorgenommen werden.

6. Zur Minimierung des Aspirationsrisikos oder zur symptomatischen Behandlung von Übelkeit, Kopf- oder Muskelschmerzen sollten nur Medikamente verabreicht werden, deren Einsatz weder für Mutter noch Fetus ein erhöhtes Risiko darstellt.

7. Eine intravenöse Flüssigkeitssubstitution mit einer nicht-glucosehaltigen Infusionslösung wird vor jeder Elektrokonvulsionsbehandlung empfohlen.

8. Jenseits der 14.-16. Schwangerschaftswoche sollte ein nichtinvasives Monitorieren des fetalen Herzschlags vor und nach jeder Elektrokrampftherapie-Sitzung durchgeführt werden.

9. Nach der 20. Schwangerschaftswoche sollte die Blutzirkulation im Bereich der Gebärmutter durch Plazierung eines Keils unter die rechte Hüfte der Patientin optimiert werden, um eine Kompression der Aorta und der Vena cava durch den Uterus zu vermeiden.

10. Liegt eine Hochrisikoschwangerschaft vor oder steht die schwangere Frau kurz vor der Entbindung, können weitere Überwachungs- und Monotorierungsmaßnahmen während der Zeit der Elektrokonvulsionsbehandlung sinnvoll sein.

11. In den Einrichtungen, in denen eine Elektrokrampftherapie bei schwangeren Frauen durchgeführt wird, sollten die zur Bewältigung geburtshiflicher oder neonataler Komplikationen notwendigen Mittel und Vorrichtungen leicht und rasch zugänglich sein.

Konzentrationen in der Muttermilch im neugeborenen Kind akkumulieren, so dass im allgemeinen bei Einnahme von Psychopharmaka vom Stillen abgeraten wird [75].

Unabhängig von der Tatsache, dass Stillen für eine EKT keine Kontraindikation darstellt und deswegen nicht grundsätzlich unterbrochen werden muss [10, 54, 116], hat die EKT insbesondere im englischsprachigen Raum den Ruf, bei Wochenbettpsychosen besonders gut zu wirken und eventuell einer psychopharmakologischen Behandlung überlegen zu sein. Sie gilt hier als Therapie der ersten Wahl bei

Puerperalpsychosen [20, 32, 53, 85, 137]. In der Anwendung der EKT deuten sich Unterschiede zwischen psychiatrischen Erkrankungen im Wochenbett und entsprechenden nicht-puerperalen Erkrankungen an. Patientinnen mit schweren, psychotischen Wochenbettdepressionen werden häufiger und frühzeitiger stationär aufgenommen und erhalten signifikant häufiger EKT als depressive Patientinnen außerhalb des Wochenbettes [64]. Allerdings beruht diese positive Einschätzung der EKT bei puerperalen Erkrankungen vor allem auf der klinischen Erfahrung der entsprechenden Experten und weniger auf den Ergebnissen kontrollierter Studien [117, 154].

Die einzigen verfügbaren empirisch kontrollierten Daten zur Frage, ob puerperale psychiatrische Erkrankungen besonders gut auf EKT respondieren, stammen aus Untersuchungen von Baker et al. [12] und von Reed et al. [117]. Baker und Mitarbeiter [12] teilten 20 Patientinnen mit Puerperalpsychosen randomisiert zwei Behandlungsgruppen mit Chlorpromazin einerseits, EKT andererseits zu. Sie berichteten über überlegene klinische Effekte unter der elektrokonvulsiven Therapie. Die Aussagekraft dieser Studie ist aber begrenzt, da keine standardisierten Beurteilungen bzw. Ratings verwendet wurden. In der retrospektiven Studie von Reed und Mitarbeitern [117] wurden 42 Patientinnen mit einer puerperalen Depression und 12 Patientinnen mit einer Schizophrenie im Wochenbett mit nicht-puerperalen Patientinnen vergleichbaren Alters und entsprechender Diagnose (Depression, Schizophrenie) hinsichtlich der Wirksamkeit einer bilateralen EKT verglichen. Der klinische Erfolg wurde anhand einer einfachen Vierpunkteskala gemessen. Die statistische Analyse zeigte eine hochsignifikant bessere Wirksamkeit der EKT bei den depressiven Patientinnen mit Wochenbetterkrankungen; bei den schizophrenen Patientinnen war ein ähnlicher Trend sichtbar, der jedoch aufgrund der geringeren Fallzahl nicht signifikant wurde. Methodische Einwände gegen diese Studie betreffen das lediglich retrospektive Untersuchungsdesign, das nur wenig differenzierte Erfolgskriterium (Vierpunkteskala) und die nichtstandardisierte Diagnosestellung. Auch wenn prospektive Daten bislang fehlen, sprechen die gegenwärtig verfügbaren Ergebnisse (klinische Erfahrungen, retrospektive bzw. nur begrenzt standardisierte Studien) für die These einer guten, eventuell gegenüber einer Pharmakotherapie überlegenen Ansprechbarkeit psychiatrischer Erkrankungen im Wochenbett auf die Elektrokonvulsionsbehandlung.

Indikationen

Für die Durchführung einer EKT im Wochenbett gelten die gleichen Indikationen wie bei nicht-puerperalen psychiatrischen Erkrankungen, d.h. die EKT ist insbesondere bei Depressionen, aber auch bei akuten Manien im Rahmen bipolarer oder schizoaffektiver Störungen sowie schizophrener Störungen (v.a. mit katatonen Störungsbildern oder affektiven Begleitsymptomen) angezeigt. Gründe einer Präferenz der Elektrokonvulsionsbehandlung gegenüber einer psychopharmakologischen Therapie psychiatrischer Erkrankungen im Wochenbett ergeben sich in zweierlei Hinsicht: Erstens ist Stillen weiterhin möglich und kann zu einer Entwicklung des frühen Bindungsverhaltens positiv beitragen [8, 10, 54, 84, 116].

Zweitens sprechen die bisherigen klinischen Erfahrungen für einen besonders guten therapeutischen Effekt der EKT bei psychiatrischen Erkrankungen im Wochenbett, so dass hierbei immer auch an diese Therapieoption gedacht werden sollte.

Risiken für Mutter und Kind

Theoretische Risiken ergeben sich vor allem durch die im Rahmen der Narkose verabreichten Medikamente. Im Gegensatz zu Psychopharmaka bergen die von den Anästhesisten verwendeten Medikamente bis auf wenige, vermeidbare Ausnahmen nur ein geringes Risiko für das gestillte Kind. Die kindliche Exposition über die Muttermilch gegenüber Succinylcholin ist aufgrund des raschen Abbaus im mütterlichen Kreislauf nur minimal, außerdem wird Succinylcholin über den Gastrointestinaltrakt so gut wie nicht resorbiert [76]. Hinsichtlich Methohexital wird das relative Risiko für das Kind auf weniger als 1% der mütterlichen Dosis geschätzt [18]. Die geringen Konzentrationen von Atropin, die in der Muttermilch erscheinen können, werden als grundsätzlich sicher und ohne Risiko für das gestillte Kind eingestuft [7]. Es gibt allerdings wenige Berichte von Neugeborenen, bei denen toxische Effekte unter anticholinergen Substanzen beobachtet worden sind [35].

Andere Medikamente wie z.B. Antacida, Antihypertensiva oder Antipyretika, die möglicherweise während einer elektrokonvulsiven Behandlungsserie verabreicht werden, können in die Muttermilch gelangen. Eine Indikation für diese Pharmaka sollte unter Abwägung potentieller Effekte auf das gestillte Kind gestellt werden [10]. Unter den Histamin-H_2-Rezeptorblockern wird Cimetidin als relativ sicher bei stillenden Frauen empfohlen [7], auch wenn neuere H_2-Blocker wie z.B. Famotidin und Nizatidin noch weniger als Cimetidin oder Ranitidin in die Muttermilch sezerniert und deswegen vielleicht noch besser bei stillenden Müttern geeignet sind [52]. Unter den Antihypertensiva, die mit dem Stillen kompatibel sind, sind vor allem β-Blocker wie z.B. Propranolol, Labetalol, Metoprolol oder Atenolol, ferner ACE-Hemmer wie Captopril oder Enalapril sowie der periphere Vasodilator Hydralazin zu nennen [7]. Acetaminophen, Codein oder nichtsteroidale Antiphlogistika können zur Therapie von Kopf- oder Muskelschmerzen im Anschluss an eine EKT eingesetzt werden [35, 76]. Aspirin ist aber kontraindiziert, da es mit dem Auftreten eines Reye-Syndroms (akute abdominelle Erkrankung mit grippeähnlichen Prodromi, starkem Erbrechen, nachfolgender Somnolenz und Eintrübung bis zum Koma) bei Kindern in Zusammenhang gebracht wird [145].

Richtlinien und Empfehlungen

Wie bereits erwähnt, ist eine Unterbrechung des Stillens während der Durchführung einer EKT nicht erforderlich. Die Exposition des gestillten Neugeborenen gegenüber Medikamenten kann aber weiter reduziert werden, wenn die Mutter beim Stillen eine Latenzzeit von einigen Stunden nach jeder Behandlungssitzung einhält oder die Muttermilch vor einer Sitzung jeweils abpumpt, um sie dem Kind

Tabelle 5. Richtlinien und Empfehlungen zur Anwendung der Elektrokonvulsionstherapie während des Wochenbetts [10]

---

1. Das Stillen muß normalerweise während einer EKT zur Akutbehandlung oder Erhaltungstherapie nicht unterbrochen werden. Dennoch sollte die Aufklärung und schriftliche Einverständnis der Patientin eine Diskussion möglicher Risiken des Stillens während einer elektrokonvulsiven Behandlungsserie mit einschließen.

2. Anästhetika während einer Elektrokonvulsionstherapie beinhalten generell ein nur geringes Risiko für den gestillten Säugling.

3. Da andere Medikamente, die während einer Elektrokonvulsionsbehandlung gegeben werden, möglicherweise in die Muttermilch ausgeschieden werden, sollte die Indikation hierfür sorgfältig erwogen und mögliche negative Effekte auf den Säugling vor Verabreichung überprüft werden.

4. Eine Exposition des Säuglings gegenüber anästhesiologischen Medikamenten durch Stillen unmittelbar nach der EKT-Behandlung kann dadurch verringert werden, dass mit dem Stillen nach der Behandlung einige Stunden gewartet, oder Muttermilch vor einer Behandlung abgepumpt und danach mit Hilfe einer Flasche verabreicht wird.

---

innerhalb eines Zeitraums von 24 Stunden nach jeder EKT über die Flasche zu verabreichen [10].

Weitere Richtlinien und Empfehlungen zur Anwendung der EKT während des Wochenbettes sind in Tabelle 5 zusammengestellt.

Literatur

1. Abboud TK, Read J, Miller F, Chen T, Valle R, Henriksen EH (1981) Use of glycopyrrolate in the parturient: effect on the maternal and fetal heart and uterine activity. Obstet Gynecol 57: 224–227

2. Abboud T, Raya J, Sadri S (1983) Fetal and maternal cardiovascular effects of atropine and glycopyrrolate. Anesth Analg 62: 426–430

3. Adverse Drug Reactions Advisory Committee (1998) Premature closure of the fetal ductus arteriosus after maternal use of non-steroidal anti-inflammatory drugs. Med J Aust 169: 270–271

4. Aldrich CJ, Wyatt JS, Spencer JA, Reynolds EO, Delpy DT (1994) The effect of maternal oxygen administration on human fetal cerebral oxygenation measured during labour by near infrared spectroscopy. Br J Obstet Gynaecol 101: 509–513

5. Aldrich CJ, D'Antona D, Spencer JA, Wyatt JS, Peebles DM, Delpy DT, Reynolds EO (1995) The effect of maternal posture on fetal cerebral oxygenation during labour. Br J Obstet Gynaecol 102: 14–19

6. Ali-Melkkila T, Kaila T, Kanto J, Iisalo E (1990) Pharmacokinetics of glycopyrronium in parturients. Anaesthesia 45: 634–637

7. American Academy of Pediatrics Committee on Drugs (1994) The transfer of drugs and other chemicals into human milk. Pediatrics 93: 137–150

8. American Academy of Pediatrics. Work Group on Breastfeeding (1997) Breastfeeding and the use of human milk. Pediatrics 100: 1035–1039

9. American Psychiatric Association (1990) The practice of electroconvulsive therapy: recommendations for treatment, training, and privileging. Convuls Ther 6: 85–120

10. American Psychiatric Association (2001) A task force report on the practice of electroconvulsive therapy: recommendations for treatment, training, and privileging, 2nd edn. American Psychiatric Association

11. Andersen KS, Kendall JD (1982) A review of succinylcholine-induced apnea. AANA J 1982 50: 363–368

12. Baker AA, Morison M, Game JA, Thorpe JG (1961) Admitting schizophrenic mothers with their babies. Lancet, 237–239

13. Barten JJ (1961) Shock therapy during pregnancy. Ned Tijdschr Geneeskd 105: 1142–1146

14. Barrow RL, Sabing HD (1956) Epilepsy and the law: a proposal for legan reform in the light of medical progress. Hoeber-Harper, New York

15. Bhatia SC, Baldwin SA, Bhatia SK (1999) Electroconvulsive therapy during the third trimester of pregnancy. J ECT 15: 270–274

16. Blitt CD, Petty WC, Alberternst EE, Wright BJ (1977) Correlation of plasma cholinesterase activity and duration of action of succinylcholine during pregnancy. Anesth Analg 1977 56: 78–83

17. Block S (1948) Electric convulsive therapy during pregnancy. Am J Psychiatry 104: 579

18. Borgatta L, Jenny RW, Gruss L, Ong C, Barad D (1997) Clinical significance of methohexital, meperidine, and diazepam in breast milk. J Clin Pharmacol 37: 186–192

19. Boyd DA, Brown DW (1948) Electric convulsive therapy in mental disorders associated with childbearing. J Missouri Med Assoc 45: 573–578

20. Brockington IF, Winokur G, Dean C (1982) Puerperal psychosis. In: Brockington IF, Kumar R (eds) Motherhood and Mental Illness. Academic Press, London

21. Brodie MJ, Moore MR, Thompson GG, Goldberg A, Low RA (1977) Pregnancy and the acute porphyrias. Br J Obstet Gynaecol 84: 726–731

22. Broussard CN, Richter JE (1998) Nausea and vomiting of pregnancy. Gastroenterol Clin North Am 27: 123–151

23. Browning AJ, Butt WR, Lynch SS, Shakespear RA (1983) Maternal plasma concentrations of beta-lipotrophin, beta-endorphin and gamma-lipotrophin throughout pregnancy. Br J Obstet Gynaecol 90: 1147–1151

24. Caroff SN, Mann SC, Keck PE Jr (1998) Specific treatment of the neuroleptic malignant syndrome. Biol Psychiatry 44: 378–381

25. Carr BR, Parker CR Jr, Madden JD, MacDonald PC, Porter JC (1981) Maternal plasma adreno-corticotropin and cortisol relationships throughout human pregnancy. Am J Obstet Gynecol 139: 416–422

26. Charatan FB, Oldham AJ (1954) Electroconvulsive treatment in pregnancy. J Obstet Gynecol 61: 665–667

27. Cloud J (2001) New sparks over electroshock. Time Magazine 2001 Feb: 46–48

28. Cohen LS, Rosenbaum JF (1998) Psychotropic drug use during pregnancy: weighing the risks. J Clin Psychiatry 59 [Suppl 2]: 18–28

29. Consensus conference. Electroconvulsive therapy (1985). JAMA 254: 2103–2108

30. Cousins L (1999) Fetal oxygenation, assessment of fetal well-being, and obstetric management of the pregnant patient with asthma. J Allergy Clin Immunol 103 [Suppl 2]: S343–S349

31. Coverdale JH, McCullough LB, Chervenak FA, Bayer T (1996) Clinical implications and management strategies when depression occurs during pregnancy. Aust N Z J Obstet Gynaecol 36: 424–429

32. Cox JL (1993) Psychiatric disorders of childbirth. In: Kendell RE, Zealley AK (eds) Companion to psychiatric studies, 5th edn. Churchill Livingstone, Edinburgh

33. Davis L, Britten JJ, Morgan M (1997) Cholinesterase. Its significance in anaesthetic practice. Anaesthesia 52: 244–260

34. Diaz JH (1991) The physiological changes of pregnancy have anaesthetic implications for both mother and fetus. In: Diaz JH (ed) Prenatal anesthesia and critical care. Saunders, Philadelphia

35. Dillon AE, Wagner CL, Wiest D, Newman RB (1997) Drug therapy in the nursing mother. Obstet Gynecol Clin North Am 24: 675–696

36. Doan DI, Huston PE (1948) Electric shock during pregnancy: report of seven cases. Psychiatr Q 22: 413–416

37. Dorn JB (1985) Case report: electroconvulsive therapy with fetal monitoring in a bipolar pregnant patient. Convuls Ther 1: 217–221

38. Eckstein KL, Marx GF (1974) Aortocaval compression and uterine displacement. Anesthesiology 40: 92–96

39. Elrad H, Gleicher N (1985) Physiological changes in normal pregnancy. In: Gleicher N (ed) Principles of Medical Therapy in Pregnancy. Plenum, New York

40. Ferrill MJ, Kehoe WA, Jacisin JJ (1992) ECT During Pregnancy: Physiologic and Pharmacologic Considerations. Convuls Ther 8: 186–200

41. Fink M (1981) Convulsive and drug therapies of depression. Annu Rev Med 32: 405–412

42. Fink M (1994) Indications for use of ECT. Psychopharmacol Bull 30: 269–275

43. Fink M, Sackeim HA (1996) Convulsive therapy in schizophrenia? Schizophr Bull 22: 27–39

44. Forssman H (1955) Follow-up study of sixteen children whose mothers were given electric convulsive therapy during gestation. Acta Psychiatr Neurol Scand 30: 437–441

45. Friedman JM (1988) Teratogen update: anesthetic agents. Teratology 37: 69–77

46. Geretsegger C, Rochowanski E (1987) Electroconvulsive Therapy in Acute Life-Threatening Catatonia with Associated Cardiac and Respiratory Decompensation. Convuls Ther 3: 291–295

47. Goland RS, Wardlaw SL, Stark RI, Frantz AG (1981) Human plasma beta-endorphin during pregnancy, labor, and delivery. J Clin Endocrinol Metab 52: 74–78

48. Goldstein HH, Weinberg J, Sankstone MI (1941) Shock therapy in psychosis complicating pregnancy. Am J Psychiatry 98: 201–202

49. Gralnick A (1946) Shock therapy in psychoses complicated by pregnancy. Am J Psychiatry 102: 780–782

50. Griffiths EJ, Lorenz RP, Baxter S, Talon NS (1989) Acute neurohumoral response to electroconvulsive therapy during pregnancy. A case report. J Reprod Med 34: 907–911

51. Guay J, Grenier Y, Varin F (1998) Clinical pharmacokinetics of neuromuscular relaxants in pregnancy. Clin Pharmacokinet 34: 483

52. Hagemann TM (1998) Gastrointestinal medications and breastfeeding. J Hum Lact 14: 259–262

53. Hamilton JA (1984) Postpartum psychosis and ECT. Am J Social Psychiatry 4: 28–29

54. Heath AC, Yonkers KA (2001) Somatic treatments in depression: concerns during pregnancy and breastfeeding. In: Yonkers KA, Little B (eds) Management of psychiatric disorders in pregnancy. Arnold, chapter 4, pp 82–104

55. Heinonen OP, Slone D, Shapiro S (1977) Birth defects and drugs in pregnancy. Publishing Sciences Group, Littleton MA

56. Herzog AG (1991) Reproductive endocrine considerations and hormonal therapy for women with epilepsy. Epilepsia 32 [Suppl 6]: S27–33

57. Hsieh FY (1991) SSIZE. Murray Hill, New York, Anoquest

58. Hurwitz TD (1974) Electroconvulsive therapy: a review. Compr Psychiatry 15: 303–314

59. Impastato DJ, Gabriel AR, Lardoro HH (1964) Electric and insulin shock therapy during pregnancy. Dis Nerv Syst 25: 542–546

60. Kalinowsky LB (1984) ECT in pregnancy. Am J Psychiatry 141: 1643

61. Kalow W, Gunn DR (1957) The relation between dose of succinylcholine and duration of apnea in man. J Pharmacol Exper Ther 120: 203–214

62. Kanto J, Virtanen R, Iisalo E, Maenpaa K, Liukko P (1981) Placental transfer and pharmacokinetics of atropine after a single maternal intravenous and intramuscular administration. Acta Anaesthesiol Scand 25: 85–88

63. Kapfhammer HP, Meller I (2001) Psychopharmako-Therapie in Schwangerschaft und Stillzeit. In: Riecher-Rössler A, Rohde A (Hrsg) Psychische Erkrankungen bei Frauen. Für eine geschlechtersensible Psychiatrie und Psychotherapie. Karger, Basel, pp 183–219

64. Katona CL (1982) Puerperal mental illness: comparisons with non-puerperal controls. Br J Psychiatry 141: 447–452

65. Katz PO, Castell DO (1998) Gastroesophageal reflux disease during pregnancy. Gastroenterol Clin North Am 27: 153–167

66. Kendell RE, Chalmers JC, Platz C (1987) Epidemiology of puerperal psychoses. Br J Psychiatry 150: 662–673 [published erratum appears in Br J Psychiatry 1987 Jul;151: 135]

67. Kent EM (1947) Shock therapy during pregnancy. Psychiatric Quaterly 21: 102–106

68. Kivalo I, Saarikoski S (1977) Placental transmission of atropine at full-term pregnancy. Br J Anaesth 49: 1017–1021

69. Koren G, Zemlickis DM (1991) Outcome of pregnancy after first trimester exposure to H2 receptor antagonists. Am J Perinatol 8: 37–38

70. Koren G (1997) Antihistamines are safe during the first trimester. Can Fam Physician 43: 33–34

71. Koren G, Pastuszak A, Ito S (1998) Drugs in pregnancy. N Engl J Med 338: 1128–1137

72. Krumholz A (1992) Epilepsy in pregnancy. In: Goldstein PJ, Stern BJ (eds) Neurological Disorders of Pregnancy. Mount Kisco, New York, Futura

73. LaGrone D (1990) ECT in Secondary Mania, Pregnancy, and Sickle Cell Anemia. Convuls Ther 6: 176–180

74. Laird DM (1955) Convulsive therapy in psychoses accompanying pregnancy. N Engl J Med 252: 934–936

75. Lanczik M, Knoche M, Fritze J (1998) Psychopharmakotherapie während Gravidität und Laktation. Teil 2: Laktation. Nervenarzt 69: 10–14

76. Lee JJ, Rubin AP (1993) Breast feeding and anesthesia. Anesthesia 48: 616–625

77. Lerer B, Karem E (eds) (1998) Neurobiology of ECT, Part 1. Neurochemistry and neurogenetics [special issue]. J ECT 14: 149–219

78. Lerer B (ed) (1999) Neurobiology of ECT, Part 2. Neurophysiology and neuropeptides [special issue]. J ECT 15: 1–101

79. Leroux, Corman, Longuet (1944) Delire melancholique avec hallucinations, chez une femme enceinte de 8 mois et demi; guerison rapide par trois electro-chocs; modification passagere des bruits du coeur foetal. Gynecologie et Obstetrique 44: 186–188

80. Levine R, Frost EAM (1975) Arterial blood-gas analyses during electroconvulsive therapy in pregnancy in a parturient. Anesth Analg 54: 203–205

81. Lewis DO (1974) The pharmacodynamics of depression and its relation to therapy. Br J Clin Pract 28: 21–27

82. Linnoila M, Litovitz G, Scheinin M, Chang MD, Cutler NR (1984) Effects of electroconvulsive treatment on monoamine metabolites, growth hormone, and prolactin in plasma. Biol Psychiatry 19: 79–84

83. Livingston JC, Johnstone WM Jr, Hadi HA (1994) Electroconvulsive therapy in a twin pregnancy: a case report. Am J Perinatol 11: 116–118

84. Llewellyn A, Stowe ZN (1998) Psychotropic medications in lactation. J Clin Psychiatry 59 [Suppl 2]: 41–52

85. Lock T (1995) ECT and obstetrics. In: Freeman CP (ed) The ECT Handbook. The Second Report or the Royal College of Psychiatrists Special Committee on ECT, Royal College of Psychiatrists, London

86. Loke KH, Salleh R (1983) Electroconvulsive therapy for the acutely psychotic pregnant patient: a review of 3 cases. Med J Malaysia 38: 131–133

87. Magee LA, Inocencion G, Kamboj L, Rosetti F, Koren G (1996) Safety of first trimester exposure to histamine H2 blockers. A prospective cohort study. Dig Dis Sci 41: 1145–1149

88. Middaugh LD (1986) Phenobarbital during pregnancy in mouse and man. Neurotoxicology 7: 287–301

89. Miller LJ (1991) Clinical strategies for the use of psychotropic drugs during pregnancy. Psychiatr Med 9: 275–298

90. Miller LJ (1993) Psychiatric disorders during pregnancy. In: Stewart DE, Stotland NL (eds) Psychological Aspects of Women´s Health Care: The Interface between Psychiatry and Obstetrics and Gynecology. American Psychiatric Press

91. Miller LJ (1994) Use of electroconvulsive therapy during pregnancy. Hosp Community Psychiatry 45: 444–450

92. Misiaszek J, Cork RC, Hameroff SR, Finley J, Weiss JL (1984) The effect of electroconvulsive therapy on plasma beta-endorphin. Biol Psychiatry 19: 451–455

93. Montouris GD, Fenichel GM, McLain LW Jr (1979) The pregnant epileptic: a review and recommendations. Arch Neurol 36: 601–603

94. Moore MT (1947) Electrocerebral shock therapy: a reconsideration of former contraindications. Arch Neurol Psychiatry 57: 693–711

95. Moreno ME, Munoz JM, Valderrabanos JS, Gutierrez TV (1998) Electroconvulsive therapy in the first trimester of pregnancy. J ECT 14: 251–254

96. Motoyama EK, Rivard G, Acheson F, Cook CD (1967) The effect of changes in maternal pH and P-CO2 on the P-O2 of fetal lambs. Anesthesiology 28: 891–903

97. Moya F, Kvisselgaard N (1961) The placental transmission of succinylcholine. J Am Soc Anesthesiol 22: 1–6

98. Mukherjee S, Sackeim HA, Lee C (1988) Unilateral ECT in the Treatment of Manic Episodes. Convuls Ther 4: 74–80

99. Nelson K, Holmes LB (1989) Malformations due to presumed spontaneous mutations in newborn infants. N Engl J Med 320: 19–23

100. Nurnberg HG (1989) An overview of somatic treatment of psychosis during pregnancy and postpartum. Gen Hosp Psychiatry 11: 328–338

101. Nybo-Andersen AM, Wohlfahrt J, Christens P, Olsen J, Melbye M (2000) Maternal age and fetal loss: population based register linkage study. BMJ 320: 1708–1712

102. Oates MR (1986) The treatment of psychiatric disorders in pregnancy and the puerperium. Clin Obstet Gynaecol 13: 385–395

103. Ostensen M (1998) Nonsteroidal anti-inflammatory drugs during pregnancy. Scand J Rheumatol [Suppl] 107: 128–132

104. Pacella BL (1944) Sequelae and complications of convulsive shock therapy. Bull NY Acad Med 20: 575–587

105. Paffenbarger RS (1964) Epidemiology aspects of postpartum mental illness. Br J Prev Social Med 18: 189–195

106. Pankratz WJ (1980) Electroconvulsive therapy: the position of the Canadian Psychiatric Association. Can J Psychiatry 25: 509–514

107. Pfaffenrath V, Rehm M (1998) Migraine in pregnancy: what are the safest treatment options? Drug Saf 19: 383–388

108. Polatin P, Hoch P (1945) Electroshock therapy in pregnant mental patients. NY State J Med 45: 1562–1563
109. Polster DS, Wisner KL (1999) ECT-induced premature labor: a case report. J Clin Psychiatry 60: 53–54
110. Porot M (1949) Traitements psychiatriques de choc et grossesse. La Presse Medicale 57: 1118–1120
111. Potter WZ, Rudorfer MW (1993) Electroconvulsive therapy—a modern medical procedure. N Engl J Med 328: 882–883
112. Pritchard PB (1991) The effect of seizures on hormones. Epilepsia 32 [Suppl 6]: S46–S50
113. Proakis AG, Harris GB (1978) Comparative penetration of glycopyrrolate and atropine across the blood—brain and placental barriers in anesthetized dogs. Anesthesiology 48: 339–344
114. Protheroe C (1961) Puerperal psychosis: a long term study 1927–1961. Br J Psychiatry 115: 9–30
115. Pugh T, Jerath B, Schmidt W, Redd R (1963) Rates of mental diseases related to childbearing. N Engl J Med 268: 1224–1228
116. Rabheru K (2001) The use of electroconvulsive therapy in special patient populations. Can J Psychiatry 46: 710–719
117. Reed P, Sermin N, Appleby L, Faragher B (1999) A comparison of clinical response to electroconvulsive therapy in puerperal and non-puerperal psychoses. J Affect Disord 54: 255–260
118. Remick RA, Maurice WL (1978) ECT in pregnancy. Am J Psychiatry 135: 761–762
119. Repke JT, Berger NG (1984) Electroconvulsive therapy in pregnancy. Obstet Gynecol 63 [Suppl 3]: 39S–41S
120. Rigg LA, Lein A, Yen SS (1977) Pattern of increase in circulating prolactin levels during human gestation. Am J Obstet Gynecol 129: 454–456
121. Robertson GS (1966) Serum cholinesterase deficiency. II. Pregnancy. Br J Anaesth 38: 361–369
122. Rondepierre J, Colomb D, Bruere R (1943) Electrochoc et grossesse. Annales Medico-Psychologiques 1: 458–462
123. Rosveld HE (1949) The effects of electroconvulsive shocks on gestation and maternal behaviour. J Compr Physiol Psychol 42: 207–219
124. Rowe TF (1997) Acute gastric aspiration: prevention and treatment. Semin Perinatol 21: 313–319
125. Russell RJ, Page LGM (1955) E.C.T. in pregnancy. BMJ 1: 1157
126. Sackeim HA, Prudic J, Devanand DP, Kiersky JE, Fitzsimons L, Moody BJ, McElhiney MC, Coleman EA, Settembrino JM (1993) Effects of stimulus intensity and electrode placement on the efficacy and cognitive effects of electroconvulsive therapy. N Engl J Med 328: 839–846
127. Sands DE (1946) Electro-convulsion therapy in 301 patients in a general hospital. BMJ 2: 289–293
128. Schoenfeld A, Bar Y, Merlob P, Ovadia Y (1992) NSAIDs: maternal and fetal considerations. Am J Reprod Immunol 28: 141–147
129. Sherer DM, D'Amico ML, Warshal DP, Stern RA, Grunert HF, Abramowicz JS (1991) Recurrent mild abruptio placentae occurring immediately after repeated electroconvulsive therapy in pregnancy. Am J Obstet Gynecol 165: 652–653
130. Shnider SM, Levinson G (eds) (1993) Anesthesia for Obstetrics. Williams & Wilkins, 3rd edn. Baltimore
131. Simon JL (1948) Electric shock treatment in advanced pregnancy. J Nerv Ment Dis 107: 579–580

132. Small JG, Small IF (1981) Electroconvulsive therapy update. Psychopharmacol Bull 17: 29–42

133. Small JG (1985a) Efficacy of Electroconvulsive Therapy in Schizophrenia, Mania, and Other Disorders. I. Schizophrenia. Convuls Ther 1: 263–270

134. Small JG (1985b) Efficacy of Electroconvulsive Therapy in Schizophrenia, Mania, and Other Disorders. II. Mania and Other Disorders. Convuls Ther 1: 271–276

135. Smith S (1956) The use of electroplexy (ECT) in psychiatric syndromes complicating pregnancy. J Ment Sci 102: 796–800

136. Smith D (2001) Shock and disbelief. Atlantic Monthly 2001 Feb: 79–90

137. Sneddon J, Kerry RJ (1984) Puerperal psychosis: a suggested treatment model. Am J Social Psychiatry 4: 30–34

138. Sobel DE (1960) Fetal damage due to ECT, insulin coma, chlorpromazine, or reserpine. Arch Gen Psychiatry 2: 606–611

139. Spielvogel A, Wile J (1992) Treatment and outcomes of psychotic patients during pregnancy and childbirth. Birth 19: 131–137

140. Stamm H (1984) Cholinergic drugs. In: Kuemmerle HP, Brendel K (eds) Clinical Pharmacology in Pregnancy: Fundamentals and Rational Pharmacotherapy. Thieme-Stratton, New York, pp 355–356

141. Stowe ZN, Strader JR, Nemeroff CB (1998) Psychopharmacology during pregnancy and lactation. In: Schatzberg AF, Nemeroff CB (eds) Textbook of Psychopharmacology, 2nd edn. American Psychiatric Press, Washington, DC, pp 979–996

142. Swartz C, Abrams R (1984) Prolactin levels after bilateral and unilateral ECT. Br J Psychiatry 144: 643–645

143. Thorpe FT (1942) Shock treatment in psychosis complicating pregnancy. BMJ 2: 281

144. Turner CC, Wright LD (1947) Shock therapy in psychoses during pregnancy. Am J Psychiatry 103: 834–836

145. Unsworth J, d'Assis-Fonseca A, Beswick DT, Blake DR (1987) Serum salicylate levels in a breast fed infant. Ann Rheum Dis 46: 638–639

146. Varan LR, Gillieson MS, Skene DS, Sarwer-Foner GJ (1985) ECT in an acutely psychotic pregnant woman with actively aggressive (homicidal) impulses. Can J Psychiatry 30: 363–367

147. Viby-Mogensen J (1980) Correlation of succinylcholine duration of action with plasma cholinesterase activity in subjects with the genotypically normal enzyme. Anesthesiology 53: 517–520

148. Walker R (1992) ECT and Twin Pregnancy. Convuls Ther 8: 131–136

149. Walker R, Swartz CM (1994) Electroconvulsive therapy during high-risk pregnancy. Gen Hosp Psychiatry 16: 348–353

150. Weis OF, Muller FO, Lyell H, Badenhorst CH, van Niekerk P (1983) Materno-fetal cholinesterase inhibitor poisoning. Anesth Analg 62: 233–235

151. Wickes JG (1954) Foetal defects following insulin coma therapy in early pregnancy. BMJ 2: 1029–1030

152. Wilson JG (1977) Current status of teratology – general principles and mechanisms derived from animal studies. In: Wilson JG, Frazer FC (eds) Handbook of Teratology. Vol. 1: General Principles and Etiology. Plenum Press, New York, pp 47–74

153. Wise MG, Ward SC, Townsend-Parchman W, Gilstrap LC 3rd, Hauth JC (1984) Case report of ECT during high-risk pregnancy. Am J Psychiatry 141: 99–101

154. Wisner KL, Perel JM (1988) Psychopharmacological agents and electroconvulsive therapy during pregnancy and puerperium. In: Richard L, Cohen C (eds) Psychiatric consultation in childbirth settings. Planum Medical Book Company, New York and London, chapter 12, pp 165–206

155. Wrede G, Mednick SA, Huttunen MO, Nilsson CG (1980) Pregnancy and delivery complications in the births of an unselected series of Finnish children with schizophrenic mothers. Acta Psychiatr Scand 62: 369–381

156. Yamamoto J, Hammes EM (1953) Mental deficiency in a child whose mother was given electric convulsive therapy during gestation. Minnesota Medicine 36: 1260–1261

157. Yellowlees PM, Page T (1990) Safe use of electroconvulsive therapy in pregnancy. Med J Aust 153: 679–680

158. Yerby MS (1990) Epilepsy and the outcomes of pregnancy. J Epilepsy 3: 193–199

Spezieller Teil

4. Indikationsabhängige Durchführung und Bewertung der Elektrokonvulsionstherapie

Baghai, Rupprecht, Möller (München)

4.1 Elektrokonvulsionstherapie bei depressiven Episoden und rezidivierender depressiver Störung

Erste Anwendung der Elektrokonvulsionstherapie bei Depressionen

Nachdem 1938 die erste elektrokonvulsive Behandlung eines schizophrenen Patienten stattgefunden hatte und zu dieser Zeit keine andere somatische Therapie depressiver Erkrankungen etabliert war, wurden in den 40er Jahren die ersten unter einer Depression leidenden Patienten durch eine Elektrokonvulsionstherapie (EKT) effektiv behandelt [173]. Durch die erstmalige Einführung einer biologischen Therapie depressiver Erkrankungen konnte die Mortalität und die Rate chronifizierter Erkrankungen gesenkt werden [20, 21, 125, 127, 176]. Nach der Etablierung der Antidepressiva im Gefolge der Einführung des Imipramins (1958) ging die Anwendungshäufigkeit der EKT zurück. Weiterhin blieb jedoch die Wirksamkeit der EKT in der Depressionstherapie ein Maßstab zur Beurteilung der Wirksamkeit einer Pharmakotherapie [173].

Depressive Erkrankungen und Anwendungshäufigkeit einer EKT

Ein depressives Syndrom kann bei einer Vielzahl psychiatrischer Erkrankungen auftreten. Eine der Indikationen für die Durchführung einer EKT bei affektiven Erkrankungen, die mit einer Depression einhergehen, sind depressive Episoden bei bipolaren affektiven Störungen (ICD-10: F31.3x, F31.4, F31.5x) [179]. Seltener wird die EKT bei gemischten Episoden einer bipolaren affektiven Störung (F31.6), d.h. bei gleichzeitigem Vorliegen depressiver und manischer Symptome eingesetzt. Die weitaus häufigsten Indikationen sind depressive Episoden (F32.xx) und rezidivierende depressive Störungen (F33.xx) bei monopolaren Krankheitsverläufen. Bei anhaltenden und im Ausmaß weniger stark ausgeprägten affektiven Störungen (F34.x) wie der Zyklothymie (F34.0) oder der Dysthymie (F34.1) wird die EKT weitaus seltener eingesetzt (Kapitel 4.1, Anhaltende affektive Störungen...). Lediglich dann, wenn im Sinne einer „Double Depression" die Kriterien einer Dysthymie und einer depressiven Episode oder einer rezidivierenden depressiven Störung erfüllt sind, kann die Durchführung einer EKT sinnvoll sein. Bei anderen psychiatrischen Grunderkrankungen, die mit einem depressiven Syndrom einhergehen können, wie z.B. bei Zwangsstörungen (F42) [41, 99, 106, 160] oder Persönlichkeitsstörungen (F60) [47, 152] spielt die EKT trotz kasuistischer Berichte über die Wirksamkeit auch bei diesen Störungen lediglich eine untergeordnete Rolle. Ebenso wird die EKT bei sogenannten sekundären Depressionen, d.h. organischen depressiven Störungen aufgrund einer „Schädigung oder Funktionsstörung des Gehirns oder einer körperlichen Krankheit" (F06.32), nur sehr selten eingesetzt.

Indikation der Elektrokonvulsionstherapie bei depressiven Erkrankungen

EKT als Therapie der ersten Wahl

Im Gegensatz zu den USA wird im deutschen Sprachraum die EKT derzeit nur selten als Therapie der ersten Wahl eingesetzt. Bei Vorliegen eines depressiven Stupors im Rahmen einer depressiven Erkrankung kann allerdings eine vitale Indikation ähnlich einer perniziösen Katatonie bei Schizophrenie vorliegen. Diese Patienten sind aufgrund der Verweigerung von Flüssigkeit und Nahrung sowie aufgrund der Bettlägerigkeit mit einer erhöhten Thromboseneigung vital gefährdet. Die Zufuhr von Flüssigkeit und Nahrung über eine Magensonde oder auf parenteralem Weg ist langfristig nicht problemlos möglich. Da die Durchführung einer EKT die schnellste und hinsichtlich der Effizienz der Behandlung auch sicherste Möglichkeit ist, diesen Patienten zu helfen [67], darf sie bei der Therapieplanung nicht unberücksichtigt bleiben. Auch eine vitale Bedrohung durch akute und manchmal auch im Rahmen beschützter Stationen kaum zu kontrollierende Suizidalität kann eine Indikation zur primären Durchführung einer EKT vor anderen Therapiemaßnahmen darstellen [173].

Weiterhin kann bei Unverträglichkeit einer antidepressiven Pharmakotherapie bzw. bei Unverträglichkeit einer Neuroleptikagabe bei einer schweren Depression mit psychotischen Symptomen die EKT eine raschere und gefahrlosere Hilfsmöglichkeit im Vergleich zur alleinigen Pharmakotherapie darstellen. Die Durchführung einer EKT kann gerade bei zusätzlich schwerer somatisch erkrankten Patienten eine deutlich sicherere und verträglichere therapeutische Intervention darstellen als eine Pharmakotherapie (Kapitel 4.1, Vergleich der Verträglichkeit EKT und Antidepressivatherapie) [23, 62, 142].

Trotzdem muss man sich gerade bei der derzeit im deutschen Sprachraum üblichen Verordnungspraxis fragen, ob das Angebot, eine EKT durchzuführen auf Patienten beschränkt bleiben soll, die unter einer schweren pharmakotherapieresistenten Depression leiden oder zusätzlich somatisch schwer erkrankt sind. Durch dieses Prinzip der Indikationsstellung wird vor allem Patienten, die noch nicht unter einer Chronifizierung ihrer Erkrankung leiden, die nachweislich wirksamste Therapiemöglichkeit ihrer Depression zunächst meist für mehrere Wochen bis Monate vorenthalten. Es wurde sogar publiziert, dass vermutlich in Deutschland nur jeder 25. Patient, bei dem eine EKT indiziert wäre, diese Behandlung auch erhält [55, 153]. Gerade bei depressiven Erkrankungen sind Dauer und Chronizität der Indexepisode der Erkrankung ein negativer Prädiktor des weiteren Krankheitsverlaufs hinsichtlich der Entwicklung einer Therapieresistenz sowohl gegenüber einer Pharmakotherapie als auch gegenüber einer EKT [31, 128, 130]. Daher sollte jedem geeigneten Patienten auch das Angebot, eine EKT durchführen zu lassen, frühzeitig zur Verfügung stehen.

EKT als Therapie der zweiten Wahl

Die häufigste Indikationsstellung zur Elektrokonvulsionstherapie bei depressiven Patienten ist die Antidepressivaresistenz [108, 129, 145, 172]. Obwohl es keine verbindlich festgelegten Definitionen einer Pharmakotherapieresistenz gibt, kann von einer Antidepressivaresistenz ausgegangen werden, wenn zwei mindestens vierwöchige Phasen einer Behandlung mit antidepressiver Medikation aus unterschiedlichen pharmakologischen Wirkgruppen in ausreichend hoher Dosierung ohne therapeutischen Effekt verstrichen sind [85, 108]. In manche der Definitionen wurde auch der Einsatz mindestens eines Augmentationsverfahrens, beispielsweise der Lithiumaugmentation, integriert. Allerdings wird derzeit in Deutschland selbst in Kliniken mit umfangreichen EKT-Erfahrungen die Indikation zur EKT nur selten direkt nach dem Erreichen der Kriterien der Pharmakotherapieresistenz, sondern meist viel später gestellt, als es der Zeitrahmen dieser Definition vermuten lässt. Bei Einsatz der EKT bei dieser Patientengruppe ist die Responserate etwas niedriger als bei Verwendung der EKT als Primärtherapie [129, 130], jedoch immer noch deutlich höher als bei alleiniger pharmakotherapeutischer Intervention [46, 60, 88]. Dies gilt vor allem auch bei Depressionen mit psychotischen Symptomen, selbst wenn eine adäquate antidepressive und antipsychotische Pharmakotherapie durchgeführt wurde [59, 121].

Ebenso können nicht tolerable unerwünschte Arzneimittelwirkungen (Kapitel 4.1, Vergleich der Verträglichkeit EKT und Antidepressivatherapie) und Interaktionen einer Pharmakotherapie mit somatischen Begleiterkrankungen oder einer somatischen Begleitmedikation Gründe für die Umstellung der antidepressiven Therapie auf eine EKT sein [136, 173]. Auch kann eine Symptomverschlechterung unter einer antidepressiven Pharmakotherapie mit neu aufgetretener oder intensivierter Suizidalität eine Indikation für eine Behandlungsumstellung und gegebenenfalls die Durchführung einer EKT darstellen [173].

EKT in der Erhaltungstherapie und Rückfallprophylaxe

Die längerfristige Durchführung einer EKT im Rahmen einer Erhaltungstherapie oder zur Rezidivprophylaxe sollte in Erwägung gezogen werden, wenn eine alleinige pharmakotherapeutische und psychotherapeutische Stabilisierung zur Erhaltung eines weitgehend symptomfreien oder symptomarmen psychopathologischen Befundes nicht ausreicht. Auch wenn ein solches Nichtansprechen aus der individuellen Krankengeschichte eines Patienten bereits bekannt und zu erwarten ist, kommt die Durchführung einer Erhaltungs-EKT in Frage (Kapitel 4.6) [66, 103, 134].

Die Wirksamkeit der EKT bei verschiedenen Subtypen depressiver Erkrankungen

Depressive Episoden bei bipolaren affektiven Störungen (F31.3–F31.5)

Die EKT ist eine effektive biologische Therapieform, die zur Behandlung depressiver Episoden gut geeignet ist. Ob diese depressiven Episoden im Rahmen einer bipolaren Störung oder im Rahmen einer monopolaren Depression auftreten, scheint für die Effektivität der Behandlung keine wesentliche Rolle zu spielen [173]. Zu beachten ist allerdings, wie bei jedem effizienten antidepressiven Therapieverfahren bipolarer Depressionen, ein erhöhtes „Switchrisiko" mit einem möglichen Stimmungsumschlag in ein hypomanes oder manisches Syndrom [16, 180]. In diesem Falle kann allerdings im Gegensatz zu einer antidepressiven Pharmakotherapie die Behandlungsserie fortgesetzt werden, da dann die antimanische Wirksamkeit der EKT zum tragen kommt (Kapitel 4.3). Außerdem kann es trotz möglicher Unverträglichkeiten (Kapitel 3.4, Wahl der Stimulationsparameter) klinisch sinnvoll sein, durch eine Kombinationstherapie mit Lithiumsalzen das erhöhte Switchrisiko zu senken [49].

Depressive Episoden und rezidivierende depressive Störungen (F32–F33)

Offene und retrospektive Studien hatten Ansprechraten nach Durchführung einer EKT von 80 bis 90% berichtet [173]. 1964 wurde erstmals eine kontrollierte, doppelblinde Studie publiziert, in der eine signifikante Überlegenheit der EKT sowohl gegenüber einer Behandlung mit einer Plazebomedikation als auch gegenüber der Behandlung mit trizyklischen Antidepressiva belegt werden konnte [74]. Weitere kontrollierte Untersuchungen kamen zu dem gleichen Ergebnis [3, 6, 67, 173]. Eine mindestens ebenbürtige Wirksamkeit der EKT im Vergleich zu trizyklischen Antidepressiva [46, 105] sowie zu Monoaminooxidase-(MAO)-Hemmern [46] wurde in weiteren Untersuchungen publiziert. In einer Metaanalyse berichtete Janicak (1985) [82] von einer 20% besseren Wirksamkeit der EKT im Vergleich zu trizyklischen Antidepressiva sowie einer 45% besseren Wirksamkeit im Vergleich zu MAO-Hemmern. Allerdings muss einschränkend erwähnt werden, dass die Kriterien der Durchführung einer effizienten Pharmakotherapie nach gegenwärtigem Kenntnisstand von vielen dieser Untersuchungen nicht erreicht werden [139]. Therapieempfehlungen für eine adäquate antidepressive Pharmakotherapie haben sich hinsichtlich der Dosierungen, der Dauer der Behandlungen, möglicher Kombinationstherapien und eines geeigneten Monitorings der Plasmaspiegel seither sicherlich geändert [130, 131, 147]. Methodische Schwierigkeiten der Untersuchungen, welche die EKT direkt mit einer Pharmakotherapie verglichen haben, wurden außerdem in einer Übersicht bei Abrams [2] dargestellt. Viele Untersuchungen wurden entweder retrospektiv durchgeführt oder verzichteten auf eine Verblindung der Untersucher, andere enthielten statistische Mängel.

Auch der Effizienzvergleich einer EKT mit einer Lithiumaugmentation bei Patienten mit trizyklikaresistenter Depression erbrachte eine identische Effektivität [56]. Hinsichtlich der Geschwindigkeit des therapeutischen Ansprechens war in dieser Studie die Kombination eines Trizyklikums mit Lithium von Vorteil. Aufgrund der eher kleinen Fallzahl von 30 untersuchten Patienten in zwei Behandlungsgruppen muss allerdings eine Einschränkung der Aussagekraft aufgrund eines möglicherweise hohen β-Fehlers angenommen werden.

Kontrollierte Vergleiche der Wirksamkeit der EKT mit neueren Antidepressiva sind kaum zu finden, lediglich im Vergleich zu einer Therapie mit Paroxetin [60] erschien die EKT bei Patienten mit einer antidepressivaresistenten Depression im Vorteil. Allerdings wurde die schlechtere Wirksamkeit einer Monotherapie mit selektiven Serotoninwiederaufnahmehemmern im Vergleich zu trizyklischen Antidepressiva gerade bei dieser Patientengruppe trotz teilweise kontroverser Meinungen mehrfach publiziert [159, 170]. Kontrollierte Studien einer EKT im Vergleich zu modernen Antidepressiva, welche durch einen dualen Wirkmechanismus gerade bei schweren und gegebenenfalls auch bei bis dahin therapieresistenten Depressionen eingesetzt werden, wie z.B. Mirtazapin, Venlafaxin oder Milnacipran, gibt es bislang nicht.

Bei Beurteilung der Wirksamkeit einer EKT bei unipolaren Depressionen muss die heute in Europa übliche Verordnungspraxis und Indikationsstellung berücksichtigt werden. Da diese Behandlungsform meist Patienten mit pharmakotherapieresistenten Depressionen vorbehalten bleibt, wurden vor der EKT mindestens zwei antidepressive Pharmakotherapieversuche durchgeführt. Diese waren von adäquater Dauer, d.h. jeweils mindestens vier bis sechs Wochen lang. Eine adäquate Dosierung wurde verabreicht, d.h. bei Einsatz eines trizyklischen Antidepressivums kann z.B. von einer Imipramin- oder Amitriptylindosis von mindestens 150 bis 225mg pro Tag ausgegangen werden. Meist wurde zusätzlich ein Augmentationsversuch mit Lithium durchgeführt. Parallel fanden adäquate psychotherapeutische Bemühungen sowie eine begleitende Ergotherapie und Soziotherapie statt. Bei Vorliegen psychotischer Symptome kann außerdem davon ausgegangen werden, dass auch die Kombination eines Neuroleptikums mit einem Antidepressivum verabreicht wurde.

Die Ansprechraten eines solchen Patientenklientels auf eine EKT werden meist mit 50 bis 60% angegeben [129, 149] und erreichen wie aus einer Übersichtsarbeit von Dietzfelbinger et al. [55] ersichtlich ist, teilweise sogar 100%. In einer Untersuchung von DeCarolis wurden bei wenigen antidepressivaresistenten Patienten, die auf eine 4wöchige Imipramin-Therapie nicht respondiert hatten, EKTAnsprechraten zwischen 83 und 85% festgestellt [3]. Erhalten Patienten, welche das Kriterium der Pharmakotherapieresistenz nicht erfüllen, eine EKT als Therapie der ersten Wahl, so steigt die Ansprechrate auf über 80 bis 90% [129, 130]. Diese Ansprechrate wird derzeit leider (noch) von keiner antidepressiven Pharmakotherapie erreicht.

Auch der Zeitablauf einer pharmakologischen antidepressiven Therapie unterscheidet sich vom Verlauf einer EKT-Behandlungsserie. Üblicherweise verstreichen ca. vier bis sechs Wochen, bis bei gutem Ansprechen auf eine Pharmakotherapie eine vollständige Remission erreicht ist [132, 133]. Im Gegensatz dazu benötigt man bei Durchführung einer EKT, vor allem bei frühzeitigem Einsatz bei noch nicht therapieresistenter Depression, acht bis neun Behandlungen [129, 148] bis zum Erreichen einer ausreichenden Remission. Dies entspricht bei drei

Behandlungssitzungen pro Woche einem Zeitraum von bis zu drei Wochen. Somit ist bei Durchführung einer EKT im Vergleich zu einer pharmakologischen Therapie mit einem schnelleren Ansprechen zu rechnen [116]. Allerdings ist bei den Patienten mit antidepressivaresistenter Depression, meist von deutlich längeren Zeiten bis zu einer vollständigen Remission auszugehen. Manchmal ist speziell bei diesen Patienten während eines längeren stationären Aufenthalts lediglich ein gutes Ansprechen auf die Therapie mit deutlicher Symptomreduktion auf unter 50% des Ausgangsniveaus, jedoch keine vollständige Remission zu erreichen. Zu einer vollständigen Remission kommt es häufig erst nach mehrmonatiger pharmakologischer Anschlussbehandlung, manchmal erst nach Entlassung aus der Klinik.

EKT im Vergleich zur Sham-Behandlung

Im Vergleich zu einer Plazebobedingung durch eine simulierte EKT („Sham-EKT"), bei der lediglich eine Kurzzeitnarkose verabreicht wird, es aber zu keiner Elektrostimulation kommt, zeigte sich bei fast allen kontrollierten Untersuchungen eine deutliche Überlegenheit der Verum-Behandlung [33, 63, 64, 75, 83, 177]. Lediglich in einer Untersuchung von Lambourn und Gill [91] gelang es nicht, die Überlegenheit der EKT ausreichend zu belegen. Dies liegt vor allem an nach heutigen Erkenntnissen [146, 148] unzureichenden Stimulationsbedingungen. Bei unilateraler Elektrodenposition wurde hier eine zu niedrige Stimulationsintensität (im Mittel 10 J) knapp oberhalb der zu erwartenden Krampfschwelle gewählt (siehe Kapitel 3.4, Wahl der Stimulationsparameter). In einer Studie von Sackeim [146] wurde nachgewiesen, dass bei unilateraler Stimulation auch mit einer etwas höheren Dosis (im Mittel 18 J) keine ausreichende Wirksamkeit erzielt werden kann. Für eine Optimierung der Wirksamkeit wären hier wesentlich höhere Dosierungen erforderlich gewesen [8].

Modifikation der Stimulationsbedingungen

Durch die kontrollierte Untersuchung verschiedener Stimulationsbedingungen gelang es nachzuweisen, dass die Effektivität der Behandlung durch die Auswahl des Behandlungsgeräts (Sinuswellenstimulation oder Kurzpulstechnik, Kapitel 3.4, Wahl der Stimulationsparameter) nicht verändert werden kann. Allerdings waren bei den moderneren Stimulationsgeräten, die mit kurzen Rechteckimpulsen von 0,25 bis 1 ms Dauer stimulieren können, deutlich seltener sowie geringer ausgeprägte kognitive Nebenwirkungen zu verzeichnen [40, 155, 174, 175].

Es wurde jedoch auch gezeigt, dass die Wirksamkeit der EKT bei unipolaren Depressionen zwar gut belegt ist, das Ausmaß der Effektivität jedoch stark von den gewählten Stimulationsbedingungen, vor allem in Bezug auf die Elektrodenposition und die Stimulationsintensität, abhängen kann [104, 146, 148, 149], obwohl jeweils durch elektrische Stimulation ein generalisierter Krampfanfall erzeugt wird.

Anhaltende affektive Störungen (F34), „Double Depression"
(F34.1 und gleichzeitig F32 oder F33)

Eine „neurotische Depression" oder eine reine Dysthymie nach aktueller Nomen-klatur [13, 179] spricht nicht auf eine EKT an [173]. Allerdings ist bei Vorliegen der Kriterien einer depressiven Episode oder einer rezidivierenden depressiven Störung (F32–F33) eine Dysthymie in der Vorgeschichte kein negativer Prädiktor für das Ansprechen auf die Behandlung [173].

Zwangsstörung (F42)

Bei Patienten mit einer therapieresistenten Zwangsstörung kann man vor allem dann ein Ansprechen auf eine EKT erwarten, wenn gleichzeitig zu Zwangs-symptomen eine starke affektive Komponente der Erkrankung vorliegt [22, 41]. Allerdings wurden auch gute Erfolge der EKT in der Erhaltungstherapie einer Zwangsstörung berichtet [134].

Persönlichkeitsstörung (F60)

Patienten mit einer komorbiden Persönlichkeitsstörung, welche die diagnosti-schen Kriterien einer depressiven Episode oder einer rezidivierenden depressi-ven Störung erfüllen, sollte die EKT nicht generell vorenthalten werden [173], allerdings muss mit einer deutlich verringerten Ansprechrate gerechnet werden [47, 152]. Dem sollte bei der Aufklärung dieser Patienten Rechnung getragen werden.

Organische depressive Störung (F06.3)

Patienten, welche unter einer „sekundären Depression" als Folge einer organi-schen Erkrankung leiden, sprechen generell auf rein symptomatische biologische Therapieformen, zu denen auch die EKT zählt, schlechter an, als Patienten mit einer „primären Depression", d.h. einer depressiven Episode oder einer rezidi-vierenden depressiven Störung [28, 29, 32, 44, 183]. Allerdings scheint die Durch-führung einer EKT bei Patienten mit einem Zustand nach einem Schlaganfall („poststroke depression") insgesamt eine relativ gute Effektivität zu besitzen [12, 89, 112].

Prädiktion der Wirksamkeit

Es existieren vielfältige Versuche, die Symptomatologie eines depressiven Syn-droms sowie Verlaufsdaten zur Prädiktion der Wirksamkeit einer EKT zu ver-wenden [3, 173].

Faktoren ohne prognostischen Wert

Bei klarer Einschränkung der diagnostischen Entitäten auf depressive Episoden und rezidivierende depressive Störungen (oder nach DSM-IV: Major depression) behält die früher propagierte und im Rahmen der EKT als prognostisch günstig betrachtete Einteilung in „endogene" Depressionen oder Depressionen mit „melancholischen" (im ICD-10: mit „somatischen" Symptomen) oder „vegetativen Symptomen" keinen wesentlichen prognostischen Wert [7, 32, 44, 128, 151, 181, 182]. Auch die Unterscheidung unipolarer und bipolarer Depressionen scheint kein wesentlicher Prädiktor der Wirksamkeit der Therapie zu sein [9, 17, 30, 32, 120, 173, 183].

Faktoren mit positivem prognostischen Wert

Lediglich eine psychomotorische Hemmung scheint einen positiven prädiktiven Wert für das Ansprechen auf eine EKT zu besitzen [79, 80, 157]. Dies entspricht der häufig gemachten Beobachtung, dass ein katatones Syndrom unabhängig vom Auftreten im Rahmen einer affektiven [10, 168] oder schizophrenen Grunderkrankung einschließlich der malignen Verlaufsform einer perniziösen Katatonie [37, 69, 100, 101, 124, 140] (siehe Kapitel 4.4) einen Prädiktor für ein besonders gutes und rasches Ansprechen auf eine EKT sowie ein besonders schlechtes Ansprechen auf eine Pharmakotherapie darstellt. Dies gilt sogar für sekundär auftretende katatone Symptome bei organischen Erkrankungen [34, 77, 117]. Prominentes Symptom bei katatonen Syndromen ist meist ja auch eine psychomotorische Hemmung bis hin zum Stupor.

Einen ebenfalls positiven prognostischen Wert stellt Vorhandensein psychotischer Symptome dar [1, 15, 19, 36, 88, 96, 97, 118, 119, 157]. Allerdings ist dieser Vorteil einer EKT bei wahnhaften Depressionen im Hinblick auf das besonders schlechte Ansprechen dieser Erkrankungsform auf eine rein antidepressive Pharmakotherapie zu bewerten [42, 119, 157, 161, 162]. Es ist heute klinischer Standard, in diesem Fall sowohl antidepressiv als auch antipsychotisch zu behandeln [109, 113, 119, 143, 178]. Nur ein Teil der Patienten, für die eine EKT vorgesehen ist, hat jedoch eine hinsichtlich der Dosierung und der Zeitdauer adäquate neuroleptische Therapie erhalten [111]. Da aber eine EKT gerade bei diesen Patienten, die aufgrund der besonderen Schwere der Erkrankung und der psychotischen Realitätsverkennung ein erhöhtes Risiko für Suizidalität aufweisen, gut und rasch zu einer Symptomverminderung führen kann [141], sollte die EKT-Indikation hier frühzeitig geprüft werden.

Ebenso schein ein höheres Alter der Patienten im Vergleich zu einer Pharmakotherapie zu einem besseren Ansprechen auf eine EKT zu führen [32, 45, 61, 165, 169]. Dies ist insbesondere hinsichtlich der heute bis ins hohe Alter möglichen Kurzzeitnarkosen ein deutlicher Fortschritt.

Faktoren mit negativem prognostischen Wert

Einen negativen prognostischen Wert für den Erfolg einer EKT stellen hingegen die bisherige Therapieresistenz und die Dauer der aktuellen Krankheitsphase dar [31, 32, 57, 84, 90, 98, 129]. Allerdings gilt es zu bedenken, dass für weitere pharmakotherapeutische Interventionen der gleiche negative Einfluss bei noch weiter verringerten Ansprechraten angenommen werden muss. Die Durchführung einer EKT scheint gerade bei diesen Patienten aufgrund einer höheren Ansprechwahrscheinlichkeit auf die Behandlung [129, 130] die bessere Alternative zu sein (siehe Kapitel 4.2).

Verträglichkeit und Risiken unerwünschter Wirkungen

Verträglichkeit der Elektrokonvulsionstherapie

Generell ist die Elektrokonvulsionstherapie als eine gut verträgliche Therapie mit einem sehr niedrigem Risiko für schwerere Komplikationen zu betrachten [6]. Die Rate an schweren Nebenwirkungen bzw. die Mortalitätsrate ist bei Durchführung einer EKT niedriger als bei einer Pharmakotherapie beispielsweise mit trizyklischen Antidepressiva [173]. Das Risiko einer schweren Komplikation [6] bzw. die Mortalitätsrate bei Durchführung einer EKT [86, 156] wird mit 1:50000 Behandlungen angegeben. Bei 1:10000 Patienten kann es zu schwerwiegenderen Komplikationen kommen [173]. Damit liegt die Rate nicht höher als das allgemeine Narkoserisiko bei kleineren operativen Eingriffen und niedriger als das Mortalitätsrisiko bei Geburten [3, 4, 6]. Die EKT ist damit eine der sichersten medizinischen Behandlungen unter Narkose.

Seltene Zwischenfälle können mit der Narkose zusammenhängende *kardiovaskuläre Komplikationen* sein. Solche Risiken werden jedoch durch eine sorgfältige Voruntersuchung (Kapitel 3.4, Voruntersuchungen der Patienten) minimiert. Des weiteren können *verlängerte Krampfanfälle* bis hin zum *Status epilepticus* auftreten [135, 154], wobei dieses Risiko wahrscheinlich durch eine gleichzeitige Gabe von Theophyllin, die vermieden werden sollte, erhöht werden kann [50, 122, 137]. Derart verlängerte Krampfanfälle können jedoch gemäß der klinisch üblichen antikonvulsiven Therapie mit Diazepam oder Clonazepam i.v. behandelt bzw. beendet werden. Dass auch behandlungsbedürftige nonkonvulsive Anfälle auftreten können zeigt, wie wichtig ein therapiebegleitendes EEG-Monitoring ist [76, 135]. Da eine begleitende Lithiumtherapie eine Verlängerung der Wirkung von Muskelrelaxantien an den motorischen Endplatten [81a, 138] auch der Atemmuskulatur bedingen kann, wird empfohlen, auf eine solche Begleitbehandlung nach Möglichkeit zu verzichten. Bei Eintreten dieser Komplikation ist jedoch durch eine verlängerte Beatmung mit anschließender Überwachung der Atemfunktion (Pulsoxymeter) eine *Hypoxiegefahr* für die behandelten Patienten abzuwenden. Ein früher von den Patienten häufiger nach der Behandlung beklagter *Muskelschmerz* ähnlich eines „Muskelkaters" war auf die Durchführung der Therapie ohne Muskelrelaxation zurückzuführen und wird nur noch in seltenen Ausnahmefällen und in deutlich abgeschwächter Form beobachtet, da eine suffiziente pharmakologische Muskel-relaxation heute klinischer Standard ist. Bei bis zu 45% der Patienten kann es zu postiktalen *Kopfschmerzen* kommen, welche mit den üblichen Schmerzmitteln Acetylsalicylsäure oder Paracetamol meist gut behandelt werden können. Bei Patienten mit positiver Migräneanamnese kann es zu stärkeren Kopfschmerzen nach einer Therapiesitzung kommen. Hier haben sich Triptane, z.B. Sumatriptan oral oder als Nasenspray appliziert, therapeutisch bewährt [102]. Eine nach Narkosen selten auftretende *Übelkeit* kann mit Metoclopramid gut behandelt werden. Bei Patienten, die unter einer bipolaren affektiven Störung leiden, kann es durch eine EKT zu einem Umschlagen des Affekts in eine *Hypomanie* [16] oder ein *manisches Syndrom* kommen („Switch" in die Manie) [14, 53]. Diese unerwünschte Wirkung kann jedoch im Rahmen einer EKT wie bei jedem anderen hochwirksamen antidepressiven Therapieverfahren auch auftreten [158]. In Einzelfällen mit diesbezüglich erhöhtem Risiko kann eine Lithiumbegleitbehandlung diese Komplikation verhindern helfen [158].

Unerwünschte Wirkungen einer EKT können auch *vorübergehende kognitive Störungen* sein [173]. Diese können bei ca. einem Drittel der Patienten auftreten [171]. Hierbei können ein *postiktales delirantes Syndrom* mit einer *verlängerten postiktalen Reorientierungsphase* von *Störungen der Merkfähigkeit* unterschieden werden. Diese können in einer häufiger zu beobachtenden *anterograden Amnesie*, d.h. in einer Verminderung der Fähigkeit, sich neue Lerninhalte zu merken, oder in einer *retrograden Amnesie*, in der Störung der Erinnerungsfähigkeit an zurückliegende Ereignisse bestehen. Davon können wiederum Effekte auf das autobiographische und das übrige *Langzeitgedächtnis* [95] unterschieden werden. Manche Patienten klagen auch über *subjektive Gedächtnisstörungen*, die nicht psychometrisch erfassbar sind. Außerdem kann es zu kognitiven Effekten kommen, die nicht auf einer Gedächtnisstörung beruhen (z.B. *Konzentrationsstörungen, Aufmerksamkeitsdefizit*). Im Einzelfall kann es jedoch sehr schwierig sein, mögliche kognitive Wirkungen einer EKT von Symptomen der Grunderkrankung Depression zu unterscheiden, da hier viele Parallelen beobachtet werden können [35, 52]. Es ist daher nicht selten, dass Patienten nach einer EKT-Serie und nach klinischer Besserung der depressiven Symptomatik über eine deutliche Verbesserung kognitiver Funktionen berichten [39].

Da die Rate an unerwünschten Wirkungen von den Stimulationsbedingungen abhängt [89, 150, 163], wurde durch die Einführung einer modifizierten EKT-Durchführung (meist rechts-unilaterale oder bifrontale [48] Kurzimpulsstimulation, Narkose mit Muskelrelaxation und ausreichender (Hyper-)Oxygenierung) dieses Risiko deutlich reduziert [104, 107, 148, 149]. Wenn doch Störungen der Gedächtnisfunktion auftreten, sind diese jedoch innerhalb von ein bis vier Wochen nach der Behandlungsserie rasch rückbildungsfähig [115] und halten nur bei wenigen Patienten länger als vier Wochen nach Beendigung der EKT-Serie an. In follow-up Untersuchungen zeigte sich, dass im Verlauf einer EKT-Serie aufgetretene kognitive Nebenwirkungen vollständig reversibel [43, 70, 144] oder im Vergleich zum Zeitintervall direkt vor EKT verbessert waren [38]. Teilweise konnte jedoch bei älteren Patienten, welche früher eine EKT erhalten hatten, eine im Vergleich zu einer Kontrollgruppe schlechtere kognitive Leistungsfähigkeit gemessen werden

[123]. In vielfachen Einzelfallberichten, Fallserien und kontrollierten Studien konnte jedoch belegt werden, dass es durch die Durchführung einer Elektrokonvulsionstherapie zu keinen dauerhaften funktionellen [54, 87] und zu keinen strukturellen Schädigungen des zentralen Nervensystems kommen kann [11, 51, 68].

Vergleich der Verträglichkeit von EKT und Antidepressivatherapie

So vielfältig wie die antidepressiven Wirkprinzipien und Kombinationen der gleichzeitigen Wirkungen auf verschiedene Neurotransmittersysteme sind auch deren unerwünschte Arzneimittelwirkungen (UAW). Besonders unter einer Therapie mit trizyklischen Antidepressiva kann es zu einer kardialen Erregungsleitungsstörung mit konsekutiven Herzrhythmusstörungen kommen, die besonders bei kardial vorerkrankten Patienten auch vital bedrohlich sein können. Auch eine Sinustachykardie sowie eine orthostatische Dysregulation kann durch die Wirkung auf muskarinische Acetylcholinrezeptoren ausgelöst werden. Da die Krampfschwelle gesenkt wird, sind zerebrale Krampfanfälle und Myoklonien vor allem bei zerebralen Vorschädigungen, hohen Dosierungen und raschem Aufdosieren der Antidepressiva möglich. Durch einen zentralen anticholinergen Effekt kann es neben den peripheren UAW (Miktionsstörungen, Harnverhalt, Obstipation, Mundtrockenheit) auch zu deliranten Syndromen, Verwirrtheit sowie zu Gedächtnisstörungen kommen. Sehr seltene, jedoch undiagnostiziert potentiell lebensbedrohliche UAW können bei einigen Pharmaka auch Blutbildveränderungen bis hin zur Agranulozytose sein.

Durch eine serotonerge Wirkung kann es zu Appetitminderung, Nausea, Kopfschmerzen, Hyperhidrosis, Insomnie, sexuellen Funktionsstörungen, Unruhe und Agitation bis hin zu einem zentralen Serotoninsyndrom kommen. Sehr selten kommt es auch zu einem Syndrom der inadäquaten ADH-Sekretion mit körperlicher Schwäche, Lethargie, Verwirrtheit, Krampfanfällen bis hin zum Koma.

Noradrenerge Antidepressiva können Tremor, Tachykardie, Unruhe, Kopfschmerzen, Hyperhidrosis und selten auch Blutdrucksteigerungen auslösen. Auch Monoaminooxidasehemmer können, vor allem bei Diätfehlern, hypertone Krisen induzieren.

Weitere häufige, jedoch weniger bedrohliche UAW bei einer antidepressiven Pharmakotherapie können initiale Müdigkeit, Sedation, Gewichtszunahme und Verwirrtheit durch Wirkung auf Histamin-1- und 5-HT$_2$-Rezeptoren, Libidoverlust und Prolaktinämien durch Wirkung auf Dopaminrezeptoren sowie Schwindel und Müdigkeit durch die Wirkung auf α_1-adrenerge Rezeptoren sein.

An psychiatrischen UAW kann es vor allem bei Trizyklikatherapie aber auch bei modernen Antidepressiva mit dualem Wirkprinzip zur Auslösung von hypomanischen oder manischen Episoden kommen.

Allerdings muss darauf hingewiesen werden, dass eine moderne antidepressive Pharmakotherapie bei differenziertem Einsatz und Beachtung aller möglichen Kontraindikationen eine sehr sichere und im wesentlichen nebenwirkungsarme Therapie ist. Die meisten UAW treten zu Beginn der Therapie bei Dosissteigerung auf und sistieren im Verlauf der ersten Behandlungswochen.

Vergleicht man die möglichen unerwünschten Wirkungen einer EKT mit denen einer antidepressiven Pharmakotherapie, so ist die Entscheidung, welches Therapieverfahren als risikoärmer anzusehen ist, im Einzelfall anhand der psychiatrischen und internistischen Vorbefunde zu klären. Nach individueller Nutzen-Risiko-Abwägung gehören beide Therapieoptionen zu prinzipiell gut verträglichen und sicheren Behandlungsmöglichkeiten, die ein weitaus geringeres Risiko für die Patienten mit sich bringen als die depressive Erkrankung selbst.

Schließlich muss noch erwähnt werden, dass es zwar keine nachgewiesenen eindeutigen teratogenen Risiken bei Gabe von Antidepressiva gibt, vor allem im ersten und zweiten Trimenon aufgrund der mangelhaften Datenlage jedoch von der Antidepressivagabe abgeraten wird. Auch eine Erhöhung perinataler Risiken und Komplikationen mit erhöhter Reizbarkeit, Erregbarkeit und Krampfbereitschaft von Neugeborenen durch Absetzen von Trizyklika sowie Atemschwierigkeiten nach Absetzen von selektiven Serotoninwiederaufnahmehemmern sind möglich. Für die meisten modernen Antidepressiva liegen jedoch keinerlei Daten zum Einsatz während Schwangerschaft und Stillzeit vor, sodass von der Gabe in dieser Zeit abzuraten ist. Eine differenzierte Darstellung der Indikationsstellung der EKT während Schwangerschaft und Stillzeit ist in Kapitel 3.8 nachzulesen.

Die Kombination der Elektrokonvulsionstherapie mit einer antidepressiven Pharmakotherapie

Wie in Kapitel 3.4 beschrieben, kann man nach dem derzeitigen Kenntnisstand eher einen Absetzversuch einer bislang nicht ausreichend wirksamen antidepressiven Pharmakotherapie vor Beginn einer EKT empfehlen. Aufgrund der Wirklatenz einer antidepressiven Pharmakotherapie ist es sinnvoll, schon während der letzten zwei EKT-Behandlungswochen mit einer neuen Pharmakotherapie zu beginnen. Nach Beendigung der EKT-Behandlungsserie sollte dann die Kombination mit einem zusätzlichen Phasenprophylaktikum erfolgen.

In der Akuttherapie kann die Kombination einer Elektrokonvulsionstherapie mit einem Antidepressivum im Einzelfall auch Vorteile erbringen. Gerade bei Patienten, die unter einer pharmakotherapieresistenten Depression leiden, können sich Vorteile hinsichtlich eines rascheren Ansprechens auf eine Akuttherapie ergeben [173]. Bislang konnte lediglich in zwei Untersuchungen belegt werden, dass die Kombinationstherapie von Vorteil war. Die Kombination der EKT mit Imipramin erbrachte in einer randomisierten prospektiven Untersuchung eine schnellere Symptomreduktion als die Kombination mit Paroxetin [93]. In einer retrospektiven Untersuchung konnte gezeigt werden, dass Patienten, welche die Kombination einer EKT mit einem trizyklischen Antidepressivum erhielten, weniger EKT-Behandlungssitzungen bis zu einer ausreichenden Besserung benötigten und bei Entlassung weniger depressive Symptome aufwiesen als Patienten, welche die EKT alleine erhielten [114]. Weitere kontrollierte Untersuchungen zu einer Kombinationstherapie einer EKT vor allem mit neueren Antidepressiva mit dualem Wirkmechanismus wurden bislang nicht publiziert.

Da es einige Publikationen gibt, welche die Kombination der EKT mit einer antidepressiven Pharmakotherapie bei einem ausreichenden Pharmakotherapie- und EKT-Behandlungsmonitoring als sicher und gefahrlos einstufen [27, 58, 65, 73, 93, 114], sollte derzeit die Frage, ob für einen einzelnen Patienten eher eine Kombination der EKT mit einem Antidepressivum oder eine Elektrokonvulsions- Monotherapie die klinisch günstigere Alternative darstellt, im Einzelfall abgewogen und entschieden werden.

International unterschiedliche Gepflogenheiten

Obwohl die Elektrokonvulsionstherapie ursprünglich in Europa entwickelt wurde, zeigt eine Übersicht der verfügbaren wissenschaftlichen Literatur, dass sowohl der klinische Einsatz als auch die wissenschaftliche Untersuchung dieses Therapieverfahrens derzeit in den USA eine wesentlich weitere Verbreitung gefunden hat als in Europa. Zudem zeigt sich, dass selbst innerhalb der Staaten der Europäischen Union (EU) kein einheitliches Bild vorherrscht. Es existieren unterschiedliche klinische und wissenschaftliche Gepflogenheiten sowie eine unterschiedliche Gesetzeslage, die ebenfalls Einfluss auf die Indikationsgebiete und die Anwendungshäufigkeit der EKT hat.

Prinzipiell ist hinsichtlich der Anwendungshäufigkeit ein „Nord-Süd-Gefälle" festzustellen. In den nordischen/skandinavischen Ländern wie Dänemark, Schweden und Finnland (wie auch in den Nicht-EU Staaten Norwegen und Island) wird die EKT häufig zur Behandlung depressiver Zustandsbilder eingesetzt. Zwischen 1977 und 1987 konnte hierbei eine Zunahme der gesamten Behandlungsanzahl bei einer relativen Abnahme bilateraler Stimulationen beobachtet werden [78, 166]. In Großbritannien wird dieses Therapieverfahren ebenfalls häufig eingesetzt. Die Behandlungsraten schwanken jedoch auch dort lokal sehr stark. In einem Lehrkrankenhaus in Edinburgh wurden beispielsweise 1996 3,45% aller stationären psychiatrischen Patienten mit einer EKT behandelt [72]. Insgesamt zeigte sich jedoch eine fallende Tendenz der Anwendungshäufigkeit [71]. In Irland findet sich ein ähnlich heterogenes Anwendungsmuster bei ebenfalls regelmäßiger Anwendung der EKT [92], neuere Daten sind allerdings nicht publiziert. In Deutschland war dagegen eine leichte Zunahme des EKT-Einsatzes zwischen 1992 und 1994 (von 895 auf 1050, im Mittel wurden 985 Patienten pro Jahr behandelt) zu verzeichnen [110]. Die gleiche Beobachtung konnten wir an der Klinik für Psychiatrie und Psychotherapie der Universität München machen. In den Jahren 1995 bis 2001 fand eine Verdoppelung der mit einer EKT behandelten Patientenzahlen statt, hierbei ist allerdings die diesbezüglich selektivere Zuweisung von Patienten aus Krankenhäusern der Region zu berücksichtigen. Im Jahr 2001 wurden hier 3,37% aller stationären psychiatrischen Patienten mit einer EKT behandelt, eine Rate, die allerdings immer noch unter der aus Schottland berichteten liegt. In Österreich wird die EKT ebenfalls seltener eingesetzt. 2,87% der stationären Patienten der Wiener Universitätsklinik erhielten zwischen 1994 und 1995 eine EKT [66, 81b, 167].

Aus den Benelux-Ländern liegen lediglich Informationen für die Niederlande vor: Die EKT wird hier nur selten und nur bei schwerer Pharmakotherapieresistenz eingesetzt [126]. Meist wird eine unipolare EKT mit Kurzpulstechnik unter Kurznarkose entsprechend dem aktuellen Stand der Erkenntnisse eingesetzt, viele Patienten müssen jedoch längere Wartezeiten in Kauf nehmen, bevor ihnen die Möglichkeit dieser Behandlungsform angeboten wird [94, 164].

In Frankreich ist ein Rückgang der Zahl der EKT anbietenden Kliniken zu verzeichnen. Zwischen 1986 und 1997 kam es zu einem deutlichen Rückgang der Zahl der Kliniken, welche die EKT als Akuttherapie anbieten von 64 auf 51% [24]. 1994 nutzten 22% der in einer Umfrage angeschriebenen Psychiater selbst die EKT [18]. In Spanien wird die EKT als Akuttherapie an einigen Orten durchgeführt. Eine Erhaltungs-EKT wird nicht angeboten [26]. 12 von 20 Krankenhäusern in Barcelona nutzen die EKT, allerdings wurden noch 1996 meist Sinuswellenstimulatoren bei bilateraler Elektrodenposition in Kombination mit einer antidepressiven Begleitmedikation eingesetzt. Ein EEG-Monitoring der induzierten Krampfanfälle fand nicht statt [25]. Aus Portugal ist lediglich die Information verfügbar, dass eine EKT dort durchgeführt wird, ansonsten sind kaum publizierte Informationen zu erhalten. In Italien war die EKT schon früher kaum im Einsatz, hauptsächlich wurde sie in Privatkliniken genutzt. Seit 1999 wurden neue gesetzliche Regelungen und Einschränkungen erlassen. Eine EKT darf nur noch in lebensbedrohlichen Notfällen, wenn andere Therapiemöglichkeiten versagt haben, und nur in staatlichen Krankenhäusern eingesetzt werden [5]. Dies hängt mit besonderen und z.T. sicherlich nicht ausreichend wissenschaftlich begründbaren Aspekten der sogenannten „italienischen Psychiatriereform" zusammen. Aus Griechenland sind keine Publikationen zum Einsatz der EKT erhältlich.

Wie an dieser kurzen Übersicht zu sehen ist, reichen die Arbeitsbedingungen für den Einsatz der EKT zur Behandlung depressiver Störungen von einem umfassenden und wertneutralen Angebot, das sich unter günstigen Voraussetzungen nach dem aktuellen wissenschaftlichen Stand richten kann und dann auch häufig genutzt wird, bis hin zu gesetzlichen Restriktionen, die dazu führen, dass schwer und teilweise auch lebensbedrohlich erkrankten Patienten hilfreiche Therapiemöglichkeiten vorenthalten werden. Eine zumindest innereuropäische oder EU-weite Regelung wäre daher von großem Vorteil und wünschenswert, da sich die Situation sowohl der Erkrankten hinsichtlich einer besseren Behandelbarkeit ihrer Erkrankung als auch der behandelnden Ärzte hinsichtlich einer verlässlichen gesetzlichen Grundlage für ihr Handeln verbessern würde.

Literatur

1. The Northwick Park Clinical Research Centre (1984) The Northwick Park ECT trial. Predictors of response to real and simulated ECT. Clinical Research Centre, Division of Psychiatry. Br J Psychiatry 144: 227–237
2. Abrams R (1982) ECT and tricyclic antidepressants in the treatment of endogenous depression. Psychopharmacol Bull 18: 73–75
3. Abrams R (1997) Electroconvulsive Therapy. Oxford University Press, New York, Oxford

4. Abrams R (1997) The mortality rate with ECT. Convuls Ther 13: 125–127
5. Abrams R (2000) Use of ECT in Italy. Am J Psychiatry 157: 840
6. Abrams R (2002) Electroconvulsive Therapy. Oxford University Press, Oxford, New York
7. Abrams R, Fink M, Feldstein S (1973) Prediction of clinical response to ECT. Br J Psychiatry 122: 457–460
8. Abrams R, Swartz C M, Vedak C (1991) Antidepressant effects of high-dose right unilateral electroconvulsive therapy. Arch Gen Psychiatry 48: 746–748
9. Abrams R, Taylor M A (1974) Unipolar and bipolar depressive illness. Phenomenology and response to electroconvulsive therapy. Arch Gen Psychiatry 30: 320–321
10. Abrams R, Taylor M A (1976) Catatonia. A prospective clinical study. Arch Gen Psychiatry 33: 579–581
11. Agelink M W, Andrich J, Postert T, Wurzinger U, Zeit T, Klotz P, Przuntek H (2001) Relation between electroconvulsive therapy, cognitive side effects, neuron specific enolase, and protein S-100. J Neurol Neurosurg Psychiatry 71: 394–396
12. Allman P, Hawton K (1987) ECT for Poststroke Depression: Beta Blockade to Modify Rise in Blood Pressure. Convuls Ther 3: 218–221
13. American Psychiatric Association (1994) Diagnostic and Statistical Manual of Mental Disorders (DSM-IV). Washington DC, USA
14. Andrade C, Gangadhar B N, Channabasavanna S M (1987) Mania associated with electroconvulsive therapy. J Clin Psychiatry 48: 303–304
15. Andrade C, Gangadhar B N, Swaminath G, Channabasavanna S M (1988) Predicting the Outcome of Endogenous Depression Following Electroconvulsive Therapy. Convuls Ther 4: 169–174
16. Angst J, Angst K, Baruffol I, Meinherz-Surbeck R (1992) ECT-Induced and Drug-Induced Hypomania. Convuls Ther 8: 179–185
17. Aronson T A, Shukla S, Hoff A, Cook B (1988) Proposed delusional depression subtypes: preliminary evidence from a retrospective study of phenomenology and treatment course. J Affect Disord 14: 69–74
18. Auquier P, Hodgkinson M, Thirion X, Tramoni A V (1994) [Attitude of psychiatrists to electrotherapy]. Encephale 20: 713–717
19. Avery D, Lubrano A (1979) Depression treated with imipramine and ECT: the DeCarolis study reconsidered. Am J Psychiatry 136: 559–562
20. Avery D, Winokur G (1976) Mortality in depressed patients treated with electroconvulsive therapy and antidepressants. Arch Gen Psychiatry 33: 1029–1037
21. Babigian H M, Guttmacher L B (1984) Epidemiologic considerations in electroconvulsive therapy. Arch Gen Psychiatry 41: 246–253
22. Beale M D, Kellner C H, Pritchett J T, Burns C M (1995) ECT for OCD. J Clin Psychiatry 56: 81–82
23. Beliles K, Stoudemire A (1998) Psychopharmacologic treatment of depression in the medically ill. Psychosomatics 39: S2–19
24. Benadhira R, Teles A (2001) [Current status of electroconvulsive therapy in adult psychiatric care in France]. Encephale 27: 129–136
25. Bernardo M, Arrufat F, Pintor L, Catarineu S, Buisan E, Ballus C (1996) [Patterns of the use of electroconvulsive therapy in Barcelona]. Med Clin (Barc) 106: 201–204
26. Bernardo M, Arrufat F, Pintor L, Catarineu S, Buisan E, Ballus C (1996) [Patterns of the use of electroconvulsive therapy in Barcelona]. Med Clin (Barc) 106: 201–204
27. Bernardo M, Navarro V, Salva J, Arrufat F J, Baeza I (2000) Seizure activity and safety in combined treatment with venlafaxine and ECT: a pilot study. J ECT 16: 38–42

28. Bibb R C, Guze S B (1972) Hysteria (Briquet's syndrome) in a psychiatric hospital: the significance of secondary depression. Am J Psychiatry 129: 224–228

29. Black D W, Bell S, Hulbert J, Nasrallah A (1988) The importance of Axis II in patients with major depression. A controlled study. J Affect Disord 14: 115–122

30. Black D W, Winokur G, Nasrallah A (1986) ECT in Unipolar and Bipolar Disorders: A Naturalistic Evaluation of 460 Patients. Convuls Ther 2: 231–237

31. Black D W, Winokur G, Nasrallah A (1989) Illness Duration and Acute Response in Major Depression. Convuls Ther 5: 338–343

32. Black D W, Winokur G, Nasrallah A (1993) A Multivariate Analysis of the Experience of 423 Depressed Inpatients Treated with Electroconvulsive Therapy. Convuls Ther 9: 112–120

33. Brandon S, Cowley P, McDonald C, Neville P, Palmer R, Wellstood-Eason S (1984) Electro-convulsive therapy: results in depressive illness from the Leicestershire trial. Br Med J (Clin Res Ed) 288: 22–25

34. Breakey W R, Kala A K (1977) Typhoid catatonia responsive to ECT. Br Med J 2: 357–359

35. Brodaty H, Berle D, Hickie I, Mason C (2001) „Side effects" of ECT are mainly depressive phenomena and are independent of age. J Affect Disord 66: 237–245

36. Buchan H, Johnstone E, McPherson K, Palmer R L, Crow T J, Brandon S (1992) Who benefits from electroconvulsive therapy? Combined results of the Leicester and Northwick Park trials. Br J Psychiatry 160: 355–359

37. Bush G, Fink M, Petrides G, Dowling F, Francis A (1996) Catatonia. II. Treatment with lorazepam and electroconvulsive therapy. Acta Psychiatr Scand 93: 137–143

38. Calev A, Gaudino E A, Squires N K, Zervas I M, Fink M (1995) ECT and non-memory cognition: a review. Br J Clin Psychol 34 (Pt 4): 505–515

39. Calev A, Nigal D, Shapira B, Tubi N, Chazan S, Ben Yehuda Y, Kugelmass S, Lerer B (1991) Early and long-term effects of electroconvulsive therapy and depression on memory and other cognitive functions. J Nerv Ment Dis 179: 526–533

40. Carney M W, Rogan P A, Sebastian J, Sheffield B (1976) A controlled comparative trial of unilateral and bilateral sinusoidal and pulse ECT in endogenous depression. PDM 7(9–12)8: 77–79

41. Casey D A, Davis M H (1994) Obsessive-compulsive disorder responsive to electroconvulsive therapy in an elderly woman. South Med J 87: 862–864

42. Chan C H, Janicak P G, Davis J M, Altman E, Andriukaitis S, Hedeker D (1987) Response of psychotic and nonpsychotic depressed patients to tricyclic antidepressants. J Clin Psychiatry 48: 197–200

43. Cohen D, Taieb O, Flament M, Benoit N, Chevret S, Corcos M, Fossati P, Jeammet P, Allilaire J F, Basquin M (2000) Absence of cognitive impairment at long-term follow-up in adolescents treated with ECT for severe mood disorder. Am J Psychiatry 157: 460–462

44. Coryell W, Pfohl B, Zimmerman M (1985) Outcome Following Electroconvulsive Therapy: A Comparison of Primary and Secondary Depression. Convuls Ther 1: 10–14

45. Coryell W, Zimmerman M (1984) Outcome following ECT for primary unipolar depression: a test of newly proposed response predictors. Am J Psychiatry 141: 862–867

46. Davidson J, McLeod M, Law-Yone B, Linnoila M (1978) A comparison of electroconvulsive therapy and combined phenelzine-amitriptyline in refractory depression. Arch Gen Psychiatry 35: 639–642

47. DeBattista C, Mueller K (2001) Is electroconvulsive therapy effective for the depressed patient with comorbid borderline personality disorder? J ECT 17: 91–98

48. Delva N J, Brunet D, Hawken E R, Kesteven R M, Lawson J S, Lywood D W, Rodenburg M, Waldron J J (2000) Electrical dose and seizure threshold: relations to clinical outcome and cognitive effects in bifrontal, bitemporal, and right unilateral ECT. J ECT 16: 361–369

49. DeQuardo J R, Tandon R (1988) Concurrent lithium therapy prevents ECT-induced switch to mania. J Clin Psychiatry 49: 167–168

50. Devanand D P, Decina P, Sackeim H A, Prudic J (1988) Status epilepticus following ECT in a patient receiving theophylline. J Clin Psychopharmacol 8: 153

51. Devanand D P, Dwork A J, Hutchinson E R, Bolwig T G, Sackeim H A (1994) Does ECT alter brain structure? Am J Psychiatry 151: 957–970

52. Devanand D P, Fitzsimons L, Prudic J, Sackeim H A (1995) Subjective side effects during electroconvulsive therapy. Convuls Ther 11: 232–240

53. Devanand D P, Sackeim H A, Decina P, Prudic J (1988) The development of mania and organic euphoria during ECT. J Clin Psychiatry 49: 69–71

54. Devanand D P, Verma A K, Tirumalasetti F, Sackeim H A (1991) Absence of cognitive impairment after more than 100 lifetime ECT treatments. Am J Psychiatry 148: 929–932

55. Dietzfelbinger T, Möller H J, Steinmeier E M, Fimmers R (1990) Elektrokrampftherapie als Ultima ratio bei Antidepressiva-Nonrespondern. In: Möller H J (ed) Therapieresistenz unter Antidepressiva-Behandlung. Springer, Berlin Heidelberg New York, 176–185

56. Dinan T G, Barry S (1989) A comparison of electroconvulsive therapy with a combined lithium and tricyclic combination among depressed tricyclic nonresponders. Acta Psychiatr Scand 80: 97–100

57. Dunn C G, Quinlan D (1978) Indicators of E.C.T. response and non-response in the treatment of depression. J Clin Psychiatry 39: 620–622

58. el Ganzouri A R, Ivankovich A D, Braverman B, McCarthy R (1985) Monoamine oxidase inhibitors: should they be discontinued preoperatively? Anesth Analg 64: 592–596

59. Flint A J, Rifat S L (1998) The treatment of psychotic depression in later life: a comparison of pharmacotherapy and ECT. Int J Geriatr Psychiatry 13: 23–28

60. Folkerts H W, Michael N, Tolle R, Schonauer K, Mucke S, Schulze-Monking H (1997) Electroconvulsive therapy vs. paroxetine in treatment-resistant depression – a randomized study. Acta Psychiatr Scand 96: 334–342

61. Folstein M, Folstein S, McHugh P R (1973) Clinical predictors of improvement after electro-convulsive therapy of patients with schizophrenia, neurotic reactions, and affective disorders. Biol Psychiatry 7: 147–152

62. Franco-Bronson K (1996) The management of treatment-resistant depression in the medically ill. Psychiatr Clin North Am 19: 329–350

63. Freeman C P (1978) The therapeutic efficacy of electroconvulsive therapy (ECT). A double blind controlled trial of ECT and simulated ECT. Scott Med J 23: 71–75

64. Freeman C P, Basson J V, Crighton A (1978) Double-blind controlled trail of electroconvulsive therapy (E.C.T.) and simulated E.C.T. in depressive illness. Lancet 1: 738–740

65. Freese K J (1985) Can Patients Safely Undergo Electroconvulsive Therapy While Receiving Monoamine Oxidase Inhibitors? Convuls Ther 1: 190–194

66. Frey R, Schreinzer D, Heiden A, Kasper S (2001) [Use of electroconvulsive therapy in psychiatry]. Nervenarzt 72: 661–676

67. Gangadhar B N, Kapur R L, Kalyanasundaram S (1982) Comparison of electroconvulsive therapy with imipramine in endogenous depression: a double blind study. Br J Psychiatry 141: 367–371

68. Genz A, Krause P, Koch R D, Knorr W (1985) [Side effects of bilateral electroconvulsive therapy-comparative clinico-computer tomographic study]. Psychiatr Neurol Med Psychol (Leipz) 37: 197–204

69. Geretsegger C, Rochowanski E (1987) Electroconvulsive Therapy in Acute Life-Threatening Catatonia with Associated Cardiac and Respiratory Decompensation. Convuls Ther 3: 291–295

70. Ghaziuddin N, Laughrin D, Giordani B (2000) Cognitive side effects of electroconvulsive therapy in adolescents. J Child Adolesc Psychopharmacol 10: 269–276

71. Glen T, Scott A I (1999) Rates of electroconvulsive therapy use in Edinburgh (1992–1997). J Affect Disord 54: 81–85

72. Glen T, Scott A I (2000) Variation in rates of electroconvulsive therapy use among consultant teams in Edinburgh (1993–1996). J Affect Disord 58: 75–78

73. Gonzalez-Pinto A, Gutierrez M, Gonzalez N, Elizagarate E, Perez De Heredia J L, Mico J A (2002) Efficacy and Safety of Venlafaxine-ECT Combination in Treatment-Resistant Depression. J Neuropsychiatry Clin Neurosci 14: 206–209

74. Greenblatt M, Grosser G H, Wechsler H A (1964) Differential response of hospitalized depressed patients in somatic therapy. Am J Psychiatry 935–943

75. Gregory S, Shawcross C R, Gill D (1985) The Nottingham ECT Study. A double-blind comparison of bilateral, unilateral and simulated ECT in depressive illness. Br J Psychiatry 146: 520–524

76. Grogan R, Wagner D R, Sullivan T, Labar D (1995) Generalized nonconvulsive status epilepticus after electroconvulsive therapy. Convuls Ther 11: 51–56

77. Hafeiz H B (1987) Psychiatric manifestations of enteric fever. Acta Psychiatr Scand 75: 69–73

78. Heshe J, Roeder E (1976) Electroconvulsive therapy in Denmark. Br J Psychiatry 128: 241–245

79. Hickie I, Mason C, Parker G, Brodaty H (1996) Prediction of ECT response: validation of a refined sign-based (CORE) system for defining melancholia. Br J Psychiatry 169: 68–74

80. Hickie I, Parsonage B, Parker G (1990) Prediction of response to electroconvulsive therapy. Preliminary validation of a sign-based typology of depression. Br J Psychiatry 157: 65–71

81a. Hill G E, Wong K C, Hodges M R (1977) Lithium carbonate and neuromuscular blocking agents. Anesthesiology 46: 122–126

81b. Hofmann P, Wieselmann G, Herzog G, Zapotoczky H G (1993) Elektrokonvulsionstherapie (EKT) in Österreich. Eine Umfrage. Neuropsychiatrie 7: 204–206

82. Janicak P G, Davis J M, Gibbons R D, Ericksen S, Chang S, Gallagher P (1985) Efficacy of ECT: a metaanalysis. Am J Psychiatry 142: 297–302

83. Johnstone E C, Deakin J F, Lawler P, Frith C D, Stevens M, McPherson K, Crow T J (1980) The Northwick Park electroconvulsive therapy trial. Lancet 2: 1317–1320

84. Kindler S, Shapira B, Hadjez J, Abramowitz M, Brom D, Lerer B (1991) Factors Influencing Response to Bilateral Electroconvulsive Therapy in Major Depression. Convuls Ther 7: 245–254

85. Kornstein S G, Schneider R K (2001) Clinical features of treatment-resistant depression. J Clin Psychiatry 62 [Suppl] 16: 18–25

86. Kramer B A (1999) Use of ECT in California, revisited: 1984–1994. J ECT 15: 245–251

87. Krause P, Genz A, Knorr W (1988) [Prospective study of the late sequelae of electroconvulsive treatment]. Psychiatr Neurol Med Psychol (Leipz) 40: 532–536

88. Kroessler D (1985) Relative Efficacy Rates for Therapies of Delusional Depression. Convuls Ther 1: 173–182

89. Krystal A D, Coffey C E (1997) Neuropsychiatric considerations in the use of electroconvulsive therapy. J Neuropsychiatry Clin Neurosci 9: 283–292

90. Kukopulos A, Reginaldi D, Tondo L, Bernabei A, Caliari B (1977) Spontaneous length of depression and response to ECT. Psychol Med 7: 625–629

91. Lambourn J, Gill D (1978) A controlled comparison of simulated and real ECT. Br J Psychiatry 133: 514–519

92. Latey R H, Fahy T J (1988) Some influences on regional variation in frequency of prescription of electroconvulsive therapy. Br J Psychiatry 152: 196–200

93. Lauritzen L, Odgaard K, Clemmesen L, Lunde M, Ohrstrom J, Black C, Bech P (1996) Relapse prevention by means of paroxetine in ECT-treated patients with major depression: a comparison with imipramine and placebo in medium-term continuation therapy. Acta Psychiatr Scand 94: 241–251

94. Lemstra A, Leentjens A F, van den Broek W W (1996) [Temporary results only in electroconvulsive therapy in therapy-resistant depression; retrospective study]. Ned Tijdschr Geneeskd 140: 260–264

95. Lisanby S H, Maddox J H, Prudic J, Devanand D P, Sackeim H A (2000) The effects of electroconvulsive therapy on memory of autobiographical and public events. Arch Gen Psychiatry 57: 581–590

96. Lykouras E, Malliaras D, Christodoulou G N, Moussas G, Christodoulou D, Tzonou A (1986) Delusional depression: phenomenology and response to treatment. Psychopathology 19: 157–164

97. Lykouras E, Malliaras D, Christodoulou G N, Papakostas Y, Voulgari A, Tzonou A, Stefanis C (1986) Delusional depression: phenomenology and response to treatment. A prospective study. Acta Psychiatr Scand 73: 324–329

98. Magni G, Fisman M, Helmes E (1988) Clinical correlates of ECT-resistant depression in the elderly. J Clin Psychiatry 49: 405–407

99. Maletzky B, McFarland B, Burt A (1994) Refractory obsessive compulsive disorder and ECT. Convuls Ther 10: 34–42

100. Mann S C, Caroff S N, Bleier H R, Antelo R E, Un H (1990) Electroconvulsive Therapy of the Lethal Catatonia Syndrome. Convuls Ther 6: 239–247

101. Mann S C, Caroff S N, Bleier H R, Welz W K, Kling M A, Hayashida M (1986) Lethal catatonia. Am J Psychiatry 143: 1374–1381

102. Markowitz J S, Kellner C H, DeVane C L, Beale M D, Folk J, Burns C, Liston H L (2001) Intranasal sumatriptan in post-ECT headache: results of an open-label trial. J ECT 17: 280–283

103. McCall W V (2001) Electroconvulsive therapy in the era of modern psychopharmacology. Int J Neuropsychopharmacol 4: 315–324

104. McCall W V, Reboussin D M, Weiner R D, Sackeim H A (2000) Titrated moderately suprathreshold vs fixed high-dose right unilateral electroconvulsive therapy: acute antidepressant and cognitive effects. Arch Gen Psychiatry 57: 438–444

105. McDonald I M, Perkins M, Marjerrison G, Podilsky M (1966) A controlled comparison of amitriptyline and electroconvulsive therapy in the treatment of depression. Am J Psychiatry 122: 1427–1431

106. Mellman L A, Gorman J M (1984) Successful treatment of obsessive-compulsive disorder with ECT. Am J Psychiatry 141: 596–597

107. Mollenberg O (1997) [Electroconvulsive therapy-anesthesiological procedures]. Anasthesiol Intensivmed Notfallmed Schmerzther 32: 593–603

108. Möller H J (1997) Therapieresistenz unter Antidepressiva: Definition, Epidemiologie und Risikofaktoren. In: Bauer M, Berghöfer A (eds) Therapieresistente Depressionen. Springer, Berlin Heidelberg, 3–15

109. Möller H J, Laux G, Kapfhammer H P (1999) Psychiatrie und Psychotherapie. Srpinger, Berlin, Heidelberg

110. Muller U, Klimke A, Janner M, Gaebel W (1998) [Electroconvulsive therapy in psychiatric clinics in Germany in 1995]. Nervenarzt 69: 15–26

111. Mulsant B H, Haskett R F, Prudic J, Thase M E, Malone K M, Mann J J, Pettinati H M, Sackeim H A (1997) Low use of neuroleptic drugs in the treatment of psychotic major depression. Am J Psychiatry 154: 559–561

112. Murray G B, Shea V, Conn D K (1986) Electroconvulsive therapy for poststroke depression. J Clin Psychiatry 47: 258–260

113. Nelson J C, Price L H, Jatlow P I (1986) Neuroleptic dose and desipramine concentrations during combined treatment of unipolar delusional depression. Am J Psychiatry 143: 1151–1154

114. Nelson J P, Benjamin L (1989) Efficacy and Safety of Combined ECT and Tricyclic Antidepressant Drugs in the Treatment of Depressed Geriatric Patients. Convuls Ther 5: 321–329

115. Ng C, Schweitzer I, Alexopoulos P, Celi E, Wong L, Tuckwell V, Sergejew A, Tiller J (2000) Efficacy and cognitive effects of right unilateral electroconvulsive therapy. J ECT 16: 370–379

116. Nobler M S, Sackeim H A, Moeller J R, Prudic J, Petkova E, Waternaux C (1997) Quantifying the speed of symptomatic improvement with electroconvulsive therapy: comparison of alternative statistical methods. Convuls Ther 13: 208–221

117. O'Toole J K, Dyck G (1977) Report of psychogenic fever in catatonia responding to electroconvulsive therapy. Dis Nerv Syst 38: 852–853

118. Pande A C, Grunhaus L J, Haskett R F, Greden J F (1990) Electroconvulsive therapy in delusional and non-delusional depressive disorder. J Affect Disord 19: 215–219

119. Parker G, Roy K, Hadzi-Pavlovic D, Pedic F (1992) Psychotic (delusional) depression: a metaanalysis of physical treatments. J Affect Disord 24: 17–24

120. Perris C, d'Elia G (1966) A study of bipolar (manic-depressive) and unipolar recurrent depressive psychoses. IX. therapy and prognosis. Acta Psychiatr Scand [Suppl] 194: 153–171

121. Perry P J, Morgan D E, Smith R E, Tsuang M T (1982) Treatment of unipolar depression accompanied by delusions. ECT versus tricyclic antidepressant-antipsychotic combinations. J Affect Disord 4: 195–200

122. Peters S G, Wochos D N, Peterson G C (1984) Status epilepticus as a complication of concurrent electroconvulsive and theophylline therapy. Mayo Clin Proc 59: 568–570

123. Pettinati H M, Bonner K M (1984) Cognitive functioning in depressed geriatric patients with a history of ECT. Am J Psychiatry 141: 49–52

124. Philbrick K L, Rummans T A (1994) Malignant catatonia. J Neuropsychiatry Clin Neurosci 6: 1–13

125. Philibert R A, Richards L, Lynch C F, Winokur G (1995) Effect of ECT on mortality and clinical outcome in geriatric unipolar depression. J Clin Psychiatry 56: 390–394

126. Pluijms E M, Birkenhager T K, Huijbrechts I P, Moleman P (2002) Influence of resistance to antidepressant pharmacotherapy on short-term response to electroconvulsive therapy. J Affect Disord 69: 93–99

127. Post F (1972) The management and nature of depressive illnesses in late life: a follow-through study. Br J Psychiatry 121: 393–404

128. Prudic J, Devanand D P, Sackeim H A, Decina P, Kerr B (1989) Relative response of endogenous and non-endogenous symptoms to electroconvulsive therapy. J Affect Disord 16: 59–64

129. Prudic J, Haskett R F, Mulsant B, Malone K M, Pettinati H M, Stephens S, Greenberg R, Rifas S L, Sackeim H A (1996) Resistance to antidepressant medications and short-term clinical response to ECT. Am J Psychiatry 153: 985–992

130. Prudic J, Sackeim H A, Devanand D P (1990) Medication resistance and clinical response to electroconvulsive therapy. Psychiatry Res 31: 287–296

131. Quitkin F M (1985) The importance of dosage in prescribing antidepressants. Br J Psychiatry 147: 593–597

132. Quitkin F M, McGrath P J, Stewart J W, Taylor B P, Klein D F (1996) Can the effects of antidepressants be observed in the first two weeks of treatment? Neuropsychopharmacology 15: 390–394

133. Quitkin F M, Rabkin J G, Ross D, McGrath P J (1984) Duration of antidepressant drug treatment. What is an adequate trial? Arch Gen Psychiatry 41: 238–245

134. Rabheru K, Persad E (1997) A review of continuation and maintenance electroconvulsive therapy. Can J Psychiatry 42: 476–484

135. Rao K M, Gangadhar B N, Janakiramaiah N (1993) Nonconvulsive Status Epilepticus after the Ninth Electroconvulsive Therapy. Convuls Ther 9: 128–129

136. Rasmussen K G, Rummans T A, Richardson J W (2002) Electroconvulsive therapy in the medically ill. Psychiatr Clin North Am 25: 177–193

137. Rasmussen K G, Zorumski C F (1993) Electroconvulsive therapy in patients taking theophylline. J Clin Psychiatry 54: 427–431

138. Reimherr F W, Hodges M R, Hill G E, Wong K C (1977) Prolongation of muscle relaxant effects by lithium carbonate. Am J Psychiatry 134: 205–206

139. Rifkin A (1988) ECT versus tricyclic antidepressants in depression: a review of the evidence. J Clin Psychiatry 49: 3–7

140. Rohland B M, Carroll B T, Jacoby R G (1993) ECT in the treatment of the catatonic syndrome. J Affect Disord 29: 255–261

141. Roose S P, Glassman A H, Walsh B T, Woodring S, Vital-Herne J (1983) Depression, delusions, and suicide. Am J Psychiatry 140: 1159–1162

142. Rothschild A J (1996) Management of psychotic, treatment-resistant depression. Psychiatr Clin North Am 19: 237–252

143. Rothschild A J, Samson J A, Bessette M P, Carter-Campbell J T (1993) Efficacy of the combination of fluoxetine and perphenazine in the treatment of psychotic depression. J Clin Psychiatry 54: 338–342

144. Rubin E H, Kinscherf D A, Figiel G S, Zorumski C F (1993) The nature and time course of cognitive side effects during electroconvulsive therapy in the elderly. J Geriatr Psychiatry Neurol 6: 78–83

145. Sackeim H A (2001) The definition and meaning of treatment-resistant depression. J Clin Psychiatry 62 [Suppl] 16: 10–17

146. Sackeim H A, Decina P, Kanzler M, Kerr B, Malitz S (1987) Effects of electrode placement on the efficacy of titrated, low-dose ECT. Am J Psychiatry 144: 1449–1455

147. Sackeim H A, Prudic J, Devanand D P, Decina P, Kerr B, Malitz S (1990) The impact of medication resistance and continuation pharmacotherapy on relapse following response to electroconvulsive therapy in major depression. J Clin Psychopharmacol 10: 96–104

148. Sackeim H A, Prudic J, Devanand D P, Kiersky J E, Fitzsimons L, Moody B J, McElhiney M C, Coleman E A, Settembrino J M (1993) Effects of stimulus intensity and electrode placement on the efficacy and cognitive effects of electroconvulsive therapy. N Engl J Med 328: 839–846

149. Sackeim H A, Prudic J, Devanand D P, Nobler M S, Lisanby S H, Peyser S, Fitzsimons L, Moody B J, Clark J (2000) A prospective, randomized, double-blind comparison of bilateral and right unilateral electroconvulsive therapy at different stimulus intensities. Arch Gen Psychiatry 57: 425–434

150. Sackeim H A, Ross F R, Hopkins N, Calev L, Devanand D P (1987) Subjective Side Effects Acutely Following ECT: Associations with Treatment Modality and Clinical Response. Convuls Ther 3: 100–110

151. Sackeim H A, Rush A J (1995) Melancholia and response to ECT. Am J Psychiatry 152: 1242–1243

152. Sareen J, Enns M W, Guertin J E (2000) The impact of clinically diagnosed personality disorders on acute and one-year outcomes of electroconvulsive therapy. J ECT 16: 43–51

153. Sauer H, Lauter H (1987) [Electroconvulsive therapy. II. Indications, contraindications and therapeutic technics of electroconvulsive therapy]. Nervenarzt 58: 210–218

154. Scott A I, Riddle W (1989) Status epilepticus after electroconvulsive therapy. Br J Psychiatry 155: 119–121

155. Scott A I, Rodger C R, Stocks R H, Shering A P (1992) Is old-fashioned electroconvulsive therapy more efficacious? A randomised comparative study of bilateral brief-pulse and bilateral sine-wave treatments. Br J Psychiatry 160: 360–364

156. Shiwach R S, Reid W H, Carmody T J (2001) An analysis of reported deaths following electroconvulsive therapy in Texas, 1993–1998. Psychiatr Serv 52: 1095–1097

157. Sobin C, Prudic J, Devanand D P, Nobler M S, Sackeim H A (1996) Who responds to electroconvulsive therapy? A comparison of effective and ineffective forms of treatment. Br J Psychiatry 169: 322–328

158. Solomon R L, Rich C L, Darko D F (1990) Antidepressant treatment and the occurrence of mania in bipolar patients admitted for depression. J Affect Disord 18: 253–257

159. Sonawalla S B, Fava M (2001) Severe depression: is there a best approach? CNS Drugs 15: 765–776

160. Soyka M, Niederecker M, Meyendorf R (1991) [Successful treatment of a therapy-refractory compulsive syndrome by electroconvulsive therapy]. Nervenarzt 62: 448–450

161. Spiker D G, Stein J, Rich C L (1985) Delusional Depression and Electroconvulsive Therapy: One Year Later. Convuls Ther 1: 167–172

162. Spiker D G, Weis, J C, Dealy R S, Griffin S J, Hanin I, Neil J F, Perel J M, Rossi A J, Soloff P H (1985) The pharmacological treatment of delusional depression. Am J Psychiatry 142: 430–436

163. Squire L R, Zouzounis J A (1986) ECT and memory: brief pulse versus sine wave. Am J Psychiatry 143: 596–601

164. Stek M L, Beekman A T, Verwey B (1997) [Electroconvulsive therapy in late life depression: a review]. Tijdschr Gerontol Geriatr 28: 106–112

165. Stromgren L S (1973) Unilateral versus bilateral electroconvulsive therapy. Investigations into the therapeutic effect in endogenous depression. Acta Psychiatr Scand [Suppl] 240: 8–65

166. Stromgren L S (1991) Electroconvulsive therapy in the Nordic countries, 1977–1987. Acta Psychiatr Scand 84: 428–434

167. Tauscher J, Neumeister A, Fischer P, Frey R, Kasper S (1997) [Electroconvulsive therapy in clinical practice]. Nervenarzt 68: 410–416

168. Taylor M A, Abrams R (1977) Catatonia. Prevalence and importance in the manic phase of manic-depressive illness. Arch Gen Psychiatry 34: 1223–1225

169. Tew J D Jr, Mulsant B H, Haskett R F, Prudic J, Thase M E, Crowe R R, Dolata D, Begley A E, Reynolds C F III, Sackeim H A (1999) Acute efficacy of ECT in the treatment of major depression in the old-old. Am J Psychiatry 156: 1865–1870

170. Thase M E, Friedman E S, Howland R H (2000) Venlafaxine and treatment-resistant depression. Depress Anxiety 12 [Suppl] 1: 55–62

171. van Waarde J A, Stek M L (2001) [Electroconvulsive therapy effective and safe in 55 patients aged 56 years and older with mood disorders and physical comorbidity]. Ned Tijdschr Geneeskd 145: 1693–1697

172. Warneke L (1993) Managing resistant depression. When patients do not respond to therapy. Can Fam Physician 39: 843–850

173. Weiner R D, Coffey C E, Folk J, Fochtmann L J, Greenberg R M, Isenberg K E, Kellner C H, Sackeim H A, Moench L M (2001) The Practice of Electroconvulsive Therapy. American Psychiatric Association, Washington

174. Weiner R D, Rogers H J, Davidson J R, Kahn E M (1986) Effects of electroconvulsive therapy upon brain electrical activity. Ann N Y Acad Sci 462: 270–281

175. Weiner R D, Rogers H J, Davidson J R, Squire L R (1986) Effects of stimulus parameters on cognitive side effects. Ann N Y Acad Sci 462: 315–325

176. Wesner R B, Winokur G (1989) The influence of age on the natural history of unipolar depression when treated with electroconvulsive therapy. Eur Arch Psychiatry Neurol Sci 238: 149–154

177. West E D (1981) Electric convulsion therapy in depression: a double-blind controlled trial. Br Med J (Clin Res Ed) 282: 355–357

178. Wolfersdorf M, Barg T, Konig F, Leibfarth M, Grunewald I (1995) Paroxetine as antidepressant in combined antidepressant-neuroleptic therapy in delusional depression: observation of clinical use. Pharmacopsychiatry 28: 56–60

179. World Health Organization (1992) The ICD-10 Classification of Mental and Behavioural Disorders: Clinical Descriptions and Diagnostic Guidelines. Geneva, Switzerland

180. Yatham L N, Kusumakar V, Parikh S V, Haslam D R, Matte R, Sharma V, Kennedy S (1997) Bipolar depression: treatment options. Can J Psychiatry 42 [Suppl] 2: 87S–91S

181. Zimmerman M, Coryell W, Pfohl B (1985) The treatment validity of DSM-III melancholic subtyping. Psychiatry Res 16: 37–43

182. Zimmerman M, Coryell W, Stangl D, Pfohl B (1986) An American validation study of the Newcastle scale. III. Course during index hospitalization and six-month prospective follow-up. Acta Psychiatr Scand 73: 412–415

183. Zorumski C F, Rutherford J L, Burke W J, Reich T (1986) ECT in primary and secondary depression. J Clin Psychiatry 47: 298–300

Adli, Bauer (Berlin)

4.2 Elektrokonvulsionstherapie bei therapieresistenten Depressionen

Trotz der Entwicklung neuer antidepressiver Substanzen und innovativer Therapie-strategien bleibt die Elektrokonvulsionstherapie (Elektrokrampftherapie, EKT) bis heute das wirksamste Therapieverfahren in der Behandlung depressiver Erkran-kungen. Schätzungen ergeben weltweit eine Million jährlicher EKT-Anwendun-gen, davon 300 000 in den USA, vergleichbar mit der Zahl jährlich durchgeführter Tonsillektomien [89]. Die Responserate unter EKT liegt bei bis zu 80% [78]. Im Vergleich dazu führen Antidepressiva über alle Substanzklassen hinweg zu einer Responserate von ca. 60%. Die Wirklatenz unter EKT ist erheblich kürzer als die üblicherweise bei Antidepressiva beobachtete Latenzzeit. Vor diesem Hintergrund hat die EKT ihr vorrangiges Indikationsgebiet bei depressiven Erkrankungen, die auf psychopharmakologische Therapieansätze nicht oder nicht adäquat ansprechen. Als Therapieverfahren der ersten Wahl ist sie darüber hinaus bei wahnhaft depres-siven Erkrankungen indiziert. Auf den Einsatz von EKT bei anderen Krankheits-gruppen, wie z.B. bei schizophrenen Syndromen soll hier nicht weiter eingegangen werden. Im folgenden Kapitel soll ein Überblick über verfügbare Studien zum Einsatz der EKT bei therapieresistenter Depression vermittelt werden und zu einer Handlungsanleitung für die Patientengruppe, die einen erheblichen Teil der sta-tionären Patienten mit langen Liegedauern ausmacht, zusammengefasst werden.

Therapieresistente Depression: Definition und Epidemiologie

Trotz erheblicher Fortschritte in der antidepressiven Behandlung in den vergan-genen 20 Jahren hat sich die Rate therapieresistenter Verläufe depressiver Erkran-kungen nicht verändert [8, 94, 96]. Es ist davon auszugehen, dass auf einen initialen Therapieversuch mit Antidepressiva 30% der Patienten nicht und weitere 30% nicht vollständig ansprechen. 10–15% sind zwei Jahre nach einer Indexepisode und trotz wiederholter Behandlungsversuche noch nicht remittiert. Obwohl die therapie-resistente Depression von erheblicher klinischer und gesundheitsökonomischer Relevanz ist, gibt es für sie bis heute keine einheitlichen, operationalisierten Kriterien zur genauen Definition und Schweregradeinteilung. Bei einer Übersicht über die Arbeiten einer 10-Jahres-Periode fanden Souery und Mitarbeiter 15 ver-schiedene Definitionen für „therapieresistente Depression" [133]. Die am häu-figsten verwendete Definition der therapieresistenten Depression ist das nicht ausreichende Ansprechen von mindestens zwei adäquaten Therapieversuchen von ausreichender Dosis und Dauer während der selben Episode [138]. Hierbei stehen wir wiederum vor der Frage, wie ein „adäquater Therapieversuch" zu definieren ist. Sackeim und Mitarbeiter haben ein Instrument entwickelt, mit dessen Hilfe das „Ausmaß" an Therapieresistenz eingestuft werden kann [121], das von einigen im folgenden genannten Autorengruppen verwendet wurde. Grundsätzlich gilt hierbei ein Therapieversuch als adäquat, der eine Tagesdosis von 200 mg Imipramin-äquivalent über mindestens vier Wochen umfasst. Von der echten oder „absoluten Therapieresistenz" sollte im klinischen Alltag differentialdiagnostisch vor allem die Pseudoresistenz oder „relative Therapieresistenz" unterschieden werden [138]. Die nicht seltene Pseudoresistenz liegt vor, wenn die vorangegangenen nicht erfolgreichen Therapieansätze nicht adäquat durchgeführt wurden, d.h. mit zu niedrigen Antidepressivadosen oder zu kurzen Behandlungsdauern, oder aber insuffiziente Plasmaspiegel, etwa bei Schnellmetabollisierern, eine mangelhafte Compliance oder eine unrichtige Diagnose trotz formal adäquat durchgeführter Therapie zum ausbleibenden Behandlungserfolg führt.

Die internationalen Krankheitsklassifikationssysteme ICD-10 und DSM IV sehen für die therapieresistente Depression keine eigene Klassifikation vor, sondern rechnen sie dem jeweils zugrundeliegenden Verlaufstyp zu. Die verfügbaren Therapieleitlinien empfehlen heute unterschiedliche Strategien für das Vorgehen bei therapieresistenter Depression:

1. Augmentationsverfahren
2. Dosissteigerung
3. Kombination zweier Antidepressiva
4. Wechsel des Antidepressivum [5, 19, 41].

Gleichzeitig gibt es kaum Daten zur Differentialindikation der verschiedenen Verfahren. Die Elektrokonvulsionstherapie wird in den Therapieleitlinien und -algorithmen, außer bei Vorliegen psychotischer oder stupuröser Symptome oder schwerer akuter Suizidalität, im allgemeinen erst als Strategie der letzten Wahl empfohlen (siehe unten). Sie ist somit Patienten mit hochgradiger Therapieresistenz vorbehalten.

Wirksamkeitsstudien bei therapieresistenter Depression

Schon vor Einführung von Antidepressiva galt die EKT als gut wirksames Behandlungsverfahren der Depression. In der Tat ist es das einzige Verfahren aus der „prä-psychopharmakologischen Ära", das bis heute überlebt hat. Bereits in frühen Anwendungsbeobachtungen wurde auf EKT eine Responserate von 80–90% bei nicht-psychopharmakarefraktären Patienten beschrieben [47, 78, 89, 99]. Die später folgenden doppelblinden randomisierten Studien, die die EKT mit einer simulierten Behandlung verglichen, bestätigten die frühen Befunde [26, 55, 60, 72]. Bei Patienten mit therapieresistenter Depression liegt die Responserate vermutlich nicht über 50%–60% [6, 42, 92, 111, 114, 122], eine Therapieerfolgsrate, die dennoch beachtlich ist, wenn man daran denkt, dass die Wahrscheinlichkeit für eine kurzfristige Spontanremission innerhalb eines 2-Monatzeitraums für Patienten, die ein Jahr oder länger depressiv erkrankt sind, lediglich 7% beträgt [32].

Tabelle 1. Studien zur Wirksamkeit von Elektrokonvulsionstherapie bei therapieresistenter Depression

Autoren	Design	N	Definition Therapieresistenz	Ergebnis	Kommentare
DeCarolis et al., 1964 [38]; Avery & Lubrano, 1979 [13]	Prospektiv Phase I: Imipramin 200-400 mg Phase II: EKT (8-10x) bei Non-Response auf Phase I (unipolare + bipolare Depression)	Phase I: N=437 Phase II: N=190	Non-Response auf Imipramin 200-400 mg > 25 d	Responserate Phase I: 56% Responserate Phase II: 72% Responserate bipolare: 100% Responserate unipolare: 83%	Schlechtere EKT-Response bei neurotischer und reaktiver Depression. Remissionsintervall nach EKT (14 Mon.) signifikant länger als nach PT (10 Monate).
Bratfos & Haug, 1965 [27]	Retrospektiv, kontrolliert Phase I: EKT vs. PT Phase II: EKT bei PT-Resistenz. (nur bipolare Depression)	Phase I: N= 315 (EKT=127 / PT=188) Phase II: N= 61 (von 89 AD-Non-Respondern)	Non-Response auf 125-250 mg Imipramin-Äquivalent > 3 Wochen	Phase I: EKT → Remission 61%, Besserung 29%, Non-Response 10% PT → Remission 25%, Besserung 30%, Non-Response 45% Phase II: EKT → Remission 56%, Besserung 43%, Non-Response 2% (Responsekategorien gem. globaler Einschätzung)	Responseraten auf PT in Phase I nach Ausschluss der Fälle mit inadäquater Dosis oder Dauer (N=118): Remission 31%, Response 39%, Non-Response 31%. Kürzere Liegezeiten bei initialer EKT-Gruppe. Kein Unterschied in Rückfallraten nach 3 Monaten.
Medical Research Council, 1965 [93]	Prospektiv, kontrolliert Phase I: EKT (4-8x) vs. Imipramin (100-200 mg/d) vs. Phenelzin (30-60mg/d) Phase II: EKT bei AD-Non-Respondern	Phase I: N=250	Non-Response auf PT in Phase >4 Wochen	Phase I: Responseraten: EKT → 71%, Imipramin → 32%, Phenelzin → 59% Phase II: EKT-Response bei Non-Response nach Imipramin → 55%, nach Phenelzin → 50%	
Hamilton, 1974 [63]	Prospektiv, kontrolliert Vergleich initiale EKT vs. EKT bei PT-Resistenz	N=k.A.	Non-Response auf Imipramin > 150 mg oder Phenelzin > 45 mg, > 4 Wochen	EKT-Response bei Imipraminresistenz < Response bei initialer EKT. Kein signifikanter Unterschied bei Phenelzinresistenz	Keine genaue Angabe der Patientenzahlen. EKT-Gruppe nach Imipraminresistenz zeigt höhere Rückfallrate nach 3 Monaten.
Mandel et al., 1975 [86]	Prospektiv, offen Therapieresistente Pat. mit kombiniertem depressiven und Schmerzsyndrom (unipolare Depression)	N=6	Non-Response auf mind 200-250 mg Imipramin-Äquivalent, Dauer: k.A., (HAMD > 20)	EKT-Reponse bei 4/6 (67%) Patienten	Responsekriterium nicht angegeben.
Mandel et al., 1977 [87]	Retrospektiv, offen (unipolare + bipolare Depression)	N=76	Non-Response auf mind. 200 mg Imipramin-Äquivalent > 3 Wochen	Responserate: 71% (Response = CGI < 3, 3-6 Wochen nach EKT)	Psychotische Symptome sind positiver Prädiktor für EKT-Response. Auch Patienten mit Medikamentenunverträglichkeit eingeschlossen. Lange Latenz zwischen Ende der Behandlung und Responsebeurteilung.

Tabelle 1. Studien zur Wirksamkeit von Elektrokonvulsionstherapie bei therapieresistenter Depression

Autoren	Design	N	Definition Therapieresistenz	Ergebnis	Kommentare
Davidson et al., 1978 [36]	Prospektiv, kontrolliert, randomisiert, Blindratings Vergleich EKT (4–10x) vs. Amitriptylin (bis 100 mg) + Phenelzin (bis 45mg) über 4 Wochen (unipolare Depression)	N=17 (EKT=9 / AD-Kombination= 8)	Non-Response auf „adäquat dosierte PT"	EKT > Amitriptylin+Phenelzin (Response = Δ HAMD)	Psychotische Symptome sind positiver Prädiktor für EKT-Response. Komorbide Persönlichkeitsstörung ist negativer Prädiktor für EKT-Response. Kriterien für „adäquate PT" nicht genannt.
Paul et al., 1981 [106]	Retrospektiv, offen (unipolare + bipolare Depression)	N=9	AD-Resistenz bei 7 von 9 Patienten (6 TZA, 1 MAO-I-vorbehandelt)	Remissionsrate: 88% (8/9 Pat.). Deutliches Ansprechen nach 1 Woche. (Remission=Bunney-Hamburg Multiple-Item Rating Scale<4)	7/8 EKT-Respondern auch während 7-9-Jahres-Follow-up symptomfrei.
Markowitz et al., 1987 [88]	Retrospektiv, offen Phase I: PT vs. EKT Phase II: EKT bei AD-Non-Respondern (nur unipolare Depression)	Phase I: N=74 (AD=55 / EKT=19) Phase II: N=28 (EKT)	Non-Response auf mind. 150 mg TZA, > 3 Wochen, suffiziente Plasmaspiegel	Phase I: Responseraten: EKT → 100%, AD → 49% Phase II: EKT-Responserate 100% (Response = HAMD < 10)	Initiale EKT Behandlung führt zu signifikant kürzerer Liegedauer und geringeren Behandlungskosten.
Black et al., 1987 [23]	Retrospektiv, offen a) Vergleich EKT vs. adäquate PT vs. inadäquate PT b) EKT bei PT-Resistenz (unipolare + bipolare Depression)	a) N=1495 (EKT = 488 EKT, adäquate AD-Therapie = 246, inadäquate AD-Therapie = 478, ohne AD/EKT = 323 b) N=212 (EKT bei PT-Resistenz)	a) Adäquate PT = AD-Therapie > 4 Wochen, davon mind. 2 Wochen mit 150 mg Imipramin-Äquivalent b) Non-Response auf vorangegangene PT (keine näheren Angaben)	a): Globale Responseraten („deutlich gebessert"): EKT → 70%, adäquate AD-Therapie → 48%, inadäquate AD-Therapie → 50%, ohne AD oder EKT → 45% b) EKT-Response → 73,1% deutlich gebessert, 18,4% gebessert, 4,3% teilweise gebessert (Responsebeurteilung gem. globaler Einschätzung)	Stichprobe umfasst auch schizoaffektive Patienten.
Solan et al., 1988 [132]	Retrospektiv, offen Untersuchung des Einflusses psychotischer Symptome auf EKT-Response (unipolare + bipolare Depression)	N=46 (psychotische Symptome =27 / keine psychotischen Symptome=19)	Non-Response auf mind. 150 mg Imipramin-Äquivalent > 3 Wochen oder auf mind. 2 versch. AD ohne Dosisgrenzen / bei psychotischen Symptomen zusätzlich neuroleptische Komedikation	Responseraten: Depression mit psychot. Symptomen → 82% („deutlich/vollständig gebessert") Depression ohne psychot. Symptome → 89% („deutlich/vollständig gebessert") (Responsebeurteilung gem. globaler Einschätzung)	Psychotische Symptome haben keinen Einfluss auf Ansprechrate. Bessere Response bei stimmungskongruentem als bei stimmungsinkongruentem Wahn.

Tabelle 1. Studien zur Wirksamkeit von Elektrokonvulsionstherapie bei therapieresistenter Depression

Autoren	Design	N	Definition Therapieresistenz	Ergebnis	Kommentare
Magni et al., 1988 [85]	Retrospektiv, offen Vergleich von Respondern und Non-Respondern auf EKT gerontopsychiatrischer Patienten (unipolare + bipolare Depression)	N=30 (davon 28 mit Therapieresistenz)	Non-Response (oder Unverträglichkeit) auf mind. ein AD > 28 Tage	Responserate: 61% (17/28) Responsebeurteilung gem. globaler Einschätzung	Psychotische Symptome ohne Einfluss auf Ansprechrate. Signifikanter Einfluss von körperlicher Komorbidität, Life Events vor depressiver Episode, Episodendauer, Episodenhäufigkeit. Kriterien für Therapieresistenz und Therapieresponse nicht eindeutig.
Dinan & Barry, 1989 [43]	Prospektiv, randomisiert, kontrolliert Vergleich EKT (2x/Wo.) vs. Lithiumaugmentation über 3 Wochen (unipolare + bipolare Depression)	N=30	Non-Response auf TZA > 150 mg, > 4 Wo. (HAMD > 20)	Responseraten (70%) in beiden Gruppen gleich. Schnellere Response unter Lithium. Gruppenunterschied nach 7 Tagen signifikant. (Response = Δ HAMD)	Anzahl (6) und Häufigkeit (2x/Woche) der EKT relativ gering. Initiales AD in beiden Gruppen weiter verordnet.
Prudic et al., 1990 [1112]	Prospektiv, kontrolliert Vergleich EKT-Response bei vorangegangener adäquater (therapieresistent) und nicht-adäquater PT (unipolare + bipolare Depression)	N=53 (adäquat vorbehandelt =24 / nicht adäquat vorbehandelt=29)	Non-Response auf mind. 200 mg Imipramin-Äquivalent > 4 Wochen / bei psychotischen Symptomen zusätzlich mind. 400 mg Chlorpromazin-Äquivalent (HAMD > 18)	Gesamtstichprobe: Response → 70%, Remission → 57% Adäquat vorbehandelt: Response → 50%, Remission → 42% Nicht-adäquat vorbehandelt: Response → 86%, Remission → 69% (Response=ΔHAMD > 60%, HAMD < 16; Remission=ΔHAMD>60%, HAMD<9)	Neuroleptische Komedikation als Kriterium für adäquate Vorbehandlung bei Vorliegen psychotischer Symptome. Nach Dichotomisierung bzgl. adäquater Vorbehandlung kein Einfluss psychotischer Symptome auf das Ergebnis.
Kindler et al., 1991 [76]	Retrospektiv, kontrolliert Untersuchung klinischer und soziodemographischer Einflussvariablen auf EKT-Response (unipolare + bipolare Depression)	N=52	siehe Prudic et al, 1990	Gesamtresponserate → 34/52 (65%) Kein Unterschied zwischen adäquat (therapieresistent) und nicht-adäquat vorbehandelter Gruppe (Response=ΔHAMD>60% + HAMD<16)	Variablen mit signifikantem Einfluss auf Therapieergebnis: Episodendauer, Schwere der Depression.
Prudic et al.,1996 [111]	Prospektiv, kontrolliert, multizentrisch Vergleich EKT-Response bei vorangegangener adäquater (therapieresistent) und nicht-adäquater PT. (unipolare Depression, ohne psychotische Symptome)	N=100 (adäquat vorbehandelt=65 /nicht adäquat vorbehandelt =35)	Non-Response auf mind. 200 mg Imipramin-Äquivalent oder 20 mg Fluoxetin > 4 Wochen	Responseraten: Gesamtstichprobe → 73%: Adäquat vorbehandelte → 63%; Inadäquat behandelte → 91% (Response = ΔHAMD > 60% + HAMD <10)	AD-Non-Response in gleicher Episode (v.a. auf heterozyklische AD), längere Episodendauer und höherer HAMD-Score sind negative Prädiktoren für EKT-Response.

Tabelle 1. Studien zur Wirksamkeit von Elektrokonvulsionstherapie bei therapieresistenter Depression

Autoren	Design	N	Definition Therapieresistenz	Ergebnis	Kommentare
Folkerts et al., 1997 [51]	Prospektiv, randomisiert, multizentrisch Vergleich RUL-EKT vs Paroxetin 40–50 mg über 4 Wochen. Offenes Cross-over Design. (unipolare + bipolare Depression)	N= 39 (EKT= 21 / Paroxetin=18)	Non-Response auf mind. 2 adäquat dosierte AD (100 mg Imipramin-Äquivalent), davon mind. 1 TZA, über inges. 8 Wochen	EKT-Gruppe nach 1 Woche signifikant überlegen. Responseraten: EKT → 71%, Paroxetin → 28%. Nach Cross-over zu EKT Response bei 7/7 weiteren Pat. (Response=∆HAMD>50%)	
Wetterling et al., 1998 [144]	Retrospektiv, offen gerontopsychiatrische Patienten (nur unipolare Depression)	N=12	Non-Response auf 2 erfolglose Therapieversuche mit untersch. AD in ausreichender Dosis, jeweils > 3 Wochen	Responserate 75% (9/12) (Response = ∆ HAMD > 50%)	Gute EKT-Verträglichkeit bei älteren Patienten. Reversible mnestische Störungen in 4 Fällen.
Sackeim et al., 2000 [122]	Prospektiv randomisiert, doppelblind Vergleich bilateraler und rechts unilateraler EKT in verschiedenen Stimulusintensitäten (unipolare + bipolare Depression)	N=80 (46 Non-Responder)	Non-Response auf 200 mg Imipramin-Äquivalent oder 20 mg Fluoxetin >4 Wochen (HAMD-24>18)	Therapieresistente Pat. zeigen signifikant geringere Responserate als nicht-resistente (37% vs. 65 %) Rückfallrate nach 1 Jahr bei therapie-resistenten Pat doppelt so hoch wie bei nicht-resistenten (68% vs. 36%) (Response=∆HAMD>60%, HAMD<16; Remission=∆HAMD>60%, HAMD<10)	
Frey et al., 2001 [56]	Retrospektiv, offen EKT-Response bei Therapieresistenz (unipolare + bipolare Depression)	N=122, davon 83 mit Depression	k.A.	EKT-Response CGI: sehr gut → 16%, mäßig → 58% gering →20%, unverändert → 7% (Responsebeurteilung gem. CGI)	Stichprobe umfasst auch Patienten mit anderen Diagnosen (Manie, katatone Schizophrenie, schizoaffektive Störung) Kriterien für Therapieresistenz und Response vage.

Abkürzungen:
EKT=Elektrokonvulsionstherapie
RUL=rechts-unilateral
AD=Antidepressiva
TZA=trizyklisches Antidepressivum
k.A. = keine Angaben
vs.=versus
HAMD=Hamilton Depression Rating Scale
CGI=Clinical Global Impression Scale
∆=Scoredifferenz

Heute ist die therapieresistente Depression die Hauptindikation für die Durchführung einer EKT [5, 6, 41]. Während vor Einführung der neueren selektiven Antidepressiva viele Patienten bereits aufgrund einer Medikamentenunverträglichkeit
eine EKT erhielten, lässt sich mit der Verfügbarkeit neuerer besser verträglicher
Substanzen eine noch stärkere Selektion therapieresistenter Patienten beobachten,
die einer EKT zugewiesen werden [56, 89]. Dies gilt insbesondere für den deutschsprachigen Raum, wo die Indikation zur EKT ohnehin verhältnismäßig streng und
zurückhaltend gestellt wird [50, 57]. Umso wichtiger erscheint es, diese Patientengruppe stärker ins Licht des wissenschaftlichen Interesses zu rücken. Dennoch ist
die Zahl randomisierter Vergleichsstudien, die die EKT alternativen Therapie-
strategien gegenüberstellen, überraschend gering. Ein wesentlicher Grund hierfür dürfte darin liegen, dass die Wirksamkeit der EKT seit Etablierung der heutigen
wissenschaftlichen Standards nicht mehr in Frage gestellt wurde. Auch ein öko-
nomischer Interessensdruck seitens der Industrie, wie im Falle neu zugelassener
Arzneimittel, existiert nicht. Im folgenden werden die verfügbaren Studien zur
Wirksamkeit der EKT bei therapieresistenter Depression referiert und in einer ta-
bellarischen Übersicht zusammengefasst. Eine gute Wirksamkeit der EKT bei
therapieresistenter Depression konnte in diversen Studien mit verschiedenen
Designs gezeigt werden.

Offene Studien

Eine frühe italienische Studie untersuchte die EKT-Ansprechrate bei 190 Patienten aus einer nach heutiger Sicht diagnostisch sehr heterogenen Gruppe von 437
Patienten, die zuvor erfolglos einer Imipraminbehandlung (200–350 mg/d) zugeführt worden waren [38]. Die Reevaluierung und erstmals englischsprachige
Publikation dieser Arbeit zeigte eine Ansprechrate von 56% auf die initiale
Imipraminbehandlung. 72% der Non-Responder auf die Pharmakotherapie, die
anschließend mit EKT behandelt wurden, respondierten hierauf [13]. Allerdings
zeigten sich erhebliche Responseunterschiede in Abhängigkeit von der diagno-
stischen Subklassifizierung: während bei neurotisch depressiven Patienten die
Responserate nicht über 25% lag, war diese bei wahnhaft, endogen und bipolar
Depressiven bei über 80%. Unklar bleibt, wie viele der wahnhaft-depressiven
Patienten während der Medikationsphase eine neuroleptische Komedikation erhalten hatten. Weitere Schwäche sind die recht vagen Responsekriterien.

Mandel und Mitarbeiter untersuchten retrospektiv die EKT-Ansprechrate von
76 Patienten, die zuvor auf eine Pharmakotherapie mit mindestens 200 mg
Imipramin-Äquivalent über drei Wochen nicht angesprochen oder mit Nebenwirkungen reagiert hatten [87]. Die Studie zeigte eine Responserate von 71% drei
bis sechs Monate nach EKT. Leider fehlen Angaben zur Art der Erhaltungstherapie.
Auch hier wird ein besonders gutes Ansprechen der wahnhaft depressiven Sub-
population beschrieben, während die vorangegangene Pharmakotherapie keine
neuroleptische Komedikation verlangte. Die Autoren erwähnen, dass die Studien-
teilnehmer zuvor auf eine adäquate Pharmakotherapie nicht angesprochen hatten,
ohne dass Kriterien für eine adäquate Behandlung genannt werden.

Die retrospektive Auswertung von 9 Behandlungsfällen mit schwerer therapie-resistenter Depression aus einem Acht-Jahres-Zeitraum im US-amerikanischen National Institute of Mental Health (NIMH) zeigte eine Remissionsrate von 88% (8/9 Patienten), wobei ein hochsignifikanter Effekt bereits nach der ersten EKT-Woche zu verzeichnen war [106]. Nur ein EKT-Responder mit bekanntem Rapid Cycling war im 1-Jahres-Follow-up nicht symptomfrei, die 7 weiteren Patienten waren unter intermittierender Pharmakotherapie selbst nach 7–9 Jahren stabil; ein Ergebnis, das, unter Berücksichtigung der sehr kleinen Fallzahl, nicht konform mit den übrigen Rückfalldaten nach erfolgreicher EKT ist. In einer anderen retrospektiven Studie wurden die EKT-Behandlungen aus einem 12-Jahres-Zeitraum evaluiert [23]. Von 1495 antidepressiv behandelten Patienten erhielten 448 eine EKT. In 212 Fällen wurde diese wegen einer Resistenz auf eine vorangegangene Pharmakotherapie verordnet. Allerdings finden sich keine Angaben darüber, inwiefern es sich um adäquate Vorbehandlungsversuche gehandelt hat. 73% der therapieresistenten Patienten zeigten nach EKT eine deutliche Besserung, 18% eine Besserung und 4% eine teilweise Besserung. Die Responsekategorien beruhen in dieser Studie allerdings nur auf globalen Einschätzungen aus Krankenblattnotizen.

Eine retrospektive Studie zum Vergleich der EKT-Response bei psychotischer und nicht-psychotischer Depression untersuchte 46 Patienten mit Non-Response auf eine vorangegangene Pharmakotherapie [132]. Die Responseraten lagen ähnlich hoch für beide Vergleichsgruppen (82% psychotische Gruppe; 89% nicht-psychotische Gruppe). Eine Studie mit 30 gerontopsychiatrischen Patienten (davon 28 ohne ausreichende Response auf mind. eine pharmaktoherapeutische Vorbe-handlung) zeigte eine Responserate von 61% der therapieresistenten Population auf eine EKT (mind. 7 bilaterale Anwendungen) [85]. Da es sich allerdings um eine retrospektive Gegenüberstellung von Respondern und Non-Respondern auf EKT mit dem Ziel der Prädiktorensuche für ein Ansprechen auf EKT handelt, ist die Responserate nur mit Einschränkungen zu bewerten, obwohl alle EKT-behandelten Patienten im Untersuchungszeitraum berücksichtigt wurden. Auch diese Studie konnte keinen Einfluss vorhandener psychotischer Symptome auf das Behandlungs-ergebnis zeigen. Faktoren von prädiktivem Wert für das Ansprechen waren viel-mehr körperliche Komorbidität, der Indexepisode vorausgehende relevante Life Events und häufigere längere depressive Vorepisoden. Allerdings umfasst die Auswertung auch Patienten, die aufgrund von Medikamentenunverträglichkeit keine adäquaten Antidepressivadosen erhalten haben. Die Responsekriterien sind recht vage und stützen sich auf Krankenblatteinträge. Wie in einigen anderen Studien auch, war eine neuroleptische Komedikation bei Vorliegen psychotischer Symptome kein Kriterium für einen adäquaten Therapieversuch.

Eine weitere retrospektive Auswertung von 12 Behandlungsfällen geronto-psychiatrischer Patienten mit rechts-unilateraler EKT bei therapieresistenter Depression (mindestens drei erfolglose adäquate Therapieversuche) zeigte eine Responserate von 75% bei insgesamt guter Verträglichkeit [144]. Die retrospektive Auswertung von 122 therapieresistenten Patienten der Psychiatrischen Universitäts-klinik Wien, die sich einer EKT unterzogen, zeigte anhand des Klinschen Gesamt-eindruckes (Clinical Global Impression, CGI) eine Responserate von 73% (57% mäßig-deutlich gebessert, 16% sehr gut-umfassend gebessert) [56]. Allerdings umfasst die Stichprobe nicht nur depressiv erkrankte Patienten (n = 83), sondern auch therapieresistente Patienten mit Manie, katatoner Schizophrenie und schizo-affektiver Störung. Laut persönlicher Kommunikation besserte die EKT (Serie aus durchschnittlich 10 Einzelbehandlungen) auch pharmakotherapieresistente Depressionen in 70% der Fälle zumindest mäßig, von diesen Respondern wurde aber nur jeder Vierte im CGI als völlig remittiert eingestuft. Die Kriterien für Therapieresistenz in dieser Stichprobe sind nicht angegeben, es ist aber jedenfalls davon auszugehen, dass mindestens zwei adäquate medikamentöse Therapieversuche von ausreichender Dosis und Dauer während der selben Episode unternommen wurden und im Falle einer psychotischen Symptomatik auch Antipsychotika zum Einsatz kamen (persönliche Kommunikation).

Kontrollierte Studien

Eine frühe norwegische Studie konnte in einer retrospektiven kontrollierten Auswertung von Patienten mit bipolarer Depression die Überlegenheit der EKT gegenüber einer Antidepressivabehandlung bezüglich Ansprechrate und Krankenhausliegedauer zeigen [27]. Das gilt sowohl im Vergleich beider Strategien als initialer Therapieansatz (Remissionsraten 61% vs. 25%) als auch in der Behandlung der antidepressivaresistenten Stichprobe, die anschließend einer EKT zugewiesen wurde. 56% der pharmakotherapieresistenten Patienten remittierten unter EKT, weitere 43% wurden gebessert entlassen. Das Ergebnis änderte sich unwesentlich, nachdem die Stichprobe bzgl. adäquater Dauer und Dosis der Antidepressivabehandlung kontrolliert wurde. Die Autoren beschrieben zudem eine kürzere Liegezeit bei der inital EKT-behandelten Gruppe. Zwei Monate nach Aufnahme waren 60% der EKT-behandelten Patienten entlassen, jedoch nur 35% der medikamentös behandelten Gruppe. Eine weitere frühe kontrollierte Studie wurde im selben Jahr vom britischen Medical Research Council publiziert [93]. Patienten, die auf eine erste randomisierte Phase (Imipramin 100–200 mg/d vs. Phenelzin 30–60 g/d vs. EKT 4-8x vs. Plazebo, jeweils über 4 Wochen) nicht ansprachen, konnten anschließend einer EKT zugeführt werden. Während die EKT-Ansprechrate in der ersten Phase 71% betrug, fiel sie bei den therapieresistenten Patienten auf etwa 50%. Obwohl diese Studie eine Reihe von Ungenauigkeiten aufweist (Komedikation während EKT, nicht dokumentierte Vorbehandlung bei Studieneinschluss, uneinheitliche Outcomekriterien), zeigte sie doch deutlich eine verminderte Wirksamkeit von EKT bei therapieresistenten Patienten. Ähnlich waren die Befunde einer Studie an Patienten, mit Resistenz auf eine 4-wöchige Behandlung mit Imipramin ≥ 150 mg/d oder Phenelzin ≥ 45 mg/d. Die Daten wurden mit einer Gruppe von Patienten verglichen, die initial eine EKT erhielten [63]. Die imipraminresistenten Patienten zeigten eine signifikant niedrigere Ansprechrate auf EKT sowie eine höhere Rückfallrate als die Vergleichsgruppe mit initialer EKT-Behandlung.

Eine andere prospektive randomisierte Studie konnte die Überlegenheit der EKT gegenüber einer Kombination aus dem trizyklischen Antidepressivum (TZA) Amitriptylin und dem Monoaminooxidasehemmer Phenelzin bei einer kleinen therapieresistenten Stichprobe belegen [36]. Die retrospektive Untersuchung von

74 Behandlungsfällen mit unipolarer Depression der Payne Whitney Psychiatric Clinic New York verglich Responseraten bei Patienten, die initial entweder mit Antidepressiva oder mit EKT behandelt wurden sowie bei Patienten, die nach Non-Response auf eine initiale Antidepressivatherapie mit EKT weiterbehandelt wurden [88]. Die Autoren fanden eine 100%ige Responserate bei initial EKT-behandelten Patienten (n = 19) im Vergleich zu einer 49%igen Responserate bei initial medikamentös behandelten Patienten (n = 55). Von den 28 Non-Respondern auf die initiale Behandlung remittierten wiederum alle auf eine folgende EKT. Patienten in der Gruppe mit initialer EKT hatten eine signifikant (durchschnittlich 13 Tage) kürzere Liegedauer (entsprechend einer Kostendifferenz von $6.400 pro Patient). Mehr Patienten in der initialen EKT-Gruppe wiesen psychotische Symptome auf oder hatten bereits EKT während Vorepisoden erhalten. Es fanden sich keine weiteren klinischen oder soziodemographischen Unterschiede zwischen den Behandlungsgruppen zu Beginn (EKT, Pharmakotherapie) noch zwischen den Respondern und Non-Respondern auf die Pharmakotherapie. Wie in einigen anderen Studien wurde auch in dieser Studie keine Zweizügelbehandlung (Kombination von Antidepressivum und Neuroleptikum) als Kriterium für eine adäquate Pharmakotherapie bei Vorliegen psychotischer Symptome gefordert.

Einen Wirksamkeitsvorteil einer Lithiumaugmentation bei 30 Patienten mit fehlendem Ansprechen auf eine vorangegangene ausreichend dosierte TZA Vorbehandlung ($\geq$ 150 mg/d) über mindestens vier Wochen zeigte eine randomisierte Studie von Dinan und Barry [43]. Bei gleichen Responseraten in beiden Gruppen (um 70%), sprach die lithiumaugmentierte Gruppe signifikant schneller auf die Behandlung an als die EKT-Gruppe. Mit nur sechs EKT-Behandlungen über drei Wochen (2 EKT/ Woche) sind Anzahl und Frequenz der verabreichten EKT allerdings nach heutigen Standards gering. Die Studie ist insofern hervorzuheben, als dass die Autoren zwei Strategien, die bei therapieresistenter Depression empfohlen werden, miteinander vergleichen.

Prudic et al. [114] verglichen in einer Stichprobe von 53 Patienten mit bilateraler EKT-Behandlung die Ansprechraten zwischen Patienten mit adäquater (mind. 200 mg Imipraminäquivalent pro Tag über mind. 4 Wochen) und nicht-adäquater pharmakotherapeutischer Vorbehandlung: Die adäquat vorbehandelte und damit therapieresistente Gruppe zeigte eine Responserate von 50% und eine Remissionsrate von 42%, während die nicht-adäquat vorbehandelte Gruppe eine Reponserate von 86% und eine Remissionsrate von 69% aufwies. Bei wahnhaft depressiven Patienten galt in dieser Studie eine Vorbehandlung erst nach neuroleptischer Komedikation von 400 mg Chlopromazin-Äquivalent über mindestens drei Wochen als adäquat. Die Studie konnte des weiteren zeigen, dass nach einer Dichotomisierung der Stichprobe nach adäquater und nicht-adäquater Vorbehandlung die Präsenz wahnhafter Symptome keinen signifikanten Einfluss auf das Ansprechen auf EKT hatte. Adäquate Vorbehandlung führte außerdem zu einer doppelt so hohen Rückfallrate (60% vs. 30%) nach einem Jahr. Kindler et al. [76] konnten diese Vorbefunde allerdings nicht bestätigen. Die Autoren lieferten eine retrospektive Untersuchung an 52 Patienten und konnten keinen Unterschied im Ansprechverhalten auf bilaterale EKT zwischen adäquat und nicht-adäquat vorbehandelten Patienten zeigen. Leider machen die Autoren keine Angaben über die jeweiligen

Größen der adäquat und nicht-adäquat vorbehandelten Gruppe. Die Multizenter-
studie von Prudic et al. [111] an 100 Patienten mit nicht-psychotischer unipolarer
Depression zeigte, die zitierte Vorstudie derselben Autorengruppe bestätigend,
den signifikanten Einfluss einer vorbestehenden Antidepressiva-Therapieresistenz
auf die EKT-Response: 91% der Patienten mit nicht ausreichender Response auf
eine vorangegangene nicht-adäquate Pharmakotherapie respondierten auf die EKT
im Vergleich zu 63% der therapieresistenten Patienten mit Non-Response auf eine
vorangegangene adäquate antidepressive Pharmakotherapie. Der Unterschied
blieb auch dann stabil, nachdem aus der therapieresistenten Subgruppe diejenigen mit EKT-Vorbehandlung zensiert wurden. Interessanterweise ließ sich dieser
Gruppenunterschied vor allem auf die Fälle mit erfolgloser TZA-Behandlung zu-
rückführen. Die selbe Arbeitsgruppe konnte den Befund erneut im Rahmen einer
Studie zur vergleichenden Wirksamkeit und Verträglichkeit rechts-unilateraler und
bilateraler EKT bestätigen. 65% der unbehandelten Patienten respondierten auf eine
EKT-Serie, während die Response-Rate bei Patienten mit Therapieresistenz auf eine
adäquat durchgeführte Vorbehandlung mit 37% signifikant geringer war [122].

Eine randomisierte Studie aus Deutschland konnte die Überlegenheit der rechts-
unilateralen EKT (3x/Woche) bei nicht-wahnhafter therapieresistenter Depression
(mind. 2 adäquate erfolglose Therapieversuche, hiervon mind. ein TZA) gegenüber
dem SSRI Paroxetin (mind. 40 mg/d) zeigen [51]. 71% der Patienten respondierten
unter EKT im Vergleich zu 28% unter dem Antidepressivum. Nach offenem Cross-
over von 7 Paroxetin-Non-Respondern respondierten alle auf eine folgende EKT, was
zu einer Gesamtresponserate auf EKT von 79% führte. Die Studie bestätigte überdies den signifikanten Einfluss einer adäquaten medikamentösen Vorbehandlung.

Prädiktive Faktoren

Trotz der guten Wirksamkeit der EKT in der Depressionsbehandlung ist die Suche
nach eindeutigen, klinisch verwertbaren Prädiktoren bis heute unbefriedigend [98].
Eine kombinierte Auswertung der Studien aus Leicester [26] und Northwick Park
[72] führte zu dem Ergebnis, dass Patienten mit gehemmt-depressiven Syndromen
sowie solche mit zusätzlich bestehenden psychotischen Symptomen besser auf die
EKT respondieren als andere Subgruppen [28]. Die Autoren dieser Studie kamen
sogar zu dem Ergebnis, dass die Responseraten zwischen einer tatsächlich durchgeführten EKT und einer Schein-EKT bei Patienten ohne gehemmt-depressive oder
psychotische Merkmale keinen Unterschied zeigten, die Wirksamkeit der echten
EKT in diesen Fällen also ein Plazeboniveau nicht übersteige. Letzteres wurde in
der Folge jedoch von anderen Studien widerlegt [102, 130]. Selbst für das Vorliegen melancholischer Merkmale konnte nie eindeutig ein prognostischer Vorteil
gezeigt werden [99]. Einige Arbeiten sprachen für ein besonders gutes Ansprechen
wahnhafter Depressionen [28, 69, 98], andere Untersuchungen fanden keinen
Wirksamkeitsvorteil für diese Subgruppe, nachdem therapierefraktäre Fälle identifiziert wurden [76, 114, 132]. Solan et al. [132] konnten in ihrer retrospektiven
Vergleichsstudie zwischen wahnhaften und nicht-wahnhaften therapieresistenten
Patienten keinen Einfluss des Vorliegens psychotischer Symptome finden, wohl aber

ein besseres Ansprechen von Patienten mit nihilistischem (stimmungskongruentem) Wahn (100%) als von Patienten mit paranoidem (stimmungsinkongruentem) Wahn (45%). Es gibt Hinweise dafür, dass die Länge der ersten depressiven Episode und vermutlich jüngeres Alter günstige Prädiktoren für das Ansprechen auf eine EKT darstellen könnten [98], obgleich auch Untersuchungen vorliegen, die neben einer guten Verträglichkeit ein besonders gutes Ansprechen gerontopsychiatrischer Patienten demonstrieren [21, 49, 54]; ältere Patienten würden besser auf EKT als auf medikamentöse Behandlung ansprechen. Eine längere Indexepisode geht wahrscheinlich mit einer schlechteren Ansprechrate einher [44, 64, 67, 76, 80, 85, 111]. Dagegen gibt es zum Einfluss des Schwergrades einer depressiven Episode auf das Ansprechen auf EKT widersprüchliche Befunde [10, 54, 73, 76, 104, 111, 119].

Das Ansprechverhalten von Patienten mit therapieresistenter Depression und einer weiteren psychiatrischen Kodiagnose ist nur unzureichend untersucht. Eine gleichzeitig bestehende Persönlichkeitsstörung, die häufig zum therapieresistenten Verlauf einer depressiven Episode beiträgt, vermindert die Ansprechrate auf EKT und erhöht die Rückfall- und Rehospitalisierungswahrscheinlichkeit nach Ende der Behandlung [36, 37, 67, 123, 149]. Eine kleine frühe Studie an 6 Patienten mit komorbider chronischer Schmerzstörung, die zuvor auf ein TZA nicht angesprochen hatten, konnte jedoch eine Response bei 4 Patienten zeigen [86].

Obwohl zunächst einige offene Studien dafür sprachen, dass ein Ansprechen auf EKT unabhängig von einer vorbestehenden Therapieresistenz ist [13, 43, 76, 106], kann heute als erwiesen gelten, dass die EKT bei zuvor pharmakoresistenten Patienten weniger gut wirksam ist als bei Patienten, die zuvor keinen adäquaten Behandlungsversuch hatten [111, 114].

Eine Schwäche zahlreicher, insbesondere früher Untersuchungen zur EKT-Wirksamkeit bei therapieresistenter Depression sind die Mischpopulationen aus wahnhaften und nicht-wahnhaften Patienten, bei denen eine oder mehrere adäquate Behandlungsversuche mit Antidepressiva, nicht jedoch in Kombination mit Neuroleptika („Zweizügelbehandlung") vorausgesetzt wird. Nach heutigem Wissensstand sollte bei wahnhafter Depression ein medikamentöser Behandlungsversuch erst nach Zweizügelbehandlung als adäquat gelten.

Eine sehr spärliche Datenlage erschwert die klinische Entscheidungsfindung bei Patienten, die auf eine EKT nicht ansprechen. Prudic und Mitarbeiter berichten über 19 EKT-resistente Patienten, von denen 16 bereits auf mindestens eine adäquate Antidepressivabehandlung vor EKT nicht angesprochen hatten [112]. Nach zusätzlicher Durchführung von ein oder zwei bilateralen EKT-Serien bei neun Patienten sprachen acht an. Die Autoren betonen, dass der Großteil dieser späten Responder zuvor nur knapp überschwellig stimuliert wurden. Die individuelle Bestimmung der Krampfschwelle, die interindividuell um den Faktor 40 schwanken kann, sollte daher bei jedem Patienten erfolgen, um den Intensivierungsspielraum der EKT ermitteln zu können. Hat allerdings eine EKT mit ausreichend überschwelliger Stimulation (200–300% der Krampfschwelle) stattgefunden, so führt eine weitere Erhöhung der Stimulationsintensität lediglich zu verstärkten kognitiven Nebenwirkungen. Daneben ist von einer Subgruppe von Patienten auszugehen, die erst auf eine längere EKT-Serie (> 15 Anwendungen) ansprechen [42, 112]. Auch die Umstellung von unilateraler auf bilaterale Stimulation kann

eine verbesserte Ansprechrate, gleichzeitig aber auch stärkere kognitive Nebenwirkungen, erwarten lassen [90, 122]. Den heutigen Guidelines entsprechend sollte
daher eine nicht ausreichend erfolgreiche unilaterale EKT nach 4–5 Behandlungen
auf bilaterale Stimulierung umgestellt werden [6]. Pharmakologische Augmentie-
rungen der EKT sind mit dem Schilddrüsenhormon Triiodothyronin (T3) [135], das
eine Verkürzung der EKT-Serie und eine Verminderung kognitiver Nebenwirkungen
zur Folge hatte, sowie mit Pindolol beschrieben, welches zu einer Response-
beschleunigung führte [128]. Intravenöse Koffeingaben im Bolus kurz vor der EKT
führen zur Verlängerung der Krampfdauer [91]. Nachdem ein unmittelbarer Zusammenhang zwischen Krampfdauer und EKT-Response nicht belegt werden konnte,
spielen Strategien wie diese wohl nur eine marginale Rolle bei Patienten mit sehr
hoher schlecht überwindbarer Krampfschwelle.

Allgemein gilt die EKT als die antidepressive Therapieform mit der vergleichsweise kürzesten Wirklatenz. Dennoch zeigt eine systematische Durchsicht der
Literatur wenig einheitliche Daten zur Wirklatenz. Offene Studien legen bei nicht-
therapieresistenten Patienten einen deutlichen Symptomrückgang bereits nach
wenigen Behandlungen nahe [9, 110, 117, 145]. Williams und Mitarbeiter [145]
berichten von einer 20%igen Symptomreduktion nach der ersten Behandlung.
Aufgrund des raschen Wirkungseintrittes der EKT wird bei hochakuter Suizidalität
und schweren stupurös-depressiven Syndromen mit Nahrungs- und Flüssigkeits-
verweigerung der sofortige Einsatz der EKT empfohlen [113].

Der Stellenwert von EKT in systematischen Therapiealgorithmen/Stufenplänen

Obwohl die Elektrokonvulsionstherapie ursprünglich als Behandlung der Schizophrenie eingesetzt wurde, sind die wahnhafte sowie die therapieresistente Depression heute die Hauptindikationen für die EKT. Für den Kliniker ist hierbei eine
entscheidende Frage, zu welchem Zeitpunkt im Laufe der Behandlung die EKT
zum Einsatz kommen sollte. Hierzu eignen sich systematische Stufenpläne und
Therapiealgorithmen. Auf der Basis einer regelmäßigen standardisierten Evaluierung
des Therapieerfolges zu kritischen Entscheidungszeitpunkten kann ein optimier-
ter Einsatz unter maximaler Ausschöpfung einzelner Therapiestrategien erreicht
werden. Die Einführung systematischer Therapiealgorithmen in der Behandlung
der Depression soll der hohen Wechselhaftigkeit und Varianz antidepressiver
Behandlungspraxis entgegenwirken, die als eine der Kardinalursachen für die
Entstehung therapieresistenter Verläufe und lange Krankenhausverweildauern angesehen werden [3, 22, 66, 118]. Eine Optimierung der Behandlungsdurchführung
und die Einführung systematischer Therapiealgorithmen erscheinen danach als ein
wichtiges Instrument zur Vermeidung und Überwindung von Therapieresistenz.

Der Stellenwert der EKT in den verschiedenen Therapieleitlinien von heute
unterscheidet sich wenig. Die EKT ist in nahezu allen gängigen Leitlinien die
Therapie der letzten Wahl. Nur bei Vorliegen psychotischer oder stupuröser Symptome oder bei akuter therapeutisch schlecht beeinflussbarer Suizidalität wird
allgemein der sofortige Einsatz der EKT vorgesehen [56].

Die Deutsche Gesellschaft für Psychiatrie, Psychotherapie und Nervenheilkunde (DGPPN) empfiehlt den Einsatz der EKT nach mindestens 2 lege artis durchgeführten Behandlungen mit unterschiedlichen Antidepressiva bzw. mit einem Antidepressivum und nachfolgender Augmentationsbehandlung. Die wahnhafte Depression, aber auch der ausdrückliche Wunsch des Patienten nach EKT sowie ein früheres gutes Ansprechen auf EKT, aber auch ein bekanntermaßen schlechtes Ansprechen auf eine Pharmakotherapie werden als Indikationen zur EKT als erste Behandlungsoption genannt [41].

Die American Psychiatric Association empfiehlt in ihren Guidelines zur Behandlung der Major Depression die EKT bei Non- oder Partialresponse auf eine 4–8-wöchige adäquate antidepressive Pharmakotherapie. Darüber hinaus wird sie als initiales Therapieverfahren bei psychotischen oder stupurösen Symptomen mit Nahrungsverweigerung sowie schwerer Suizidalität empfohlen. Auch bei Schwangeren wird sie als relativ sichere Therapieoption empfohlen, wenn eine Pharmakotherapie nicht in Frage kommt [5].

Nach Empfehlung der kürzlich erschienenen Therapieguidelines der World Federation of Societies of Biological Psychiatry (WFSBP) [19, 20] kann die EKT grundsätzlich jederzeit erwogen werden, insbesondere jedoch nach Nicht-Ansprechen auf eine Antidepressivabehandlung in ausreichend hoher Dosis und einer Folgestrategie (Augmentation, Kombinationsbehandlung, Umsetzen). Als Therapieoption der ersten Wahl empfiehlt die WFSBP die EKT bei wahnhafter Depression, schwerem depressivem Syndrom mit psychomotorischer Hemmung, absoluter Therapieresistenz, Nahrungsverweigerung und Situationen, in denen ein rascher Rückgang der Depression dringend notwendig ist.

Schließlich sollen noch zwei Multizenterstudien erwähnt werden, die ein algorithmusgestütztes Vorgehen in der Behandlung der akuten unipolaren Depression evaluieren: das Texas Medication Algorithm Project (TMAP) und die deutsche Algorithmusstudie des Kompetenznetz Depression. TMAP ist ein kürzlich beendetes Projekt des texanischen Gesundheitsministeriums und der University of Texas Southwestern Medical Center, das die Überlegenheit eines algorithmusgestützten Vorgehens bei ambulanten Patienten mit Major Depression zeigen konnte [141]. Der Stufenplan, der in einem formalen Konsensusverfahren entwickelt wurde, sieht die EKT als sechste Therapiestufe vor. Drei Behandlungsversuche mit verschiedenen Antidepressiva, mindestens eine Augmentation mit Lithium sowie eine Kombinationsbehandlung aus zwei Antidepressiva sollten ohne ausreichenden Erfolg verlaufen sein, bevor eine EKT erwogen wird.

Die Algorithmusstudie des vom Bundesministerium für Bildung und Forschung geförderten *Kompetenznetz Depression* vergleicht einen Stufenplanalgorithmus und ein computerisiertes Dokumentations- und Expertensystem mit der üblichen Behandlung nach freier Arztentscheidung (www.kompetenznetz-depression.de). Die EKT ist im Stufenplan jeweils die Strategie der letzten Wahl. Zuvor müssen eine Antidepressiva-Monotherapie, eine variable Folgestrategie (Lithiumaugmentation, hochdosierte Antidepressiva-Monotherapie, Umsetzen auf ein anderes Antidepressivum) eine Behandlung mit dem irreversiblen Monoaminooxidasehemmer Tranylcypromin in mittlerer und hoher Dosis, sowie in jedem Fall eine Lithiumaugmentation ohne ausreichenden Erfolg vorangegangen sein [3]. In der diesem Projekt vorausgegangenen monozentrischen Berliner Stufenplanstudie, die die Überlegenheit eines Stufenplanalgorithmus gegenüber freier Arztentscheidung in einem randomisierten kontrollierten Design zeigen konnte, war die EKT ebenfalls Therapie der letzten Wahl. Zuvor mussten eine Antidepressiva-Monotherapie in mittlerer sowie maximaler Dosierung, eine Lithiumaugmentation, sowie eine MAO-Hemmer-Behandlung mit Tranylcypromin erfolglos verlaufen sein. Innerhalb der Indexgruppe erreichte nur ein Patient die EKT-Stufe, die anderen Patienten remittierten früher [4].

Beide Algorithmusprojekte sehen eine sofortige EKT bei spezieller Indikation (psychotische Symptome, schwere akute Suizidalität, Stupor, Nahrungsverweigerung) vor.

Zur rationalen Platzierung der EKT innerhalb eines Stufenplanalgorithmus der Depressionsbehandlung benötigen wir in erster Linie Studien, die die EKT mit anderen Strategien bei Therapieresistenz vergleichen, um zu einer evidenz-basierten Hierarchisierung der verschiedenen Therapiestufen zu gelangen. Eine solche Studie liegt bislang nur von Dinan und Barry [43] zum Vergleich zwischen Lithiumaugmentation und EKT vor.

Abgesehen von einer Platzierung der EKT in umfassenden Therapiealgorithmen, sollte die Durchführung einer EKT-Serie selbst algorithmusgestützt erfolgen. So können unwirksame Behandlungsdurchführungen durch insuffiziente Stimulation oder suboptimal ausgelöste Anfälle vermieden und sichergestellt werden, dass eine EKT die höchstmögliche Wirkung entfalten kann. Vor allem Sackeim und Mitarbeiter in den USA [122] sowie Folkerts und Mitarbeiter in Deutschland [52, 53] haben durch ihre umfangreichen Studien zu diesem Thema Standards für eine optimierte Durchführung der EKT erarbeitet (s. Kapitel 2.2).

Angesichts der Datenlage kann die rational platzierte Anwendung der EKT im Rahmen eines Therapiealgorithmus für viele Patienten mit therapieresistenter Depression zur Besserung bzw. zur Remission führen. Die Anwendung innerhalb eines transparenten Therapiealgorithmus, der zu Behandlungsbeginn mit dem Patienten besprochen werden kann, kann darüber hinaus bei Patienten und Angehörigen zu einer besseren Akzeptanz der EKT führen, wenn deutlich wird, dass diese Behandlungsform einen festen Platz innerhalb eines leitlinienorientierten Therapiefahrplans hat. Das schlechte Image, das die Elektrokonvulsionstherapie in der Bevölkerung genießt und die Furcht vieler Patienten vor unvorhersehbaren Nebenwirkungen sind wesentliche Gründe, die dazu führen, dass vielen Patienten mit therapieresistenter Depression diese Behandlungsoption verwehrt bleibt [59]. Die Implementierung der EKT innerhalb eines Therapiealgorithmus kann irrationalen Befürchtungen entgegensteuern und verhindern, dass die EKT bei bestimmten Patientengruppen zu spät erwogen oder gänzlich vorenthalten bleibt. Ein Trend zur selektiven Indikationsstellung in Abhängigkeit von soziodemographischen und klinischen Kovariablen konnte bisher beschrieben werden. So wurde zum Beispiel gezeigt, dass die Faktoren Alter, Ethnizität, sozioökonomischer Status, geographische Lage und die gleichzeitige Diagnose einer Abhängigkeitserkrankung die Indikationswahrscheinlichkeit signifikant beeinflussen [103]. Schließlich ist davon auszugehen, dass eine algorithmusgestützte und damit optimierte systematische Behandlung per se die Behandlungserfolgsraten erhöht und damit die Zahl der

Behandlungsfälle, bei denen eine EKT erwogen werden muss, reduziert [3, 4]. Angesichts der hohen Alltagsbeeinträchtigung und Letalität sowie der hohen gesundheitsökonomischen Bedeutung therapieresistenter Depressionen, ist daher eine rationalere Indikationsstellung der EKT zu fordern.

Pharmakotherapeutische Strategien bei therapieresistenter Depression

Das prinzipielle Vorgehen bei therapieresistenter Depression beginnt mit der Optimierung der bisher erfolglosen Behandlung, möglichst auf der Grundlage systematischer Therapiealgorithmen [3, 18, 83, 118]. Hierdurch soll sichergestellt werden, dass medikamentöse Behandlungsversuche adäquat erfolgen und therapeutische Möglichkeiten ausgeschöpft werden, bevor ein Patient als therapieresistent eingestuft wird. Hierzu gehören neben einer hochdosierten Antidepressiva-Behandlung und der Umstellung auf ein differentes pharmakologisches Wirkprinzip eine Augmentierung des verabreichten Antidepressivum mit zusätzlichen Substanzen (z.B. Lithium oder Schilddrüsenhormone) [15]. Eine Hochdosisbehandlung ist in erster Linie bei tri- und tetrazyklischen Antidepressiva aufgrund der bekannten Dosis-Wirkungs-Beziehung sinnvoll [35, 129, 143, 146], eine Ultrahochdosistherapie vermutlich beim irreversiblen MAO-Hemmer Tranylcypromin [2, 7, 107, 124]. Ein Wechsel zwischen TZA und SSRI lässt eine Ansprechrate von 50% erwarten [138], ebenso ein Wechsel auf Tranylcypromin [100]. Präparatewechsel innerhalb der selben Wirkgruppe sind am besten für SSRI beschrieben und gehen mit einer Responserate von 40–70% einher [139].

Innerhalb der Augmentationsverfahren ist die Lithiumaugmentation bis heute das durch 11 plazebokontrollierte Studien am besten belegte Verfahren [15]. Eine Metaanalyse konnte die Wirksamkeit der Lithiumaugmentation bestätigen [14]. Die Responserate auf eine Lithiumaugmentation beträgt ca. 50%. Darüber hinaus sind Augmentationsstrategien mit Schilddrüsenhormonen beschrieben. Die Wirksamkeit einer Zugabe von Triiodthyronin (T_3) in einer Dosis von 25–50 µg/die konnte in zahlreichen offenen (z.B. [142]) zwei doppelblinden (z.B. [70]) und zwei plazebokontrollierten Studien (z.B. [71]) gezeigt werden, von anderen Forschergruppen jedoch nicht repliziert werden (z.B. [137]). Eine Metaanalyse aller kontrollierten Studien zeigte eine eher schwache Beweiskraft für die Wirksamkeit dieses Verfahrens [11]. In den letzten Jahren wurde auch die Augmentation mit Thyroxin (T4), das als Vorläuferhormon für T3 dient, in supraphysiologischen Dosen untersucht. Eine offene prospektive Studie mit 400–600 µg L-Thyroxin bei therapierefraktären depressiven Patienten konnte eine Responserate von 50% zeigen [16, 17]. Die Addition von Pindolol zu einem Antidepressivum, insbesondere zu einem SSRI, führt vermutlich aufgrund der 5-HT_{1A}-Rezeptor-blockierenden Eigenschaften dieser Substanz zu einem etwas rascheren antidepressiven Wirkungseintritt (Blockade des negativen Feedbackmechanismus über den präsynaptischen Autorezeptor) [108] und wohl weniger zu einer Konversion von Non-Respondern zu Respondern [31]. Daneben gibt es eine Anzahl weiterer Behandlungsversuche bei therapieresistenten Depressionen, die aufgrund der insuffizienten Datenlage bislang keine große Rolle im klinischen Alltag spielen. Hierzu zählen, der Einsatz von Psychostimulanzien (z. B. Amphetamine) und dopaminergen Substanzen (z. B. Bromocriptin) [97], von Östrogenen [150], von Reserpin, von Antiepileptika, von Inhibitoren der Kortisolproduktion [65], von Buspiron [81] oder von Dehydro-epiandrosteron (DHEA) [147].

Erhaltungstherapie

Pharmakotherapeutische Erhaltungstherapie

Obwohl die EKT bei therapieresistenter Depression ein gut wirksames Behandlungs-verfahren ist, stellt die hohe Rückfallrate nach Ende einer erfolgreichen Behandlungs-serie in der klinischen Praxis ein ernstzunehmendes Problem dar [89]. In einigen zitierten Studien zur Wirksamkeit der EKT bei therapieresistenter Depression fällt bereits die deutlich rückläufige Zahl an Respondern auf, wenn eine Woche nach der letzten EKT-Anwendung eine Wiederholungsuntersuchung stattfindet [111, 114, 122]. Allgemein kann von einer Rückfallrate von 50% im Laufe der ersten 6–12 Monate nach Remission ausgegangen werden, auch bei bestehender pharmako-therapeutischer Erhaltungstherapie [24, 121, 122]. Patienten, bei denen eine Medi-kamentenresistenz bekannt ist, zeigen hierbei nach erfolgreicher EKT eine doppelt so hohe Rückfallrate wie Patienten ohne Resistenz auf Psychopharmaka [122].

Obwohl die Wirksamkeit einer medikamentösen Erhaltungstherapie nach er-folgreicher EKT (bei nicht-refraktären Patienten) in systematischen prospektiven Studien aus England schon früh beschrieben wurde [75, 68, 126], gibt es bis heu-te wenig systematische Daten bei pharmakotherapieresistenten Patienten, die heute die Hauptzielgruppe für eine Elektrokonvulsionstherapie ausmachen [48]. Eine Follow-up-Studie an 58 EKT-Respondern zeigte, dass eine formal adäquate (jedoch unwirksame) Pharmakotherapie vor EKT einen erheblichen Prädiktor für einen Rückfall während einer Ein-Jahres-Follow-up-Periode darstellte [121]. Die Rückfallrate bei den adäquat vorbehandelten Patienten war doppelt so hoch (64%) wie bei nicht adäquat erfolgter Vorbehandlung (32%). Ob die medikamentöse Erhaltungstherapie adäquat oder nicht-adäquat war, spielte interessanterweise nur eine marginale Rolle für den weiteren Verlauf, ein Befund, der sich durch eine spätere Studie derselben Arbeitsgruppe bestätigen ließ. In letzterer führte aller-dings die Kombination aus einem trizyklischen Antidepressivum mit Lithium im Vergleich zu anderen Erhaltungstherapiestrategien zu einer signifikanten Vermin-derung der Rückfallrate [120]. Keinen Unterschied zwischen einer Erhaltungs-therapie mit einem trizyklischen Antidepressivum und Lithium fanden Perry und Tsuang [109]. In ihrer retrospektiven Untersuchung an 54 Patienten führten beide Strategien zu einer 20%igen Rückfallrate. Eine plazebokontrollierte Studie zur Erhaltungstherapie mit Lithium zeigte an einer kleineren (nicht selektiv therapie-resistenten) Stichprobe über lediglich sechs Monate keinen Unterschied zu Plazebo, jedoch einen rezidivprophylaktischen Effekt nach 12 Monaten [1, 30]. Shapira et al. [127] fanden bei einer Gruppe von 13 zuvor pharmakotherapieresistenten Pa-tienten, die anschließend erfolgreich mit EKT behandelt worden waren, unter Lithiumgabe einen Rückfall bei der Hälfte der untersuchten Patienten innerhalb von 13 Wochen. In einer anderen randomisierten kontrollierten Studie erwies sich Paroxetin in der Erhaltungstherapie sowohl im Vergleich zu Imipramin als auch zu Plazebo überlegen [82]. Interessanterweise war in der vorangegangenen Akut-therapiephase die Kombination aus EKT und Imipramin der Kombination aus EKT und Paroxetin überlegen. Obwohl die Mehrzahl der untersuchten Patienten zu-vor erfolglos medikamentös vorbehandelt waren, ist dies dennoch keine Studie an ausschließlich medikamentenresistenten Patienten. Zudem waren die Grup-pen nicht bezüglich Therapieresistenz oder Vorbehandlungsversuchen stratifiziert. Eine jüngere randomisierte kontrollierte doppelblinde multizentrische Studie mit Stratifizierung bezüglich Medikamentenresistenz und psychotischer Symptome, konnte sehr deutlich die Überlegenheit einer Kombination aus Notriptylin und Lithium gegenüber Nortriptylin allein bzw. Plazebo nach 6-monatiger Erhaltungs-therapie zeigen [120]. Die Kombination aus Notriptylin und Lithium führte zu einer Rückfallrate von 39%, Nortriptylin alleine zu einer Rückfallrate von 60% und Plazebo zu einer Rückfallrate von 84%. Erwähnenswert ist, dass sich alle Rück-fälle in der Notriptylin-Lithium-Gruppe bis auf einen innerhalb der ersten fünf Wo-chen nach Ende der EKT-Behandlung ereigneten. Die Autoren vermuteten, dass ein allmähliches „Ausschleichen" von EKT die Rückfallrate in der Kombinations-gruppe möglicherweise noch weiter minimieren würde.

Prädiktive Faktoren

Insgesamt entsprechen die Prädiktoren eines Rückfalls bzw. Rezidivs nach erfolg-reicher EKT den Befunden, die allgemein aus Studien zur Erhaltungstherapie bekannt sind. Hierzu gehören insbesondere ein höherer HAMD-Score bei Ende der EKT-Serie [120, 122] bzw. ein wahnhaft-depressives Ausgangssyndrom [12, 101, 134], obgleich letzteres nicht von allen Autorengruppen bestätigt wird [121]. Patienten mit „double depression" haben nach erfolgreicher EKT vermutlich eben-falls eine im Gegensatz zur reinen Major Depression höhere Rückfallrate [115]. Vergleichsweise konsistent sind die bereits zitierten Befunde, die das beträcht-lich erhöhte Rückfallrisiko bei vorbestehender Pharmkotherapieresistenz belegen [121, 122]. Biologische Prädiktoren eines Rückfalls entsprechen im wesentlichen auch den allgemein in der Depressionsbehandlung bekannten Faktoren: so zeigen einige Studien, die jedoch nicht ausschließlich oder vorwiegend an EKT-behandel-ten Patienten durchgeführt wurden, eine Korrelation zwischen DST-Nonsuppression [95, 105, 125, 148] bzw. Hypercortisolismus [34] bei Ende einer Akutbehandlung mit EKT und einer erhöhten Rückfallwahrscheinlichkeit. Nicht alle Autoren kön-nen jedoch diese Befunde bestätigen [33, 46, 74, 84]. Auch die Befunde zum TRH-Stimulationstest [40, 77, 79, 105] sind bis heute widersprüchlich. Erwähnenswert ist schließlich noch eine polysomnographische Studie, die eine verkürzte REM-Latenz nach erfolgreicher EKT mit einer erhöhten Rückfallwahrscheinlichkeit korrelieren konnte [61].

EKT-Erhaltungstherapie (siehe auch Kapitel 4.6)

Üblicherweise wird die EKT nach erfolgreicher Durchführung in der Akutbehandlung der Depression abrupt abgesetzt. Hierin unterscheidet sie sich von allen anderen antidepressiven Behandlungsstrategien. Die Hauptursachen hierfür liegen im relativ großen organisatorischen Aufwand der EKT sowie in der Furcht vor zunehmenden kognitiven Nebenwirkungen mit steigender Zahl an EKT-Anwendungen [131]. Nachdem bereits sehr früh einige Fallberichte die Wirksamkeit einer EKT-Erhaltungstherapie nahe legten [25, 39, 136], wurden systematische Untersuchungen hierzu erst jüngst durchgeführt. Clarke et al. [29] zeigten in einer Studie an 27 EKT-Respondern die Wirksamkeit einer EKT-Erhaltungstherapie. Die Stichprobe bestand zu 78% aus Non-Respondern auf eine vorangegangene medikamentöse Akuttherapie und Patienten mit Medikamentenunverträglichkeit. Gupta et al. [62] berichten kasuistisch über eine erfolgreiche Erhaltungs-EKT bei gleichzeitiger Lithiumgabe. Die American Psychiatric Association empfiehlt eine Erhaltungs-EKT für Patienten, bei denen die Akuttherapie mit EKT erfolgreich durchgeführt wurde, eine nachfolgende medikamentöse Erhaltungstherapie jedoch nicht den gewünschten Erfolg bringt [6]. Eine EKT-Erhaltungstherapie wird üblicherweise mit einer Behandlung pro Woche begonnen. In der Folge werden die Abstände zwischen den EKT sukzessive vergrößert bis beispielsweise die Behandlung nur mehr im Monatsabstand stattfindet [19, 20, 56, 99]. Fink [45] empfiehlt eine Erhaltungstherapie in zunächst Ein-Wochen-, später Zwei-Wochen-Abstand über sechs Monate.

Nur wenig Daten liegen bislang zu Durchführbarkeit und Wirksamkeit einer längerfristigen Rezidivprophylaxe durch EKT vor. Hierunter sind EKT zu verstehen, die länger als ein halbes Jahr nach Ende der Akutbehandlung durchgeführt werden [56]. Die Wirksamkeit und Verträglichkeit einer Langzeit-EKT konnte in unkontrollierten retrospektiven Studien gezeigt werden [29, 116, 140]. Eine neuere retrospektive Studie verglich 29 Patienten mit Langzeit-EKT zusätzlich zur medikamentösen Rezidivprophylaxe mit 29 gematchten Patienten mit medikamentöser Langzeittherapie [58]. Beide Gruppen hatten zuvor erfolgreich eine Akutbehandlung mit EKT erhalten. Die Wahrscheinlichkeit rezidivfrei zu bleiben war in der EKT-Gruppe nach 2 Jahren fast doppelt so hoch (93% vs. 52%), nach 5 Jahren viermal so hoch (73% vs. 18%) wie in der Medikamentengruppe. Hierbei hatte die EKT-Gruppe mehr adäquate Behandlungsversuche vor der Akut-EKT erhalten, was einen höheren Grad an Therapieresistenz für diese Gruppe nahe legt. Allerdings zählten die Autoren nur stationäre Wiederaufnahmen bzw. erneute Akut-EKT als Rezidiv im Sinne ihrer Auswertung, was zu einer Unterschätzung der realen Rezidivraten führen könnte. Zur Verträglichkeit der Langzeit-EKT wird in dieser Studie leider keine Aussage gemacht.

Zusammenfassung und Schlussfolgerung

Die therapieresistente Depression stellt auch heute noch eine der schwierigsten Herausforderungen im klinischen Alltag und ist mit hohen Krankenhausverweildauern und Kosten für das Gesundheitssystem verbunden. Die Elektrokonvulsionstherapie ist Mittel der Wahl bei schwerer therapieresistenter Depression, bei akuten stupurösen Syndromen sowie bei akuter, therapeutisch schlecht beeinflussbarer Suizidalität. Selbst wenn die Ansprechrate auf EKT bei Patienten mit Resistenz auf eine vorangegangene medikamentöse Behandlung deutlich geringer ist als bei nicht resistenten Patienten, lassen sich bei dieser generell schwer behandelbaren Gruppe von Kranken mit einer durchschnittlichen Ansprechrate von ca. 50% gute Behandlungserfolge erzielen. Eine Elektrokonvulsionstherapie sollte daher unbedingt zu einem vollständigen sequentiellen Therapieplan der Depression gehören, sofern keine medizinischen Kontraindikationen vorliegen und der Patient der Behandlung zustimmt. Eine algorithmusgestützte Depressionsbehandlung garantiert einerseits adäquate Vorbehandlungsversuche und minimiert andererseits die Rate von Non-Respondern, die eine EKT benötigen. Obwohl die gängigen Therapieguidelines einheitlich die EKT als Mittel der letzten Wahl vorsehen (abgesehen von o.g. Ausnahmen), bleibt die genaue Position der EKT im Rahmen eines Stufenplanes oder Therapiealgorithmus der Depressionsbehandlung unzureichend geklärt, nicht zuletzt wegen der wenig einheitlichen Definition von Therapieresistenz im Verlauf depressiver Erkrankungen. Die Durchführung einer pharmakotherapeutischen Erhaltungstherapie nach EKT mit einer Substanz, die vor EKT trotz adäquater Dosis und Dauer nicht ausreichend wirksam gewesen ist, erscheint nur fraglich sinnhaft [42, 121]. Hier sollte der Einsatz eines Antidepressivum aus einer anderen Wirkgruppe erwogen werden. Eine Kombination mit Lithium erscheint nach gegenwärtiger Datenlage empfehlenswert [120]. Da die Zeit unmittelbar nach abruptem Absetzen der EKT besonders vulnerabel für Rückfälle ist und die Erhaltungstherapie oft ihre Wirkung noch nicht ausreichend entfalten konnte, dürfte ein „Ausschleichen" der EKT mit allmählicher Verminderung der Behandlungsfrequenz zu einer Vermeidung von Rückfällen führen. Eine EKT-Erhaltungstherapie nach erfolgreich durchgeführter Akutbehandlung sollte vor allem bei Patienten mit vorbestehender Medikamentenresistenz erwogen werden. Bei ausgesprochener Prophylaxeresistenz kann eine EKT-Langzeittherapie eine wirksame Therapieoption darstellen. Die Vorteile einer solchen Behandlung sollten in einem solchen Fall sorgfältig gegenüber möglichen kognitiven Nebenwirkungen abgewogen und mit dem Patienten und seinen Angehörigen diskutiert werden.

Literatur

1. Abou-Saleh MT, Coppen AJ (1988) Continuation therapy with antidepressants after electroconvulsive therapy. Convuls Ther 4: 263–268
2. Adli M, Baethge C, Langlitz N, Bauer M. High-dose antidepressant treatment in refractory major depression: a critical review (eingereicht)
3. Adli M, Berghöfer A, Linden M, Helmchen H, Müller-Oerlinghausen B, Mackert A, Stamm T, Bauer M (2002) Effectiveness and feasibility of a standardized stepwise drug treatment algorithm for inpatients with depressive disorders – results of a two-year observational study. J Clin Psychiatry 63: 782–790
4. Adli M, Kießlinger U, Smolka M, Linden M, Neu P, Bauer M (2001) Algorithm-guided treatment of depression compared to standard treatment as usual – results of a randomized controlled

trial in depression. 22. AGNP-Symposium, September 26–29, 2001, Nürnberg. Pharmaco-psychiatry 34: 162

5. American Psychiatric Association (2000) Practice guidelines for the treatment of patients with major depressive disorder (revision). Am J Psychiatry 157 [Suppl]: 1–45

6. American Psychiatric Association Committee on Electroconvulsive Therapy (2001) The Practice of Electroconvulsive Therapy: Recommendations for Treatment, Training, and Privileging. 2nd edn. American Psychiatric Association, Washington, DC

7. Amsterdam JD (1991) Use of high dose tranylcypromine in resistant depression. In: Amsterdam JD (Hrsg) Advances in Neuropsychiatry and Psychopharmacology. Vol 2: Refractory depression. Raven Press, New York, pp 123–129

8. Amsterdam JD, Hornig-Rohan M (1996) Treatment algorithms in treatment-resistant depression. Psychiatr Clin North Am 19: 371–386

9. Anderson DN (1994) Early responses to electroconvulsive therapy [letter]. Br J Psychiatry 165: 119–120

10. Andrade C, Gangadhar BN, Swaminath G, Channabasavanna SM (1988) Predicting the outcome of endogenous depression following electronconvulsive therapy. Convuls Ther 4: 169–174

11. Aronson R, Offman HJ, Joffe RT, Naylor D (1996) Triiodothyronine augmentation in the treatment of refractory depression. A meta-analysis. Arch Gen Psychiatry 53: 842–848

12. Aronson TA, Shukla S, Hoff A (1987) Continuation therapy after ECT for delusional depression: a naturalistic study of prophylactic treatments and relapse. Convuls Ther 3: 251–259

13. Avery D, Lubrano A (1979) Depression treated with imipramine and ECT: the DeCarolis study reconsidered. Am J Psychiatry 136: 549–562

14. Bauer M, Döpfmer S (1999) Lilthium augmentation in treatment-resistant depression – a meta-analysis of placebo-controlled studies. J Clin Psychopharmacol 19: 427–434

15. Bauer M, Forsthoff A, Baethge C, Adli M, Berghöfer A, Döpfmer S, Bschor T. Lithium augmentation therapy in refractory depression – update 2002 (eingereicht)

16. Bauer M, Hellweg R, Baumgartner A (1998a) Hochdosierte Thyroxinbehandlung bei therapie- und prophylaxeresistenten Patienten mit affektiven Psychosen. Nervenarzt 69: 1019–1022

17. Bauer M, Hellweg R, Gräf KJ, Baumgartner A (1998b) Treatment of refractory depression with high-dose thyroxine. Neuropsychopharmacology 18: 444–455

18. Bauer M, Helmchen H (2000) Allgemeine Behandlungsprinzipien bei affektiven Störungen. In: Helmchen H, Henn F, Lauter H, Sartorius N (Hrsg) Psychiatrie der Gegenwart, Bd.5: Schizophrene und affektive Störungen. Springer, Berlin Heidelberg, S 475–493

19. Bauer M, Whybrow PC, Angst J, Versiani M, Möller HJ (2002) World Federation of Societies of Biological Psychiatry (WFSBP) Guidelines for Biological Treatment of Unipolar Depressive Disorders, Part 1: Acute and Continuation Treatment of Major Depressive Disorder. World J Biol Psychiatry 3: 5–43

20. Bauer M, Whybrow PC, Angst J, Versiani M, Möller HJ (2002) World Federation of Societies of Biological Psychiatry (WFSBP): Guidelines for Biological Treatment of Unipolar Depressive Disorder, Part 2: Maintenance Treatment of Major Depressive Disorder and Treatment of Chronic Depressive Disorders and Subthreshold Depressions. World J Biol Psychiatry 3: 67–84

21. Benbow SM (1989) The role of electroconvulsive therapy in the treatment of depressive illness in old age. Br J Psychiatry 155: 147–152

22. Berghöfer A, Müller EB, Bauer M, Linden M, Mackert A, Müller-Oerlinghausen B, Helmchen H (1997) Sequentielle Behandlungsstrategien zur Vermeidung und Überwindung von Therapie-resistenz bei depressiven Erkrankungen. In: Bauer M, Berghöfer A (Hrsg) Therapieresistente

Depressionen. Aktueller Wissensstand und Leitlinien für die Behandlung in Klinik und Praxis. Springer, Berlin Heidelberg New York, S 235–243

23. Black DW; Winokur G, Nasrallah A (1987) The treatment of depression: electroconvulsive therapy v antidepressants: a naturalistic evaluation of 1,495 patients. Compr Psychiatry 28: 169–182

24. Bourgon LN, Kellner CH (2000) Relapse of depression after ECT: a review. J ECT 16: 19–31

25. Bourne H (1954) Convulsion dependence. Lancet 2: 1193–1196

26. Brandon S, Cowley P, McDonald C, Neville P, Palmer R, Wellstood-Eason S (1984) Electroconvulsive therapy: results in depressive illness from the Leceeisthershire trial. BMJ 288: 22–25

27. Bratfos O, Haug JO (1965) Electroconvulsive therapy and antidepressant drugs in manic-depressive disease. Treatment results at discharge and 3 months later. Acta Psychiatr Scand 41: 588–596.

28. Buchan H, Johnstone E, McPherson K, Palmer RL, Crow TJ, Brandon S (1992) Who benefits from electroconvulsive therapy ? Combined results of the Leicester and Northwick Park trials. Br J Psychiatry 160: 335–359

29. Clarke TB, Coffey CE, Hoffmann GW, Weiner RD (1989) Continuation therapy for depression using outpatient electroconvulsive therapy. Convuls Ther 5: 330–337

30. Coppen A, Abou-Saleh MT, Milln P, Bailey J, Metcalfe M, Burns BH, Armond A (1981) Lithium continuation therapy following electroconvulsive therapy. Br J Psychiatry 139: 284–287

31. Coryell W (2000) Augmentation strategies for inadequate antidepressant response: a review of placebo-controlled studies. Ann Clin Psychiatry 12: 141–146

32. Coryell W, Akiskal HS, Leon AC, Winokur G, Maser JD, Mueller TI, Keller MB (1994) The time course of non-chronic major depressive disorder. Arch Gen Psychiatry 51: 405–410

33. Coryell W, Zimmermann M (1983) The dexamethasone suppression test and ECT outcome: a six-month follow-up. Biol Psychiatry 18: 21–27

34. Cosgriff JP, Abbott RM, Oakley-Browne MA, Joyce PR (1990) Cortisol hypersecretion predicts early depressive relapse after recovery with electroconvulsive therapy. Biol Psychiatry 28: 1007–1010

35. Danish University Antidepressant Group [DUAG] (1999) Clomipramine dose-effect study in patients with depression: clinical end points and pharmacokinetics. Clin Pharmacol Ther 66: 152–165

36. Davidson J, McLeod M, Law-Yone B, Linnoila M (1978) A comparison of electroconvulsive therapy and combined phenelzin-amitriptyline in refractory depression. Arch Gen Psych 35: 639–642

37. DeBattista C, Mueller K (2001) Is electroconvulsive therapy effective for the depressed patient with comorbid borderline personality disorder ? J ECT 17: 91–98

38. DeCarolis V, Giberti F, Roccataglia G (1964) Imipramina ed elettroshock nella terapia delle depressioni: analisi clinico-statisica dei risutanti in 437 casi. Sistema Nervosa 1: 28–42

39. Decina P, Guthrie EB, Sackeim HA, Kahn D, Malitz S (1987a) Continuation ECT in the management of relapses of major affective episodes. Acta Psychiatr Scand 75: 559–562

40. Decina P, Sackeim HA, Kahn DA, Pierson D, Hopkins N, Malitz S (1987b) Effects of ECT on the TRH stimulation test. Psychoneuroendocrinology 12: 29–34

41. Deutsche Gesellschaft für Psychiatrie, Psychotherapie und Nervenheilkunde (DGPPN) (2000) Praxisleitlinien in Psychiatrie und Psychotherapie; Band 5: Behandlungsleitlinie Affektive Erkrankungen, Steinkopff, Darmstadt

42. Devanand DP, Sackeim HA, Prudic J (1991) Electroconvulsive therapy in the treatment-resistant patient. Psychiatr Clin North Am 14: 905–923

43. Dinan TG, Barry S (1989) A comparison of electroconvulsive therapy with a combined lithium and tricyclic combination among depressed tricyclic nonresponders. Acta Psychiatr Scand 80: 97–100

44. Dunn CG, Quinlan D (1978) Indicators of ECT response and non-response in the treatment of depression. J Clin Psychiatry 39: 620–622

45. Fink M (2001) Electroconvulsive therapy in medication-resistant depression. In: Amsterdam J, Hornig M, Nierenberg A (eds) Treatment-resistant mood disorders. Cambridge University Press, Cambridge, pp 223–238

46. Fink M, Gujavarty K, Greenberg L (1987) Serial dexamethasone suppression tests and clinical outcome in ECT. Convuls Ther 3: 111–120

47. Fink M (1979) Convulsive Therapy: Theory and Practice. Raven Press, New York

48. Flint AJ (1997) The impact of treatment resistance on depressive relapse following electroconvulsive therapy. Acta Psychiatr Scand 96: 405–406

49. Flint AJ, Rifat SL (1998) The treatment of psychotic depression in later life: a comparison of pharmacotherapy and ECT. Int J Geriatr Psychiatry 13: 23–28

50. Folkerts H (1995) Elektrokrampftherapie – „Schocktherapie" oder ein differenziertes Behandlungsverfahren. Deutsches Ärzteblatt 92: A358–364

51. Folkerts H (1997) Der Stellenwert der Elektrokrampftherapie bei therapieresistenten Depressionen. In: Bauer M, Berghöfer A (Hrsg) Therapieresistente Depressionen. Aktueller Wissensstand und Leitlinien für die Behandlung in Klinik und Praxis. Springer, Berlin Heidelberg New York, S 187–197

52. Folkerts H (1998) Elektrokrampftherapie – Monitoring, Effektivität und pathischer Aspekt. Monographien aus dem Gesamtgebiet der Psychiatrie. Springer, Berlin, Heidelberg, New York

53. Folkerts H, Tölle MN, Schonauer K, Mücke S, Schulze-Mönking H (1997) Electroconvulsive therapy vs. paroxetine in treatment-resistant depression – a randomized study. Acta Psychiatr Scand 96: 334–342

54. Fraser RM, Glass IB (1980) Unilateral and bilateral ECT in elderly patients: a comparative study. Acta Psychiatar Scand 62: 13–31

55. Freeman CP, Basson JV, Crighton A (1978) Double-blind controlled trial of electroconvulsive therapy (ECT) and simulated ECT in depressive illness. Lancet 1: 738–740

56. Frey R, Schreinzer D, Heiden A, Kasper S (2001) Einsatz der Elektrokrampftherapie in der Psychiatrie. Nervenarzt 72: 661–676

57. Gaebel W, Falkai P (1996) Entwurf von DGPPN-Leitlinien zur Indikation und Durchführung der Elektrokrampftherapie (EKT). Nervenarzt 67: 509–514

58. Gagné GG, Furman MJ, Carpenter LL, Price LH (2000) Efficacy of continuation ECT and antidepressant drugs compared to long-term antidepressants alone in depressed patients. Am J Psychiatry 157: 1960–1965

59. Glass RM (2001) Electroconvulsive Therapy. Time to bring it out of the shadows. JAMA 285: 1346–1348

60. Gregory S, Shawcross CR, Gill D (1985) The Nottingham ECT Study. A double-blind comparison of bilateral, unilateral and simulated ECT in depressive illness. Br J Psychiatry 146: 520–524

61. Grunhaus L, Shipley JE, Eiser A, Pande AC, Tandon R, Remen A, Greden JF (1994) Shortened REM latency post ECT is associated with rapid recurrence of depressive symptomatology. Biol Psychiatry 36: 214–22

62. Gupta S, Austin R, Devanand DP (1998) Lithium and maintenance electroconvulsive therapy. J ECT 14: 241–244

63. Hamilton M (1974) Drug resistant depressions: response to ECT. Pharmakopsychiatrie 7: 205–206

64. Hamilton M, White J (1960) Factors related to the outcome of depression treated with ECT. J Ment Sci 106: 1031–1041

65. Heinz A (1997) Experimentelle Behandlungsansätze und Zukunftsperspektiven bei therapieresistenten Depressionen. In: Bauer M, Berghöfer A (Hrsg) Therapieresistente Depressionen. Aktueller Wissensstand und Leitlinien für die Behandlung in Klinik und Praxis. Springer, Berlin Heidelberg New York, S 152–169

66. Helmchen H (1990) Gestuftes Vorgehen bei Resistenz gegen Antidepressiva-Therapie. In: Möller HJ (Hrsg) Therapieresistenz unter Antidepressiva-Behandlung. Springer, Berlin Heidelberg New York, S 237–250

67. Hobson RF (1953) Prognostic factors in ECT. J Neurol Neurosurg Psychiatry 16: 275–281

68. Imlah NW, Ryan E, Harrington JA (1965) The influence of antidepressant drugs on the response to electroconvulsive therapy and on subsequent relapse rates. Neuropsychopharmacology 4: 438–442

69. Janicak PG, Easton M, Comaty JE, Dowd S, David JM (1989) Efficacy of ECT in psychotic and non-psychotic depression. Convuls Ther 5: 314–320

70. Joffe RT, Singer W (1990) A comparison of triiodthyronine and thyroxine in the potentiation of tricyclic antidepressants. Psychiatry Res 32: 241–251

71. Joffe RT, Singer W, Levitt AJ, MacDonald C (1993) A placebo-controlled comparison of lithium and triiodthyronine augmentation of tricyclic antidepressants in unipolar refractory depression. Arch Gen Psychiatry 50: 387–393

72. Johnstone EC, Deakin JF, Lawler P, Frith CD, Stevens M, McPherson K (1980) The Northwick Park electroconvulsive therapy trial. Lancet 2: 1317–1320

73. Katona CLE, Aldridge CR (1984) Prediction of ECT response. Neuropharmacology 23: 281–283

74. Katona CLE, Aldridge CR, Roth M, Hyde J (1987) The dexamethasone suppression test and prediction of outcome in patients receiving ECT. Br J Psychiatry 150: 315–318

75. Kay DWK, Kahy T, Garside RF (1970) A 7-month double-blind trial of amitriptyline and diazepam in ECT-treated depressed patients. Br J Psychiatry 117: 667–671

76. Kindler S, Shapira B, Hadjez J, Abramowitz M, Brom D, Lerer B (1991) Factors influencing response to bilateral electroconvulsive therapy in major depression. Convuls Ther 7: 245–254

77. Kirkegaard C, Norlem N, Lauridsen UB, Bjorum N, Christiansen C (1975) Protirelin stimulation test and thyroid function during treatment of depression. Arch Gen Psychiatry 32: 1115–1118

78. Kroessler D (1985) Relative efficacy rates for therapies of delusiohnal depression. Convuls Ther 1: 173–182

79. Krog-Meyer I, Kirkegaard C, Kijne B, Lumholtz B, Smith E, Lykke-Olesen L, Bjorum N (1984) Prediction of relapse with the TRH test and prophylactic amitriptyline in 39 patients with endogenous depression. Am J Psychiatry 141: 945–948

80. Kukopulos A, Reginaldi D, Tondo L, Bernabei A, Caliari B (1977) Spontaneuous length of depression and response to ECT. Psychol Med 7: 625–629

81. Landen M, Bjorling G, Agren H, Fahlen T (1998) A randomized, double-blind, placebo-controlled trial of buspirone in combination with an SSRI in patients with treatment-refractory depression. J Clin Psychiatry 59: 664–668

82. Lauritzen L, Odgaard K, Clemmesen L, Lunde M, Ohrstrom J, Black C, Bech P (1996) Relapse prevention by means of paroxetine in ECT-treated patients with major depression: a comparison with imipramine and placebo in medium-term continuation therapy. Acta Psychiatr Scand 94: 241–51

83. Linden M, Helmchen H, Mackert A, Müller-Oerlinghausen B (1994) Structure and feasibility of a standardized stepwise drug treatment regimen (SSTR) for depressed inpatients. Pharmacopsychiat 27: 51–53

84. Lipman RS, Uffner W, Schwalb N, Ravetz R, Lief B, Levy S, Levenberg D (1986) Dexamethasone suppression test as a predictor of response to electroconvulsive therpay. II: Six-month follow-up. Convuls Ther 2: 161–167

85. Magni G, Fisman M, Helmes E (1988) Clinical correlates of ECT-resistant depression in the elderly. J Clin Psychiatry 49: 405–407

86. Mandel MR (1975) Electroconvulsive therapy for chronic pain associated with depression. Am J Psychiatry 132: 632–636

87. Mandel MR, Welch CA, Mieske M (1977) Prediction of response to ECT in tricyclic-intolerant or tricyclic-resistant depressed patients. McLean Hosp J 2: 203–209

88. Markowitz J, Brown R, Sweeney J, Mann JJ (1987) Reduced length and cost of hospital stay for major depression in patients treated with ECT. Am J Psychiatry 144: 1025–1029

89. McCall WV (2001) Electroconvulsive therapy in the era of modern psychopharmacology. Int J Neuropsychopharmacol 4: 315–324

90. McCall WV, Reboussin DM, Weiner RD, et al (2000) Titrated moderately suprathreshold vs fixed high-dose right unilateral electroconvulsive therapy: acute antidepressant and cognitive effects. Arch Gen Psychiatry 57: 438–444

91. McCall WV, Reid S, Rosenquist P, Foreman A, Kiesow-Webb N (1993) A reappraisal of the role of caffeine in ECT. Am J Psychiatry 50: 1543–1545

92. McDonald WM, McCall WV, Epstein CM (2002) Electroconvulsive therapy: sixty years of progress and a comparison with transcranial magnetic stimulation and vagal nerve stimulation. In: Davis KL, Charney D, Coyle JT, Nemeroff C (eds) Neuropsychopharmacology: the fifth generation of progress: an official publication of the American College of Neuropsychopharmacology, Williams & Wilkins, Ort, pp 1097–1108

93. Medical Research Council (1965) Clinical trial of the treatment of depressive illness. BMJ 5439: 881–886

94. Möller HJ (1997) Therapieresistenz unter Antidepressiva: Definition, Epidemiologie und Risikofaktoren. In: Bauer M, Berghöfer A (Hrsg) Therapieresistente Depressionen. Springer, Berlin Heidelberg New York, S 3–15

95. Nemeroff CB, Evans DL (1984) Correlations between the dexamethasone suppression test in depressed patients and clinical response. Am J Psychiatry 141: 247–249

96. Nierenberg AA, Amsterdam JD (1990) Treatment-resistant depression: definition and treatment approaches. J Clin Psychiatry 51 [6, suppl]: 39–47

97. Nierenberg AA, Dougherty D, Rosenbaum JF (1998) Dopaminergic agents and stimulants as antidepressant augmentation strategies. J Clin Psychiatry 59 [5, Suppl]: 60–63.

98. Nobler MS, Sackeim HA (1996) Prediction of response to electroconvulsive therapy: clinical and biological aspects. In: Goodnick P (ed) Electroconvulsive therapy: clinical and biological aspects. Predictors of treatment response in mood disorders. American Psychiatric Press, Washington DC, pp 177–198

99. Nobler MS, Sackeim HA (2000) Elektrokrampftherapie. In: Helmchen H, Henn F, Lauter H, Sartorius N (Hrsg) Psychiatrie der Gegenwart, Bd.5: Schizophrene und affektive Störungen. Springer, Berlin Heidelberg New York, S 683–700

100. Nolen WA (1989) Tranlycypromine in depression resistant to cyclic antidepressants. Prog Neuro-Psychopharmacol & Biol Psychiatr 13: 155–158

101. O'Leary DA, Lee AS (1996) Seven years prognosis in depression mortality and readmission risk in the Nottingham ECT cohort. Br J Psychiatry 169: 423–429

102. O'Leary DA, Gill D, Gregory S, et al (1995) Which depressed patients respond to ECT ? The Nottingham results. J Affect Disord 33: 245–250

103. Olfson M, Marcus S, Sackeim HA, Thompson J, Pincus HA (1998) Use of ECT for the ipatient treatment of recurrent major depression. Am J Psychiatry 155: 22–29

104. Pande AC, Krugler T, Haskett RF, Greden JF, Grunhaus LJ (1988) Predictors of response to electroconvulsive therapy in major depression. Biol Psychiatry 24: 91–93

105. Papakostas Y, Fink M, Lee J, Irwin P, Johnson L (1981) Neuroendocrine measures in psychiatric patients: course and outcome with ECT. Psychiatry Res 4: 55–64

106. Paul SM, Extein I, Calil HM, Potter WZ, Chodoff P, Goodwin FK (1981) Use of ECT with treatment-resistant depressed patients at the National Institute of Mental Health. Am J Psychiatry 138: 486–489

107. Pearlman C (1987) High dose tranylcypromine in refractory depression [letter]. J Clin Psychiatry 48: 423–424

108. Perez V, Soler J, Puigdemont D, Alvarez E, Artigas F (1999) A double-blind, randomized, placebo-controlled trial of pindolol augmentation in depressive patients resistant to serotonin reuptake inhibitors. Arch Gen Psychiatry 56: 375–379

109. Perry P, Tsuang MT (1979) Treatment of unipolar depression following electroconvulsive therapy. J Affect Disord 1: 123–129

110. Post RM, Uhde TW, Rubinow DR, Huggins T (1987) Differential time course for antidepressant effects after sleep deprivation, ECT, and carbamazepine: clinical and theoretical impllications. Psychiat Res 22: 11–19

111. Prudic J, Haskett RF, Mulsant B, Malone KM, Pettinati HM, Stephens S, Greenberg R, Rifas SL, Sackeim HA (1996) Resistance to antidepressant medications and short-term clinical response to ECT. Am J Psychiatry 153: 985–992

112. Prudic J, Sackeim H (1990) Refractory depression and electroconvulsive therapy. In: Roose S, Glassman A (eds) Treatment of Refractory Depression. American Psychiatric Press, Washington, pp 109–128

113. Prudic J, Sackeim HA (1999) Electroconvulsive therapy and suicide risk. J Clin Psychiatry 60[Suppl 2]: 104–110

114. Prudic J, Sackeim HA, Devanand DP (1990) Medication resistance and clinical response to electroconvulsive therapy. Psychiatric Res 31: 287–296

115. Prudic J, Sackeim HA, Devanand DP, Kiersky JE (1993) The efficacy of ECT in double depression. Depression 1: 38–44

116. Rabheru K, Persad E (1997) A review of continuation and maintenance electroconvulsive therapy. Can J Psychiatry 42: 476–484

117. Rodger CR, Scott AI, Whalley LJ (1994) Is there a delay in the onset of the antidepressant effect of electroconvulsive therapy? Br J Psychiatry 164: 106–109

118. Rush AJ, Crismon ML, Toprac MG, Trivedi MH, Rago WV, Shon SP, Altshuler KZ (1998) Consensus guidelines in the treatment of major depressive disorder. J Clin Psychiatry 59 [20, Suppl]: 73–84

119. Sackeim HA, Decina P, Kanzler M, Kerr B, Malitz S (1987) Effects of electrode placement on the efficacy of titrated low-dose ECT. Am J Psychiatry 144: 1449–1455

120. Sackeim HA, Haskett RF, Mulsant BH, Thase ME, Mann JJ, Pettinati Hm, Greenberg RM, Crowe RR, Cooper TB, Prudic J (2001) Continuation pharmacotherapy in the prevention of relapse following electroconvulsive therapy. JAMA 285: 1299–1307

121. Sackeim HA, Prudic J, Devanand DP, Decina P, Kerr B, Malitz S (1990) The impact of medication resistance and continuation pharmacotherapy on relapse following response to electroconvulsive therapy in major depression. J Clin Psychopharmacol 10: 96–104

122. Sackeim HA, Prudic J, Devanand DP, Nobler MS, Lisanby SH, Peyser S, Fitzsimons L, Moody BJ, Clark MA (2000) A prospective, randomized, double-blind comparison of bilateral and right unilateral electroconvulsive therapy at different stimulus intensities. Arch Gen Psychiatry 57: 425–434

123. Sareen J, Enns MW, Guertin JE (2000) The impact of clinically diagnosed personality disorders on acute and one-year outcomes of electroconvulsive therapy. J ECT 16: 43–51

124. Schmauß M (1996) Hochdosierte Tranylcyprominbehandlung „therapieresistenter" Depressionen. Nervenarzt 67: 390–393

125. Schweitzer I, Maguire KP, Gee AH, Tiller JWG, Biddle N, Davies B (1987) Prediction of outcome in depressed patients by weekly monitoring with the dexamethasone suppression test. Br J Psychiatry 151: 780–784

126. Seager CR, Bird RL (1962) Imipramine with electrical treatment in depression – a controlled trial. J Ment Sci 108: 704–707

127. Shapira B, Gorfine M, Lerer B (1995) A prospective study of lithium continuation therapy in depressed patients who have responded to electroconvulsive therapy. Convuls Ther 11: 80–85

128. Shiah IS, Yatham LN, Srisurapantont M, Lam RW, Tam EM, Zis AP (2000) Does the addition of pindolol accelerate the response to electroconvulsive therapy in patients with major depression? A double blind, placebo-controlled pilot study. J Clin Psychopharmacol 20: 373–378

129. Simpson GM, Lee JH, Cuculic Z, Kellner R (1976) Two dosages of imipramine in hospitalized endogenous and neurotic depressives. Arch Gen Psychiatry 33: 1093–1102

130. Sobin C, Prudic J, Devanand DP, Nobler MS, Sackeim HA (1996) Who responds to electroconvulsive therapy? A comparison of effective and ineffective forms of treatment. Br J Psychiatry 169: 322–328

131. Sobin C, Sackeim HA, Prudic J, Devanand DP (1995) Predictors of retrograde amnesia following ECT. Am J Psychiatry 152: 995–1001

132. Solan WJ, Khan A, Avery D, Cohen S (1988) Psychotic and non-psychotic depression: comparison of response to ECT. J Clin Psychiatry 49: 97–99

133. Souery D, Lipp O, Massat I, Mendlewicz J (2001) The characterization and definition of treatment-resistant mood disorders. In: Amsterdam J, Hornig M, Nierenberg AA (eds) Treatment-resistant mood disorders. Cambridge University Press, Cambridge, pp 3–29

134. Spiker DG, Stein J, Rich CL (1985) Delusional depression and electroconvulsive therapy: one year later. Convuls Ther 1: 167–182

135. Stern RA, Nevels CT, Shelhorse ME, Prohaska ML, Mason GA, Prange AJ (1992) The use of T3 to enhance the effects of ECT. Clin Neuropharmacol 15 [Suppl]: 397A–288A

136. Stevenson GH, Geoghegan JJ (1951) Prophylactic electroshock: a five-year study. Am J Psychiatry 107: 743–74

137. Thase ME, Kupfer DJ, Jarrett DB (1989) Treatment of imipramine-resistant recurrent depression. II. An open clinical trial of adjunctive L-triiodthyronine. J Clin Psychiatry 50: 385–388

138. Thase ME, Rush AJ (1995) Treatment-resistant depression. In: Bloom FE, Kupfer DJ (eds) Psychopharmacology: The Fourth Generation of Progress. Raven Press, New York, pp 1081–1097

139. Thase ME, Rush AJ (1997) When at first you don't succeed: sequential strategies for antidepressant nonresponders. J Clin Psychiatry 58 [Suppl] 13: 23–29

140. Thornton J, Mulsant B, Dealy R, Reynolds CF 3rd (1990) A retrospective study of maintenance electroconvulsive therapy in a university based psychiatric practice. Convuls Therapy 6: 121–129

141. Trivedi MH, Rush AJ, Crismon ML, Key T, Kashner TM, Biggs MM, Shores-Wilson K, Toprac MG, Carmody TJ, Witte B, Pigott, T, Shon SP (2000) The Texas Medication Algorithm Project (TMAP): outcomes for persons with major depressive disorder [abstract]. 39th Annual Meeting of the American College of Neuropsychopharmacology; Dec. 10–14, 2000; San Juan, Puerto Rico

142. Tsutsui S, Yamazaki Y, Namba T, Tsushima M (1979) Combined therapy of T3 and antidepressants in depression. J Int Med Res 7: 138–146

143. Watt DC, Crammer JL, Elkes A (1972) Metabolism, anticholinergic effects, and therapeutic outcome of desmethylimipramine in depressive illness. Psychol Med 2: 397–405

144. Wetterling T, Michels R, Dilling H (1998) Elektrokrampftherapie bei therapieresistenter Altersdepression. Nervenarzt 69: 617–621

145. Williams JH, O'Brien JT, Cullum S (1997) Time course of response to electroconvulsive therapy in elderly depressed subjects. Int J Geriatr Psychiatry 12: 563–566

146. Wilson IC, Vernon JT, Guin T, Sandifer MG (1962) A controlled study of treatments of depression. J Neuropsychiatry 4: 331–332

147. Wolkowitz OM, Reus VI, Keebler A, Nelson N, Friedland M, Brizendine L, Roberts E (1999) Double-blind treatment of major depression with dehydroepiandrosterone. Am J Psychiatry 156: 646–649.

148. Yerevanian BI, Olafsdottir H, Milanese E, Russotto J, Mallon P, Baciewicz G, Sagi E (1983) Normalization of the dexamethasone suppression test at discharge from hospital. J Affect Disord 5: 191–197

149. Zimmermann M, Coryell W, Pfohl B, Corenthal C, Stangl D (1986) ECT response in depressed patients with and without DSM-III personality disorder. Am J Psychiatry 143: 1030–1032

150. Zweifel JE, O'Brien WH (1997) A meta-analysis of the effect of hormone replacement therapy upon depressed mood. Psychoneuroendocrinology 22: 189–212

4.3 Elektrokonvulsionstherapie der manischen Episode im Rahmen einer bipolaren affektiven Störung

Wissenschaftliche Erkenntnislage zur Wirksamkeit der EKT in der Maniebehandlung

Optionen und Probleme der Maniebehandlung

Obgleich das Therapierepertoire der pharmakologischen Maniebehandlung in den letzten Jahren zunehmend vielseitiger wurde (siehe [19]), so ist dennoch die Anzahl von Patienten mit therapierefraktären Verläufen nicht geringer geworden [13, 29]. Während die klassische euphorische Manie im Regelfall relativ gut auf Lithium, aber auch andere Stimmungsstabilisierer wie Valproat anspricht, so sind jedoch insbesondere die Mischzustände unverändert eine therapeutische Herausforderung. In einer retrospektiven Analyse von Hlastala [21] zeigte sich zum Beispiel, dass nach 20 Wochen der Behandlung die Hälfte aller Patienten mit einer klassischen, euphorischen Manie eine vollständige Symptomfreiheit zeigte. Bei Patienten mit bipolaren Depressionen, aber auch mit Mischzuständen war diese Marke jedoch gerade erst nach einem Jahr der Behandlung gemäß den besten, verfügbaren pharmakologischen Standards erreicht. Die andere Hälfte der Patienten war zu diesem Zeitpunkt immer noch nicht symptomfrei. Insbesondere Mischzustände sind jedoch für den Patienten mit subjektiv starken Leiden, oft depressiven Kognitionen bei zeitgleicher innerer Unruhe und Antriebssteigerung und damit auch einer nicht unerheblichen Suizidgefährdung verbunden. In einer Untersuchung von Dilsaver et al. [10] wurden zum Beispiel 56% der Patienten mit einem Mischzustand als akut suizidal eingestuft. Untersuchungen zum vollendeten Suizid bei Patienten mit bipolaren Störungen ergeben fast gleich hohe Suizidraten bei Patienten mit Mischzuständen wie bei Patienten mit reinen Depressionen [42]. Hieraus wird ersichtlich, dass auch bei therapierefraktären Manien, insbesondere von Mischzuständen, der Einsatz maximaler Therapiemöglichkeiten geboten ist.

EKT bei bipolaren Störungen

Klassischerweise wird die Elektrokonvulsionstherapie (EKT) im Bereich der affektiven Störungen bei therapierefraktären monopolaren Depressionen eingesetzt. Auch bei der bipolaren Depression kommt sie bei schwerwiegenden Verläufen zum Einsatz [6], wobei in diesen Fällen das erhöhte sogenannte „Switch-Risiko" (d.h. das rasche Umschlagen in eine manische Episode) dann von eher untergeordneter Bedeutung ist. Aufgrund von retrospektiven Analysen der Krankengeschichten des Burghölzli-Hospitals in Zürich, die bis zum Jahre 1920 zurückgehen, lässt sich für die EKT eine Switch-Rate von etwa 7% annehmen [1]. Diese wäre damit zum Beispiel höher als beim Einsatz moderner Antidepressiva, insbesondere SSRIs [39]. Erschwerend kommt bei der EKT hinzu, dass ein wirkungsvoller Schutz gegen den sogenannten „Switch" durch die gleichzeitige Gabe eines Stimmungsstabilisierers erschwert ist; die Gabe von Carbamazepin, Valproat oder Lamotrigin würde erheblich höhere Stimulationsenergien zur Auslösung eines generalisierten Krampfes erfordern, was wiederum mit entsprechend vermehrten kognitiven Nebenwirkungen einhergeht. Auch Lithium sollte während der Durchführung der EKT eher in einem niederen Serumspiegelbereich dosiert werden.

Relativ früh nach Beginn der routinemäßigen Anwendung der EKT wurden auch bereits die ersten Patienten mit einer Manie der EKT-Behandlung zugeführt [38]. In naturalistischen Verlaufsbeobachtungen der Folgejahre bestätigte sich, dass offensichtlich auch die manische Episode auf EKT anspricht [4]. In manchen Kasuistiken wird dabei eine differentiell bessere Ansprechrate bei Patienten mit euphorischer Manie im Vergleich zu Mischzuständen berichtet; dies mag aber auch die generell schwerere Behandelbarkeit des Mischzustandes widerspiegeln.

EKT in der akuten Maniebehandlung

Metaanalytische Auswertung der vorhandenen Literatur zu EKT in der Maniebehandlung, die allerdings auch zumeist kleinere Studien und Einzelfallbeobachtungen mit einbezieht, zeigt eine Wirksamkeit bei etwa 80% der manischen Patienten [14a, 38]. Diese Responder-Rate liegt damit deutlich höher als für jegliche pharmakologische Behandlung der Manie.

Im retrospektiven Vergleich zu verschiedenen anderen pharmakologischen Behandlungen zeigte sich in kleinen Studien von McCabe und Norris [31] sowie von Thomas und Reddy [54] eine gleiche Wirksamkeit für Antipsychotika und EKT in der Maniebehandlung. Auch gegenüber Lithium [54] zeigte die EKT vergleichbare Wirksamkeit, in einer retrospektiven Untersuchung von Black [4] hingegen war EKT der Lithiumtherapie signifikant überlegen. Sowohl aufgrund des Wesens der Manie mit oft nicht zustimmungsfähigen Patienten, als auch der Technik der EKT, die eine Plazebo-Kontrolle de facto unmöglich macht, fehlt es in diesem Gebiet an prospektiven kontrollierten Studien. In der bisher einzigen prospektiven, randomisierten Untersuchung wurde die Akutbehandlung mit EKT und anschließender Weiterbehandlung mit Lithium mit einer durchgehenden Lithiumbehandlung in Akut- und Erhaltungstherapie verglichen. Dabei zeigte sich, dass nach 8 Wochen Patienten, die als Start der Behandlung zunächst EKT erhielten, eine signifikant größere Responder-Rate aufwiesen als nur Lithium behandelte Patienten [46]. Auch die kombinierte Anwendung von Chlorpromazin mit EKT erwies sich in einer kontrollierten Studie als effektivere Behandlung der Manie im Vergleich zu Chlorpromazin- Monotherapie [44].

EKT bei Mischzuständen

Hinsichtlich des Einsatzes der EKT bei Mischzuständen existieren verschiedene Kasuistiken. In einem eigenen Fallbericht [18] wurde ein Patient mit einer schwersten gereizten und psychotischen Manie beschrieben, bei dem sich eine Nichtwirksamkeit der gängigen Phasenprophylaktika sowie ausgeprägte kardiale Verträglichkeitsprobleme von Neuroleptika zeigten. Trotz der potential kardialen Belastung durch die Anästhesie erschien hier in der Risikoabwägung die EKT als die verträglichste Lösung. Es zeigte sich dabei bereits nach wenigen, nämlich 4 Sitzungen mit unilateraler Stimulation ein ausgeprägtes Ansprechen, sowohl was die affektive Komponente als auch die psychotischen Symptome anging. Im weiteren Verlauf konnte der Patient mit einer Kombinationstherapie aus Phenytoin (vgl. [34]) und Clozapin langfristig stabilisiert werden.

Systematische Untersuchungen zu Mischzuständen und ihrem Ansprechen auf die EKT existieren jedoch bisher nur wenige. Die diesbezüglich größte Studie von Ciapparelli et al. [6] untersuchte 41 Patienten mit Mischzustand sowie 23 Patienten mit einer bipolaren Depression. Zielkriterien dieser prospektiven Studie waren dabei die Veränderungen in der Clinical Global Impression Scale (CGI), in der Brief Psychiatric Rating Scale (BPRS) sowie in der Montgomery-Asberg Depression Rating Scale (MADRS). Dabei war die EKT sowohl bei den Patienten mit Mischzuständen als auch mit bipolarer Depression erfolgreich, in allen erhobenen Parametern zeigten sich signifikante Reduktionen gegenüber den Ausgangswerten. Im direkten Gruppenvergleich zeigte sich dabei interessanterweise, dass das Ansprechen bei den Mischzuständen sogar noch signifikant besser war als bei der bipolaren Depression.

Eine interessante Fallserie zur Anwendung der EKT bei Mischzuständen wird von Gruber et al. [17] berichtet. Dabei wurden 41 hintereinander aufgenommene Patienten mit einer akuten Manie zunächst der Pharmakotherapie zugeführt. Bei 8 Patienten fand sich kein hinreichendes Ansprechen auf die Medikation, 7 von ihnen wurden daher im Anschluss mit EKT behandelt, 1 Patient lehnte die Behandlung ab. Alle 8 Patienten erfüllten dabei die RDC-Kriterien für eine manische und eine depressive Störung zeitgleich, hatten also einen ausgeprägten Mischzustand. Während der Patient, der die EKT ablehnte und weiter mit Pharmakotherapie behandelt wurde, keine Remission zeigte und zur längerfristigen Behandlung in ein peripheres Versorgungskrankenhaus verlegt werden musste, zeigten alle 7 Patienten mit EKT eine vollständige Remission trotz vorausgegangener Pharmakotherapieresistenz.

Das differentielle Ansprechen auf EKT bei verschiedenen affektiven Auslenkungen im Rahmen bipolarer Störungen wurde von Devanand et al. [9] in einer retrospektiven Analyse untersucht. Dabei wurden 38 Patienten mit einer bipolaren Depression, 5 mit einer klassischen Manie sowie 10 mit einem Mischzustand verglichen. In allen 3 Gruppen zeigte sich ein deutliches Ansprechen auf die EKT, allerdings war die Dauer der Hospitalisierung bei den Patienten mit Mischzuständen signifikant länger als bei der Gruppe mit reinen bipolaren Depressionen. Auch bestand ein Trend zu einer größeren Zahl von EKT-Anwendung bei den Patienten mit Mischzuständen. Dieses Ergebnis steht in einem gewissen Gegensatz zu der

bereits zitierten kontrollierten Studie von Ciapparelli et al. [6], die ein tendenzi-
ell besseres Ansprechen der Patienten mit Mischzuständen zeigte. Offensichtlich
ist hier in der differentiellen Wirksamkeit der EKT bei den verschiedenen affektiven Auslenkungen noch weiterer, kontrollierter Forschungsbedarf gegeben.

Zusammenfassend lässt sich sagen, dass EKT in der Akutbehandlung der Manie
eine mindestens ebenso wirksame Methode wie die medikamentöse Behandlung
darstellt. Dementsprechend wird der Einsatz der EKT in der Maniebehandlung auch
in den entsprechenden Richtlinien der Deutschen Gesellschaft für Psychiatrie,
Psychotherapie und Nervenheilkunde (DGPPN) [11], sowie einem kürzlich erschienen Weiterbildungsartikel des *Nervenarztes* erwähnt [12].

EKT als Erhaltungstherapie bei bipolaren Störungen

Da die EKT nicht zuletzt auch häufig bei Patienten zum Einsatz kommt, die
gegenüber einer Pharmakotherapie Kontraindikationen oder Unverträglichkeiten
aufweisen, stellt sich als nächstes die Frage, inwieweit EKT auch in der Langzeitbehandlung zur Verhinderung neuer Episoden bipolarer Störungen, hier im
konkreten Fall zur Verhinderung neuer Manien nützlich sein kann. Insgesamt sind
bisher zur Erhaltungstherapie mit EKT (engl.: „Continuation-ECT") praktisch keine kontrollierten Studien, egal in welcher Indikation, publiziert. Für den Bereich
rezidivierender Depressionen gibt es wenige offene, retrospektive Studien [7, 41],
sowie eine kleine prospektive Untersuchung [14], für den Bereich bipolarer Störungen offene Untersuchungen und Fallbeschreibungen [15, 20, 22, 23, 27, 55].
Kürzlich publiziert wurde eine prospektive Langzeit-Untersuchung von Swoboda
et al. [53] zu 21 Patienten mit rezidivierenden Depressionen, bipolaren Störungen
oder schizoaffektiven Störungen nach erfolgreicher Akut-EKT. Diese wurden mit
21 gematchten Kontrollpatienten, die eine Fortführung der EKT ablehnten, verglichen. Alle Patienten wurden als therapierefraktär bezüglich der Psychopharmakotherapie vor EKT eingestuft. Als primäres Zielkriterium diente die Anzahl von
Rehospitalisierungen über den Verlauf der prospektiven Beobachtungsdauer von
einem Jahr. Die Frequenz der Erhaltungs-EKT war dabei individuell gewählt, was
sicher als methodologische Schwäche der Studie zu erwähnen ist. Als Ergebnis zeigte
sich, dass für die Gruppe mit Erhaltungs-EKT eine signifikant längere Zeitdauer
bis zu einem Rückfall verging. 67% der Patienten mit Erhaltungs-EKT blieben über
das Beobachtungsjahr rückfallfrei, im Vergleich zu nur 33% der Kontrollgruppe.
Insgesamt schnitten in beiden Gruppen die Patienten mit einer rein affektiven
Störung (rezidivierende Depressionen und bipolare Patienten wurden hier zusammen betrachtet) gegenüber den Patienten mit schizoaffektiver Störung deutlich
besser ab. Aufgrund der geringen Fallzahl (3 bipolare Patienten in der Gruppe der
Erhaltungs-EKT, 5 in der Kontrollgruppe) fand keine getrennte Aufschlüsselung der
Patienten mit affektiven Störungen statt.

Bis auf einen Fallbericht [22] über eine rezidivierend manische Patientin,
welche 2 Jahre lang erfolgreich vor einem weiteren manischen Schub, mittels 2
mal im Monat verabreichter EKT, bewahrt wurde, gibt es speziell für manische
Patienten keine Literatur. Ebenso wenig Literatur gibt es für die prophylaktische

EKT (engl.: „Maintenance-" oder „Prophylactic-ECT"), d.h. Fortführung der Erhaltungs-EKT länger als ein halbes Jahr nach Abklingen der ursprünglich mittels EKT behandelten Manie, mit 1 bis 3- monatigem Intervall.

Insgesamt erscheint die Erhaltungs-EKT als eine wahrscheinlich effiziente Methode, auch wenn hier größere Erfahrungen bei bipolaren Patienten fehlen. Aus diesem Grunde, aber auch wegen des bereits erwähnten Risikos eines „Switches" in die Manie sollte jedoch die Erhaltungs-EKT und Prophylaktische EKT nicht als einzige Therapie, sondern zusammen mit einer langfristigen pharmakologischen Therapie mit einem Stimmungsstabilisierer durchgeführt werden. Ausnahme kann hier höchstens die erwiesene Unverträglichkeit beziehungsweise medizinische Kontraindikationen für eine Psychopharmakotherapie sein.

Praktische Durchführung der EKT

Aufklärung

Trotz nachgewiesener Wirksamkeit wird die EKT bei manischen Patienten wesentlich seltener eingesetzt, als bei depressiven. Das medikamentöse Behandlungsrepertoire bei der euphorischen Manie ist mittlerweile so reichhaltig, dass sicher nur in Ausnahmefällen Patienten mit einer euphorischen Manie zur EKT kommen. Bei meist geringer Krankheitseinsicht und in weiterer Folge fehlender Therapiewilligkeit kann von manischen Patienten ein Einverständnis für die Durchführung einer EKT kaum erwartet werden [32]. So sind in den meisten Ländern erhebliche gesetzliche Hürden zu nehmen, um gegebenenfalls eine EKT auch gegen den Willen des Patienten durchzuführen. Die Krankheit geht jedoch mit einem nicht unerheblichem Fremd- und Selbstgefährdungspotential einher, mit oft gravierenden, vor Allem sozialen und finanziellen Folgeschäden bis hin zu einer akuten Suizidalität, vornehmlich in gemischten Episoden. In jüngeren Therapierichtlinien zur Behandlung der Manie [16] wird die EKT daher wegen des schnellen Wirkungseintritts immer wieder schon als primäre Therapieoption bei Risikopatienten genannt.

Eine erfolgreiche Arzt-Patienten Beziehung, bevorzugt unter Einbeziehung des familiären Umfeldes des Patienten, sollte, bei prinzipieller Therapiebereitschaft, ermöglichen, auch die EKT als Therapieoption anzusprechen. Dies beinhaltet eine sorgfältige Aufklärung des Patienten über die Durchführung einer solchen Behandlung und die zu erwartenden Nebenwirkungen.

Eine Durchführung der Therapie ohne Einverständnis des Patienten ist allenfalls unter der Voraussetzung „Gefahr im Verzug", oder bei nicht „Einsichts- und Urteilsfähigen Patienten" unter Einbeziehung des Vormundschaftsgerichtes möglich. Ersteres ist bei manischen Patienten schlecht argumentierbar, da in solchen Situationen eine stationäre Unterbringung und Sedierung möglich und zielführend ist. Für Zweiteres ließe sich wegen der Effizienz und Nebenwirkungsarmut der Methode durchaus argumentieren und insbesonders das Risiko einer Pharmakotherapie dem Risiko einer EKT gegenüberstellen. Man wird hier jedoch, vor allem auch aufgrund der negativen öffentlichen Rezeption der EKT, eher zurückhaltend sein und im Einzelfall diese Therapieoption sorgfältig evaluieren.

Besonderheiten bei der Durchführung

Aufgrund der geringeren Inzidenz kognitiver Nebenwirkungen [43] erfolgt die Platzierung der Stimuluselektroden heutzutage generell bevorzugt unipolar über der nichtdominanten, zumeist rechten Hemisphäre.

Kontrollierte Studien zum Vergleich unilateraler versus bilateraler Elektroden-platzierung bei der Behandlung der Manie mit ausreichend großer Patientenzahl gibt es nicht. In den Studien zur Effektivität der EKT im Vergleich zu medika-mentösen Therapieregimen bei Manie wurden beide Elektrodenplatzierungen verwendet und die Ergebnisse wurden auch im Hinblick auf uni- versus bilateral diskutiert [38].

Bei der prospektiven „Indiana" Studie [46] bei der uni- und bipolare Elektroden-platzierung angewandt wurde, zeigte sich, dass die ersten 6 Patienten, welche zunächst unilateral behandelt wurden, nicht auf die Therapie ansprachen, erst bei Umstellung auf bilateral remittierten sie. Ausgehend von dieser Beobachtung wurde generell eine bilaterale Behandlung empfohlen [33]. Small [47] fasste 16 Jahre klinischer Therapiestudien zusammen und empfiehlt ebenfalls die bilaterale Anwendung. In einer früheren retrospektiven Studie von Small [48], ausgehend von den oben genannten Ergebnissen der Indiana Studie, wurden dokumentierte EKT Behandlungen von Patienten unterschiedlicher Diagnosen unter dem Gesichts-punkt der Elektrodenplatzierung analysiert. Es zeigte sich, dass bei manische Patienten eher als bei depressiven von uni- nach bilateral gewechselt wurde und diese dann respondierten.

In der prospektiven „New York" Studie [35, 37] hingegen remittierten 5 von 8 Patienten mit unilateraler Elektrodenplatzierung. Bei dieser Studie wurden die Patienten per Zufall der unilateral, bilateral und rein medikamentös behandelten Gruppe zugewiesen. In einer retrospektiven Untersuchung von Black [3, 4] sah der Autor keinen Unterschied zwischen bilateral und unilateral bei deutlicher Besserung von 9 unter 10 unilateral behandelten manischen Patienten. In einer weiteren retrospektiven Untersuchung von Strömgren [50] fand sich ein Therapie-ansprechen bei 16 von 17 manischen Patienten, wobei alle bis auf einen unilateral behandelt wurden.

Gute, kontrollierte prospektive Studien mit ausreichender Patientenzahl stehen in der Frage bilateral versus unilateral also noch aus, und es bleibt daher die Wahl der Elektrodenplatzierung der klinischen Einschätzung des Behandlers überlassen.

Die Stimulusdosis und damit verbunden die Frage der Krampfschwelle wurde nur in einer prospektiven Studie bei manischen Patienten, in der New York Stu-die, untersucht [35, 37]. Hier ergaben sich Hinweise, dass die Krampfschwelle bei manischen Patienten niedriger liegen könnte als bei depressiven. Es wurde daher empfohlen [38], den Guidelines der „APA task force on ECT" zu folgen, wobei bei Behandlungsbeginn die Krampfschwelle durch „Titration" ermittelt wird und in weiterer Folge mit einer Stimulusdosis über der ermittelten Krampfschwelle behandelt wird [2]. Da die klinische Besserung mit einer Erhöhung der Krampf-schwelle verbunden ist [35], wurde empfohlen, dass eine Stimulusdosis von min-destens 150% des ermittelten Schwellenwertes verabreicht wird, um ein Ausbleiben des Krampfens zu verhindern.

Entgegen der früheren Meinung, dass manische Patienten eine Behandlung von längerer Dauer und höherer Frequenz benötigen als depressive, fand sich bei den modernen Therapiestudien darauf kein Hinweis. Bei diesen Studien wurde zwischen 2 und 5 mal pro Woche behandelt, und es wurden im Durchschnitt zwischen 5, 4 und 11 Behandlungen durchgeführt. Bei der New Yorker Studie kam es bei durchschnittlich 8,5 Behandlungen im Schnitt nach der 6. Behandlung zu einer Remission [35].

Daly et al. [8] fanden sogar, dass bipolare Patienten schneller respondierten als unipolare, allerdings waren diese Patienten nicht in der Manie, sondern wegen einer depressiven Episode behandelt worden.

Begleitmedikation

Benzodiazepine sollten bei einer EKT Behandlung abgesetzt, oder zumindest in der Dosis reduziert werden, da sie über eine Erhöhung der Krampfschwelle eine erfolgreiche Durchführung der Behandlung verunmöglichen könnten [49, 51]. Wenn ein Ausweichen auf sedierende Neuroleptika nicht möglich ist, so sollte zumindest die Einnahme unmittelbar vor Therapiedurchführung pausiert werden, was angesichts der für die Anästhesie geforderten Nüchternheit ohnehin notwendig ist. Auch sollten Substanzen mit stark antikonvulsiver Wirkung und langer Wirkdauer wegen langer Halbwertszeiten und aktiver Metaboliten (Diazepam, Clonazepam) ersetzt werden durch in dieser Hinsicht günstigere Substanzen (Oxazepam, Lorazepam).

Antikonvulsiva bzw. „Mood Stabilizer" sollten während der EKT aus oben genannten Gründen ebenfalls nicht zur Anwendung kommen und 1 bis 2 Tage vor einer Behandlungsserie abgesetzt werden.

Das Absetzen einer bestehenden Lithium Medikation bei EKT wurde empfohlen, da bei der Kombination beider Behandlungen vermehrt delirante Zustandsbilder und schwere Gedächtnisstörungen beobachtet wurden [40, 45]. Es gibt allerdings auch die gegenteilige Einschätzung, wo die Berichte über ungünstige Interaktionen als anektotisch eingeschätzt werden und das Fehlen prospektiver Studien zu dieser Frage hervorgehoben wird [24, 30]. Mukherjee [36] hält die Gefahren einer Kombinationsbehandlung für überschätzt und empfiehlt gar die Kombinationsbehandlung als Alternative bei Versagen konventioneller Strategien.

Als Leitlinie wird hier zu gelten haben, ob durch Absetzen des Lithium eine weitere Verschlechterung des Zustandsbildes zu erwarten ist. Auch eine mögliche additive Wirkung beider Therapien wird in Einzelfällen zu berücksichtigen sein. Hinsichtlich der Langzeitprophylaxe mit Lithium wird es hingegen meist kein Problem sein, die Medikation während einer EKT-Serie zu pausieren. Eine etwas andere Ausgangslage bezüglich Lithium und EKT stellt sich bei bipolaren Patienten dar, welche eine Lithiumprophylaxe erhalten und wegen einer depressiven Phase mit EKT behandelt werden. Hier muss man bei Absetzen des Lithium vermehrt mit der Induktion einer Manie rechnen.

Hochpotente Neuroleptika können während der EKT prinzipiell weiter gegeben werden [26]. Zu Clozapin als atypischem Neuroleptikum bestehen positive

kasuistische Erfahrungen [5, 28] hinsichtlich einer Wirkungsverstärkung. Als kontraindiziert gilt allein die Kombination EKT und Reserpin, welches früher als Neuroleptikum gegeben wurde, heute als Antihypertensivum eingesetzt wird. Die
meisten Neuroleptika können die Krampfschwelle senken, dies ist jedoch für die
Routine der EKT ohne Bedeutung.

Erhaltungs(pharmako)therapie nach erfolgreicher Behandlungsserie

Dass eine hohe Rückfallhäufigkeit ohne anschließende Pharmakotherapie nach
erfolgreicher EKT bei Manie besteht, ist angedeutet worden [31], weitere Informationen sind aus der Literatur jedoch nicht zu beziehen. Da die EKT bei Manie
meist als sekundäre Therapieoption eingesetzt wird, kann angenommen werden,
dass einer EKT zumeist eine frustrane Akut-Pharmakotherapie vorangeht. Dies lässt
jedoch nicht darauf schließen, dass folglich auch eine Erhaltungspharmakotherapie
erfolglos sein wird, da die Voraussetzungen für eine Pharmakotherapie, besonders
im Hinblick auf die Compliance, in der akuten Manie und in der Remission wohl
verschieden sind.

Beim Umstieg von der EKT, die im Regelfall ohne gleichzeitige Therapie mit
einem Stimmungsstabilisierer bzw. im Falle von Lithium mit oft reduzierter Dosierung durchgeführt wird (siehe auch Abschnitt 4.2.3), auf die Erhaltungspharmakotherapie bzw. spätere Prophylaxe ist zu bedenken, dass bis zum Erreichen
eines suffizienten Plasmaspiegels ein Rückfallschutz durch die medikamentöse
Therapie eher nicht gegeben ist. Hier ergibt sich ein Dilemma, da diese zum einen
zumeist nur langsam aufdosiert werden kann (Ausnahme hier möglicherweise
eine sogenannte „Loading-Therapie" mit Valproat [25]), auf der anderen Seite sie
aber zumindest im Falle der Antiepileptika noch nicht parallel zur EKT-Durchführung begonnen werden sollte, um ein Anheben der Krampfschwelle zu vermeiden. Standardisierte Therapierichtlinien, wie hier zu verfahren ist, gibt es bis
heute keine, geschweige denn eine kontrollierte studienmäßige Untersuchung.
Empfehlung von Seiten der Autoren ist daher, eine Aufdosierung nach Abschluss
der EKT möglichst zügig zu beginnen (wobei bei einer gleichzeitig geplanten
Erhaltungs-EKT Antiepileptika im Regelfall nicht in Frage kommen). Bei manischen Patienten, die noch keine vollständige Remission erfahren haben, aber in
der Vorgeschichte eine deutliche affektive Labilität aufgewiesen haben (z.B. ein
„rapid cycling"- oder „ultra rapid cycling"-Verlauf), wäre eine intermittierende
Überbrückung durch die Gabe eines atypischen Neuroleptikums zu überlegen,
bis eine eventuell eingeleitete Langzeitprophylaxe aufdosiert ist und wirksam sein
kann. Der Vorteil einer solchen Therapie wäre, dass durch das atypische Neuroleptikum im Regelfall die Krampfschwelle eher weiter gesenkt wird. Damit kann
der häufigen Tendenz einer fortlaufenden Erhöhung der Krampfschwelle während
einer EKT-Serie und der damit verbundenen Notwendigkeit höherer Stimulusdosen
ein Stück entgegengewirkt werden. Allerdings ist in die Wirksamkeit atypischer
Neuroleptika in der Erhaltungstherapie und Phasenprophylaxe bisher wissenschaftlich noch nicht zweifelsfrei belegt. Es existieren allerdings gute prospektive, offene Studien sowohl für Risperidon [56], als auch für Clozapin [52] für einen

rückfallverhütenden Effekt für Olanzapin auch kontrollierte Studien [54a, 54b]. Sedierende atypische Neuroleptika, wie z.B. Olanzapin, kommen dabei schon häufig parallel zur EKT-Behandlung zum Einsatz zur Behandlung von Unruhezuständen oder Schlafstörungen, da aufgrund der krampfschwellenhebenden Wirkung auf Benzodiazepine als Begleitmedikation auch während der Akuttherapie möglichst weitgehend verzichtet werden sollte, bzw. diese nur intermittierend eingesetzt werden sollte.

Literatur

1. Angst J (1985) Switch from depression to mania-a record study over decades between 1920 and 1982. Psychopathology 18: 140–154
2. APA (2002) The practice of electroconvulsive therapy: recommendations for treatment, training and privileging: a task force report of the american psychiatric association. American Psychiatric Press, Washington, DC
3. Black DW, Winokur G, Nasrallah A (1986) ECT in Unipolar and Bipolar Disorders: A Naturalistic Evaluation of 460 Patients. Convuls Ther 2: 231–237
4. Black DW, Winokur G, Nasrallah A (1987) Treatment of mania: a naturalistic study of electroconvulsive therapy versus lithium in 438 patients. J Clin Psychiatry 48: 132–139
5. Chanpattana W (2000) Combined ECT and clozapine in treatment-resistant mania. J ECT 16: 204–207
6. Ciapparelli A, Dell'Osso L, Tundo A, Pini S, Chiavacci MC, Di S, I, Cassano GB (2001) Electroconvulsive therapy in medication-nonresponsive patients with mixed mania and bipolar depression. J Clin Psychiatry 62: 552–555
7. Clarke TB, Coffey CE, Hoffman GW Jr, Weiner RD (1989) Continuation Therapy for Depression Using Outpatient Electroconvulsive Therapy. Convuls Ther 5: 330–337
8. Daly JJ, Prudic J, Devanand DP, Nobler MS, Lisanby SH, Peyser S, Roose SP, Sackeim HA (2001) ECT in bipolar and unipolar depression: differences in speed of response. Bipolar disorders 3: 95–104
9. Devanand DP, Polanco P, Cruz R, Shah S, Paykina N, Singh K, Majors L (2000) The efficacy of ECT in mixed affective states. J ECT 16: 32–37
10. Dilsaver SC, Chen YW, Swann AC, Shoaib AM, Tsai-Dilsaver Y, Krajewski KJ (1997) Suicidality, panic disorder and psychosis in bipolar depression, depressive-mania and pure-mania. Psychiatry Res 73: 47–56
11. Folkerts H, Bender S, Erkwoh R, Klieser E, Klimke A (1996) Entwurf von DGPPN-Leitlinien zur Indikation und Durchführung der Elektrokrampftherapie (EKT). Nervenarzt 67: 509–514
12. Frey R, Schreinzer D, Heiden A, Kasper S (2001) Einsatz der Elektrokrampftherapie in der Psychiatrie. Nervenarzt 72: 661–676
13. Frye MA, Ketter TA, Leverich GS, Huggins T, Lantz C, Denicoff KD, Post RM (2000) The increasing use of polypharmacotherapy for refractory mood disorders: 22 years of study. J Clin Psychiatry 61: 9–15
14. Gagne GG Jr, Furman MJ, Carpenter LL, Price LH (2000) Efficacy of continuation ECT and antidepressant drugs compared to long-term antidepressants alone in depressed patients. Am J Psychiatry 157: 1960–1965
14a. Geddes J (2003) Efficacy and safety of electroconvulsive therapy in depressive disorders: a systematic review and meta-analysis. Lancet 361: 799–808

15. Godemann F, Hellweg R (1997) 20 Jahre erfolglose Rezidivprophylaxe einer bipolar-affektiven Psychose. Nervenarzt 68: 582–585
16. Goldberg JF (2000) Treatment guidelines: current and future management of bipolar disorder. J Clin Psychiatry 61 [Suppl] 13: 12–18
17. Gruber NP, Dilsaver SC, Shoaib AM, Swann AC (2000) ECT in mixed affective states: a case series. J ECT 16: 183–188
18. Grunze H, Erfurth A, Schäfer M, Amann B, Meyendorf R (1999) Elektrokonvulsionstherapie in der Behandlung der schweren Manie. Nervenarzt 70: 662–667
19. Grunze H, Walden J, Dittmann S, Berger M, Bergmann A, Bräunig P, Dose M, Emrich HE, Gastpar M, Greil W, Möller H-J, Uebelhack R (2002) Psychopharmakotherapie Bipolarer Affektiver Erkrankungen. Nervenarzt 73: 4–17
20. Gupta S, Austin R, Devanand DP (1998) Lithium and maintenance electroconvulsive therapy. J ECT 14: 241–244
21. Hlastala SA, Frank E, Mallinger AG, Thase ME, Ritenour AM, Kupfer DJ (1997) Bipolar depression: an underestimated treatment challenge. Depress Anxiety 5: 73–83
22. Husain MM, Meyer DE, Muttakin MH, Weiner MF (1993) Maintenance ECT for treatment of recurrent mania. Am J Psychiatry 150: 985
23. Jaffe RL, Rives W, Dubin WR, Roemer RA, Siegel L (1991) Problems in Maintenance ECT in Bipolar Disorder: Replacement by Lithium and Anticonvulsants. Convuls Ther 7: 288–294
24. Jha AK, Stein GS, Fenwick P (1996) Negative interaction between lithium and electroconvulsive therapy—a case-control study. Br J Psychiatry 168: 241–243
25. Keck PE, McElroy SL, Tugrul KC, Bennett JA (1993) Valproate oral loading in the treatment of acute mania. J Clin Psychiatry 54: 305–308
26. Klapheke MM (1993) Combining ECT and Antipsychotic Agents: Benefits and Risks. Convuls Ther 9: 241–255
27. Kramer BA (1999) A naturalistic review of maintenance ECT at a university setting. J ECT 15: 262–269
28. Kupchik M, Spivak B, Mester R, Reznik I, Gonen N, Weizman A, Kotler M (2000) Combined electroconvulsive-clozapine therapy. Clin Neuropharmacol 23: 14–16
29. Kupka RW, Nolen WA, Altshuler LL, Denicoff KD, Frye MA, Leverich GS, Keck PE Jr, McElroy SL, Rush AJ, Suppes T, Post RM (2001) The Stanley Foundation Bipolar Network: 2. Preliminary summary of demographics, course of illness and response to novel treatments. Br J Psychiatry 178: S177–S183
30. Lippmann SB (1994) Can elektroconvulsive therapy be given during lithium treatment. Lithium 5: 205–209
31. McCabe MS, Norris B (1977) ECT versus chlorpromazine in mania. Biol Psychiatry 12: 245–254
32. Miller MC (1995) ECT and mania. Am J Psychiatry 152: 654
33. Milstein V, Small JG, Klapper MH, Small IF, Miller MJ, Kellams JJ (1987) Uni-Versus Bilateral ECT in the Treatment of Mania. Convuls Ther 3: 1–9
34. Mishory A, Yaroslavsky Y, Bersudsky Y, Belmaker RH (2000) Phenytoin as an antimanic anticonvulsant: a controlled study. Am J Psychiatry 157: 463–465
35. Mukherjee S (1989) Mechanisms of the Antimanic Effect of Electroconvulsive Therapy. Convuls Ther 5: 227–243
36. Mukherjee S (1993) Combined ECT and Lithium Therapy. Convuls Ther 9: 274–284
37. Mukherjee S, Sackeim HA, Lee C (1988) Unilateral ECT in the treatment of manic episodes. Convuls Ther 4: 74–80
38. Mukherjee S, Sackeim HA, Schnur DB (1994) Electroconvulsive therapy of acute manic episodes: a review of 50 years' experience. Am J Psychiatry 151: 169–176

39. Peet M (1994) Induction of mania with selective serotonin re-uptake inhibitors and tricyclic antidepressants. Br J Psychiatry 164: 549–550

40. Penney JF, Dinwiddie SH, Zorumski CF, Wetzel RD (1990) Concurrent and Close Temporal Administration of Lithium and ECT. Convuls Ther 6: 139–145

41. Rabheru K, Persad E (1997) A review of continuation and maintenance electroconvulsive therapy. Can J Psychiatry 42: 476–484

42. Rihmer Z, Kiss K (2002) Bipolar disorders and suicide risk. Clinical Approaches in Bipolar Disorders 1: 15–21

43. Sackeim HA, Prudic J, Devanand DP, Nobler MS, Lisanby SH, Peyser S, Fitzsimons L, Moody BJ, Clark J (2000) A prospective, randomized, double-blind comparison of bilateral and right unilateral electroconvulsive therapy at different stimulus intensities. Arch Gen Psychiatry 57: 425–434

44. Sikdar S, Kulhara P, Avasthi A, Singh H (1994) Combined chlorpromazine and electroconvulsive therapy in mania. Br J Psychiatry 164: 806–810

45. Small JG, Kellams JJ, Milstein V, Small IF (1980) Complications with electroconvulsive treatment combined with lithium. Biol Psychiatry 15: 103–112

46. Small JG, Klapper MH, Kellams JJ, Miller MJ, Milstein V, Sharpley PH, Small IF (1988) Electroconvulsive treatment compared with lithium in the management of manic states. Arch Gen Psychiatry 45: 727–732

47. Small JG, Klapper MH, Milstein V, Marhenke JD, Small IF (1996) Comparison of therapeutic modalities for mania. Psychopharmacol Bull 32: 623–627

48. Small JG, Small IF, Milstein V, Kellams JJ, Klapper MH (1985) Manic symptoms: an indication for bilateral ECT. Biol Psychiatry 20: 125–134

49. Standish-Barry HM, Deacon V, Snaith RP (1985) The relationship of concurrent benzodiazepine administration to seizure duration in ECT. Acta Psychiatr Scand 71: 269–271

50. Strömgren LS (1988) Electroconvulsive therapy in Aarhus, Denmark, in 1984: its application in non-depressive disorders. Convuls Ther 4: 306–313

51. Strömgren LS, Dahl J, Fjeldborg N, Thomsen A (1980) Factors influencing seizure duration and number of seizures applied in unilateral electroconvulsive therapy. Anaesthetics and benzodiazepines. Acta Psychiatr Scand 62: 158–165

52. Suppes T, Webb A, Paul B, Carmody T, Kraemer H, Rush AJ (1999) Clinical outcome in a randomized 1-year trial of clozapine versus treatment as usual for patients with treatment-resistant illness and a history of mania. Am J Psychiatry 156: 1164–1169

53. Swoboda E, Conca A, Konig P, Waanders R, Hansen M (2001) Maintenance electroconvulsive therapy in affective and schizoaffective disorder. Neuropsychobiology 43: 23–28

54. Thomas J, Reddy B (1982) The treatment of mania. A retrospective evaluation of the effects of ECT, chlorpromazine, and lithium. J Affect Disord 4: 85–92

54a. Tohen M (2002) Olanzapine vs placebo for relapse prevention in bipolar disorder. Data presented at the ACNP, Puerto Rico 7-10. 12. 2002

54 b. Tohen M, Marneros A, Bowden C, Calabrese J, Greil W, Koukopoulis A, Belmaker R, Jacobs TG, Robert MAS, Baker RW, Williamson D, Evans AR, Cassano GB (2002) Olanzapine versus lithium in relapse prevention in bipolar disorder: a randomized double-blind controlled 12-month clinical trial. Bipolar Disord 4[Suppl 1]: 135

55. Vanelle JM, Loo H, Galinowski A, de Carvalho W, Bourdel MC, Brochier P, Bouvet O, Brochier T, Olie JP (1994) Maintenance ECT in intractable manic-depressive disorders. Convuls Ther 10: 195–205

56. Vieta E, Goikolea JM, Corbella B, Benabarre A, Reinares M, Martinez G, Fernandez A, Colom F, Martinez-Aran A, Torrent C (2001) Risperidone safety and efficacy in the treatment of bipolar and schizoaffective disorders: results from a 6-month, multicenter, open study. J Clin Psychiatry 62: 818–825

57. Vieta E, Reinares M, Corbella B, Benabarre A, Gilaberte I, Colom F, Martinez-Aran A, Gasto C, Tohen M (2001) Olanzapine as long-term adjunctive therapy in treatment-resistant bipolar disorder. J Clin Psychopharmacol 21: 469–473

Schäfer (Berlin), Conca (Rankweil)

4.4 Elektrokonvulsionstherapie bei der akuten Katatonie und akuten schizophrenen Erkrankungen

Elektrokonvulsionstherapie der akuten Schizophrenie

Allgemeines zur Schizophrenie und EKT

1934 und 1935 wurde erstmals die Wirksamkeit von „Krämpfen" zur Behandlung der Schizophrenie beschrieben [80, 101]. Im Rahmen sogenannter „großer Insulin-kuren" wurden später Krampfanfälle ausgelöst, die vor allem positive therapeutische Wirkungen bei katatonen schizophrenen Patienten zeigten. Während die elektrische und/oder chemische Induktion epileptischer Anfälle über 15 Jahre die einzige wirksame Therapieform schizophrener Psychosen war, verlor die Elektro-konvulsionstherapie (EKT) nach Einführung der Neuroleptika in den 50iger Jahren rasch an Bedeutung.

Auch die Entwicklung der atypischen Neuroleptika mit ihrem breiterem Wirkungs-spektrum v.a. auch auf die Negativsymptome und ihr verbessertes Sicherheits-profil hat dazu beigetragen, dass die EKT als Behandlungsoption der Schizophre-nie wenn überhaupt als ultima ratio gehandhabt wurde. So stellte das Royal College of Psychiatrists 1989 [95] die Indikation der EKT in der Therapie der Schizophre-nie grundsätzlich in Frage. Nun erweisen sich die therapeutische Effizienz und das Sicherheitsprofil der klassischen Neuroleptika und der Antipsychotika der zwei-ten Generation doch als limitiert; 70–80% der Patienten sprechen auf diese Behand-lung an. Vor allem bei streng angesetzten Kriterien wie die der Reduktion um > 50% des Ausgangswertes der "Positive and Negative Symptom Scale (PANSS)" bedeu-tet dies, dass bis zu einem Drittel der schizophrenen Patienten nur unzureichend von der Neuroleptika Therapie profitieren [28]. Zudem bedürfen unerwünschte Wir-kungen wie metabolische Störungen, kardiotoxische Phänomenen und Störungen der Thermoregulation im Rahmen einer Behandlung mit Neuroleptika besonderer Aufmerksamkeit. Zusätzlich ist bekannt, dass schizophrene Patienten auf eine Kombinationstherapie mit EKT und Neuroleptika im Vergleich zu einer Mono-therapien rascher ansprechen, eine kürzere Dauer des Krankenhausaufenthaltes zeigen und eine höhere Entlassungsrate aufweisen wieder aktualisiert [2, 11, 78, 113]. So ist es auch nicht verwunderlich, dass die Indikation zur EKT in der Be-handlung der Schizophrenie in die Richtlinien des Royal College of Psychiatrists schon 1995 dezidiert wieder aufgenommen wurde [94]. Dennoch ist die Haltung gegenüber der EKT für dieses Indikationsfeld in bestimmten Ländern eher als kontrovers zu bezeichnen. So erwähnt die österreichischen Gesellschaft für Psychiatrie und Psychotherapie in ihren Empfehlungen zur Behandlung von Schizophrenie die EKT nur in einem einzigen Nebensatz und ausschließlich im Zusammenhang mit einem Nicht-Ansprechen auf pharmakologische Therapiemaßnahmen [58].

Indikation für Untertypen der Schizophrenie, Prädiktoren für die Ansprechrate

Positiv Symptomatik und affektive Symptome

Die Wirksamkeit der EKT bei der Behandlung akuter psychotischer Zustände ist gut belegt. Je nach Syndrom bzw. Subtyp der Erkrankung sind deutliche Verbesserungen in 50–98% der Behandlungsfälle beschrieben worden und nicht selten zeigte sich die EKT Behandlung bei spezifischen Krankheitsbildern oder Symptomkomplexen der alleinigen medikamentösen Therapie überlegen [27, 40, 41, 43, 62, 102].

Die verschiedenen schizophrenen Störungen sprechen nicht gleich gut auf die EKT Behandlung an. Die Wirksamkeit der EKT scheint vielmehr vom Vorherrschen bestimmter Symptome und somit vom Schizophreniesubtyp abzuhängen. Mutismus, schwere Denkstörungen wie die Denkzerfahrenheit, schwere weiterbestehende Halluzinationen, kaum zu beeinflussende Angst- oder rezidivierende Erregungszustände oder aggressives Verhalten sind durch eine EKT-Behandlung zumeist in Kombination mit einer neuroleptischen Basistherapie positiv zu beeinflussen [40, 51]. Am besten sprechen katatone Symptome im Rahmen einer Psychose aus dem schizophrenen Formenkreis auf eine EKT-Behandlung an. Stupor, Mutismus, Negativismus, Katalepsie (wächserne Biegsamkeit), psychomotorische Aktivitätssteigerung, Erregungszustände, Bewegungs- und Haltungsstereotypien, Manierismen, Grimassieren, Echolalie und Echopraxie zählen zu den führenden katatonen Symptomen. Diese Symptome werden aber nicht mehr spezifisch den schizophrenen Störungen zugeordnet [13]. Auch bei schweren affektiven Störungen und bei organischen Psychosen verschiedener Genese sind katatone Syndrome häufig anzutreffen und können eine Indikation zur EKT darstellen [12, 22, 40].

Während der Einsatz bei der katatonen Schizophrenie und der paranoiden Schizophrenie zu guten bis sehr guten Besserungsraten führt, scheinen Patienten mit hebephrener bzw. desorganisierter Schizophrenie oder einer Schizophrenia Simplex kaum von dieser Behandlungsform zu profitieren. Dennoch bleibt die EKT bei der Behandlung verschiedener Symptomkomplexe im Rahmen einer Schizophrenie einsetzbar und wirksam, insbesondere wenn diese auf vorhergehende Behandlungsversuche nicht ausreichend angesprochen haben [5, 41, 94]. Die Indikationsstellung zur EKT sollte sich aufgrund häufiger Wechsel diagnostischer Kriterien nach unserer Meinung daher weiterhin an den vorherrschenden klinischen Symptomen orientieren.

Akuität, Zeitdauer der Episode und der Krankheit, Prämorbidität

Nicht chronifizierte paranoid-halluzinatorische Schizophrenien bessern sich in einem hohen Prozentsatz (40–90%) durch eine EKT-Behandlung [62]. Positive Vorerfahrungen bei früheren EKT-Behandlungen erhöhen die Wahrscheinlichkeit einer erneuten therapeutischen Wirksamkeit. Ein entscheidender Faktor für das Ansprechen auf eine EKT-Behandlung stellt die Krankheitsdauer dar. Patienten, welche an einem akuten Beginn der Symptome, im Sinne einer psychotischen Exazerbation, leiden und eine kurze Krankheitsdauer haben sprechen prinzipiell besser auf die EKT-Behandlung an. Chronisch bestehende Symptome sind schlechter zu beeinflussen. Schwierigkeiten bestehen natürlich in der Definition akuter und chronischer Symptome. Die Datenlage erlaubt jedoch keine klare zeitliche Trennung. So kann bei einer Krankheitsdauer über 5 Jahre bei bisher eher positivem Ansprechen auf Neuroleptika die EKT sehr wirksam sein, bei unter 3 jähriger Krankheitsdauer und bisher schlechter Therapieresponse jedoch ohne positive Wirkung bleiben [62]. Dennoch wurden auch bei chronisch hospitalisierten schizophrenen Patienten durch die EKT Symptome wie die der Hyperaktivität, der Aggression, der Denkzerfahrenheit und der Erregung gelindert und verbessert. Diese Effekte sind jedoch nach unserer Erfahrung nur selten anhaltend und ein längerfristiger Therapieerfolg ist möglicherweise nur im Rahmen einer Erhaltungs-EKT zu erreichen [18]. Das Vorhandensein von positiven Symptomen insbesondere von Beziehungs-, und Verfolgungswahn und akustischen Halluzinationen [67, 113] sowie katatonen Symptome [89] sind weitere Prädiktoren für ein positives Ansprechen. Grundsätzlich entsprechen diese Variablen auch denjenigen, welche für das positive Ansprechen auf ein psychopharmakologische Behandlung bekannt sind [119]. Obwohl auch affektive Symptome, wie depressive oder maniforme Stimmungszustände im Rahmen einer schizophrenen Störung, besonders gut nach einer EKT remittieren, gelten diese nicht grundsätzlich als positive Prädiktoren für eine höhere Ansprechrate [33].

Ansprechraten und Verlauf

In den meisten durchgeführten klinischen Studien zeigte sich eine Kombinationsbehandlung von Neuroleptika und EKT der reinen Neuroleptika-Therapie überlegen. Childers [23] verglich die EKT, Fluphenazin, Chlorpromazin und die Kombination von Chlorpromazin mit der EKT bei Schizophrenen und fand in 45% eine Besserung bei Neuroleptika, in 55% bei der EKT und in 80% der Fälle bei der Kombination. Smith und Mitarbeiter [108] verglichen im Jahr 1967 Chlorpromazin – alleine verabreicht – mit einer EKT-Chlorpromazin-Kombination: Die Kombination ergab frühere Besserungen, raschere Entlassungen und weniger Wiederaufnahmen in einem Jahr, aber im Zeitraum von 3–6 Wochen mehr Gedächtnis- und Orientierungsprobleme. Janakiramaiah [53] untersuchte 1982 zwei Gruppen mit niedriger und mittlerer Chlorpromazindosis und zwei Gruppen mit derselben Dosierung und einer EKT: Die Kombination EKT und mittlere Dosis führte schneller (bereits nach einer Woche) zu Behandlungserfolgen. Small [107] fand im Vergleich zwischen

Plazebo, Neuroleptika alleine, EKT alleine und der Kombination im Verlauf eines Jahres bei der Kombination die bessere Wirkung, weniger Nebenwirkungen und weniger medikamentöse Komplikationen als bei den jeweiligen anderen Behandlungsgruppen [44, 48, 51, 63, 66, 88, 100]. Eine begleitende neuroleptische Therapie ist zu empfehlen, auch um eine erneute Exazerbation der psychotischen Symptome in EKT-Pausen und nach der EKT zu verhindern. Eine wichtige Beobachtung vieler Autoren ist zudem, dass sowohl bei der Behandlung der Depression als auch der Psychosen aus dem schizophrenen Formenkreis nach Durchführung einer EKT-Behandlung Medikamente wieder zu einer klinischen Besserung führten, die vorher keine Wirkung mehr gezeigt haben. Dieses mag bei der Behandlung akuter und chronischer schizophrener Psychosen an einer Erhöhung postsynaptischer dopaminerger Bindungsstellen durch die EKT liegen [109]. Somit zeigt die EKT-Behandlung oft auch dann noch einen positiven Effekt, wenn im Rahmen einer längeren medikamentösen Therapie keine klinische Besserung gesehen werden konnte.

Bei der Kombination von Neuroleptika und EKT ist besonders auf das Nebenwirkungsprofil der Neuroleptika zu achten. Möglicherweise sind hier Vorteile von den atypischen Neuroleptika zu erwarten. Dennoch dürfen die zwar geringere Inzidenz an extrapyramidalen Störungen, das metabolische Nebenwirkungsprofil (Gewichtszunahme, Diabetes mellitus, erhöhte Blutfette) und die Kardiotoxizität nicht unterschätzt werden [79, 112]. Kontrollierte prospektive Studien fehlen bislang jedoch. Für Risperidon konnte kürzlich zumindest eine gute antiaggressive Wirksamkeit in Kombination mit der EKT bei der Behandlung von schizophrenen Patienten gezeigt werden [51]. Allgemein ist anzumerken, dass klassische Neuroleptika wie Haloperidol oder Flupentixol sich durch besonders gering ausgeprägte anticholinerge Nebenwirkungen auszeichnen und eher protektiv auf die eventuelle Entwicklung Therapie-assoziierter deliranter Zustände wirken. Nachteile bestehen in den häufiger zu erwartenden extrapyramidalen Nebenwirkungen und dem potentiellen Dyskinesie Risiko. Wegen der möglicherweise durch die EKT erhöhten postsynaptischen Dopaminrezeptoren kann es theoretisch zumindest zu einem vermehrten Auftreten von EPS kommen. Klinische Studien zeigten eher einen gegensätzlichen Effekt. So wurden bei gleichzeitiger Anwendung einer EKT protektive Wirkungen gegen das neuroleptikainduzierte Parkinsonoid beschrieben [83]. Bei Patienten mit chronischen Psychosen und tardiven Dyskinesien sind in bis zu 67% der Fälle Verbesserungen durch eine Kombinationsbehandlung von Clozapin und EKT gesehen worden [36, 57, 66]. Bei Clozapin ist aber aufgrund der anticholinergen und muskarinergen Effekte mit gehäuften vorübergehenden kognitiven Störungen, deliranten Syndromen oder kardialen Komplikationen sowie mit einer verlängerten Krampfdauer zu rechnen. Die insbesondere durch Clozapin erniedrigte Krampfschwelle kann dagegen gerade bei Patienten mit hoher Krampfschwelle bzw. zu kurzer Krampfdauer ein positiv zu nutzender Sekundäreffekt sein.

Behandlungstechnik und Behandlungsfrequenz

Die Anzahl der Behandlungen bei akuten schizophrenen Psychosen sollte sich nach der Schwere und Erkrankungsdauer des zu behandelnden Krankheitsbildes richten. Je akuter das Auftreten und kürzer die Erkrankungsdauer, desto weniger Behandlungen müssen durchgeführt werden. Weniger als 6–8 Behandlungen werden mit Ausnahme akuter katatoner Zustände bei paranoiden Psychosen nicht empfohlen. 12–20 EKT-Behandlungen zeigten sich schon in den Studien an erst-erkrankten akut schizophrenen Patienten in den 60iger Jahren gegenüber einer Chlorpromazinbehandlung als gleichwertig [23, 108]. Bei länger bestehenden oder therapieresistenten paranoiden Schizophrenien hat sich höhere Anzahl von über 20 Behandlungen einer kürzeren Behandlungsdauer als überlegen erwiesen, um den Behandlungserfolg längerfristig sichern zu können [40]. 3 Stimulationen pro Woche verglichen zu 2 mal wöchentlich zeigen eine raschere Wirkung, bei gleich guter Effizienz und gleicher Nebenwirkungsinzidenz [20]. Hierbei sind bei fehlender Notfallindikation der EKT im Einzelfall mögliche Risiken abzuwägen und die erhöhte Gefahr deliranter Zustände durch häufigere Kurznarkosen mit Atropingabe und durch Kombinationsbehandlungen mit anticholinerg wirkenden Neuroleptika zu bedenken. Während zur Behandlung der Depressionen die unilaterale Stimulationsmethode auch in Abhängigkeit der Schwellendosis bevorzugt empfohlen wird [99], führt die bilaterale Elektrodenplatzierung in der Behandlung von akuten psychotischen Störungen zu frühzeitigerem Ansprechen [51]. Auch höhere Schwellendosis bis zu 400% ist nicht wirksamer, aber sie verkürzt wesentlich den Wirkungseintritt [19]. Aufgrund der derzeitigen Datenlage sollte eine unilaterale Stimulation erst bei erhöhter Inzidenz an kognitiven Störungen bzw. Störungen des Kurzzeitgedächtnisses gewählt werden. Bezüglich der dabei indizierten Stimulusintensität fehlen entsprechende Studien, weshalb man diese auf der Basis anderer Untersuchungsergebnisse wählen kann [98, 99].

Obwohl die klinische Erfahrung und einige Studien darauf hindeuteten ist es bisher unklar, ob Patienten mit periodischen Exazerbationen von einer wiederholt frühzeitigen oder sogar dauerhaft durchgeführten EKT profitieren [18].

Besonderheiten der Nebenwirkungen bei der Schizophreniebehandlung

Im wesentlichen sind neben den allgemeinen Nebenwirkungen wie Kopfschmerzen, Übelkeit oder Erbrechen, schmerzhafte Muskelverspannungen auch die der EKT zuzuschreibenden kognitiven Störungen, kardiovaskuläre und neurologische Nebenwirkungen zu erwarten. Vorübergehende kognitive Störungen, insbesondere des Kurzzeitgedächtnisses nach EKT-Behandlungen sind selten und zumeist reversibel [41]. In einer Langzeituntersuchung an jugendlichen Patienten konnten 2–4 Jahre nach den EKT-Behandlungen auch bei den Patienten, die kurz nach der Therapie über eine vorübergehende Gedächtnisstörung klagten, keine messbaren kognitiven Langzeitdefizite ermittelt werden [26]. Von möglichen EKT-Effekten zu differenzieren sind die oft von Patienten und Angehörigen erst in der Klinik bemerkten kognitiven Defizite im Rahmen der Grunderkrankung. Prinzipiell sind bei unilateralem Elektrodensitz weniger kognitive Nebenwirkungen zu erwarten als bei der bilateralen Stimulation. Bei der bilateralen Stimulation scheint die bitemporale Elektrodenplatzierung bei besserem Effekt etwas häufiger vorübergehende kognitive Störungen zu verursachen als die bifrontale EKT, die wiederum etwas weniger wirksam ist [6, 70]. Für dauerhafte strukturelle Veränderungen bestimmter Hirnregionen (insbesondere des Hippocampus) durch die EKT als Ursache langfristiger kognitiver Störungen fanden sich bisher keine Hinweise [30, 34]. Dieses erscheint uns als wesentlicher Punkt in der Diskussion um das Sicherheitsprofil der EKT allgemein und insbesondere bei schizophrenen Störungen, in welchen a priori hippocampale Zelluntergänge bzw. neuronale Immigrationsstörungen als neurobiologische Substrate kognitiver Störungen angenommen werden.

Weiterhin bedarf die in der Behandlung der Schizophrenie meist eingesetzte Kombination der EKT mit Neuroleptika besonderer Aufmerksamkeit. Typische und atypische Neuroleptika verursachen per se insbesondere in der Akut- und Einstellungsphase vorübergehende Konzentrations- und Gedächtnisstörungen in Abhängigkeit von ihrem muskarinergen, anticholinergen und antihistaminergen Nebenwirkungsprofil. Von Bedeutung sind auch die medikamentösen EEG-Veränderungen. So ist das Auftreten von Theta und z.T. Delta Wellen, wie sie v.a. unter Clozapin aber auch unter Olanzapin bekannt sind [105], ein Prädiktor für die erhöhte Inzidenz zwar transienter aber oft schwerwiegender postiktaler Verwirrtheits-, Erregungs- oder Dämmerzustände und retrograder Amnesien, welche im klinischen Alltag auch häufig mit bedeutenden apraktischen Symptomen kombiniert sind. Masiar und Johns [77] beschrieben in einem Fallbericht 1991 einen zweiminütigen Krampfanfall bei einer EKT und zwei weitere GM-Anfälle in den Folgetagen, obwohl Clozapin vier Tage vorher abgesetzt wurde. So empfahlen sie, dieses Medikament 7–10 Tage vorher abzusetzen. Andererseits wurde die Kombination EKT und Clozapin in der Akutbehandlung und als kombinierte Erhaltungstherapie bei schizoaffektiven Störungen erfolgreich angewandt [61]. Bei psychotischen Depressionen und derselben Kombination trat zwar häufiger eine Tachykardie auf, diese war aber auf die Gabe von Betablockern reversibel [68]. In mehreren retrospektiven Studien wurde diese Kombination dennoch als sicher beschrieben [15, 42].

Janowsky et al. [55] berichten in Fallbeschreibungen und Tierstudien, dass Neuroleptika die Narkosedauer verlängern und in Kombination mit Barbituraten das Risiko eines Atemstillstands erhöhen können. Zudem potenzieren stark anticholinerg wirksame Neuroleptika die Wahrscheinlichkeit einer postiktalen Verwirrtheit – weshalb statt Atropin eher Glykopyrrolat empfohlen wurde [55].

Die EKT Wirkung ist weitgehend unabhängig vom Alter der Patienten. Bei akuten schizophrenen oder therapieresistenten affektiven Psychosen sind Behandlungen bei Erwachsenen, bei geriatrischen Patienten und auch bei Jugendalter gleichermaßen wirksam und werden zumeist gut toleriert [16–24, 46, 118]. Gerade bei den zunehmend zu beachtenden Besonderheiten multimorbider geriatrischen Patienten mit einer Kombination von einer Vielzahl von Medikamenten gleichzeitig kann die EKT bei Unverträglichkeit gegenüber einem weiteren Medikament mit anticholinergen Nebenwirkungen eine wichtige Alternative darstellen. Die EKT ist insbesondere auch bei älteren Patienten mit kardialen Risikofaktoren eine sichere Behandlungsmethode [4]. Sie kann sogar dort notwendig werden, wo Patienten auf Neuroleptika mit QT-Zeit-Verlängerungen und Herzrhythmusstörungen reagieren.

Katatonie, katatone Symptome und das neuroleptische maligne Syndrom

Maligne oder „perniziöse" Katatonie

Allgemeines und diagnostische Zuordnung

Die perniziöse Katatonie wurde früher wegen ihres gehäuft letalen Verlaufes als „tödliche Katatonie" bezeichnet und stellt auch im Zeitalter atypischer Neuroleptika immer noch eine absolute Behandlungsindikation für eine rasche EKT-Behandlung dar. Die perniziöse Katatonie ist keine krankheitsspezifische Diagnose, sondern als unspezifisches Syndrom anzusehen. Mann und Mitarbeiter [76] sahen in 88% von insgesamt 292 Fällen eine funktionelle Psychose als Ursache der malignen Katatonie, in 12% lagen die Ursachen dagegen in verschiedenen zugrundeliegenden somatischen Erkrankungen. Ursachen für letztere können neben einer narkoseinduzierten malignen Hyperthermie, zerebro-vaskuläre Ereignisse, Epilepsien, Hirntumore, ZNS-Infekte, M. Parkinson oder auch toxisch-metabolische Entgleisungen sein [31, 49, 73, 111].

Die perniziöse Katatonie ist durch einen besonders akuten Verlauf mit massiver Muskelanspannung und Erhöhung der Muskelenzyme, Fieber, Schwitzen, Tachykardie, Exsikkose, Elektrolytentgleisungen und vegetativen Komplikationen (Blutdruckentgleisungen bis zum Schockzustand) gekennzeichnet [78]. In vielen Lehrbüchern werden noch hochdosierte Therapien mit klassischen Neuroleptika (z.B. Haloperidol 20–30mg per infusionem), im angloamerikanischen Bereich eher hochdosierte Benzodiazepine empfohlen. Benzodiazepine wie Lorazepam zwischen 6–12mg/Tag führen zwar häufig zu einer guten Symptomverbesserung, mit Rezidiven nach Dosisreduktion muss aber gerechnet werden [14, 74]. Hochdosierte Behandlungen mit klassischen Neuroleptika führen dagegen nicht selten zu therapeutisch undurchsichtigen Situationen. So kann das maligne neuroleptische Syndrom als gefürchtete Nebenwirkung im Rahmen einer Behandlung insbesondere mit klassischen Neuroleptika klinisch kaum vom Bild einer katatonen Schizophrenie unterschieden werden (siehe Tabelle 1). Behandelt man den katatonen Patienten mit diesen Medikamenten, ist bei Verschlechterung des Zustandsbildes keine Unterscheidung mehr möglich. Aus diesem Grunde werden Neuroleptika von manchen Autoren im Stadium der malignen Katatonie sogar als generell kontraindiziert angesehen [50]. Atypische Neuroleptika mögen zukünftig eine alternative Behandlungsform aufgrund des wesentlich geringeren Risikos schwerer extrapyramidaler Nebenwirkungen bieten. Bisher ist eine ausreichend rasche Wirkung zur Abwendung akuter lebensbedrohlicher Situationen jedoch nicht belegt.

Indikationen und Ansprechrate

Bei der akuten und vor allem perniziösen Katatonie ist daher die EKT-Behandlung die Therapie der ersten Wahl. Die Erfolgsquoten liegen bei bis zu 98% [41] und sind damit jeder anderen Behandlungsform weit überlegen [102]. Supportive Maßnahmen bestehen in der Korrektur von Flüssigkeits- und Elektrolythaushalt

Tabelle 1. Katatonie versus malignes neuroleptisches Syndrom

Perniziöse Katatonie	Malignes neuroleptisches Syndrom
• Fieber, Hyperthermie	• Fieber, Hyperthermie
• Gesteigerter Muskeltonus (oft aktives Gegenhalten)	• Passive Starre
• Tremor, Muskelkrämpfe	• Tremor, Rigor, Akinese, Muskelkrämpfe
• Autonome Dysfunktionen und Instabilität (Tachykardie, Schwitzen, Hypertonus)	• Autonome Dysfunktionen und Instabilität (Tachykardie, Schwitzen, labiler Blutdruck)
• Mutismus, Stupor, Negativismus wechseln mit psychomotorischen Erregungszuständen	• Wechselnde Bewusstseinslage (von wach über Sopor bis Koma), keine psychotische Erregung
• Tachypnoe	• Tachypnoe
• Leukozytose, CK-Erhöhung, Elektrolyt- und Gerinnungsstörungen	• Leukozytose, CK-Erhöhung, Elektrolyt- und Gerinnungsstörungen
• Rhabdomyolyse, Nierenversagen	• Rhabdomyolyse, Nierenversagen
• Exsikkose	

und engmaschiger Kontrolle der Kreislauf- und Nierenfunktionen. Eine Notfallindikation mit der absoluten Notwendigkeit einer zügigen Durchführung der EKT besteht bei schweren akuten und lebensbedrohlichen perniziös verlaufenden Katatonien mit obengenannten vegetativen Dysregulationen und Elektrolytentgleisungen sowie Hyperthermie. Durch die zumeist vorhandenen schweren nicht aktiv zu lösenden Muskelkontrakturen der Patienten kann es bei verzögerter Durchführung einer EKT zu schweren irreversiblen Kontrakturen und zu Sehnenverkürzungen kommen. Das Risiko wird erhöht wenn während dieser Zeit eine Behandlung mit klassischen hochpotenten Neuroleptika erfolgt. Die Kontrakturen sind auch durch eine in Kombination mit einer EKT während der Kurznarkose durchgeführte krankengymnastische Intensivbehandlung nur schwer zu bessern. Die Indikation und Durchführung einer EKT bei katatonen Zuständen sollte daher rasch möglichst innerhalb der ersten Tage bei lebensbedrohlichen Zuständen und innerhalb der ersten 2–3 Wochen bei schweren aber nicht lebensbedrohlichen Katatonien erfolgen.

Die Behandlung mittels EKT kann als Notfallindikation und lebensrettende Maßnahme generell auch ohne richterliche Einwilligung bei betreuten oder nichteinwilligungsfähigen Patienten durchgeführt werden. Ist ausreichend Zeit, sollte jedoch die Rechtslage entsprechend der lokalen Gegebenheiten geklärt werden. Auch im Jugendalter stellt die EKT-Behandlung der malignen Katatonie eine Notfallindikation und Therapie der ersten Wahl dar [26].

Behandlungstechnik und Behandlungsfrequenz

Da ein unbedingt rascher Therapieerfolg benötigt wird, ist in Fällen einer EKT–Behandlung der perniziösen Katatonie eine sofortige bilaterale (bitemporale)

Durchführung gerechtfertigt. Auch wenn eine bifrontale Stimulation als Kompromiss zu einer unilateralen Therapie mit hoher Wirksamkeit und geringeren kognitiven Nebenwirkungen beschrieben wurde, ist die Datenlage bei der perniziösen Katatonie nicht eindeutig [6, 60, 70]. In lebensbedrohlichen Situationen ist anfänglich eine tägliche Behandlung für die ersten 4–6 Behandlungen einer 3maligen Therapiefrequenz pro Woche vorzuziehen. Eine deutliche klinische Besserung ist häufig schon nach den ersten Behandlungen zu sehen und spätestens nach 6–8 Behandlungen zu erwarten. Die Dauer der EKT-Behandlung richtet sich nach dem klinischen Bild. Bei ausreichender psychopathologischer Besserung und Stabilisierung der schwerwiegenden vegetativen Komplikationen kann unabhängig von der bisher applizierten Anzahl an EKT-Behandlungen die Umstellung auf eine medikamentöse Therapie erfolgen. Neben der Benzodiazepingabe sind in erster Linie Clozapin und erst dann die neuen atypischen Neuroleptika mit einem geringem aber nicht auszuschließenden Risiko extrapyramidaler Nebenwirkungen zu wählen [16, 72, 93, 112]. Typische Neuroleptika bergen möglicherweise ein erhöhtes Risiko für die Ausbildung eines malignen neuroleptischen Syndroms, da diese Substanzen durch die Blockade der Dopaminrezeptoren ein postuliertes dopaminerges Defizit im Bereich des Hirnstammes und der Stammganglien bei der perniziösen Katatonie noch verstärken können. Allerdings häufen sich auch bei atypischen Neuroleptika Berichte über das Auftreten eines MNS [1, 10].

Anästhesiologische Besonderheit der EKT in der Behandlung der perniziösen Katatonie

Vor einer EKT-Behandlung ist aufgrund der Gefahr einer malignen Hyperthermie während der Narkose das anästhesistische Vorgehen und die Art der Muskelrelaxation zu besprechen. Ob die Gabe des muskeldepolarisierenden Succinylcholin ein höheres Risiko für eine maligne Hyperthermie vor allem beim malignen neuroleptischen Syndrom gegenüber nicht depolarisierenden Muskelrelaxantien hat, ist letztendlich nicht eindeutig geklärt [3].

Malignes Neuroleptisches Syndrom (MNS)

Allgemeines und Diagnostik

Das maligne neuroleptische Syndrom zeichnet sich aus durch das Auftreten von typischen Laborveränderungen (CK-Anstieg), Bewusstseinsstörungen, Temperaturerhöhungen, Störungen des vegetativen Nervensystems, Rigor, Tremor, schweren Parkinsonoid mit Akinese, Dyskinesien oder auch Hyperkinesien im Rahmen zumeist eines kürzlich angesetzten Neuroleptikums (Tabelle 1).

Das MNS ist ohne die genaue Kenntnis der Krankheitsgenese und Medikation bis zum Auftreten der Symptomatik nicht von einer perniziösen Katatonie zu unterscheiden. Für die Therapie sieht Fink [37] es daher mittlerweile als vorteilhaft an, keine Differenzierungsversuche zwischen MNS und Katatonie zu machen und die Behandlung an der der malignen Katatonie zu orientieren.

Inzidenz, Risikofaktoren, Mortalitätsrate

Als besonders gefährdet gelten akut erregt aufgenommene Patienten in schlechtem Ernährungszustand mit Dehydratation und Elektrolytverschiebungen, die akut über mehrere Tage mit hohen Dosierungen klassischer Neuroleptika behandelt wurden [96]. Als weitere Risikofaktoren gelten eine Neuroleptika-Dosiserhöhung, neu angesetzte Medikamentenkombinationen oder das Absetzen von Bromoergocryptin. Auch Patienten mit maligner Katatonie und niedrigem Serum Eisenspiegel scheinen ein erhöhtes Risiko für die Entwicklung eines MNS zu haben [69]. Die Letalität wird mit 7,7–20% angegeben [106, 110]. Todesursachen sind zumeist Kreislauf- und Nierenversagen.

Behandlungstechnik und Behandlungsfrequenz

Neben dem Absetzen des auslösenden Neuroleptikums und der Gabe von Benzodiazepinen sind im Falle eines MNS engmaschige (wenn notwendig auch intensivmedizinische) Überwachung, ausreichende Flüssigkeitszufuhr und Kontrollen von Elektrolyten und Serum-Kreatinin notwendig. Die Behandlung eines malignen neuroleptischen Syndroms kann bei Ausbleiben der Wirksamkeit medikamentöser Therapien mittels Benzodiazepinen, Dantrolen oder Bromocriptin die rasche Durchführung einer EKT erforderlich machen [115]. Literaturübersichten zeigen eine deutliche Wirksamkeit und Überlegenheit der EKT oder anderen spezifischen medikamentösen Maßnamen gegenüber unspezifischen symptomatischen Therapieformen [29, 103]. Deutliche klinische Besserungen sind nach den bisher publizierten ca. 40 Fällen nach wenigen Tagen zu erwarten. In einer neueren Arbeit wurde bei fünf Fällen eine deutliche Besserung schon nach der ersten Behandlung und eine ausreichende Remission nach 3–4 Tagen gesehen [87]. Ebenso ist altersunabhängig die EKT auch bei jugendlichen Patienten mit MNS anzuwenden, da anderweitige Behandlungsversuche in bis zu 30% ein schlechtes Therapieresultat zeigten [106]. Entscheidend ist auch hier eine frühe und zielstrebige Intervention.

Für die Behandlungsfrequenz und Elektrodenlage gibt es keine eindeutige Datenlage. Insgesamt ist die Vorgehensweise an der Schwere des klinischen Bildes zu orientieren und unterscheidet sich nicht von der Vorgehensweise bei der perniziösen Katatonie.

Anästhesiologische Besonderheiten

Besonderen Wert muss auch hier auf die Absprache mit der Anästhesie und der zu wählenden Muskelrelaxation (nicht depolarisierende Mittel) gelegt werden, wegen des zu befürchtenden erhöhten Risikos einer Hyperthermie. Jedenfalls kann nach heutigem Wissensstand eine maligne Hyperthermie als eine eigene nosologische Einheit von einem MNS abgegrenzt werden, was eine klare Entwarnung hinsichtlich potentieller medikamentös bedingter Kreuzreaktionen bedeutet [59].

EKT und ihr Stellenwert in der Behandlung akuter schizophrener Psychosen und der Katatonie (siehe Tabelle 2)

Primäre Indikationen

Als entscheidendes Kriterium für eine Indikation erster Wahl wird das Vorhandenseins eines akut bestehenden schweren bis lebensbedrohlichen Zustandsbildes angesehen. Dieses trifft im Bereich der Störungen aus dem schizophreniformen Formenkreis für die akute perniziöse Katatonie zu, kann aber ebenso für das maligne neuroleptische Syndrom gelten. Schwere katatone Zustände mit psychotischen Symptomen können wie in den vorhergehenden Kapiteln schon beschrieben auch bei affektiven Erkrankungen (Depression, Manie) und bei organischen Störungen auftreten. Primär indiziert kann die EKT auch dann sein, wenn ein sehr gutes therapeutisches Ansprechen auf die gleiche Symptomatik bei Vorbehandlungen bekannt ist und der Patient die Behandlung wünscht. Schwerwiegende das Leben des Patienten bedrohende Symptome wie Suizidalität, Kreislauf- und Stoffwechselentgleisungen oder Schwierigkeiten bei der Nahrungsaufnahme (Nahrungsverweigerung, Mutismus, Katatonie mit Schluckstörungen) können eine EKT primär notwendig machen. Ebenso kann bei Kontraindikationen gegen Neuroleptika (kardiale Risikofaktoren, hohe Empfindlichkeit gegenüber EPMS) eine primäre EKT sinnvoll sein. Durch die wesentlich bessere Verträglichkeit atypischer Neuropleptika und die Vielzahl der mittlerweile zur Verfügung stehenden Substanzen dieser Gruppe sind diese Primärindikationen zunehmend seltener geworden. Im Rahmen bestehender Schwangerschaften fehlen aber noch ausreichende Sicherheitsdaten über die mögliche Teratogenität atypischer Neuroleptika, so dass hier die EKT die wesentlich risikoärmere Alternative darstellen kann. Komplikationen wie vorzeitige Wehentätigkeit oder fetale Arrhythmien sind nur selten beschrieben [81]. Krueger und Sackeim [65] diskutierten sogar schwerwiegende Erstpsychosen bei jungen Patienten, vor allem wenn sie substanzinduziert (Alkohol, Drogen) sind, primär mittels EKT zu behandeln. Die Autoren betonten die Problematik durch die häufig im Rahmen der Ersterkrankung nur unklare diagnostische Zuordnung zu schizophrenen, schizoaffektiven oder affektiven Psychose, die oft erst sicher im Längsverlauf möglich erscheint [40]. Vorteile der primären EKT-Behandlung könnten in der etwa gleichen Effektivität für alle Krankheitsbilder und der fehlenden „Verfälschung" des klinischen Bildes durch eine frühzeitige oft höherdosierte Neuroleptikagabe liegen. Die Argumentationsgrundlage hat sich jedoch durch die zunehmend in den letzten Jahren durch klinische Studien belegte Effektivität atypischer Neuroleptika bei allen genannten Krankheitsbildern eher wieder zugunsten eines primären Einsatzes atypischer Neuroleptika geändert.

Sekundäre Indikationen

Die typische sekundäre Indikation für eine EKT-Behandlung ist die medikamentöse Therapieresistenz von Patienten mit schizophrenen Psychosen. Häufiger handelt es sich um chronische Schizophrenien mit unzureichender Remission, seltener

Tabelle 2. Primäre, sekundäre und tertiäre Indikationsgebiete der EKT zur Behandlung akuter psychotischer Zustände

Primäre Indikation	Sekundäre Indikation	Tertiäre Indikation
– Exazerbierte Psychosen bei: 1. akuter katatoner Schizophrenie 2. sehr gutem Ansprechen auf frühere Behandlungen – Perniziöse Katatonie – Bei schwerwiegender bedrohlicher Nahrungsverweigerung, Kachexie, und/oder massiver Suizidalität – Bestehende Kontraindikationen gegen Neuroleptika – Schwangerschaft – Wenn sehr rascher Therapieerfolg notwendig ist – Bei ausdrücklichem Wunsch des Patienten	– Therapieresistenz gegenüber Neuroleptika bei 1. Psychosen aus dem schizophrenen Formenkreis 2. Schizophreniforme Störungen 3. Schizoaffektive Störungen – Unzureichende Response auf Teilsymptome (z.B. bei schizoaffektiven Störungen)	Organische Psychosen (M. Parkinson, Hirntumoren, Typhus, Status Epilepticus, system. Lupus Erythematodes oder Multiple Sklerose)

Modifiziert nach den Empfehlungen der Deutschen Gesellschaft für Psychiatrie, Psychotherapie und Nervenheilkunde (DGPPN) [45], der österreichischen Leitlinien und der American Psychiatric Association (APA)

American Psychiatric Association.: The practice of ECT: recommendations for treatment, training and privileging. 2nd edition. American Psychiatric Press, Washington DC 2001 [5]

um akute Schizophrenien, obwohl hier die EKT die bessere Wirksamkeit gegenüber den chronifizierten Psychosen besitzt. Problematisch sind die Definitionen von Therapieresistenz, über die derzeit keine einheitliche Meinung besteht und die Therapieresistenz als EKT-Entscheidung daher im Einzelfall unter Abwägung aller psychiatrisch, somatisch aber auch sozial relevanter Faktoren erfolgen sollte. Eine weitere sekundäre Indikation ist die Unverträglichkeit von vorher eingesetzten Neuroleptika. So weisen manche Patienten eine hohe Empfindlichkeit gegenüber der Entwicklung eines Parkinsonoids auch unter atypischen Neuroleptika, insbesondere bei in der Akutphase benötigten höheren Dosierungen auf. Weitere den Patienten gefährdende klinisch relevante Nebenwirkungen sind z.B. QT-Zeit-Verlängerungen und Herzrhythmusstörungen. Bei schizoaffektiven Patienten kann es vorkommen, dass nur ein Teil der Symptomatik (psychotischer oder affektiver Anteil) sich unter verschiedenen medikamentösen Strategien ausreichend bessert. Die EKT kann hier unabhängig von der Dominanz affektiver oder psychotischer Symptome eine wirksame Behandlungsalternative oder additive Behandlungsergänzung darstellen [40, 92, 116].

Tertiäre Indikationen

Über Indikationen 3. Wahl existieren nur Fallberichte. Auch bei nichtpsychiatrischen Krankheitsbilder, darunter vor allem der Morbus Parkinson, findet die EKT erfolgreich Anwendung und zeigt auch dann noch Effekte, wenn Medikamente alleine nicht mehr wirksam sind [35]. Das gilt insbesondere bei therapieresistenten on-off-Phänomenen beim M. Parkinson; dabei sind neben einem höheren Alter, einer ausgereizten medikamentösen Therapie mit L-Dopa, im Vordergrund stehender Akinese und Rigor und bei schwach ausgeprägtem Tremor die depressive, psychotische Störung positive Prädiktoren. Außer einer direkten Verbesserung der Krankheitssymptome kann durch die EKT oftmals erreicht werden, dass vor der EKT angewendete als unwirksam befundene Medikamente wieder Wirkung zeigen können, so dass die Patienten in mehrfacher Hinsicht von der EKT Behandlung profitieren können. Überwiegend gilt aber die zeitliche Begrenzung der Besserung der neurologischen und psychiatrischen Symptomatik, weshalb in einer Nutzen/Risiko Abwägung an eine Fortführungs- respektive Erhaltungs-EKT gedacht werden soll [90]. Therapieresistente Phencyclidin (PCP) induzierte Psychosen, typhoide und Lupus erythematodes bedingte katatone Störungen sowie delirante Zustände im Rahmen von anderen somatischen Störungen konnten mit der EKT deutlich gebessert und sogar geheilt werden [31, 49, 73, 111].

Ein medikamentös-therapieresistenter konvulsiver und nicht-konvulsiver Status Epilepticus kann nach mehreren medikamentösen Behandlungsversuchen und medikamentösen Kombinationen in Einzelfällen durch eine EKT-Behandlung durchbrochen werden. Doch auch hier ist die antikonvulsive Wirkung nur temporär. Die Frage ob und wie die EKT Behandlung weitergeführt werden soll, bleibt aufgrund der klinischen Einzelerfahrungen unbeantwortet. Zudem besteht ein grundsätzliches Problem für die Anwendung der EKT in dieser Indikationsstellung: die meisten im Handel erhältlichen Geräte haben eine maximale Stimulationskapazität von 504 bis 576 mC. Durch die Komedikation von verschiedenen Antiepileptika und dem Krampfgeschehen ist bei den Patienten die zugrundeliegende Krampfschwelle zudem außergewöhnlich hoch, sodass es wegen der elektrophysikalischen Limitierung gar nicht möglich ist, ausreichend überschwellig zu stimulieren, damit der Krampfanfall sistiert [71].

EKT Wirkungshypothesen bei der akuten Schizophrenie und Katatonie

Das Krampfgeschehen selbst induziert eine Vielzahl an neuro-biochemischen, -endokrinologischen und elektrophysiologischen Veränderungen [82]. Von besonderem Interesse sind die Wirkungen auf das noradrenerge [120] dopaminergen und serotonergen System (siehe Übersichtsarbeiten [52, 56, 86]), da sich diese vom Wirkungsprofil typischer und atypischer Neuroleptika doch deutlich unterscheiden. Die erhöhten Konzentrationen an Dopamin und seiner Metaboliten [121] sowie die Zunahme der D1, D2 [109] und der 5-HT$_2$ Rezeptoren-Dichte in umschriebenen Hirnarealen, und die der EKT vergleichbare antipsychotische Potenz des Progesteron Rezeptor Antagonisten Mifepristone [9] bieten derzeit eine valide Erklärung sowohl für die eigene (primäre) antipsychotische Wirkungsweise der EKT an, als auch für ihre Wirkung in der Augmentation zu einer primären Neuroleptikabehandlung. Keine Gültigkeit mehr hat die lange Zeit vertretene Meinung, dass die durch die EKT veränderte Blut-Hirnschranke die Neuroleptika Konzentration im Gehirn erhöhe und damit eigentlich ihre Wirkung entfalte [65]. Weiterhin nimmt die EKT Einfluss auf die GABAergen, glutamatergen und endorphinen Transmissionen, welche die postulierte antikonvulsive Eigenschaft der EKT erklären und welche in einem besonderen Maße für die hohe therapeutische Effizienz in der Behandlung von katatonen Zustände verantwortlich sein dürfte [39, 97]. Bei der Behandlung der schizophrenen Störung konnte hingegen keine Korrelation zwischen einer Krampfschwellenerhöhung, als ein Hinweis für die antikonvulsive Wirkung der EKT, und einer klinischen Besserung beobachtet werden [17].

Kontraindikationen

Absolute Kontraindikationen zur Elektrokonvulsionstherapie gibt es keine. Die relativen Kontraindikationen ergeben sich vorwiegend durch die erhöhte Katecholamin – Ausschüttung im Anfallsgeschehen und sind der aktuellen individuellen Nutzen/Risiko-Abwägung anzupassen [5]. Folgende Komorbiditäten sind besonders zu beachten:

1. erhöhter Hirndruck (cave Zunahme eines Hirnödems)
2. jüngst erlittener Herzinfarkt
3. rezente Hirnblutung
4. ablatio retinae
5. Phäochromozytom

6. Gefäßmissbildungen (cerebrale Aneurysmen kommen in 1–2% der Bevölkerung)
7. Beckenvenenthrombosen inklusive Antikoagulation

Keine Kontraindikationen zur Durchführung der Elektrokonvulsionstherapie sind jedenfalls ein hohes Alter, Herzschrittmacher (besonders Geräte mit fix programmiertem Grundrhythmus), Gravidität, Osteoporose, Glaukom oder ein länger zurückliegender (≥ 3 Monate) Herz- oder Hirninfarkt.

Rechtliche Behandlungsaspekte bei betreuten oder nicht einwilligungsfähigen Patienten mit Psychosen aus dem schizophrenen Formenkreis

Grundsätzlich ist die EKT eine Behandlungsform, die nur bei einwilligungsfähigen Patienten mit deren Einverständnis nach gründlicher Aufklärung durchgeführt wird. Der Einsatz und die Durchführung der EKT sind aus rechtlicher Sicht unproblematisch, wenn ein einwilligungsfähiger Patient einer Behandlung zustimmt. Einwilligungsfähigkeit liegt bei psychiatrischen Erkrankungen vor, wenn Bedeutung und Tragweite der Behandlung und der Krankheitssituation erkannt werden können und eine erkennbare Fähigkeit zu einer nachvollziehbaren, realitätsbezogenen, vernünftigen und angemessenen Entscheidung besteht (Übersicht bei [85]).

Problematisch dagegen ist die Durchführung einer EKT bei Einwilligungsunfähigkeit. Zwar kann hier in seltenen Ausnahmefällen auf Rechtsnormen wie die der dringlichen ärztlich notwendigen Heilbehandlung zurückgegriffen werden. Dabei kann in medizinischen Notfällen, die bei Unterlassung einer Heilmaßnahme Gefahr für Leib und Leben bedeuten würden, auf die Einholung einer vormundschaftlich richterlichen Genehmigung unter Annahme einer „mutmaßlichen Einwilligung" des Patienten verzichtet werden.

Die Genehmigungspflicht medizinischer Behandlungen (darunter auch die EKT) im Rahmen einer Betreuung ist in Deutschland durch den Paragraphen 1904 BGB geregelt [84]. Das Landgericht Hamburg entschied am 25.5.1998 (301 T 194/98), dass eine Genehmigung nach derzeitigem Wissensstand je nach angewendeter Technik notwendig oder nicht notwendig sei. So würde eine „lege artis" durchgeführte EKT bei unilateraler Stimulation der nicht dominanten Hirnhälfte nicht generell einer Genehmigung nach § 1904 S.1 BGB bedürfen. Eine bilaterale Stimulation wäre dagegen aufgrund häufiger auftretender Nebenwirkungen generell genehmigungspflichtig. Zum Wohle des Betreuten sei aber auch die unilaterale EKT im Einzelfall genehmigungsfähig [104]. Allgemein entwickelte sich die frühere Auffassung einer generellen richterlichen Genehmigungspflicht jeder EKT-Behandlung bei betreuten Patienten aus der nicht wissenschaftlich begründeten Befürchtung heraus, dass der betreute Patient aufgrund der EKT-Behandlung einen schweren und länger andauernden gesundheitlichen Schaden erleiden oder sogar versterben könne. Da das Risiko eines bleibenden retrograden Gedächtnisschadens als neben dem Narkoserisiko einzige nennenswerte unerwünschte Wirkung der EKT unter der unilateralen Behandlung heutzutage bei modernster Technik als verschwindend gering angesehen werden kann, konnte dieses letzte Argument für eine generelle Genehmigungspflicht der EKT bei betreuten Patienten nicht aufrecht erhalten werden. In Österreich gilt die EKT hingegen als besondere Heilbehandlung. Sie ist bei nicht einwilligungsfähigen Patienten nach dem Unterbringungs-Gesetz (UBG) [117] des Jahres 1990 entsprechend dem § 36 Abs. 2 und 3 des UBG bei Gericht genehmigungspflichtig. Ausgenommen ist die Vitalindikation der EKT z. B. bei der perniziösen Katatonie, welche nach dem § 37 des UBG (Lebensgefahr oder Gefahr einer schweren Schädigung der Gesundheit, s.a. Oberster Gerichtshof Urteil 6Ob631/93) und dem KAG § 8 (2), (3) geregelt ist.

Zusammenfassung

Indikation

1. Die EKT ist eine besonders wirksame Behandlung von akuten psychotischen schizophrenen Störungen wenn
   • die Index Episode sich plötzlich manifestiert hat oder zumindest von kurzer Dauer ist
   • katatone Symptome im Vordergrund stehen
   • es eine positive EKT-Vorerfahrung gibt
2. Die EKT ist ebenfalls eine wirksame Behandlungsoption von akuten psychotischen Exacerbationen bei schizophreniformen und schizoaffektive Störungen

Stellenwert der EKT

1. Die EKT ist erster Wahl wenn
   • aufgrund des psychiatrischen und/oder somatischen Schweregrades die Notwendigkeit einer raschen und sicheren Besserung besteht
   • das Risiko alternativer Behandlungen jene der EKT überwiegen
   • gute Vorerfahrungen vorliegen
   • der Patient es anderen Behandlungsoptionen vorzieht
2. Die EKT ist 2. und 3. Wahl wenn
   • Eine medikamentöse Therapieresistenz besteht
   • Eine bedeutende Arzneimittelunverträglichkeit vorliegt
   • Eine klinische Verschlechterung eintritt, welche eine rasche Besserung erfordert

Literatur

1. Aboraya A, Schumacher J, Abdalla E, LePage J, McGhee M, Butcher D, Griffin H, Shahda M (2002) Neuroleptic malignant syndrome associated with risperidone and olanzapine in first-episode schizophrenia. W V Med J 98: 63–65
2. Abraham KR, Kulhara P (1987) The efficacy of electroconvulsive therapy in the treatment of schizophrenia. Br J Psychiatry 151: 152–155
3. Abrams R (1994) Elektrokonvulsionstherapie, 2.Auflage. Lake Bluff; Somatics, Incorporated

4. Agelink MW, Dammers S, Malessa R, Leonhardt M, Zitzelsberger A, Ullrich H, Zeit T (1998) Nutzen und Risiken der Elektrokrampfbehandlung (EKT) bei älteren Patienten mit kardio-vaskulären Risikofaktoren. Nervenarzt 69: 70–75

5. American Psychiatric Association (2001) The practice of ECT: Recommendations for Treatment, Training and Privileging. Am Psychiatric Assoc, Washington DC

6. Bailine SH, Rifkin A, Kayne E, Selzer JA, Vital-Herne J, Blieka M, Pollack S (2000) Comparison of bifrontal and bitemporal ECT for major depression. Am J Psychiatry 157: 121–123

7. Bara A (2000) Stellungnahme. Nervenarzt 7: 223–224

8. Batra A, Bartels M, Foerster K (1999) Zur Frage der Genehmigungspflicht von Elektrokrampf-therapie im Rahmen einer Betreuung (§1904 BGB). Nervenarzt 70: 657–661

9. Belanoff JK, Flores BH, Kalezhan M, Sund B, Schatzberg AF (2001) Rapid reversal of psychotic depression using mifepristone. J Clin Psychopharmacol 21: 516–521

10. Bottlender R, Jager M, Hofschuster E, Dobmeier P, Moller HJ (2002) Neuroleptic malignant syndrome due to atypical neuroleptics: three episodes in one patient. Pharmacopsychiatry 35: 119–121

11. Brandon S, Cowley P, McDonald C, Neville P, Palmer R, Wellstood-Eason S (1985) Leicester ECT trial-results in schizophrenia. Br J Psychiatry 146: 177–183

12. Bräunig P, Krüger S, Shugar G (1999) Prävalenz und klinische Bedeutung katatoner Symptome bei Manien. Fortschr Neurol Psychiat 67: 306–317

13. Brüne M, Bräunig P (1999) Stabilität und Variabilität katatoner Symptome im Krankheits-längsschnitt. Nervenarzt 70: 26–30

14. Bush G, Fink M, Petrides G, Dowling F, Francis A (1996) Catatonia. II. Treatment with lorazepam and electroconvulsive therapy. Acta Psychiatr Scand 93: 137–143

15. Cardwell BA, Nakai B (1995) Seizure activity in combined Clozapin and ECT: a retrospective view. Convuls Ther 11: 110–113

16. Caroff SN, Mann SC, Campbell EC, Sullivan KA (2002) Movement disorders associated with atypical antipsychotic drugs. J Clin Psychiatry 63 [Suppl 4]: 12–19

17. Chanpattana W, Buppanharun W, Raksakietisak S, Vaughn McCall W, Somchai Chakrabhand ML (2000) Seizure threshold rise during electroconvulsive therapy in schizophrenic patients. Psychiatry Res 96: 31–40

18. Chanpattana W, Chakrabhand ML (2001) Factors influencing treatment frequency of continu-ation ECT in schizophrenia. J ECT 17(3): 190–194

19. Chanpattana W, Chakrabhand ML, Buppanharun W, Sackeim HA (2000) Effects of stimulus intensity on the efficacy of bilateral ECT in schizophrenia: a preliminary study. Biol Psychiatry 48: 222–228

20. Chanpattana W, Chakrabhand ML, Kitaroonchai W, Choovanichvong S, Prasertsuk Y (1999) Effects of twice- versus thrice-weekly electroconvulsive therapy in schizophrenia. J Med Assoc Thai 82: 477–483

21. Chanpattana W, Chakrabhand ML, Kongsakon R, Techakasem P, Buppanharun W (1999) Short-term effect of combined ECT and neuroleptic therapy in treatment resistant schizo-phrenia. J ECT 15: 129–139

22. Charlton BG, Kavanau JL (2002) Delirium and psychotic symptoms-an integrative model. Med Hypotheses 58: 24–27

23. Childers R (1964) Comparison of four regimes in newly admitted female schizophrenics. Am J Psychiatry 120: 1010–1011

24. Cizaldo BC, Wheaton A (1995) Case study: ECT treatment of a young girl with catatonia. J Am Acad Child Adolesc Psychiatry 34: 332–335

25. Cohen D, Flament M, Taieb O, Thompson C, Basquin M (2000) Electroconvulsive therapy in adolescence. European Child & Adolescence Psychiatry 9: 1–6
26. Cohen D, Taieb O, Flament M, Benoit N, Chevret S, Corcos M, Fossati P, Jeammet P, Allilaire J-F, Basquin M (2000) Absence of cognitive impairement at long-term follow-up in adolescents treated with ECT for severe mood disorder. Am J Psychiatry 157: 460–462
27. Conca A, Pycha R, Prapotnik M (2002) Elektrokonvulsionstherapie-Konsensus AG für spezielle biologische Verfahren der ÖGPP
28. Conley RR, Kelly DL (2001) Management of treatment resistance in schizophrenia. Biol Psychiatry 50: 898–911
29. Davis JM, Janicak PG, Sakkas P, Gilmore C, Wang Z (1991) Electroconvulsive Therapy in the Treatment of the Neuroleptic Malignant Syndrome. Convuls Ther 7: 111–120
30. Devanand DP, Dwork AJ, Hutchinson ER, Bolwig TG, Sackeim HA (1994) Does ECT alter brain structure? Am J Psychiatry 151: 957–970
31. Dinwiddie SH, Drevets WC, Smith DR (1988) Treatment of Phencyclidine-Associated Psychosis with ECT. Convuls Ther 4: 230–235
32. Dinwiddie SH, Drevets WC, Smith DR (1988) Treatment of Phencyclidine-Associated Psychosis with ECT. Convuls Ther 4: 230–235
33. Dodwell D, Goldberg D (1989) A study of factors associated with response to electroconvulsive therapy in patients with schizophrenic symptoms. Br J Psychiatry 1989 154: 635–639
34. Ende G, Braus DF, Walter S, Weber-Fahr W, Henn F (2000) The hippocampus in patients treated with electroconvulsive therapy. Arch Gen Psychiatry 57: 937–943
35. Fall PA, Ekman R, Granerus AK, Thorell LH, Walinder J (1995) ECT in Parkinson's desease. Changes in motor symptoms, monoamine metabolites and neuropeptides. J Neural Transm Park Dis Dement Sect 10: 129–140
36. Fink M (1998) ECT and clozapine in schizophrenia [Editorial]. J ECT 14: 223–226
37. Fink M (2001) Catatonia: syndrome or schizophrenia subtype? Recognition and treatment. J Neural Transm 108: 637–644
38. Fink M (2001) Convulsive therapy: a review of the first 55 years. J Affect Disord 63: 1–15
39. Fink M, Taylor MA (2002) Catatonia: A Clinician's Guide to Diagnosis, Treatment and Neurology. Cambridge University Press, Cambridge, UK
40. Fink M, Sackeim HA (1996) Convulsive therapy in schizophrenia? Schizophr Bull 22(1): 27–39
41. Folkerts H (1995) Elektrokrampftherapie. Dt Ärztebl 92: A-358–364
42. Frankenburg FR, Supps T, McLean PE (1993) Combined Clozapine and electroconvulsive therapy. Convuls Ther 9: 176–180
43. Frey R, Schreinzer D, Heiden A, Kasper S (2001) Einsatz der Elektrokrampftherapie in der Psychiatrie. Nervenarzt 72: 661–676
44. Friedel RO (1986) The combined use of neuroleptics and ECT in drug resistant schizophrenic patients. Psychopharmacol Bull 22: 928–930
45. Gaebel W, Falkai P (1996) Entwurf von DGPPN-Leitlinien zur Indikation und Durchführung der Elektrokrampftherapie (EKT). Nervenarzt 67: 509–514
46. Ghaziuddin N, Laughrin D, Giordani B (2000) Cognitive side effects of electroconvulsive therapy in adolescents. J Child Adolesc Psychopharmacol 10: 269–276
47. Grunze H, Erfurth A, Schäfer M, Amann B, Meyendorf R (1999) Elektrokonvulsionsbehandlungstherapie in der Behandlung der schweren Manie. Nervenarzt 70: 662–667
48. Gujavarty K, Greenberg LB, Fink M (1987) Electroconvulsive Therapy and Neuroleptic Medication in Therapy-Resistant Positive-Symptom Psychosis. Convuls Ther 3: 185–195
49. Hafeiz HB (1987) Psychiatric manifestations of enteric fever. Acta Psychiatr Scand 75: 69–73

50. Heils A, Lesch KP (1997) Neuroleptic malignant syndrome and life threatening catatonia-two contrasting disease entities? Fortschr Neurol Psychiatr 65: 8–15
51. Hirose S, Ashby CR, Mills MJ (2001) Effectiveness of ECT combined with risperidone against aggression in schizophrenia. J ECT 17: 22–26
52. Ishihara K, Sasa M (1999) Mechanism underlying the therapeutic effects of electroconvulsive therapy (ECT) on depression. Jpn J Pharmacol 80: 185–189
53. Janakiramaiah N, Channabasavanna SM, Murthy NS (1982) ECT/chlorpromazine combination versus chlorpromazine alone in acutely schizophrenic patients. Acta Psychiatr Scand 66: 464–470
54. Janicak PG, Davis JM, Gibbons RD, Ericksen S, Chang S, Gallagher P (1985) Efficacy of ECT: a meta-analysis. Am J Psychiatry 14: 297–302
55. Janowsky EC, Risch C, Janowsky DS (1981) Effects of anesthesia on patients taking psychotropic drugs. J Clin Psychopharmacol 1: 14–20
56. Juckel G, Mendlin A, Jacobs BL (1999) Electrical stimulation of rat medial prefrontal cortex enhances forebrain serotonin output: implications for electroconvulsive therapy and transcranial magnetic stimulation in depression. Neuropsychopharmacology 21: 391–398
57. Kales HC, Dequardo JR, Tandon R (1999) Combined electroconvulsive therapy and clozapine in treatment resistent schizophrenia. Prog Neuropsychopharmacol Biol Psychiatry 23: 547–556
58. Katschnig H, Donat H, Fleischhacker WW, Meise U (2002) 4x8 Empfehlungen zur Behandlung von Schizophrenie. edition pro mente, Linz
59. Keck PE Jr, Caroff SN, McElroy SL (1995) Neuroleptic malignant syndrome and malignant hyperthermia: end of a controversy? J Neuropsychiatry Clin Neurosci 7: 135–144
60. Kellner CH (1999) Novel electrode placements: time to reassess (Editorial). J ECT 15: 115–117
61. Klapheke MM (1991) Clozapine, ECT, and schizoaffective disorder, bipolar type. Convuls Ther 7: 36–39
62. Klimke A, Klieser E (1991) [Effectiveness of neuro-electric therapy in drug resistant endogenous psychoses]. Fortschr Neurol Psychiatr 59: 53–59
63. König P, Glatter-Götz U (1990) Combined electroconvulsive and neuroleptic therapy in schizophrenia refractory to neuroleptics. Schizophr Res 3: 351–4
64. Krankenanstaltenrecht (2000) Herausgeber A. Radner, A Haslinger, P. Reinberg, T. Radner. Rudolf Traum Verlag Linz 2000; 55. Lieferung 2001
65. Krueger RB, Sackeim HA (1995) Electroconvulsive therapy and schizophrenia. In: Hrisch S, Weinberger D (eds) Schizophrenia. Oxford, England. Blackwell, pp 503–545
66. Kupchik M, Spivak B, Mester R, Reznik I, Gonen N, Weizman A, Kotler M (2000) Combined electroconvulsive-clozapine therapy. Clin Neuropharmacol 23: 14–16
67. Landmark J, Joseph L, Merskey H (1987) Characteristics of schizophrenic patients and the outcome of fluphenazine and of electroconvulsive treatments. Can J Psychiatry 32: 425–428
68. Landy DA (1991) Combined use of clozapine and electroconvulsive therapy. Convuls Ther 7: 218–221
69. Lee JWY (1998) Serum iron in catatonia and neuroleptic malignant syndrome. Biol Psychiatry 44: 499–507
70. Letemendia FIJ, Delva NJ, Rodenburg M, Lawson JS, Inglis J, Waldron JJ, Lywood DW (1993) Therapeutic advantage of bifrontal electrode placement in ECT. Psychol Med 23: 349–360
71. Lisanby SH, Bazil CW, Resor SR, Nobler MS, Finck DA, Sackeim HA (2001) ECT in the treatment of status epilepticus. J ECT 2001 17: 210–215
72. Llorca PM, Chereau I, Bayle FJ, Lancon C (2002) Tardive dyskinesias and antipsychotics: a review. Eur Psychiatry 17: 129–138

73. Mac DS, Pardo MP (1983) Systemic lupus erythematosus and catatonia: a case report. J Clin Psychiatry 44: 155–156

74. Malur C, Francis A (2001) Emergence of catatonia during ECT. J ECT 17: 201–204

75. Mann SC, Auriacombe M, Macfadden W, Caroff SN, Cabrina Campbell E, Tignol J (2001) [Lethal catatonia: clinical aspects and therapeutic intervention. A review of the literature] Encephale 27: 213–216

76. Mann SC, Caroff SN, Bleier HR (1986) Lethal catatonia. Am J Psychiatry 143: 1374–1381

77. Masiar SJ, Johns CA (1991) ECT following clozapine. Br J Psychiatry 158: 135–136

78. May PRA (1968) Treatment of schizophrenia: A comparative study of five treatment methods. New York, Science House

79. McIntyre R, McCann SM, Kennedy SH (2001) Antipsychotic metabolic effects: weight gain, diabetes mellitus and lipid abnormalities. Can J Psychiatry 46: 273–281

80. Meduna LJ (1935) Die Konvulsiontherapie der Schizophrenie. Psychr Neurol Wochenschr 37: 317–319

81. Miller L (1994) Use of electroconvulsive therapy during pregnancy. Hosp Commun Psychiatry 45: 444–450

82. Milstein V, Small JG, Miller MJ, Sharpley PH, Small IF (1990) Mechanisms of action of ECT: schizophrenia and schizoaffective disorder. Biol Psychiatry 27(12): 1282–1292

83. Mukherjee S, Debsikdar V (1994) Absence of neuroleptic-induced parkinsonism in psychotic patients receiving adjunctive electroconvulsive therapy. Convuls Ther 10: 53–58

84. Nedopil N (1993) Die medikamentöse Versorgung als Heilbehandlung gemäß §1904 BGB. FamRZ 1: 24–27

85. Neubauer H (1993) Kriterien für die Beurteilung der Einwilligungsfähigkeit bei psychisch Kranken. Psychiat Prax 20: 166–171

86. Newman ME, Gur E, Shapira B, Lerer B (1998) Neurochemical mechanisms of action of ECS: evidence from in vivo studies. J ECT 14: 153–171

87. Nisijima K, Ishiguro T (1999) Electroconvulsive therapy for the treatment of neuroleptic malignant syndrome with psychotic symptoms: a report of five cases. J ECT 15: 158–163

88. Nobler MS, Sackeim H (1993) Augmentation strategies in electroconvulsive therapy: a synthesis. Convuls Ther 9: 331–335

89. Pataki J, Zervas IM, Jandorf L (1992) Catatonia in a university inpatient service (1985–1990). Convuls Ther 8: 163–173

90. Pridmore S, Pollard C (1996) Electroconvulsive therapy in Parkinson's disease: 30 month follow up. J Neurol Neurosurg Psychiatry 60: 693

91. Richter S (1994) Zur Anwendbarkeit der §§ 1904 BGB, 69d FGG bei Elektrokrampfbehandlungen psychisch Kranker. FamRZ 18: 1204–1205

92. Ries RK, Wilson L, Bokan JA, Chiles JA (1981) ECT in medication resistant schizoaffective disorder. Compr Psychiatry 22: 167–73

93. Rosenquist KJ, Walker SS, Ghaemi SN (2002) Tardive dyskinesia and Ziprasione. Am J Psychiatry 159: 1436

94. Royal College of Psychiatrists (1998) ECT.-1995: Second Report of the Royal College of Psychiatrists,Special Committee on ECT. I. Freeman, Chris II. Dorchetser: Henry Ling Ltd, Dorset Press; reprinted in 1998

95. Royal College of Psychiatrists (1989) Freeman CP, Crammer JL, Deakin JWF, McClelland R, Mann SA, Pippard J (eds) The practical administration of electroconvulsive therapy (ECT). London: Gaskell

96. Sachdev P, Mason C, Hadzi-Pavlovic D (1997) Case-control study of neuroleptic malignant syndrome. Am J Psychiatry 154: 1156–1158

97. Sackeim HA (1999) The anticonvulsant hypothesis of the mechanisms of action of ECT: current status. J ECT 15: 5–26

98. Sackeim HA, Prudic J, Devanand DP, Kiersky JE, Fitzsimons L, Moody BJ, McElhiney MC, Coleman EA, Settembrino JM (1993) Effects of stimulus intensity and electrode placement on the efficacy and cognitive effects of electroconvulsive therapy. N Engl J Med 328: 839–846

99. Sackeim HA, Prudic J, Devanand DP, Nobler MS, Lisnaby SH, Peyser S, Fitzsimons L, Moody BJ, Clark J (2000) A prospective, randomised, double-blind comparison of bilateral and right unilateral ECT at different stimulus intensities. Arch Gen Psychiatry 57: 425–434

100. Sajatovic M, Meltzer HY (1993) The Effect of Short-Term Electroconvulsive Treatment Plus Neuroleptics in Treatment-Resistant Schizophrenia and Schizoaffective Disorder. Convuls Ther 9: 167–175

101. Sakel M (1935) Neue Behandlungsmethoden der Schizophrenie. Perthes. Wien, Leipzig

102. Sauer H, Lauter H (1987) Elektrokrampftherapie. Nervenarzt 58: 201–209

103. Scheftner WA, Shulman RB (1992) Treatment Choice in Neuroleptic Malignant Syndrome. Convuls Ther 8: 267–279

104. Schneeweiß B, Zinkler M (2000) Zur Frage der Genehmigungspflicht von Elektrokrampf-therapie im Rahmen einer Betreuung (§1904 BGB): Anmerkungen. Nervenarzt 71: 222–223

105. Schuld A, Kuhn M, Haack M, Kraus T, Hinze-Selch D, Lechner C, Pollmacher T (2000) A comparison of the effect of clozapine and olanzapine on the EEG in patients with schizophrenia. Pharmacopsychiatry 33: 109–111

106. Silva RR, Munoz DM, Alpert M, Perlmutter IR, Diaz J (1999) Neuroleptic malignant syndrome in children and adolescents. J Am Acad Child Adolesc Psychiatry 38: 187–194

107. Small JG (1985) Efficacy of Electroconvulsive Therapy in Schizophrenia, Mania, and other Disorders. I. Schizophrenia. Convuls Ther 1: 263–270

108. Smith K, Surphlis WR; Gynther MD, Shimkunas AM (1967) ECT chlorpromazine and chlorpromazine compared in the treatment of schizophrenia. J Nerv Ment Disease 144: 284–290

109. Smith S, Lindefors N, Hurd Y, Sharp T (1995) Electroconvulsive shock increases dopamine D1 and D2 receptor mRNA in the nucleus accumbens of the rat. Psychopharmacology (Berl) 120: 333–40

110. Spiess-Kiefer C, Hippius H (1986) Neuroleptisches Syndrom und Maligne Hyperthermie: ein Vergleich. Fortschr Neurol Psychiatr 54: 158–170

111. Strömgren LS (1997) ECT in acute delirium and related clinical states. Convuls Ther 13: 10–17

112. Tarsy D, Baldessarini RJ, Tarazi FI (2002) Effects of newer antipsychotics on extrapyramidal function. CNS Drugs 16: 23–45

113. Taylor PJ, Fleminger JJ (1980) ECT for schizophrenia. Lancet 1: 1380–1382

114. Tharyan P, Adams CE (2002) Electroconvulsive therapy for schizophrenia (Cochrane Review). Cochrane Database Syst Rev 2: CD000076

115. Trollor JN, Sachdev PS (1999) Electroconvulsive treatment of neuroleptic malignant syndrome: a review and report of cases. Aust N Z J Psychiatry 33: 650–659

116. Tsuang MT, Dempsey GM, Fleming JA (1997) Can ECT prevent premature death and suicide in ,schizoaffective' patients? J Affect Disord 1: 167–171

117. Unterbringungsgesetz Hersausgeber G. Hopf, G. Aigner. Wien 1993 Manzsche Verlags- und Universitätsbuchhandlung. Sonderausgabe 82

118. Weller EB, Weller RA (2000) Treatment options in the management of adolescent depression. J Affect Disord 61 [Suppl 1]: 23–28

119. World Health Organization (1979) Schizophrenia. An international Follow up Study. New York, Wiley

120. Yoshida K, Higuchi H, Kamata M, Yoshimoto M, Shimizu T, Hishikawa Y (1998) Single and repeated electroconvulsive shocks activate dopaminergic and 5-hydroxytryptaminergic neurotransmission in the frontal cortex of rats. Prog Neuropsychopharmacol Biol Psychiatry 22(2): 435–444

121. Zis AP, Nomikos GG, Damsma G, Fibiger HC (1991) In vivo neurochemical effects of electroconvulsive shock studied by microdialysis in rat striatum. Psychopharmacology 103: 343–350

Riedel, Strassnig, Möller, Müller (München)

4.5 Elektrokonvulsionstherapie bei Neuroleptika-Therapie-Refraktärität schizophrener Erkrankungen

Die Elektrokonvulsionstherapie (Elektrokrampftherapie, EKT) war seit ihrer Einführung 1934 bis zur Einführung der Antipsychotika in den 50er Jahren eine akzeptierte Form der Behandlung schizophrener Psychosen, verlor allerdings danach rasch an Bedeutung. Etwa zehn Jahre später erwachte das Interesse an der EKT erneut; nicht zuletzt aufgrund technischer Verbesserungen (u. a. Analgesie, Anästhesie, Muskelrelaxation (siehe Kapitel 3.3)) und gilt seither als eine der effektivsten Behandlungsformen medikamentenrefraktärer affektiver Erkrankungen; sie wird bis heute angewandt. Gesellschaftlicher Druck erschwert ihren flächendeckenden Einsatz, doch laut einer Umfrage der Deutschen Gesellschaft für Psychiatrie, Psychotherapie und Nervenheilkunde unter deutschen Chefärzten psychiatrischer Kliniken herrscht Konsens über die Effektivität der Methode, insbesondere über den Nutzen in der Behandlung medikamentenrefraktärer Patienten [73]. Während allerdings in Europa die Anwendung der EKT eher rückläufig ist [29, 77, 73], wird in Amerika seit den 80er Jahren eine Stabilisierung und ein leichter Anstieg der EKT-Anwendungen verzeichnet [96]. Generell herrscht wieder mehr Interesse an „alternativen biologischen Verfahren" wie z. B. TMS (siehe Kapitel 2.5) und Vagus-Nerv Stimulation; in diesem Zusammenhang wird auch der EKT wieder mehr Bedeutung beigemessen.

Historisch gesehen wurden Konvulsionstherapien zunächst auf Grundlage von Fallberichten ihrer Wirksamkeit bei Psychosepatienten entwickelt; Dementia praecox war bei Epilepsiepatienten selten und posttraumatische Krampfanfälle bei Patienten mit Dementia praecox verbesserten das psychopathologische Bild [64, 65]. In einer vielzitierten Übersichtsarbeit von Christoson [20] wurden mehrere Therapieansätze genannt, die bei der Behandlung persistierender, behindernder Symptome der Schizophrenie gegenüber Plazebo statistisch signifikant überlegen waren: Clozapin, Lithium, Benzodiazepine, EKT, Resperin, Carbamazepin, Propanolol und L-Dopa. Reserpin, eigentlich ein Blutdruckmedikament, wird heute aufgrund seines unberechenbaren Interaktionsprofils nicht mehr eingesetzt. Bezüglich der EKT kam Christoson zu dem Schluss, dass vor allem die Produktivsymptomatik der schizophrenen Psychose, sowie motorische Symptome bei Katatonie gut mit EKT behandelt werden können.

Definition der Therapie-Refraktärität/-Resistenz

Etwa ein Fünftel bis ein Drittel aller an Schizophrenie erkrankten Patienten erweisen sich als therapieresistent gegenüber pharmakologischen Interventionen; an dieser Situation konnten auch die atypischen Neuroleptika bislang kaum etwas ändern [26, 30].

Behandlungsrefraktäre Patienten weisen in der Regel trotz intensiver psychopharmakologischer Behandlung meist psychopathologisch unbeeinflussbare schizophrene Positivsymptome auf und müssen oft lange Zeit in stationärer Behandlung verbringen, was mit beträchtlichem Pflegeaufwand und finanziellen Belastungen verbunden ist [44, 62].

Die eigentliche Definition von Therapieresistenz entzog sich bisher einem allgemeinen Konsensus. Am häufigsten finden die Kriterien von Kane und Kollegen [47] in der wissenschaftlichen Literatur Verwendung, welche in der ersten Multicenter-Clozapin Studie als Definition für Therapieresistenz herangezogen wurden. Als Maß für die zugrundeliegende Psychopathologie werden die Brief Psychiatric Rating Scale (BPRS [75]) und Clinical Global Impression Scale (CGI-Skala [41]) herangezogen. In leicht abgewandelter Form wird diese zunächst etwas technisch anmutende Definition häufig wissenschaftlichen Untersuchungen zugrunde gelegt:

1. Persistierende psychotische Positivsymptome: Item Scores ≥ 4 auf mindestens zwei von vier Items zur Produktivsymptomatik in der BPRS Bewertung (Halluzinationen, Misstrauen, ungewöhnliche Gedankeninhalte, und Gedankenzerfahrenheit)
2. Derzeitiges Vorhandensein eines zumindest mäßigen Schweregrades der Erkrankung, reflektiert in einem BPRS Gesamtwert von ≥ 45; sowie einem CGI Wert von ≥ 4 auf der CGI-Skala
3. Persistenz der Erkrankung: keine Periode stabiler sozialer und/oder beruflicher Funktion innerhalb der letzten 5 Jahre (z. B. Unfähigkeit, Beziehungen aufrecht zu erhalten oder kontinuierlich einer Arbeit nachzugehen)
4. Medikamenten-Resistenz: mindestens 3 Behandlungsperioden in den letzten 5 Jahren mit klassischen Antipsychotika aus mindestens aus 2 verschiedenen chemischen Klassen und jeweils ≥ 750 mg Chlorpromazin Äquivalenten über je mindestens 6 Wochen; jeweils ohne signifikante Verbesserung der Symptome, reflektiert durch einer Verbesserung des BPRS Gesamtwertes von weniger als 20%.

Das vierte Kriterium wurde mehrmals überarbeitet und ist Gegenstand kontroverser Diskussionen. Man geht heute davon aus, dass auch mindestens ein atypisches Neuroleptikum über adäquat lange Zeit (6 Wochen und mehr) gegeben werden sollte [49, 67] gefolgt von einem Versuch mit Clozapin über mindestens 6 Monate, also ebenfalls über einen suffizienten Zeitraum [11, 67], bevor von Medikamenten-Nonresponse gesprochen werden sollte [90]. Man sollte jedoch im Auge behalten, vor allem wenn man Studien kritisch evaluieren will, dass nach wie vor oft die ursprüngliche Definition von Kane [47] Verwendung findet.

Aus verschiedenen (technischen) Gründen sind manche Patienten nicht wirklich therapieresistent gegenüber Psychopharmaka. Selbstverständlich muss man viele unspezifische Faktoren ausschließen, bevor von einer echten Neuroleptika-Nonresponse gesprochen werden kann:

1. Die verordnete Dosis wird aufgrund mangelnder Compliance, oder Ausgabe-/Einnahmefehler nicht erreicht.
2. Die verabreichte Dosis erweist sich aufgrund mangelhafter Absorption, mangelhafter Verteilung im Gewebe oder gestörter Plasma- und Gewebebindung als zu gering
3. Am Wirkort wird durch z. B. veränderten funtionellen Rezeptorstatus keine ausreichende Konzentration des Wirkstoffes erreicht.

Die Punkte zwei und drei können aufgrund physiologischer Variabilität, pathologischen Faktoren, genetischen Faktoren, Arzneimittelinteraktionen oder Toleranzentwicklung einer großen Schwankungsbreite unterliegen.

Vorgehen bei Therapieresistenz

Klassische Neuroleptika wurden lange Zeit als Therapie der ersten Wahl in der Behandlung schizophrener Psychosen angesehen. Ihre Wirksamkeit, belegt durch mehr als 100 Studien, die klassische Neuroleptika untereinander verglichen, wird als annähernd gleich beschrieben. Weniger als 5% der Patienten, die auf das erste klassische Antipsychotikum nicht ansprachen, profitierten von einem weiteren klassischen Präparat [47]. Haloperidol und Fluphenazin sind seit langer Zeit auch als Depot-Medikation erhältlich. Durch verlässliche Verabreichung und unter Umgehung des „First pass effects" kann durch diese Darreichungsform das Ansprechen auf die Pharmakotherapie optimiert werden. Die Datenlage hinsichtlich Langzeitwirksamkeit und Compliance ist aber bei nüchterner Betrachtungsweise eher enttäuschend.

Seit Einführung der modernen atypischen Neuroleptika stehen (zusätzlich zu Clozapin) eine Reihe weiterer Medikamente zur initialen Behandlung schizophrener Psychosen zur Verfügung. Allerdings konnte bisher z.B. weder für Risperidon noch für Olanzapin eine bessere Wirksamkeit als für Clozapin nachgewiesen werden [7, 23]. Zu den anderen derzeit verfügbaren atypischen Neuroleptika, wie Amisulprid, Aripiprazol, Quetiapin oder Ziprasidon stehen noch nicht ausreichend Daten zur Verfügung. Analysen deuten aber in dieselbe Richtung [38]. Clozapin stellt somit derzeit weiterhin den pharmakologischen Standard in der Behandlung therapierefraktärer schizophrener Psychosen dar [36].

Vorgehen bei mangelhafter Clozapin-Wirkung bzw. Unverträglichkeit

Bei nicht ausreichender Wirksamkeit oder Tolerabilität der Therapie mit Clozapin, stehen als Alternativen zusätzliche („add-on") Medikation oder die Elektrokonvulsionstherapie als Augmentationsstrategien zur Verfügung. Zusatzmedikation ist aus dem klinischen Alltag wohlbekannt, wissenschaftliche Grundlagen für Sicherheit und Effektivität im Sinne von Evidence based Medicine liegen kaum vor [19].

add-on Medikation

- Eine add-on Therapie von Lithium hat bei einigen Patienten mit unzureichendem Ansprechen auf Clozapin einen therapeutischen Benefit erbracht [10]. Generell wird die Lithium-Augmentation als sicher eingestuft [74]. Es wurden allerdings Fälle von Delir, Enzephalopathien und Neuropathien berichtet [9], die auf die Kombination von Lithium mit klassischen Antipsychotika oder Clozapin zurückgeführt wurden.
- Antikonvulsiva (Carbamazepin, Valproat) werden oft zusätzlich zu Neuroleptika in der Therapie schizophrener Erkrankungen gegeben. Positive Effekte sind in der Literatur gut belegt, allerdings meist moderat ausgeprägt. Zu den neueren Antikonvulsiva, wie Lamotrigin oder Gabapentin sind bisher wenige Daten verfügbar.
- Die Kombination von SSRIs mit typischen wie atypischen Neuroleptika erfolgt in der klinischen Praxis, um besseres Ansprechen vor allem bei einer vorherrschenden Negativsymptomatik zu erzielen. Am Besten untersucht (und dokumentiert) ist die zusätzliche SSRI-Gabe zu bestehender Clozapin-Therapie. Durch kompetitive Hemmung bzw. inhibitorische Eigenschaften mancher SSRIs an den metabolisierenden Isoenzymen des CYP 450 Sytems über die auch Clozapin (CYP 1A2, 2C19, 2D6, 3A4) verstoffwechselt wird, kann der Plasmaspiegel des aktiven Metaboliten Norclozapin bis auf den dreifachen Wert erhöht werden [12]. Auf diese Weise soll durch Clozapin eine gute antipsychotische Wirksamkeit erreicht werden bei vergleichsweise niedriger Dosierung und günstigerem Nebenwirkungsprofil. Eine bessere Wirksamkeit wird durch die verfügbaren Daten nicht bestätigt
- Kombinationen mehrerer Neuroleptika: Ca. 15% der schizophrenen Patienten werden mit Kombinationen mehrerer Neuroleptika behandelt [52]. Im Regelfall sollte eine Monotherapie mit Neuroleptika durchgeführt werden, um die mit einer Kombinationstherapie verbundenen Interaktionen hinsichtlich Pharmakodynamik und -kinetik zu umgehen [54]. In gewissen Situationen kann aber eine Kombination verschiedener Neuroleptika durchaus angebracht sein, wenn zum Beispiel die starke antipsychotische Wirksamkeit einiger z. B. Butyrophenone mit der sedativen Wirkung niedrigpotenter Neuroleptika aus der Gruppe der Phenothiazine verbunden werden soll. Mit dem Einsatz von Benzodiazepinen steht eine sinnvolle Alternative zu den niederpotenten Neuroleptika zu Verfügung, um additive Effekte hinsichtlich unerwünschter Arzneimittelwirkungen zu vermeiden [76]. Obwohl im klinischen Alltag eine Kombination von Neuroleptika häufig Anwendung findet, ist die wissenschaftliche Datenlage im Sinne Evidence based Medicine, die ein solches Vorgehen befürworten könnte, als kaum vorhanden zu bezeichnen [91, 92]. Die meisten vorliegenden Daten wurden aus Fallberichten gewonnen. So wurden zusätzlich zu Clozapin Risperidon, Olanzapin oder Pimozid gegeben [72]. Es liegt eine gut dokumentierte, stringent durchgeführte Studie über Sulpirid als Add-on bei Clozapin-refraktären schizophrenen Patienten [88] vor. Die Ergebnisse lassen auf vielversprechende Therapieverläufe schließen.

– Benzodiazepine werden besonders bei leicht irritablen und ängstlichen schizophrenen Patienten zusätzlich zu Antipsychotika verordnet. Zusätzliche antipsychotische Effekte sind durch diese Kombination nicht zu erwarten, vielmehr
profitieren schizophrene Patienten mit ausgeprägter psychomotorischer Erregung,
inhaltlichen Denkstörungen, die betont angstbesetzt sind oder ausgeprägten
Schlafstörungen von den anxiolytischen und sedierenden Eigenschaften der
Benzodiazepine [70]. Trotz mancher Vorteile die eine add on Therapie mit Benzodiazepinen bietet, ist das Problem der Entwicklung einer Abhängigkeit nicht
außer acht zu lassen. Ferner existieren Hinweise auf eine synergistische Toxizität
mit Clozapin [31, 45]. Diese Kombinationsbehandlung sollte von Fall zu Fall
auf ihre Notwendigkeit geprüft werden; allgemein kann diese Strategie besonders im Hinblick auf eine Kombination mit Clozapin nicht empfohlen werden.

Elektrokonvulsionstherapie

Alternativ zur pharmakologischen add-on oder Kombinationsbehandlung bietet
sich die EKT an. Insgesamt sind etwa zehn Studien zur Wirksamkeit von EKT bei
medikamenten-refraktären schizophrenen Patienten verfügbar; davon sind vier na-
turalistische retrospektive Studien [40, 55, 59, 79], drei offene klinische Studien
[13, 37, 84] und zwei prospektive Vergleichsstudien [18, 69].

Historisch gesehen wird eine Erhaltungs-EKT (siehe Kapitel 4.6) schon lange
eingesetzt, um Rückfälle schizophrener Patienten zu vermeiden bzw. die Zeit
bis zu einem Rückfall zu verlängern [6, 51, 71, 93].

Tharyan und Adams [94] analysierten systematisch sämtliche in der wissenschaftlichen Literatur vorhandenen Studien und Fallberichte über den Nutzen der
Elektrokonvulsionstherapie in der Behandlung der Schizophrenie. Die Autoren
kamen zu dem Schluss, dass der Nutzen der EKT gut belegt ist; insbesondere profitierten Patienten, die nur bedingt auf Medikamente ansprachen.

Die EKT hat somit einen festen Platz in der Behandlung therapieresistenter
schizophrener Psychosen. Sie ist wissenschaftlich nicht weniger belegt als adjuvante
Therapieansätze mit verschiedenen psychoaktiven Substanzen. Im Gegenteil, vor
allem in letzter Zeit ist das wissenschaftliche Interesse an „add-on" EKT wieder
größer geworden; nicht zuletzt tragen gute Verträglichkeit der EKT und relatives
Fehlen von gravierenden Nebenwirkungen dazu bei.

Erhaltungs-EKT stellt eine effektive Methode dar, um Rückfälle schizophrener
Patienten zu vermeiden bzw. als prophylaktische Behandlungsmethode anzuwenden, besonders wenn die Patienten bezüglich der psychopharmakologischen Behandlung therapierefraktär sind bzw. eine Intoleranz entwickeln [78].

Einbindung der EKT in Therapiealgorithmen und Stufenpläne

Es wurden eine Reihe verschiedener Expertenrichtlinien und Therapiealgorithmen
zur Schizophreniebehandlung erstellt; übereinstimmend zeichnen sie sich durch
ein Fehlen stringenter Richtlinien für den nächsten Schritt nach unzureichend

wirksamer Clozapinbehandlung aus. Im Texas Medication Algorithm Project [68] z.B. wird gleichviel Wert auf medikamentöse Augmentation und Augmentation durch Elektrokonvulsionstherapie gelegt.

Die „Expert Consensus Series" [97] empfiehlt folgendes Vorgehen bei Clozapin-resistenz:

1. Zugabe eines Antikonvulsivums
2. Zugabe eines klassischen Neuroleptikums
3. Zugabe eines Atypikums
4. Zugabe von Lithium zu Clozapin
5. Benzodiazepine zusätzlich zu Clozapin
6. EKT unter Clozapinbehandlung

Nahezu analog sind die Ausführungen in den Richtlinien des britischen Royal College of Psychiatrists [80]; auch hier wurde die EKT explizit wieder aufgenommen. Die Richtlinien stellen jeweils den Konsensus von Expertenmeinungen dar; es existieren keine wissenschaftlichen Untersuchungen über die Sinnhaftigkeit der Abfolge der empfohlenen Sequenz; hierauf wird in den Richtlinien der American Psychiatric Association [3] zur Behandlung der Schizophrenie nochmals hingewiesen.

Kombinationstherapien

Schizophrene Patienten, die sich gegenüber medikamentöser Intervention als resistent erweisen, stellen, wie bereits erwähnt, aus verschiedenen Gründen ein großes therapeutisches Problem dar. Ungefähr 20% aller schizophrenen Patienten respondieren überhaupt nicht auf klassische Neuroleptika in adäquaten Dosen [43, 60]. Weitere 20% der Patienten können adäquate Dosen wegen extrapyramidaler Nebenwirkungen nicht tolerieren; es gilt als belegt, dass solche medikamentös nicht therapierbaren Patienten von EKT profitieren [67].

Clozapin war das erste atypische Neuroleptikum mit hoher Wirksamkeit in der Behandlung zuvor refraktärer Patienten [50]. Allerdings sprechen bis zu 40 Prozent resistenter Patienten auch nicht auf einen adäquaten Therapieversuch mit Clozapin an bzw. sind auch Clozapin-Teilresponder weiterhin mit einer floriden psychotischen Symptomatik belastet [66]. Um 1990 kam der Vorschlag auf, Clozapin mit EKT Behandlung zu kombinieren [34]. Generell herrscht Konsensus darüber, dass eine Kombination aus EKT und Neuroleptikagabe bei ansonsten refraktären Patienten effektiver ist als EKT oder Neuroleptikabehandlung allein [33, 56, 57, 85].

Allgemeine Ergebnisse

Insgesamt wurden bis 2000 mehr als 35 Fälle kombinierter Clozapin/EKT Behandlung publiziert und in einer Übersichtsarbeit von Kupnick et al. [58] bezüglich Wirksamkeit und Sicherheit ausgewertet. Diese relativ geringe Anzahl von dokumentierten Fällen lässt sich wohl aus der Befürchtung heraus erklären, dass bekannte Nebenwirkungen von Clozapin, wie Erniedrigung der Krampfschwelle mit Auftreten von Grand-Mal Anfällen [39], Tachykardie oder Herzrhythmusstörungen, die Durchführung einer EKT Behandlung verkomplizieren können. Bei 18 der analysierten Patienten wurde Clozapin nach Beginn der EKT Serie angesetzt; 17 waren mit Clozapin in stabiler Dosierung vor Beginn der EKT Zyklen vorbehandelt. Das mittlere Alter der Patienten war 40,5 (± 13,4) Jahre. Von 34 Patienten war die jeweilige Clozapindosis bekannt (384 ± 172 mg/Tag). Die durchschnittliche Anzahl der EKT-Behandlungen (unter Clozapintherapie) war von 33 Patienten ersichtlich und lag bei 12 ± 6 Behandlungen. Die Analyse aller Fallberichte ergab ein gutes Ansprechen bzw. Behandlungsergebnis bei 24 Patienten auf die Kombinationstherapie aus Clozapin und EKT; das entspricht einer Ansprechrate von 67,2%. In den meisten Fällen wurde die Kombinationstherapie gut vertragen; sechs Patienten litten unter Nebenwirkungen (16,6%), wie prolongierte Krämpfe (> sechs Minuten) während der EKT Durchführung, supraventrikuläre Tachykardien, Sinustachykardie, und Bluthochdruck. Bei 21 der untersuchten Patienten kam es zu keiner Verlängerung der Krampfaktivität. Insgesamt wurden trotz der angesprochenen Befürchtungen bezüglich epileptogener Effekte einer kombinierten Clozapin-EKT-Therapie keine solchen Nebenwirkungen festgestellt. Die Autoren weisen jedoch explizit darauf hin, dass Risiko von Grand mal Anfällen sorgfältig einzubeziehen und mittels frequenter EEG-Ableitungen das Risiko in jedem Fall individuell einzuschätzen sei.

Kales und Kollegen [46] befanden eine kombinierte Behandlung refraktärer Patienten aus EKT-Zyklen und Clozapin für sicher und effektiv; Nebenwirkungen resultierend aus der Kombinationsbehandlung traten keine auf.

Neuere Ergebnisse zur Erhaltungs-EKT schizophrener Patienten

Generell ist davon auszugehen, dass die EKT einen festen Platz in der Behandlung Neuroleptika-refraktärer schizophrener Patienten einnimmt [33]. Abgesehen von den zuvor erwähnten Erfahrungsberichten finden sich in der Literatur nur wenige kontrollierte Studien, die auch unter kritischen methodischen Gesichtspunkten hinreichend aussagekräftig wären.

Chanpattana et al. [16] verglichen den Nutzen von Erhaltungstherapie mit dem Neuroleptikum Flupentixol allein, Erhaltungs-EKT allein, oder einer Kombination aus neuroleptischer Medikation und Erhaltungs-EKT bei Patienten mit definierter Neuroleptika-Resistenz in einer zweiphasigen Studie. Als Einschlusskriterien wurden die Resistenzkriterien nach Kane [47, 48] angewandt. 114 therapierefraktäre schizophrene Patienten erhielten in Phase eins der Studie wöchentlich drei bilaterale EKT Behandlungen und 12 bis 24 mg Flupentixol pro Tag, dosiert nach Wirksamkeit und Verträglichkeit. 58 teilnehmende Patienten erreichten nach der variablen ersten Phase die Kriterien „remittiert", definiert als BPRS Score unter 25 [75], der für einen Zeitraum von drei Wochen stabil bleiben musste. 51 davon wurden in die sechs Monate andauernde Erhaltungsphase (Phase zwei) der Studie übernommen. Der Therapieerfolg wurde unter anderem mit der BPRS und Global Assessment of Functioning (GAF) Skala [41] gemessen.

Ergebnisse der ersten Phase: 58 der 114 Patienten (57%) respondierten nach den angegebenen BPRS Kriterien, 43 nicht; 13 Patienten waren drop-outs. Responder waren jünger, litten eher an paranoiden Psychosen, wiesen eine insgesamt kürzere Erkrankungsdauer auf, hatten aktuell eine kürzer andauernde Episode, zeigten vor der Therapie höhere GAF-Werte, benötigten geringere Flupentixol Dosen, und brauchten weniger EKT Behandlungen als Non-Responder. Es ergaben sich ausgeprägte Verbesserungen in der Psychopathologie der Patienten, gemessen an der Reduktion des BPRS Scores (durchschnittlich um 60,6% ± 17,2). In der zweiten Phase (Dauer: sechs Monate) wurden 45 Patienten auf drei Behandlungsarme randomisiert: Kombinationsbehandlung aus EKT/Flupentixol war weitaus effektiver (9 von 15 Patienten konnten die Verbesserung der Psychopathologie beibehalten) als entweder EKT allein (1 von 15 blieb stabil) oder Flupentixol allein (1 von 15 blieb stabil). Acht von den neun Patienten mit Kombinationsbehandlung konnten in einer weiterführenden Beobachtung die erzielten Verbesserungen bis zu 17 Monate lang weiter aufrecht erhalten.

Eine weitere Studie von Chanpattana und Kramer [14] zu Wirksamkeit von Langzeit-EKT bei Neuroleptika-refraktären Patienten liegt seit kurzem vor. Die Studie war analog der ersten in zwei Phasen (eine „Akut-Phase" und eine Erhaltungsphase) gegliedert. 59 Patienten wurden rekrutiert und eingeschlossen. Unmittelbar vor Beginn der ersten Phase erhielten die Probanden Flupentixol 23,1 (± 2,2) mg/Tag je nach Verträglichkeit und Wirksamkeit. Die erste Phase (wöchentlich drei bilaterale EKT-Behandlungen) brachte eine signifikante Verbesserung der BPRS Werte um 69%, bessere Scores in diversen Skalen zur Lebensqualität und signifikante GAF-Verbesserungen. Durchschnittlich wurden 12,3 (± 4,5) EKT-Behandlungen bis zur „Remission" durchgeführt, welche als Reduktion des BPRS-Gesamtwertes ≤ 25 stabil über mindestens drei Wochen definiert war. Die zweite Phase war auf die Dauer eines Jahres ausgelegt. 46 Patienten komplettierten die zweite Phase mit Erhaltungs-EKT/Flupentixol Medikation (33 erhielten EKT in zweiwöchigen, sechs in dreiwöchigen und sieben in monatlichen Abständen). Die Reduktion der BPRS und GAF Werte und die Verbesserung in den Skalen zur Lebensqualität blieben erhalten. Nur die Negativ-Symptome, gemessen an den BPRS Items (emotionaler Rückzug, verflachter Affekt, depressive Verstimmung, motorische Verlangsamung) zeigten nach der initialen Verbesserung in der ersten Phase keine weitere Verbesserung, sondern tendierten eher dazu, sich wieder zu verschlechtern. Generell erlebten schwerkranke Patienten mit zuvor therapierefraktärer Schizophrenie substantielle Verbesserungen in der Psychopathologie, der Lebensqualität und Ihrer sozialen Fertigkeiten, welche mit der Kombination aus Erhaltungs-EKT/Flupentixol-Medikation weitgehend aufrechterhalten werden konnten.

Faktoren, die auf die Wirksamkeit der EKT bei bislang refraktären Patienten hinwiesen

Zu klinischen Charakteristika schizophrener Patienten, die gut auf EKT respondieren, ist in der Literatur nur sehr wenig dokumentiert [56, 57]. Tatsächlich finden sich nur zwei Studien, die sich mit prädiktiven Faktoren für den Erfolg einer EKT bei schizophrenen Patienten beschäftigen.

1989 führten Dodwell und Goldberg [28] eine prospektive Studie mit 17 schizophrenen Patienten durch; die Neuroleptika-Therapie mit klassischen Antipsychotika wurde während der Studie beibehalten. Kürzere Erkrankungsdauer, kürzere gegenwärtige Erkrankungsepisode, schizoide Persönlichkeitsmerkmale und die Abwesenheit von „perplexity" (Ratlosigkeit) deuteten auf bessere Erfolgsaussichten einer EKT hin. Das Vorhandensein von Wahnvorstellungen und Halluzinationen, sowie weibliches Geschlecht waren ebenfalls mit besseren Erfolgsaussichten verbunden. Es zeigte sich eine beträchtliche allgemeine Befundverbesserung bei den behandelten Patienten. Eine weitere aussagekräftige Studie führten Chanpattana und Kollegen [17] durch; die Studie war speziell darauf ausgerichtet, klinische Merkmale und prädiktive Faktoren für den Erfolg einer EKT bei therapierefraktären schizophrenen Patienten zu erfassen. 293 Patienten wurden einer Kombinationstherapie aus EKT (wöchentlich drei bitemporale EKT Anwendung, durchschnittlich 12,5 ± 4,2 Behandlungen) und Flupentixol Medikation (zwischen 12 und 24 mg/Tag, je nach Verträglichkeit) zugeführt. Das Ansprechen war besser bei jüngeren Patienten mit kürzerer Krankheitsdauer, kürzerer Dauer der gegenwärtigen Exazerbation, und bei öfter hospitalisierten Patienten. Responder hatten seltener eine positive Familienanamnese für Schizophrenie, und litten eher an einer Schizophrenie vom paranoiden Typus. Zusätzlich hatten sie schon vor Beginn der EKT höhere GAF Werte und weniger Negativsymptomatik als Non-Responder. Insgesamt war die Ansprechrate auf die kombinierte Flupentixol/EKT Therapie beeindruckend. 54,6% zuvor „therapierefraktäre" Patienten erfuhren signifikante Verbesserungen ihres psychopathologischen Befundes. EKT hatte nur einen begrenzten Effekt auf negative Symptome, wie schon 1995 vom englischen Royal College of Psychiatrists festgestellt [80]; allenfalls zeigten sich diskrete Verbesserungen der Negativsymptomatik.

Effekt der Stimulusintensität auf Wirksamkeit bei Schizophrenie

Der Zusammenhang zwischen Stimulusintensität und Platzierung der Elektroden ist für die Depressionsbehandlung gut untersucht [82, 63], während zur Behandlung von schizophrenen Psychosen bislang kaum diesbezügliche Daten zur Verfügung stehen. Chanpattana et al. [15] untersuchten erstmals den Effekt der Stimulus-Intensität auf die Ansprechgeschwindigkeit schizophrener Patienten bei EKT-Behandlung. 62 Probanden erhielten eine Kombination aus Flupentixol-Therapie (nach Verträglichkeit und Nebenwirkungen dosiert von 18 bis 24 mg/Tag) und EKT; die Patienten wurden auf drei EKT-Behandlungsarme doppelblind randomisiert. Die Elektrokonvulsionstherapie (wöchentlich drei EKT-Behandlungen, bilaterale Stimulation) wurde entweder knapp über der Krampfschwelle verabreicht, oder es wurden die zweifache bzw. vierfache Krampfschwelle benutzt.

Es zeigte sich eine signifikant schnellere Besserung der Psychopathologie bei den Patienten, die den beiden „Hochdosis"-EKT Armen zugeordnet wurden. Ähnliche Resultate sind für Patienten mit Depression belegt [81, 82]. Besonders in

Fällen, in denen eine schnelle Besserung der Symptomatik notwendig ist, scheint eine „Hochdosistherapie" angebracht zu sein [15].

Spezielle Rezidivprophylaxe nach erfolgreicher Behandlung

Die American Psychiatric Association [3] stellt detaillierte Richtlinien zur Anwendung von kontinuierlicher/Erhaltungs-EKT bereit: Neben den Zeitplänen werden auch die Kriterien angeführt, die von Patienten erfüllt werden sollten, um für eine Langzeit-EKT-Behandlung in Betracht zu kommen; die Richtlinien der Royal College of Psychiatrists sind größtenteils ähnlich [86]:

1. Anamnestisch bekannte, episodenhafte Erkrankung, die auf EKT anspricht
2. Alleinige kontinuierliche Pharmakotherapie wird nicht toleriert, oder ist ineffektiv in der Rückfallprophylaxe; oder der Patient selbst wünscht Erhaltungs-EKT.
3. Compliance für den EKT-Plan ist gewährleistet; dem Patienten nahestehende Personen sind unterstützend verfügbar.

Anwendungsschema der kontinuierlichen bzw. Erhaltungs-EKT

Gewöhnlich führt man die Therapie nach einem erfolgreichen initialen EKT-Zyklus weiter; es kommen vor allem Patienten in Frage, bei denen man Probleme bei einer fortgesetzten Pharmakotherapie erwartet (z.B. durch ungenügende Wirksamkeit der Medikation, Unverträglichkeitsreaktionen oder Non-Compliance). Anfänglich wird kontinuierliche EKT einmal wöchentlich, für zwei bis vier Wochen, durchgeführt. Daran anknüpfend, werden die Elektrokonvulsionstherapien in 2wöchigen Abständen ein bis zwei Monate fortgeführt. Danach kann man die Abstände zwischen den Behandlungsterminen auf drei und schließlich auf vier Wochen ausdehnen. Vor jeder einzelnen Behandlung sollte selbstverständlich die Nutzen-/Risikoabwägung dieses Vorgehens erneut überprüft werden, wie auch die eventuelle Notwendigkeit für größere bzw. kleinere zeitliche Abstände [5]. Man kann davon ausgehen, dass dieselben Parameter der EKT Anwendung (Stimulusintensität, Narkosemedikation usw.), die auch im initialen Zyklus (Akutphase) der Erkrankung effektiv waren, weitergeführt werden sollte. Ein großer Vorteil der Erhaltungs-EKT ist, dass sie sicher und effektiv im ambulanten Setting durchgeführt werden kann [32]. Zeigt der Patient Anzeichen, die auf einen Rückfall in die Erkrankung hinweisen, kann man meist durch Vorziehen der nächsten geplanten EKT eine Exazerbation im Vorfeld abfangen – gefolgt von einer wieder höherfrequenten Anwendung, sollte sich die Psychopathologie erneut stabilisieren.

Praktiker bezweifeln häufig, dass der belegte Nutzen der EKT sich auf die Langzeitbehandlung übertragen lässt und sprechen von hohen Rückfallraten unter Erhaltungs-EKT allein [83, 87]. Vergleichenden Studien von Elektrokonvulsionstherapie und Neuroleptika-Medikation zeigen jedoch, dass die Vorteile von EKT über einen langen Zeitraum aufrecht erhalten werden können [61, 89]. Man sollte auch berücksichtigen, dass die EKT aufgrund Ihrer Effektivität den Verlauf der

Krankheit im Längsschnitt oft positiv beeinflusst. Darüber hinaus profitieren die mit einer EKT behandelten Patienten häufig mehr von der Pharmakotherapie. Ferner erscheint es als eine fragwürdige Praxis, eine Behandlung wie die EKT abzusetzen, obwohl sie effektiv ist.

Unerwünschte Wirkungen der Erhaltungs-EKT

Ängste vor Schäden am Nervensystem, kognitiven Beeinträchtigungen und körperlichen Nebenwirkungen spielen in der öffentlichen Wahrnehmung der Elektrokonvulsionstherapie eine prominente Rolle [21, 35]. Viele dieser Befürchtungen sind unbegründet; es gibt nur wenige wissenschaftliche Belege, welche die Befürchtungen fundiert untermauern.

Relativ häufig kommen allerdings akute Nebenwirkungen der EKT vor; sie sind aus der klinischen Praxis bekannt, und medikamentös gut beherrschbar. Reversible Herzrhythmusstörungen (18% der Patienten), transiente Blutdruckerhöhung (67%), Kopfschmerz (48%), Muskelschmerzen (15%), Übelkeit (23%) und Verwirrtheit (40%) treten am häufigsten auf [25].

Die größte Befürchtung bei der Anwendung von Langzeit-EKT sind mögliche kognitive Beeinträchtigungen. Es gibt einige Fallberichte [8, 42] und eine kleine kontrollierte Studie [24] zu diesem Thema. Datto und Kollegen schlossen aus ihrer Studie auf eine transiente milde kognitive Beeinträchtigung durch Erhaltungs-EKT bei insgesamt guter Verträglichkeit. Es konnten keine signifikanten chronischen Beeinträchtigungen in den Gedächtnisleistung gefunden werden; vielmehr ähnelten die langfristig auftretenden Nebenwirkungen perpetuierten Akuteffekten [22].

Abrams und Kollegen [1] fanden keine persistierenden negativen Effekte an Strukturen des Zentralnervensystems, auch nicht nach extensiven EKT-Behandlungen. Devanand et al. [27] legten ihrer Übersichtsarbeit über chronische Effekte der EKT strukturelle Bildgebung, Autopsieberichte von EKT-Patienten und Ergebnisse aus Tiermodellen zugrunde; es ließen sich weder signifikante Neuronenverluste, signifikante Permeabilitätsänderungen der Blut-Hirn-Schranke, noch strukturell morphologische Veränderungen finden. Sowohl Abrams als auch Devanand und Mitarbeiter gehen davon aus, dass kognitive Beeinträchtigungen durch EKT transiente Effekte sind und keine Beweise für strukturelle Schäden am Nervensystem vorliegen. Die Erhaltungs-EKT stellt sich somit als eine sichere und effektive Methode in der Behandlung von pharmakotherapierefraktären Patienten dar [4].

In der Erhaltungs-EKT muss das Augenmerk sowohl auf weiter bestehender Wirksamkeit als auch auf eventuellen Nebenwirkungen liegen. Unter Berücksichtigung der Patientenpopulation – Erhaltungs-EKT ist überwiegend reserviert für schwer kranke/therapierefraktäre Patienten – muss von Fall zu Fall individuell entschieden werden. Schwerwiegende kognitive und psychosoziale Probleme die viele Patienten durch die Erkrankung erfahren müssen, können durch ein effektive Erhaltungs-EKT günstig beeinflusst werden [53].

Literatur

1. Abrams R (1997) Electroconvulsive Therapy, 3rd edn. Oxford University Press, New York, 382
2. Abrams R (2000) ....and there's no proof of lasting brain damage. Nature 403: 826
3. American Psychiatric Association (1999) Treatment guidelines for the treatment of patients with Schizophrenia. Am J Psychiatry 154: 1–63
4. Andrade C, Kurinji S (2002) Continuation and maintenance ECT: a review of recent research. J ECT 18(3): 149–158
5. Andrade C (2001) Electroconvulsive therapy for Schizophrenia. In: Mandal MK, Nizamie H (eds) Schizophrenia. Oxford University Press
6. Asnis F, Gabriel AN (1976) ECT as Maintenance therapy in schizophrenia. Am J Psychiatry 133: 858–859
7. Azorin JM, Spiegel R, Remington G, Vanelle JM, Pere JJ, Giuguere M, Bourdeix I (2001) A double-blind comparative study of clozapine and risperidone in the management of severee chronic schizophrenia. 158: 1305–13
8. Barnes RC, Hussein A, Anderson DN, et al (1997) Nainetenance ECT and cognitive function. Br J Psychiatry 170: 285–7
9. Blake LM, Marks RC, Luchins DJ (1992) Reversible neurologic symtpoms with clozapine and lithium – letter. J Clin Psychopharmacol 12: 297–299
10. Carman JS, Bigelow LB, Wyatt RJ (1981) Lithium combined with neuroleptics in chronic schizophrenic and schizoaffective patients. J Clin Psychiatry 42: 124–128
11. Carpenter WT Jr, Conley RR, Buchanan RW, Breier A, Tamminga CA (1995) Patient response and resource management: Another view of clozapine treatment of schizophrenia. Am J Psychiatry 152: 827–832
12. Centorrino F, Baldessarini RJ, Frankenburg FR, Kando JC, Volpicelli SA, Flood J G (1994) Serum levels of clozapine and norclozapine and its major metabolites: Effects of cotratment with fluoxetine or valporate. Am J Psychiatry 153: 820–822
13. Chanpattana W, Chakrabhand MLS, Kongsakon R, et al (1999) Short-term effect of combined ECT and neuroleptic therapy in treatment resistant schizophrenia. J ECT 15: 129–139
14. Chanpattana W, Kramer BA (2003) Acute and maintenance ECT with flupentixol in refractory schizophrenia: sustained improvements in psychopathology, quality of life, and social outcomes. Schizophrenia Research (in press)
15. Chanpattana W, Somchai Chakrabhand ML, Buppanharun W, Sackeim HA (2000) Effects of Stimulus Intensity on the Efficacy of Bilateral ECT in Schizophrenia: A Preliminary Study. Biol Psychiatry 48: 222–228
16. Chanpattana W, Somchai Chakrabhand ML, Sackheim HA, Kitaroonchai W, Kongsakon R, Techakasem P, Buppanharun W, Tuntirungsee Y, Kirdcharoen N (1999) Continuation ECT in Treatment-resistant Schizoprenia: a controlled Study. J ECT 15(3): 178–192
17. Chanpattana W, Somchai Chakrabhand ML (2001) Combined ECT and neuroleptic therapy in treatment-refractory schizophrenia: prediction of outcome. Psychiatry Research 105: 107–115
18. Childers R, Therien R (1961) Comparison of the effectiveness of trifluoperazine and chlorpromazine in schizophrenia. Am J Psychiatry 118: 552–554
19. Chong SA, Remington G (2000) Clozapine augmentation: Safety and Efficacy. Schizophr Bull 26: 421–440
20. Christoson, GW, Kirch DG, Wyatt RJ (1991) When symptoms persist: Choosing among alternative treatments for schizophrenia. Schizophrenia Bulletin 17(2): 217–245

21. Coffey CE, Weiner RD (1990) Electroconvulsive therapy: an update. Hosp Community Psychiatry 41(5): 515–521

22. Cohen D, Taieb O, Flaument M, Benoit N, Chevret S, Corcis M, Fossati P, Jeammet P, Alliaire J F, Basquin M (2000) Absence of Cognitive Impairment at Long-Term Follow-Up in Adolescents Treated With ECT for Severe Mood Disorder. Am J Psychiatry 157(3): 460–462

23. Conley RR, Tamminga CA, Bartko JJ, Richardson C, Peszke M, Lingle J, et al (1999) Treatment-resistant schizophrenic patients respond to clozapine after olanzapine non-response. Biol Psychiatry 46: 73–77

24. Datto CJ, Levy S, Miller DS, et al (2001) Impact of maintenance ECT on concentration and memory. J ECT 17: 170–174

25. Datto CJ (2000) Side effects of electroconvulsive therapy. Depression and Anxiety 12: 130–134

26. Davis JM, Casper R (1977) Antipsychotic drugs: Clinical pharmacology and therapeutic use. Drugs 14: 260–282

27. Devanand DP, Dwork AJ, Hutchinson ER, et al (1994) Does ECT alter brain structure? Am J Psychiatry 151: 957–70

28. Dodwell D, Goldberg D (1989) A study of factors associated with response to electroconvulsive therapy in patients with schizophrenic symptoms. Br J Psychiatry 154: 635–639

29. Eranti SV, McLoughlin DM (2003) Electroconvulsive Therapy – state of the art. Br J Psychiatry 182: 8–9

30. Essock SM, Hargreaves WA, Dohm FA, Goethe J, Carver L, Hipshman L (1996) Clozapine Eligibility among state hospital patients. Schizophrenia Bulletin 22: 15–25

31. Faisal I, Lindenmeyer JP, Tatintor Z, Cancro R (1997) Clozapine-benzodiazepine interactions. J Clin Psychiatry 58(12): 547–548

32. Fink M, Abrams R, Bailine S, et al (1996) Ambulatory electroconvulsive therapy: report of a task force of the Association for Convulsive Therapy. Convuls Ther 12: 42–55

33. Fink M, Sackeim HA (1996) Convulsive Therapy in Schizophrenia? Schiz Bull 22(1): 27–39

34. Fink M (1990) Clozapine and electroconvulsive therapy. Arch Gen Psychiatry 47: 290–291

35. Fink M (1991) Impact of the antipsychiatry movement on the revival of electroconvulsive therapy in the United States. Psychiatr Clin North Am 14(4): 793–801

36. Fleischhacker WW (1999) Clozapine: a comparison with other novel antipsychotics. J Clin Psychiatry 60 [Suppl 12]: 30–34

37. Friedel RO (1986) The combined use of neuroleptics and ECT in drug resistant schizophrenic patients. Psychopharmacol Bull 22: 928–930

38. Geddes J, Freemantle N, Harrison P, Bebbington P (2000) Atypical antipsychotics in the treatment of schizophrenia: systematic overview and meta-regression analysis. BMJ (2); 321(7273): 1371–1376

39. Gelenberg AL (1989) Clozapine induced agranulocytosis and seiures. Biol Ther Psychiatr 12: P2–3

40. Gujavarty K, Greenberg L, Fink M (1987) Electroconvulsive therapy and neuroleptic medication in therapy-resistant positive-symptom psychosis. Convuls Ther 3: 185–95

41. Guy W (1976) ECDEU Assessment manual for psychopharmacology. US Dept of Health and Human Services publication. ADM 76(338): 524–535

42. Hay AG, Scott AIF (1994) Electroconvulsive therapy and brain damage. Br J Psychiatry 165: 120–121

43. Hegarty JD, Badessarini RJ, Tohen M, Waternaux C, Oepen G (1994) One hundred years of schizophrenia: a meta-analysis of the outcome literature. Am J Psychiatry 151: 1409–1416

44. Hoffler J, Trenckmann U, Graf von der Schulenburg JM (2000) Health economics and evaluation of schizophrenic psychosis in Germany. Fortschr Neurol Psychiatr 68 [Suppl 1]: 7–12

45. Jackson CW, Markowitz JS, Brewerton TD (1995) Delirium associated with clozapine and benzodieazepine combinations. Ann Clin Psychiatry 7(3): 139–141

46. Kales HC, Dequardo JR, Tandon R (1999) Combined electroconvulsive therapy and clozapine in treatment resistant schizophrenia. Prog. Neuro-Psychopharmacol & Biol Psychiat 23: 547–556

47. Kane J, Honigfeld G, Singer J, Meltzer H (1988) Clozapine for the treatment-resistant schizophrenic: A double-blind comparison with chlorpromazine. Arch Gen Psychiatry 45: 789–796

48. Kane JM, Honigfeld G, Singer J, Meltzer HY and the Clozaril Collaborative Study Group (1988) Clozapine for the treatemt-resistant schizophrenic: A double-blind comparison with chlorpromazine. Archives of General Psychiatry 45: 789–796

49. Kane JM, Marder SR (1993) Psychopharmacologic treatment of Schizophrenia. Schiz Bull 19: 287–302

50. Kane JM (1992) Clinical efficacy of clozapine in treamtent refractory schizophrenia: an overview. Br J Psychiatry 160 [Suppl 17]: 41–45

51. Karliner W, Wertheim HK (1965) Maintenance convulsive treatments. Am J Psychiatry 212: 1113–1115

52. Keks NA, Altson K, Hope J, Krapivensky N, Culhane C, Tanaghow A, Doherty P, Bootle A (1999) Use of antipsychotics and adjunctive medications by an inner urban community psychiatric service. Austr NZ J Psychiatry 33(6): 896–901

53. Kellner CH, Burns CM, Bernstein HJ, et al (1991) Electorde placement in maintenance electroconvulsive therapy. Convuls Ther 7: 61–62

54. Klein HE, Rüther E (1983) Klinisch bedeutsame Wechselwirkungen der Psychopharmaka. In: Langer G, Heimann H (Hrsg) Psychopharmaka. Grundlagen und Therapie. Springer, Wien New York, 617–635

55. Konig P, Glatter-Gotz U (1990) Combined electroconvulsive and neuroleptic therapy in schizophrenia refractory to neuroleptics. Schizophrenia Res 3: 351–354

56. Krueger RB, Sackeim HA (1995) Electroconvulsive therapy and schizophrenia. In: Hirsch S, Weinberger D (eds) Schizophrenia. Blackwell, Oxford, England, pp 503–545

57. Krueger, RB, Sackeim HA (1995) Electroconvulsive therapy of schizophrenia. In: Hirsch S, Weinberger D (eds) Schizophrenia. Oxford University Press, Oxford, pp 503–545

58. Kupchik M, Spivak B, Mester R, Reznik I, Gonen N, Weizman A, Kotler M (2000) Combined Electroconvulsive-Clozapine Therapy. Clinical Neuropharmacology 23(1): 14–16)

59. Lewis AB (1982) ECT in drug-refractory schizophrenics. Hill J Clin Psychiatry 4: 141–54

60. Marder SR, Ames D, Wirshing WC, Van Putten T (1993) Schizoprenia. Psychiatr Clin N Am 16: 567–87

61. May PR, Tuma AH, Dixon WJ, Yale C, Thiele DA, Kraude WH (1981) Schizophrenia: A follow-up study of the results of five forms of treatment. Archives of General Psychiatry 38: 776–784

62. Mc Glashan TH (1988) A selective review of recent North American long term follow up studies of schizophrania. Schizophrenia bulletin 14: 515–542

63. McCall WV, Reboussin DM, Weiner RD, Sackeim HA (2000) Titrated moderately supratreshold vs fixed high-dose right unilateral electroconvusliver therapy: acute antidepressant and cognitive effects. Arch Gen Psychiatry 57(5): 438–44

64. Meduna L (1939) Die Konvulsionstherapie der Schizophrenie: Rückblick und Ausblick. Psychiatrisch-neurologische Wochenschrift 41: 165–169
65. Meduna L (1985) Autobiography of LO.J. Meduna Convuls Ther 1: 43–57, 121–135
66. Meltzer HY, Bastani B, Kwon KY, Ramierz LF, Burnett S, Shape J (1989) A prospective study of clozapine in treatment-resistant schizophrenia patients. Psychopharmacology 99: 568–72
67. Meltzer HY (1992) Treatment of the Neuroleptic-Nonresponsive Schizophrenic Patient. Schiz Bull 18(3): 515–42
68. Miller AL, Chiles JA, Chiles JK, Crimson ML, Rush JA, Shon SP (1999) The Texas Medication Algorithm Project (TMAP) schizophrenia algorithms. J Clin Psychiatry 60: 649–657
69. Milstein V, Small JG, Miller JG, et al (1990) Mechanisms of action of ECT: schizophrenia and schizoaffective disorder. Biol Psychiatry 27: 1282–1292
70. Möller HJ (1996) Therapie mit Neuroleptika. In: Möller HJ, Schmauß M (Hrsg) Arzneimitteltherapie in der Psychiatrie. Wiss. Verl.-Ges., Stuttgart, 147–224
71. Moore NP (1943) The maintenance treatment of chronic psychosis by electrically induced convulsions. Journal of Mental Sciences 89: 257–259
72. Morera AL, Barriero P, Cano-Munoz JL (1999) Risperidone and clozapine combination for the treatment of refractory schizophrenia. Acta Psychiatr Scand 99(4): 305–306
73. Müller U, Klimke A, Jänner M, Gaebel W (1998) Die Elektrokrampftherapie in psychiatrischen Kliniken der Bundesrepublik Deutschland 1995. Nervenarzt 69: 15–26
74. Naber D, Holzbach R, Perro C, Hippius H (1992) Clinical management of clozapine patients in relation to efficacy and side effects. Br J Psychiatry 160 [Suppl 17]: 54–59
75. Overall JE, Gorham DE (1961) The brief psychiatric rating scale. Psychol reports 10: 799–812
76. Peusekens J (1998) Good medical practice in antipsychotic pharmacotherapy. Int Clin Psychopharmacol 13 [Suppl 3]: 35–41
77. Philpot M, Treloar A, Gormley N, Gustafson L (2002) Barriers to the use of electroconvulsive therapy in the elderly: A European Survey. Eur Psychiatry 17: 41–5
78. Rabheru K, Persad E (1997) A review of continuation and maintenance electroconvulsive therapy. Can J Psychiatry 42(5): 476–84
79. Rahman A (1968) A review of treatment of 176 schizophrenic patients in the mental hospital Pabna. Br J Psychiatry 114: 775–7
80. Royal College of Psychiatrists (1995) The ECT Handbook. The Second Report of the Royal College of Psychiatrist's Special Committee on ECT (Council Report CR 39). London: Royal College of Psychiatrists
81. Sackeim HA, Prudic J, Devanand DP, Kiersky JE, Fitzsimons L, Moody BJ, et al (1993) Effects of stimulus intensity and electrode placement on the efficacy and cognitive effects of electroconvulsive therapy. N Engl J Med 328: 839–847
82. Sackeim HA, Prudic J, Devanand DP, Nobler MS, Lisanby SH, Peyser S, Fitzsimons L, Moody BJ, Clark J (2000) A prospective, randomized, double-blind comparison of bilateral and right unilateral ECT at different stimulus intensities. Arch Gen Psychiatr 57(5): 425–34
83. Sackeim HA (1994) Central issues regarding the mechanisms of action of electroconvulsive therapy: directions for future research. Psychopharmacol Bull 30: 281–308
84. Sajatovic M, Meltzer HY (1993) The effect of short-term electroconvulsive treatment plus neuroleptics in treatment-resistant schizophrenia and schizoaffective disorder. Convuls Ther 9: 167–75
85. Salzman C (1980) The use of ECT in the treatment of schizophrenia. Am J Psychiatry 137: 1032–41

86. Scott A (1995) Continuation ECT (Maintenance ECT). In: Freeman CP (ed) The ECT Handbook. The Second Report of the Royal College of Psychiatrists' Special Committee on ECT. London: Royal College of Psychiatrists, 72

87. Scott AI, Weeks DJ, McDonald CF (1991) Continuation electroconvulsive therapy: preliminary guidelines and an illustrative case report. Br J Psychiatry 159: 867–70

88. Shiloh R, Zemishlany Z, Aizenberg D, Radwan M, Schwartz B, Dorfman-Etrog P, et al (1997) Sulpiride augmentation in people with schizophrenia partially responsive to clozapine: A double-blind, placebo-controlled study. Br J Psychiatry 171: 569–573

89. Smith K, Surphlis WRP, Gynther MD, Shimkunas A (1967) ECT-chlorpromazine and chlorpormazine compared in the treatment of schizophrenia. J Nerv Ment Dis 144: 284–290

90. Smith TE, Docherty JP (1998) Standards of care and clinical algorithms for treating schizophrenia. Psychiatr Clin North Am 21: 203–220

91. Stahl SM (1999) Antipsychotic polypharmacy, Part 1: Therapeutic option or dirty little secret? J Clin Psychiatry 60(7): 425–6

92. Stahl SM (1999) Antipsychotic polypharmacy, Part 2: tips on use and misuse. J Clin Psychiatry 60(8): 506–7

93. Stevenson GH, Geoghegan JJ (1951) Prophylactic Electroshock. Am J Psychiatry 107: 743–748

94. Tharyan P, Adams CE (2002) Electroconvulsive therapy for schizophrenia. Chochrane Database Syst Rev 2: CD000076

95. The Practice of ECT (1990) Recommendations for Practice, Training, and Privileging. Task Force Report on ECT. American Psychiatric Press, Washington, DC

96. Thompson JW, Weiner RD, Myers CP (1994) Use of ECT in the United States in 1975, 1980, and 1986. Am J Psychiatr 151: 1657–1661

97. Treatment of Schizophrenia (1999) The expert consensus guideline series. J Clin Psychiatr 60 [Suppl 11]: 3–80.

Müller-Siecheneder (München), Praschak-Rieder, Willeit (Wien)
(die Autoren haben gleichermaßen zum Entstehen des Kapitels 4.6 beigetragen und erscheinen in alphabetischer Reihenfolge)

4.6 Elektrokonvulsionstherapie als Erhaltungstherapie und Rezidivprophylaxe

Nach Durchführung einer erfolgreich wirksamen Elektrokonvulsionstherapie (EKT) als Akutbehandlung stellt sich häufig das Problem der Wahl einer adäquaten Erhaltungstherapie bzw. Rückfallprophylaxe. In den meisten Fällen kann dies eine geeignete Pharmakotherapie leisten. Hierbei wird häufig eine der EKT vorangegangene oder die Behandlungsserie begleitende Medikation fortgeführt. Wie bei jeder konventionell medikamentös behandelten depressiven Episode kann die Dauer der anhaltenden Stabilität nicht vorhergesagt werden, dies gilt insbesondere nach einer Elektrokonvulsionstherapie [25]. Mögliche Indikatoren wie Stärke und Latenz bis zum Eintreten des therapeutischen Effekts sowie die Dauer der vorangegangenen Krankheitsepisode haben sich als nicht valide herausgestellt [51]. In einigen Fällen kommt es nach Beendigung einer therapeutisch erfolgreichen EKT-Serie innerhalb relativ kurzer Zeit zu einem Rückfall, der alleine pharmakologisch oftmals nicht abzufangen ist. Trotzdem wird die EKT nach erfolgreicher Behandlung der akuten Krankheitsepisode meist nicht fortgeführt [53]. Besonders gefährdet scheinen hierbei Patienten mit wahnhaften Depressionen zu sein, mit Rückfallraten bis zu 95% [8]. Niedrigere Rückfallraten und länger anhaltende Stabilität wurde schon sehr früh bei rein unipolaren Depressionen und verlängerter Fortführung einer effektiven Elektrokonvulsionstherapie beschrieben [48]. Gerade in dieser Indikation scheint aber auch eine Behandlung mit Lithium eine besonders gute Wirksamkeit zu zeigen [19]. Allerdings wird die Rückfallrate nach einer therapeutisch erfolgreichen EKT-Behandlungsserie häufig unterschätzt. Bei affektiven Störungen kann diese bei 50–95% liegen, bei pharmakaresistenten Schizophrenien bei ca. 60% [49]. Eine weitere Gruppe von Patienten reagiert auch auf die modernen, im allgemeinen gut verträglichen Antidepressiva mit Unwirksamkeit oder erheblichen Nebenwirkungen. Die Notwendigkeit, die Stabilität dieser oft schwer kranken oder schwer zu behandelnden Patienten möglichst lange und weitgehend zu erhalten, hat das Interesse an der Erhaltungs- und Langzeit-EKT in den letzten Jahren wieder aufleben lassen [6, 51].

Dieses therapeutische Vorgehen ist keineswegs neu. Lange bevor in den späten 50er Jahren trizyklische Antidepressiva und irreversible Monoaminooxidase-Hemmer (MAOI) in die Behandlung depressiver Störungen eingeführt worden waren, stellte die Erhaltungs-EKT über viele Monate, aber auch Jahre hinweg, eine durchaus gängige ambulante bzw. teilstationäre Behandlungsmöglichkeit dar. Hierdurch konnten schon in sehr frühen Jahren der biologischen Psychiatrie stationäre Wiederaufnahmeraten deutlich gesenkt werden. Aber auch in der Zeit nach Einführung der Antidepressiva und der Lithium-Therapie wurden viele EKT-Responder mit einer Erhaltungstherapie weiterbehandelt, worüber jedoch wenig untersucht und publiziert wurde. Erst sehr viel später wurden wieder Kasuistiken, erste klinische Studien und laborchemische Untersuchungen zur Erhaltungs-EKT veröffentlicht [25, 28, 35, 47].

Im allgemeinen Sprachgebrauch hat sich mittlerweile der Begriff der „Erhaltungs-EKT" etabliert. Erste nachvollziehbare Erwähnungen dieses Begriffs („Maintenance ECT") gehen zurück auf Kasuistiken gerade aus der frühen Zeit der Etablierung der EKT als häufig angewandtes, hochwirksames Behandlungsverfahren von Moore [46], Stevenson und Geoghegan [60] und anderen Autoren.

Wie auch in der pharmakologischen Langzeitbehandlung üblich, erscheint allerdings eine Differenzierung zwischen der Behandlungsphase einer Erhaltungstherapie und der einer Rezidivprophylaxe auch für die Elektrokonvulsionstherapie als sinnvoll.

So dient die Fortführung der Akut-EKT im Sinne einer Erhaltungstherapie (Continuation-ECT, C-ECT) der Verhinderung eines depressiven Rückfalls (relapse) nach erfolgreicher Behandlung einer akuten depressiven Episode durch EKT. Hierbei wird davon ausgegangen, dass es sich bei Auftreten depressiver Symptome innerhalb der ersten sechs Monate nach Remission um ein und die selbe depressive Episode handelt. Im Gegensatz dazu hat die Langzeit-EKT (Maintenance-ECT, M-ECT), die das Wiederauftreten neuerlicher depressiver Rezidive (recurrence) verhindern soll, keine fixe Dauer. Leider liegen bezüglich der Wirksamkeit der M-EKT nur wenige prospektive Studien vor. Ungeklärt ist auch bislang die Rolle der M-EKT im direkten Vergleich zu medikamentösen Therapien, oder auch in Kombination mit diesen.

Zwar sind noch immer die Erfahrungen mit dieser Behandlungsmethode limitiert, in den letzten Jahren wird sie jedoch von einer wachsenden Anzahl von Klinikern empfohlen. Dennoch konnten sich bislang keine Richt- oder Leitlinien etablieren, insbesondere was die schwierige Frage nach der geeigneten Behandlungsfrequenz und -dauer anbelangt. Im folgenden soll daher versucht werden, eigene Erfahrungen aus der Praxis der Universitätskliniken München und Wien mit der spärlichen und oft widersprüchlichen Datenlage aus der Literatur in Einklang zu bringen. Zum besseren Verständnis wird der Begriff „Erhaltungs-EKT" („E-EKT") verallgemeinernd für die beiden oben beschriebenen Strategien (C-ECT und M-ECT) verwendet.

Indikationen der Langzeit-EKT zur Erhaltungstherapie und Rezidivprophylaxe

Die wichtigsten von der American Psychiatric Association empfohlenen Richtlinien für die Indikation zur E-EKT sind in Tabelle 1 angeführt [5]. Die britischen Empfehlungen des Royal College of Psychiatrists zur E-EKT sind weitgehend identisch

Tabelle 1. Richtlinien zur Indikation der Erhaltungs- und Langzeit-EKT (C/M-EKT)

1. Gleiche Indikation wie für die Akut-EKT
2. Patienten mit wiederkehrenden Krankheitsepisoden, die in der Akutphase auf EKT angesprochen haben und/oder
   a. auf Antidepressiva nicht oder nur unzureichend ansprechen
   b. Antidepressiva nicht gut vertragen
   c. bezüglich Antidepressiva-Langzeittherapie nicht kompliant sind
   d. eine C/M EKT einer Antidepressiva-Langzeittherapie vorziehen
3. Depressive Verstimmung, kognitive Störung, psychomotorische Verlangsamung sind so schwer, dass sie intensive Betreuung und raschestmögliches Therapieansprechen erfordern

[55]. Ein Expertenbericht der Vereinigung für Elektrokonvulsionstherapie befasst sich mit der Implementierung von Richtlinien für die ambulante EKT als Erhaltungs- und Langzeittherapie [9]. Von entscheidender Bedeutung ist hier eine gute, intensive Kommunikation mit dem Patienten, dessen Angehörigen und Betreuungspersonen.

Wenn sich die Elektrokonvulsionstherapie wiederholt als gut wirksam erwiesen hat, kann bei vielen Patienten durch den Einsatz dieses Verfahrens als Erhaltungstherapie oder Phasenprophylaxe eine anhaltende Stabilität erreicht werden.

Die primäre Voraussetzung für die Indikation zur Durchführung einer Erhaltungs-EKT (E-EKT) sollte immer sein, dass diese generell nur bei eindeutigen EKT-Respondern durchgeführt werden sollte. Bei akut erkrankten Patienten, die auf eine fachgerechte Serie von Elektrokrampfbehandlungen (ausreichend lange Behandlungsdauer und ausreichende Krampfantworten) keine Remission zeigen, kann durch eine E-EKT auch keine spätere Response mehr erwartet werden.

Bei einem möglichst optimal selektierten Patientengut können jedoch relativ hohe Response-Raten (je nach Krankheitsbild durchschnittlich ca. 70%) erwartet werden. Selektionskriterien für eine erfolgreiche Erhaltungstherapie bei depressiven Erkrankungen könnten sein:

- hohe Rezidivrate (rapid cycling),
- Pharmakotherapieresistenz
- Vorhandensein psychotischer Merkmale bei schweren depressiven Episoden.

Die E-EKT stellt auch eine Behandlungsalternative als „Mood Stabilizer" bei bipolaren affektiven Störungen dar [26]. Bei bipolaren Störungen gilt es zu beachten, dass durch eine über längere Zeit durchgeführte E-EKT unter Umständen mit einer Erhöhung des Switch-Risikos zu rechnen ist, was wiederum in einigen Fällen eine Indikation für die begleitende Verordnung von Lithium sein kann [34]. Möglicherweise kann durch den Einsatz einer Erhaltungstherapie auch eine suizidpräventive Wirkung erreicht werden. Auch existieren Kasuistiken zur Wirksamkeit einer E-EKT bei rezidivierenden Manien [30, 33] und zur Prophylaxe psychotischer Episoden bei schizophrenen Patienten [17, 59].

Generell kann an eine E-EKT bei allen Patienten gedacht werden, die gerade durch eine EKT eine besonders deutliche Besserung erfahren haben, wie sie beispielsweise durch eine adäquate Pharmakotherapie im Krankheitsverlauf nie erreicht werden konnte. Eine Erhaltungs-EKT kann in manchen Fällen aber auch als Rezidivprophylaxe wirksam sein. Sie kann beispielsweise bei rezidivierenden Erkrankungen immer dann durchgeführt werden, wenn erste Symptome eines Rezidivs drohen, wodurch dieses dann soweit abgefangen werden kann, dass es nicht zur vollen Ausprägung der Erkrankungsphase kommt. Auch sollte gerade bei älteren Patienten mit erhöhter Empfindlichkeit auf Psychopharmaka-Nebenwirkungen schon frühzeitiger an die Durchführung einer Erhaltungs-EKT denken als bei jüngeren Patienten, die eine adäquate Pharmakotherapie gut tolerieren. Zahlreiche Berichte weisen auf die gute Wirksamkeit und Verträglichkeit der E-EKT bei älteren Patienten hin [4, 11, 14, 16, 23, 36, 44]. Besonders bei älteren Patienten mit wahnhafter Depression, Multimorbidität, ungenügendem Ansprechen auf Psychopharmaka oder schlechter Verträglichkeit derselben stellt die Erhaltungs-EKT eine wichtige Behandlungsmöglichkeit dar [12].

Außer bei affektiven und schizophrenen Störungen gibt es kasuistische Hinweise für die Wirksamkeit einer Erhaltungs-EKT auch bei Zwangsstörungen [15, 30, 68] sowie bei Komorbidität affektiver Störungen mit verschiedenen neurologischen Erkrankungen [52].

Gerade für den Morbus Parkinson sehen einige Autoren die Wirksamkeit einer E-EKT sogar als hinreichend erwiesen an [24, 40, 50]. Die Besserung von motorischer Verlangsamung und Rigor setzt oft vor der Stimmungsverbesserung ein und scheint insgesamt unabhängig vom Schweregrad der Depression oder der mnestischen Defizite zu sein [22, 70]. Einzelfallberichte zeigen, dass Patienten mit L-Dopa refraktärem Morbus Parkinson erfolgreich mit ambulanter E-EKT behandelt werden können [1, 71]. Höflich et al. [30] berichten über eine Patientin mit therapierefraktärer paranoider Schizophrenie und Morbus Parkinson, die durch E-EKT eine eindrucksvolle Besserung beider Erkrankungen erfuhr. Friedman und Gordon [29] berichten über ältere Patienten mit Depression und Morbus Parkinson, die mit E-EKT eine deutliche und anhaltende Stimmungsverbesserung und Besserung der motorischen Symptomatik zeigten.

Studien zur Erhaltungs-EKT bei affektiven Störungen

Zwar gelten affektive Störungen (z.B. die rezidivierende depressive Störung, ICD 10 F33) gewissermaßen als die Domäne der Erhaltungs-EKT, allerdings ist die Interpretation und Wertung der vorliegenden Studien durch einige Besonderheiten erschwert. So handelt es sich in den meisten Fällen um Kasuistiken, unkontrollierte, offene Anwendungsbeobachtungen beziehungsweise retrospektive Erhebungen aus Krankengeschichten, und es gibt nur wenige kontrollierte Studien. Aber auch deren Bewertung ist oft problematisch, beispielsweise wegen der Wahl der geeigneten Kontrollgruppen, die häufig ohne Matching oder Plazebo-Kontrollen gewählt wurden. Darüber hinaus sind die meisten Studien in ihren Designs derart, dass Outcome-Kriterien a priori oft sehr unscharf definiert wurden. Auch fehlen Vergleichsstudien zwischen einer medikamentösen Langzeittherapie mit Antidepressiva und/oder Phasenprophylaktika mit der Langzeit-EKT.

Die wichtigste neuere Literatur (Stand November 2002) über EKT zur Langzeit-behandlung und -prophylaxe affektiver Störungen ist in *Tabelle 2* zusammengefasst. Generell kann gesagt werden, dass die Ergebnisse der einzelnen Studien doch relativ deutlich zeigen, dass Patienten mit rezidivierenden affektiven Störungen, die in einer Indexepisode auf Akut-EKT angesprochen haben, von einer Langzeit-prophylaxe oftmals erheblich profitieren. Dies gilt sowohl für die rezidivierende depressive Störung (ICD 10: F33) als auch für die bipolare affektive Störung (ICD 10: F31). Einige Studien geben Hinweise darauf, dass die Erhaltungs-EKT auch bei geriatrischen Patienten mit phasenhaften Depressionen eine wirksichere und nebenwirkungsarme Behandlungsmethode darstellt [11, 23, 27, 37].

Bezüglich der Langzeit-EKT bei bipolaren affektiven Störungen wird von ei-nigen Autoren darauf hingewiesen, dass es durch die EKT zu einem Kippen (Switch) von einer depressiven in eine manische Phase kommen könnte. Small et al. [56] berichten von zwei solchen Fällen und diskutieren in ihrer Arbeit verschiedene Aspekte wie Begleitmedikation, mögliche Regulations- und Wirkmechanismen. Eine retrospektive Studie von Angst et al. [7] unterstützt die Hypothese eines EKT-induzierten Switch bislang unipolarer Patienten in hypomane Verfassungen bei Vorliegen einer genetischen Prädisposition. Hier war es bei Patienten mit einer positiven Familienanamnese für bipolare Störungen zum Auftreten einer Hypo-manie gekommen.

Bei den meisten Studien zur Erhaltungs-EKT wurden Patienten untersucht, die bereits auf eine Akut-EKT angesprochen haben und von daher für eine E-EKT in Frage kamen. Viele dieser Patienten haben sich zuvor als therapierefraktär auf Antidepressiva erwiesen.

Im folgenden wird exemplarisch auf sechs neuere Studien, die sich mit der Fragestellung der Wirksamkeit der Erhaltungs-EKT bei therapierefraktären Pati-enten beschäftigten, näher eingegangen.

Eine unkontrollierte prospektive Studie von Vanelle et al. [66] untersuchte die Wirksamkeit der Langzeit-EKT bei 22 auf Antidepressiva und Phasenprophylaktika resistente Patienten. Die Patienten, deren durchschnittliche Krankheitsdauer 26.4 Jahre betrug, wurden mit E-EKT einmal im Monat über mindestens 18 Monate behandelt, 11 Patienten wurden über zwei Jahre lang therapiert. Vor der E-EKT waren bei allen mindestens drei Krankheitsepisoden im Jahr aufgetreten, die zu einer Hospitalisierungsdauer von 44% des Jahres geführt hatten. Während der Behandlung mit E-EKT sank die durchschnittliche stationäre Aufenthaltsdauer auf 7% des Jahres. Zum Zeitpunkt der Beendigung der Studie befanden sich 45% der ehemals therapierefraktären Patienten im Zustand der Vollremission, 27% waren teilremittiert.

Eine retrospektive systematische Erhebung aus Krankengeschichten von 21 Erhaltungs-EKT Patienten von Schwarz et al. [54] zeigt, dass die mit E-EKT be-handelten Patienten im Vergleich zu einer Kontrollgruppe, die Antidepressiva als Erhaltungstherapie erhielten, schon zuvor wesentlich schwerer erkrankt waren: Der Verlauf der Patienten, die eine E-EKT erhielten, war durch eine Vielzahl an Hospitalisierungen und ein schlechtes Ansprechen auf medikamentöse Therapi-en im Vorfeld charakterisiert. Patienten unter Erhaltungs-EKT hatten im Schnitt bereits 10 verschiedene Antidepressiva, darunter auch Trizyklika, erhalten. Nach

Tabelle 2. Studien zur Langzeit-EKT bei affektiven Störungen

Autor	Fallzahl/Diagnose	C/M-EKT, Methodik	Ergebnis
Decina et al. 1987 [21]	N = 3;1 BP, 2UP,1SA	Alle 10-30d durch 3-6 Monate	2 rückfallsfrei, 1 Rückfall bei Therapieabbrecher
Matzen et al. 1988 [45]	N = 8;4 BP, 4UP	Zw. 6 und 52 Wochen, retrospektive Erhebung bei AD-Resistenten nach 2 Jahren	Abnahme der Hospitalisierungen von 30 auf 2 innerhalb von 2 Jahren
Clarke et al. 1989 [18]	N = 27;2 BP, 25UP,	fixes Behandlungsschema, prospektiv, kontrolliert, keine Komedikation, AD-Resistente	Sign. Abnahme der Hospitalisierungen, Compliance und fam. Unterstützung entscheidend für Erfolg
Jaffe et al. 1990 [36]	N = 32;32 UP	fixes Behandlungsschema, Naturalist. Wirsamkeitsstudie, keine Komedikation	Sign. Abnahme der Hospitalisierungen, 69% Therapieerfolg, 31% Rückfall oder Dropout
Thornton et al. 1990 [64]	N = 10;8UP, 1BP, 1Erstepisode (7 mit psychot. Symptomen, 5 mit Demenz)	Monatlich zw. 4 und 113 Monaten, Retrospektive Erhebung	Sign. Abnahme der Hospitalisierungen, Wirksamkeit bei wahnhafter Depression, geriatrischen Patienten, keine Demenzverschlechterung
Thienhaus et al. 1990 [63]	N = 6;6UP	Zw. 1 und 5 Jahren, ältere Patienten	Sign. Abnahme und Verkürzung der Hospitalisierungen, versäumte EKTs erhöhen Rückfallrisiko
Petrides et al. 1994 [49]	N = 21	Durchschnittl. 10 Wochen, 10 d Intervall, retrospektive Erhebung, strukt. Telefoninterview	66% in Remission, 33% Rückfall, Hospitalisierung; Rückgang der Hospitalisierungsrate seit Einführung der C-EKT
Vanelle 1994 [66]	N = 22; 15UP, 7BP	Monatl. durch mind. 18 Monate, prospektiv, therapierefraktäre Pat.	vor M-EKT: 44% des Jahres hospitalisiert, während M-EKT: 7%; sign. Anstieg des freien Intervalls auf 16 durchschnittl. Monate

Tabelle 2. Studien zur Langzeit-EKT bei affektiven Störungen

Autor	Fallzahl/Diagnose	C/M-EKT, Methodik	Ergebnis
Schwarz et al. 1995 [54]	N = 21; 17UP, 4BP	Durchschnittl. 8 EKT in 6 Monaten; retrospektive Case-control Studie zu Indikation und Wirksamkeit, Vergleichsgruppe nur medikamentöse Therapie	Abnahme der Hospitalisierungen um 67%, in 6 Monaten 80% rückfallfrei; EKT-Pat. waren schwerer krank
Kramer et al. 1999 [42]	N = 53; 24UP, 10UP+Pers.störung, 9BP	Retrospektive Erhebung aller M-EKT-Pat. Einer Klinik, fixes Behandlungsschema durch 6 Monate, danach freies bis zu 4 Jahre;	Bestes Ansprechen (88%)bei UP, danach BP(78%), danach UP+Persstörung (60%), M-EKT insges. gut toleriert
Gagne et al. 2000 [31]	N = 29; 23UP, 6BP, alle chronifiziert	Retrospektive Erhebung, M-EKT Pat. verglichen mit rein medikamentöser Erhaltungstherapie, fixes Behandlungsschema	Nach 2 Jahren 93% der M-EKT Pat. rückfallfrei, 52% der Kontrollen; nach 5 Jahren 73% vs. 18%; kein Unterschied in Hospitalisierungen, EKT-Pat. waren schwerer krank
Fox et al. 2001 [27]	N = 3; 3UP, geriatrisch, chronifiziert, AD-refraktär	M-EKT bis zu 4 Jahre	Neuerl. Episoden seltener, leichter, kürzer, weniger EKTs erfordernd; gut toleriert
Swoboda et al. 2001 [62]	N = 13	Nicht randomisierte, kontrollierte Follow-up Studie durch 1 Jahr; M-EKT Pat. verglichen mit EKT-Respondern mit rein medikamentöser Erhaltungstherapie, fixes Behandlungsschema	Zeit bis zur Rehospitalisierung länger in M-EKT Gruppe

AD = Antidepressiva
BP = bipolare affektive Störung
C-EKT = Erhaltungs-EKT
M-EKT = Langzeit-EKT
SA = schizoaffektive Störung
UP = unipolare Depression

Einführung der E-EKT (durchschnittlich acht unilaterale Behandlungen in sechs Monaten) nahm die Hospitalisierungsrate dieser Patienten um 67% ab. In dieser Untersuchung sprachen Patienten mit unipolar rezidivierenden Depressionen besser an als bipolare Patienten. Auf der Basis dieser Ergebnisse empfehlen die Autoren, eine Erhaltungs-EKT bei allen Patienten in Erwägung zu ziehen, die auf eine Akuttherapie angesprochen und schon mehrere Hospitalisierungen und medikamentöse Therapieversuche hinter sich haben.

Eine Studie von Kramer [42] evaluierte alle Krankenakten seit Einführung der Erhaltungs-EKT an einer Universitätsklinik. Insgesamt hatten 24 Patienten mit einer rezidivierenden depressiven Störung, 10 mit einer depressiven Störung mit zusätzlicher Persönlichkeitsstörung, sowie 9 Patienten mit einer bipolaren affektiven Störung im Alter von 30 bis 84 Jahren eine E-EKT erhalten. Die erste EKT wurde jeweils eine Woche nach Beendigung der akuten EKT-Serie durchgeführt, die zweite 14 Tage später, die dritte 3 Wochen später, danach wurde auf einmonatige Intervalle übergegangen. Nach 6 bis 8 Monaten wurde der Therapieerfolg evaluiert und entschieden, ob die Erhaltungstherapie fortgeführt werden sollte. In diesem Fall wurden die Behandlungsintervalle dann langsam weiter ausgedehnt. In der Gruppe der unipolar Depressiven zeigten 87.5% eine deutliche Besserung im Krankheitsverlauf durch E-EKT, Patienten mit einer zusätzlichen Diagnose auf der Achse II (DSM IV) besserten sich zu 60%, bipolare Patienten zu 78%. Es gibt Hinweise, dass Patienten mit der zusätzlichen Diagnose einer Persönlichkeitsstörung weniger gut auf E-EKT, aber auch genauso wenig auf eine medikamentöse Erhaltungstherapie ansprechen. Interessant ist auch, dass einige Patienten, die gerade psychosozialen Stresssituationen ausgesetzt sind, darum bitten, die EKT-Behandlung noch vor dem ursprünglich vereinbarten Termin durchzuführen. Insgesamt kommt es bei diesem Patientengut kaum zu Therapieabbrüchen; und zur Noncompliance mit dem Behandlungsprotokoll kommt es meist nur wegen terminlicher Schwierigkeiten.

In einer retrospektiven Erhebung aus Krankengeschichten von Gagne et al. [31] wurden 29 Patienten mit einer uni- oder bipolaren, chronifizierten depressiven Störung, die auf Akut-EKT angesprochen hatten und danach eine Erhaltungs-EKT in Kombination mit Medikation erhielten mit 29 Patienten der gleichen Diagnose verglichen, die nach erfolgreicher Akut-EKT nur eine medikamentöse Langzeittherapie erhielten. Die beiden Patientengruppen wurden genau nach Alter, Geschlecht, Diagnose, Krankheitsbeginn, Vorhandensein produktiver Symptome und Jahr der EKT-Verabreichung gematcht. Die E-EKT wurde im ersten Monat nach Remission wöchentlich, im nächsten Monat zweiwöchentlich, danach monatlich verabreicht. Nach zwei Jahren Beobachtungszeitraum war die kumulative Wahrscheinlichkeit, zwischenzeitlich keine erneute depressive Episode zu erleiden bei 93% der Patienten mit E-EKT und bei 52% der Patienten ohne E-EKT. Nach 5 Jahren waren 73% der Patienten mit einer Erhaltungs-EKT, aber nur 18% der Kontrollgruppe, rückfallsfrei. Eine Stärke dieser Studie ist der lange Beobachtungszeitraum von im Schnitt 5,4 Jahren sowie der Umstand, dass die E-EKT Gruppe noch stärker therapierefraktär auf Antidepressiva war als die Kontrollgruppe. Die Aussagekraft dieser Studie wird allerdings limitiert durch das retrospektive Design und die nicht randomisierte Zuteilung zu einer der beiden Behandlungsmöglichkeiten.

In einer nicht randomisierten, kontrollierten Follow-Up-Studie verglichen Swoboda et al. [62] 13 depressive und 8 schizoaffektive Patienten, die E-EKT erhielten, über ein Jahr mit einer Kontrollgruppe, die nur eine medikamentöse Langzeittherapie erhielt. Eine Survival-Analyse der bis zur Rehospitalisierung vergangenen Zeit zeigte, dass die gesamte E-EKT Gruppe wesentlich besser abschnitt. In der Gruppe der Depressiven mit E-EKT war der Unterschied zu den nur medikamentös Behandelten im Hinblick auf den Rückgang der Rehospitalisierungsrate und Verweildauer in der Studie besonders ausgeprägt. Auch bei den schizoaffektiven Patienten kam es zu weniger Hospitalisierungen in der E-EKT Gruppe. Insgesamt war jedoch in beiden schizoaffektiven Gruppen der Verlauf ungünstiger als bei den depressiven Patienten.

In einer Studie von Fox et al. [27] wird über drei geriatrische Patienten mit schwerer, seit vielen Jahren bestehender und auf Antidepressiva refraktärer rezidivierender depressiver Störung berichtet. Nach erfolgreicher Akut-EKT erhielten diese Patienten vier Jahre lang eine Erhaltungs-EKT sowie bedarfsweise auch Antidepressiva. Rückfälle und Wiederauftreten neuer depressiver Phasen wurden seltener, waren weniger schwer ausgeprägt, dauerten kürzer und wurden meist durch weniger EKT-Behandlungen erfolgreich behandelt. Die interessante Beobachtung war hierbei, dass während der Phase der Erhaltungstherapie bereits weniger EKT Behandlungen (durchschnittlich 3–4 Behandlungen in 2 bis 7-tägigen Intervallen) zur Behandlung der depressiven Phase ausreichten. Es wäre demnach möglich, dass die E-EKT das Ansprechen und die Rückfallrate auf eine Akut-EKT verbessert.

Zusammenfassung

- Erhaltungs- und Langzeit-EKT ist eine wichtige Therapiemaßnahme bei Patienten mit rezidivierender depressiver Störung, die trotz adäquater Pharmakotherapie meist schwergradige Episoden und/oder hohe Rückfallraten erleiden.
- Patienten mit der zusätzlichen Diagnose einer Persönlichkeitsstörung sprechen möglicherweise schlechter an.
- Vorgezogene EKT Behandlungen bei akuten Belastungssituationen können möglicherweise Rückfällen vorbeugen.
- Eine Langzeit-EKT verbessert möglicherweise das Ansprechen auf eine Akut-EKT bei Auftreten einer neuen depressiven Episode.

Zeitplanung, Frequenz und Dauer der Behandlung

Eine Erhaltungstherapie oder Rückfallverhütung durch EKT sollte möglichst zeitlich begrenzt sein. Eine vorläufige Limitierung der Behandlungsdauer auf z.B. 6 Monate erscheint hierfür ein geeigneter Zeitraum zu sein. In einigen Fällen kann bei besonderes hoher Rückfallgefährdung oder ausgeprägter Resistenz gegenüber Pharmakotherapie auch eine weitaus längere Gesamtbehandlungszeit indiziert sein.

Im Anschluss an eine erfolgreiche Akut-EKT (z.B. 3x pro Woche über 3–4 Wochen) wird meist übergegangen auf wöchentliche Behandlungen.

Während dieses Zeitraums ist eine genaueste Befundkontrolle, u.U. anfangs noch unter stationären Bedingungen, indiziert, um sicher zu gehen, dass eine psychopathologische Stabilisierung des Patienten wirklich anhaltend ist. Im Anschluss daran sollte möglichst frühzeitig, nicht jedoch vor Ablauf von 2 bis 4 Wochen, auf ein Behandlungsschema mit vierzehntägigen EKT-Intervallen über mindestens zwei Monate übergegangen werden. Danach werden die Intervalle auf einmal alle drei Wochen bzw. einmal im Monat ausgedehnt. Dieses Therapieregime hat sich in nicht kontrollierten Studien als wirksam in der Erhaltungstherapie und Rückfallprophylaxe erwiesen und entspricht den Richtlinien der American Psychiatric Association Task Force on Electroconvulsive Therapy [5]. Demnach sind prinzipiell möglichst große Intervalle zwischen den Behandlungen anzustreben. Eine Fortführung wöchentlicher ambulanter EKT Behandlungen über einen längeren Zeitraum (z.B. mehrere Monate) dürfte für die meisten Patienten eher zu anstrengend sein und könnten zu einer erhöhten Therapieabbruchrate führen. Nach jeder EKT sollte jedenfalls der Behandlungserfolg evaluiert und Vorteile und Risiken einer Weiterführung der Therapie abgewogen werden. In manchen Fällen mag es auch im Verlauf der Erhaltungs-EKT indiziert sein, die Behandlung früher als geplant durchzuführen um erste Zeichen einer psychopathologischen Verschlechterung abzufangen [27].

Allerdings muss man sich aber auch stets die Grenzen eines derartigen Vorgehens vergegenwärtigen. So ist bei zu häufigen oder zu langen EKT-Serien immer das Problem der möglichen Induktion schwerer kognitiv-mnestischer Störungen oder einer eventuell möglichen Toleranzentwicklung auf die Stimulusdosis im Auge zu behalten. Generell kann aber davon ausgegangen werden, dass die durch die Behandlung induzierten kognitiven Störungen in der Regel nur in engem zeitlichem Zusammenhang mit der akut durchgeführten Behandlung auftreten und sich in den (möglichst langen) Zwischenintervallen jeweils wieder vollständig zurückbilden [10]. So gibt es Erfahrungsberichte über Patienten, bei denen sich auch nach Hunderten (bis zu 500) Behandlungen keine anhaltenden kognitiven Defizite einstellen. Erreichbar ist dies nur dadurch, dass eine Erhaltungs-EKT von Anfang an zeitlich so geplant werden sollte, dass möglichst frühzeitig die zeitliche Ausdehnung der Behandlungsintervalle durchgeführt wird, in denen die Patienten sich von evtl. vorhandenen kognitiven Störungen gewissermaßen wieder „erholen" können. Wenn man sich aber einmal zur Durchführung einer Langzeit-EKT entschieden hat, sollte diese, soweit dies vom Nebenwirkungsprofil her vertretbar ist, auch konsequent weitergeführt werden, so lange die erreichte Remission auch tatsächlich stabil bleibt. Nur durch engmaschige Befundkontrollen, möglichst auch zwischen den entsprechenden Behandlungsterminen, kann dies auch gewährleistet werden.

Kontraindikationen der Erhaltungs-EKT

Da nichts an der Prozedur der Elektrokonvulsionstherapie selbst einen stationären Aufenthalt erfordern würde, bestehen für die ambulante Durchführung einer EKT generell die gleichen Kontraindikationen wie für eine stationäre Behandlung. Sollte eine Verschlechterung der psychiatrischen Grunderkrankung mit Zunahme oder Wiederauftreten schwerer psychischer Beschwerden sowie Anzeichen auf eine mögliche Suizidgefährdung auftreten, ist in erster Line an eine stationäre (Wieder-) Aufnahme zu denken, um eine intensivere Beobachtung und ggf. Behandlung durchführen zu können. In solchen Fällen stellt sich dann auch die Frage, ob eine Fortführung der Langzeit-EKT überhaupt sinnvoll ist. Dabei muss die Indikation für eine höherfrequente EKT-Serie überprüft werden, aber auch an das Absetzen der Elektrokonvulsionstherapie gedacht werden, falls diese sich als nicht mehr ausreichend wirksam erweisen sollte.

Weitere Argumente gegen eine ambulante EKT sind schwere körperliche Erkrankungen oder potentiell vital gefährdende Zustände (z.B. Unterernährung, Dehydrierung) sowie das Fehlen von Betreuungspersonen und Transportmöglichkeiten, die einen stationären Aufenthalt erforderlich machen.

Langzeit-EKT und kognitive Funktionen

Ein häufiger und wichtiger Vorbehalt gegen die Langzeit-EKT ist, dass es im Laufe der Behandlung zu einer Verschlechterung von Aufmerksamkeit, Merkfähigkeit, Gedächtnis und Intelligenz kommen könnte. Die Einschätzung einer möglichen kognitiven Schädigung durch die Erhaltungs-EKT über einen längeren Zeitraum hinweg fällt oftmals schwer. Die Evaluation evtl. vorhandener kognitiver Defizite wird erschwert durch den Umstand, dass es sich bei den zu behandelnden Patienten zumeist um schwergradig Erkrankte handelt, die womöglich schon vor Durchführung der Elektrokrampfbehandlung krankheitsbedingte kognitive Einschränkungen zeigten (Problem der „biased baseline"). Darüber hinaus ist bekannt, dass es bei affektiven Störungen im Langzeitverlauf zu zunehmenden kognitiven Beeinträchtigungen kommen kann [32, 67]. Letztlich kann auch die jahrzehntelange Einnahme von Psychopharmaka zu einer kognitiven Beeinträchtigung führen.

Von dem Grundsatz, dass EKT-induzierte kognitive Störungen in der Regel reversibel sind, kann auch unter einer Langzeit-EKT ausgegangen werden. So sind morphologische Hirnschädigungen selbst nach jahrelanger Behandlung bislang noch nicht beschrieben worden. Außerdem sind Verbesserungen kognitiver Defizite noch nach einem halben Jahr nach Absetzen einer EKT möglich. Es existieren Berichte über Patienten mit mehreren hundert Behandlungen in ihrem Leben ohne bleibende kognitive Defizite [10, 65, 69,]. In einer neueren Studie wurden 16 ambulante Patienten unter Erhaltungs-EKT mittels einer ausführlichen psychometrischen Testbatterie auf das Vorhandensein kognitiver Defizite untersucht [20]. Hier zeigte sich lediglich die verbale Flüssigkeit einen Tag nach EKT beeinträchtigt, wohingegen es insgesamt (wenn überhaupt) nur zu milden, vorübergehenden kognitiven Defiziten kam.

Kombinationstherapien

Begleitmedikation mit Psychopharmaka

Generell gelten für die Komedikation mit Psychopharmaka während der Behandlungsphase einer Erhaltungs-EKT die selben Richtlinien wie für die Akut-EKT [5, 55].
    Neuroleptika können wegen der synergistischen, krampfschwellensenkenden Effekte beibehalten werden [40, 53]. Besonderheiten gelten für die Behandlung mit Clozapin, das besonders stark die Krampfschwelle zu senken vermag, wobei häufigere EEG-Kontrollen durchzuführen sind. Vorsicht ist geboten für die niederpotenten Neuroleptika mit ihren teils ausgeprägten anticholinergen Eigenschaften, was in Verbindung mit den während der Behandlung verabreichten Narkotika das Potential zur Verursachung akuter Verwirrtheitszustände bis hin zu Delirien verstärken kann. Eine Komedikation mit Antidepressiva wird von vielen Klinikern während der Phase der EKT beibehalten und ist in vielen Fällen durchaus sinnvoll. Die Erstellung prinzipieller Empfehlungen wäre jedoch problematisch, da die Erfahrungen im Hinblick auf Sicherheit und Wirksamkeit noch zu spärlich sind. Bei trizyklischen Antidepressiva ist bei vorbestehenden Herzerkrankungen und hohen Dosierungen in jedem Fall Vorsicht geboten; auch deren anticholinerge Komponente muss beachtet werden. Für die neueren Substanzen gibt es noch zu wenige Erfahrungen. Bupropion ist in jedem Fall kontraindiziert, ebenso sollten wegen möglicher Interaktionen mit den Narkosemitteln keine irreversiblen MAO-Hemmer (Tranylcypromin) gegeben werden. Lithium kann, wenn dies erforderlich ist, mit einer E-EKT kombiniert werden. Ein Absetzen von 1 bis 3 Dosierungen vor der EKT kann das Risiko deliranter Durchgangssyndrome nach EKT minimieren [43]. Benzodiazepine und Antikonvulsiva vermindern die Effektivität der EKT, da sie die Krampfschwelle erhöhen. Sie sollten daher rechtzeitig abgesetzt werden. Für die Benzodiazepine ist zu bedenken, dass die meisten Substanzen über das besonders lang wirksame Nordazepam abgebaut werden und von daher besonders lange vorher abgesetzt sein sollten. Oxazepam und Lorazepam sind diesbezüglich günstiger, weil sie keine aktiven Metaboliten haben.

Umgang mit pharmakotherapeutischer Rezidivprophylaxe

Die gleichzeitige Behandlung mit Erhaltungs-EKT und Phasenprophylaktika hat einige Besonderheiten. Während in der Phase der Akut-EKT Lithium meist abgesetzt oder reduziert wird, muss dies für die Langzeit-EKT nicht unbedingt gelten. Zwar können kognitive Störungen durch Lithium verstärkt werden, andererseits kann eine adjuvante Lithium-Behandlung in therapeutischen Spiegelbereichen (zwischen 0,6 mmol/l und 0,8 mmol/l) eine Senkung des Switch-Risikos bewirken [19, 34, 61]. Sollten doch kognitive Störungen verstärkt auftreten, so kann das Aussetzen von 1–3 Dosierungen vor der Behandlung eine gut praktikable Alternative zum vorschnellen Absetzen darstellen. Generell gilt jedoch, dass sich die Verträglichkeit mit der Verlängerung der Behandlungsintervalle verbessern kann. Dies gilt ebenso für die Komedikation mit Antidepressiva, die gerade bei unipolaren

Depressionen eine gute Alternative als Mood-Stabilizer darstellen können. Auch hier verbessert sich die Sicherheit und Verträglichkeit, wenn die Intervalle möglichst lange gestreckt werden können. Antikonvulsiva sollten auch in der Phase der Erhaltungs-EKT nicht eingesetzt werden. Allerdings könnten sie eine gute Weiterbehandlungsmöglichkeit nach Abschluss einer Erhaltungs-EKT darstellen [31].

Praktische Durchführung

Voruntersuchungen, Überwachung des Patienten während und nach der Behandlung, Elektrodenplatzierung

Nach genauer Aufklärung und schriftlicher Einverständniserklärung des Patienten (welche bei E-EKT vor jeder Einzelbehandlung erforderlich ist) erfolgt eine körperliche Untersuchung sowie eine Erhebung all jener Laborbefunde, die auch für die Akut-EKT vorgesehen sind. Wobei wiederum alle speziellen Vor- und Nebenuntersuchungen und ggf. auch ein Absetzen der Medikation notwendig sind, insbesondere wenn Antikonvulsiva, Benzodiazepine oder auch Lithium im Intervall verordnet worden sind. Dabei sollte auch an eine wiederholte anästhesiologische und evtl. internistische Konsiliaruntersuchung zur Überprüfung der Stabilität der Herz-, Kreislauf- und Atmungs-Funktionen gedacht werden und das individuelle Narkoserisiko beobachtet werden. Darüber hinaus sollte auch an gelegentliche EEG-Kontrollen gedacht werden, um Zeichen erhöhter cerebraler Erregbarkeit, Änderungen des Grundrhythmus oder Allgemeinveränderungen frühzeitig zu erkennen.

Eine genaue psychopathologische Befunderhebung, die auch die kognitiven Funktionen miterfasst, sollte mindestens vor jeder Behandlung durchgeführt und dokumentiert werden.

Bezüglich Stromstärke, Elektrodenplatzierung und Anzahl der Behandlungen gibt es keine genauen Richtlinien, im allgemeinen werden aber die Parameter der Akut-EKT beibehalten. Einige Autoren vertreten allerdings die Meinung, dass der bilateralen EKT hier der Vorzug vor der unilateralen gegeben werden sollte. Die bilaterale EKT ist wirksamer und eine einzelne Behandlung alle 2 bis 4 Wochen sollte im Gegensatz zur höherfrequenten Akuttherapie zu keinen klinisch relevanten kognitiven Defiziten führen [39].

Unmittelbar nach der Behandlung erfolgt zunächst das übliche anästhesiologische Aufwach-Monitoring und direkt daran anschließend eine engmaschige Kontrolle der Vitalparameter, wie das bei der Akut-EKT auch zu geschehen hat. Sobald der Patient keine Anzeichen einer Bewusstseinseinschränkung oder gröberen Orientierungsstörung mehr zeigt und das Bett verlassen kann, sollte er sich dennoch für wenige Stunden weiter unter beschützten Bedingungen im Krankenhaus aufhalten. Es sollte dann eine Abschlussuntersuchung mit erneuter psychopathologischer Befunderhebung und -dokumentation, möglichst durch den gleichen Psychiater, der auch die Voruntersuchung durchgeführt hat, erfolgen, bevor der Patient (wenn möglich in Begleitung eines Angehörigen) wieder nach Hause entlassen werden kann.

Um die Behandlung zu optimieren, muss besonders auf ein evtl. Wiederauftreten einzelner intraindividuell spezifischer psychopathologischer Zielsymptome genau geachtet werden. Danach soll entschieden werden, wie rasch von einem anfangs wöchentlichen Behandlungsintervall graduell auf ein monatliches übergegangen werden kann (siehe auch Kap. 4.6, Zeitplanung, Frequenz und Dauer der Behandlung).

Institutionelle Voraussetzungen, personeller und zeitlicher Aufwand und Kostenaspekte einer Erhaltungs-EKT

Die Langzeitbehandlung mit EKT erfordert einige relativ aufwändige Voraussetzungen an die entsprechende Institution und wird von daher in Deutschland und Österreich bislang nur in psychiatrischen Fachkrankenhäusern durchgeführt. Erforderlich sind Räumlichkeiten mit einer gut ausgerüsteten Anästhesie-Einheit mit Narkose- und Beatmungsmaschine, mindestens einem (besser zwei) Herzmonitor-Geräten und einem modernen, genormten EKT-Stimulations-Gerät mit integriertem Aufzeichnungs- und Auswertungscomputer für mindestens zwei EEG-Kanäle sowie für EMG und EKG. Daneben sollte (möglichst in einem separaten Raum) ein überwachter Aufwachplatz mit Herzmonitor vorhanden sein. Darüber hinaus muss für jeden Patienten ein Bett für die anschließende 2- bis 4-stündige Überwachungszeit durch eine examinierte Pflegekraft bis zur vollständigen Wiedererlangung des Bewusstseins und der Orientierung vorhanden sein. Der personelle Aufwand umfasst mindestens einen intensivmedizinisch erfahrenen Anästhesisten, eine Anästhesie-Fachpflegekraft, einen mit der Methodik vertrauten und routinierten Psychiater sowie mindestens eine examinierte Pflegekraft. Dies soll gewährleisten, dass im Falle einer Narkosekomplikation bis hin zur Reanimationspflichtigkeit genügend Personal zur Verfügung steht, um eine sichere Behandlung durchführen zu können. Der zeitliche Aufwand für jede einzelne Behandlung beträgt erfahrungsgemäß für ein routiniertes und gut trainiertes Team mindestens 20 bis 40 Minuten (ohne Berücksichtigung der Transport- und Aufwachzeiten). Entsprechend der ärztlichen Gebührenordnung fallen alleine für die Durchführung der Narkose unter ambulanten Bedingungen ca. 150 bis 200 € an, eine definierte Honorierung für die psychiatrische Seite gibt es einstweilen nicht. Insgesamt ist ein Psychiater mit der Voruntersuchung, der eigentlichen Behandlung und Nachuntersuchung (wie oben beschrieben) mit einem Patienten mindestens 60 bis 90 Minuten beschäftigt. Dazu kommt der Aufwand des Pflegepersonals mit einer mehrstündigen Überwachung des Patienten. Eine ambulante Durchführung im kassenärztlichen Sinn erscheint unter diesen Aspekten also nicht rentabel durchführbar zu sein, da sie mit mindestens 500 € zu veranschlagen wäre. Gängig ist die Behandlung von Langzeit-EKT-Patienten unter tagklinischen Bedingungen, deren Kosten (Tagessatz) weit darunter liegen und (wenn überhaupt) gerade einmal die Anästhesie-Kosten decken würden.

Demgegenüber konnte in zahlreichen wissenschaftlichen Arbeiten darauf hingewiesen werden, dass die Erhaltungs-EKT die direkten und indirekten Behandlungskosten in Bezug auf ärztliche Konsultationen, Hospitalisierungen und verminderte

Arbeitsfähigkeit, zu senken vermag [6, 13, 57, 58]. Unter Heranziehung der Studie von Vanelle et al. [66] kommen Steffens et al. [58] zu dem Schluss, dass die direkten Kosten einer ambulanten bzw. tagesklinischen Erhaltungs-EKT weniger als ein Drittel der Kosten betrugen, die im gleichen Zeitraum vor Etablierung der E-EKT angefallen waren.

Als wichtigstes Argument und allein ausschlaggebend für eine breitere Etablierung der Langzeit-EKT kann letztendlich nur die von den meist schwer kranken Patienten erlebte Besserung der Lebensqualität durch längere Symptom- und Rückfallsfreiheit gelten.

Literatur

1. Aarsland D, Larsen P, Waage O (1997) Maintenance electroconvulsive therapy in Parkinson's disease. Convuls Ther 13: 274–277
2. Abrams R (1990) ECT as prophylactic treatment for bipolar disorder. Am J Psychiatry 147: 373–374
3. Abrams R (1997) Electroconvulsive therapy. 3rd edn. Oxford University Press, New York, 191
4. Alexopoulos Gs, Young RC, Abrams RC (1989) ECT in the high-risk geriatric patient. Convuls Ther 8: 75–87
5. American Psychiatric Association Task Force on Electroconvulsive Therapy (1990) The practice of electroconvulsive therapy: recommendations for treatment, training, and privileging. APA Press, Washington DC
6. Andrade C, Kurinji S (2002) Continuation and maintenance ECT: a review of recent research. J ECT 18: 149–158
7. Angst J, Angst K, Baruffol I, Meinherz-Surbeck R (1992) ECT-imduced and drug-induced hypomania. Convuls Ther 8: 179–185
8. Aronson TA, Shukla S, Hoff A (1987) Continuation therapy of ECT for delusional depression: a naturalistic study of prophylaptic treatments and relapse. ConvulsTher 3: 251–259
9. Association for Convulsive Therapy (1996). Ambulatory electroconvulsive therapy: report of a task force of the Association for Convulsive Therapy. Convuls Ther 12: 41–55
10. Barnes RC, Hussein A, Anderson DN, Powell D (1997) Maintenance electroconvulsive therapy and cognitive function. Br J Psychiatry 170: 285–287
11. Beale MD, Bernstein HJ, Kellner CH (1996) Maintenance electroconvulsive therapy for geriatric depression: a one-year follow-up. Clin Gerontologist 16: 86–90
12. Benbow SM (1991) ECT in late life. Int J Geriatric Psychiatry 6: 401–406
13. Bonds C, Frye MA, Coudreaut MF (1998) Cost reduction with maintenance ECT in refractory bipolar disorder. J ECT 14: 36–41
14. Burke WJ, Rubin EH, Zorumski CF, Wetzel RD (1987) The safety of ECT in geriatric psychiatry. J Am Geriatr Soc 35: 516–521
15. Casey DA, Davis MH (1994) Obsessive-compulsive disorder responsive to electroconvulsive therapy in an elderly woman. South Med J 87: 862–864
16. Cattan RA, Barry PP, Mead G, Reefe WE, Gay A, Silverman M (1990) Electroconvulsive therapy in octogenarians. J Am Geriat Soc 38: 753–758
17. Chanpattana W, Chakrabhand MLS, Sackeim HA, Kitaroonchai W, Kongsakon R, Techakasem P, Buppanharun W, Tuntirungsee Y, Kirdcharoen N (1999) Continuation ECT in treatment-resistant schizophrenia: a controlled study. J ECT 15: 129–139

18. Clarke TB, Cofey CE, Hoffman GW, Weiner RD (1989) Continuation therapy for depression using outpatient electroconvulsive therapy. Convuls Ther 5: 330–337

19. Coppen A, Abouh-Saleh MT, Milln P (1981) Lithium continuation therapy following electro-convulsive therapy. Br J Psychiatry 139: 284–287

20. Datto CJ, Levy S, Miller DS, Katz IR (2001) Impact of maintenance ECT on concentration and memory. J ECT 17: 170–174

21. Decina P, Guthrie EB, Sackeim HA, Kahn D, Malitz S (1987) Continuation ECT in the management of relapses of major affective episodes. Acta Psychiatr Scand 75: 559–562

22. Douyon R, Serby M, Klutchko B, Rotrosen J (1989) ECT and Parkinson's disease revisted: a „naturalistic" study. Am J Psychiatry 146: 1451–1455

23. Dubin WR, Jaffe R, Roemer R, Siegel L, Shoyer B, Venditti ML (1992) The efficacy and safety of maintenance ECT in geriatric patients. J Am Geriatr 40: 706–709

24. Fall PA, Granerus AK (1999) Maintenance ECT in Parkinson's disease. J Neural Transm 106: 737–741

25. Fink M (1987) Maintenance ECT and affective disorder. Convuls Ther 3: 249–250

26. Fink M (1991) ECT in long-term follow-up of BPD. Biol Psychiatry 30: 1172

27. Fox HA (2001) Extended continuation and maintenance ECT for long-lasting episodes of major depression. J ECT 17: 60–64

28. Francis A, Fochtmann L (1993) Sustained down regulation of cortical beta-adrenergic receptor density with maintenance ECS. Convuls Ther 9: 185–1991

29. Friedman J, Gordon N (1992) Electroconvulsive Therapy in Parkinson's Disease: A Report on Five Cases. Convuls Ther 8: 204–210

30. Husain MM, Meyer DE, Muttakin MH, Weiner MF (1993) Maintenance ECT for treatment of recurrent mania. Am J Psychiatry 150: 985

31. Gagne GG, Furman MJ, Carpenter LL, Price LH (2000) Efficacy of continuation ECT and antidepressant drugs compared to long-term antidepressants alone in depressed patients. Am J Psychiatry 157: 1960–1965

32. Gerbaldo H, Müller-Siecheneder F (1996) Significance of primary negative symptoms in schizophrenic and other psychiatric patients. Fortschr Neurol Psychiatr 64: 221–227

33. Grunze H, Erfurth A, Schäfer M, Amann B, Meyendorf R (1999) Electroconvulsive therapy in the treatment of severe mania. Case report and a state-of-art review. Nervenarzt 70: 662–667

34. Gupta S, Austin R, Devanand DP (1998) Lithium and maintenance electroconvulsive therapy. J ECT 14 (4): 241–244

35. Imlah NW, Ryan E, Harrington JA (1965) The influence of antidepressant drugs on the response to electroconvulsive therapy and on subsequent relapse rates. Neuropsychopharmacology 4: 438–442

36. Jaffe R, Dubin W, Shoyer B, Roemer R, Sharon D, Lipschütz L (1990) Outpatient electro-convulsive therapy: efficacy and safety. Convuls Ther 6: 231–238

37. Jaffe RL, Rives W, Dubin WR, Roemer RA, Siegel L (1991) Problems in maintenance ECT in bipolar disorder: replacement by lithium and anticonvulsants. Convuls Ther 7: 288–294

38. Karliner W, Wehrheim HK (1965) Maintenance convulsive treatments. Am J Psychiatry 121: 1113–1115

39. Kellner CH, Burns CM, Bernstein HJ, Monroe RR (1991) Electrode placement in maintenance electroconvulsive therapy. Convuls Ther 7: 61–62

40. Kellner CH, Pritchett JT, Beale MD, Coffey CE (1997) Handbook of ECT. American Psychiatric Press Inc, Washington DC

41. Kramer BA (1987) Maintenance ECT: a survey of practice (1986). Convuls Ther 3: 260–268

42. Kramer BA (1999) A naturalistic review of maintenance ECT at a university setting. J ECT 15 (4): 262–269
43. Lippmann SB, Tao CA (1993) Electroconvulsive therapy and lithium: safe and effective treatment. Convuls Ther 9: 54–57
44. Loo H, Galinowski A, de Carvalho W, Bourdel MC, Poirier MF (1991) Use of maintenance ECT for elderly depressed patients. Am J Psychiatry 148: 810
45. Matzen TA, Martin RL, Watt TJ, Reilly DK (1988) The use of maintenance electroconvulsive therapy for relapsing depression. Jefferson J Psychiatry 6: 52–58
46. Moore NP (1943) The maintenance treatment of chronic psychotics by electrically induced convulsions. J Mental Sci 89: 257–269
47. Monroe RR Jr (1991) Maintenance electroconvulsive therapy. Psychiatr Clin North Am 14 (4): 947–960
48. Perry P, Tsuang MT (1979) Treatment of unipolar depression following electroconvulsive therapy. J Affect Disord 1: 123–129
49. Petrides G, Dhossche D, Fink M, Francis A (1994) Continuation ECT: relapse prevention in affective disorders. Convuls Ther 10: 189–194
50. Pridmore S, Pollard C (1996) Electroconvulsive therapy in parkinson's disease: 30 month follow-up. J Neurol Neurosurg Psychiatry 60: 693
51. Rabheru K, Persad E (1997) A review of continuation and maintenance electroconvulsive therapy. Can J Psychiatry 42 (5): 476–484
52. Rasmussen KG, Zorumski CF, Jarvis MR (1993) Electroconvulsive Therapy in Patients with Cerebral Palsy. Convuls Ther 9: 205–208
53. Sackeim HA (1994) Continuation therapy following ECT: directions for future research. Psychopharmacol Bull 30: 501–521
54. Schwarz T, Loewenstein J, Isenberg KE (1995) Maintenance ECT: indications and outcome. Convuls Ther 11 (1): 14–23
55. Scott A (1995) Continuation ECT (maintenance ECT). In: Freeman CP (ed) The ECT Handbook. The Second Report of the Royal College of Psychiatrists' Special Commitee on ECT. Royal College of Psychiatrists, London, 72
56. Small JG, Milstein V, Small IF (1991) Electroconvulsive therapy for mania. Psychiatr Clin North Am 14: 887–903
57. Srinivasan TN, Suresh TR, Jayaram V (1995) Issues in the use of maintenance electroconvulsive therapy. Indian J Psychiatry 37: 139–142
58. Steffens DC, Krystal AD, Sibert TE, Moore SD, Weiner RD (1995) Cost effectiveness of maintenance ECT. Convuls Ther 11: 283–284
59. Stevens J, Cheung P, Lambert T (2001) Maintenance electroconvulsive therapy in schizophrenia. Aust NZ J Psychiatry 35: 132–133
60. Stevenson GH, Geoghegan JJ (1951) Prophylactic electroshock: a 5-year study. Am J Psychiatry 107: 743–748
61. Stewart JT (2000) Lithium and maintenance ECT. J ECT 16 (3): 300–301
62. Swoboda E, Conca A, König P, Waanders R, Hansen M (2001) Maintenance electroconvulsive therapy in affective and schizoaffective disorder. Neuropsychobiology 43: 23–28
63. Thienhaus OJ, Margletta S, Bennett JA (1990) A study of the clinical efficacy of maintenance ECT. J Clin Psychiatry 51: 141–144
64. Thornton JE, Mulsant BH, Dealy R, Reynolds CF (1990) A retrospective study of maintenance electroconvulsive therapy in a university-based psychiatric practice. Convuls Ther 6: 121–129
65. Thuppal M, Fink M (1999) Electroconvulsive therapy and mental retardation. J ECT 15: 140–149

66. Vanelle JM, Loo H, Galinowski A, de Carvalho W, Bourdel MC, Brochier P, Bouvet O, Borchier T, Olie J-P (1994) Maintenance ECT in intractable manic-depressive disorders. Convuls Ther 10: 195–205

67. van Gorp WG, Altshuler L, Theberge DC, Wilkins J, Dixon W (1998) Cognitive impairment in euthymic bipolar patients with and without prior alcohol dependence. Arch Gen Psychiatry 1998;55: 41–46

68. Wohlfahrt A (1996) Electroconvulsive therapy in compulsive syndromes. A case report. Nervenarzt 67: 397–399

69. Wolff GE (1957) Results of 4 years active therapy for chronic mental patients and the value of an individual maintenance dose of ECT. Am J Psychiatry 114: 453–458

70. Young R, Alexopoulos G, Shamoian A (1985) Dissociation of motor response from mood and cognition in a parkinsonian patient treated with ECT. Biol Psychiatry 20: 566–569

71. Zervas I, Fink M (1991) ECT for refractory Parkinson's disease. Convuls Ther 7: 222–22

Sachverzeichnis

O

SpringerMedizin

Siegfried Kasper,
Hans-Jürgen Möller (Hrsg.)

Therapeutischer Schlafentzug

Klinik und Wirkmechanismen

1996. VIII, 269 Seiten. 34 Abbildungen.
Broschiert **EUR 71,–**, sFr 117,50
ISBN 3-211-82746-3

Der Zusammenhang zwischen Schlaf und Stimmung sowie Antrieb ist bereits seit langem bekannt und seit etwa 30 Jahren auch Gegenstand von wissenschaftlichen Untersuchungen. Es zeigte sich, daß der therapeutische Schlafentzug, der von einigen Autoren auch als Wachtherapie bezeichnet wird, mit günstigen antidepressiven Effekten einhergeht, insbesondere wenn er wiederholte Anwendung findet.

Obwohl der therapeutische Schlafentzug bereits breite klinische Anwendung findet, ist der Wirkmechanismus noch nicht eindeutig geklärt. Verschiedene Überlegungen, das zirkadiane System, die Neurotransmitter und die mit diesen verbundenen hormonellen Parameter betreffend, wurden als Erklärungshypothese herangezogen.

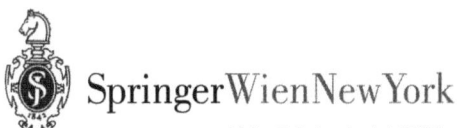

Springer Wien New York

P.O. Box 89, Sachsenplatz 4–6, 1201 Wien, Österreich, Fax +43.1.330 24 26, e-mail: books@springer.at, **springer.at**
Haberstraße 7, 69126 Heidelberg, Deutschland, Fax +49.6221.345-4229, e-mail: orders@springer.de, springer.de
P.O. Box 2485, Secaucus, NJ 07096-2485, USA, Fax +1.201.348-4505, e-mail: orders@springer-ny.com
Eastern Book Service, 3–13, Hongo 3-chome, Bunkyo-ku, Tokyo 113, Japan, Fax +81.3.38 18 08 64, e-mail: orders@svt-ebs.co.jp
Preisänderungen un Irrtümer vorbehalten.

SpringerPsychiatrie

Markus T. Gastpar, Siegfried Kasper,
Michael Linden (Hrsg.)

Psychiatrie und Psychotherapie

Zweite, vollständig neu bearbeitete Auflage.
2003. XVIII, 468 Seiten. 54 Abbildungen.
Broschiert **EUR 39,80**, sFr 68,–
ISBN 3-211-83576-8

Die Diagnostik und Therapie psychischer Erkrankungen ist in einer
dynamischen Entwicklung begriffen. Sowohl hinsichtlich der differe-
rentialdiagnostischen Abgrenzung psychischer Störungen wie auch
bezüglich ätiologischer Kenntnisse und nicht zuletzt der somato-,
pharmako-, psycho- und soziotherapeutischen Behandlungsoption-
en hat es in den letzten Jahren entscheidende Fortschritte gegeben.

Das vorliegende Lehrbuch fasst diese Entwicklungen auf aktuellem
Stand zusammen. Es gibt Studenten der Medizin und der Psychologie einen Überblick über das gesamte Fach der Psychiatrie und
Psychotherapie. Es erlaubt erfahrenen Fachkollegen, sich über den
neuesten Stand der Fachentwicklung zu informieren. Neben dem
eigentlichen Text fasst ein Randtext die wichtigsten Informationen
für den eiligen Leser zusammen wobei Inhaltlich und formal besonders auf Prüfungsrelevanz geachtet wurde. Die einzelnen Kapitel
sind von renommierten Autoren geschrieben, was die fachliche
Genauigkeit im Detail garantiert.

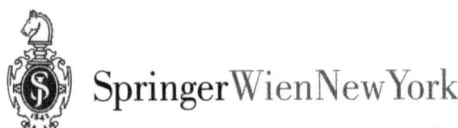 SpringerWienNewYork

P.O. Box 89, Sachsenplatz 4–6, 1201 Wien, Österreich, Fax +43.1.330 24 26, e-mail: books@springer.at, **springer.at**
Haberstraße 7, 69126 Heidelberg, Deutschland, Fax +49.6221.345-4229, e-mail: orders@springer.de, springer.de
P.O. Box 2485, Secaucus, NJ 07096-2485, USA, Fax +1.201.348-4505, e-mail: orders@springer-ny.com
Eastern Book Service, 3–13, Hongo 3-chome, Bunkyo-ku, Tokyo 113, Japan, Fax +81.3.38 18 08 64, e-mail: orders@svt-ebs.co.jp
Preisänderungen un Irrtümer vorbehalten.

SpringerPsychiatrie

Hans-Jürgen Möller,
Norbert Müller (Hrsg.)

Schizophrenie:
Langzeitverlauf und Langzeittherapie

2004. VIII, 272 Seiten. 75 Abbildungen.
Broschiert **EUR 49,80**, sFr 85,–
ISBN 3-211-40482-1

Trotz aller therapeutischen Verbesserungen, wie sie insbesondere durch die Einführung der Neuroleptika und durch die Intensivierung psychosozialer Maßnahmen erfolgten, sind die schizophrenen Psychosen noch immer die Erkrankungsgruppe aus dem Bereich der funktionellen Psychosen mit dem ungünstigsten Verlauf.

Bei einer überwiegend rezidivierend oder chronisch verlaufenden Erkrankung wie der Schizophrenie müssen pathogenetische und therapeutische Konzepte diesem Verlauf gerecht werden. Renommierte deutschsprachige Forscher beleuchten im vorliegenden Band den Langzeitverlauf der Erkrankung unter psychopathologischen und katamnestischen Aspekten. Neueste biologische, genetische und psychologische Befunde werden unter diesen Gesichtspunkten diskutiert.

Die Fortschritte der letzten Jahre in der Pharmakotherapie sowie neue Entwicklungen in der Psycho- und Soziotherapie der Schizophrenie werden von führenden Fachleuten ebenfalls in Hinblick auf die Langzeitbehandlung der Erkrankung dargestellt.

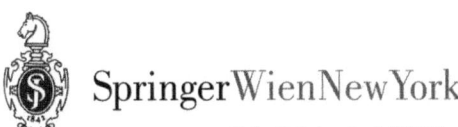
SpringerWienNewYork

P.O. Box 89, Sachsenplatz 4–6, 1201 Wien, Österreich, Fax +43.1.330 24 26, e-mail: books@springer.at, **springer.at**
Haberstraße 7, 69126 Heidelberg, Deutschland, Fax +49.6221.345-4229, e-mail: orders@springer.de, springer.de
P.O. Box 2485, Secaucus, NJ 07096-2485, USA, Fax +1.201.348-4505, e-mail: orders@springer-ny.com
Eastern Book Service, 3–13, Hongo 3-chome, Bunkyo-ku, Tokyo 113, Japan, Fax +81.3.38 18 08 64, e-mail: orders@svt-ebs.co.jp
Preisänderungen und Irrtümer vorbehalten.

SpringerPsychiatrie

Siegfried Kasper,
Hans-Jürgen Möller (Hrsg.)

Herbst-/Winterdepression und Lichttherapie

2004. VIII, 355 Seiten. Zahlreiche Abbildungen.
Gebunden **EUR 89,–**, sFr 141,–
ISBN 3-211-40481-3

Herbst-/Winterdepressionen werden bereits seit der Antike beschrieben, und ebenso lang ist der Einfluss des Lichtes auf die seelische Gesundheit bekannt. Neuere systematische Untersuchungen der Herbst-/Winterdepression und der Lichttherapie haben jedoch erst seit etwa 20 Jahren Eingang in die Medizin und in psychiatrische Therapieformen gefunden. Es zeigte sich, dass die Lichttherapie bei den Herbst-/Winterdepressionen und deren subsyndromaler Form als Therapie der ersten Wahl eingesetzt werden kann, und dass die biologischen Veränderungen bei den Herbst-/Winterdepressionen ähnlich wie bei den nicht-saisonal gebundenen Depressionen vorhanden sind, eventuell in einer milderen Ausprägung.

In diesem Handbuch werden sowohl die Diagnostik der Herbst-/Winterdepression als auch die Praxis der Lichttherapie vom theoretischen und vor allem praktischen Gesichtspunkt international bekannter Forscher, vorwiegend aus dem deutschsprachigen Raum, bearbeitet.

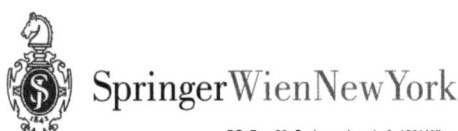 SpringerWienNewYork

P.O. Box 89, Sachsenplatz 4–6, 1201 Wien, Österreich, Fax +43.1.330 24 26, e-mail: books@springer.at, **springer.at**
Haberstraße 7, 69126 Heidelberg, Deutschland, Fax +49.6221.345-4229, e-mail: orders@springer.de, springer.de
P.O. Box 2485, Secaucus, NJ 07096-2485, USA, Fax +1.201.348-4505, e-mail: orders@springer-ny.com
Eastern Book Service, 3–13, Hongo 3-chome, Bunkyo-ku, Tokyo 113, Japan, Fax +81.3.38 18 08 64, e-mail: orders@svt-ebs.co.jp
Preisänderungen un Irrtümer vorbehalten.

Springer-Verlag
und Umwelt

ALS INTERNATIONALER WISSENSCHAFTLICHER VERLAG
sind wir uns unserer besonderen Verpflichtung der
Umwelt gegenüber bewusst und beziehen umwelt-
orientierte Grundsätze in Unternehmensentschei-
dungen mit ein.

VON UNSEREN GESCHÄFTSPARTNERN (DRUCKEREIEN,
Papierfabriken, Verpackungsherstellern usw.) verlangen wir, dass sie sowohl beim Herstellungsprozess
selbst als auch beim Einsatz der zur Verwendung
kommenden Materialien ökologische Gesichtspunkte berücksichtigen.

DAS FÜR DIESES BUCH VERWENDETE PAPIER IST AUS
chlorfrei hergestelltem Zellstoff gefertigt und im
pH-Wert neutral.